U0137843

黄帝内經

运气篇 ⓔ

至真要大论集注

杜武勋 主编

上海交通大學出版社
SHANGHAI JIAO TONG UNIVERSITY PRESS

内容提要

《黄帝内经》作为中医四大经典著作之首,被历代医家奉为圭臬,是我国医学宝库中现存成书最早的一部医学典籍。"五运六气理论"是传统中医理论中极具华彩的一部分,主要载于《黄帝内经·素问》的《天元纪大论》《五运行大论》《六微旨大论》《气交变大论》《五常政大论》《六元正纪大论》《至真要大论》"七篇大论"中,合称为"运气七篇",以及另外《本病论》和《刺法论》两个"遗篇"中,合称为"运气九篇",它是五运六气理论的源头。

《黄帝内经·素问》中,《至真要大论》总结了"运气七篇"中《天元纪大论》《五运行大论》《六微旨大论》《气交变大论》《五常政大论》《六元正纪大论》的内容,并在此基础上演绎出中医辨证论治的理论体系以及临床运用规律。

本书围绕《至真要大论》集萃古今医家注释,以期为读者呈现古今医家丰富的注释解读,为个人学习五运六气理论奠定基础。本书适合有志于研究五运六气理论的读者朋友阅读参考。

图书在版编目(CIP)数据

黄帝内经运气篇. 至真要大论集注 / 杜武勋主编. —上海:
上海交通大学出版社,2020
ISBN 978 - 7 - 313 - 22728 - 7

Ⅰ.①黄… Ⅱ.①杜… Ⅲ.①《内经》-运气(中医)-研究
Ⅳ.①R221②R226

中国版本图书馆 CIP 数据核字(2019)第 281282 号

黄帝内经运气篇
HUANGDI NEIJING YUNQI PIAN
至真要大论集注
ZHIZHENYAO DALUN JIZHU

主　　编:杜武勋
出版发行:上海交通大学出版社　　　　地　　址:上海市番禺路 951 号
邮政编码:200030　　　　　　　　　　电　　话:021 - 64071208
印　　刷:上海万卷印刷股份有限公司　经　　销:全国新华书店
开　　本:710mm×1000mm　1/16　　印　　张:41
字　　数:820 千字
版　　次:2020 年 6 月第 1 版　　　　　印　　次:2020 年 6 月第 1 次印刷
书　　号:ISBN 978 - 7 - 313 - 22728 - 7
定　　价:168.00 元

编委名单

主　编　杜武勋

副主编（按姓氏笔画排列）

石宇奇　丛紫东　刘　津　朱林平

李晓凤　张　茜

编　委（按姓氏笔画排列）

马　腾　王　硕　王　瑞　王润英

王晓霏　王智先　毛文艳　邓芳隽

石宇奇　田　盈　丛紫东　朱　博

朱明丹　朱林平　任　莹　刘　岩

刘　津　刘海峰　孙雨欣　孙非非

杜武勋　杜武媛　杜依濛　李卓威

李晓凤　邹金明　宋　爽　张　茜

张少强　张红霞　张丽红　张君丹

陈金红　武姿彤　林　杨　赵　美

袁嘉璐　袁宏伟　钱昆虹　黄　博

曹旭焱　裴丽敏

编写说明

一、本书编写的目的与意义

《黄帝内经》(以下简称《内经》)作为中医四大经典著作之首,被历代医家奉为圭臬,是我国医学宝库中现存成书最早的一部医学典籍。"五运六气理论"是传统中医理论中极具华彩的一部分,主要载于《内经》"七篇大论"及《本病论》和《刺法论》两个"遗篇"中,合称为"运气九篇",是五运六气理论的源头。虽自诞生之日起就饱受争议,但是五运六气理论在传统中医理论中的重要地位不可忽视。《内经》以大量篇幅阐释五运六气理论,使之成为中医气化学说、藏象学说、病机学说、升降出入等理论的渊薮,为后世医家提供了基本的中医思辨方式,对指导中医临床实践具有重要意义。

作为一名医生,必须"上知天文,下知地理,中知人事",且深入学习五运六气理论,因此充分研读《内经》是每位中医学者该具备的基本素养。但由于《黄帝内经》成书年代久远,涉及天文、地理、历法、气象等多学科知识,"其文简,其意博,其理奥,其趣深",原文艰深晦涩难懂,加之历经传抄翻刻,衍文、漏文、错文众多,使众多学者望而却步。为便于读者全面掌握《内经》中的五运六气理论知识,笔者挑选古今十五家注解《内经》的代表性书籍,按字、词、句的格式进行集萃,力求为研读运气九篇的广大读者提供一部基础、易懂、全面、详尽、各家思想交互碰撞的参考书籍。并使之成为学习五运六气的基础书籍,促进广大中医学者对中医经典的研读、挖掘,促进传统中医理论的继承与发展。

中医经典理论是中医发展的源泉,对经典理论的继承、发展与创新,是中医学发展的关键科学问题,中医临床绝非简单的经验与技能总结,中医学者只有坚持不懈,溯本求源,潜心悟道,应用传统中医理论指导临床才能使中医临床取得突出疗效,才可能实现中医经典理论对临床疾病的有效指导和中医理论的自身发展。本团队在繁重的临床工作之余,编写了《黄帝内经运气篇天元纪·五运行·六微旨大论集注》《黄帝内经运气篇气交变·五常政大论集注》《黄帝内经运气篇六元正纪大论集注》《黄帝内经运气遗篇集注》《黄帝内经运气篇至真要大论集注》。后续我们还将出版运用五运六气理论解读《黄帝内经》"运气九篇"、方剂、中药,及运用五脏生克制化辨证模式指导临床应用等系列书籍,为五运六气的推广与应用,贡献一点力量。

二、关于本书编写所使用医家注释版本说明

本团队搜集、研读了大量历代医家注释运气九篇的相关著作,共计四十余部,从中挑选出适合本书体例、按原著篇目注释、注释内容较完善的十五部著作进行摘录整理,希望为读者呈现尽可能丰富的医家解读。碍于卷帙有限,仍有许多非常优秀的医家著作未能收录进来,部分著作将作为参考文献出现在书中。

今本《黄帝内经素问》(以下简称《素问》)为唐代王冰的整理本,王冰不仅将原九卷内容分合增删、整理次注,还把"七篇大论"内容补入正文中,且在目录中保留了两个遗篇的篇名,注明"亡",故现存《素问》共有二十四卷,可大致分为三个部分:一是除去运气七篇及遗篇外的篇目,即成书时便存在的内容;二是运气七篇,由唐代王冰订补;三是两个遗篇,目前该部分出处争议较大。本书主要整理后两部分的相关医家注释,"七篇大论"部分选用王冰、马莳、张介宾、张志聪、高士宗、黄元御、张琦、高亿、孟景春、任廷革、张灿玾、方药中、王洪图、郭霭春等医家的十四部著作进行摘录整理;"遗篇"部分则选用马莳、张介宾、高士宗、孟景春、张灿玾、王洪图等医家的六部著作,以及上海涵芬楼影印正统道藏本,共七部著作进行摘录整理。

(一)"七篇大论"古代医家注释版本的选择

"七篇大论"指《天元纪大论》《五运行大论》《六微旨大论》《气交变大论》《五常政大论》《六元正纪大论》《至真要大论》七篇。

1.唐代重补"七篇大论"

在唐代以前,此《素问》七卷亡佚已久,究其何因,已无法考证。然王冰认为,"虽复年移代革,而授学犹存,惧非其人,而时有所隐,故第七一卷,师氏藏之,今之奉行,惟八卷尔",七卷亡佚是因为"师氏藏之",而后有幸得一秘本,"于先生郭子斋堂,受得先师张公秘本,文字昭晰,义理环周,一以参详,群疑冰释",秘本中载有"运气七篇",王冰"恐散于末学,绝彼师资,因而撰注,用传不朽",故在整理《素问》时便将"运气七篇"加以校勘订补,使之得以流传未绝。

然而王冰注本到了宋代出现"注文纷错,义理混淆"的混乱局面,北宋嘉祐年间,北宋校正医书局林亿、高保衡等人奉敕校正《素问》,定名《重广补注黄帝内经素问》。此次校正工作深入细致,以王冰注本为底本,又参照多种传本校订,所增注文均以"新校正"标之,并说明"运气七篇"为王冰补入。至此,《素问》传本的文字基本定型,后世皆沿用此宋版,卷数虽增减分合,文字却无大变动。

宋版流传至明代由顾从德保留其旧貌,得此刻本《素问》,其刻工精良,堪称善本。而后据此影刻、影印者不绝,1956年人民卫生出版社影印此本出版《重广补注黄帝内经素问》,1963年人民卫生出版社以其影印的此本为蓝本,参校守山阁本等,排印出版《黄帝内经素问》,成为《素问》现在的通行版本。

总而言之,王冰对"运气七篇"的发掘、整理、流传功不可没,不可抹杀他对五运六气学说传承、发展的贡献。因此,我们在选取注释版本时,首选经王冰—林亿、高保衡—顾从德—人民卫生出版社整理、刊刻、影印的1963年版《黄帝内经素问》一书(因王冰注本未收录"遗篇"具体内容,直至1963年人民卫生出版社排印出版《黄帝内经素问》才将"遗篇"附于书末,故此书在"七篇"部分简称为"王冰《黄帝内经素问》",在"遗篇"原文校注部分简称为"1963年人卫版《黄帝内经素问》")。

2. 宋金元时期校注"运气七篇"的相关书籍

宋金元时期,校注《素问》"运气七篇"内容者开始涌现,如宋代赵佶的《圣济总录》,金代张从正的《儒门事亲》,由元代滑寿编辑、明代汪机续注的《读素问抄》等书,均涉及运气相关部分知识的注释、解读,具有很高的学术价值,但因其版本多拆分重编次序,或仅选取部分原文进行解读,不适合本书体例,故未纳入本书中。

3. 明清时期校注"运气七篇"的相关书籍

明清时期是五运六气学说蓬勃发展的重要阶段,众多医家开始重视《素问》原文的研习,注家辈出,各有见地。

明代马莳用三年时间,按原文次序分篇分节对《素问》进行全面注释,著成《黄帝内经素问注证发微》一书,该书分《素问》为九卷,不仅在注释篇名、解释病名、申明字义方面下了很大功夫,同时通过《素问》《灵枢》互证、归类条文、综合各家等方式,在剖析医理方面有许多超越前人的见解,成为学习《内经》不可缺少的参考书。

明代张介宾,对《内经》研习近三十年,根据个人体会,以类分门,撰成《类经》三十二卷,全书多从易理、五运六气、脏腑阴阳气血的理论来阐发经文蕴义,集前人注家的精要,加以自己的见解,敢于破前人之说,理论、注释、编次上均有自己的创见及特色,颇能启迪后人,深为后世所推崇。

清代张志聪,治学以宗经为基础,对《内经》的研究深入肌理,所著《黄帝内经素问集注》更是融合了其同窗与学生的智慧,综观全书,其特点在于以经解经,融会贯通,重视气化,天人合一,句栉字梳,提要钩玄,既吸纳了前人的胜义,又汇集了集体的新见。

清代高士宗,对《素问》殚心研注十载,汲取了前人张景岳、马莳、吴崑以及其师张志聪等注释《内经》的经验,著成《黄帝内经素问直解》一书,全书以当时盛行的阴阳五行学说作为阐述自身理解和经验的说理工具,重视"整体运动论""脏象论"等,说理透彻,文字易懂,确具"直解"特点。

清代黄元御,推崇黄帝、岐伯、扁鹊、仲景为医门四圣,倾注毕生精力研究中医古代典籍,将通行本《素问》内容分为十类,重予编次著为《素问悬解》,其注释参考王冰等历代《内经》注家之精论,间附自己对《素问》研究之心得。他学术精湛,敢创新说,标新立异,书中的五运六气之南政北政,为此南北二极之义,所论为前人未及。

清代张琦,重医理,尤好《素问》,潜心研究二十年始著成《素问释义》十卷,书中具有"辨错简独出己见,阐阴阳互根而重阳,论阴阳升降在乎中气"等特点,部分注文精辟且有新意,对经义发挥颇多。

清代高亿,撰《黄帝内经素问详注直讲全集》一书,其弟子罗济川、张映川注,大愚子、乾一修订,全书对《素问》一书逐篇分段注释直解,其注文言简义明,音义晓然,直解则会同诸家之说,而折衷其要,通晓畅达,全无以经解经之嫌,有裨于初学《内经》者。

故本书"七篇大论"部分古代医家的注释版本选用了王冰《黄帝内经素问》,1998年人民卫生出版社出版的由田代华主校的马莳《黄帝内经素问注证发微》,2016年中医古籍出版社出版的张介宾《类经》,2002年浙江古籍出版社出版的由方春阳、黄远媛、李官火等点校的张志聪《黄帝内经集注》,1980年由科学技术文献出版社出版的由于天星整理的高士宗《黄帝素问直解》,2016年中医古籍出版社出版的黄元御《黄元御医书全集》,1998年科学技术文献出版社出版的由王洪图点校的张琦《素问释义》,2016年中国中医药出版社出版的由战佳阳、乔铁、李丹等校注的高亿著,罗济川、张映川注,大愚子、乾一修订的《黄帝内经素问详注直讲全集》此八部古代医家著作。

4. "七篇大论"近现代医家注释版本的选择

为了阐述《素问》的学术思想,帮助后学更好地阅读原书,当今学者亦有不少人对其进行各种形式的整编和注释,各具特色。本书主要选取曾执教于各中医学院的教授或曾从事中医研究工作的中医学大家所著著作,各位医学大家均为中医学之前辈,为中医学的发展做出了巨大贡献,本书之编写也是对前辈的缅怀和纪念。

南京中医学院(今南京中医药大学)孟景春教授任职于医经教研组时,集合其校师生共同编写《黄帝内经素问译释》一书,对《素问》原文进行了校勘、注释、语译,并对每篇增加"题解""本篇要点"等内容,对于原文中重要理论和主要论点增补按语,提示其对临床实践的指导意义和应用价值,前后经过三次修订,目前第四版已较为全面。

北京中医学院(今北京中医药大学)任应秋教授一生阅读了大量中医古籍,尤其重视对中医典籍著作的理论研究,毕生致力于中医理论的发掘、整理、提高,并且作出了突出的成绩。他曾在中医首届研究生班上讲授《素问》内容,包括25篇《素问》文献的全文讲解,其女任廷革根据讲课录音整理成书《任应秋讲〈黄帝内经〉素问》,对没有讲课录音的部分,依据任应秋主编的《黄帝内经章句索引》进行整理。全书以《内经》系统的文献结构为线索进行整理,有较强的可读性及拓展思维的功能。

山东中医学院(今山东中医药大学)张灿玾教授与徐国仟教授等人受命整理研究中医古籍,撰成《黄帝内经素问校释》一书,对《素问》二十四卷共八十一篇按"提要""原文""校勘""注释""语译""按语"等项进行全面而系统的整理,此书是研究中医学、提高中医理论水平必读的中医古籍,可供中医学习、教学以及从事中医研究工作者参考学习之用。

中国中医研究院(今中国中医科学院)方药中教授对中医气化学说进行了创新性的研究,其与许家松所著的《黄帝内经素问运气七篇讲解》"各论"部分对"运气七篇"原文逐句加以解释,逐段进行述评,逐篇作出小结,全书就"运气七篇",总结其理论体系,揭示其科学内涵、精神实质和精华所在,阐述其临床指导意义,客观评价其在中医学中的地位与影响。

北京中医药大学王洪图教授是我国著名的内经研究大家,倡导"内经学"并得到学术界认同,使《内经》研究与教学发展为中医学的一个分支学科,其与贺娟撰写《黄帝内经素问白话解》一书,书中包括原文、提要、注释、白话解、按语五部分,重点突出,实用性强,准确地反映了原旨深意。

天津中医学院(今天津中医药大学)郭霭春教授博学多识,于目录、版本、校勘、训诂、音韵等专门之学造诣精深,治学精勤,著作颇丰,其主编的《黄帝内经素问校注》一书采众家之长,结合自己的见解,整理研究《素问》,资料丰富,校勘翔实,训解精当,其中对《素问》的一些研究论点,经全国有关专家审定,代表了20世纪80年代研究的最新水平,适用于临床、教学及广大中医爱好者阅读参考。

故本书"七篇大论"部分近现代医家的注释版本选用了2009年上海科学技术出版社出版的由孟景春、王新华主编的《黄帝内经素问译释》第4版,2014年中国中医药出版社出版的由任廷革主编的《任应秋讲〈黄帝内经〉素问》,2016年中国医药科技出版社出版的由张灿玾、徐国仟、宗全和校释的《黄帝内经素问校释》,2007年人民卫生出版社出版的由方药中、许家松所著的《黄帝内经素问运气七篇讲解》,2014年人民卫生出版社出版的由王洪图、贺娟主编的《黄帝内经素问白话解》第2版,2012年中国中医药出版社出版的郭霭春编著的《黄帝内经素问白话解》此六部近现代医家著作。

(二)"遗篇"医家注释版本的选择

运气遗篇指《刺法论》和《本病论》两篇。早在南朝全元起训解《素问》之前,《刺法论》和《本病论》两篇俱已亡失,至唐代王冰时仍未现世,故王冰再次注《素问》时仅目录中保留了两篇篇名,却无具体内容,并注明"亡",因而后世统称此二篇为"素问遗篇",又名"遗篇""素问亡篇""素问逸篇""素问佚篇"。

遗篇目前流传有两个内容完全不同的版本。一是通行版本,即目前普遍使用的人民卫生出版社梅花版《黄帝内经素问》中所载遗篇内容。宋代印刷技术进步,加之朝廷重视医学,《素问》得以广泛流行与传播,通行版遗篇悄然流传于世,宋代嘉祐中期进入校正医书局,林亿、高保衡等人阅览后评价道:"今世有《素问亡篇》及《昭明隐旨论》,以谓此三篇仍托名王冰为注,辞理鄙陋,无足取者。"既指出此遗篇并非《内经》原文,又否定了其医学价值,自然未能载入《重广补注黄帝内经素问》,这也导致遗篇在此后相当长一段时期内受到正统医家的批驳与排斥,对其流传造成不利影响。其后百余年未能留存完整的遗篇刊本,直至明代英宗时期,《正统道藏》收录《素问遗篇》，将《刺法论》分为三卷，《本病论》分为二卷，共五卷，后经上海涵芬楼影印正统道藏本《黄帝内经素问遗篇》（以下简称"正统道藏《黄帝内经素问遗篇》"）使之流传至今；马莳认为此二篇为正本所遗，首注遗篇，将其置于《黄帝内经素问注证发微》书末；张介宾将此遗篇与"运气七篇大论"统一类编，收于《类经》第二十八卷中。清代以后《素问》刊本大多将此遗篇内容附于书末，高士宗所撰《黄帝素问直解》中据马莳《黄帝内经素问注证发微》本另补《刺法论》及《本病论》，名为"素问补遗"，直接置于正文《气交变大论》之后。至近现代，多数注释《素问》的书籍均将其附于书末供读者参考研究，如上述提到的孟景春、张灿玾、王洪图所著著作。

二是高亿版本，此版本仅见于《黄帝内经素问详注直讲全集》一书中。此书又名《黄帝内经素问完璧直讲详注》，为清末医家高亿所著，其弟子罗济川、张映川注，大愚子、乾一修订，成书于同治十一年，即1872年。书中遗篇内容与通行本完全不同，为本书特点之一。《黄帝内经素问详注直讲全集》久不见于世，现存唯一版本为同治壬申年(1872年)绿云冈原刻本。民国时期只有《医学大辞典》将其收录，现代的《中医文献辞典》《中医文献学》《中医古籍珍本提要》《中医大辞典》等辞典类工具书亦有载录，但对其评介却是寥寥数语，研究此遗篇的学者亦是少之又少。

《内经》其他篇章多处提到"刺法""本病"，可见《刺法论》和《本病论》两篇在《内经》中确实存在，篇名并非王冰杜撰。遗篇通行版虽远早于高亿版现世，但不可忽视其内容的道教色彩，受到批驳，世人对编著者纷纭争论。高亿版虽在内容上与其他篇章交相呼应，看似一脉相承，但出现时间比《内经》晚了将近两千年之久，流传情况单一，且其来历仅能参考《黄帝内经素问详注直讲全集》一家之言，未可尽信，故不能断定哪一版为《内经》固有内容。而无论哪个版本才是真正的"遗篇"，此两版的学术价值和临床指导意义都是难以否认的。当今学者在研读"遗篇"时，当两版本互参，并联系《内经》其他篇章内容作出合理取舍。因此，本书将《刺法论》《本病论》两遗篇内容与运气七篇内容统一收编，以便于读者全面掌握此两篇内容。书中两遗篇原文采用通行版本。

"遗篇"部分注释版本选用上海涵芬楼影印正统道藏本《黄帝内经素问遗篇》，1998年人民卫生出版社出版的由田代华主校的马莳《黄帝内经素问注证发微》，2016年中医古籍出版社出版的张介宾《类经》，1980年由科学技术文献出版社出版的由于天星整理的高士宗《黄帝素问直解》，2009年上海科学技术出版社出版的由孟景春、王新华主编的《黄帝内经素问译释》第4版，2016年中国医药科技出版社出版的由张灿玾、徐国仟、宗全和校释的《黄帝内经素问校释》，2014年人民卫生出版社出版的由王洪图、贺娟主编的《黄帝内经素问白话解》第2版此七部古今医家著作。

三、编写体例说明

本书采用分解注释的形式，每一解分为"内经原文""字词注释""语句阐述"三部分内容。"内经原文"部分互参众多版本,经校对整理而成,卷次篇目保持不变;"字词注释""语句阐述"两部分甄选自十五部医家著作(以下称"原著"),将原著中注释、语译、白话解等内容摘录至本书中,力求保留原著释义。关于内容及格式处理,按以下原则和方法进行。

1. 原文校注

本书"七篇大论"的"内经原文",互参 2013 年人民卫生出版社出版的由郭霭春主编的《黄帝内经素问校注》,2016 年中国医药科技出版社出版的由张灿玾、徐国仟、宗全和校释的《黄帝内经素问校释》,2009 年上海科学技术出版社出版的由孟景春、王新华主编的《黄帝内经素问译释》第 4 版,2007 年人民卫生出版社出版的由方药中、许家松所著的《黄帝内经素问运气七篇讲解》,2013 年人民卫生出版社影印顾从德本《黄帝内经素问》等版本(与"遗篇"互参版本并称"互参诸本"),综合参考诸家原文,确定本书"七篇大论"所用原文。"遗篇"的"内经原文",则依法互参 2013 年人民卫生出版社出版的由郭霭春主编的《黄帝内经素问校注》,2016 年中国医药科技出版社出版的由张灿玾、徐国仟、宗全和校释的《黄帝内经素问校释》,2009 年上海科学技术出版社出版的由孟景春、王新华主编的《黄帝内经素问译释》第 4 版,2014 年人民卫生出版社出版的由王洪图、贺娟主编的《黄帝内经素问白话解》第 2 版,1963 年人民卫生出版社出版的《黄帝内经素问》,1998 年人民卫生出版社出版的由田代华主校的马莳《黄帝内经素问注证发微》等版本,确定本书"遗篇"所用原文。

综合运用本校法与理校法,并充分参考互参诸本,作出校注。凡原文中有讹文、衍文、脱漏、倒置,以及疑似之处,均写出校记,注于原文之下。具体方法如下:

(1)凡互参诸本内容不一致者,均写出各家原文用字、用词、断句等,若有校勘者,依次列出其校勘注释,尽可能不提示倾向性意见。

(2)凡互参诸本内容不一致,若其一(多)版本明显有误时,不予采用,若无祖本或他本可据,数本互异,无所适从之时,以道理定是非,部分释义在"语句阐述"中阐明。

(3)凡不影响文义、医理以及注释的繁体字均予简化,其他不予擅改。

(4)凡古今通假字、异体字原则上不予改动,以保持古文原貌,但对于常见文字则改为通行规范字。

(5)凡断句不明处,多参考孟景春著本,若不易定夺者,则不予擅改,部分释义在"语句阐述"中阐明。

2. 原文分解

为方便读者阅读,本书将《黄帝内经素问》运气九篇原文(以下称"原文")按原段落进行分解,每解 4~6 句。

3. 字词注释

字词注释主要挑选原文中较为独立的、艰涩难懂、具有重要意义的字词进行注释,每解2~6词。并对生僻字加以注音,以方便读者阅读。

　　4.语句阐述

　　语句阐述时将每解逐句拆分注释,保留段落中每一句原文。

　　5.编排顺序

　　参考所选书籍的初版年份,对十五部著作进行编序。如孟景春等《黄帝内经素问译释》在"第四版前言"中提及该书初版于1959年6月;任廷革《任应秋讲〈黄帝内经〉素问》在"整理者的话"中注明该书主要根据1978年任应秋在中医首届研究生班上的讲课录音整理成书;张灿玾等《黄帝内经素问校释》在"前言"中提及该书原由人民卫生出版社于1982年2月第一次印刷出版;方药中等《黄帝内经素问运气七篇讲解》"前言"部分写于1982年8月18日;王洪图等《黄帝内经素问白话解》和郭霭春《黄帝内经素问白话解》分别在扉页中注明第一版出版印刷于2004年4月、2012年11月。故本书中"七篇大论"十四家著作的编排顺序为:①王冰《黄帝内经素问》;②马莳《黄帝内经素问注证发微》;③张介宾《类经》;④张志聪《黄帝内经集注》;⑤高士宗《黄帝素问直解》;⑥黄元御《黄元御医书全集》;⑦张琦《素问释义》;⑧高亿《黄帝内经素问详注直讲全集》;⑨孟景春等《黄帝内经素问译释》;⑩任廷革《任应秋讲〈黄帝内经〉素问》;⑪张灿玾等《黄帝内经素问校释》;⑫方药中等《黄帝内经素问运气七篇讲解》;⑬王洪图等《黄帝内经素问白话解》;⑭郭霭春《黄帝内经素问白话解》。"遗篇"七家著作的编排顺序为:①正统道藏《黄帝内经素问遗篇》;②马莳《黄帝内经素问注证发微》;③张介宾《类经》;④高士宗《黄帝素问直解》;⑤孟景春等《黄帝内经素问译释》;⑥张灿玾等《黄帝内经素问校释》;⑦王洪图等《黄帝内经素问白话解》。

　　6.摘录文字及图表

　　"字词注释""语句阐述"两部分的文字及图表内容均摘录自十五家著作,在不影响原著释义的前提下适当改动,基本保持原著文字、图表原貌。因各家注本身所引用的参考文献/书籍版本不尽相同,本书为二次引用故不对其版本作统一校正。

　　(1)为避免重复,删去原著中待解的原字/词/句,仅摘录该字/词/句释义;

　　(2)若原著中未单独注释待解字词,则该字词注释摘录自"白话解"或"语译"等语句释义中;

　　(3)"此词/句未具体注释",此种写法适用于原著注释中对该词/句未提及者,若原著注释时照搬该词/句,则保留原词/句,以示区分;

　　(4)"此句未具体注释,总体概括此段为":此种写法适用于原著作者未逐句注释,但对段落大意进行了总结概括;

　　(5)正统道藏《黄帝内经素问遗篇》书中词句空白处以"□"表示,原著注"缺"处,以"(缺)"表示;

　　(6)高亿《黄帝内经素问详注直讲全集》书中分"批""注""讲"三部分内容,"讲"由高亿所撰,其弟子罗济川、张映川等加音释与"注",大愚子与乾一进行修订,批注为"批",故本书分别摘录此三部分；

（7）孟景春、张灿玾、王洪图、郭霭春原著中"注释"部分有对重点字、词、短句的单独注释，将其均放入本书"语句阐述"部分的相应语句中；

（8）若原著注释出现"见下文""释义见前篇"等不明确语句，概予删除；

（9）若原著注释出现文字错漏或前后不一等情况，存疑处不予擅改，明显错误处，后加"编者按"进行说明；

（10）原著中①②③等序号均替换为[1][2][3]，与本书序号样式相区分；

（11）为适应读者阅读习惯，将繁体字、异体字、竖排，统一调整为简体字、通行字、横排，若不同著作中同一语句的某字字形略异、字义相同，且均为现代不常用字，不予擅改，如"晥"与"睆"；

（12）关于图表，由于每一本书的字体、图表样式，有较大差异，为统一、美观、清晰，将原书中所有图表，按照原书形式重新进行绘制，以图表形式放入本书相应位置；

（13）因卷帙有限，各书只采用与运气九篇有关内容，其余部分均不摘录，意欲深究者可寻原著阅读。

杜武勋

二○一八年九月

目 录

绪 论

　　五运六气理论是怎样形成的？主要内容是什么？要回答这些问题，首先要从古人对生命本质的认知开始谈起。生命的本质是什么？人类到目前为止还没有对此形成完整准确的认知。现代科学认为生命体总是处于变化之中的：它活动时不断地消耗能量，又通过吸收营养素或直接利用太阳能来补充能量，即便是构成生命体的细胞也处于不断变化中，并有在环境扰动中自我维持和修复的显著能力。这表明生命体在个体和群体上都遵循进化理论，同时又具有生态结构意义，生命体与外界环境是共存的。

　　中国古代哲学家很早就开始对生命本质进行探索，认为生命的本源，法于天地，正如《素问·宝命全形论》所言："人生于地，悬命于天，天地合气，命之曰人……天覆地载，万物悉备，莫贵于人。"这里的"气"，乃是禀天地精华而形成，天地之气运动变化、相互交合，人秉天地之气而生于中。关于天地之气的运行变化规律便涉及中医"气"理论，《素问·阴阳应象大论》言"清阳为天，浊阴为地"，中国传统哲学以阴阳理论解释天与地的形成，混沌未分之时，含有的轻清物质具备上升之性，可上升以形成天；重浊物质具有沉降之性，可沉降以形成地。重浊之物虽有沉降之性，但也有上升之力，轻清之物虽有上升之性，但上升之中也有沉降之力。大地万物，在阴阳相交，天地气化中诞生，所以"天人合一"全赖"气化"而成。中医气理论以中国古代宇宙气化生成论[1]为哲学基础，以元气为首要的研究本体，以元气的运动变化，也即气化为主要的研究内容，《素问·五常政大论》曰："气始而生化，气散而有形，气布而蕃育，气终而象变，其致一也……人以天地之气生，四时之法成。"天地万物和人类的生长、四时的转换，皆为"气"之变化，天地万物皆为天地气交的结果。

　　在《内经》的《天元纪大论》《五常政大论》《气交变大论》等篇章中，阐述了"形气相感，万物生化""物之生从于化""天地合气，六节分而万物化生矣"等生命发生、发展的道理，指出自然界通过"气交"从无生物到有生物的发生、发展过程，以及一切生物的新陈代谢现象。《内经》把这种过程和现象概括为生、长、化、收、藏五个阶段，并进一步指出了"上下之位，气交之中，人之居也"的生命体和生存环境相统一的关系。这一认识来源于中国古代哲学"气一元论"，并逐渐引入中医学中。

"气一元论"是我国古代自然哲学中的一个光辉思想,认为天地之间存在着一种不断运行的精微物质,称为"气"。气是生化万物的基质,是生物和非生物的中介。一元之气在天化为六气,构成万千气象;在地化为五行,赋予万物以五类属性。阴阳为气化之理,五行为气聚之质,阴阳五行法则正是对万物气化规律的描述。气"在天垂象,在地成形";象为无形之气,形为气聚之质。观象以取意,类比以推理。这就是取象比类方法的理论依据。作为自然哲学范畴的中医理论的基本观点和方法,都是以"气一元论"和气化理论为基点而逐渐形成的[2]。整体动态观和天人相应观,阴阳五行和取象比类方法,是中医学理论的基础,也是中医学特色形成的根源,"气化—调节"是中医理论系统的核心。

"人法地,地法天,天法道,道法自然",老子对天、地、人,乃至整个宇宙的生命规律做了精辟涵括、阐述。"道法自然"揭示了整个宇宙的特性,囊括了天地间所有事物的属性,宇宙天地间万事万物均效法或遵循"道"的自然而然规律。"道"所反映出来的规律是"自然而然"的。而人法道,就要顺遂万物之自性,尊重事物本来的生存状态,观察其自然而然的变化,找出其自然变化的法则。《素问·天元纪大论》言,"天有五行,御五位,以生寒暑燥湿风;人有五脏,化五气,以生喜怒思忧恐。"无论天地生化,还是人体生化,都以元气为本,由元气的运动变化而产生。元气生化万物的运动过程即为气化。

五运六气理论,是古人研究天体日月运行,总结自然界六气气化规律,并运用阴阳五行生克制化理论,以干支甲子符号作为推演工具,探求自然界气候变化及人体疾病防治规律的学问,是古人通过仰观天象、俯察地理形成的认知。自然万物呈现之"象",是天地气化运行的产物。"象"是自然界事物的整体呈现,"气"则是自然整体关系的主要实现者和承担者。"气"作为天地万物资始之源,其运动变化规律是天地自然的法则,"气"作为沟通天地万物的介质,把"天"与"人"紧紧地连成了一个整体,此乃"气一元论"的思想基础。

《黄帝内经》秉持"气一元论"的观点,认为气是万物生成之基源,是联系宇宙自然与生命的纽带。其以"气"为本源和媒介,以"时"为主线,将人与天连接成一个不可分割的整体。人之身表里内外的结构和功能,皆与天地自然相符,人之生命活动规律,皆合乎天地之气的变化规律。这样,就构建了《内经》"天人合一"理论体系的基本框架。在这一框架下,天即"天时",起统摄作用;人是一个与之同气相通、同律相动的自然人,是天人关系中的从应者,更是天人和谐关系的维护者。人自觉地遵循自然气化的规律,主动地维护天人和谐关系的过程和方法,实际上就是"因时制宜",也正是"气为一元""天人合一"思想的落脚点[3]。中国古代哲学家和医学家,从"气一元论"出发,阐述了生命的起源、生命的本质,从整体论角度给予生命本质之回答,五运六气理论正是阐述天、地、人相互关系的理论体系。

一、五运六气理论研究的重要性

五运六气理论是中医学术体系中重要的组成部分,其中包含了天文、历法、气象、物候、医学等多学科的学术内涵,蕴含着丰富的气化理论思想,它把自然气候变化与人体生命现象、发病乃至预防、治疗、用药规律统一起来,从天体运动角度、环境与人的关系角度,探讨自然气候变化与人体生理、病理的密切关系。《内经》中提到的"气宜""天道"均指五运六气而言,人处于天地气交之中,必然随着五运六气变化而变化,运气的常与变与人体疾病的发生有密切关系。五运六气理论由"五运"与"六气"组成,以此总结和分析以六十年为一周期的气候运动变化规律。五运即木、火、土、金、水五行之气,六气即风、热、湿、火、燥、寒三阴三阳之气,分别配以天干、地支,可推测出每年的运、气和各季的气候变化及其特点。

(一)五运六气理论的诞生及其争议

自标志运气学说成型的"七篇大论"补入《内经》以降,一直为历代医家聚讼,肯定、怀疑、否定持续不断,加之其为知识密集的学术,理论玄奥、验证困难、涉及多种学科[4],因此,成为中医学体系中最复杂、争论最大的学说,被称为医门之玄机。因此,有必要回溯和解析其理论源流和争鸣的历史,希望能以史为鉴,为相关研究做出初步探索[5]。回溯历史文献,运气学说萌芽于春秋战国时期,产生于秦汉时期,倡明于两晋隋唐时期,至宋金元时期达到鼎盛,迄明清时期终臻完善。总结多年来五运六气理论主要争议在于:一是"七篇大论"是否出自《黄帝内经素问》;二是五运六气理论能否准确预测疫病的流行;三是五运六气理论有没有临床价值以及应该如何指导临床运用;四是五运六气理论是否有科学背景;五是五运六气理论是不是有地域限制;六是几千年来随着我国气候变迁,五运六气理论是否适用现在的时代,等。这些问题有待于对五运六气理论进行充分的研究,形成科学、充实的证据。

(二)五运六气理论研究的价值

五运六气理论是《内经》重要的组成部分,王冰在整理《素问》时补入"运气七篇"大论,以大量篇幅阐释五运六气理论,成为中医气化学说、藏象学说、病机学说、升降出入等理论的渊薮,为后世医家提供了基本的中医思辨方式,对指导中医临床实践具有重要意义。《素问·五运行大论》曰:"非其位则邪,当其位则正。"这里的正、邪是就自然气候而言,自然气候的正常变化为"正",反常变化为"邪"。六气在一年中的运行,是"行有次,止有位",按时、有序的,应当"至则至",若"未至而至"则为异常,说明非其位则邪,当其位则正。《素问·宝命全形论》曰:"人以天地之气生,四时之法成……人能应四时者,天地为之父母。"人秉天地正常之气而生,依赖自然正常气候而长,人和自然和合为一,人与天地之气息息相通。《素问·至真要大论》曰:"彼春之暖,为夏之暑,彼秋之忿,为冬之怒,谨按四维。"一年四季转换,人要顺应四时,顺时则养,逆时则病。人体阴阳气血,应时而变,天地有四时气候、昼夜晨昏之变换,天地阴阳日有所变,人亦应之。运气变化,天地自然有四时节律、日节律、月节律,人体阴阳气血随之出现规律性变化,通过人体阴阳自我调节达到平衡。《素问·六微旨大论》曰:"上下之位,气交之中,人之居也。"人处于气交之中,运气改变不仅影响人体自我阴阳调节,影响人体生理,还影响人体病理。根据运气学说,疾病的发生有一定的规律可循,人们可以此推测疾病的发生与流行,甚至可以精确到具体的脏腑。

五运六气理论对于指导临床辨证具有重大的意义,有认为五运六气理论是展现天人相应理论的动态模型;有认为五运六气理论是中医理论的渊薮;还有认为五运六气理论是中医现代多学科研究的枢纽[6]。五运六气审察的"象",勾连了天、地、人与生命万物,包括外在可察的天象、气象(气候)、物象(物候)、病象(症候),以及内在可感知、意度的脉象、脏象。其所言之"数",则是序数、气数,是对事物有序性、规定性的表述。其思维过程包括"观物取象""立象尽意"与"取象比类/取象运数"三个不可分割的阶段,是中医"司外揣内"认识疾病,"法天之纪,用地之理"治疗疾病的一大路径[3]。面对纷繁复杂的自然现象和气候与生命万物,单纯应用六气系统或五运系统,均难以给予自然气象规律一个完美的解释,只有将二者结合起来分析,才能更好地阐明那些复杂的问题。而事实上,运气学说有五运系统、六气系统以及两者相合形成的五运六气系统等多种周期,借助三阴三阳上奉六气、五行之间的相互承制、五运与六气相合等,解释自然气象变动规律,即是以阴阳五行理论为基础的。阴阳五行学说这一理论工具在运气学说中的重要性可见一斑[7]。运气学说中的五运,是试图用木运、火运、土运、金运、水运五种因素来解读天地气象的周期性变动规律,是五行思想影响的结果;六气则试图用风、寒、暑、湿、燥、火六气来解读气象的变动规律,六气用厥阴风木、少阴君火、太阴湿土、少阳相火、阳明燥金、太阳寒水分别进行概念的标定与规范,实则是阴阳理论影响的结果。因此,《内经》之五运六气学说,是古代哲学思想"气一元论"、阴阳思想、五行思想共同渗透、影响的结晶,我们只有充分认识气化和阴阳五行生克制化的规律,才能学习好运气学说,利用运气学说有效地指导临床[7]。运气学说基于中医"天人相应"的思想,以"气化"为理论工具,对天人之间气化关系的考察,是中医气化学说的精髓所在。因此,只有认识中医气化学说,才能够更加深入地理解运气学说的内涵及其价值[7]。

五运六气理论研究价值逐渐得到大家的重视,杨力教授认为中医五运六气理论是《黄帝内经》中最为光彩夺目的内容,占据《黄帝内经素问》三分之一的分量,是中医理论中最为高深,也是最有价值的部分,中医学的主要理论即衍生于此[8]。著名中医学家方药中教授[9]曾说:"放弃了对《七篇》(即五运六气理论)的学习,实际上也就等于放弃了对《黄帝内经》的学习、放弃了对中医基本理论的学习。"顾植山教授认为"天人合一"是中医阴阳五行学说的灵魂,五运六气是这一思想的集中体现[10]。五运六气学说的内容是非常丰富的,它涵盖了多学科的知识,无论是在疾病的预测方面还是在临床治疗指导方面,都具有不可估量与不可磨灭的应用价值。无数医家从不同的领域对此进行了挖掘,这从一方面充实了中医学的理论宝库,另一方面也为提高临床医生的诊疗水平指明了新的出路[11]。

二、五运六气理论阐述的学术思想

虽然关于运气七篇是否出自《黄帝内经》,自五运六气理论诞生以来就存在着争议。但是,五运六气理论所蕴含的核心思想具有重要的理论意义和临床指导价值是无可厚非的。其核心思想有二:一是基于五运六气对人体脏腑功能的影响,建立起气候－物候－病候相关的天、地、人结构体系。将人体置于整个宇宙空间的整体论角度考察人体生命现象和健康、疾病,充分体现出天人相应的"脏气法时"学术思想;二是通过"天人一气""天人同构""天人相应"建立起来的天、地、人气化理论。学习五运六气理论,以下三个方面必须引起重视。

(一)五运六气理论与天人相应

五运六气理论是展现天人相应理论的动态模型,总结了自然界生命的动态变化规律,描述了生命动态更替规律以及人体与脏腑组织之间生理、病理变化的相互关系与相互作用,成为从宏观角度概述天人相应理论的经典模型。《素问·宝命全形论》云:"天覆地载,万物悉备,莫贵于人。人以天地之气生,四时之法成。"故人的生命节律也是由宇宙运动规律产生的,人体生理功能节律也随天地四时之气运动变化而改变[6]。清代名医黄元御[12]云:"天有六气,地有五行。六气者,风、热、暑、湿、燥、寒;五行者,木、火、土、金、水。在天成象,在地成形……六气五行,皆备于人身。内伤者,病于人气之偏;外感者,因天地之气偏,而人气感之。内外感伤,总此六气。""天人同气也,经有十二,六气统焉。"《素问·阴阳应象大论》亦云:"余闻上古圣人,论理人形,列别脏腑,端络经脉,会通六合,各从其经。气穴所发……各有条理;四时阴阳,尽有经纪……"故"与天地相应,与四时相副,人参天地,故可为解"。可见《内经》广至诸物,近至人体的生理和病理,时刻将天人相应作为中医理论的立论之本、精髓所在。而运气学说将天象与古代历法相结合,将天人相应这一宏观的理论通过术数把握,使"法于阴阳,和于术数"成为现实。故《素问·著至教论》言:"而道上知天文,下知地理,中知人事,可以长久矣……"[6]"天人相应"是指天地自然与人息息相通,人能参合自然的变化而与之相适应。"天人相应"理论是在中国传统文化"天人合一"的基础上孕育而来,《周易》、道儒两家早期有关天人关系的思想对于正在萌芽阶段的天人相应论具有启迪作用。秦汉黄老之学则直接渗入天人相应论中,其观点和内容为天人相应论所广泛接受。元气论及宋明理学的宇宙生成论又继续充实、推动着天人相应论的发展[13]。"天人相应"的具体内涵如下:"天"指的是人类赖以生存的整个宇宙,即人类生存的时空环境,主要指由于太阳与地球相对运动而形成的四季的气候、昼夜的更替,及地域差别等。所谓"天人相应"是指人在长期进化过程中形成的一系列生理调控机制与宇宙的时空变化规律相适应。其机制以气的生、长、收、藏为核心,以阴阳矛盾运动为动力,以五行生克制化为自稳调节器,从而形成人与宇宙的协同共振关系[14]。基于"天人相应"理论认识脏腑的生理病理是中医学探究生命规律的重要思维模式[15]。

中医学核心思想——"天人相应""人与天地相参",其中的"天"是与人类社会相对的自然界,包括自然的气候、地理等环境;"人"指的是作为医学客体的人的生命体。所谓"天人相应"就是以"气"为基础的人的生命活动,决定于自然并与之相呼应。它包含三层意思:人体形态结构与天地万物相类;人体生命运动规律与天地气机变化相类;人体生理功能节律随天地四时之气的变化而变化。"天人相应"的中介是"气","天"与"人"之间之所以能相应,是因为天人在本质上都是气,天是充满气的宇宙空间,而人是以气的运动为其生命特征的客体。天人之间以气为中介连接为一个有机统一的整体。

《黄帝内经》的生命观是以气为生命之源,人由于禀受天地中阴阳五行之和气而最高贵。人之生命,在时间上表现为生长壮老已的运动展开过程;在空间上,人体生命之气时时刻刻与天地之气进行着交通,实现内外之气的动态平衡统一。

中医学的理论核心和实在依据是"气","没有气论,就没有中医学理论体系",而"气论是与原子论恰相对照的自然观"。气虽然也属于物质,但它无形,是与原子论所指称的物质不同的另一种实在。"气"的内在本性是运动和机能。而《黄帝内经》以"气"为生命的本质和本原,"气发挥功能的极致表现即为'神'"。"神""气"是在时间延续中展开的活动过程,故中医学"重神轻形",特别关注时间规律。用"气"的正常运行说明健康生理,以"气"的异常变化解释疾病发生。因为"气"乃是整个中国传统文化的灵魂。"可以说,气论是中国传统自然观的基础和核心,没有气论就没有我们所看到的这种形态的中国文化。"因此气论的研究是中医基础理论应持的研究方向。

天人相应的立论基础——天人一气。中医学认为人体同宇宙间万事万物都是由一元之气所化生。气为天地万物化源之本,"人未生,在元气之中;既死,复归元气。元气荒忽,人气在其中"(《论衡·论死》),"人之生,气之聚也,聚则为生,散则为死"(《知北游》),"有气则生,无气则死,生者以其气"(《枢言》),"在天为气,在地成形,形气相感而化生万物矣"(《素问·天元纪大论》)等,都阐述了"天人一气"的理论,即气是构成万事万物的本源,人生于天地之间,因天地交感而化生,人与万物同气所化。

人体由一元之气化生,并通过气的升降出入聚散实现自身的生、长、壮、老、已。《素问·天元纪大论》曰"物生谓之化,物极谓之变",天地"形气相感而化生万物";

《六微旨大论》篇指出"气之升降,天地之更用也","天气下降,气流于地;地气上升,气腾于天。故高下相召,升降相因,而变作矣","升降出入,无器不有"。《素问·四气调神大论》曰:"天地气交,万物华实。"通过气的升降出入聚散运动,新事物不断孕育,旧事物不断消亡,自然界新陈代谢,整个宇宙充满生机[16]。

在"天人一气"思想的指导下,"天人同构"理论诞生,认为天地是大宇宙,人身是小宇宙,人与天具有相同的结构特点。《本经训》言:"天地宇宙,一人之身也;六合之内,一人之制也。"天人有相对应的结构,人体是天地的缩影。《内经》中有诸多关于"天人同构"的论述,如《灵枢·经别》曰:"人之合于天道也,内有五脏,以应五音、五色、五时、五味、五位也;外有六腑,以应六律,六律建阴阳诸经而合之十二月、十二辰、十二节、十二经水、十二时、十二经脉者,此五脏六腑之所以应天道。"《素问·生气通天论》曰:"天地之间,六合之内,其气九州九窍、五脏、十二节,皆通乎天气。"《灵枢·邪客》载:"黄帝问于伯高曰:闻人之肢节,以应天地奈何?伯高答曰:天圆地方,人头圆足方以应之,天有日月,人有两目;地有九州,人有九窍;天有风雨,人有喜怒;天有雷电,人有音声;……岁有十二月,人有十二节;地有四时不生草,人有无子。此人与天地相应者也。"其后在临床实践的基础上,"天人同构"理论也不断发展和完善,张仲景在《伤寒杂病论》中的提法就更加严谨:"夫天布五行,以运万类;人禀五常,以有五脏。""天人同构"思想将人体看作是天地的缩影,其间包含着生物全息的科学道理,对临床具有指导意义。

"天人一气""天人同构"是"天人相应"的立论依据,人感天地之气生,一元之气为宇宙万事万物的本源,是自然界和人体的共同化源;人体脏腑经络又与自然之气息息相通,受到自然界气候变化的影响。"天人相应"通过阴阳、五行工具实现"天"与"人"的交感、通应。太虚元气化生阴气和阳气,其变化是万物生长变化的本源;阴阳二气运动变化的相关性表现为五行之关系,宇宙万物同根同源是四时-阴阳-五脏相关联的理论基础[17]。

"天人相应"作为《黄帝内经》的自然观,是以一定自然科学为基础的[18]。《素问·天元纪大论》言:"太虚廖廓,肇基化元。万物资始,五运终天。布气真灵,总统坤元。九星悬朗,七曜周旋。曰阴曰阳,曰柔曰刚。幽显既位,寒暑弛张。生生化化,品物咸章。"这是《黄帝内经》基本的宇宙观,宇宙的变化运动引起身处其中的自然界及人体的相应变化,其中最重要也是最明显的是四季、昼夜循环交替现象,这一过程是通过阴阳消长实现的,也就是说宇宙空间的变化是"天人相应"的原动力,而阴阳消长为"天人相应"之中介[19]。正如《素问·脉要精微论》所言:"万物之外,六合之内,天地之变,阴阳之应,彼春之暖,为夏之暑,彼秋之忿,为冬之怒。"

阴阳最初是古人用来描述气温、日光向背的概念,是对时间和空间的描述。随着现代天文学的发展,人们知道四季的产生是地球围着太阳公转的结果,伴随着太阳光在地球上某一区域照射角度的周年变化,气温这一能量的标度随之改变,于是形成了春暖、夏热、秋凉、冬寒的四季气候。古人受观察水平的限制,不能以天体的运动和太阳辐射能量的变化来解释四时的更替,但是他们观察到自然界事物的变化规律,并发现这一规律与"气温"的变化有直接的联系,于是将"气温"的变化概括为"阴阳消长",用"阴阳消长"来阐释这些自然现象的变化规律,如《管子·乘马》云,"春秋夏冬,阴阳之推移也","春者,阳气始上,故万物生。夏者,阳气毕上,故万物长。秋者,阴气始下,故万物收。冬者,阴气毕下,故万物藏"。地球公转导致阴阳消长产生四季,也称四时,四时与四方的对应也是固定的:春应东方,夏应南方,秋应西方,冬应北方。于我们生存的自然环境四时四方则表现为"生、长、化、收、藏"五种自然现象,古人用"五行"概而言之,正如周敦颐所说"有阴阳则一变一合而五行具,然五行者,质于地,而气行于天者也。以质而语其生之序,则曰水、火、木、金、土","五行生克之理即本四时之生、长、化、收、藏而来"[20]。五行的实质是阳气在四季依次变化的不同状态,进而产生了风、暑、湿、燥、寒的气候。

(二)五运六气理论与脏气法时

"脏气法时":所谓"脏气",即与五行相应,以五脏为中心的五脏系统之气,通过功能而表现;时,即与五行相应的季节、时令、时辰;法,即"人法地,地法天",相感而取法,效法之义。合而言之,即五脏系统功能的盛衰,与相应的自然界五行时节交替旺衰产生同步变化,具有生理、病理、诊断、治疗、养生等意义[21]。"脏气法时"理论主要探讨人体的生命节律,其可贵之处是使"天人合一"观念落到了临床操作实处,而不仅仅是一个凌空蹈虚的理念[22]。中医以气、阴阳、五行宇宙观为基,形成了阴阳、五行、五时、五方、五脏的藏象模式[23]。脏气法时,即此模式在天人相应观念上的体现。它把肝、心、脾、肺、肾五脏与时间周期的五个时段对应,如与一年的春、夏、长夏、秋、冬对应,或与一旬的甲乙、丙丁、戊己、庚辛、壬癸日对应,或与一天的平旦、日中、日昳、下晡、夜半对应,然后按五行生克规律来"定五脏之气,间甚之时,死生之期"。对五脏疾病的治疗,则是根据药食的酸、苦、甘、辛、咸五味,按照不同时段脏气的推移,有规律地进行治疗。即"四时五脏,病随五味所宜也"[24]。《灵枢·本藏》言:"五藏者,所以参天地,副阴阳,而运四时,化五节者也。"说明五脏的"五",是五行决定的。人体是以五藏为中心的外合四时阴阳,内合六腑、五官、五体、五华等组织器官的五大功能系统组成的有机整体[25]。中医学对脏腑的认识是基于解剖因素参与的功能结合体[26],其五脏概念包括大体的解剖知识、简单直观的功能观察、"望形生意"的臆测,还有运用阴阳五行之理进行的"合理"推论[27]。

五脏的五行属性是五脏的时空排列顺序。恽铁樵在《群经见智录》中言:"《黄帝内经》之五脏,非血肉之五脏,乃四时之五脏。不明此理,则触处荆棘,《黄帝内经》无一语可通。"[28]最初的五脏配五行是按照解剖位置排列的,即脾木、肺火、心土、肝金、肾水。心属土居中,有如君主,为神明所舍;其余四脏围绕周边,如同臣子,各司其职。《内经》仍保留"心为君主",是对这一解剖位置排列的遗存。《内经》在医疗实践经验总结的基础上对五脏五行属性进行修正最终形成以脾土居中,不独主于时,以肝、心、肺、肾分别对应四时的"四时五脏阴阳"的基本结构,它是古人试图在人体寻求生、长、化、收、藏五种气化形式物质基础的体现。

根据"脏气法时"理论,五脏在生理和病理上都与时令相关。如《素问·水热穴论》曰"春者木始治,肝气始生……冬者水始治,肾方闭",说明人体脏腑的功能与自然界阴阳消长息息相通,各脏腑在其相通应的季节功能增强。《素问·藏气法时论》言"至其所生而愈,至其所不胜而甚,至于所生而持,自得其位而起",论述了五脏疾病在某一时间周期内的间甚规律。又如《素问·藏气法时论》"病在肝,愈于夏,夏不愈,甚于秋,秋不死,持于冬,起于春",即五脏疾病愈于其所生之时令,加重于其所不胜之时令,在所生之时令病情趋于平稳,在其所主的时令病情发作,对五脏疾病法时令而变的规律进行了总结。

"五行休王"又称五行囚王,是中医学五行学说的重要组成部分,是古代医家在研究人体脏器活动节律与外界自然环境相关的过程中逐步形成的,是我国古代医家认识自然界万物生长化收藏规律及人体五行精气活动节律的一种理论,以此可指导对疾病的诊断,判断病势的进退、转归和预后[29]。可以认为五行休王理论是"脏气法时"的最佳说明,万物和人体的生理活动均受时间所制约,五脏应时而王,符合五行相生顺序。如一昼夜中的平旦、日中、日昳、下晡、夜半,分别对应东、南、西南、西、北方向。四时的春、夏、长夏、秋、冬也对应这五个方向。从这个意义上讲,五脏应时而王符合自然节律。正如《素问·生气通天论》言:"五脏十二节,皆通乎天气。"

五行休王学说认为生、长、化、收、藏是客观存在的具有节律性的变化周期,是由一切生物体内五行精气的盛衰消长来决定的,五行精气的盛衰消长,是由时间来制约的。古人为了便于说明这个问题,就采用"休""王""相""死""囚"五个字,作为五行精气不同量的代号。当令者为"王",生王者为"休",王之所生者为"相",相之所克者(克王者)为"囚",王之所克者为"死"。死,是指精气活动量的最低值(零点);相,是指精气活动量开始逐渐上升;王,是活动量的最高峰;休、囚,则依次下降[30]。五行休王的节律,主要有一日或一昼夜、一旬(十日)和一年等三种周期。五行休王与五行归类、生克理论相配合,共同说明五脏与四时及五脏内部之间的相互关系。五行休王理论认为,人体健康的根本是五脏精气盛衰与四季、昼夜的节律同步,如五脏精气不能与四时同步就会发生疾病[31]。这也是五运六气理论根据时间节令来判断脏腑盛衰,从而推算体质、发病和预后的依据。

(三)五运六气理论与气化理论

运气学说的核心思想是气化学说[7]。气化学说是我国古代传统科学与哲学的核心内容,是以古代"气一元论"的本体论哲学思想为基础,在"天人合一"思想影响下,以"气"的运行来阐述自然万物的发生、发展、变化和人体生命的发生、运行、转化的学说[32]。《内经》提出"人以天地之气生,四时之法成……人生于地,悬命于天,天地合气,命之曰人"(《素问·宝命全形论》)。人的生存也处于天地"气交"的宇宙环境之中,人不但是天地之气交合的产物,而且也生存于天地"气交"的自然,即气机的升降出入之中,从而将人体的生命活动与天道、自然统一起来[7]。

气化理论或称为气化论,是中国古代文人、先哲认识宇宙、认识天体、认识自然、认识人体、认识生命、认识健康、认识疾病和防治疾病的重要理论。气化论也是中医学的重要理论基础,研究中医和学习中医,不懂得人体气化论,很难触及中医学的灵魂和悟到中医学的精髓。

但是,目前气化论尚未形成系统的理论知识。气化论的研究内容可以说十分广泛,涉及许多学科。我们认为气化论大致可以分为自然气化学说、人体气化学说和药物气化学说三大学说理论体系。其中宇宙自然界气候变化相关人体生命的学说(即五运六气学说),为自然气化学说;药物功能作用于人体脏腑气化反应的学说,为药物气化学说;人体脏腑功能回应于自然、药物气化作用的学说,为人体气化学说。

宇宙气化论、自然气化论和天体气化论,主要研究宇宙、自然、天体气的运动变化规律以及其与人体相互关系和对人体的影响。中医学五运六气学说主要是研究这部分的内容。人体气化论,主要研究人体气的运动变化规律及效应与人体健康及疾病的关系。人体气化论研究又可以分为宏观气化论和微观气化论两方面的内容。人体气化论的研究,中医学是从宏观角度开始的,其研究的深入和研究的方式,必然走向微观,走向微观气化论。在气化论理论的指引下,如何开展微观气化论的研究,解决这一问题,必是中医学对人体生命科学的又一大贡献,期待有志于中医学研究的专家学者在中医学原创思维模式的指引下开展微观气化论的研究,造福人类。

从人体气化论立论,目前主要是研究人体气化论之宏观气化论,但是自然气化论与人体气化论密切相关,中医学"天人相应"学说,主要说明了人与自然,以气为中介,浑然成为一个整体的思想,人与自然界既为统一的整体,这就不可能不涉及自然气化论。中医学的整体论说明了人体本身就是一个有机整体,那么这个整体主要是以气为中介进行相互联系和沟通的,这才有了中医学的阴阳学说、五行学说、精气神学说、经络学说、藏象学说、气血津液学说,才有了中医学的天人相应理论、整体理论、脏腑相关理论、脉学理论和中药药性理论等;才有了中医学的三焦、命门、肾间动气、相火、君火、少火、壮火、腠理、玄府等名词概念;才有了中医学独特的"司外揣内"的四诊手段;才有了中医学辨证论治的独特的诊断和治疗思路及中医学推拿、按摩、拔罐的治疗手段和方法。由此可见,研究人体气化论对于理解和掌握中医学理论基础、治病原理、愈病机制具有重要意义。

关于气化论,许多医家有过精辟的论述,中医学基于"气化"概念,构建了一种不同于解剖的身体结构,造就了一种气化层次的生命个体;生命个体呈现的不是组织器官的结构合成,而是生命活力的综合呈现,以及生命个体在芸芸万物中的自我独立性与价值彰显。中医理论中有关疾病、诊断、治疗、养生的理论认识,其目的不是仅仅指向具体的疾病痊愈和防治手段的革新,而是要从生命层面关注顺生赞化的人体气化调整与功能自愈的机制与过程[33]。"气化"概念的内涵是指无形之"气"的自然演化,其外延用于表述宇宙元气的自然生化作用、生命气化层次,以及脏腑、气血津液等的化生过程等。理清和把握"气化"概念,有利于回归中医理论的原创性思维,是当前中医理论继承与发展过程中的迫切问题[33]。《黄帝内经》"运气七篇"大论以大量的篇幅阐释了自然万物气化的规律,直接催生了中医理论的雏形。《素问·六微旨大论》云:"上下之位,气交之中,人之居也……气交之分,人气从之,万物由之,此之谓也。"这说明人体之气机,无不应天地之气升降而升降,无不是天地气化的产物[6]。气化,是一种不同于现代科学认识路线的另一种看待生命的原创性理论,它关注和调整的对象是人体生命状态和活力。《素问·病能论》载上古医学源流,其中有一本《上经》,是言"气之通天",可能就是讲明气化道理的[33]。著名中医学家方药中先生认为"气化论是中医学的理论基础,它涉及中医学的各个方面"。[9]有人认为人体疾病的发生,不外气化失和的内外两端,外部失和是指自然气化的异常,自然气化的过程虽然有规律可循,在多数情况下也是保持在气化和谐的状态,但也有四时不正之气的情况存在,如"春应温而反大寒,夏应热而反大凉,秋应凉而反大热,冬应寒而反大温,皆不正之乖气也,病自外感"(《临证指南医案》卷十)。而又有感天地疫疠之气而为病者,皆由自然气化失和所致。内部失和是指五脏系统间的气化和谐关系被打破,设某脏气化过盛则乘侮他脏,或某脏气化不及而为他脏乘侮,或已有所表现,或尚未出现症状,但五脏气化已失和于内,生理功能无法正常发挥,在这种情况下,即使自然气化正常,亦可能引起人体发病或原有病态的加重[34]。

对于人体生命活动中运动与平衡的相互关系问题有着两种根本对立的看法。一种认为平衡是绝对的;一种认为平衡是相对的,是运动的结果和表现。如果否认人体的相对平衡和相对稳定,生命的具体形态就不可能存在,也不可能被认识和把握。然而平衡又是暂时的、相对的,是通过运动来实现的,是运动的趋势和结果,运动才是生命活动的实际内容,才是生命的自身和本质。

气化论的科学性就在于承认和揭示了生命现象是在相互联系中构成的不断变化的动态平衡,《素问·生气通天论》认为,"阴平阳秘,精神乃治;阴阳离决,精气乃绝",强调各组织器官功能活动的平衡协调对于正常生命活动的重要意义。《素问·宝命全形论》又同时指出"人生有形,不离阴阳",机体是在"阳消阴长"和"阴消阳长"的不断气交动变中维持阴阳统一体的相对平衡[35]。

气化理论是中医气理论最重要的内容,是中医学理论的学术主体,但是迄今仍未引起现代中医学研究者的充分重视,缺乏系统深入的阐述。气化的概念还未十分明确,气化的规律还没被深入地探究,气化理论整体上基本还停留在古代经典中医学的历史水平,现代对其研究还没有获得实质性的突破。

关于中医的气化论,祝世讷教授有一段精辟的论述,给予了中医学气化理论高度的评价,对于研究人体气化论具有重要的指导意义。他认为中医学对人体结构的研究,不但认识了非解剖结构,而且对各种结构的认识是发生学的,特别是对解剖结构的发生学认识。气化学说在这个方面的贡献特别突出,既有系统的理论,又有可靠的临床实践,探索到并驾驭着解剖结构及其病变的发生学规律,以及从内在机制的调理来防治器质性疾病的原理,只是由于历史条件的限制没有揭示清楚。然而从整个医学来看,这个领域的研究还十分薄弱,存在许多空白。气化学说从这里进行突破和创新,可以开辟发生解剖学和发生病理解剖学研究,全面地揭示和阐明解剖结构及其病变的内在发生机制和规律,开拓从内在机制的调理来防治器质性疾病的道路,填补医学在此领域的空白。这将带来解剖学、病理学、防治学的深刻变革,具有重大的战略意义[36]。祝世讷教授不仅充分肯定了中医学人体气化论的理论意义和实践价值,还从发生学角度指出了今后研究和努力的方向,这对于整个医学的发展具有十分重要的意义。

三、五运六气理论研究的历史脉络

(一)唐宋五运六气学说发展的黄金时代

五运六气学说主要记载于《黄帝内经》"运气七篇"大论中,在战乱之年其流传过程可谓一波三折,幸唐代王冰从其师藏"秘本"中发现了"七篇大论",并对其进行了详细的考校与批注,才使运气学说得以重现人间。

宋代是五运六气学说发展历史上的一个重要时期,对其重视程度可以说达到了顶峰,成为五运六气学说发展的鼎盛时期。由于宋代特别是宋徽宗大力褒扬与推行五运六气学说,使其成为疾病流行诊疗防治与"司物备药"防疫的重要指导,并推行惠民和剂局与诏告运历、月令等国家制度,将五运六气学说作为太医局的必授课程和考试学生科目之一,使得医家形成"不读五运六气,检遍方书何济"的普遍认识,越来越多的有识之士开始重视并研究五运六气学说[37]。《圣济经》与《圣济总录》将运气学说置于突出地位,在全国医界甚至全民范围内推广普及运气学说知识,运气学说的影响与应用至此也达到空前的兴盛时期[6]。政府大力推广五运六气学说,民间医家踊跃阐发五运六气学说,宋代刘温舒著《素问入式运气论奥》并参照《天元玉册》《玄珠密语》,配以图表,对干支、月建、五运、六气、交气日时、时复、治则等进行了讨论,他提出以正月建干来解释十干纪五运的道理,认为五运的化生包含日月时相因制用之意[38],他第一次系统阐述了五运六气学说,认为应该据五运和六气的五行关系进行推算,篇末还讲解了运气胜复郁发理论及其临床应用,提出了"干德符"的概念。宋代陈无择撰《三因极一病证方论》,他认为某年主某运气,而发病与其运气相关。他在前人研究的基础上,进一步根据各年运气的不同特点和所主病症,将运气发病规律和治疗原则落实到了具体的方药上,并在五运六气学说的基础上,将理论与临床紧密结合,根据五运的太过不及、六气的司天在泉,创立了运气十六方,对后世产生了重要的影响。虽后世有医家对此持批判态度,认为有"胶柱鼓瑟,按图索骥"之弊,不免过于机械,但是运气十六方的创立无疑是将五运六学说运用于临床的一次有益尝试,补充了《内经》中给出五运六气学说治疗原则而无方药的缺憾,对后世理解《内经》运气理论和配方法度具有重要的指导意义。清代龙砂医家缪问及王旭高对运气十六方详加注释,倍加推崇,认之为据运气理论用于临症之良方,验之临床确有奇效,屡起沉疴。

(二)金元五运六气学说百花齐放

金元四大家的学术思想在很大程度上受到五运六气学说的影响,他们在研读《内经》五运六气学说的基础上,将其运用于临床。在理论研究方面,深入挖掘《内经》的气化学术思想,不重运气推演,而重论气化思想,形成独树一帜的学术观点。

1. 刘完素对五运六气学说的发挥

刘完素十分尊崇《内经》,对其中五运六气倡言尤力,如他在《素问玄机原病式·自序》中说道"不知运气而求医无失者鲜矣",认为"观夫医者,唯以别阴阳虚实最为枢要,识病之法,以其病气归于五运六气之化,明可见矣"。其学术思想渊源于《内经》《难经》,详细发挥了《内经》五运六气、病机十九条、亢害承制等观点。刘完素对运气学说的研究与发挥主要有以下三点:

首先,建立五运六气发病模式。他不重运气推演,而重论气化思想,根据"天人相应"理论以五运六气为纲归纳脏腑六气病机,将疾病病机归为五运主病和六气主病。

其次,认为"亢则害,承乃制"是疾病的基本病机。《素问·六微旨大论》曰:"亢则害,承乃制,制则生化,外列盛衰,害则败乱,生化大病。"张介宾注曰:"亢者,盛之极也。制者,因其极而抑之也。盖阴阳五行之道,亢极则乖,而强弱相残矣。故凡有偏盛则必有偏衰,使强无所制,则强者愈强、弱者愈弱,而乖乱日甚。所以亢而过甚,则害乎所胜,而承其下者,必从而制之。"刘完素用亢害承制理论分析病因病机,并指导临床疾病的治疗,强调中人之邪气源于太过不及之运气,为临床疾病的诊疗提供了新的思路。

最后,阐明气机郁极是诸气皆可化火的主要病机。在"亢害承制"的基础上,结合气化规律探讨六气,提出"六气皆从火化"的著名学术论点。

另外,其治伤寒的成就也充分体现了运气的学术思想。他在《伤寒直格》《伤寒标本心法类萃》以及《素问病机气宜保命集·伤寒论第六》等书中将脏腑经络与运气互参,并以之阐述六经病变的发展演变,为后世六经气化学说的形成奠定了基础。

刘氏不重运气推演,而重论气化思想,运用五运六气学说归纳人体脏腑功能及疾病病机演变规律;对"亢害承制"理论、"玄府"以及"胜复郁发"概念进行创造性的革新与发挥;迄其著名的火热论及寒凉治法无疑是将运气气化学说临床化的理论成果。刘完素对五运六气的研究与发挥,大大促进了运气气化理论的发展。

2. 张元素对五运六气学说的发挥

张元素作为易水学派的开创者,对运气学说同样十分重视,他在继承《内经》《中藏经》和钱乙"五脏辨证"的基础上,用运气盛衰变化来分析人体脏腑功能,创立了脏腑辨证学说。其中又以阐述药性的升降浮沉学说最为著名。

升降浮沉学说是张元素运用五运六气学说对中药理论进行的大胆创新。他认为"升降者,天地之气交也",升降是运与气运动的普遍规律,升降停止则事物运动终止,既然药物可以治疗运气升降异常所引起的疾病,那么药物也一定有其升降浮沉的运动特性,这一特性取决于其气味厚薄阴阳。基于此,他根据《内经》深入研究药物气味厚薄、阴阳,创立药物升降浮沉学说,提出"凡同气之物,必有诸味;同味之物,必有诸气。互相气味各有厚薄,性用不等"(《医学启源·用药备旨》)。根据药物气味厚薄阴阳升降特点,将药物分为五类,即"风,升,生;热,浮,长;湿,化,成;燥,降,收;寒,沉,藏",并名曰"药类法象",意为药物分类取法于天地五运之象。并将此运用到药物的制法领域。

同刘完素一样,张元素不重运气推演,而重论气化思想,并将气化之理运用于药物特性的归纳及药物应用规律上,在发展中药理论的同时,也促进了运气学说在中药领域的应用。

3. 朱震亨对五运六气学说的发挥

五运六气学说同样贯穿于朱震亨的学术思想中,其中最为著名的莫过于"阳常有余,阴常不足"观点的提出。他分析天地宇宙天地、日月、阴阳的状况,以人体比附天象,天地之间,天为阳,地为阴,天大地小;日为阳,月为阴,日常圆而月常缺。人与自然界是统一的,故人体亦阳有余而阴不足。所以在正常情况下,人身的阴精应当时时虑其不足,不能任意耗伤。这是对"天人相应"理论的生动运用。

其次是"相火论"的提出。朱震亨以"阳常有余,阴常不足"理论为基础,并参合各家之说,提出"相火论"。"相火"是相对"君火"而言的,相火之动贵在有度,相火妄动则最易耗伤人体阴津,相火妄动与否,与心火有直接的关系,若心火安宁,则相火"动皆中节",发挥它的正常功能,若五性感物,则心火易动,心动则相火亦动。在人体,相火即肝肾之火,为阴中之阳和人体之元阳。人的生命源于相火之动,"天非此火不能生物,人非此火不能有生"。相火能温百骸、养脏腑、充九窍,也是人神志活动的动力。相火得肝肾之阴滋养,则动而有制,精神活动则正常。由于"阴常不足",肝肾阴虚无以制约相火,则相火妄动,变生诸疾,包括情志活动异常[39]。

4. 李杲对五运六气学说的发挥

李杲是"脾胃学说"的创始人,其对运气学说的发挥主要体现在他的"脾胃学说"及"阴火"理论中。

李杲认为脾胃为气机升降之枢纽,提出补脾胃、调枢机的理念,其理论基础是运气学说的气运升迁及气化升降,气运升迁即"六气右迁于天,五运左迁于地"。李杲认为"脾主五脏之气上奉于天",强调脾胃在人体的重要作用,将内科疾病分为外感和内伤两大类,内伤以脾胃内伤最为常见。所撰《脾胃论》一书,运用"脏气法时"和"气运衰旺"理论,重视四时阴阳升降浮沉,把五运六气学说从外感引入内伤之中,不但用五运六气学说阐述脾胃病的病因病机,还把五运六气学说扩大到治则及制方遣药方面。后世多从脾胃学说深入研究李杲的学术思想,而对其重视五运六气和在五运六气学术思想指导下创立的处方的阐发方面,却未给予足够重视。

在重视脾胃的基础上,李杲根据五运六气学说之"五行生克制化",提出了"阴火"理论。他在《脾胃论》《内外伤辨惑论》《兰室秘藏》书中多次使用"阴火"一词,但是由于李杲未明确提出"阴火"的概念,致使后世学者对"阴火"的理解各不相同:有以阴火为心肝之火者;有以阴火为下焦离位之邪火者;有以阴火的产生是由于气虚下陷,湿流下焦,蕴为湿热,或者阳气虚衰,阳损及阴,气损及血,阴血亏虚者;有以阴火的产生是由于脾胃气虚后功能不足,升降失常,以致脾不升郁而化热,胃燥不降郁而化火者;亦有以阴火乃对阳火而言者;还有认为阴火是指心火,其产生机理是脾胃虚弱,元气不足,脾胃之气下流,无力升浮,不能挟肾水上承于心,心火无制,故独亢于上[40]。但是"脾胃虚弱"却是"阴火"产生的根本,即"夫脾胃不足,皆为血病。是阳气不足,阴气有余,故九窍不通,诸阳气根于阴血中,阴血受火邪则阴盛,阴盛则上乘阳分,而阳道不行,无生发升腾之气也,夫阳气走空窍者也,阴气附形质者也。如阴气附于土,阳气生于天,则各安其分也"(《脾胃论·脾胃盛衰论》)。基于此创立"益元气、泻阴火、升阳气"之补脾胃泻阴火升阳汤,以黄芪、人参、甘草益元气,补脾胃,黄连、黄芩、黄柏清热泻阴火,以羌活、柴胡、防风等风药升发阳气,使陷阴之阳得出,又可以使阳气散而上行,以助运化,并注"后之处方者,当从此法加时令药,名曰补脾胃泻阴火升阳汤",加时令之药,就是以运气而行。

李杲阴火理论完全来源于五运六气学说之"五行生克制化",其"脏腑生克辨证法"中的"五行生克制化",充分说明内伤疾病具有一脏病则诸脏受累,病之脏腑有所胜、所不胜或者所复的脏腑平衡被打破的特点。

(三)明代五运六气学说的蓬勃发展

明代运气学说获得了再发展。汪机在《运气易览》中对运气中的六十年交司时刻、月建、五音建运、南北政等重要问题进行了深入阐述。他以临床应用实例强调研究运气要结合临床实际应用,并阐明了研究运气应持有正确的态度,曰:"运气一书,岂可胶泥于其法而不求其法外之遗耶,如冬有非时之温,夏有非时之寒,此四时不正之气亦能病人也,又况百里之内晴雨不同,千里之邦寒暖各异,岂可皆以运气相比例哉。务须随机达变,因时识宜,庶得古人未发之旨,而能尽其不言之妙也。"他指出研究运气不能仅限于一年一时的变化,百千万年之间也有此理,应注意"元会运世"，为其后提出大司天理论奠定了坚实的基础。所谓"元会世运"即三十年为一世，十二世为一运，三十运为一会，十二会为一元。其后许多医家对运气学说开展深入研究并著书立说，如熊宗立《素问运气图括定局立成》、李时珍《本草纲目》、李延昰《脉诀汇辨》、张景岳《类经图翼》、吴谦《医宗金鉴·运气要诀》、陆儋辰《运气辨》、陆懋修《世补斋医书》、张志聪《本草崇原》、唐宗海《本草问答》、吴瑭《温病条辨》。明清时期的医家注重对运气学说干支推演与疫病之间关系的研究，而对其气化理论研究不多，纵使有所涉及，大多也未出金元时期医家所话的范畴。清代温病学大家吴瑭以五运六气理论为"原温病之始"，明温病发病之源，而著《温病条辨》，促进了温病学说的创新。

（四）清代五运六气重要学术思想的产生

至清代黄元御、彭子益进一步发挥五运六气学说，并在五运六气学说基础上将天地之气的变化，引入人体，把阴阳五行的理论贯彻到脏腑之中，创立"一气周流""圆运动学说"，对中医学五运六气学说应用于临床做出了贡献。

1. 黄元御"一气周流"学术思想

黄元御在继承五运六气学说核心思想的基础上，进一步实现理论创新，提出"一气周流"学术思想。"一气周流"学术思想，载于其后期代表作《四圣心源》中。"一气周流"学术思想是把自然界之五运六气引入人体脏腑，从天的角度构建理论模型，并以气的升降浮沉阐述脏腑气化特点，描绘人之天的生化运演过程。"一气周流"理论思维具有典型的模型化特征，这种思维模型可以简单地概括为：中气升降，和合四维。中气由祖气生成，祖气之内，含抱阴阳，阴阳之间，是谓中气，中者，土也，中气即人之五行之土。四维乃肝、心、肺、肾。"一气周流"重视中气脾胃和四维肝、心、肺、肾的密切关系，强调中气和四维应协调一致：土为四维之中气，木火之能生长者，太阴己土之阳升也；金水之能收藏者，阳明戊土之阴降也。中气旺则戊己转运而土和，中气衰，脾胃湿盛而不运。中气不运，则升降之源塞，故火炎于上，水流于下，木陷于左，金逆于右，而四维皆病。中气虚衰的病理是阳虚土湿，要以温阳补土为法。其余治疗则根据患者的具体情况，或升其左路，或降其右路，恢复人体"一气周流"。

2. 彭子益"圆运动"学术思想

彭子益[①]的医易思想集中体现于著作《圆运动的古中医学》一书中，其圆运动之说，与黄元御的一气周流理论一脉相承，但说理和结构都更简单。他以阳气的升降沉浮阐述了四时更迭的实质，以相火的升降沉浮阐述了五脏功能的实质，成功地构建了一个人体气化的象数模型。圆运动模型是构建天人合一模型的一个成功范

---

① 彭子益，清末民国时期著名白族医学家。因其学术思想主要来源于清代名医黄元御的《四圣心源》，并对其加以发挥，对五运六气学说的发展有一定意义，故本书于此阐述其学术思想。

式,以天之气化规律概括人体气化过程,是对五运六气学说的进一步发挥,其价值和意义非常重要。

(五)近代五运六气学说的日渐消亡

近代随着多种因素的影响,五运六气学说研究者很少,虽有医家在注释或者讲解或者运用五运六气理论于临床,但是并未形成创新的学术思想,信任者或神化五运六气学说,不信任者则根本不了解、不去学习五运六气,对五运六气学说所知甚少。目前各大中医院校鲜有开设此门课程者,致使五运六气学说尘封于古籍,了解掌握者甚少。

四、五运六气理论研究需要解决的关键科学问题

五运六气理论是中医学中的重要理论,许多问题历代以来争论不休,我们必须本着实事求是、科学的态度,认真地开展五运六气理论的研究工作。杨威指出中医基础理论研究以传承与创新为核心,解答中医理论"怎么说的""说了什么""怎么用的""有何用处"等关键问题,即文献整理、理论梳理、应用法则剖析、临证验证四个要素环环相扣,形成了中医基础理论研究的整体过程。文献整理奠定理论研究基础,经过系统的五运六气文献整理,解决了文献资源限制,保障研究底本质量;理论梳理实现知识阐释,以五运六气理论的发展脉络、历代医家理论阐发为切入点,从多角度、多层次进行理论的分析、判断、归纳、提升;应用法则剖析以增进临证的指导价值,从古人"五运六气为医之门径"的认识出发,加强了诊疗规律提炼和运气方剂研究;临证评价可验证理论价值,分别采用临证观察、经验总结、医案数据分析、实验探索等研究手段,积累五运六气理论的应用经验[41]。在五运六气理论研究中我们认为尤其要重视以下几个关键科学问题。

(一)重新审视五行学说在中医学中的地位与作用

汤巧玲研究认为五行学说应用归纳和演绎的方法,将自然万物划分为木、火、土、金、水五大类,并认为每一类以具有相同的属性而相互关联,而五类事物之间又因无形之间的生克关系而互相联系,这样就构建了一个自然与人"天人合一"的大整体。运气学说对五行的应用表现在:一是将五行相生相克的关系,应用于自然气象的变化与自稳定机制,提出了六气亢害承制、五行乘侮胜复的自然观,并用其阐释人体的生理、病机,应用于疾病的治疗等,丰富和发展了中医学术体系。二是将五行用于分类不同年份及每年的不同季节,在一年之内,春、夏、长夏、秋、冬五个季节也被分别用木、火、土、金、水表示,赋予了新的内涵,五行的生克胜复即可用于解释四时五季的更相交替。利用这种分类来赋予各年份、各季节的岁运特征,用于认识不同年份、季节的气候特征和疾病发病规律,指导疾病防治[7]。

目前中医基础理论重视阴阳学说,而忽视五行学说在临床的指导作用,五运六气理论中蕴含着丰富的五行生克制化的学术思想,历代医家对此均有着深刻的阐述,而目前虽然也在中医基础理论中讲授五行学说,但是五行的生克乘侮、亢害承制思想没有发挥应有的作用。

关于五行学说历来就有存废之争,大概归纳起来,历来批评五行的这些不合理处主要有四点:一是以金木水火土作为基本构成元素不合理。二是五行配属存在神秘主义和非理性。首先体现在五行与各类事物的配属,其合理性和必然性不能为人所信服,像五脏配五行就出现两种配法。其次是五行生克的解释,也经不起逻辑推敲。三是机械论。五行生克的规律是规定的,并且一般是单向的,任一行与其他四行的关系是固定的,不会有变化,结果成为术数家推断未来的根据。四是循环论。五行生克构成一个封闭循环,没有"进化",尤以五德始终说的历史循环论受诟病最多[42],但也有以近现代西方自然科学与社会科学作为参照来探讨五行学说的合理内涵的。其中首推杨则民,杨则民说:"五行又称五运,日运日行,皆为变动不居之义,此其一;金木水火土五行,顺次则相生,为生长发展之义,逆次则相消相克,为矛盾破坏之义,此其二;五行相互而起生克,有彼此关联之义,此其三;五行之中,亦分阴阳,有对立之义,此其四;五行相生相克,实具有扬弃之义,此其五。凡此皆辩证法之含义,徵之自然与社会而可信者也。"这里他不拘于五行学说的形式,而运用唯物辩证法来提炼五行学说的科学性,这在当时非常少有。他强调五行主要"取义于生长化收藏,纯以生长发展毁火为言。换言之,即以辩证法的思想为训者也,此《黄帝内经》一大特色也"[42]。著名中医学家邓铁涛教授主张用"五脏相关学说"代替五行学说,他这样概括道:"五脏相关学说"继承了中医五行学说的精华,提取出其科学内核——相互联系的辩证法思想,又赋予它现代系统论的内容,这样将有利于体现中医的系统观,有利于避免中医五行学说中存在的机械刻板的局限性,有利于指导临床灵活地辨证论治。可以说"五脏相关学说"是中医"五行学说"的继承与提高[43]。

在五运六气理论中,重点运用五行生克制化之理,阐述五行之间的相互关系,使五行学说得到了很好的应用。而目前关于五行学说的价值备受争议,最大的问题在于,中医五行学说真实的科学内涵没有得到理解。因此深入挖掘五运六气理论,深刻领悟中医学中关于五行相生相克的价值,对于重新审视五行学说在中医学理论与临床运用中的地位和价值具有重要的意义。

(二)重视"气一元论"的研究,深入系统完善气化理论

关于世界本原的探讨,一直以来就是中国古代文化里重要的命题,《易经》《管子》等均对世界本原有过论述,到老子《道德经》曰:"道生一,一生二,二生三,三生万物,万物负阴而抱阳,冲气以为和。"正式把"气"看作了世界万物的本原,可视之为"气一元论"的滥觞[44]。庄子传承老子的学说而在有关"气"的论述上多有发

挥，如《庄子·至乐》曰："察其始而本无生，非徒无生也而本无形，非徒无形也而本无气。杂乎芒芴之间变而有气，气变而有形，形变而有生。"进一步阐明了万物生于"气"，"气"是一切有形物质的基础。《庄子·知北游》更是用"通天下一气耳"的观点，高度概括了"气"为世界的本原，使得"气一元论"正式成立[45]。"气一元论"作为古代中国文化的基础，也逐步渗透入中医学，成为中医学基础理论的学说基础。《内经》的成书奠定了中医学经典理论基础，《素问·至真要大论》曰"本乎天者，天之气也。本乎地者，地之气也。天地合气，六节分而万物化生矣"；《素问·天元纪大论》曰"太虚寥廓，肇基化元，万物资始，五运终天，布气真灵，揔统坤元"，明确阐述了天地合气，才有世间万物，"气"使人与天地、四时相应，形成整体观。《内经》中"气"的理论是中医学核心的基础理论之一，其内涵的形成和发展深受中国古代哲学的影响，被广泛地用来解释宇宙和生命的起源，自然界和人的组成、变化及关系，以及人体的健康和疾病等各个方面。"气一元论"把世界和事物理解为由混沌一元的元气分化演变而来，气分阴阳，阴阳生万物。中医学在这种思想的影响下孕育和发展，"气一元论"贯穿于《内经》始终。因此，只有明确了《内经》中"气"的概念和分类及其演变过程，才能更好地理解中医整体观。

"气一元论"思想从气本原论或本体论的角度阐明了整个物质世界的统一性，即由气产生的宇宙万物是由共同的基质构成的。"气一元论"与关于事物运动根源和规律的阴阳学说，以及关于事物多样性和统一性的五行学说一起构成了中医整体观的认识论基础。在"气一元论"的基础上，运气理论充分阐述了气化理论的核心学术思想，正如《素问·天元纪大论》所言："夫变化之为用也，在天为玄，在人为道，在地为化，化生五味。道生智，玄生神。神在天为风，……在地成形，形气相感而化生万物矣。"运气理论用气化的思想来阐释自然万物的发生发展与演化，天地阴阳五行之气的运气气化，造就了整个宇宙自然有章可循、周而复始的，但又不断变化的运行与演化。人是自然之子，人体生命运动的规律受到宇宙自然气化规律的影响与调控。在观察和实践的过程中先贤把"气"作为世界本原，并认识到了"气"的不断运动变化以及"气"联系万事万物的作用，最终"气一元论"成为诸多学说理论的基础逻辑支撑学说，也自然被引入医学领域。但是目前气化理论并没有得到中医学界的广泛重视，有必要在研究运气理论的基础上，进一步系统完善中医学气化理论。

（三）深入开展标本中气理论、六经气化学说研究

《伤寒论》是中医学四部经典之一，奠定了中医学临床辨证论治的基础，但是关于伤寒论的六经成为伤寒论研究难解之谜，六经代表什么？恽铁樵[46]所说："《伤寒论》第一重要之处为六经，而第一难解之处亦为六经，凡读伤寒者无不于此致力，凡注伤寒者亦无不于此致力。"《伤寒论》的主要学术成就之一，在于其创立了六经辨证论治体系。千百年来，古今中外众多学者十分重视对伤寒六经的研究，并为此

做出了不懈的努力。为了比较全面而客观地向读者展示历代医家在六经研究方面所取得的成果，我们查阅了大量的古今文献，并对六经诸说加以归纳，共得 41 种[47]。可见伤寒论六经代表什么，是研究伤寒论的关键问题，也是真正认识和发展中医的关键问题。《素问·六微旨大论》："少阳之上，火气治之，中见厥阴；阳明之上，燥气治之，中见太阴；太阳之上，寒气治之，中见少阴；厥阴之上，风气治之，中见少阳；少阴之上，热气治之，中见太阳；太阴之上，湿气治之，中见阳明，所谓本也。本之下，中之见也。见之下，气之标也。"《素问·至真要大论》："是故百病之起，有生于本者，有生于标者，有生于中气者；有取本而得者，有取标而得者，有取中气而得者。"就是说疾病的发生，有的生于本，有的生于标，有的生于中气，我们叫从本、从标、从中气。《素问·至真要大论》还给出了一个非常具体的内容："少阳太阴从本，少阴太阳从本从标，阳明厥阴不从标本，从乎中也。故从本者，化生于本，从标本者有标本之化，从中者以中气为化也。"阴阳六气标本理论，是伤寒学六经气化学说形成理论上的根据。

六经气化学说是我国古代研究《伤寒论》学的一个重要学派，系统形成于清代。其主要特点是在"天人相应"的整体观念指导下，运用《内经》六气本标中气理论分析《伤寒论》六经证治规律，认为六经之为病，乃六经气化之病。这一学说在其发展过程中，由于明确了形与气的辩证关系，认识到气化有生理病理之别等，因而能比较满意地解释六经，从而成为《伤寒论》六经理论基础的重要组成部分[48]。六经气化学说所采用的六气本标中气理论是运气学说的重要内容之一。因此，六经气化学说的形成与人们深入研究运气学说有关。六经气化学说是我国古代治《伤寒论》学的一个重要学派，清代著名学者张志聪、张令韶等人认为张仲景序言所列撰用书目中的《阴阳大论》即王冰补入《素问》的"运气七篇"。在此基础上，他们根据《素问·至真要大论》"寒暑燥湿风火，天之六气也，三阴三阳上奉之"，提出"天有此六气，人亦有此六气"的观点，并运用本标中气理论全面地解释《伤寒论》，分别写成《伤寒论集注》和《伤寒论直解》两书，六经气化学说至此已系统形成。

六经气化学说的基本内容有二：一是六气本标中气分配规律，一是六气本标中气从化规律。根据《素问》的记载，六气本标中气分配规律是：少阳以火为本，以少阳为标，中见厥阴；阳明以燥为本，以阳明为标，中见太阴；太阳以寒为本，以太阳为标，中见少阴；厥阴以风为本，以厥阴为标，中见少阳；少阴以热为本，以少阴为标，中见太阳；太阴以湿为本，以太阴为标，中见阳明。所谓六气本标中气从化规律，即《素问·至真要大论》所云："少阳太阴从本，少阴太阳从本从标，阳明厥阴不从标本从乎中也。"气化论者主要就是运用以上两个规律来阐述六经证治的。刘渡舟气化学说源于《黄帝内经》的运气学说，经过伤寒家们的移植和发挥，用以说明六经六气标本中见之理，以反映六经为病的生理病理特点而指导于临床[49]。

六经气化学说自张志聪创立后，一大批医家大加赞赏并开展研究，陈修园、黄元御、唐容川等均给予肯定，持反对意见者如章太炎，以张志聪、陈修园之说"假借运气,附会岁露,以实效之书变为玄谈"。虽然六经气化学说褒贬不一,毁誉参半,但其以天人相应为理论基础,源于五运六气理论,尤其是阐述了运气学说的核心学术思想——"气化理论",符合中医学的基本思想,故应对其进行深入研究,去伪存真,方是可取之道,这对于中医学的发展,尤其是对伤寒论的研究具有重大意义。

(四)开拓五运六气与中药气味学说、组方法则、药物气化论的研究

"运气七篇"中蕴含着丰富的五运六气气味配伍理论,系统地将运气理论与"五味"相结合,阐发药物性味属性与作用及组方原则,创新发展了具有模式特性的"五味"理论。其中大运之五味配属,植物生成观及六气在泉其味、其治,司天、在泉、中运之气致病药食宜,客气五味所资,五运六气胜复的五味调治中太过淫胜、邪气反胜、六气胜复、主客胜复等部分均包含有"五味"相关理论。《素问·五常政大论》具体地论述了在泉之六气气化生成五味的规律,篇中载:"寒热燥湿,不同其化也。故少阳在泉,寒毒不生,其味辛,其治苦酸,其谷苍丹。阳明在泉,湿毒不生,其味酸,其气湿,其治辛苦甘,其谷丹素。太阳在泉,热毒不生,其味苦,其治淡咸,其谷黅秬。厥阴在泉,清毒不生,其味甘,其治酸苦,其谷苍赤,其气专,其味正。少阴在泉,寒毒不生,其味辛,其治辛苦甘,其谷白丹。太阴在泉,燥毒不生,其味咸,其气热,其治甘咸,其谷黅秬。化淳则咸守,气专则辛化而俱治。"

《素问·至真要大论》对方药配伍原则加以总结,"《大要》曰:君一臣二,奇之制也;君二臣四,偶之制也;君二臣三,奇之制也;君二臣六,偶之制也。故曰:近者奇之,远者偶之,汗者不以奇,下者不以偶,补上治上制以缓,补下治下制以急,急则气味厚,缓则气味薄,适其至所,此之谓也。病所远而中道气味之者,食而过之,无越其制度也。是故平气之道,近而奇偶,制小其服也。远而奇偶,制大其服也。大则数少,小则数多。多则九之,少则二之。奇之不去则偶之,是谓重方。偶之不去,则反佐以取之,所谓寒热温凉,反从其病也。……有毒无毒,所治为主,适大小为制也。帝曰:请言其制。岐伯曰:君一臣二,制之小也;君一臣三佐五,制之中也;君一臣三佐九,制之大也。"

《素问·五常政大论》对用药原则做了详尽的论述,"帝曰:有毒无毒,服有约乎?岐伯曰:病有久新,方有大小,有毒无毒,固宜常制矣。大毒治病,十去其六,常毒治病,十去其七,小毒治病,十去其八,无毒治病,十去其九,谷肉果菜,食养尽之,无使过之,伤其正也。不尽,行复如法,必先岁气,无伐天和,无盛盛,无虚虚,而遗人夭殃,无致邪,无失正,绝人长命。"《素问·至真要大论》对据气味用药的法则也做了详细阐述:"辛甘发散为阳,酸苦涌泄为阴,咸味涌泄为阴,淡味渗泄为阳。六者或收或散,或缓或急,或燥或润,或耎或坚,以所利而行之,调其气,使其平也。"论述了据气味用药的法则。

《素问·六元正纪大论》:"甲子、甲午岁……其化上咸寒,中苦热,下酸热,所谓药食宜也。"论述了岁运与气味用药的法则,这些论述充分考虑到五脏相关、生克制

化的经旨,对医家临床遣药组方具一定的指导意义。可惜因为五运六气理论的学习断代,这些方法现基本无人关注和研究。而古代医家,刘温舒在《素问运气论奥》[50]中,就治法问题,着重于六气主客补泻法的阐释。提出"客胜则泻客补主,主胜则泻主补客,应随当缓当急,以治之也"的原则。且将治法总结为六气司天在泉淫胜之治法,司天在泉反胜之治法,岁运上下所宜药食之治法,六气主客补泻之治法四类。李时珍在《本草纲目》中概括为"五运六淫用药式"一种。细考原文,实为司天之"六淫所胜"与其"反胜之";在泉之"六淫于内"与其"反胜之"。并言"其六气胜复主客、证治病机甚详,见素问至真要大论,文多不载"。黄宫绣《本草求真》只言"六淫病症主药"。汪昂《本草备要》仅点滴记录于《药性总义》——"六淫于内"。吴仪洛《本草从新》亦承袭汪氏。此后各类方剂著作,甚至踪影不见于"司天在泉气味用药"。据杨威[51]研究论文总结,五运六气方剂配伍应用其后采用三种分类方法,一是倚五运六气之理,针对时行民病的病症特点,酌情配伍成特定方剂。如《三因极一病症方论》《宋太医局程文格》;二是依五运六气之理及病症机理,在经典成方中选择合适之方,如对伤寒经方的选用等;三是在通常辨证论治选方的基础上,依据疾病或病人的五运六气特点,结合五运六气药食所宜原理,对所选方剂进行酌情加减。"司天在泉气味用药",即倚五运六气之理,针对时行民病的病症特点,酌情制成特定方剂的配伍方法。在古医籍中,直名六气方的医家当首推宋代的陈无择,其著《三因司天方》[52]将之归纳为地支诸方六首。

《内经》认为,世间万物本源于气,气聚则有形。药物亦为气聚合而成,而这种蕴含的内在之气,是药食发挥作用的根本所在。古人借用药物的气味来研究药物,进而探讨其功能作用[53]。根据五味与五脏的关系,气味与五脏之间的关系得以建立,同气相求,酸先入肝,苦先入心,甘先入脾,辛先入肺,咸先入肾。在治疗疾病时,应根据"四时五脏病,随五味所宜也"的原则进行,具体来讲就是根据"辛甘发散为阳,酸苦涌泄为阴,咸味涌泄为阴,淡味渗泄为阳,六者或收或散,或缓或急,或燥或润,或软或坚,以所利而行之,调其气使其平也"[53]。

《素问·至真要大论》载:"帝曰:司岁物何也?岐伯曰:天地之专精也。帝曰:司气者何如?岐伯曰:司气者主岁同,然有余不足也。帝曰:非司岁物何谓也?岐伯曰:散也。故质同而异等也。气味有薄厚,性用有躁静,治保有多少,力化有线深。此之谓也。"可见,气味等药食内在的性质由于自然气化的不同会产生较大差异。这些对于采药具有重要的指导意义。

《素问·至真要大论》指出:"诸气在泉,风淫于内,治以辛凉,佐以苦,以甘缓之,以辛散之。热淫于内,治以咸寒,佐以甘苦,以酸收之,以苦发之。湿淫于内,治以苦热,佐以酸淡,以苦燥之,以淡泄之。火淫于内,治以咸冷,佐以苦辛,以酸收之,以苦发之。燥淫于内,治以苦温,佐以甘辛,以苦下之。寒淫于内,治以甘热,佐以苦辛,以咸泻之,以辛润之,以苦坚之。"《素问·至真要大论》还总结了治疗三阴三阳病变的气味配伍原则:"厥阴之胜,治以甘清,佐以苦辛,以酸泻之。少阴之胜,治以辛寒,佐以苦咸,以甘泻之……太阳之胜,治以甘热,佐以辛酸,以咸泻之。"受此影响[53],"七篇大论"之药学理论和《神农本草经》有近缘关系,但更为深入。《素问·六元正纪大论》提出了用药"四畏",即"用热无犯热,用寒无犯寒,用温无犯温,用凉无犯凉",又指出,"发表不远热,攻里不远寒"。《素问·至真要大论》提出"五味阴阳之用"的理论,明确论述了"辛甘发散为阳,酸苦涌泄为阴,咸味涌泄为阴,淡味渗泄为阳"。进而提出了系统的六气司天、在泉的调配之法,是配伍用药理论的蒿矢。明代李时珍在《本草纲目》中,进一步发挥了"五运六淫用药式"。《素问·至真要大论》论述了制方原则:"君一臣二,制之小也;君一臣三佐五,制之中也;君一臣三佐九,制之大也。"奠定了方剂规律的原则[32]。

中药治病的机制是"以偏纠偏"。所谓"以偏纠偏",是指以药物的偏性纠正患者所表现出来的偏盛偏衰。药未有不偏者,以偏纠偏,故名为药。药物的偏性,究其本质来讲,是自然气化的结果。《神农本草经疏》指出:"夫物之生也必禀乎天,其成也必资乎地。天布令,主发生,寒热温凉,四时之气行焉,阳也;地凝质,主成物,酸苦辛咸甘淡,五行之味滋焉,阴也。故知微寒微温者,春之气也;大温热者,夏之气也;大热者,长夏之气也;凉者,秋之气也;大寒者,冬之气也。凡言微寒者,禀春之气以生,春气升而生;言温热者,盛夏之气以生,夏气散而长;言大热者,感长夏之气以生,长夏之气化;言平者,感秋之气以生,平即凉也,秋气降而收;言大寒者,感冬之气以生,冬气沉而藏。"气味作为药物的偏性之一,其治疗疾病的过程,即以药物之气味改善人体气化状态的过程,实现纠正偏盛偏衰的目的。清代名医石寿棠在《医原·用药大要论》中说:"药未有不偏者,以偏救偏,故名曰药。"人体要靠天地之气提供的条件而获得生存,同时还要适应四时阴阳的变化规律,才能发育成长,健康无病。人体疾病的发生发展就是这些关系失调的结果,是机体内部各部分之间阴阳五行运动关系、运动状态失常的结果。因此,对疾病的治疗,《素问·至真要大论》要求:"必先五胜,疏其血气,令其调达,而致和平。"药有个性之特长,方有合群之妙用,则可实现调整人体气化状态的功效。药各有气味之偏,阴阳五行之属,有不同的升降浮沉、散收攻补等作用。如《素问·至真要大论》云:"辛甘发散为阳,酸苦涌泄为阴,咸味涌泄为阴,淡味渗泄为阳。六者或收或散,或缓或急,或燥或润,或软或坚,以所利而行之。调其气,使其平也。"以药性之偏,能够纠正人体阴阳气化之偏,是用药的根本依据。

综上所述,中药气味是中药性能与效用的特色,是保持中药基本理论原创性的关键因素。基于《内经》气化理论,有助于我们对中药气味的产生、气味学说的认识论基础,以及基于气味学说的用药基本规律进行深入理解,对中药四气五味及其主治作用乃至药物配伍机制开展深入探讨,进而系统发掘和阐明中药药性理论,提高临床对于中药特性的认识和运用效率。

目前关于方剂的配伍问题,现代研究多着重于功效层面的讨论,常从中药药理方面加以阐释。而关于《内经》制方原则,临床应用比较少见。只是浮于君臣佐使原则的表面是远远不够的,还应该进一步探讨《内经》制方原则的深刻内涵。

(五)五运六气与三阴三阳理论研究

阴阳学说是中国古代哲学一个很重要的范畴,"阴阳"作为中国古代哲学的核心内容,对中华文化产生了巨大而深远的影响。然而,阴阳学说引入中医学以来,又产生了三阴三阳学说,在《内经》中形成了"三阴三阳"的思维模型。《内经》多次从不同角度阐述了"三阴三阳"理论。

在经络学说方面,主要用之于阐述脏腑经络,明确十二经脉,分手足各为三阴三阳。

在五运六气理论方面,《内经》"七篇大论"中,对三阴三阳的阐释,篇幅最多。《素问·阴阳离合论》:"今三阴三阳不应阴阳,其何故也?"又曰:"少阴之上,名曰太阳。""太阴之前,名曰阳明。""厥阴之表,名曰少阳。"《素问·天元纪大论》云:"愿闻其与三阴三阳之候,奈何合之?"又曰:"阴阳之气,各有多少,故曰三阴三阳也。"《素问·至真要大论》曰:"阴阳之三也,何谓?"曰:"气有多少,异用也。"从阴阳之气的多少角度阐述了三阴三阳,将三阴三阳进行量化。

在外感热病方面,《内经》论述外感热病时采用三阴三阳。《素问·热论》"帝曰:愿闻其状。岐伯曰:伤寒一日,巨阳受之,故头项痛,腰脊强。二日,阳明受之。阳明主肉,其脉侠鼻络于目,故身热,目痛而鼻干,不得卧也。三日,少阳受之,少阳主胆,其脉循胁络于耳,故胸胁痛而耳聋。三阳经络,皆受其病,而未入于脏者,故可汗而已。四日,太阴受之。太阴脉布胃中络于嗌,故腹满而嗌干。五日,少阴受之。少阴脉贯肾,络于肺,系舌本,故口燥舌干而渴。六日,厥阴受之。厥阴脉循阴器而络于肝,故烦满而囊缩。三阴三阳,五脏六腑皆受病,荣卫不行,五脏不通,则死矣"。应用三阴三阳阐述了外感热病的发病规律。

那么三阴三阳的真正内涵是什么? 到目前为止学界没有给出满意的解释。

张仲景《伤寒论》采用伤寒六经辨证,将三阴三阳用于伤寒的临床辨证,以三阴三阳为辨证纲领,树立了中医辨证论治的光辉典范,对中医学的发展产生了极大影响。几千年来许多医家对《伤寒论》三阴三阳内涵认识不统一,由于三阴三阳代表的意义不清楚,造成对"六经实质"争论不休。多年来许多专家对三阴三阳学说开展过研究,主要集中在两个方面:一是三阴三阳起源的有关研究。有人从哲学角度探讨三阴三阳学说起源,又从《周易》角度探讨,也有从与天文学角度研究的;二是三阴三阳概念的有关研究,包括与阴阳关系的研究、与开阖枢关系的研究、与气化学说关系的研究、三阴三阳的数理量化的研究、三阴三阳标本关系的研究,以及三阴三阳太极模式的研究等。关于三阴三阳的应用研究,主要集中于在《黄帝内经》中的应用,在《伤寒论》中的发挥,以及在临床中的应用等。

三阴三阳学说是中医学独有的理论,有人认为"三"与阴阳的结合应用则是中医的一个伟大创举,这也是中医中药最具特色的内容之一。由于三阴三阳在中医中药之外的领域应用的现存文献较少,主要集中在《内经》所涉及的天文地理、时令历法当中[54]。若搞不清楚中国古代三阴三阳学说的内涵,中医学许多理论就只能成为一个谜团。许多医家从一个侧面去研究理解三阴三阳,无法合理解释经络的三阴三阳、五运六气的三阴三阳、热病的三阴三阳,伤寒论的三阴三阳等,致使这一理论无法很好地指导临床,也阻碍了中医学的发展。因此,三阴三阳理论的研究,成为中医基础理论亟须解决的关键科学问题。

气化理论未被现代中医学很好地认识和研究,应从气化论角度阐述五运六气中的三阴三阳,充分发挥伤寒学派的六经气化学说。如果能从气化的视角,去开展三阴三阳学说的研究,或许会让三阴三阳学说,在经络、脏腑、运气、伤寒等不同层面上找到统一的认识,这将对中医学的发展具有重大意义。对于阴阳的含义及相关内容的探讨,一直以来都是中医学研究中司空见惯而又争论不休的问题,司空见惯是以人人都似有所知,争论不休是以人人都终无所定。特别是三阴三阳的解释与应用更是众说纷纭,莫衷一是。究其原因,在于未能执中医学的一贯之本而对相关问题进行论述[55]。孙志其等[55]从三阴三阳一气运行之体、用、象互相关联的角度研究三阴三阳问题,应该说是一个很好的开始:基于气本体论体、用、象特质的三阴三阳体系的确立,执于中医学的一贯之本,从源头阐述了三阴三阳的化生及不同运用的缘由,并揭示了三阴三阳一气运行之体、用、象互相关联的实质内涵,解决了诸多悬而未决或争论较多的问题,对于准确地理解和把握《伤寒论》六经病证规律,六经病欲解时内涵,开合枢理论,五运六气理论以及临证的诊断、用药等,都具有十分重要的意义。

总之,五运六气理论是中医学理论的重要组成部分,五运六气理论中蕴含的气化论核心学术思想,更是中医学中重要的理论。固然五运六气理论是否出自《内经》存在着争议,但是这丝毫不影响五运六气理论在中医学术中的重要地位,由于对五运六气理论的抛弃,致使气化理论难以得到现代中医工作者的重视和研究。回归经典,继承创新,这也是我们团队多年来研究五运六气理论的初衷与目的,也是编写此书的目的,五运六气理论需要普及、推广、掌握、研究、应用、创新,希望本书的出版能为五运六气理论的普及与中医学的发展做出一点贡献。

(说明:本章中的注释序号与文后参考文献对应)

第一节　至真要大论篇原文

至真要大论篇第七十四

黄帝问曰:五气交合,盈虚更作,余知之矣。六气分治,司天地者,其至何如? 岐伯再拜对曰:明乎哉问也! 天地之大纪,人神之通应也。

帝曰:愿闻上合昭昭,下合冥冥,奈何? 岐伯曰:此道之所主,工之所疑也。

帝曰:愿闻其道也。岐伯曰:厥阴司天,其化以风;少阴司天,其化以热;太阴司天,其化以湿;少阳司天,其化以火;阳明司天,其化以燥;太阳司天,其化以寒。以所临藏位,命其病者也。

帝曰:地化奈何? 岐伯曰:司天同候,间气皆然。

帝曰:间气何谓? 岐伯曰:司左右者,是谓间气也。

帝曰:何以异之? 岐伯曰:主岁者纪岁,间气者纪步也。帝曰:善! 岁主奈何? 岐伯曰:厥阴司天为风化,在泉为酸化,司气为苍化,间气为动化;少阴司天为热化,在泉为苦化,不司气化,居气为灼化;太阴司天为湿化,在泉为甘化,司气为黅化,间气为柔化;少阳司天为火化,在泉为苦化,司气为丹化,间气为明化;阳明司天为燥化,在泉为辛化,司气为素化,间气为清化;太阳司天为寒化,在泉为咸化,司气为玄化,间气为藏化。故治病者,必明六化分治,五味五色所生,五藏所宜,乃可以言盈虚病生之绪也。

帝曰:厥阴在泉而酸化,先余知之矣。风化之行也何如? 岐伯曰:风行于地,所谓本也,余气同法。本乎天者,天之气也,本乎地者,地之气也,天地合气,六节分而万物化生矣。故曰:谨候气宜,无失病机。此之谓也。

帝曰:其主病何如? 岐伯曰:司岁备物,则无遗主矣。

帝曰:先岁物何也? 岐伯曰:天地之专精也。帝曰:司气者何如? 岐伯曰:司气者主岁同,然有余不足也。

帝曰:非司岁物何谓也? 岐伯曰:散也。故质同而异等也,气味有薄厚,性用有躁静,治保有多少,力化有浅深。此之谓也。

帝曰:岁主藏害何谓? 岐伯曰:以所不胜命之,则其要也。

帝曰:治之奈何? 岐伯曰:上淫于下,所胜平之;外淫于内,所胜治之。帝曰:善! 平气何如? 岐伯曰:谨察阴阳所在而调之,以平为期。正者正治,反者反治。

帝曰:夫子言察阴阳所在而调之,论言人迎与寸口相应,若引绳小大齐等,命曰平。阴之所在寸口何如? 岐伯曰:视岁南北,可知之矣。

帝曰:愿卒闻之。岐伯曰:北政之岁,少阴在泉,则寸口不应;厥阴在泉,则右不应;太阴在泉,则左不应。南政之岁,少阴司天,则寸口不应;厥阴司天,则右不应;太阴司天,则左不应。诸不应者,反其诊则见矣。

帝曰:尺候何如? 岐伯曰:北政之岁,三阴在下,则寸不应;三阴在上,则尺不应。南政之岁,三阴在天,则寸不应;三阴在泉,则尺不应。左右同。故曰:知其要者,一言而终,不知其要,流散无穷。此之谓也。

帝曰:善。天地之气,内淫而病何如? 岐伯曰:岁厥阴在泉,风淫所胜,则地气不明,平野昧,草乃早秀。民病洒洒振寒,善伸数欠,心痛支满,两胁里急,饮食不下,鬲咽不通,食则呕,腹胀善噫,得后与气则快然如衰,身体皆重。岁少阴在泉,热淫所胜,则焰浮川泽,阴处反明。民病腹中常鸣,气上冲胸,喘不能久立,寒热皮肤痛,目暝齿痛,颐肿,恶寒发热如疟,少腹中痛,腹大。蛰虫不藏。岁太阴在泉,草乃早荣,湿淫所胜,则埃昏岩谷,黄反见黑,至阴之交。民病饮积,心痛,耳聋浑浑焞焞,嗌肿喉痹,阴病血见,少腹痛肿,不得小便,病冲头痛,目似脱,项似拔,腰似折,髀不可以回,腘如结,腨如别。岁少阳在泉,火淫所胜,则焰明郊野,寒热更至。民病注泄赤白,少腹痛,溺赤,甚则血便。少阴同候。岁阳明在泉,燥淫所胜,则霿雾清暝。民病喜呕,呕有苦,善太息,心胁痛不能反侧,甚则嗌干面尘,身无膏泽,足外反热。岁太阳在泉,寒淫所胜,则凝肃惨栗。民病少腹控睾,引腰脊,上冲心痛,血见,嗌痛颔肿。

帝曰:治之奈何? 岐伯曰:诸气在泉,风淫于内,治以辛凉,佐以苦,以甘缓之,以辛散之;热淫于内,治以咸寒,佐以甘苦,以酸收之,以苦发之;湿淫于内,治以苦热,佐以酸淡,以苦燥之,以淡泄之;火淫于内,治以咸冷,佐以苦辛,以酸收之,以苦发之;燥淫于内,治以苦温,佐以甘辛,以苦下之;寒淫于内,治以甘热,佐以苦辛,以咸写之,以辛润之,以苦坚之。

帝曰:善。天气之变何如? 岐伯曰:厥阴司天,风淫所胜,则太虚埃昏,云物以扰,寒生春气,流水不冰,蛰虫不去。民病胃脘当心而痛,上支两胁,鬲咽不通,饮食不下,舌本强,食则呕,冷泄腹胀,溏泄瘕水闭,病本于脾。冲阳绝,死不治。少阴司天,热淫所胜,怫热至,火行其政,大雨且至。民病胸中烦热,嗌干,右胠满,皮肤痛,寒热咳喘,唾血血泄,鼽衄嚏呕,溺色变,甚则疮疡胕肿,肩背臂臑及缺盆中痛,心痛肺䐜,腹大满,膨膨而喘咳,病本于肺。尺泽绝,死不治。太阴司天,湿淫所胜,则沉阴且布,雨变枯槁。胕肿骨痛阴痹,阴痹者按之不得,腰脊头项痛时眩,大便难,阴气不用,饥不欲食,咳唾则有血,心如悬,病本于肾。太溪绝,死不治。少阳司天,火淫所胜，则温气流行，金政不平。民病头痛发热恶寒而疟，热上皮肤痛，色变黄赤，传而为水，身面胕肿，腹满仰息，泄注赤白，疮疡，咳唾血，烦心，胸中热，甚则鼽衄，病本于肺。天府绝，死不治。阳明司天，燥淫所胜，则木乃晚荣，草乃晚生，筋骨内变。大凉革候，名木敛生，菀于下，草焦上首，蛰虫来见。民病左胠胁痛，寒清于中，感而疟，咳，腹中鸣，注泄鹜溏，心胁暴痛，不可反侧，嗌干面尘，腰痛，丈夫㿉疝，妇人少腹痛，目昧眦，疡疮痤痈，病本于肝。太冲绝，死不治。太阳司天，寒淫所胜，则寒气反至，水且冰，运火炎烈，雨暴乃雹。血变于中，发为痈疡，民病厥心痛，呕血，血泄，鼽衄，善悲，时眩仆。胸腹满，手热肘挛，腋肿，心澹澹大动，胸胁胃脘不安，面赤目黄，善噫，嗌干，甚则色炲，渴而欲饮，病本于心。神门绝，死不治。所谓动气，知其藏也。

帝曰：善。治之奈何？岐伯曰：司天之气，风淫所胜，平以辛凉，佐以苦甘，以甘缓之，以酸写之；热淫所胜，平以咸寒，佐以苦甘，以酸收之；湿淫所胜，平以苦热，佐以酸辛，以苦燥之，以淡泄之，湿上甚而热，治以苦温，佐以甘辛，以汗为故而止；火淫所胜，平以酸冷，佐以苦甘，以酸收之，以苦发之，以酸复之；热淫同；燥淫所胜，平以苦湿，佐以酸辛，以苦下之；寒淫所胜，平以辛热，佐以甘苦，以咸写之。

帝曰：善！邪气反胜，治之奈何？岐伯曰：风司于地，清反胜之，治以酸温，佐以苦甘，以辛平之；热司于地，寒反胜之，治以甘热，佐以苦辛，以咸平之；湿司于地，热反胜之；治以苦冷，佐以咸甘，以苦平之；火司于地，寒反胜之，治以甘热，佐以苦辛，以咸平之；燥司于地，热反胜之，治以平寒，佐以苦甘，以酸平之，以和为利；寒司于地，热反胜之，治以咸冷，佐以甘辛，以苦平之。

帝曰：其司天邪胜何如？岐伯曰：风化于天，清反胜之，治以酸温，佐以甘苦；热化于天，寒反胜之，治以甘温，佐以苦酸辛；湿化于天，热反胜之，治以苦寒，佐以苦酸；火化于天，寒反胜之，治以甘热，佐以苦辛；燥化于天，热反胜之，治以辛寒，佐以苦甘；寒化于天，热反胜之，治以咸冷，佐以苦辛。

帝曰：六气相胜奈何？岐伯曰：厥阴之胜，耳鸣头眩，愦愦欲吐，胃鬲如寒；大风数举，倮虫不滋，胠胁气并，化而为热，小便黄赤，胃脘当心而痛，上支两胁，肠鸣飧泄，少腹痛，注下赤白，甚则呕吐，鬲咽不通。少阴之胜，心下热善饥，齐下反动，气游三焦；炎暑至，木乃津，草乃萎，呕逆，躁烦，腹满痛，溏泄，传为赤沃。太阴之胜，火气内郁，疮疡于中，流散于外，病在胠胁，甚则心痛热格，头痛，喉痹，项强，独胜则湿气内郁，寒迫下焦，痛留顶，互引眉间，胃满；雨数至，燥化乃见，少腹满，腰脽重强，内不便，善注泄，足下温，头重，足胫胕肿，饮发于中，胕肿于上。少阳之胜，热客于胃，烦心心痛，目赤，欲呕，呕酸善饥，耳痛，溺赤，善惊谵妄；暴热消烁，草萎水涸，介虫乃屈，少腹痛，下沃赤白。阳明之胜，清发于中，左胠胁痛，溏泄，内为嗌塞，外发癫疝；大凉肃杀，华英改容，毛虫乃殃，胸中不便，嗌塞而咳。太阳之胜，凝溧且至，非时水冰，羽乃后化。痔疟发，寒厥入胃，则内生心痛，阴中乃疡，隐曲不利，互引阴股，筋肉拘苛，血脉凝泣，络满色变，或为血泄，皮肤否肿，腹满食减，热反上行，头项囟顶脑户中痛，目如脱，寒入下焦，传为濡写。

帝曰：治之奈何？岐伯曰：厥阴之胜，治以甘清，佐以苦辛，以酸写之；少阴之胜，治以辛寒，佐以苦咸，以甘写之；太阴之胜，治以咸热，佐以辛甘，以苦写之；少阳之胜，治以辛寒，佐以甘咸，以甘写之；阳明之胜，治以酸温，佐以辛甘，以苦泄之；太阳之胜，治以甘热，佐以辛酸，以咸写之。

帝曰：六气之复何如？岐伯曰：悉乎哉问也！厥阴之复，少腹坚满，里急暴痛，偃木飞沙，倮虫不荣；厥心痛，汗发呕吐，饮食不入，入而复出，筋骨掉眩，清厥，甚则入脾，食痹而吐。冲阳绝，死不治。少阴之复，燠热内作，烦躁，鼽嚏，少腹绞痛；火见燔焫，嗌燥，分注时止，气动于左，上行于右，咳，皮肤痛，暴瘖，心痛，郁冒不知人，乃洒渐恶寒，振慄，谵妄，寒已而热，渴而欲饮，少气，骨痿，隔肠不便，外为浮肿，哕噫；赤气后化，流水不冰，热气大行，介虫不复，病痱胗疮疡，痈疽痤痔，甚则入肺，咳而鼻渊。天府绝，死不治。太阴之复，湿变乃举，体重中满，食饮不化，阴气上厥，胸中不便，饮发于中，咳喘有声；大雨时行，鳞见于陆，头顶痛重，而掉瘛尤甚，呕而密默，唾吐清液，甚则入肾，窍写无度。太溪绝，死不治。少阳之复，大热将至，枯燥燔蒸，介虫乃耗。惊瘛咳衄，心热烦躁，便数，憎风，厥气上行，面如浮埃，目乃膶瘛，火气内发，上为口糜，呕逆，血溢血泄，发而为疟，恶寒鼓慄，寒极反热，嗌络焦槁，渴引水浆，色变黄赤，少气脉萎，化而为水，传为胕肿，甚则入肺，咳而血泄。尺泽绝，死不治。阳明之复，清气大举，森木苍干，毛虫乃厉。病生胠胁，气归于左，善太息，甚则心痛否满，腹胀而泄，呕苦，咳，哕，烦心，病在鬲中，头痛，甚则入肝，惊骇，筋挛。太冲绝，死不治。太阳之复，厥气上行，水凝雨冰，羽虫乃死。心胃生寒，胸膈不利，心痛否满，头痛，善悲，时眩仆，食减，腰䐴反痛，屈伸不便，地裂冰坚，阳光不治，少腹控睾，引腰脊，上冲心，唾出清水，及为哕噫，甚则入心，善忘善悲。神门绝，死不治。

帝曰：善。治之奈何？岐伯曰：厥阴之复，治以酸寒，佐以甘辛，以酸写之，以甘缓之；少阴之复，治以咸寒，佐以苦辛，以甘写之，以酸收之，辛苦发之，以咸燠之；太阴之复，治以苦热，佐以酸辛，以苦写之、燥之、泄之；少阳之复，治以咸冷，佐以苦辛，以咸燠之，以酸收之，辛苦发之，发不远热，无犯温凉，少阴同法；阳明之复，治以辛温，佐以苦甘，以苦泄之，以苦下之，以酸补之；太阳之复，治以咸热，佐以甘辛，以苦坚。治诸胜复，寒者热之，热者寒之，温者清之，清者温之，散者收之，抑者散之，燥者润之，急者缓之，坚者燠之，脆者坚之，衰者补之，强者写之。各安其气，必清必静，则病气衰去，归其所宗。此治之大体也。

帝曰：善。气之上下，何谓也？岐伯曰：身半以上，其气三矣，天之分也，天气主之；身半以下，其气三矣，地之分也，地气主之。以名命气，以气命处，而言其病。半，所谓天枢也。故上胜而下俱病者，以地名之；下胜而上俱病者，以天名之。所谓胜至，报气屈伏而未发也；复至，则不以天地异名，皆如复气为法也。

帝曰：胜复之动，时有常乎？气有必乎？岐伯曰：时有常位，而气无必也。

帝曰：愿闻其道也。岐伯曰：初气终三气，天气主之，胜之常也；四气尽终气，地气主之，复之常也。有胜则复，无胜则否。

帝曰：善。复已而胜何如？岐伯曰：胜至则复，无常数也，衰乃止耳。复已而胜，不复则害，此伤生也。

帝曰：复而反病何也？岐伯曰：居非其位，不相得也。大复其胜，则主胜之，故反病也。所谓火燥热也。

帝曰：治之何如？岐伯曰：夫气之胜也，微者随之，甚者制之；气之复也，和者平之，暴者夺之。皆随胜气，安其屈伏，无问其数，以平为期。此其道也。

帝曰：善。客主之胜复奈何？岐伯曰：客主之气，胜而无复也。帝曰：其逆从何如？岐伯曰：主胜逆，客胜从，天之道也。

帝曰：其生病何如？岐伯曰：厥阴司天，客胜则耳鸣掉眩，甚则咳；主胜则胸胁痛，舌难以言。少阴司天，客胜则鼽嚏，颈项强，肩背瞀热，头痛少气，发热，耳聋目瞑，甚则胕肿，血溢，疮疡，咳喘；主胜则心热烦躁，甚则胁痛支满。太阴司天，客胜则首面胕肿，呼吸气喘；主胜则胸腹满，食已而瞀。少阳司天，客胜则丹胗外发，及为丹熛疮疡，呕逆，喉痹，头痛，嗌肿，耳聋，血溢，内为瘛疭；主胜则胸满，咳仰息，甚而有血，手热。阳明司天，清复内余，则咳衄，嗌塞，心鬲中热，咳不止，而白血出者死。太阳司天，客胜则胸中不利，出清涕，感寒则咳；主胜则喉嗌中鸣。厥阴在泉，客胜则大关节不利，内为痉强拘瘛，外为不便；主胜则筋骨繇并，腰腹时痛。少阴在泉，客胜则腰痛，尻、股、膝、髀、腨、胻、足病，瞀热以酸，胕肿不能久立，溲便变；主胜则厥气上行，心痛发热，鬲中众痹皆作，发于胠胁，魄汗不藏，四逆而起。太阴在泉，客胜则足痿下重，便溲不时，湿客下焦，发而濡写，及为肿、隐曲之疾；主胜则寒气逆满，食饮不下，甚则为疝。少阳在泉，客胜则腰腹痛而反恶寒，甚则下白、溺白；主胜则热反上行而客于心，心痛，发热，格中而呕。少阴同候。阳明在泉，客胜则清气动下，少腹坚满而数便写；主胜则腰重，腹痛，少腹生寒，下为鹜溏，则寒厥于肠，上冲胸中，甚则喘，不能久立。太阳在泉，寒复内余，则腰尻痛，屈伸不利，股胫足膝中痛。

帝曰：善。治之奈何？岐伯曰：高者抑之，下者举之，有余折之，不足补之，佐以所利，和以所宜，必安其主客，适其寒温，同者逆之，异者从之。

帝曰：治寒以热，治热以寒，气相得者逆之，不相得者从之，余以知之矣。其于正味何如？岐伯曰：木位之主，其写以酸，其补以辛；火位之主，其写以甘，其补以咸；土位之主，其写以苦，其补以甘；金位之主，其写以辛，其补以酸；水位之主，其写以咸，其补以苦。厥阴之客，以辛补之，以酸写之，以甘缓之；少阴之客，以咸补之，以甘写之，以酸收之；太阴之客，以甘补之，以苦写之，以甘缓之；少阳之客，以咸补之，以甘写之，以咸奭之；阳明之客，以酸补之，以辛写之，以苦泄之；太阳之客，以苦补之，以咸写之，以苦坚之，以辛润之。开发腠理，致津液通气也。

帝曰：善。愿闻阴阳之三也，何谓？岐伯曰：气有多少，异用也。

帝曰:阳明何谓也? 岐伯曰:两阳合明也。帝曰:厥阴何也? 岐伯曰:两阴交尽也。

帝曰:气有多少,病有盛衰,治有缓急,方有大小,愿闻其约奈何? 岐伯曰:气有高下,病有远近,证有中外,治有轻重,适其至所为故也。《大要》曰:君一臣二,奇之制也;君二臣四,偶之制也;君二臣三,奇之制也;君二臣六,偶之制也。故曰:近者奇之,远者偶之;汗者不以奇,下者不以偶;补上治上制以缓,补下治下制以急。急则气味厚,缓则气味薄。适其至所,此之谓也。病所远而中道气味之者,食而过之,无越其制度也。是故平气之道,近而奇偶,制小其服也;远而奇偶,制大其服也。大则数少,小则数多,多则九之,少则二之。奇之不去则偶之,是谓重方。偶之不去,则反佐以取之。所谓寒热温凉,反从其病也。

帝曰:善。病生于本,余知之矣。生于标者,治之奈何? 岐伯曰:病反其本,得标之病,治反其本,得标之方。

帝曰:善。六气之胜,何以候之? 岐伯曰:乘其至也。清气大来,燥之胜也,风木受邪,肝病生焉;热气大来,火之胜也,金燥受邪,肺病生焉;寒气大来,水之胜也,火热受邪,心病生焉;湿气大来,土之胜也,寒水受邪,肾病生焉;风气大来,木之胜也,土湿受邪,脾病生焉。所谓感邪而生病也。乘年之虚,则邪甚也;失时之和,亦邪甚也;遇月之空,亦邪甚也。重感于邪,则病危矣。有胜之气,其必来复也。

帝曰:其脉至何如? 岐伯曰:厥阴之至,其脉弦;少阴之至,其脉钩;太阴之至,其脉沉;少阳之至,大而浮;阳明之至,短而涩;太阳之至,大而长。至而和则平,至而甚则病,至而反者病,至而不至者病,未至而至者病,阴阳易者危。

帝曰:六气标本,所从不同,奈何? 岐伯曰:气有从本者,有从标本者,有不从标本者也。

帝曰:愿卒闻之。岐伯曰:少阳、太阴从本,少阴、太阳从本从标,阳明、厥阴不从标本,从乎中也。故从本者,化生于本;从标本者,有标本之化;从中者,以中气为化也。

帝曰:脉从而病反者,其诊何如? 岐伯曰:脉至而从,按之不鼓,诸阳皆然。

帝曰:诸阴之反,其脉何如? 岐伯曰:脉至而从,按之鼓甚而盛也。是故百病之起,有生于本者,有生于标者,有生于中气者;有取本而得者,有取标而得者,有取中气而得者,有取标本而得者,有逆取而得者,有从取而得者。逆,正顺也;若顺,逆也。故曰:知标与本,用之不殆,明知逆顺,正行无问。此之谓也。不知是者,不足以言诊,足以乱经。故《大要》曰:粗工嘻嘻,以为可知,言热未已,寒病复始。同气异形,迷诊乱经。此之谓也。夫标本之道,要而博,小而大,可以言一而知百病之害。言标与本,易而勿损,察本与标,气可令调,明知胜复,为万民式。天之道毕矣。

帝曰:胜复之变,早晏何如? 岐伯曰:夫所胜者,胜至已病,病已愠愠,而复已萌也。夫所复者,胜尽而起,得位而甚。胜有微甚,复有少多,胜和而和,胜虚而虚,天之常也。

帝曰:胜复之作,动不当位,或后时而至,其故何也?岐伯曰:夫气之生,与其化,衰盛异也。寒暑温凉,盛衰之用,其在四维。故阳之动,始于温,盛于暑;阴之动,始于清,盛于寒。春夏秋冬,各差其分。故《大要》曰:彼春之暖,为夏之暑,彼秋之忿,为冬之怒。谨按四维,斥候皆归,其终可见,其始可知。此之谓也。

帝曰:差有数乎?岐伯曰:又凡三十度也。帝曰:其脉应皆何如?岐伯曰:差同正法,待时而去也。《脉要》曰:春不沉,夏不弦,冬不涩,秋不数,是谓四塞。沉甚曰病,弦甚曰病,涩甚曰病,数甚曰病,参见曰病,复见曰病,未去而去曰病,去而不去曰病,反者死。故曰:气之相守司也,如权衡之不得相失也。夫阴阳之气,清静则生化治,动则苛疾起。此之谓也。

帝曰:幽明何如?岐伯曰:两阴交尽,故曰幽;两阳合明,故曰明。幽明之配,寒暑之异也。

帝曰:分至何如?岐伯曰:气至之谓至,气分之谓分;至则气同,分则气异。所谓天地之正纪也。

帝曰:夫子言春秋气始于前,冬夏气始于后,余已知之矣。然六气往复,主岁不常也,其补写奈何?岐伯曰:上下所主,随其攸利,正其味,则其要也。左右同法。《大要》曰:少阳之主,先甘后咸;阳明之主,先辛后酸;太阳之主,先咸后苦;厥阴之主,先酸后辛;少阴之主,先甘后咸;太阴之主,先苦后甘。佐以所利,资以所生,是谓得气。

帝曰:善。夫百病之生也,皆生于风寒暑湿燥火,以之化之变也。经言盛者写之,虚者补之,余锡以方士,而方士用之,尚未能十全。余欲令要道必行,桴鼓相应,犹拔刺雪污,工巧神圣,可得闻乎?岐伯曰:审察病机,无失气宜。此之谓也。

帝曰:愿闻病机何如?岐伯曰:诸风掉眩,皆属于肝。诸寒收引,皆属于肾。诸气膹郁,皆属于肺。诸湿肿满,皆属于脾。诸热瞀瘛,皆属于火。诸痛痒疮,皆属于心。诸厥固泄,皆属于下。诸痿喘呕,皆属于上。诸禁鼓栗,如丧神守,皆属于火。诸痉项强,皆属于湿。诸逆冲上,皆属于火。诸胀腹大,皆属于热。诸躁狂越,皆属于火。诸暴强直,皆属于风。诸病有声,鼓之如鼓,皆属于热。诸病胕肿,疼酸惊骇,皆属于火。诸转反戾,水液浑浊,皆属于热。诸病水液,澄澈清冷,皆属于寒。诸呕吐酸,暴注下迫,皆属于热。故《大要》曰:谨守病机,各司其属,有者求之,无者求之,盛者责之,虚者责之。必先五胜,疏其血气,令其调达,而致和平。此之谓也。

帝曰:善。五味阴阳之用何如?岐伯曰:辛甘发散为阳,酸苦涌泄为阴,咸味涌泄为阴,淡味渗泄为阳。六者或收,或散,或缓,或急,或燥,或润,或㪚,或坚,以所利而行之,调其气,使其平也。

帝曰:非调气而得者,治之奈何?有毒无毒,何先何后?愿闻其道。岐伯曰:有毒无毒,所治为主,适大小为制也。

帝曰:请言其制。岐伯曰:君一臣二,制之小也;君一臣三佐五,制之中也;君一臣三佐九,制之大也。寒者热之,热者寒之,微者逆之,甚者从之,坚者削之,客者除之,劳者温之,结者散之,留者攻之,燥者濡之,急者缓之,散者收之,损者温之,逸者行之,惊者平之,上之下之,摩之浴之,薄之劫之,开之发之,适事为故。

帝曰:何谓逆从? 岐伯曰:逆者正治,从者反治。从少从多,观其事也。

帝曰:反治何谓? 岐伯曰:热因寒用,寒因热用,塞因塞用,通因通用。必伏其所主,而先其所因。其始则同,其终则异。可使破积,可使溃坚,可使气和,可使必已。

帝曰:善。气调而得者,何如? 岐伯曰:逆之、从之,逆而从之,从而逆之,疏气令调,则其道也。

帝曰:善。病之中外何如? 岐伯曰:从内之外者,调其内;从外之内者,治其外;从内之外而盛于外者,先调其内而后治其外;从外之内而盛于内者,先治其外而后调其内;中外不相及,则治主病。

帝曰:善。火热,复恶寒发热,有如疟状,或一日发,或间数日发,其故何也? 岐伯曰:胜复之气会遇之时,有多少也。阴气多而阳气少,则其发日远;阳气多而阴气少,则其发日近。此胜复相薄,盛衰之节。疟亦同法。

帝曰:论言治寒以热,治热以寒,而方士不能废绳墨而更其道也。有病热者,寒之而热;有病寒者,热之而寒。二者皆在,新病复起,奈何治? 岐伯曰:诸寒之而热者取之阴,热之而寒者取之阳,所谓求其属也。

帝曰:善。服寒而反热,服热而反寒,其故何也? 岐伯曰:治其王气,是以反也。

帝曰:不治王而然者,何也? 岐伯曰:悉乎哉问也! 不治五味属也。夫五味入胃,各归所喜。故酸先入肝,苦先入心,甘先入脾,辛先入肺,咸先入肾。久而增气,物化之常也;气增而久,夭之由也。

帝曰:善。方制君臣,何谓也? 岐伯曰:主病之谓君,佐君之谓臣,应臣之谓使,非上下三品之谓也。

帝曰:三品何谓? 岐伯曰:所以明善恶之殊贯也。

帝曰:善。病之中外何如? 岐伯曰:调气之方,必别阴阳,定其中外,各守其乡。内者内治,外者外治。微者调之,其次平之,盛者夺之,汗者下之,寒热温凉,衰之以属,随其攸利。谨道如法,万举万全,气血正平,长有天命。

帝曰:善。

第二节 至真要大论篇分解

第一解

(一)内经原文

黄帝问曰:五气交合,盈虚更作,余知之矣。六气分治,司天地者,其至何如?

岐伯再拜对曰:明乎哉问也! 天地之大纪,人神之通应也。

帝曰:愿闻**上合昭昭**,**下合冥冥**,奈何? 岐伯曰:此道之所主,工之所疑也。

(二)字词注释

(1)五气

①王冰《黄帝内经素问》五行主岁。

②马莳《黄帝内经素问注证发微》五运分为五气。

③张介宾《类经》此词未具体注释。

④张志聪《黄帝内经集注》五运六气。

⑤高士宗《黄帝素问直解》五运与六气。

⑥黄元御《黄元御医书全集》此词未具体注释。

⑦张琦《素问释义》此词未具体注释。

⑧高亿《黄帝内经素问详注直讲全集》〔注〕〔讲〕五常之气。

⑨孟景春等《黄帝内经素问译释》五运。

⑩任廷革《任应秋讲〈黄帝内经〉素问》所谓"五气"是指"五运",即用五行学说来阐述一年四时的基本特征。

⑪张灿玾等《黄帝内经素问校释》五运之气。

⑫方药中等《黄帝内经素问运气七篇讲解》"五",指木、火、土、金、水五运。"气",指风、热、火、湿、燥、寒六气。

⑬王洪图等《黄帝内经素问白话解》五运之气。

⑭郭霭春《黄帝内经素问白话解》在五运的基础上产生的风、火、湿、燥、寒五种气候的变化。

(2)上合昭昭

①王冰《黄帝内经素问》此词未具体注释。

②马莳《黄帝内经素问注证发微》上合昭昭者,司天之化也。

③张介宾《类经》昭昭者,合天道之明显。

④张志聪《黄帝内经集注》昭昭,合天道之明显。

⑤高士宗《黄帝素问直解》上合天之昭昭。

⑥黄元御《黄元御医书全集》上合昭昭谓司天。

⑦张琦《素问释义》此词未具体注释。

⑧高亿《黄帝内经素问详注直讲全集》〔注〕昭,明也。〔讲〕上合于昭昭以为司天之化。

⑨孟景春等《黄帝内经素问译释》就是人体与司天在泉之气的变化相适应。马莳:"上合昭昭,司天之化也。下合冥冥,在泉之化也。"

⑩任廷革《任应秋讲〈黄帝内经〉素问》上合是指司天,"昭昭"是"明明白白"之意,是说天上的日、月、星、辰、风、云、雷、雨等种种的现象和变化,在一日昼夜间或一年四季时,都在变化,这些变化都是清清楚楚的。

⑪张灿玾等《黄帝内经素问校释》司天之气,应合天气之明显。张志聪注:"昭昭合天道之明显。"

⑫方药中等《黄帝内经素问运气七篇讲解》"上合""下合",指人体生理及病理生理变化与自然界变化规律相合。"昭昭",即自然变化规律之明显可见者,例如春夏秋冬、晨昏昼夜、风雨晦明等。

⑬王洪图等《黄帝内经素问白话解》司天之气与天气相应。

⑭郭霭春《黄帝内经素问白话解》"昭昭",明亮。

(3)下合冥冥

①王冰《黄帝内经素问》此词未具体注释。

②马莳《黄帝内经素问注证发微》下合冥冥者,在泉之化也。

③张介宾《类经》冥冥者,合造化之隐微。

④张志聪《黄帝内经集注》冥冥,合在泉之幽深。

⑤高士宗《黄帝素问直解》下合地之冥冥。

⑥黄元御《黄元御医书全集》下合冥冥谓在泉。

⑦张琦《素问释义》此词未具体注释。

⑧高亿《黄帝内经素问详注直讲全集》〔注〕冥,幽也。〔讲〕下合于冥冥以为在泉之化。

⑨孟景春等《黄帝内经素问译释》就是人体与司天在泉之气的变化相适应。马莳:"上合昭昭,司天之化也。下合冥冥,在泉之化也。"

⑩任廷革《任应秋讲〈黄帝内经〉素问》下合是指在泉,"冥冥"是指自然界潜移默化的物质变化,如春天来了,不见其所养而物自长,冬天到了,不见其所藏而物自亡,这就叫"冥冥"。

⑪张灿玾等《黄帝内经素问校释》在泉之气,应合地气之幽深。张志聪注:"冥冥合在泉之幽深。"

⑫方药中等《黄帝内经素问运气七篇讲解》"冥冥",即自然变化规律之不易察觉者,例如五味五色所生,五脏所宜,药食物的质同异等等。

⑬王洪图等《黄帝内经素问白话解》在泉之气与地气相应。

⑭郭霭春《黄帝内经素问白话解》"冥冥",玄远。

(三)语句阐述

(1)黄帝问曰:五气交合,盈虚更作,余知之矣。六气分治,司天地者,其至何如?

①王冰《黄帝内经素问》五行主岁,岁有少多,故曰盈虚更作也。《天元纪大论》曰:其始也,有余而往,不足随之,不足而往,有余从之。则其义也。天分六气,散生太虚,三之气司天,终之气监地,天地生化,是为大纪,故言司天地者,余四可知矣。

②马莳《黄帝内经素问注证发微》此明司天、在泉、间气之化,随六气所在而移

之也。五运分为五气，以太过不及而有盈有虚也。《天元纪大论》曰：其始也，有余而往，不足随之；不足而往，有余从之。正盈虚更作之义也。六气者，风热湿火燥寒也。即其分治，以司天地，余四气可知矣。

③张介宾《类经》至者，言其当位也。

④张志聪《黄帝内经集注》此承上章而言五运六气互相交合，各有太过不及彼此胜制，已详论于前矣。今欲分论六气之司天在泉，其气至之何如也。

⑤高士宗《黄帝素问直解》更，平声，下同。盈虚，即太少也。五运与六气交合，甲、丙、戊、庚、壬为太，主盈；乙、丁、己、辛、癸为少，主虚；子、寅、辰、午、申、戌为太，主盈；丑、卯、巳、未、酉、亥为少，主虚。五气交合，盈虚更作，《六元正纪》详论之，故曰余知之矣。其六气不与五运交合，分治以司天地者，其至何如？此承上篇六十岁之纪，而问一岁之六气也。

⑥黄元御《黄元御医书全集》此句未具体注释。

⑦张琦《素问释义》此句未具体注释。

⑧高亿《黄帝内经素问详注直讲全集》〔批〕此六气司天在泉，分治四时之大要也。

〔注〕阳常太过加以主运客运凑合者为盈，阴常不及而与司天在泉相反者为虚。六气解见前。

〔讲〕黄帝问曰：五常之气有太过、有不及，即不胜复淫克而其气之交合也，为盈为虚更相代作，余已知其故矣。若夫六气分治四时，或上而司天，下而在泉者，其气至之时，又何如也？

⑨孟景春等《黄帝内经素问译释》盈虚更作：指五运之太过不及，相互交替为用。马莳："五运分为五气，以太过不及而有盈有虚也。《天元纪大论》'其始也，有余而往，不足随之，不足而往，有余从之'，正盈虚更作之义也。"

黄帝问道：五运相互交合主岁，太过不及交替为用，我已经知道了。六气分治在一年中，主管司天在泉，其气来时是怎样的？

⑩任廷革《任应秋讲〈黄帝内经〉素问》(提要)明天化、地化是诸多病变之所在，略及五味以言治。(讲解)此节是全篇的概述，涉及五运六气的内容，意思是如何运用运气学说的理论知识于辨证论治。

"交合"是"配合"之意；"五气交合"，是指五运和六气的交合"运"与"气"相互作用的关系就是"交合"的基本概念，在《素问》的"天元纪大论""五运行大论""六微旨大论""气交变大论""五常政大论""六元正纪大论"等六篇文献中已有介绍。运、气的关系表现为"盈虚更作"，"盈"是太过，"虚"是不及，五运、六气都有太过、不及的两个方面；"更作"是相互影响的、反复发生的意思，这是因为五运、六气都有阴阳属性，阳为太过，阴为不及。六气司天、六气司地(即"在泉")的具体表现是怎样的呢？"至"是主持、管理的意思，如厥阴风木司天即为厥阴风木之气至，阳明燥金司天即为阳明燥金之气至。

⑪张灿玾等《黄帝内经素问校释》盈虚更作:指五运之太过不及,相互交替为用。

黄帝问道:五运之气,相互交合,太过不及,交替发作,我已明白了。关于六气分主司天在泉,其气来时是怎样的呢?

⑫方药中等《黄帝内经素问运气七篇讲解》[五气交合,盈虚更作]"五",指木、火、土、金、水五运。"气",指风、热、火、湿、燥、寒六气。"五气交合",指五运六气相合。"盈虚",即盛衰,此处是指五运各有太过不及。"更作",指交替出现。"盈虚更作",意即各个年份,由于运气相合的原因,每年的岁运总是太过不及交替出现,这也就是《天元纪大论》中所述:"有余而往,不足随之。不足而往,有余从之。"

[六气分治,司天地者,其至何如]"六气",指风、热、火、湿、燥、寒。"分治",指六气在一年中各有其发挥作用的时间,亦即前章所讲的"六步主时"。"司天地者",即司天与在泉之气。全句意译之,即问:每年司天在泉之气与六步主时的关系以及在气候、物候、疾病方面的特点如何? 实际上也就是以设问的方式揭示本篇的主要内容是讨论各个年份的气候、物候、疾病特点以及在此基础上总结出来的辨证论治的临床规律。

⑬王洪图等《黄帝内经素问白话解》黄帝问道:五运之气交相配合,太过和不及相互更替,这些道理我已经明白了。那么风寒暑湿燥火六气分别司天、在泉,其气到来时会引起哪些变化呢?

⑭郭霭春《黄帝内经素问白话解》五气:在五运的基础上产生的风、火、湿、燥、寒五种气候的变化。盈虚更作:五运的太过不及,相互交替。六气分治:指风寒湿热燥火六气分时主治。

黄帝问道:五运之气交相配合,太过不及互相更替,这些道理我已经知道了。那么六气分时主治,其司天在泉之气到来时所起的变化又怎样?

(2)岐伯再拜对曰:明乎哉问也! 天地之大纪,人神之通应也。

①王冰《黄帝内经素问》天地变化,人神运为,中外虽殊,然其通应则一也。

②马莳《黄帝内经素问注证发微》化有不同,帝之所以问也。

③张介宾《类经》天地变化之纪,人神运动之机,内外虽殊,其应则一也。

④张志聪《黄帝内经集注》王冰曰:天地变化,人神运为,中外虽殊,其通应则一也。

⑤高士宗《黄帝素问直解》六气分治,以司天地,此天地之大纪,至神之理,通于人身,乃人神之通应也。

⑥黄元御《黄元御医书全集》此句未具体注释。

⑦张琦《素问释义》此句未具体注释。

⑧高亿《黄帝内经素问详注直讲全集》〔注〕纪,绪也。

〔讲〕岐伯再拜稽首而对曰:明乎哉,帝之问也! 彼六气之分治以司天地者,乃天与地之大纪,人与神之通应者也。

⑨孟景春等《黄帝内经素问译释》天地之大纪:即自然变化的基本规律。人神之通应:张介宾:"人神运动之机,内外虽殊,其应则一也。"

岐伯再拜而回答说:问得多么英明啊!这是自然变化的基本规律,人体的机能活动是与天地变化相适应的。

⑩任廷革《任应秋讲〈黄帝内经〉素问》(讲解)所提出的这个问题可不是个小问题,是关乎天地的"大纪",故曰"天地之大纪,人神之通应也"。这里的"天地"是指司天、在泉而言,六气司天、在泉,关系到一年气候变化的大规律,故曰"大纪"。这里略解释一下,每一气的司天、在泉要主管一年,司天之气管上半年,在泉之气管下半年,一年的气候变化基本是司天、在泉之气所决定的,故曰"天地之大纪"。"神"是指事物变化无穷之"神明",指左右自然界变化的未知领域,也可以理解为泛指六气的变化。司天之气、在泉之气的变化与人类是相通的,人存在于自然界,生理、病理都与六气的变化密切相关,就看人能不能够适应,适应者健不适者病,这是"人神之通应"的基本精神。

⑪张灿玾等《黄帝内经素问校释》人神之通应:王冰注"天地变化,人神运为,中外虽殊,然其通应则一也"。神,在此指神机而言,"根于中者,命曰神机",神机虽根于内,但与外部运气变化,息息相关,内外通应。

岐伯再拜后回答说:你提的问题很高明啊!这是天地变化的纲领,与人的神机相通应。

⑫方药中等《黄帝内经素问运气七篇讲解》[天地之大纪,人神之通应也]"天地",指整个自然界。"大纪",指根本规律。"人",指人体。"神",指自然正常变化。"通应",即相通、相应。全句意即前述各个年份的气候、物候、疾病、治疗等特点是自然界的根本规律,是人与天地相应的反映。

⑬王洪图等《黄帝内经素问白话解》人神之通应:神,指自然规律。人神之通应,就是说人体内部的活动与外界天地的变化是一致的,是受外界的变化而改变的。

岐伯再次行礼后回答说:问得真清楚啊!这是有关天地运动变化的基本规律,也是人体生命活动与自然界变化相适应的重要问题。

⑭郭霭春《黄帝内经素问白话解》天地之大纪:天地变化的基本规律。人神之通应:人体与天地变化是相适应的,"神"指自然现象。

岐伯行礼回答说:问得多么清楚啊!这是天地变化的基本规律,也是人体与天地变化相适应的规律。

(3)帝曰:愿闻上合昭昭,下合冥冥,奈何?

①王冰《黄帝内经素问》此句未具体注释。

②马莳《黄帝内经素问注证发微》此句未具体注释。

③张介宾《类经》此句未具体注释。

④张志聪《黄帝内经集注》此句未具体注释。

⑤高士宗《黄帝素问直解》天地大纪,人神通应,故愿闻人之上合天之昭昭,下合地之冥冥。

⑥黄元御《黄元御医书全集》此句未具体注释。

⑦张琦《素问释义》此句未具体注释。

⑧高亿《黄帝内经素问详注直讲全集》〔讲〕黄帝曰:六气虽为天地之大纪,人神之通应,而其上合于昭昭以为司天之化,下合于冥冥以为在泉之化者,奈何? 愿卒闻之。

⑨孟景春等《黄帝内经素问译释》上合昭昭,下合冥冥:就是人体与司天在泉之气的变化相适应。马莳:"上合昭昭,司天之化也。下合冥冥,在泉之化也。"

黄帝道:人体与司天在泉之气相适应的情况是怎样的?

⑩任廷革《任应秋讲〈黄帝内经〉素问》(讲解)问曰:"愿闻上合昭昭,下合冥冥奈何?"上合、下合是指司天、在泉而言,人神通应,上合于天下合于地嘛。"昭昭"是"明明白白"之意,是说天上的日、月、星、辰、风、云、雷、雨等种种的现象和变化,在一日昼夜间或一年四季时,都在变化,这些变化都是清清楚楚的。"冥冥"是指自然界潜移默化的物质变化,如春天来了,不见其所养而物自长,冬天到了,不见其所藏而物自亡,这就叫"冥冥";尽管人眼看不见细微的变化,而自然界的万物时时刻刻在不停地变化着。上合司天、下合司地(在泉)的变化是怎样发生的呢?

⑪张灿玾等《黄帝内经素问校释》上合昭昭:司天之气,应合天气之明显。张志聪注:"昭昭合天道之明显。"下合冥冥:在泉之气,应合地气之幽深。张志聪注:"冥冥合在泉之幽深。"

黄帝说:我想听听司天之气应于明显的天气,在泉之气应于幽深的地气是怎样的呢?

⑫方药中等《黄帝内经素问运气七篇讲解》[上合昭昭,下合冥冥]"上合""下合",指人体生理及病理生理变化与自然界变化规律相合。"昭昭",即自然变化规律之明显可见者,例如春夏秋冬、晨昏昼夜、风雨晦明等;"冥冥",即自然变化规律之不易察觉者,例如五味五色所生,五脏所宜,药食物的质同异等等,全句意即人体任何时候均与自然变化相关,不管自然变化是明显的或是不明显的都与之相应。张介宾注此云:"昭昭者,合天道之明显。冥冥者,合造化之隐微。"即属此义。

⑬王洪图等《黄帝内经素问白话解》黄帝说:我希望听一听司天之气与天气相应、在泉之气与地气相应是怎样的呢?

⑭郭霭春《黄帝内经素问白话解》上合昭昭,下合冥冥:"昭昭",明亮。"冥冥",玄远。

黄帝道:我希望听一下它怎样能上合于昭明的天道,下合于玄远的地气!

(4)岐伯曰:此道之所主,工之所疑也。

①王冰《黄帝素问》不知其要,流散无穷。

②马莳《黄帝内经素问注证发微》此句未具体注释。

③张介宾《类经》道之所生,其生惟一,工不知要,则流散无穷,故多疑也。

④张志聪《黄帝内经集注》道之所生,其生惟一,工不知其要,则流散无穷,故多疑也。[眉批]顾氏影宋本生作主。高士宗《直解》从之。

⑤高士宗《黄帝素问直解》天地之理,备于人身,此道之所主,而为工之所疑也。

⑥黄元御《黄元御医书全集》此句未具体注释。

⑦张琦《素问释义》此句未具体注释。

⑧高亿《黄帝内经素问详注直讲全集》〔注〕主,宗也。

〔讲〕岐伯对曰:夫所谓上合昭昭下合冥冥者,此阴阳气化之道所主,非至圣神明莫测其机,故工之所以难精而疑也。

⑨孟景春等《黄帝内经素问译释》道:此处指自然规律。工之所疑:张志聪“工不知其要,则流散无穷,故多疑也”。

岐伯说:这是受自然规律所主宰的,是一般医生容易疑惑难明的。

⑩任廷革《任应秋讲〈黄帝内经〉素问》(讲解)答曰:“此道之所主(编者按:任老读作‘生’),工之所疑也。”上合昭昭、下合冥冥之理,这当中都是有规律的,故曰“此道之所生”,其道在天地上下之间也。“工”是指人,“疑”是不清楚、疑惑之意,是说人对大自然运动规律的认识是很有限的,绝大部分的规律都还没有被认识。

⑪张灿玾等《黄帝内经素问校释》道之所主,工之所疑:司天在泉之气,为自然规律所主宰,乃研究运气者所难明。道,指自然规律。工,此指研究运气学说者。

岐伯说:司天在泉之气,受自然规律的主宰,也常常是研究者所容易疑惑难明的问题。

⑫方药中等《黄帝内经素问运气七篇讲解》“道”,指规律。“工”,指医生。“道之所主”,意即前述之“人神通应”,亦即“人与天地相应”之理,是古人在长期的生活与生产以及与疾病作斗争的实践中总结出来的规律。这也就是《天元纪大论》中一开始就提出来的:“……在人为道……道生智……”这是我们祖先智慧的结晶。“工之所疑”,意即这个规律在临床的具体运用中,医生还没有完全理解和掌握,因此还需要认真学习和探讨。王冰注云:“不知其要,流散无穷。”张介宾注云:“道之所生,其生惟一,工不知要,则流散无穷,故多疑也。”均属此义。

⑬王洪图等《黄帝内经素问白话解》岐伯说:这是有关医学理论的重要内容,也是一般医生容易产生疑惑的问题。

⑭郭霭春《黄帝内经素问白话解》道:道理、医理。

岐伯说:这是医学理论中的主要部分,也是一般医生所不甚了解的。

第二解

(一)内经原文

帝曰:愿闻其道也。岐伯曰:厥阴司天,其化以风;少阴司天,其化以热;太阴司天,其化以湿;少阳司天,其化以火;阳明司天,其化以燥;太阳司天,其化以寒。以所临藏^[注]位,命其病者也。

帝曰:**地化**奈何? 岐伯曰:司天同候,间气皆然。

帝曰:间气何谓? 岐伯曰:司左右者,是谓间气也。

帝曰:何以异之? 岐伯曰:**主岁**者纪岁,间气者纪**步**也。帝曰:善!

[注]藏:郭霭春《黄帝内经素问校注》、孟景春等《黄帝内经素问译释》、人民卫生出版社影印顾从德本《黄帝内经素问》此处为"藏";张灿玾等《黄帝内经素问校释》、方药中等《黄帝内经素问运气七篇讲解》此处为"脏"。以下原文均是如此。

(二)字词注释

(1)地化

①王冰《黄帝内经素问》此词未具体注释。

②马莳《黄帝内经素问注证发微》在泉。

③张介宾《类经》地化,在泉之化也。

④张志聪《黄帝内经集注》六气司天而环绕于地下。

⑤高士宗《黄帝素问直解》地化。

⑥黄元御《黄元御医书全集》司地之化。

⑦张琦《素问释义》此词未具体注释。

⑧高亿《黄帝内经素问详注直讲全集》〔注〕地化六气,在泉之化也。〔讲〕在泉之地化。

⑨孟景春等《黄帝内经素问译释》在泉之气的气化。

⑩任廷革《任应秋讲〈黄帝内经〉素问》"地化"是指"在泉"而言。

⑪张灿玾等《黄帝内经素问校释》六气在泉。

⑫方药中等《黄帝内经素问运气七篇讲解》"地",指在泉之气。"化",指物化现象。"地化",意即在泉之气与万物化生的关系。

⑬王洪图等《黄帝内经素问白话解》六气在泉各自的气化。

⑭郭霭春《黄帝内经素问白话解》在泉之气的变化。

(2)主岁

①王冰《黄帝内经素问》岁,三百六十五日四分日之一。

②马莳《黄帝内经素问注证发微》每岁司天主岁,正所以纪岁气。

③张介宾《类经》司天主岁半之前,在泉主岁半之后也。

④张志聪《黄帝内经集注》司天在泉之气。

⑤高士宗《黄帝素问直解》主岁者,司天在泉之气也。

⑥黄元御《黄元御医书全集》司天司地是主步者(司天主前半岁,司地主后半岁)。

⑦张琦《素问释义》此词未具体注释。

⑧高亿《黄帝内经素问详注直讲全集》〔注〕岁,谓三百六十五日四分度之一也。〔讲〕彼司天在泉是谓主岁。

至真要大论篇

⑨孟景春等《黄帝内经素问译释》司天在泉主岁之气。

⑩任廷革《任应秋讲〈黄帝内经〉素问》"主岁"是指司天之气、在泉之气而言,"司天"主上半年,"在泉"主下半年。

⑪张灿玾等《黄帝内经素问校释》主岁之气,主治一年之气。如子午年,少阴君火司天,阳明燥金在泉,司天主前半年,在泉主后半年。《类经》二十七卷第二十四注:"主岁者纪岁,司天主岁半之前,在泉主岁半之后也。"

⑫方药中等《黄帝内经素问运气七篇讲解》"主岁",指司天在泉之气。

⑬王洪图等《黄帝内经素问白话解》司天与在泉。

⑭郭霭春《黄帝内经素问白话解》司天在泉(主岁)之气。

(3)步

①王冰《黄帝内经素问》步,六十日余八十七刻半也。

②马莳《黄帝内经素问注证发微》步者,六十日余八十七刻半也。积步而成岁,则六六三百六十五日有奇矣。

③张介宾《类经》岁有六步,每步各主六十日八十七刻半也。

④张志聪《黄帝内经集注》此词未具体注释。

⑤高士宗《黄帝素问直解》间气者,上下左右之气也。上下左右,分主六十日之一气,故间气者纪步也。《六微旨大论》云:步者,六十度而有奇。六十度,即六十日也。

⑥黄元御《黄元御医书全集》一步六十日。

⑦张琦《素问释义》此词未具体注释。

⑧高亿《黄帝内经素问详注直讲全集》〔注〕步,谓六十日余八十七刻半也。〔讲〕六十日余八十七刻半之步。

⑨孟景春等《黄帝内经素问译释》一步(六十日有奇)。

⑩任廷革《任应秋讲〈黄帝内经〉素问》一步也是 60 天又 87.5 刻。

⑪张灿玾等《黄帝内经素问校释》一年分为六步,间气则只主一步之气。《类经》二十七卷第二十四注:"间气者纪步,岁有六步。每步各主六十日八十七刻半也。"

⑫方药中等《黄帝内经素问运气七篇讲解》"纪步",即主管这一年中某一个时期的气候变化。司天左间主管这一年中四之气所属时间中的气候物候变化。司天右间主管这一年中二之气所属时间内的气候物候变化。在泉左间主管这一年中初之气所属时间内的气候物候变化。在泉右间主管这一年中五之气所属时间内的气候物候变化。

⑬王洪图等《黄帝内经素问白话解》六十天八十七刻半。

⑭郭霭春《黄帝内经素问白话解》"步",六十日余八十七刻半。

(三)语句阐述

(1)帝曰:愿闻其道也。

①王冰《黄帝内经素问》此句未具体注释。

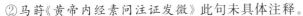

②马莳《黄帝内经素问注证发微》此句未具体注释。

③张介宾《类经》此句未具体注释。

④张志聪《黄帝内经集注》此句未具体注释。

⑤高士宗《黄帝素问直解》愿闻上下相合之道。

⑥黄元御《黄元御医书全集》此句未具体注释。

⑦张琦《素问释义》此句未具体注释。

⑧高亿《黄帝内经素问详注直讲全集》〔批〕此六气司天在泉之化,以及间气相异之道也。

〔讲〕黄帝曰:夫子言上合昭昭下合冥冥,为道之所主,不知其道,窃愿闻之。

⑨孟景春等《黄帝内经素问译释》黄帝道:我要知道它的道理。

⑩任廷革《任应秋讲〈黄帝内经〉素问》(讲解)问曰:"愿闻其道也。"究竟司天、在泉的规律是怎样的呢? 先看看六气司天是怎么回事。什么是"六气"? 古人用十二地支来代表六气运行的符号。子、午,为少阴君火之气的符号;丑、未,为太阴湿土之气的符号;寅、申,为少阳相火之气的符号;卯、酉,为阳明燥金之气的符号;辰、戌,为太阳寒水之气的符号;巳、亥,为厥阴风木之气的符号。在《素问·六节藏象论》中提到过"六六之节",这也是其内容之一。为什么要这样搭配呢? 王冰有个"对化"说,可参见图1(六气正对化说图解)。

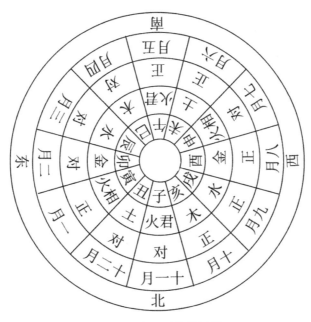

图1 六气正对化说图解

今天暂不讲解,大家知道用十二地支配成六对符号来表示六气这种方法就行

至真要大论篇

了。例如,今年是"戊午"年,"戊"是天干符号,"午"是地支符号,若从六气来看,逢"子"逢"午"都是少阴君火司天。

六气在一年中是分成六步来运行的,六气中有主气、客气的区分,"主气"包括少阴君火、太阴湿土、少阳相火、阳明燥金、太阳寒水、厥阴风木,此六气分主于一年四季之中,可参见图2(六气主时节气图解)。其规律是:"初之气"是厥阴风木;"二之气"是少阴君火;"三之气"是少阳相火;"四之气"是太阴湿土;"五之气"是阳明燥金;"六之气"是太阳寒水。这是相对固定不变的秩序,故称作"主气",主气的秩序符合五行相生的关系,即"木生火,火生土,土生金,金生水,水生木"。

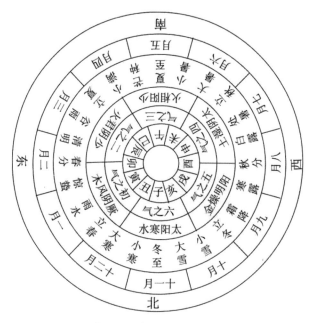

图2　六气主时节气图解

这六步之气在一年中如何分主春夏秋冬四时呢? 每一年的六气分布都是从头一年的"大寒"开始计算,若计算今年的六气分布,要从去年的大寒节气开始计算,若计算明年的六气分布,要从今年的大寒节气开始计算。"初之气"分布于"大寒"到"春分"这个阶段,即农历的十二月中到第二年的二月中,"大寒"一般都是在农历十二月的十四、十五日左右,这个阶段是厥阴风木主气。"二之气"分布于"春分"到"小满"这个阶段,即从农历二月中到四月中,这个阶段是少阴君火主气。"三之气"分布于"小满"到"大暑"这个阶段,即从农历四月中到六月中,这个阶段是少阳相火主气。"火"气有君、相之分,"君火"在前,"相火"在后,所以"君火"是二之气,"相火"是三之气,这也是不能改变的推算规则。"四之气"分布于"大暑"到"秋分"这个阶段,即从农历的六月中到八月中,这个阶段是太阴湿土主气。"五之气"分布于

"秋分"到"小雪",这个阶段,即从农历八月中到十月中,这个阶段属阳明燥金主气。"六之气"分布于"小雪"到"大寒"这个阶段,即从农历十月中到十二月中,这个阶段是太阳寒水主气。一年六气的分布最终交会于"大寒",一年的周期结束。这就是六气分主于一年之气的计算方法,每一步是六十天多一点,不到六十一天,确切的是 60 天零 87.5 刻。"主气"计算方法年年如此,亘古不变,之所以称为"主气",意思是居于主位而不动。古人将一天按 100 刻计时,用今天钟表的 24 小时来换算,一天只有 96 刻,还剩下四刻,因此古人一刻钟比现行的一刻钟略长一点,一天要长出四刻的时间。

上面讲的是六气中的"主气",均匀地分主于 24 个节气,每年总是在"大寒"交汇,年年如此没有改变。什么是"客气"呢?客气与主气相反,是不固定的。岐伯说:"厥阴司天,其化以风;少阴司天,其化以热;太阴司天,其化以湿;少阳司天,其化以火;阳明司天,其化以燥;太阳司天,其化以寒。""司天"就是指"客气"主事而言。客气包括司天之气、在泉之气,也分作六步运动。可参见图 3(司天在泉左右间气图解)。

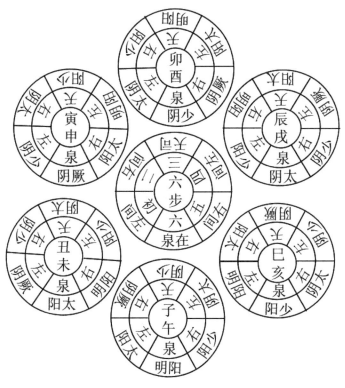

图 3 司天在泉左右间气图解

图 3 中间这个"圈"是周围六个圈的图例,看懂中间这个圈,周围这六个圈的内

容就容易懂了。客气也分六步计算,所以图例中间写有"六步"字样。"司天"在上,"在泉"在下。司天、在泉之气总是相对的:如司天是三之气,在泉就是六之气,初之气是在在泉的左方称"左间",二之气在司天的右方称"右间",三之气是司天本身,四之气在司天的左方称"左间",五之气在在泉的右方称"右间",六之气是在泉本身。因此这张图被称作"司天在泉左右间气图",又作"司天在泉四间气图"。"司天"在上,有两个"间气","在泉"在下,也有两个"间气"。

"客气"的计算方法总是从在泉的左间开始计算,也分作六步,这与"主气"的算法大不一样。其秩序是先三阴后三阳,如"初之气"是厥阴风木,"二之气"是少阴君火,"三之气"是太阴湿土,"四之气"是少阳相火,"五之气"是阳明燥金,"六之气"是太阳寒水。三阴三阳都是按照一、二、三的顺序,即厥阴是一阴,少阴是二阴,太阴是三阴,少阳是一阳,阳明是二阳,太阳是三阳。这就是客气循环的规律。在每一年中,客气的司天、在泉、左右间气等,都是互为对应的。"司天"与"在泉"相对,在上的"左间气"与在下的"右间气"相对,在上的"右间气"与在下的"左间气"相对。从图3可以看出,"司天"之前的第二位,就是"在泉"的"左间气",每年的"客气"都从这里开始计算。其顺序是:初之气(在泉的左间)、二之气(司天的右间)、三之气(司天本身)、四之气(司天的左间)、五之气(在泉的右间)、六之气(在泉本身)。而每一步仍然是 60 天又 87.5 刻,客气每一步的时间与主气是一样的。这是计算客气的基本方法。

举例,比如今年是"戊午"年,前面讲了,逢子、逢午都是少阴君火司天之年(对化理论),那么今年就是"午火"年。从图3中可以看出,午火年的客气分布是"少阴君火司天、阳明燥金在泉"。所谓的"少阴司天阳明在泉",是从甲子年号的地支上计算的,不能从天干上计算,如今年"戊午"年,不能从"戊"字上计算,要依据"午"字来计算,这是客气计算的一些特点。其计算方法是:第一步从"大寒"开始(在泉的左间)是太阳寒水之气;第二步是厥阴风木之气;第三步是少阴君火之气;第四步是太阴湿土之气;第五步是少阳相火之气;第六步是在阳明燥金之气。司天之气主管上半年的六个月,在泉之气主管下半年的六个月。比如今年的主气是君火司天之年,上半年与客气的少阴君火司天之气相重合(气候特征一样),但在下半年会被客气的在泉阳明燥金之气影响。

"主气"与"客气"的关系是怎样的呢?这涉及"客主加临"的概念。前面讲了,主气以木、火、土、金、水的秩序编排,初之气厥阴风木,二之气少阴君火,三之气少阳相火,四之气太阴湿土,五之气阳明燥金,六之气太阳寒水,每年如此,亘古不变。现在要把客气的司天、在泉、左右间气叠加到主气上去,看它们会有怎样的关系。可以参见图4。

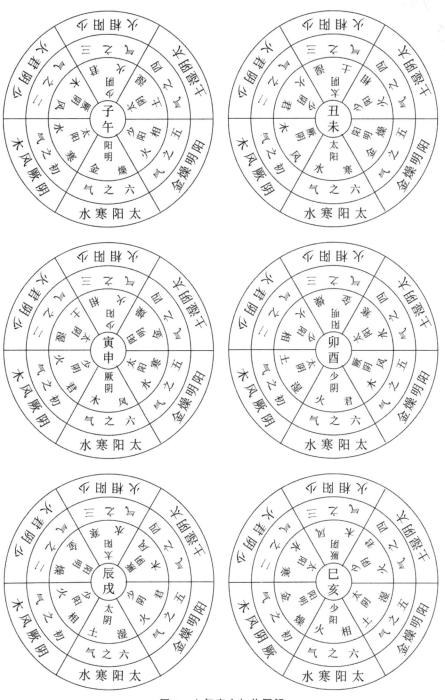

图4 六气客主加临图解

以今年"戊午"年为例:第一步,主客关系是水与木,主气是厥阴风木,客气是太阳寒水;第二步,主客关系是木与火,主气是少阴君火,客气是厥阴风木;第三步,主客关系是少阴君火合少阳相火,主气是少阳相火,客气是少阴君火;第四步,主客关系均为太阴湿土,主气是太阴湿土,客气也是太阴湿土;第五步,主客关系是火与金,主气是阳明燥金,客气是少阳相火;第六步,主客关系是金与水,主气是太阳寒水,客气是阳明燥金。从所发生的关系来分析,若为"相生"关系那就比较好,若为"相克"关系就可能有问题。

明年是"己未"年,那就要依据"未"来计算,今年是"火"司天"金"在泉,明年就是"土"司天"水"在泉。由于客气每年都是变化的,因此主客的关系每年一定是变化的。总之变与不变的规律充满于大自然之中。

⑪张灿玾等《黄帝内经素问校释》黄帝说:我想听听其中的道理。

⑫方药中等《黄帝内经素问运气七篇讲解》此句未具体注释。

⑬王洪图等《黄帝内经素问白话解》黄帝说:我想听听其中的道理。

⑭郭霭春《黄帝内经素问白话解》黄帝道:我希望听一下这一道理。

(2)岐伯曰:厥阴司天,其化以风;少阴司天,其化以热;太阴司天,其化以湿;少阳司天,其化以火;阳明司天,其化以燥;太阳司天,其化以寒。

①王冰《黄帝内经素问》飞扬鼓拆,和气发生,万物荣枯,皆因而化变成败也。炎蒸郁燠,故庶类蕃茂。云雨润泽,津液生成。炎炽赫烈,以烁寒灾。干化以行,物无湿败。对阳之化也。(〔新校正云〕详注云对阳之化,阳字疑误。)

②马莳《黄帝内经素问注证发微》然厥阴司天,其化以风,而为在泉之地化犹是也,为左右之间气亦犹是也。少阴司天,其化以热君火。而为在泉之地化犹是也,为左右之间气亦犹是也。太阴司天,其化以湿,而为在泉之地化犹是也,为左右之间气亦犹是也。少阳司天,其化以火,相火。而为在泉之地化犹是也,为左右之间气亦犹是也。阳明司天,其化以燥,而为在泉之地化犹是也,为左右之间气亦犹是也。太阳司天,其化以寒,而为在泉之地化犹是也,为左右之间气亦犹是也。

③张介宾《类经》厥阴属木,其化以风。凡和气升阳,发生万物,皆风之化。少阴属君火,其化以热。凡炎蒸郁燠,庶类蕃茂,皆君火之化。太阴属土,其化以湿。凡云雨滋泽,津液充实,皆土之化。少阳属相火,亦曰畏火。凡炎暑赫烈,阳气盛极,皆相火之化。阳明属金,其化以燥。凡清明乾肃,万物坚刚,皆金之化。太阳属水,其化以寒。凡阴凝栗冽,万物闭藏,皆水之化。

④张志聪《黄帝内经集注》风寒暑湿燥火,天之六气也。三阴三阳上奉之,故六气为司天之化。

⑤高士宗《黄帝素问直解》三阴三阳六气司天,各有风热湿火燥寒之化也。

⑥黄元御《黄元御医书全集》六气司天之化。

⑦张琦《素问释义》此句未具体注释。

⑧高亿《黄帝内经素问详注直讲全集》〔注〕化,气化。三阴三阳之气化,在天则为风热湿火燥寒之六气。

〔讲〕岐伯对曰:如厥阴司天,其气化则以风;少阴司天,其气化则以热;太阴司天,其气化则以湿;少阳司天,其气化则以火;阳明司天,其气化则以燥;太阳司天,其气化则以寒。

⑨孟景春等《黄帝内经素问译释》岐伯说:厥阴司天,气从风化;少阴司天,气从热化;太阴司天,气从湿化;少阳司天,气从火化;阳明司天,气从燥化;太阳司天,气从寒化。

⑩任廷革《任应秋讲〈黄帝内经〉素问》(讲解)有了这些基本知识,"岐伯曰:厥阴司天,其化以风;少阴司天,其化以热;太阴司天,其化以湿;少阳司天,其化以火;阳明司天,其化以燥;太阳司天,其化以寒",对这些话就比较好理解了。"厥阴司天",从图4上可以看出,逢"巳"逢"亥"年客气是厥阴司天;"其化以风",厥阴之气属风木嘛。以此类推,少阴之气是君火,所以"其化以热";太阴之气是湿土,所以"其化以湿";少阳之气是相火,所以"其化以火";阳明之气是燥金,所以"其化以燥";太阳之气是寒水,所以"其化以寒"。这个"化"是指六气的性质而言。

⑪张灿玾等《黄帝内经素问校释》岐伯说:厥阴司天,气从风化;少阴司天,气从热化;太阴司天,气从湿化;少阳司天,气从火化;阳明司天,气从燥化;太阳司天,气从寒化。

⑫方药中等《黄帝内经素问运气七篇讲解》[厥阴司天,其化以风]"厥阴司天",即厥阴风木司天之年。凡是年支属巳、属亥之年,都属于厥阴司天之年。"其化以风",即这一年的物化现象主要与风气偏胜有关。六十年中属于厥阴司天之年者,计有己巳、乙亥、辛巳、丁亥、癸巳、己亥、乙巳、辛亥、丁巳、癸亥十年。

[少阴司天,其化以热]"少阴司天",即少阴君火司天之年。凡是年支属子、属午之年,都属于少阴君火司天之年。"其化以热",即这一年的物化现象主要与热气偏胜有关。六十年中属于少阴司天之年者,计有壬子、壬午、戊子、戊午、甲子、甲午、庚子、庚午、丙子、丙午十年。

[太阴司天,其化以湿]"太阴司天",即太阴湿土司天之年。凡是年支属丑、属未之年,都属于太阴湿土司天之年。"其化以湿",即这一年的物化现象主要与湿气偏胜有关。六十年中属于太阴司天之年者,计有丁丑、丁未、癸丑、癸未、己丑、己未、乙丑、乙未、辛丑、辛未十年。

[少阳司天,其化以火]"少阳司天",即少阳相火司天之年。凡是年支属寅、属申之年,都属于少阳相火司天之年。"其化以火",即这一年的物化现象主要以火气偏胜有关。六十年中属于少阳相火司天之年者,计有壬寅、壬申、戊寅、戊申、甲寅、甲申、庚寅、庚申、丙寅、丙申等十年。

[阳明司天,其化以燥]"阳明司天",即阳明燥金司天之年。凡是年支上属卯、属酉之年,都属于阳明燥金司天之年。"其化以燥",即这一年的物化现象主要与燥(凉)气偏胜有关。六十年中属于阳明燥金司天之年者,计有丁卯、丁酉、己卯、己酉、癸卯、癸酉、乙卯、乙酉、辛卯、辛酉十年。

[太阳司天,其化以寒]"太阳司天",即太阳寒水司天之年。凡是年支属辰、属戌之年,都属于太阳寒水司天之年。"其化以寒",即这一年的物化现象主要与寒气偏胜有关。六十年中属于太阳司天之年者,计有壬辰、壬戌、戊辰、戊戌、甲辰、甲戌、庚辰、庚戌、丙辰、丙戌十年。

⑬王洪图等《黄帝内经素问白话解》岐伯说:六气司天各自的气化作用如下:厥阴司天,气化为风;少阴司天,气化为热;太阴司天,气化为湿;少阳司天,气化为火;阳明司天,气化为燥;太阳司天,气化为寒。

⑭郭霭春《黄帝内经素问白话解》岐伯说:厥阴司天,气从风化;少阴司天,气从热化;太阴司天,气从湿化;少阳司天,气从火化;阳明司天,气从燥化;太阳司天,气从寒化。

(3)以所临藏位,命其病者也。

①王冰《黄帝内经素问》肝木位东方,心火位南方,脾土位西南方及四维,肺金位西方,肾水位北方,是五藏定位。然六气所(原脱)御,五运所至,气不相得则病,相得则和,故先以六气所临,后言五藏之病也。

②马莳《黄帝内经素问注证发微》但司天之气,以所临之脏位而命其病。如肝木位东方,心火位南方,脾土位中央方及四维,肺金位西方,肾水位北方,是乃五脏定位。惟六气御五运,所至气不相得则病,相得则和。故先以六气所临,后言五脏之病也。

③张介宾《类经》肝木位东,心火位南,脾土位中及四维,肺金位西,肾水位北,所临之气,与藏相得则和,不相得则病。

④张志聪《黄帝内经集注》临藏位者,天气上临而下合人之藏位,随六气之所伤而命其病也。按此篇重在司岁备物,以五味六气举抑补泻以平治天地之不和,故首提其病焉。

⑤高士宗《黄帝素问直解》以所临藏位者,天气之所临。合于人之形藏,各有其位也。如厥阴合肝,少阴合心肾,太阴合肺脾,少阳合三焦、胆,阳明合大肠、胃,太阳合小肠、膀胱,各有上下形藏之位。以所临藏位命其病者,天气所临,合于形藏,而有风热湿火燥寒之病也。

⑥黄元御《黄元御医书全集》此句未具体注释。

⑦张琦《素问释义》五脏之位,与六气五运相得则和,不相得则病。

⑧高亿《黄帝内经素问详注直讲全集》〔注〕脏位,谓五脏之部位。

〔讲〕但司天之气于人各有所主之脏:风应肝,火应心,湿应脾,燥应肺,寒应肾。以六气所临某脏,或太过,或不及,因其盈虚而命其病者也。

⑨孟景春等《黄帝内经素问译释》所临藏位:指六气下临所应之脏器。如初之气是厥阴风木之位,也就是肝脏起适应活动的脏位。客气加临于主气,就等于客气加临于人体的内脏,从而对内脏发生影响。

根据客气所临的脏位,来确定其疾病。

⑩任廷革《任应秋讲〈黄帝内经〉素问》(讲解)岐伯曰:"以所临脏位,命其病者也。"把运气的知识运用到对人体生理、病理的解释,这是"临脏位"的意思,例如"厥阴"临肝位,"少阴"临心位,"太阴"临脾位等。如此才能"命其病者也",如今今年是少阴司天,君火旺,会不会或是不是心火内盛? 即用三阴三阳六经合风湿火热燥寒六气,来归纳病变的规律,这就是"命其病者"的意思。"临脏位"讨论的是生理问题,"命其病"讨论的是病理问题,因此只有"临脏位"才能"命其病"。

⑪张灿玾等《黄帝内经素问校释》以所临脏位,命其病者也:根据六气下临所应之脏器,确立疾病之所在。王冰注:"肝木位东方,心火位南方,脾土位西南方及四维,肺金位西方,肾水位北方,是五脏定位。然六气所御,五运所至,气不相得则病,相得则和,故先以六气所临,后言五脏之病也。"

根据六气司天时所应的脏腑部位,确立疾病的所在。

⑫方药中等《黄帝内经素问运气七篇讲解》[以所临脏位,命其病者也]"所临",指前述之风、热、火、湿、燥、寒六气来临。"脏位",指人体脏腑部位。"命",指命名。"命其病",指对疾病的命名。全句意即自然界气候变化与人体脏腑活动密切相关。因此,中医学也就根据季节气候变化特点及其与人体发病的关系和临床表现来对疾病命名及进行五脏定位,五气定性。凡是发病在季节上与春有关,在气候变化上与风气偏胜有关,在临床表现上与前章所描述的风病相类的,这就可以定位在肝胆,定性为风。凡是发病在季节上与夏季有关,在气候变化上与火气、热气偏胜有关,在临床表现上与前章所描述的火病相类的,这就可以定位在心、小肠,定性为火。凡是发病在季节上与长夏有关,在气候变化上与湿气偏胜有关,在临床表现上与前章所描述的湿病相类的,就可以定位在脾胃,定性为湿。凡发病在季节上与秋季有关,在气候变化上与燥气、凉气偏胜有关,在临床表现上与前章所描述的燥病相类的,就可以定位在肺,定性为燥。凡发病在季节上与冬季有关,在气候变化上与寒气偏胜有关,在临床表现上与前章所描述的寒病相类的,就可以定位在肾,定性为寒。对于此条,王冰在注文中指出,中医学中的五脏,主要是根据五行五方加以归类。人体疾病的发生,主要是由于人体脏腑与气候变化不能相适应而来。其注云:"肝木位东方,心火位南方,脾土位西南方及四维,肺金位西方,肾水位北方,是五脏定位。然六气御五运,所至气不相得则病,相得则和。"张介宾注此与王冰注文基本相同,但将王注之"脾土位西南及四维",改为"脾土位中及四维"。其注云:"肝木位东,心火位南,脾土位中及四维,肺金位西,肾水位北,所临之气与脏相得则和,不相得则病。"张志聪注文与王冰基本相同,但提得更明确一些。其注云:"风、寒、暑、湿、燥、火,天之六气也,三阴三阳上奉之,故六气为司天之化。临脏位者,天气上临而下合人之脏位,随六气之所伤而命其病也。"于此可见,中医学在辨证论治中的定位定性及疾病命名上,季节气候变化特点及其与人体发病的关系,与症状和体征的关系是其重要的依据之一。中医的病名,基本上是在此基础上演绎而来。这一点我们认为十分重要,必须加以正确理解。这是中医对疾病命名和辨

证论治中定位定性的理论基础。

⑬王洪图等《黄帝内经素问白话解》我们可根据六气所主持气候的特点及其与脏腑的相应关系,来判断病变的所在部位,并对疾病进行命名。

⑭郭霭春《黄帝内经素问白话解》以所临脏位,命其病者:根据客气所临的脏位,来决定疾病的名称。"脏位"主运所配属的五脏部位。

它们是以客气所临的脏位来决定疾病名称的。

(4)帝曰:地化奈何?岐伯曰:司天同候,间气皆然。

①王冰《黄帝内经素问》六气之本,自有常性,故虽位易,而化治皆同。

②马莳《黄帝内经素问注证发微》至于在泉与左右间,亦不过如是而已。

③张介宾《类经》地化,在泉之化也。间气,义如下文。六步之位,虽有上下左右之分,而气化皆相类,故与上文司天之化同其候。

④张志聪《黄帝内经集注》此言六气司天而环绕于地下,故与司天同候,从左右而环转,是以间气皆然。

⑤高士宗《黄帝素问直解》六气本化上临,乃司天之化,故问地化奈何?间,去声,下同。地化与司天同候,其左右之间气,亦同候也。

⑥黄元御《黄元御医书全集》司地之化,与司天同候。在司天司地之左右者,谓之间气。地之间气,亦与天之间气相同。

⑦张琦《素问释义》此句未具体注释。

⑧高亿《黄帝内经素问详注直讲全集》〔注〕地化六气,在泉之化也。

〔讲〕黄帝曰:六气司天之化,固如是矣,而其在泉之地化奈何?岐伯对曰:地与天应亦与司天同其候耳,至若间气无不皆然。如厥阴在天之化为风,而在泉之地化与左右之间气,亦犹是也。由此推之,则三阴三阳不辨自明。

⑨孟景春等《黄帝内经素问译释》黄帝道:在泉之气的气化是怎样的?岐伯说:与司天同一规律,间气也是如此。

⑩任廷革《任应秋讲〈黄帝内经〉素问》(讲解)问曰:"地化奈何?""地化"是指"在泉"而言。为什么又不用"司地"而要用"在泉"一词呢?关于这一点古人还是有点道理的。他们认为"地"存在于太虚之中,"太虚"即宇宙,从宇宙的角度看,"地"是在空中悬着的,古人没有提到"地"是什么形状,但是他们知道"地"是在辽阔的太空之中悬浮着的,"六气"围绕着整个地表上下运行,为了有别于"司天"的状况,所以不叫"司地"而是叫"在泉","泉"是居于地之下的。这里是问在泉之气如何认识呢?"司天同候,间气皆然",在泉与司天的内容是一样的,也分厥阴、少阴、太阴、少阳、阳明、太阳等六气,所代表的大气特征也一样,如厥阴其化以风,少阴其化以热等。不仅在泉之气与司天之气的特征是一样的,即天之左右、泉之左右的四个间气,其特征也一样的,故曰"间气皆然",仍然是厥阴其化以风,太阴其化以湿等。懂得了"司天"之气的气候变化,就懂得了"在泉"之气的气候变化,也就懂得了"间气"的气候变化。所谓"间"是指在天地之间,或曰在司天、在泉之间。

⑪张灿玾等《黄帝内经素问校释》黄帝说:六气在泉时,其气化是怎样的呢?岐伯说:和司天的气化规律是一样的,间气也是这样。

⑫方药中等《黄帝内经素问运气七篇讲解》[地化]"地",指在泉之气。"化",指物化现象。"地化",意即在泉之气与万物化生的关系。原文问"地化奈何?"意即问在泉之气与万物化生的关系是什么。

[司天同候,间气皆然]此句是回答上句提问,认为在泉之气与物化的关系,与司天之气对物化的关系相同,即原文所谓"司天同候"。至于间气与物化的关系也是相同的,即原文所谓的"间气皆然"。

⑬王洪图等《黄帝内经素问白话解》黄帝说:六气在泉各自的气化作用怎样呢?岐伯说:在泉之气与司天之气的规律相同,也是根据它们所主持的气候特点及与脏腑的相应关系来确定疾病的部位和病名的。左右的四个间气也是如此。

⑭郭霭春《黄帝内经素问白话解》地化:在泉之气的变化。

黄帝道:在泉之化是怎样的!岐伯说:与司天是同样的,间气也是如此。

(5)帝曰:间气何谓?岐伯曰:司左右者,是谓间气也。

①王冰《黄帝内经素问》六气分化,常以二气司天地,为上下吉凶胜复客主之事,岁中悔吝从而明之,余四气散居左右。故《阴阳应象大论》曰:天地者,万物之上下。左右者,阴阳之道路。此之谓也。

②马莳《黄帝内经素问注证发微》故以各气而在左右者谓之间气。

③张介宾《类经》六气分主六步,上谓司天,下谓在泉,余四者谓之间气。在上者,为司天左间,司天右间;在下者,为在泉左间,在泉右间。《阴阳应象大论》曰:天地者,万物之上下。左右者,阴阳之道路。

④张志聪《黄帝内经集注》此言六气司天而环绕于地下,故与司天同候,从左右而环转,是以间气皆然。

⑤高士宗《黄帝素问直解》间气同候,何谓?《五运行大论》云:随气所在,期于左右。故司上下之左右者,是谓间气也。间气司上下之左右,当与司天在泉同候矣。

⑥黄元御《黄元御医书全集》在司天司地之左右者,谓之间气。

⑦张琦《素问释义》此间气即谓六步客气,以其在司天在泉左右而言则曰间气,以其每岁分布六位言则曰客气。

⑧高亿《黄帝内经素问详注直讲全集》〔注〕司左右者,谓司天在泉左间右间之气也。

〔讲〕黄帝曰:夫子言间气,不知间气者何谓也?岐伯对曰:司天在泉之左右者,是谓间气。

⑨孟景春等《黄帝内经素问译释》黄帝道:间气是怎样的呢?岐伯说:分司在司天和在泉之左右的,就叫做间气。

⑩任廷革《任应秋讲〈黄帝内经〉素问》(讲解)问曰:"间气何谓?""岐伯曰:司

左右者,是谓间气也。"所谓"左右",是指在司天的左间、右间,或者在泉的左间、右间,这些都是"间气"。

⑪张灿玾等《黄帝内经素问校释》黄帝说:间气是怎样的呢? 岐伯说:分司于司天与在泉左右间的叫做间气。

⑫方药中等《黄帝内经素问运气七篇讲解》[司左右者,是谓间气也]这是解释什么是"间气"。关于司天在泉四间气,我们在前章中作过解释,即一年分为六步,每步为六十天零八十七刻半。从主气来说,初之气为厥阴风木,二之气为少阴君火,三之气为少阳相火,四之气为太阴湿土,五之气为阳明燥金,终之气为太阳寒水。从客气来说,则此六步按一阴、二阴、三阴、一阳、二阳、三阳依次轮转,每年不同,六年一个周期,周而复始。加在主气三之气上的,叫司天之气,加在主气终之气上的,叫在泉之气。在司天之气左方的,叫司天左间,在司天之气右方的,叫司天右间;在在泉之气左方的,叫在泉左间,在在泉之气右方的,叫在泉右间。原文谓"司左右者,是谓间气也",意即在司天的左方或右方及在在泉的左方或右方都称"间气"。

⑬王洪图等《黄帝内经素问白话解》黄帝说:什么叫间气? 岐伯说:六气分为六步来主持各个时令的气化,在上的叫司天,在下的叫在泉,其余分别主持司天、在泉左右的四个气就叫做间气。

⑭郭霭春《黄帝内经素问白话解》黄帝道:怎样叫做间气? 岐伯说:分管司天在泉之左右的,就称为间气。

(6)帝曰:何以异之? 岐伯曰:主岁者纪岁,间气者纪步也。帝曰:善!

①王冰《黄帝内经素问》岁,三百六十五日四分日之一。步,六十日余八十七刻半也。积步之日而成岁也。

②马莳《黄帝内经素问注证发微》间气者,正所以纪步。步者,六十日余八十七刻半也。积步而成岁,则六六三百六十五日有奇矣。《六微旨大论》曰:显明之右,君火之位也;君火之右,退行一步,相火治之;复行一步,土气治之;复行一步,金气治之;复行一步,水气治之;复行一步,木气治之;复行一步,君火治之。其每岁司天主岁,正所以纪岁气。而左右间气,又与六步而相纪。《六微旨大论》首节谓天道右转、六节盛衰者,正纪岁之谓。而次节地理之应六节气位者,正纪步之谓。当合而观之,其义为益明矣。

③张介宾《类经》主岁者纪岁,司天主岁半之前,在泉主岁半之后也。间气者纪步,岁有六步,每步各主六十日八十七刻半也。

④张志聪《黄帝内经集注》但司天在泉之气纪岁间气纪步之不同也。

⑤高士宗《黄帝素问直解》间气与司天在泉之气,何以异之? 主岁者,司天在泉之气也,司天在泉,主一岁之气,故主岁者纪岁。间气者,上下左右之气也。上下左右,分主六十日之一气,故间气者纪步也。《六微旨大论》云:步者,六十度而有奇。六十度,即六十日也。

⑥黄元御《黄元御医书全集》间气之异于司天司地者,司天司地是主步者,统纪一岁,间气是主岁者,但纪一步也(司天主前半岁,司地主后半岁,是谓主岁者纪岁。间气主步,一步六十日,是谓间气者纪步)。

⑦张琦《素问释义》此句未具体注释。

⑧高亿《黄帝内经素问详注直讲全集》〔注〕纪,计也。岁,谓三百六十五日四分度之一也。步,谓六十日余八十七刻半也。

〔讲〕黄帝曰:夫子言司天同候,间气皆然,其气宜无或异也,而竟有异之者,不知其果何以乎?岐伯对曰:其气之异者,以主岁与纪步,各有不同耳。彼司天在泉是谓主岁,主岁者,所以计三百六十五日有奇之岁也。司左司右是谓间气,间气者,所以计六十日余八十七刻半之步也。

⑨孟景春等《黄帝内经素问译释》黄帝道:与司天在泉有何分别?岐伯说:司天在泉主岁之气,主管一年的气化,间气之气,主一步(六十日有奇)的气化。黄帝道:很对!

⑩任廷革《任应秋讲〈黄帝内经〉素问》(讲解)问曰:"何以异之?"六气皆然,怎样区别司天之气、在泉之气、左右间气呢?岐伯曰:"主岁者纪岁,间气者纪步也。""主岁"是指司天之气、在泉之气而言,"司天"主上半年,"在泉"主下半年,司天、在泉主管一年的气候变化,故曰"纪岁"。"间气"不主岁,只管一年中的某个阶段,故曰"纪步",一步也是 60 天又 87.5 刻。这就是司天、在泉、间气的区别,也是"客气"大不同于"主气"的地方。

⑪张灿玾等《黄帝内经素问校释》主岁者纪岁,间气者纪步也:主岁之气,主治一年之气。如子午年,少阴君火司天,阳明燥金在泉,司天主前半年,在泉主后半年。一年分为六步,间气则只主一步之气。《类经》二十七卷第二十四注:"主岁者纪岁,司天主岁半之前,在泉主岁半之后也。间气者纪步,岁有六步。每步各主六十日八十七刻半也。"

黄帝说:它与司天在泉有什么区别?岐伯说:司天在泉为主岁之气,主一年的气化,间气则主一步的气化。黄帝说:好。

⑫方药中等《黄帝内经素问运气七篇讲解》[主岁者纪岁,间气者纪步也]这是解释每年的司天在泉之气与间气在作用上的不同之处。"主岁",指司天在泉之气。"纪岁",即主管这一年的气候变化。一般来说,司天之气主管这一年上半年的气候变化,这就是《六元正纪大论》中所谓:"岁半之前,天气主之。"在泉之气主管这一年下半年的气候变化,这就是同篇所论:"岁半之后,地气主之。"上半年与下半年交互作用,构成这一年的气候物候变化特点,这就是所谓"上下交互,气交主之,岁纪毕矣。"因此,原文谓:"主岁者纪岁。""间气",即司天在泉左右之气。"纪步",即主管这一年中某一个时期的气候变化。司天左间主管这一年中四之气所属时间中的气候物候变化。司天右间主管这一年中二之气所属时间内的气候物候变化。在泉左间主管这一年中初之气所属时间内的气候物候变化。在泉右间主管这一年中五之

气所属时间内的气候物候变化。所以原文谓:"间气者纪步。"因此,在具体分析各个年份、季节的气候物候变化时,不但要考虑司天在泉之气,也必须考虑左右间气以及其他有关因素。只有这样全面考虑,才能对这一年的气候物候变化及疾病性质作出比较切合实际的判断。

⑬王洪图等《黄帝内经问白话解》黄帝说:间气与司天、在泉之气有什么区别呢?岐伯说:司天与在泉共同主持一年的气化,间气只能主持一步的气化,也就是各主六十天八十七刻半。

⑭郭霭春《黄帝内经素问白话解》主岁者纪岁,间气者纪步:司天在泉(主岁)之气,主一年的气化,故曰主岁者纪岁间气主六十天(一步)的气化故曰间气者纪步。"步",六十日余八十七刻半。

黄帝道:与司天在泉有什么分别呢?岐伯说:司天在泉(主岁)之气,主一年的气化、间气,主六十天(一步)的气化。黄帝道:讲得好!

第三解

(一)内经原文

岁主奈何?岐伯曰:厥阴司天为风化[注1],在泉为酸化,**司气**为苍化,间气为动化;少阴司天为热化,在泉为苦化,**居气**为灼化;太阴司天为湿化,在泉为甘化,司气为黅[注2]化,间气为柔化;少阳司天为火化,在泉为苦化,司气为丹化,间气为明化;阳明司天为燥化,在泉为辛化,司气为素化,间气为清化;太阳司天为寒化,在泉为咸化,司气为玄化,间气为藏化。故治病者,必明六化分治,五味五色所生,五藏所宜,乃可以言盈虚病生之绪也。

[注1]厥阴司天为风化:郭霭春《黄帝内经素问校注》此处后加"巳亥之岁,风高气远,云飞物扬,风之化也";张灿玾《黄帝内经素问校释》、方药中等《黄帝内经素问运气七篇讲解》、孟景春等《黄帝内经素问译释》、人民卫生出版社影印顾从德本《黄帝内经素问》此处无后加。笔者认为此处不应加"巳亥之岁,风高气远,云飞物扬,风之化也",不符合体例。

[注2]黅:郭霭春《黄帝内经素问校注》、方药中等《黄帝内经素问运气七篇讲解》、人民卫生出版社影印顾从德本《黄帝内经素问》此处为"黅";张灿玾等《黄帝内经素问校释》、孟景春等《黄帝内经素问译释》此处为"黄黅"。

(二)字词注释

(1)司气

①王冰《黄帝内经素问》木、土、火、金、水运之气。

②马莳《黄帝内经素问注证发微》丁壬之岁,则司木运之气……甲己之岁,则司土运之气……戊癸之岁,则司火运之气……乙庚之岁,则司金运之气……丙辛之岁,则司水运之气。

③张介宾《类经》司气,言五运之气也。

④张志聪《黄帝内经集注》司气者,司五运之气化。五运者,五行之气也。

⑤高士宗《黄帝素问直解》司气,司岁之运气也。

⑥黄元御《黄元御医书全集》而一岁六气,司天主三之气,在泉主终之气,所谓司气也。

⑦张琦《素问释义》此词未具体注释。

⑧高亿《黄帝内经素问详注直讲全集》〔讲〕司週年之六气。

⑨孟景春等《黄帝内经素问译释》指五运之气。张介宾:"司气,言五运之气也。木运司气,故色化青苍,丁壬年是也。"

⑩任廷革《任应秋讲〈黄帝内经〉素问》五运之气。

⑪张灿玾等《黄帝内经素问校释》在此指司五运之气。

⑫方药中等《黄帝内经素问运气七篇讲解》"司气",注家均以司五运之化来作解释。我们认为把"司气"用五运来解释,不符经文原意。因为本篇一开始就提出:"五气交合,盈虚更作,余知之矣。六气分治,司天地者,其至何如?"这就说明了本节主要是谈六气,并没有谈五运,所以以五运来解释"司气"并不合适。那么"司气"在此是指什么呢?我们认为"司气"在此是统指司天在泉之气,与前文所述"岁气""主岁"同义。

⑪张灿玾等《黄帝内经素问校释》在此指司五运之气。

⑬王洪图等《黄帝内经素问白话解》厥阴主持的岁运……太阴主持的岁运……少阳主持的岁运……阳明主持的岁运……太阳主持的岁运。

⑭郭霭春《黄帝内经素问白话解》司岁运。

(2)居气

①王冰《黄帝内经素问》居本位君火为居,不当间之也。(〔新校正云〕详少阴不曰间气而云居气者,盖尊君火无所不居,不当间之也。)

②马莳《黄帝内经素问注证发微》至于居左右之气,则君火无所不居,不得以间气名之。……君为至尊,不敢曰间,而曰居耳。

③张介宾《类经》居,所在也。不曰间气而曰居气者,君之所居,无往不尊,故不敢言间也。

④张志聪《黄帝内经集注》所谓居气者,言少阴不司气化,在六气之中自有所居之上下,即下章之南政居南北政居北也。(眉批)居者,谓少阴居于间气之岁,而运气之少阴与之同居。北政居少阴,南政居阳明。

⑤高士宗《黄帝素问直解》少阴不司气化,而间气则居。

⑥黄元御《黄元御医书全集》此词未具体注释。

⑦张琦《素问释义》林云:少阴不曰间气而云居气者,尊君火无所不居,不当间之也。

⑧高亿《黄帝内经素问详注直讲全集》〔注〕君火以尊不主气,故曰不司气化而曰居气也。〔讲〕少阴君火分尊,所以不司气化,故值居气之岁。

⑨孟景春等《黄帝内经素问译释》即间气。因少阴为君火,故尊之而称为"居气"。新校正:"少阴不曰间气,而云居气者,盖尊君火无所不居,不当间之也。"

⑩任廷革《任应秋讲〈黄帝内经〉素问》"居气"是指"间气",不称"间"而叫做"居",也是因为是君火缘故,"君"与众不同。

⑪张灿玾等《黄帝内经素问校释》新校正云:"详少阴不曰间气,而言居气者,盖遵君火无所不居,不当间之也。"

⑫方药中等《黄帝内经素问运气七篇讲解》"居气",即少阴君火所居之处。

⑬王洪图等《黄帝内经素问白话解》即间气。因少阴为君火故尊之而称为"居气"。

⑭郭霭春《黄帝内经素问白话解》即间气。

(3)黅

①王冰《黄帝内经素问》黅,黄也。

②马莳《黄帝内经素问注证发微》此字未具体注释。

③张介宾《类经》黅黄。

④张志聪《黄帝内经集注》此字未具体注释。

⑤高士宗《黄帝素问直解》此字未具体注释。

⑥黄元御《黄元御医书全集》此字未具体注释。

⑦张琦《素问释义》此字未具体注释。

⑧高亿《黄帝内经素问详注直讲全集》此字未具体注释。

⑨孟景春等《黄帝内经素问译释》此字未具体注释。

⑩任廷革《任应秋讲〈黄帝内经〉素问》"黅"为黄色,是土之色。

⑪张灿玾等《黄帝内经素问校释》此字未具体注释。

⑫方药中等《黄帝内经素问运气七篇讲解》"黅",即黄色。

⑬王洪图等《黄帝内经素问白话解》黄色。

⑭郭霭春《黄帝内经素问白话解》此字未具体注释。

(三)语句阐述

(1)岁主奈何?岐伯曰:厥阴司天为风化,在泉为酸化,司气为苍化,间气为动化。

①王冰《黄帝内经素问》巳亥之岁,风高气远,云飞物扬,风之化也。寅申之岁,木司地气,故物化从酸。木运之气,丁壬之岁化。苍,青也。偏主六十日余八十七刻半也。(〔新校正云〕详丑未之岁厥阴为初之气,子午之岁为二之气,辰戌之岁为四之气,卯酉之岁为五之气。)

②马莳《黄帝内经素问注证发微》此承上文而言六化,正明六气分治及主岁者纪岁之大义也。巳亥之岁,厥阴司天,而为风化,风高气远,云物飞扬也。若寅申之岁,则在泉而为酸化,盖木司地气,物化乃从酸也。丁壬之岁,则司木运之气,而为苍化。至于丑未之岁,则为在泉之左间,主初之气。子午之岁,则为司天之右间,主二之气。辰戌之岁,则为司天之左间,主四之气。卯酉之岁,则为在泉之右间,主五之气。而皆为动化,偏生左右处,为动摇也。此皆各主六十日余八十七刻半耳后仿此。

③张介宾《类经》此详言上下左右,气化之有异也。木气在天为风化,而飘怒摇动,云物飞扬,如巳亥岁厥阴司天是也。木气在地则味为酸化,如寅申岁厥阴在泉是也。司气,言五运之气也。木运司气,故色化青苍,丁壬年是也。厥阴所临之位,风化行则群物鼓动,故曰动化。如丑未岁则为地之左间,主初之气;子午岁则为天之右间,主二之气;辰戌岁则为天之左间,主四之气;卯酉岁则为地之右间,主五之气也。

④张志聪《黄帝内经集注》主岁者,谓六气之各主一岁。风寒暑湿燥火乃在天之六气,故为司天之化。《天元纪论》曰:在地为化,化生五味。故在地为味化。司气者,司五运之气化。五运者,五行之气也。感天之苍黅丹素玄之五色,而化生地之五行,是以司气为苍为丹为黅为素为玄。间气之为动为灼为柔为明为清为藏者,六气之用也。

⑤高士宗《黄帝素问直解》主岁者纪岁,故问岁主奈何?司天在泉,司气间气,皆为岁主,伯故类举以对。阳为气,司天为阳,故厥阴司天为风化。厥阴司天,巳亥岁也。阴为味,在泉为阴,故厥阴在泉为酸化。厥阴在泉,寅申岁也。司气,司岁之运气也。丁壬木运,本于天之苍气,故司气为苍化。间气,上下左右之气也。《五运行大论》云:上见太阳,则左厥阴,上见少阴,则右厥阴;太阳在下,左厥阴,少阴在下,右厥阴。辰戌子午,厥阴居司天之左右,丑未卯酉,厥阴居在泉之左右,故间气为动化。动,风之摇动也。

⑥黄元御《黄元御医书全集》司天主前半岁,在泉主后半岁,所谓主岁也。而一岁六气,司天主三之气,在泉主终之气,所谓司气也。其主初气、二气、四气、五气者,是间气也。

⑦张琦《素问释义》此句未具体注释,总体概括此段为:此篇详论药物、方制、治法,故首列六气色味之化。

⑧高亿《黄帝内经素问详注直讲全集》〔批〕此言主岁气化,以及间气之化。
〔注〕风热湿火燥寒,气也。酸苦甘辛咸,味也。苍黅丹素玄,色也。动灼柔明清,藏化也。

〔讲〕黄帝曰:善哉,夫子之论矣!而所谓岁主者奈何?岐伯对曰:夫所谓岁主者,以纪岁者也,如巳亥之岁,厥阴司天,其在天之化则为风;寅申之岁,厥阴在泉,其在地之化则为酸;厥阴之岁,司週年之六气,见于色则为苍。至于丑未之岁,厥阴为在泉之左间;子午之岁,厥阴为司天之右间;辰戌之岁,厥阴为司天之左间;卯酉之岁,厥阴为在泉之右间。凡属厥阴间气,偏生左右,其化为动摇也,皆各主六化分治五味五色等。

⑨孟景春等《黄帝内经素问译释》司气:指五运之气。张介宾:"司气,言五运之气也。"木运司气,故色化青苍,丁壬年是也。

一岁之中气化的情况是怎样的呢?岐伯说:厥阴司天为风化,在泉为酸化,岁运为苍化,间气为动化。

⑩任廷革《任应秋讲〈黄帝内经〉素问》(讲解)问曰:"岁主奈何?"六气主岁的情况具体是怎样的呢?"厥阴司天为风化,在泉为酸化,司气为苍化,间气为动化。"因为司天、在泉、间气穿插于每一时段(每一步)中,于是客气的每一步都有这样三化。厥阴的三化是:司天为"风化",在泉为"酸化",间气为"动化"。意思是说,厥阴之气属风木,厥阴司天其化以"风",厥阴在泉其化以"酸",厥阴间气其化为"动"。风、酸、动都是厥阴风木的特性所在,或曰本质特征所在。"司气为苍化"不是"六气"的内容,而是"五运"的内容,是指年运是"厥阴风木"之年,"苍"是风木之色,厥阴主风、主酸、主动,其色主苍。所以这里所谓"四化",是从运、气的总体上讲的,从"客气"来讲只有三化。

涉及"五运",就介绍一下有关的内容,可参见图5(五运主运图解)。前面讲的主气、客气都是以"地支"为符号来表达的,而五运与地支毫无关系,是以"天干"为符号来表达的,即甲、乙、丙、丁、戊、己、庚、辛、壬、癸。推算五运的基本规律是:甲、己属土运;乙、庚属金运;丙、辛属水运;丁、壬属木运;戊、癸属火运。不难看出,五运是把十天干配成五对来表达的,一般称作甲己化土、乙庚化金、丙辛化水、丁壬化木、戊癸化火。而且还有阴干、阳干之别,甲、乙、丙、丁、戊属阳干,己、庚、辛、壬、癸属阴干,阳干主"太过",阴干主"不及"。如今年是"戊午"年,年运属火,戊癸化火嘛,而且是"阳火",同时又逢客气是少阴君火司天,两"火"相遇天气肯定会很热,今年有段时间就相当热,南方中暑死了不少人,福建、上海、广州有半个月够紧张的,这就是火气太过(见图5)。

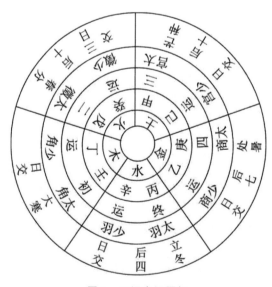

图5　五运主运图解

五运也分主、客,有主运、客运之别,主运与客运如何推算?可参见图5(五运主运图解)。主运是以木、火、土、金、水的秩序排列的,是依据五行相生的秩序,木生火,火生土,土生金,金生水,分主于一年中的五个季节。第一步,"运"也是从大寒时节开始计算,具体要看是在大寒时节的哪一天哪个时刻交会,就从交会的那个时刻起开始计算木运;第二步,在春分后的第十三天起计算火运,木生火嘛;第三步,从芒种后的第十天起计算土运;第四步,从处暑后的第七天起计算金运;第五步,从立冬后的第四天起计算水运。年年如此,计算方法不变,这叫"主运"。主运的每一步是73天零5刻,比六气的每一步时间要长一些。

"客运"是以每年的"中运"为"初运"开始计算,所谓"中运"就是统管这一年的运,比如今年是"戊午"年,就从"戊"开始计算,明年是"己未"年就从"己"开始计算。所谓"中",是"运"位于司天、在泉之中的意思,所以统管一年的运都称为"中运"。客运就是从"中运"起算,所以客运是变化的,主运年年是从"木运"开始,不随天干甲子的变化而变化,这是主运、客运的不同点。但客运、主运的秩序都是依照五行相生的秩序,均分五步计算,这是它们相同之处。因此前面所谓"司气为苍化",是指五运而言。

⑪张灿玾等《黄帝内经素问校释》司气:在此指司五运之气。动化:厥阴风木,其性善动,有鼓动万物的作用。《类经》二十七卷第二十四注:"厥阴所临之位,风化行,则群物鼓动,故曰动化。"

一岁中气化的情况是怎样的呢?岐伯说:厥阴司天则气从风化,在泉则味从酸化,司运则色从苍化,间气则气从动化。

⑫方药中等《黄帝内经素问运气七篇讲解》[厥阴司天为风化,在泉在酸化,司气为苍化。间气为动化]"厥阴司天",即厥阴风木司天之年。"厥阴司天为风化",王冰注:"巳亥之岁,风高气远,云飞物扬,风之化也。"其意即凡属年支上逢巳、逢亥之年,由于厥阴风木司天,所以这一年的上半年气候上风气偏胜。"在泉",即厥阴风木在泉之年。"在泉为酸化",王冰注:"寅申之岁,木司地气,故物化从酸。"意即凡是年支上逢寅逢申之岁,少阳相火司天,厥阴风木在泉。由于厥阴风木在泉,所以这一年下半年,五味中偏酸味的食物生长良好。"司气",注家均以司五运之化来作解释。我们认为把"司气"用五运来解释,不符经文原意。因为本篇一开始就提出:"五气交合,盈虚更作,余知之矣。六气分治,司天地者,其至何如?"这就说明了本节主要是谈六气,并没有谈五运,所以以五运来解释"司气"并不合适。那么"司气"在此是指什么呢?我们认为"司气"在此是统指司天在泉之气,与前文所述"岁气"、"主岁"同义。"苍化",即木化。"司气为苍化",意即由于司天在泉之气总是相互作用,相互影响,所以不论是厥阴风木司天之年,还是厥阴风木在泉之年,这一年在气化、物化上都具有木化的特点,亦即在气候上风气偏胜,在物候上味酸、色青的谷物和果类生长良好,在疾病上肝胆疾病好发等。"间气为动化","动化",亦即木化或风化。意即厥阴风木作为间气时,根据前述"间气者纪步也"的精神,在它所主的这一段时间内,气候和物候上表现为木化、风化的特点。

⑬王洪图等《黄帝内经素问白话解》各年的气化情况怎样呢？岐伯说：六气分别为司天、在泉及间气的气化表现如下：

厥阴司天，则上半年气候多风；厥阴在泉，则下半年气候多风，产生酸味；厥阴主持的岁运属木，故青苍的颜色与它相应；厥阴为间气，则在它所主持的时令，万物动摇不定。

⑭郭霭春《黄帝内经素问白话解》岁的主气是怎样的呢？岐伯说：厥阴在司天就为风化，在在泉就为酸化，在司岁运就为苍化，在间气就为动化。

（2）少阴司天为热化，在泉为苦化，不司气化，居气为灼化。

①王冰《黄帝内经素问》子午之岁，阳光熠耀，暄暑流行，热之化也。卯酉之岁，火司地气，故物以苦生。君不主运。（〔新校正云〕按《天元纪大论》云：君火以名，相火以位。谓君火不主运也。）六十日余八十七刻半也。居本位君火为居，不当间之也。（〔新校正云〕详少阴不曰间气而云居气者，盖尊君火无所不居，不当间之也。）

②马莳《黄帝内经素问注证发微》子午之岁，少阴司天，而为热化，阳火熠耀，炎暑流行也。若卯酉之岁，则在泉而为苦化，火司地气，物以苦生也。然各气主运，惟君火不主运，故不司气化。《天元纪大论》云：君火以名，相火以位。正以明君火不主运也。至于居左右之气，则君火无所不居，不得以间气名之。寅申之岁，则居在泉之左，主初之气。丑未之岁，则居司天之右，主二之气。巳亥之岁，则居司天之左，主四之气。辰戌之岁，则居在泉之右，主五之气，而为灼化也。故左间、右间、间气之"间"，皆宜读曰平声，明有旁居之义也。君为至尊，不敢曰间，而曰居耳。王（冰）注、新校正读去声者非。

③张介宾《类经》君火在天为热化，而为阳光明耀，温养万物，如子午岁少阴司天是也。火气在地则味为苦化，如卯酉岁少阴在泉是也。君不司运。夫五运六气之有异者，运出天干，故运惟五；气出地支，故气有六。五者，五行各一也。六者，火分君相也。故在六气则有君火相火所主之不同，而五运则火居其一耳。于六者而缺其一，则惟君火独不司五运之气化。正以君火者太阳之火也，为阳气之本，为万化之原，无气不司，故不司气化也。按新校正及诸家之注此者，皆曰君火以名，相火以位，正以明君火不主运也。其说殊谬。夫《天元纪大论》原曰君火以明，非曰以名也，奈何将明字改作名字，牵强为解，大失经旨。盖不改全不相干，义殊不通，必欲引以注此，则不得不改明为名，尤属悖乱矣。愚有详注，在本类前第三章君火以明之下，所当考正。居，所在也。灼，光明也。不曰间气而曰居气者，君之所居，无往不尊，故不敢言间也。如寅申岁居在泉之左，主初之气；丑未岁居司天之右，主二之气；巳亥岁居司天之左，主四之气；辰戌岁居在泉之右，主五之气也。

④张志聪《黄帝内经集注》风寒暑湿燥火乃在天之六气，故为司天之化。《天元纪论》曰：在地为化，化生五味。故在地为味化。司气者，司五运之气化。五运者，五行之气也。感天之苍黅丹素玄之五色，而化生地之五行，是以司气为苍为丹

为黔为素为玄。君火以明而在天,故不司在地之火化。所谓居气者,言少阴不司气化,在六气之中自有所居之上下,即下章之南政居南北政居北也。间气之为动为灼为柔为明为清为藏者,六气之用也。[眉批]居者,谓少阴居于间气之岁,而运气之少阴与之同居。北政居少阴,南政居阳明。

⑤高士宗《黄帝素问直解》子午之岁,少阴司天为热化。卯酉之岁,少阴在泉为苦化。戊癸化火,少阳司气,少阴君火,不司气化。所以然者,六气之中有二火。少阳相火,合司气之化,而君火之尊不与也。少阴不司气化,而间气则居,故居气为灼化。灼,火之灼燔也。盖上见厥阴,左少阴;上见太阴,右少阴;厥阴在下,左少阴;太阴在下,右少阴。巳亥丑未,少阴居司天之左右;寅申辰戌,少阴居在泉之左右也。

⑥黄元御《黄元御医书全集》少阴君火,六气之主,君主无为,宰相代行其令,故少阴不司气化。如北政之岁,少阴在泉,则寸口不应;南政之岁,少阴司天,则寸口不应,是不司气化之证据也(旧注:气有六,运有五,不可气化者,不主运也。夫主运者五行,非六气也,六气皆不主运,何但少阴耶)。

⑦张琦《素问释义》林云:少阴不曰间气而云居气者,尊君火无所不居,不当间之也。

⑧高亿《黄帝内经素问详注直讲全集》〔注〕风热湿火燥寒,气也。酸苦甘辛咸,味也。苍黔丹素玄,色也。动灼柔明清,藏化也。君火以尊不主气,故曰不司气化而曰居气也。

〔讲〕知厥阴之气味色化,则少阴司天之岁所以为热化,在泉之岁所以为苦化,少阴君火分尊,所以不司气化,故值居气之岁,所以为灼化。

⑨孟景春等《黄帝内经素问译释》居气:即间气。因少阴为君火,故尊之而称为"居气"。新校正:"少阴不曰间气,而云居气者,盖尊君火无所不居,不当间之也。"

少阴司天为热化,在泉为苦化,岁运不司气化,间气为灼化。

⑩任廷革《任应秋讲〈黄帝内经〉素问》(讲解)"少阴司天为热化,在泉为苦化,不司气化,居气为灼化。"少阴司天,就为"热化",今年就是这种情况,逢午年嘛;少阴在泉,即为"苦化","苦"是"火"之味,"苦化"是"热化"的另一种形式;"不司气化"这是指五运,不是指的六气,如何理解"不司气化"? 这个问题出在君火的概念上,认为少阴君火可以主管所有的"运",用通俗的话来说,不是说不管,而是统统都管,所谓"不司"就是"都司"的意思,这也是对君火的一种解释。"居气为灼化","居气"是指"间气",不称"间"而叫做"居",也是因为是君火缘故,"君"与众不同嘛。热、苦、灼都是"火"的特征,即少阴之气主火热。

⑪张灿玾等《黄帝内经素问校释》不司气化:王冰注"君不主运"。新校正云:"按《天元纪大论》曰:君火以名,相火以位,谓君火不主运也。"《类经》二十七卷第二十四注:"君不司运也。夫五运六气之有异者,运出天干,故运惟五,气出地支,故

气有六。五者,五行各一也。六者,火分君相也。故在六气则有君火相火所主之不同,而五运则火居其一耳,于六者而缺其一,则惟君火,独不司五运之气化,正以君火者,太阳之火也,为阳气之本,为万化之原,无气不司,故不司气化也。"两说不同,似以王注及新校正说为是。居气:新校正云"详少阴不曰间气,而言居气者,盖遵君火无所居,不当间之也"。

少阴司天则气从热化,在泉则味从苦化,不司岁运,居气则气从灼化。

⑫方药中等《黄帝内经素问运气七篇讲解》"少阴司天",即少阴君火司天之年。王冰注:"子午之岁,阳光熠耀,暄暑流行,热之化也。"其意即凡属年支上逢子逢午之年,由于少阴君火司天,所以这一年上半年热气偏胜。"在泉",即少阴君火在泉之年。"在泉为苦化",王冰注:"卯酉之岁,火司地气,故物以苦生。"意即凡是年支上逢卯逢酉之年,阳明燥金司天,少阴君火在泉。由于少阴君火在泉,所以这一年下半年气候偏热,五味中以偏苦味的食物或药物生长良好。"不司气化"一句,注家多以"君不主运"来作解释,我们认为以五运解释不妥,前已述及。"不司气化"一句,我们理解是因为少阴君火司天或在泉之年,这样的年份上半年与下半年在气候上完全相反,因此不能明确提出这一年的岁气或主岁是什么。因为少阴君火司天之年,上半年气候偏热,但少阴司天,必然是阳明在泉,因此这一年下半年又必然是气候偏凉。反之,少阴君火在泉,又必然是阳明燥金司天,这一年下半年气候偏热而上半年气候却又偏凉。一凉一热,因此不好说这一年是以什么为主,所以原文谓"不司气化"。"居气",即少阴君火所居之处。"灼",即烧灼,此处指灼热。"灼化",即热化或火化。"居气为灼化",意即少阴君火司天或少阴君火在泉之年,由于这一年"不司气化",所以在对这一年气候、物候变化作具体分析时,以少阴君火所居之地为准。少阴君火司天,那就是这一年上半年气候偏热。少阴君火在泉,那就是这一年下半年气候偏热,火类谷物生长良好。少阴君火在间气上,那么这一间气所属时间内气候偏热,火类谷物生长良好。这就是原文所谓"居气为灼化"的含义。这一理解,虽经反复考虑,终不敢自以为是,提出敬俟高明指正。

⑬王洪图等《黄帝内经素问白话解》居气,即间气。因少阴为君火故尊之而称为"居气"。

少阴司天,则上半年气候多热;少阴在泉,则下半年气候多热,产生苦味;少阴为君火,不主持岁运;少阴为间气,则在它所主持的时令,灼烧万物。

⑭郭霭春《黄帝内经素问白话解》居气,即间气。

少阴在司天就为热化,在在泉就为苦化,它不司岁运之化,在居气就为灼化。

(3)太阴司天为湿化,在泉为甘化,司气为黅化,间气为柔化。

①王冰《黄帝内经素问》丑未之岁,埃郁曚昧,云雨润泽,湿之化也。辰戌之岁也,土司地气,故甘化生焉。土运之气,甲己之岁。黅,黄也。湿化行,则庶物柔耎。(〔新校正云〕详太阴卯酉之岁为初之气,寅申之岁为二之气,子午之岁为四之气,巳亥之岁为五之气。)

②马莳《黄帝内经素问注证发微》丑未之岁，太阴司天，而为湿化，埃郁曚昧，云雨润湿也。若辰戌之岁，则在泉而为甘化，土司地气，甘化先焉。甲己之岁，则司土运之气，而为黅化。至于卯酉之岁，则为在泉之左间，主初之气。寅申之岁，则为司天之右间，主二之气。子午之岁，则为司天之左间，主四之气。巳亥之岁，则为在泉之右间，主五之气，而为柔化，湿化流行，则庶物柔耎也。

③张介宾《类经》土气在天为湿化，而为埃郁曚昧，云雨润湿，如丑未岁太阴司天是也。在泉为甘化，土气在地则味为甘化，如辰戌岁，太阴在泉是也。土运司气则色化黅黄，甲己年是也。太阴所临之位，湿化行则庶物柔耎也。如卯酉岁则为地之左间，主初之气；寅申岁则为天之右间，主二之气；子午岁则为天之左间，主四之气；巳亥岁则为地之右间，主五之气也。

④张志聪《黄帝内经集注》风寒暑湿燥火乃在天之六气，故为司天之化。《天元纪论》曰：在地为化，化生五味。故在地为味化。司气者，司五运之气化。五运者，五行之气也。感天之苍黅丹素玄之五色，而化生地之五行，是以司气为苍为丹为黅为素为玄。间气之为动为灼为柔为明为清为藏者，六气之用也。

⑤高士宗《黄帝素问直解》丑未之岁，太阴司天为湿化，辰戌之岁，太阴在泉为甘化。甲己化土，本于天之黅化，故司气为黅化。盖上见少阴，左太阴；上见少阳，右太阴；少阴在下，左太阴，少阳在下，右太阴。子午寅申，太阴居司天之左右；卯酉巳亥，太阴居在泉之左右，故间气为柔化。柔，土之濡弱也。

⑥黄元御《黄元御医书全集》此句未具体注释。

⑦张琦《素问释义》此句未具体注释，总体概括此段为：此篇详论药物、方制、治法，故首列六气色味之化。

⑧高亿《黄帝内经素问详注直讲全集》〔注〕风热湿火燥寒，气也。酸苦甘辛咸，味也。苍黅丹素玄，色也。动灼柔明清，藏化也。

〔讲〕太阴司天之岁，所以为湿化；太阴在泉之岁，所以为甘化；太阴司气之岁，所以为黅化。太阴间气之岁，所以为柔化。

⑨孟景春等《黄帝内经素问译释》太阴司天为湿化，在泉为甘化，岁运为黅化，间气为柔化。

⑩任廷革《任应秋讲〈黄帝内经〉素问》（讲解）以此类推，以下"司气为黅化""司气为丹化""司气为素化""司气为玄化"都是指五运而言。"黅"为黄色，是土之色；"丹"为红色，是火之色；"素"是白色，是金之色；"玄"是黑色，是水之色。以上六气中的"司气"者都是指五运之气，不是讲六气，两者不能混淆起来。但是其中每气的意义没有什么不同，木、土、火、金、水，无论在五运中还是在六气中，意义都是一致的。如水主寒，五运的水主寒，六气的水还是主寒；木主风，五运的木主风，六气的木还是主风。再比如"在泉"都用"味"来解释，"司天"都用"气"来解释，这是因为阴阳属性的关系，但是性质还是一样的。如太阳之气，司天寒化，在泉咸化，间气藏化，"寒"是水之气，"咸"是水之味，"藏"是水之用，气为阳，味为阴，区别是有的，但

本质还是水的性质。

⑪张灿玾等《黄帝内经素问校释》柔化:太阴湿土,其性柔软,所以太阴临于间气之位,则为柔化。

太阴司天则气从湿化,在泉则味从甘化,司运则色从黅化,间气则气从柔化。

⑫方药中等《黄帝内经素问运气七篇讲解》"太阴司天",即太阴湿土司天之年。王冰注:"丑未之年,埃郁曚昧,云雨润湿之化也。"其意即凡属年支上逢丑、逢未之年,由于太阴湿土司天,所以这一年上半年湿气偏胜。"在泉",即太阴湿土在泉之年。"在泉为甘化",王冰注:"辰戌之岁也,土司地气,故甘化生焉。"意即凡在年支上逢辰逢戌之年,太阳寒水司天,太阴湿土在泉。由于太阴湿土在泉,所以这一年下半年,气候偏湿,五味中以偏甘味的食物生长良好。"黅",即黄色。黄为土色,因此"黅化"即土化。"柔",即阴柔,柔为湿之性。因此,"柔化",亦即土化。全句意即凡属太阴湿土司天或太阴湿土在泉之年,全年在气候上以湿气偏胜为特点,在物候上以味甘、色黄的谷物药物生长良好为特点。如太阴湿土作为间气时,则在所主这一段时间中,气候、物候上表现湿气偏胜的特点。

⑬王洪图等《黄帝内经素问白话解》太阴司天,则上半年气候多雨湿;太阴在泉,则下半年气候多雨湿,产生甘味;太阴主持的岁运属土,故黄色与它相应;太阴为间气,则在它所主持的时令,万物柔软。

⑭郭霭春《黄帝内经素问白话解》太阴在司天就为湿化,在在泉就为甘化,在司岁运就为黅化,在间气就为柔化。

(4)少阳司天为火化,在泉为苦化,司气为丹化,间气为明化。

①王冰《黄帝内经素问》寅申之岁也,炎光赫烈,燔灼焦然,火之化也。巳亥之岁也,火司地气,故苦化先焉。火运之气,戊癸岁也。明,炳明也,亦谓霞烧。(〔新校正云〕详少阳辰戌之岁为初之气,卯酉之岁为二之气,寅申之岁为四之气,丑未之岁为五之气。)

②马莳《黄帝内经素问注证发微》寅申之岁,少阳司天,而为火化,炎光赫烈,燔灼焦然也。若巳亥之岁,则在泉而为苦化,火司地气,苦化先焉。戊癸之岁,则司火运之气,而为丹化。至于辰戌之岁,则为在泉之左间,主初之气。卯酉之岁,则为司天之右间,主二之气。丑未之岁,则为司天之左间,主四之气。子午之岁,则为在泉之右间,主五之气。而皆为明化,炳明霞烧,草木荣美也。

③张介宾《类经》相火在天为火化,而为炎光赫烈,燔灼焦然,如寅申岁少阳司天是也。火气在地则味为苦化,如巳亥岁少阳在泉是也。火运司气则色化丹赤,戊癸年是也。少阳所临之位,火化行则庶物明灿也。如辰戌岁则为地之左间,主初之气;卯酉岁则为天之右间,主二之气;丑未岁则为天之左间,主四之气;子午岁则为地之右间,主五之气也。

④张志聪《黄帝内经集注》风寒暑湿燥火乃在天之六气,故为司天之化。《天元纪论》曰:在地为化,化生五味。故在地为味化。司气者,司五运之气化。五运

者,五行之气也。感天之苍黅丹素玄之五色,而化生地之五行,是以司气为苍为丹为黅为素为玄。间气之为动为灼为柔为明为清为藏者,六气之用也。

⑤高士宗《黄帝素问直解》寅申之岁,少阳司天为火化,巳亥之岁,少阳在泉为苦化。戊癸化火,本于天之丹气,故司气为丹化。上见太阴,左少阳;上见阳明,右少阳;太阴在下,左少阳;阳明在下,右少阳。丑未卯酉,少阳居司天之左右;辰戌子午,少阳居在泉之左右,故间气为明化。明,火之光明也。

⑥黄元御《黄元御医书全集》此句未具体注释。

⑦张琦《素问释义》此句未具体注释,总体概括此段为:此篇详论药物、方制、治法,故首列六气色味之化。

⑧高亿《黄帝内经素问详注直讲全集》〔注〕风热湿火燥寒,气也。酸苦甘辛咸,味也。苍黅丹素玄,色也。动灼柔明清,藏化也。

〔讲〕少阳司天之岁,所以为火化;少阳在泉之岁,所以为苦化;少阳司气之岁,所以为丹化;少阳间气之岁,所以为明化。

⑨孟景春等《黄帝内经素问译释》少阳司天为火化,在泉为苦化,岁运为丹化,间气为明化。

⑩任廷革《任应秋讲〈黄帝内经〉素问》(讲解)以此类推,以下"司气为黅化""司气为丹化""司气为素化""司气为玄化"都是指五运而言。"黅"为黄色,是土之色;"丹"为红色,是火之色;"素"是白色,是金之色;"玄"是黑色,是水之色。以上六气中的"司气"者都是指五运之气,不是讲六气,两者不能混淆起来。但是其中每气的意义没有什么不同,木、土、火、金、水,无论在五运中还是在六气中,意义都是一致的。如水主寒,五运的水主寒,六气的水还是主寒;木主风,五运的木主风,六气的木还是主风。再比如"在泉"都用"味"来解释,"司天"都用"气"来解释,这是因为阴阳属性的关系,但是性质还是一样的。如太阳之气,司天寒化,在泉咸化,间气藏化,"寒"是水之气,"咸"是水之味,"藏"是水之用,气为阳,味为阴,区别是有的,但本质还是水的性质。

⑪张灿玾等《黄帝内经素问校释》明化:少阳相火,代君火行令,故像太阳之火,可以明照万物。明,《说文》"照也。"又《易经·系辞传》云:"悬象著明,莫大乎日月。"疏:"日月中时,偏照天下,无幽不烛,故云明。"

少阳司天则气从火化,在泉则味从苦化,司运则色从丹化,间气则气从明化。

⑫方药中等《黄帝内经素问运气七篇讲解》"少阳司天",即少阳相火司天之年。王冰注:"寅申之岁也,炎光赫烈,燔灼焦然,火之化也。"其意即凡属年支上逢寅、逢申之年,由于少阳相火司天,所以这一年上半年火气偏胜。"在泉",即少阳相火在泉。"在泉为苦化",王冰注:"巳亥之岁也,火司地气,故苦化先焉。"意即凡在年支上逢巳逢亥之年,厥阴风木司天,少阳相火在泉。由于少阳相火在泉,所以这一年下半年气候偏热,五味中以偏苦味的食物生长良好。"丹",即红色,红为火之色。因此,"丹化"即火化。"明",即明亮。"明"为火之性,因此,"明化"亦为火化。

全句意即凡属少阳相火司天之年或少阳相火在泉之年,全年在气候上均以温热之气偏胜为特点,在物候上以色红味苦的植物生长良好为特点。如少阳相火作为间气时,则在所主的这一段时间内,气候物候变化表现火化明显为特点。

⑬王洪图等《黄帝内经素问白话解》少阳司天,则上半年气候炎热;少阳在泉,则下半年气候炎热,产生苦味;少阳主持的岁运属火,故红色与它相应;少阳为间气,则在它所主持的时令,光明照耀万物。

⑭郭霭春《黄帝内经素问白话解》少阳在司天就为火化,在在泉就为苦化,在司岁运就为丹化,在间气就为明化。

(5)阳明司天为燥化,在泉为辛化,司气为素化,间气为清化。

①王冰《黄帝内经素问》卯酉之岁,清切高明,雾露萧瑟,燥之化也。子午之岁也,金司地气,故辛化先焉。金运之气,乙庚岁也。风生高劲,草木清冷,清之化也。(〔新校正云〕详阳明巳亥之岁为初之气,辰戌之岁为二之气,寅申之岁为四之气,丑未之岁为五之气。)

②马莳《黄帝内经素问注证发微》卯酉之岁,阳明司天,而为燥化,清凉劲切,雾露萧飔也。若子午之岁,则在泉而为辛化,金司地气,辛化先焉。乙庚之岁,则司金运之气,而为素化。至于巳亥之岁,则为在泉之左间,主初之气。辰戌之岁,则为司天之右间,主二之气。寅申之岁,则为司天之左间,主四之气。丑未之岁,则为在泉之右间,主五之气。而皆为清化,风生高劲,草木清冷也。

③张介宾《类经》金气在天为燥化,而为清凉劲切,雾露萧飔,如卯酉岁阳明司天是也。金气在地则味为辛化,如子午岁阳明在泉是也。金运司气则色化素白,乙庚年是也。阳明所临之位,燥化行则清凉至也。如巳亥岁则为地之左间,主初之气;辰戌岁则为天之右间,主二之气;寅申岁则为天之左间,主四之气;丑未岁则为地之右间,主五之气也。

④张志聪《黄帝内经集注》风寒暑湿燥火乃在天之六气,故为司天之化。《天元纪论》曰:在地为化,化生五味。故在地为味化。司气者,司五运之气化。五运者,五行之气也。感天之苍黅丹素玄之五色,而化生地之五行,是以司气为苍为丹为黅为素为玄。间气之为动为灼为柔为明为清为藏者,六气之用也。

⑤高士宗《黄帝素问直解》卯酉之岁,阳明司天为燥化;子午之岁,阳明在泉为辛化。乙庚化金,本于天之素气,故司气为素化。上见少阳,左阳明;上见太阳,右阳明;少阳在下,左阳明;太阳在下,右阳明。寅申辰戌,阳明居司天之左右,巳亥丑未,阳明居在泉之左右,故间气为清化。清,金之清肃也。

⑥黄元御《黄元御医书全集》此句未具体注释。

⑦张琦《素问释义》此句未具体注释,总体概括此段为:此篇详论药物、方制、治法,故首列六气色味之化。

⑧高亿《黄帝内经素问详注直讲全集》〔注〕风热湿火燥寒,气也。酸苦甘辛咸,味也。苍黅丹素玄,色也。动灼柔明清,藏化也。

〔讲〕阳明司天之岁,所以为燥化;阳明在泉之岁,所以为辛化;阳明司气之岁,所以为素化;阳明间气之岁,所以为清化。

⑨孟景春等《黄帝内经素问译释》阳明司天为燥化,在泉为辛化,岁运为素化,间气为清化。

⑩任廷革《任应秋讲〈黄帝内经〉素问》(讲解)以此类推,以下"司气为黅化""司气为丹化""司气为素化""司气为玄化"都是指五运而言。"黅"为黄色,是土之色;"丹"为红色,是火之色;"素"是白色,是金之色;"玄"是黑色,是水之色。以上六气中的"司气"者都是指五运之气,不是讲六气,两者不能混淆起来。但是其中每气的意义没有什么不同,木、土、火、金、水,无论在五运中还是在六气中,意义都是一致的。如水主寒,五运的水主寒,六气的水还是主寒;木主风,五运的木主风,六气的木还是主风。再比如"在泉"都用"味"来解释,"司天"都用"气"来解释,这是因为阴阳属性的关系,但是性质还是一样的。如太阳之气,司天寒化,在泉咸化,间气藏化,"寒"是水之气,"咸"是水之味,"藏"是水之用,气为阳,味为阴,区别是有的,但本质还是水的性质。

⑪张灿玾等《黄帝内经素问校释》阳明司天则气从燥化,在泉则味从辛化,司运则色从素化,间气则气从清化。

⑫方药中等《黄帝内经素问运气七篇讲解》"阳明司天",即阳明燥金司天之年。王冰注:"卯酉之岁,清切高明,雾露萧瑟,燥之化也,意即凡属年支上逢卯逢酉之年,由于阳明燥金司天,所以这一年上半年燥气、凉气偏胜。"在泉",即阳明燥金在泉。"在泉为辛化",王冰注:"子午之岁也,金司地气,故辛化先焉。"意即凡在年支上逢子逢午之年,少阴君火司天,阳明燥金在泉。由于阳明燥金在泉,所以这一年下半年气候偏凉偏燥。五味中以偏于辛味的食物生长良好。"素",即白色。白为金之色,因此,"素化",亦即金化。"清",即清凉。凉为金之性,因此"清化"亦为金化。全句从字面上来看,意即凡属阳明燥金司天或阳明燥金在泉之年,全年在气候上均以清凉之气偏胜为特点,在物候上均以白色、辛味谷物等生长良好为特点。这也就是原文中所谓的:"司气为素化,间气为清化。"但是本条内容与前条"少阴司天为热化,在泉为苦化"基本一样,因为阳明燥金在泉之年,必然就是少阴君火司天之年。少阴君火在泉之年,必然就是阳明燥金司天之年。但前者原文谓:"不司气化,居气为灼化。"后者原文谓:"司气为素化,间气为清化。"前后对照,不好解释。我们认为仍从前者讲解比较合乎实际。本条"司气为素化,间气为清化"一句,仍以"不司气化,居气为清化"来理解为妥。意即凡属阳明燥金司天或在泉之年,由于这一年"不司气化",所以在对这一年的气候、物候变化作具体分析时,以阳明燥金所居之地为准。阳明燥金司天,那就是这一年上半年气候偏凉。阳明燥金在泉,那就是这一年下半年气候偏凉。金类谷物生长良好。阳明燥金在间气上,那么这一间气所属的一段时间内也是气候偏凉,金类谷物生长良好。

⑬王洪图等《黄帝内经素问白话解》阳明司天,则上半年气候干燥;阳明在泉,

则下半年气候干燥,产生辛味;阳明主持的岁运属金,故白色与它相应;阳明为间气,则在它所主持的时令,气候清凉,万物收敛。

⑭郭霭春《黄帝内经素问白话解》阳明在司天就为燥化,在在泉就为辛化,在司岁运就为素化,在间气就为清化。

(6)太阳司天为寒化,在泉为咸化,司气为玄化,间气为藏化。

①王冰《黄帝内经素问》辰戌之岁,严肃峻整,惨栗凝坚,寒之化也。丑未之岁,水司地气,故化从咸。水运之气,丙辛岁也。阴凝而冷,庶物敛容,岁之化也。(〔新校正云〕详子午之岁太阳为初之气,巳亥之岁为二之气,卯酉之岁为四之气,寅申之岁为五之气也。)

②马莳《黄帝内经素问注证发微》辰戌之岁,太阳司天,而为寒化,严肃峻整,惨栗凝坚也。若丑未之岁,则在泉而为咸化,水司地气,物化从咸也。丙辛之岁,则司水运之气,而为玄化。至于子午之岁,则为在泉之左间,主初之气。巳亥之岁,则为司天之右间,主二之气。卯酉之岁,则为司天之左间,主四之气。寅申之岁,则为在泉之右间,主五之气。而皆为藏化,阴凝寒冷,庶物归藏也。

③张介宾《类经》水气在天为寒化,而为严肃栗冽,阴惨坚凝,如辰戌岁太阳司天是也。水气在地则味为咸化,如丑未岁太阳在泉是也。水运司气则色化玄黑,丙辛年是也。间气为藏化。太阳所临之位,寒化行则万物闭藏也。如子午岁则为地之左间,主初之气;巳亥岁则为天之右间,主二之气;卯酉岁则为天之左间,主四之气;寅申岁则为地之右间,主五之气也。

④张志聪《黄帝内经集注》风寒暑湿燥火乃在天之六气,故为司天之化。《天元纪论》曰:在地为化,化生五味。故在地为味化。司气者,司五运之气化。五运者,五行之气也。感天之苍黅丹素玄之五色,而化生地之五行,是以司气为苍为丹为黅为素为玄。间气之为动为灼为柔为明为清为藏者,六气之用也。

⑤高士宗《黄帝素问直解》藏,如字。辰戌之岁,太阳司天为寒化,丑未之岁,太阳在泉为咸化。丙辛化水,本于天之玄气,故司气为玄化。上见阳明,左太阳;上见厥阴,右太阳;阳明在下,左太阳;厥阴在下,右太阳。卯酉巳亥,太阳居司天之左右;子午寅申,太阳居在泉之左右,故间气为藏化。藏,寒之凝敛也。

⑥黄元御《黄元御医书全集》此句未具体注释。

⑦张琦《素问释义》此句未具体注释,总体概括此段为:此篇详论药物、方制、治法,故首列六气色味之化。

⑧高亿《黄帝内经素问详注直讲全集》〔注〕风热湿火燥寒,气也。酸苦甘辛咸,味也。苍黅丹素玄,色也。动灼柔明清,藏化也。

〔讲〕太阳司天之岁,所以为寒化;太阳在泉之岁,所以为咸化;太阳司气之岁,所以为玄化;太阳间气之岁,所以为藏化者,概可知矣。

⑨孟景春等《黄帝内经素问译释》太阳司天为寒化,在泉为咸化,岁运为玄化,间气为藏化。

⑩任廷革《任应秋讲〈黄帝内经〉素问》（讲解）以此类推，以下"司气为黅化""司气为丹化""司气为素化""司气为玄化"都是指五运而言。"黅"为黄色，是土之色；"丹"为红色，是火之色；"素"是白色，是金之色；"玄"是黑色，是水之色。以上六气中的"司气"者都是指五运之气，不是讲六气，两者不能混淆起来。但是其中每气的意义没有什么不同，木、土、火、金、水，无论在五运中还是在六气中，意义都是一致的。如水主寒，五运的水主寒，六气的水还是主寒；木主风，五运的木主风，六气的木还是主风。再比如"在泉"都用"味"来解释，"司天"都用"气"来解释，这是因为阴阳属性的关系，但是性质还是一样的。如太阳之气，司天寒化，在泉咸化，间气藏化，"寒"是水之气，"咸"是水之味，"藏"是水之用，气为阳，味为阴，区别是有的，但本质还是水的性质。

⑪张灿玾等《黄帝内经素问校释》太阳司天则气从寒化，在泉则味从咸化，司运则色从玄化，间气则气从藏化。

⑫方药中等《黄帝内经素问运气七篇讲解》"太阳司天"，即太阳寒水司天之年。王冰注："辰戌之岁，严肃峻整，惨慄凝坚，寒之化也。"其意即凡属年支上逢辰逢戌之年，由于太阳寒水司天，所以这一年上半年寒气偏胜。"在泉"，即太阳寒水在泉。王冰注："丑未之岁，水施地气，故化从咸"。意即凡属年支上逢丑逢未之年，太阴湿土司天，太阳寒水在泉。由于太阳寒水在泉，所以这一年下半年气候偏寒，五味中以咸味谷物生长良好。"玄"，即黑色。黑为水之色。因此"玄化"即水化。"藏"为水之性，因此"藏"化亦为水化。全句意即凡属太阳寒水司天或太阳寒水在泉之年，全年在气候上均以寒冷之气偏胜为特点，在物候上以水类谷物生长良好为特点。太阳寒水属于间气主步时，则所属这一段时间，气候、物候上表现为寒化的特点。这也就是原文所谓的："司气为玄化，间气为藏化。"

⑬王洪图等《黄帝内经素问白话解》太阳司天，则上半年气候寒冷；太阳在泉，则下半年气候寒冷，产生咸味；太阳主持的岁运属水，故黑色与它相应；太阳为间气，则在它所主持的时令，万物潜藏。

⑭郭霭春《黄帝内经素问白话解》太阳司天就为寒化，在在泉就为咸化，在司岁运就为玄化，在间气就为脏化。

(7)故治病者，必明六化分治，五味五色所生，五藏所宜，乃可以言盈虚病生之绪也。

①王冰《黄帝内经素问》学不厌备习也。

②马蒔《黄帝内经素问注证发微》故凡治病者，必明司天之六化，在泉之五味，司运之五色，间气之动灼柔明藏，乃五脏所宜，则可以言每岁盈虚病生之绪。而上文盈虚更作之间，"主岁者纪岁"之义明矣。

③张介宾《类经》凡治病者必求其本，六化是也；必察其形，五色是也；必分其主治，五味是也；必辨其宜否，五藏是也。明此数者，而后知孰为气之盛，孰为气之衰，乃可以言盈虚病生之端绪，而治之无失矣。

④张志聪《黄帝内经集注》此论六气之司天在泉,及化运间气之分治,皆有盛有虚而为民病。治病者或从岁气,或随运气以备物,以所生之五味五色合五藏之所宜,乃可以言五运六化之盈虚,病生之端绪也。

⑤高士宗《黄帝素问直解》六气各有所化,故治病者必明六化之分治,其中复有酸苦甘辛咸五味,苍黅丹素玄五色,故必明五味五色所生,而合于五藏之所宜,然后乃可以言六气化之盈虚,病生之端绪也。

⑥黄元御《黄元御医书全集》治病者,必明六化之分治,五味五色之所由生,五脏之所宜,乃可以言六气盈虚之更作,病生衰旺之条绪也(相生者气盈,被克者气虚,感而生病,盛衰不同,此绪所由分也)。

⑦张琦《素问释义》此句未具体注释,总体概括此段为:此篇详论药物、方制、治法,故首列六气色味之化。

⑧高亿《黄帝内经素问详注直讲全集》〔讲〕六气之司天在泉司气间气如此,故凡治病者必先明夫司天之六化,在泉之五味,司气之五色,间气之动灼柔明清藏,以察其病之所生与五脏之所宜,乃可以言太过而盈,不及而虚,以及病生之端绪也。

⑨孟景春等《黄帝内经素问译释》所以作为一个治病的医生,必须明了六气所司的气化,以及五味、五色的产生与五脏之所宜,然后才可以对气化的太过、不及和疾病发生的关系有了头绪。

⑩任廷革《任应秋讲〈黄帝内经〉素问》(讲解)最后一句是总结前面的内容,前面先讲主气司天,后面讲客气司天、在泉、左右间气,还兼讲五运,把这些问题交代清楚了,最后还是归结到辨证论治上来。文曰:"故治病者,必明六化分治。""六化"是指六气之化,"分治"是指六气分别所主,如木主风、主动,水主寒、主藏等。"五味五色所生,五脏所宜",用五运来分辨五味、五色,如木味酸,色青,木主肝脏等,这些属性及其关系要掌握。六气分治和五运味、色、脏的关系都掌握了,"乃可以言盈虚病生之绪也","盈虚"即"虚实"之意,"盈"是太过,"虚"是不及,五运有太过、不及,六气也有太过、不及,总是要从太过、不及来分辨虚实。例如今年火运太过,那么疾病的发生与火运太过会有一定的关系。"之绪"的意思是说,面对复杂的疾病,要运用运气的理论知识捋出头绪来。从五运六气来讲,主气、客气、主运、客运等,这些都是"绪",而五脏六腑要与运气之绪发生联系,这也是"绪",如此来研究疾病,分辨病之虚实。

⑪张灿玾等《黄帝内经素问校释》《尔雅·释诂》:"绪,事也。"

所以,作为治病的医生,必须明确六气所司之气化,五味与五色之所生,五脏之所宜,乃可以谈论气化太过、不及与疾病发生之事。

⑫方药中等《黄帝内经素问运气七篇讲解》"六化分治",即前述六气在气候物候上的各种特点。"五味五色所生"即辛甘酸苦咸五味与青赤黄白黑五色等谷物及药物的产生与气候变化的关系。"五脏所宜",即在此基础上把气候、物候变化与人体生理及病理生理关系联系起来。"盈虚病生之绪",即疾病虚实寒热产生的原因。

全句意即作为医生必须懂得气候变化与物候变化之间的关系,必须懂得五味五色产生的原因、它们的作用及其与人体疾病防治上的密切关系。只有这样,才能真正了解疾病的病因、病机、诊断和治疗。张介宾注此云:"凡治病者,必求其本,六化是也;必察其形,五色是也;必分其主治,五味是也;必辨其宜否,五脏是也;明此数者,而后知孰为气之盛,孰为气之衰,乃可以言盈虚病生之端绪,而治之无失矣。"明确地指出了深入了解气候物候变化与对疾病诊断治疗方面的密切关系,也说明了运气学说正是中医辨证论治的理论基础和渊源所在。

⑬王洪图等《黄帝内经素问白话解》因而,医生诊治疾病时,必须清楚六气所主持的时令及其气化特点,以及五色、五味与五脏的相互关系,如此才可以说掌握了气化的盈虚对疾病发生的影响。

⑭郭霭春《黄帝内经素问白话解》所以治病的医生,必须明白六气的不同气化作用以及五味五色所产生的变化作用和五脏的喜恶,然后才可以说对气化的盈虚和疾病的发生有了头绪。

第四解

(一)内经原文

帝曰:厥阴在泉而酸化,先余知之矣[注]。风化之行也何如?岐伯曰:风行于地,所谓本也,余气同法。本乎天者,天之气也,本乎地者,地之气也,天地合气,六节分而万物化生矣。故曰:谨候气宜,无失病机。此之谓也。

[注]厥阴在泉而酸化,先余知之矣:郭霭春《黄帝内经素问校注》、孟景春等《黄帝内经素问译释》、人民卫生出版社影印顾从德本《黄帝内经素问》此处为"厥阴在泉而酸化,先余知之矣",其中,孟景春释义:厥阴在泉而从酸化,我早就知道了;张灿玾等《黄帝内经素问校释》、方药中等《黄帝内经素问运气七篇讲解》此处为"厥阴在泉而酸化先,余知之矣",其中,方药中释义:"酸化先"意思是属于木类的谷物或药物优先生长或生长情况比其他类明显为好。张灿玾释义:厥阴在泉,味从酸化,我已经晓得了。

(二)字词注释

(1)本

①王冰《黄帝内经素问》本,谓六气之上元气也。

②马莳《黄帝内经素问注证发微》所谓本也,是谓六元。正文"本"字从此"本"字来。

③张介宾《类经》凡六气之行乎地者,即化生五味之本也。《天元纪大论》曰:所谓本也,是谓六元。与此本字义同。

④张志聪《黄帝内经集注》以六气为本。

⑤高士宗《黄帝素问直解》六气为本。

⑥黄元御《黄元御医书全集》如厥阴之风行于地而化木,所谓木之本也。

⑦张琦《素问释义》此字未具体注释。

⑧高亿《黄帝内经素问详注直讲全集》〔注〕本,从也。〔讲〕盖厥阴司天风行于天,厥阴在泉则风行于地,乃本于地之气而为风之化也,所谓本者,此也。

⑨孟景春等《黄帝内经素问译释》本于地之气而为风化。

⑩任廷革《任应秋讲〈黄帝内经〉素问》在天之六气是万物之本,就人体而言,不管是生理还是病理,都要源于这个"本",而"本"源于当时的主气。

⑪张灿玾等《黄帝内经素问校释》风气运行于地者,为地气之本。

⑫方药中等《黄帝内经素问运气七篇讲解》"本",即六气,此处是指风气。

⑬王洪图等《黄帝内经素问白话解》风气运行于地,故下半年风气偏胜,气候偏温,这就是所谓的风气为本。

⑭郭霭春《黄帝内经素问白话解》本于地之气而为风化。

(2)气宜

①王冰《黄帝内经素问》此词未具体注释。

②马莳《黄帝内经素问注证发微》在天地为气宜。

③张介宾《类经》本于天地者,是为气宜。

④张志聪《黄帝内经集注》六气之所宜。

⑤高士宗《黄帝素问直解》六节之气,各有所宜。

⑥黄元御《黄元御医书全集》六气之宜。

⑦张琦《素问释义》此词未具体注释。

⑧高亿《黄帝内经素问详注直讲全集》〔讲〕气之所宜。

⑨孟景春等《黄帝内经素问译释》六气所宜出现的时令。高世栻:"六节之气,各有所宜,不宜则病。"

⑩任廷革《任应秋讲〈黄帝内经〉素问》气运的变化规律。

⑪张灿玾等《黄帝内经素问校释》指六气分司所宜之时。高士宗注:"六节之气,各有所宜,不宜则病。"

⑫方药中等《黄帝内经素问运气七篇讲解》"气宜",即六气之所宜。质言之,亦即正常气候变化规律。

⑬王洪图等《黄帝内经素问白话解》根据气候的寒热温凉选用适宜的药物。

⑭郭霭春《黄帝内经素问白话解》六气的变化。

(三)语句阐述

(1)帝曰:厥阴在泉而酸化,先余知之矣。风化之行也何如?

①王冰《黄帝内经素问》此句未具体注释。

②马莳《黄帝内经素问注证发微》此帝问厥阴在泉之为风化,而伯以其本于地气者告之也。

③张介宾《类经》此问厥阴在泉既为酸化,而上文之言地化者,曰司天同候,则厥阴在泉亦曰风化,然则酸之与风,其辨为何如也。

④张志聪《黄帝内经集注》此句未具体注释。

⑤高士宗《黄帝素问直解》上文岐伯云:地化与司天同候。是厥阴司天,其化以风,厥阴在泉,其化亦以风也,帝故举而问之。

⑥黄元御《黄元御医书全集》此句未具体注释。

⑦张琦《素问释义》此句未具体注释。

⑧高亿《黄帝内经素问详注直讲全集》〔批〕此言天地合气之妙,以明司天在泉之气化也。

〔讲〕黄帝曰:如厥阴风木在泉,味从木化而为酸化之类者,余已知之矣。但夫子所谓厥阴在泉,风化之行于地也,何如?

⑨孟景春等《黄帝内经素问译释》黄帝道:厥阴在泉而从酸化,我早就知道了。风的气化运行又怎样呢?

⑩任廷革《任应秋讲〈黄帝内经〉素问》(提要)言天地合气,物化其中,故物化之气味,足以调治内外淫胜的病变。(讲解)在大自然中,万物随着天地气化而变化,天地气化物在其中,因此物之气味所偏,可以用来纠正风寒暑湿燥火六气之所偏,这是中医药治病的基本原理。我的体会是:天地之合气,物化在其中,要掌握不同的物化规律来辨证论治。问曰:若是厥阴风木在泉,即下半年风木之气盛,某些植物、药物受到风气的影响而变为"酸"味,故曰"厥阴在泉而酸化";"先余知之也",这个道理通过前面的解释已经懂得了;"风化之行也何如?"具体会有些什么表现呢?

⑪张灿玾等《黄帝内经素问校释》黄帝说:厥阴在泉,味从酸化,我已经晓得了。关于风化的运行是怎样的呢?

⑫方药中等《黄帝内经素问运气七篇讲解》[厥阴在泉而酸化先]"厥阴在泉",即厥阴在泉之年。"酸化",即木化。从五行概念来说,酸为木之味,酸属于木类。"酸化先",即属于木类的谷物或药物优先生长或生长情况比其他类明显为好。全句意即厥阴在泉之年,属于木类的各种动物、植物生长良好。

⑬王洪图等《黄帝内经素问白话解》黄帝说:厥阴在泉产生酸味,我已经知道了,那么请问风气的运行是怎样的呢?

⑭郭霭春《黄帝内经素问白话解》黄帝道:厥阴在泉而从酸化,我早就知道了,那么风行之化又怎样呢?

(2)岐伯曰:风行于地,所谓本也,余气同法。

①王冰《黄帝内经素问》厥阴在泉,风行于地。少阴在泉,热行于地。太阴在泉,湿行于地。少阳在泉,火行于地。阳明在泉,燥行于地。太阳在泉,寒行于地。故曰余气同法也。本,谓六气之上元气也。

②马莳《黄帝内经素问注证发微》首节言厥阴司天其化以风,而又论地化曰司天同候,则地化亦以风也。兹言在泉为酸化者,可得而知;而在泉为风化,其义似有所悖。殊不知司天则风行于天,在泉则风行于地,乃本于地之气,而为风之化也。若时乎司天,则本乎天之气,而亦为风化矣。《天元纪大论篇》云:厥阴之上,风气主之;少阴之上,热气主之;太阴之上,湿气主之;少阳之上,相火主之;阳明之上,燥气主之;太阳之上,寒气主之。所谓本也,是谓六元。正文"本"字从此"本"字来。彼

少阴在泉,热行于地;太阴在泉,湿行于地;少阳在泉,火行于地;阳明在泉,燥行于地;太阳在泉,寒行于地。至各气司天,则亦本乎天气而为天化矣。故曰:余气同法也。

③张介宾《类经》有风化而后有酸化,是风为酸化之本。其他余气皆同此义,故有热化火化而后有苦,有湿化而后有甘,有燥化而后有辛,有寒化而后有咸。凡六气之行乎地者,即化生五味之本也。《天元纪大论》曰:所谓本也,是谓六元。与此本字义同。

④张志聪《黄帝内经集注》此言司天在泉俱以六气为本。六气绕地环转而上下周行,又非气司天化而味主地化也。(眉批)风乃天之气,故独提风者,言六气随大气以运行。

⑤高士宗《黄帝素问直解》厥阴在泉,故风行于地。六气为本,故所谓本也。不但风气为然,其热湿火燥寒之气皆然,故余气同法。

⑥黄元御《黄元御医书全集》天之六气,化生地之五行,如厥阴之风行于地而化木,所谓木之本也。余气与此同法。

⑦张琦《素问释义》此句未具体注释。

⑧高亿《黄帝内经素问详注直讲全集》〔注〕本,从也。

〔讲〕岐伯对曰:前言厥阴司天,其化以风,是风本天气也。又曰:司天同候。可知地化亦与天同也,何言之?盖厥阴司天风行于天,厥阴在泉则风行于地,乃本于地之气而为风之化也,所谓本者,此也。其余少阴在泉则热行于地,太阴在泉则湿行于地,阳明在泉则燥行于地,太阳在泉则寒行于地,诸气皆同此法也。

⑨孟景春等《黄帝内经素问译释》风行于地,所谓本也:马莳"司天则风行于天,在泉则风行于地。乃本于地之气,而为风之化也。若时乎司天,则本乎天之气而亦为风化矣"。

岐伯说:风气行于地,这是本于地之气而为风化,其他火湿燥寒诸气也是这样。

⑩任廷革《任应秋讲〈黄帝内经〉素问》(讲解)以"厥阴"为例子来说明。所谓"风行于地"就是说风气在泉,"于地"是"在泉"之意,即风气盛行于下半年;下半年所有事物发生以"风"为其特征,故曰"所谓本也"六经与六气的关系是标本关系,六气为"本"六经为"标",这是中医学的基本概念,在天之六气是万物之本,就人体而言,不管是生理还是病理,都要源于这个"本",而"本"源于当时的主气。厥阴如此,少阴、太阴、太阳、少阳、阳明等都如此,故曰"余气同法"。如太阴在泉,湿行于地,"湿"即所谓"本"也,其余几气可以类推。

⑪张灿玾等《黄帝内经素问校释》岐伯说:风气运行于地者,为地气之本,其他各气,也和这一规律相同。

⑫方药中等《黄帝内经素问运气七篇讲解》[风行于地,所谓本也]这是解释前句为什么"厥阴在泉而酸化先"。"风行于地",即下半年风气偏胜,气候偏温。"本",即六气,此处是指风气。"所谓本也",就是说由于这一年风行于地的原因,即

下半年风气偏胜,气候不冷,冬行春令,所以这一年下半年属于木类的动植物生长良好。

⑬王洪图等《黄帝内经素问白话解》岐伯说:厥阴在泉,风气运行于地,故下半年风气偏胜,气候偏温,这就是所谓的风气为本。其余的五气,也是这个规律。

⑭郭霭春《黄帝内经素问白话解》风行于地,所谓本也:风气运行于地,本于地之气而为风化。

岐伯说:风气行于地,这是本于地之气而为风化,其他五气也是这样。

(3)本乎天者,天之气也,本乎地者,地之气也,天地合气,六节分而万物化生矣。

①王冰《黄帝内经素问》化于天者为天气;化于地者为地气。(〔新校正云〕按《易》曰:本乎天者亲上;本乎地者亲下。此之谓也。)万物居天地之间,悉为六气所化生,阴阳之用,未尝有逃生化出阴阳也。

②马莳《黄帝内经素问注证发微》惟此天地合气,六节各分,而万物所由以化生。故本乎天而化者,由于司天之气;本乎地而化者,由于司地之气。

③张介宾《类经》六气之在天,即为天之气,六气之在地,即为地之气,上下之位不同,而气化之本则一。天气下降,地气上升,会于气交,是谓合气,由是六节气分,而万物化生无穷矣。

④张志聪《黄帝内经集注》六气之本于上者,即为天之气;本乎下者,即为地之气。天地合气,六节分而万物化生。

⑤高士宗《黄帝素问直解》六气司天而本乎天者,即天之气也。六气在泉而本乎地者,即地之气也。司天在泉,皆本六气。故天地合气,一岁六分之,故六节分,而万物化生矣。

⑥黄元御《黄元御医书全集》五行本乎天,本乎天者,天之气也。六气本乎地,本乎地者,地之气也(天数五,地数六,天之六气应乎十二支,原为地数也)。天地合气,则六节分,五行列,而万物由此化生矣。

⑦张琦《素问释义》此句未具体注释。

⑧高亿《黄帝内经素问详注直讲全集》〔注〕如厥阴司天则风从天化,厥阴在泉则酸从地化之类。是天地合气者,如在天为风,在地为酸之类是也。

〔讲〕可知本乎天而化者,即为风暑火燥寒湿之天气;本乎地而化者,即为酸苦甘辛与咸之地气也。天地不诚合气哉?惟此天地合气,是以阴阳升降六节攸分而万物化生矣。

⑨孟景春等《黄帝内经素问译释》本乎天、本乎地:张介宾"六气之在天,即为天之气;六气之在地,即为地之气。上下之位不同,而气化之本则一"。按《易》曰:"本乎天者亲上,本乎地者亲下。"即此之意。六节,即六步。马莳:"天地合气,六节各分,而万物所由以化生。"

因为本属于天的,是天之气,本属于地的,是地之气,天地之气相互交通化合,六节之气分而后万物才能化生。

⑩任廷革《任应秋讲〈黄帝内经〉素问》（讲解）"本乎天者，天之气也，本乎地者，地之气也。""本乎天者"，是指司天而言，司天之气主上半年；"本乎地者"，是指在泉而言，在泉之气主下半年。"天地合气，六节分而万物化生矣。"司天在上，在泉在下，天气要下降，地气要上升，上下相互交合，故曰"天地合气"。《素问·六微旨大论》篇说"人之居也"，人之居也就是物之居也，万物居于天上地下之间；"六节分而万物化生矣"，"六节"是指六气而言，万物由此而变化，抽象一点说是春生、夏长、秋收、冬藏，具体一点说，是甘化、苦化、咸化、风化、湿化、燥化等。某些事物受到主气的影响，某些事物受到客气的影响，某些事物受到主运的影响，某些事物受到客运的影响，而主气、客气、主运、客运各自的禀赋不一样。中药学的药性理论强调药物所秉之气，就是这个道理，或禀金之气，或禀水之气，或禀火之气，是药物在气交之中而化生的秉性。

⑪张灿玾等《黄帝内经素问校释》凡气之本为司天者，为天之气，本为在泉者，为地之气，天气地气相互结合，一年之内，六步分治，而万物方能生化不息。

⑫方药中等《黄帝内经素问运气七篇讲解》"本"，即六气。《六元正纪大论》谓："所谓本也，是谓六元。""天"，即司天之气。此处是指六步主时中之第三步，亦即司天之气所在的位置。"地"，即在泉之气。此处是指六步主时中之第六步，亦即在泉之气所在的位置。"六节"，即六气各有其所属的时间，亦即每节各占四个节气。全句意即六气中的某一气如果在六步中之第三步上，亦即在司天之气所在的位置上，这就是当年的司天之气。这就是原文所谓的"本乎天者，天之气也"。六气中的某一气如果在六步中的第六步上，亦即在在泉之气所在的位置上，这就是当年的在泉之气。这就是原文所谓的"本乎地者，地之气也"。司天在泉之气各管半年，司天之气主管当年上半年的气候变化，在泉之气主管当年下半年的气候变化。就全年气候变化来讲，即司天与在泉之气相合。这就是原文所谓的"天地合气"。司天之气主管上半年，上半年分三步，即初之气，二之气，三之气。在泉之气主管下半年，下半年也分三步，即四之气，五之气，终之气。"天地合气"，则全年形成了由初之气到终之气的六步主时。从气候上来说就有了风火湿燥寒的季节气候特点，从物候上来说也就自然有了生长化收藏的生命活动现象。因而也就化生了万物。这也就是原文所谓的"天地合气，六节分而万物化生矣"。这几句是对自然气候变化与物候变化关系的总结。

⑬王洪图等《黄帝内经素问白话解》六气司天，便是天之气；六气在泉，便是地之气。天地之气相互交合产生了六气变化的节序，于是自然界的万物就有生长化收藏的生化过程。

⑭郭霭春《黄帝内经素问白话解》本乎天、本乎地：六气在天，六气在地。六节：主气一年所分之六步。每步为六十日八十七刻半。

因为本属于天的，是天之气，本属于地的，是地之气，天地之气相合，就有了六节之气的划分，于是万物就能化生。

(4)故曰:谨候气宜,无失病机。此之谓也。

①王冰《黄帝内经素问》病机,下文具矣。

②马莳《黄帝内经素问注证发微》此在天地为气宜,而在人身为病机,必谨候之,而可以治病矣。

③张介宾《类经》本于天地者,是为气宜。应于人身者,是为病机。

④张志聪《黄帝内经集注》故谨候六气之所宜,无失五行之病机,斯得至真之要道。王子律曰:四时六步,皆有风气。

⑤高士宗《黄帝素问直解》六节之气,各有所宜,不宜则病,故曰:谨候气宜,无失病机。即此六节分而万物化生之谓也。

⑥黄元御《黄元御医书全集》故曰,谨候气宜(六气之宜),无失病机,此之谓也。

⑦张琦《素问释义》此句未具体注释。

⑧高亿《黄帝内经素问详注直讲全集》〔讲〕故古语曰:谨候气之所宜,无失生病之机。正此之谓也。

⑨孟景春等《黄帝内经素问译释》气宜:六气所宜出现的时令。高世栻:"六节之气,各有所宜,不宜则病。"病机:疾病发生和发展变化的机理。

所以说:要谨慎地察候气宜,不可贻误病机。就是这个意思。

⑩任廷革《任应秋讲〈黄帝内经〉素问》(讲解)"谨候气宜,无失病机,此之谓也",是说辨证时有必要了解气运的变化规律,这样才能更准确地认识病机的本质,辨别是属火、属热、属风、属寒? 再进一步分析是有余,还是不足? 从而分析病机是寒证、热证、虚证、实证?

⑪张灿玾等《黄帝内经素问校释》气宜:指六气分司所宜之时。高士宗注:"六节之气,各有所宜,不宜则病。"病机:王冰注、吴崑注均指病之机要。《类经》十三卷第一注:"病随气动,必察其机。"又云:"机者,要也,病变所由出也。"机,《说文》"主发谓之机"。《大学》"其机如此"。注:"主发谓之机。"疏:"关机也,动于近成于远。"又气运变化亦谓之机。如《庄子·至乐》篇云:"万物皆出于机,皆入于机。"据以上所说,机有关机、关键与发动之义。病机,指病气发动之机要,如疾病之成因、病位、证候等变化机制。

所以说要仔细观察六气分司所宜之时,不可贻误病机。就是这个意思。

⑫方药中等《黄帝内经素问运气七篇讲解》〔谨候气宜,无失病机〕"候",即观察。"气宜",即六气之所宜。质言之,亦即正常气候变化规律。"失",即失误或错过。"病机",即发病机转,也就是发病的道理。"谨候气宜,无失病机",意即作为医生在分析病机时,必须认真从自然环境和季节气候的特点及其变化规律出发来辨析疾病的病位、病性以及治疗上的选方用药、饮食宜忌等。要准确及时地弄清楚病机,从而据此论治,因人、因时、因地制宜。"谨候气宜,无失病机",把气候变化和人体疾病密切联系起来,和诊断治疗密切联系起来,和预防疾病密切联系起来。这是

中医理论体系的重要特点,也是本篇讨论的重点所在。

⑬王洪图等《黄帝内经素问白话解》所谓严格根据气候的寒热温凉选用适宜的药物,不要违背疾病发展变化的内在规律,指的就是这个意思。

⑭郭霭春《黄帝内经素问白话解》气宜:六气的变化。病机:病情机转。

所以说:要特别注意观察气候的变化,别错过病情的变化,就是这个道理。

第五解

(一)内经原文

帝曰:其**主病**何如?岐伯曰:**司岁备物**,则无遗主矣。

帝曰:先[注]**岁物**何也?岐伯曰:天地之专精也。帝曰:司气者何如?岐伯曰:司气者主岁同,然有余不足也。

帝曰:非司岁物何谓也?岐伯曰:散也。故质同而异等也,气味有薄厚,性用有躁静,治保有多少,力化有浅深。此之谓也。

[注]先:郭霭春《黄帝内经素问校注》、方药中等《黄帝内经素问运气七篇讲解》、人民卫生出版社影印顾从德本《黄帝内经素问》此处为"先",其中郭霭春、顾从德注:新校正云,详先岁疑作司岁。方药中认为两字均可。张灿玾等《黄帝内经素问校释》、孟景春等《黄帝内经素问译释》此处为"司",其注:原作"先",新校正云"详'先岁'疑作'司岁'"。据上文"司岁备物"及下文"非司岁物"文义,当以"司"字为是,故据改。

(二)字词注释

(1)主病

①王冰《黄帝内经素问》言采药之岁也。

②马莳《黄帝内经素问注证发微》用药以治病,不可无所主也。

③张介宾《类经》药物之主病者。

④张志聪《黄帝内经集注》谓主治病之药物。

⑤高士宗《黄帝素问直解》是六气为万物之主,不宜则病。

⑥黄元御《黄元御医书全集》所主何病。

⑦张琦《素问释义》此词未具体注释。

⑧高亿《黄帝内经素问详注直讲全集》〔讲〕其治病者又不可无所主。

⑨孟景春等《黄帝内经素问译释》主治疾病的药物。吴崑:"主病,谓药物之主病者。"

⑩任廷革《任应秋讲〈黄帝内经〉素问》"五味"的主病,即酸化、苦化、甘化、咸化、辛化等五味之化,其各所主病。

⑪张灿玾等《黄帝内经素问校释》此指主治疾病的药物。吴崑注:"主病谓药物之主病者。"

⑫方药中等《黄帝内经素问运气七篇讲解》"主病",张志聪注:"主病,谓主治病之药物。"此处是讨论药物与疾病治疗的关系。

⑬王洪图等《黄帝内经素问白话解》主治疾病的药物。

⑭郭霭春《黄帝内经素问白话解》主治病的药物。

（2）司岁备物

①王冰《黄帝内经素问》专司岁气，所收药物。

②马莳《黄帝内经素问注证发微》其司岁者以备药物。

③张介宾《类经》因司气以备药物。

④张志聪《黄帝内经集注》谓从六气五运以备之。

⑤高士宗《黄帝素问直解》司岁，五运五行主岁也；备物，随五行所主之运，备五行所属之物也。

⑥黄元御《黄元御医书全集》治法备诸司岁之物。

⑦张琦《素问释义》王（冰）注：谨候司天地所生化者。

⑧高亿《黄帝内经素问详注直讲全集》〔注〕司岁备物者，如厥阴司岁则备酸物，少阴少阳司岁则备苦物，太阴司岁则备甘物，阳明司岁则备辛物，太阳司岁则备寒物之类是也。〔讲〕因其司岁者以备药物。

⑨孟景春等《黄帝内经素问译释》根据司岁之气，收备药物。张介宾："天地之气，每岁各有所司，因司气以备药物。"

⑩任廷革《任应秋讲〈黄帝内经〉素问》所谓"司岁"是指每年气运的运动规律，"运"有司岁之运，"气"有司岁之气，应不同气运而万物具备，这就是"司岁备物"的意思。如得风之气则酸化，得湿之气则甘化，得寒水之气则咸化，得暑热之气则苦化，得燥之气则辛化，万物之备是应司岁之气而化生的，也就是说酸、苦、甘、辛、咸五味是由五运六气所化生的，万物生长，由于五运六气的变化而有收缺的不同。

⑪张灿玾等《黄帝内经素问校释》根据每年司岁之气，以备取药物，为取药物性味之专长。《类经》二十七卷第二十四注："天地之气，每岁各有所司，因司气以备药物，则主病者无遗矣。"

⑫方药中等《黄帝内经素问运气七篇讲解》"司"，即职司、主管之意，亦可作为作用来理解。"司岁"，意指在一年气候变化中起主要作用者。由于各个年份的气候变化不尽相同，所以对谷物、药物产生的数量和质量的影响也不尽相同。"备物"，即准备药物。"司岁备物"一句，意即药工必须根据不同年份气候变化特点来采集应时产生的药物。

⑬王洪图等《黄帝内经素问白话解》根据各年的气候特点来采集相应的药物。

⑭郭霭春《黄帝内经素问白话解》根据（每年）司岁之气来采备药物。

（3）岁物

①王冰《黄帝内经素问》此词未具体注释。

②马莳《黄帝内经素问注证发微》每岁之司天在泉，物从其化。

③张介宾《类经》岁物。

④张志聪《黄帝内经集注》如少阴少阳二火司岁，则当收附子姜桂之热物；如阳明燥金司岁，则当收桑皮苍术之燥物；如厥阴风气主岁，则当收防风羌活之风物；如太阳寒水司岁，则当收芩连大黄之寒物；如太阴土气司岁，则当收山药黄精之类

甘平甘温之品,及苍丹黅素玄之谷,所谓药食宜也。

⑤高士宗《黄帝素问直解》五运五行,六岁始复,先备其物。

⑥黄元御《黄元御医书全集》主岁所生者,谓之岁物。

⑦张琦《素问释义》岁物。

⑧高亿《黄帝内经素问详注直讲全集》〔注〕先岁物者,谓先岁司天在泉所化之物能制当岁之胜气,宜先备也。〔讲〕先岁者。

⑨孟景春等《黄帝内经素问译释》岁气所生化的药物。

⑩任廷革《任应秋讲〈黄帝内经〉素问》自然气候的某种状态,很适应某些作物的禀赋而长势非常好,这就叫"岁物"。

⑪张灿玾等《黄帝内经素问校释》每年司岁气的药物。

⑫方药中等《黄帝内经素问运气七篇讲解》"岁物",即当年产生的优质高效药物。

⑬王洪图等《黄帝内经素问白话解》根据气候特点采集药物。

⑭郭霭春《黄帝内经素问白话解》岁气所生化的药物。

(三)语句阐述

(1)帝曰:其主病何如?岐伯曰:司岁备物,则无遗主矣。

①王冰《黄帝内经素问》言采药之岁也。谨候司天地所主化者,则其味正当其岁也。故彼药工,专司岁气,所收药物,则一岁二岁,其所主用无遗略也。今详则字当作用。

②马莳《黄帝内经素问注证发微》此言药备岁物者,为天地之专精,而司气者其气偏,非岁物者其气散也。上文言候气宜而无失病机,则用药以治病,不可无所主也。伯言每岁各有所司,必因其司岁者以备药物,则病无遗主矣。

③张介宾《类经》此言药物之主病者。天地之气,每岁各有所司,因司气以备药物,则主病者无遗矣。如厥阴司岁则备酸物,少阴少阳司岁则备苦物,太阴司岁则备甘物,阳明司岁则备辛物,太阳司岁则备咸物,所谓岁物也,岁物备则五味之用全矣。

④张志聪《黄帝内经集注》主病,谓主治病之药物。司岁备物,谓从六气五运以备之。

⑤高士宗《黄帝素问直解》谨候气宜,无失病机,是六气为万物之主,不宜则病,故问主病何如?司岁,五运五行主岁也;备物,随五行所主之运,备五行所属之物也。随司岁之气以备物,则谨候气宜,无失病机,故无遗主矣。

⑥黄元御《黄元御医书全集》欲知所主何病。治法备诸司岁之物,则主岁所主之病,无有所遗矣。

⑦张琦《素问释义》王(冰)注:谨候司天地所生化者,则其主用无遗略也。

⑧高亿《黄帝内经素问详注直讲全集》〔批〕此言主病之义而以司岁备物发明其司岁与非司岁之道焉。

〔注〕司岁备物者,如厥阴司岁则备酸物,少阴少阳司岁则备苦物,太阴司岁则备甘物,阳明司岁则备辛物,太阳司岁则备寒物之类是也。

〔讲〕黄帝曰:气化固如是已,其治病者又不可无所主,不知其主病者又当何如?岐伯对曰:每岁各有所司,必因其司岁者以备药物则病无遗主矣。

⑨孟景春等《黄帝内经素问译释》主病:主治疾病的药物。吴崑:"主病,谓药物之主病者。"司岁备物:根据司岁之气,收备药物。张介宾:"天地之气,每岁各有所司,因司气以备药物。"

黄帝道:主治疾病的药物怎样?岐伯说:根据岁气来采备其所生化的药物,则药物就不会有所遗略了。

⑩任廷革《任应秋讲〈黄帝内经〉素问》(讲解)问曰:"其主病何如?"是问"五味"的主病如何,即酸化、苦化、甘化、咸化、辛化等五味之化,其各所主病是什么?

"司岁备物,则无遗主矣。"所谓"司岁"是指每年气运的运动规律,"运"有司岁之运,"气"有司岁之气,应不同气运而万物具备,这就是"司岁备物"的意思。如得风之气则酸化,得湿之气则甘化,得寒水之气则咸化,得暑热之气则苦化,得燥之气则辛化,万物之备是应司岁之气而化生的,也就是说酸、苦、甘、辛、咸五味是由五运六气所化生的,万物生长,由于五运六气的变化而有收缺的不同。天人相应,具体到人体的藏象,酸味入肝,甘味入脾,咸味入肾,苦味入心,这就与治疗联系起来了。如咸之味总是性寒者多,可用以泻热;苦之味性热者多,也可用以泻热;甘之味性温者多,可用以补虚,等。"则无遗主矣",总有适应病情的药物而不会有遗漏。这是说,药物的四气五味是完备的,只要能掌握其规律,无病不治也,这就是"司岁备物,则无遗主"的意思。

⑪张灿玾等《黄帝内经素问校释》主病:此指主治疾病的药物。吴崑注:"主病谓药物之主病者。"司岁备物:根据每年司岁之气,以备取药物,为取药物性味之专长。《类经》二十七卷第二十四注:"天地之气,每岁各有所司,因司气以备药物,则主病者无遗矣。"

黄帝说:关于主治疾病的药物是怎样的呢?岐伯说:根据每年司岁之气以备取药物,就不会有所遗漏了。

⑫方药中等《黄帝内经素问运气七篇讲解》[其主病何如]"主病",张志聪注:"主病,谓主治病之药物。"此处是讨论药物与疾病治疗的关系。"其主病何如"一句,是承前句而问。前句言"谨候气宜,无失病机",这里是问"谨候气宜"与治疗的关系。因为前节中已经提出"五味五色所生"与气候变化密切相关,而五味五相色又与五脏密切关,药食产生的气候环境与药食的质量密切相关,因此也就与疾病的治疗密切相关。由于如此,所以王冰注谓:"言采药之岁也。"意即此节主要是谈药物的质量与季节气候、采集时间的关系问题。

[司岁备物]"司",即职司、主管之意,亦可作为作用来理解。"司岁",意指在一年气候变化中起主要作用者。由于各个年份的气候变化不尽相同,所以对谷物、药

至真要大论篇

物产生的数量和质量的影响也不尽相同。"备物",即准备药物。"司岁备物"一句,意即药工必须根据不同年份气候变化特点来采集应时产生的药物。王冰注:"谨候司天地所生化者,则其味正,当其岁也。故彼药工,专司岁气所收药物。"张介宾注:"天地之气,每岁各有所司,因司气以备药物,则主病者无遗矣。如厥阴司岁则备酸物,少阴少阳司岁则备苦物,太阴司岁则备甘物,阳明司岁则备辛物,太阳司岁则备咸物,所谓岁物也,岁物备则五味之用全矣。"均属此义。

[无遗主]"遗",即遗失或遗漏。"主",即前述之主病。"无遗主",是承上句而言,意即如能作到"司岁备物",则治疗各种疾病的优质药物就不会短缺,就可以保证疗效。

⑬王洪图等《黄帝内经素问白话解》黄帝说:怎样选择主治疾病的药物呢? 岐伯说:根据各年的气候特点来采集相应的药物,就不会遗漏治病所需的主要药物了。例如,在厥阴主持气化的年份采备酸味药物,在阳明主持气化的年份采备辛味药物等。

⑭郭霭春《黄帝内经素问白话解》主病:主治病的药物。司岁备物:根据(每年)司岁之气来采备药物。

黄帝道:那些主治疾病的药物怎样? 岐伯说:根据岁气来采备药物,就会没有遗漏了。

(2)帝曰:先岁物何也? 岐伯曰:天地之专精也。帝曰:司气者何如? 岐伯曰:司气者主岁同,然有余不足也。

①王冰《黄帝内经素问》专精之气,药物肥浓,又于使用,当其正气味也。(〔新校正云〕详先岁疑作司岁。)司运气也。五运主岁者,有余不足,比之岁物,(疑脱"然不足之岁")恐有薄,有余之岁药专精也。

②马莳《黄帝内经素问注证发微》正以每岁之司天在泉,物从其化,而天地之专精储焉,故不可不先之也。彼司气者,即司运也,如甲己为土运,乙庚为金运。然太过则有余,不及则不足,其气偏耳。

③张介宾《类经》岁物者,得天地精专之化,气全力厚,故备所当先也。此与《六元正纪大论》食岁谷以全其真者同义。司气,即上文五运之司气也。主岁即上文司天在泉之主岁也。运之与气,所主皆同;但五太之运为有余,五少之运为不及,而物性之禀有厚薄矣。

④张志聪《黄帝内经集注》如少阴少阳二火司岁,则当收附子姜桂之热物;如阳明燥金司岁,则当收桑皮苍术之燥物;如厥阴风气主岁,则当收防风羌活之风物;如太阳寒水司岁,则当收芩连大黄之寒物;如太阴土气司岁,则当收山药黄精之类甘平甘温之品,及苍丹黔素玄之谷,所谓药食宜也。此皆得天地之专精,故先取岁物,谓先备司岁之物,即上章之所谓食岁谷以全其真,盖食天地之精以养吾身之真也。司气,谓五运之气。五运虽与主岁相同,然又有太过不及之分。太过之岁则物力厚,不及之岁则物力浅薄矣。

⑤高士宗《黄帝素问直解》五运五行,六岁始复,先备其物,以候其用,故问先岁物何也?万物之性,不外五行,五行之气,各主一岁,随五行所主之气,备五行所属之物,乃得天地之专精也。五运五行,六气亦五行,故问司气者何如?六气合五运。司气者,必与主岁同,谓之专精。然司气者,多不能尽与主岁同,而有有余不足也。六十年中惟乙卯乙酉,丙辰丙戌,丁巳丁亥,戊子戊午,戊寅戊申,己丑己未十二年,司气与主岁同。

⑥黄元御《黄元御医书全集》主岁所生者,谓之岁物,所以先用之者,以其得天地之专精也。

司天主前半岁,在泉主后半岁,所谓主岁也,而司天又司三气,在泉又司终气,所谓司气也。司气者即主岁之气,故其生物皆同。然但秉一气之力,不得主岁全气,故大同之中,则有有余不足之殊。主岁者有余,司气者不足。

⑦张琦《素问释义》上言司岁者,统气运而言,岁运与司天在泉合者也。此言司气,专指司天在泉而言,与岁运有克制者也。言司气虽同主岁,然必有有余不足之不同,不能专精矣。

⑧高亿《黄帝内经素问详注直讲全集》〔注〕先岁物者,谓先先司天在泉所化之物能制当岁之胜气,宜先备也。司气,谓司六气。主岁同者,与司岁备物相同也。

〔讲〕黄帝曰:夫子言司岁备物而物必取乎先岁者何也?岐伯对曰:每岁司天在泉物从其化,先岁之物乃得天地之专精者也,故备之不可不先。黄帝曰:先岁之物,气聚力厚能制后岁当旺之胜气,故宜先备。而一岁有一岁之司气而所谓司气者,又何如也?岐伯对曰:夫所谓司气者,司一岁之六气者也,与主岁司天在泉之气同。然司气为有余,异气为不足,其气不无增减也。

⑨孟景春等《黄帝内经素问译释》司:原作"先",据新校正改。专精,即精专,精粹的意思。张介宾:"岁物者,得天地精专之化,气全力厚。"

黄帝道:为什么要采备岁气所生化的药物?岐伯说:因其能得天地精专之气,故气全而力厚。黄帝道:司岁运的药物怎样?岐伯说:司岁运的药物与主岁的药物相同,然而有太过不及的区别。

⑩任廷革《任应秋讲〈黄帝内经〉素问》(讲解)问曰:"先岁物何也?"万物的生长,总会有些是突出的,如今年的棉花长得特别好,或者今年小麦长得特别好,这都叫"先岁物"。即自然气候的某种状态,很适应某些作物的禀赋而长势非常好,这就叫"岁物"。如风木气盛之年,酸味之物就会长势很好,君火气盛之年,苦味之物就长得好,作为医生还要了解气运与物种的关系。下文解释"先岁物",是"天地之专精也",所谓"天地之专精",是指物种所接受的司天、在泉之气与己之禀赋非常适合,所以发育得壮实、良好。这一认识对药材的种植、培育是有指导意义的,因为不同的气运会影响药植的生长发育,这也是药材有优劣好坏之分的原因。

问曰:"司气者何如?""司气"是指上文中五运之气,即"厥阴司天为风化……司气为苍化""少阴司天为热化……不司气化""太阴司天为湿化……司气为黅化""少阳司天为火化……司气为丹化""阳明司天为燥化……司气为素化""太阳司天为寒化……司气为玄化"等。五运所主之气怎样呢？前面讲的"天地之专精"，是指六气而言的，"天地"是指司天、在泉，所以这里又进一步问五运之司气又是怎样的？即问五运对自然界生物的影响是怎样的？其原理与主岁的司天、在泉之气是一样的，所以岐伯曰："司气者主岁同，然有余不足也。"所谓"司气者主岁同"，如土运之年对属性为"土"的生物非常有利；但还是有阳年、阴年之别，阳年是太过之年，阴年是不足之年，如甲、己都属土，甲属阳，己属阴，甲土之年主土气太过，己土之年主土气不足，有如俗称之大年、小年。

⑪张灿玾等《黄帝内经素问校释》天地之专精：凡物得司天在泉之气而独盛者，乃得其一气之所偏，所以为"天地之专精"。吴崑注："得天地专精之气，则物肥力厚。"

黄帝说：每年司岁气的药物是怎样的呢？岐伯说：得岁气之物，独得其气之专，为天地之精。黄帝说：每年司岁运的药物是怎样的呢？岐伯说：司岁运的药物与主岁气者相同，然而有太过不及的差别。

⑫方药中等《黄帝内经素问运气七篇讲解》[先岁物]"岁物"，即当年产生的优质高效药物。"先岁物"，张介宾注："岁物者，得天地精专之化，气全力厚，故备所当先。"此句意即为了有效地治疗疾病，医者须预先准备高效优质药物，以备不时之需。《新校正》认为此"先"字不好解释，怀疑"先"字为"司"字之误。其注云："详先岁疑作司岁。"我们认为《新校正》与《类经》所释均可。因为此句是问为什么要"司岁备物"，只要弄清为何要"司岁备物"就可以。"备"字，本来就有"先"字之义，因此，无须在"先"字或"司"字上多作推敲。

[天地之专精]此语是对前句的回答。前句为何要"司岁备物"？此句回答是：因为岁物，亦即当年应时而产生的药物是应时而生，所以能得"天地之专精"，亦即药物性能与当年岁气特点完全一致，因此它的性能较非应时而生的药物性能好，作用大。这也就是张介宾所说"得天地精专之化，气全力厚"属于优质药物。此句在于强调，为了保证药物的质量，以便对疾病进行有效的治疗，一定要注意药物采集时间，做到"司岁备物"。

[司气者主岁同]"司气"，已如前述，注家多以五运之气来解释，我们认为仍以司天在泉之气解释为好，理由已如前述。"主岁"，即主管一年气候者，亦即司天在泉之气。"司气者，主岁同"，意即司气者即司天在泉之气。不过这里需要提出者，即下面"然有余不足也"一句，值得研究。因为根据《内经》原文，司天在泉四间气，并无有余不足之说，只有五运才有太过不及和太少之分。因此，此处之"司气"，似亦可作"司运气"来理解。如果按五运来理解此处之"司气"二字，则全句意即岁运与岁气在五行属性上相同时，其对药物产生的影响与司天在泉四间气对药物产生的影响是相同的，不过由于岁运有太过不及之分，因此太过之年药性厚，不及之年药性薄，此与六气对药物产生和质量上的影响又有所不同。这也就是张介宾注中

所谓的:"运之与气所主皆同,但五太之运为有余,五少之运为不及,而物性之禀有厚薄矣。"这样解释,可以讲通。不过我们认为从本节前后所述内容来看,则似乎仍以六气来解释比较符合本节经文原意。是耶?非耶?是在读者。

⑬王洪图等《黄帝内经素问白话解》黄帝说:为什么要根据气候特点采集药物呢?岐伯说:这样采的药物,可以得到充足的天地之气,气味纯厚,药力精专,所以应该按时采集备用。

黄帝说:与五运相应的药物如何呢?岐伯说:按五运采集药物和按气候采集药物的道理相同,然而要注意有太过与不及的区别。

⑭郭霭春《黄帝内经素问白话解》天地之专精:天地专精之气。

黄帝道:采备岁气所生化的药物,这是为什么?岐伯说:因为能得天地专精之气,疗效比较好。黄帝道:司运气的药物怎样?岐伯说:司运气的药物与主岁的药物相同,但是有有余和不足的分别。

(3)帝曰:非司岁物何谓也?岐伯曰:散也。故质同而异等也,气味有薄厚,性用有躁静,治保有多少,力化有浅深。此之谓也。

①王冰《黄帝内经素问》非专精则散气,散气则物不纯也。形质虽同,力用则异,故不尚之。物与岁不同者何?以此尔。

②马莳《黄帝内经素问注证发微》若非岁物而用之,则其气又散。故一物之质同,而精完偏散之异,所以气味有厚薄,性用有躁静,治保有多少,力化有浅深,此岁物之不可以不备也。

③张介宾《类经》非司岁物,谓非主岁之物也。散者,谓六气之序,不司天地则司四间,故物生之应,亦当随气散见于四方,而各有所禀也。惟天地之气变不常,故物生之体质虽同,而性用之厚薄则异。此即质同异等之谓。盖司气者与不司气者,其有不同如此。

④张志聪《黄帝内经集注》若非气运司岁之物,则气散而力薄,故形质虽同而气味有浅深厚薄之异。治保有多少者,谓治病保真之药食,或宜多用而宜少用也。按中古之世,不能司岁备物,用炮制以代天地之助。如制附子曰炮,制苍术桑皮曰炒。盖以火助火,而以燥助燥也。近有制附子以水煮曰阴制,制桑皮以蜜拌曰润燥。是犹用鹰犬而去其爪牙,则驱之搏塞兔而不能,又安望韩卢之技哉?(眉批)谓先备司天在泉之物。

⑤高士宗《黄帝素问直解》非司岁所备之物,何以不专精,故又问之。非司岁所备之物,其气散也,故秉质同而等级异也。所谓异等者,气味有薄厚,薄则不足,厚则有余;性用有躁静,躁则劣,静则优。自气味薄厚性用躁静推之,则治保有多少,力化有浅深,即此质同异等之谓也。

⑥黄元御《黄元御医书全集》非司岁所生之物,则气散矣,故物质虽同,而其等则异也。其间气味有厚薄,性用有躁静,治保有多少,力化有浅深,其品不齐也。(旧注以司气为主运,运有太过有不及,何得较之岁物概属不足,此最不通之论也)。

⑦张琦《素问释义》散气不纯,司岁和合者为上,得一者次之,散者为下矣。

⑧高亿《黄帝内经素问详注直讲全集》〔注〕非司岁物,言非其本岁气化所生之物也。

〔讲〕黄帝曰:其有所谓非司岁之物者何谓也?岐伯对曰:当司岁之物,得气精专,物肥力厚,而非司岁之物,则不得其精气而力薄,是气之散者也。故同一物也,其质本体虽同,而精有完全,气有偏散等,分为之各殊焉,何也?以其得天之气、地之味有厚薄之分,故其物之性、物之用有躁静之别。推之治邪气、保正气,其功有多少之殊,力所至、化所治,其效有浅深之异。此司岁备物,先圣早有是论也。

⑨孟景春等《黄帝内经素问译释》治保有多少:张志聪"谓治病保真之药食,或宜多用,或宜少用也"。力化:犹言药力所及。

黄帝道:不属司岁之气生化的药物,又怎样呢?岐伯说:其气散而不专。所以非司岁和司岁的药物相较,形质虽同,却有等级上的差别,气味有厚薄之分,性能有躁静之别,疗效有多少的不同,药力所及也有浅深之异。就是这个道理。

⑩任廷革《任应秋讲〈黄帝内经〉素问》(讲解)问曰:"非司岁物何谓也?""非司岁物"与"岁物"相对,即指与主岁之气不相适应之物种。答曰:"散也,故质同而异等也,气味有薄厚,性用有躁静,治保有多少,力化有浅深,此之谓也。""散"即不是"专精"之品,对药物来说即指药性差一点的药物,"散"物不是"岁物",属四个间气的物类。司天、在泉都是主岁的,一个主上半年,一个主下半年,四间气也会影响万物的生长,在其影响下其物类为非专精之物,被称作"散物"。散物也有所秉,仍具酸、苦、甘、辛、咸、寒、凉、温、热、平等气味特征,但其力较弱,"故质同而异等也"。"气味有薄厚,性用有躁静,治保有多少,力化有浅深"是对"质同而异等"的解释。即同样的气、同样的味,但有"薄厚"之分;性格就有"躁静"之别,厚者主躁,薄者主静;"治保","治"是"治疗"之意,"保"是"保养"之意,有些药物用于调养,有的药物用于治疗,无论调养还是治疗都有"多少"之别;其"力化"也有浅有深,"力化"是指功效而言。厚薄、躁静、多少、浅深的差别,即"异等"的具体内容。

⑪张灿玾等《黄帝内经素问校释》散也:王冰注"非专精则散气,散气则物不纯也"。治保多少:张志聪注"谓治病保真之药食,或宜多用或宜少用也"。力化,指药物化生之效能。

黄帝说:非司岁的药物是怎样的呢?岐伯说:非司岁的药物,其气散而不专,所以司岁与非司岁的药物,虽然形质相同,但是有差异。药物的气味有厚薄的不同,功效应用有躁静的差别,治病保真用有多少,生化的效能各有浅深。就是这个意思。

⑫方药中等《黄帝内经素问运气七篇讲解》[非司岁物……散也]"非司岁物",即不是当年应时而生的药物。"散",即分散。此处是与得"天地之专精"的药物相对而言,亦即质量不好。

[质同而异等]"质",指药物的性能。"等",指等级。"质同而异等",是承上句

而言,意即"司岁物"与"非司岁物",虽然在性味上相同,但在等级上,亦即在质量上却有显著差别。司岁物,质量好,等级高,属优等品。非司岁物,质量不好,等级低,为次等或劣等品。因此,二者在疗效上自然有明显的差别。

[气味有厚薄,性用有躁静,治保有多少,力化有浅深]"气味",指药物的四气五味,"厚薄",指药物气味的轻重浓淡;"性用",指药物的性能和作用,"躁静",指药物作用发生的快慢;"治保",指药物对人体的补养作用,"多少",指这种补养作用的强弱;"力化",指药物作用的范围,"浅深",指作用范围的大小。全句意即由于药物有司岁物和非司岁物之分,因此也就自然产生了"质同异等"的差别,而这些差别具体表现在药物的气味、性用、治保、力化等各个方面。一般说来,当年应时而生的司岁物,气味厚,性用好,治保多,力化深,反之,则气味薄,性用差,治保少,力化浅。所以张介宾注此云:"此即质同异等之谓,盖司气者与不司气者,其有不同如此。"

⑬王洪图等《黄帝内经素问白话解》黄帝说:不根据气候特点而采集的药物如何?岐伯说:这样采集的药物气散而不专,与根据气候特点采集的药物相比,其形态与性质虽然同为一类,但在质量上却有等次的差别。例如:气味有厚薄的区分,性能有躁静的不同,治病效果有大小之异,药力到达的部位有浅深之殊,就是这个道理。

⑭郭霭春《黄帝内经素问白话解》治保:治疗的效果。力化:药力在体内所形成的变化。

黄帝道:不是司岁的药物,又怎样呢?岐伯说:其气散而不纯。所以本质虽同,而等次却不相同,如气味有厚薄的不同,性能有静躁的不同,治效有多少的不同,药力有浅深的不同,这就是关于非司岁药物的说法。

第六解

(一)内经原文

帝曰:岁主藏害何谓?岐伯曰:以所不胜命之,则其要也。

帝曰:治之奈何?岐伯曰:上淫于下,所胜平之;外淫于内,所胜治之。帝曰:善!平气何如?岐伯曰:谨察阴阳所在而调之,以平为期。正者正治,反者反治。

(二)字词注释

(1)藏害

①王冰《黄帝内经素问》此词未具体注释。

②马莳《黄帝内经素问注证发微》五脏被害。

③张介宾《类经》有害于五藏。

④张志聪《黄帝内经集注》藏,五藏也。……病入五藏而为害。

⑤高士宗《黄帝素问直解》害,犹病也。

⑥黄元御《黄元御医书全集》脏气受害。

⑦张琦《素问释义》此词未具体注释。

⑧高亿《黄帝内经素问详注直讲全集》〔批〕五脏有害。〔讲〕岁所主之气脏受之而即为害者。

⑨孟景春等《黄帝内经素问译释》张志聪:"藏,五藏也。……病入五藏而为害。"伤害五脏。

⑩任廷革《任应秋讲〈黄帝内经〉素问》对于人体五脏的影响。

⑪张灿玾等《黄帝内经素问校释》伤害内脏。

⑫方药中等《黄帝内经素问运气七篇讲解》"脏害",即对人体脏腑所产生的损害。

⑬王洪图等《黄帝内经素问白话解》伤害五脏。

⑭郭霭春《黄帝内经素问白话解》伤害五脏。

(2)平气

①王冰《黄帝内经素问》平,谓诊平和之气。

②马莳《黄帝内经素问注证发微》岁气之平。

③张介宾《类经》岁气和平。

④张志聪《黄帝内经集注》平气,谓无上下之胜制,运气之和平也。

⑤高士宗《黄帝素问直解》无上下外内之胜制,谓之平气。

⑥黄元御《黄元御医书全集》此词未具体注释。

⑦张琦《素问释义》此词未具体注释。

⑧高亿《黄帝内经素问详注直讲全集》〔注〕平气谓气之无太过无不及者也。〔讲〕岁气之平。

⑨孟景春等《黄帝内经素问译释》岁气平和之年。

⑩任廷革《任应秋讲〈黄帝内经〉素问》"平气"不是在泉之气,也不是司天之气,是指四间气而言。和平之气。

⑪张灿玾等《黄帝内经素问校释》岁气平和之年。

⑫方药中等《黄帝内经素问运气七篇讲解》"平气",即气候变化既非太过,亦非不及,完全正常。

⑬王洪图等《黄帝内经素问白话解》岁气和平。

⑭郭霭春《黄帝内经素问白话解》岁气平和。

(三)语句阐述

(1)帝曰:岁主藏害何谓?

①王冰《黄帝内经素问》此句未具体注释。

②马莳《黄帝内经素问注证发微》此言岁之五脏被害者,以其有所不胜,而治之有法也。

③张介宾《类经》此言天有岁气,人有藏气,而岁主有害于五藏者,在所不胜者也。

④张志聪《黄帝内经集注》此论五运之气受司天在泉之胜制。岁主者,谓六气

之主岁。藏,五藏也。盖言五藏内属五行而外合五运,五运之气受胜制之所伤,则病入五藏而为害矣。

⑤高士宗《黄帝素问直解》害,犹病也。五运五行,谓之岁主。五运五行,合于五藏,不和则病,故问岁主藏害何谓?

⑥黄元御《黄元御医书全集》人之脏气,与天地相通,脏气不胜主岁之气,则脏气受害,所谓主岁害脏也。

⑦张琦《素问释义》此句未具体注释。

⑧高亿《黄帝内经素问详注直讲全集》〔批〕岁主五脏有害。

〔讲〕黄帝曰:岁气在天,五脏在人,而岁所主之气脏受之而即为害者,果何谓也?

⑨孟景春等《黄帝内经素问译释》岁主藏害:张志聪"岁主者,谓六气之主岁。藏,五藏也。盖言五藏内属五行,而外合五运,五运之气,受胜制之所伤,则病入五藏而为害矣"。

黄帝道:主岁之气伤害五脏,应当怎样来说明?

⑩任廷革《任应秋讲〈黄帝内经〉素问》(讲解)问曰:"岁主脏害何谓?"一年中的司天、在泉之气对于人体五脏的影响是怎样的?

⑪张灿玾等《黄帝内经素问校释》黄帝说:主岁之气,伤害内脏的应当怎样说法呢?

⑫方药中等《黄帝内经素问运气七篇讲解》"岁主",即当年的主岁之气。"脏害",即对人体脏腑所产生的损害。"岁主脏害",意即主岁之气如果偏胜失调,则可以造成相应脏腑的损害。

⑬王洪图等《黄帝内经素问白话解》黄帝说:六气分别主持各年的气候,为什么又会伤害五脏呢?

⑭郭霭春《黄帝内经素问白话解》脏害:伤害五脏。

黄帝道:岁主之气,伤害五脏,这是什么原因?

(2)岐伯曰:以所不胜命之,则其要也。

①王冰《黄帝内经素问》木不胜金,金不胜火之类是也。

②马莳《黄帝内经素问注证发微》岁气在天,五脏在人,而岁主五脏有害者,正以木气淫则脾不胜,火气淫则肺不胜,土气淫则肾不胜,金气淫则肝不胜,水气淫则心不胜。以所不胜命之,则知害脏之要也。

③张介宾《类经》此言天有岁气,人有藏气,而岁主有害于五藏者,在所不胜者也。如木气淫则脾不胜,火气淫则肺不胜,土气淫则肾不胜,金气淫则肝不胜,水气淫则心不胜,是皆藏害之要。

④张志聪《黄帝内经集注》如少商金运而值二火司天,少宫土运而值厥阴在泉,此皆运气之所不胜,而受胜气之所胜制,故以所不胜命之,则岁主藏害之要可知矣。命,名也。

⑤高士宗《黄帝素问直解》水火金土木,相为胜制,受制则不胜,不胜则病,故以所不胜命之,则其藏害之大要也。

⑥黄元御《黄元御医书全集》观其主岁之气,以所不胜之岁命之,则知主岁之所害为何脏矣。

⑦张琦《素问释义》此句未具体注释。

⑧高亿《黄帝内经素问详注直讲全集》〔批〕岁主五脏有害,即木气淫则脾不胜,火气淫则肺不胜,土气淫则肾不胜,金气淫则肝不胜,水气淫则心不胜,以所不胜命之,则知害脏之要也。

〔讲〕岐伯对曰:六气内淫五脏,若人之脏气一虚,不能当夫邪气之胜,则在天之邪气,必乘之而入,而人身之脏气必因虚而受,以是知岁主脏害者,以己不胜者命之也。知己之所不胜,即知其邪之所以胜我,知邪之所以胜我,则知岁之所生为何气,邪之所害为何脏,而得其要也。

⑨孟景春等《黄帝内经素问译释》岐伯说:以脏气所不胜之气来说明,就是这个问题的要领。

⑩任廷革《任应秋讲〈黄帝内经〉素问》(讲解)答曰:"以所不胜命之",意思是说其影响主要表现在"所不胜"方面。比如今年火气盛,对水虚或火旺之人就很不利,这是因为火热伤耗阴精,火热将更加助长火势;再如厥阴司天,上半年风木旺,对脾虚的人就不利,"脾"对风木来说是"所不胜"的一方,即脾虚不抵风木的克制。"则其要也","要"即指关键所在。"所不胜"不能片面地理解为只是"相克"的关系,如今年火旺,阴虚的人还是有"所不胜"的问题,火气越亢精气越伤嘛。总之五行生克乘侮的理论是理解运气与人体关系的关键所在。

⑪张灿玾等《黄帝内经素问校释》以所不胜命之:克我者即我之所不胜,即以我之所不胜命名。如木不胜金、金不胜火、火不胜水之类。

岐伯说:以脏气所不胜之气命名,是这个问题的要领。

⑫方药中等《黄帝内经素问运气七篇讲解》[以所不胜命之]此句是承上句而言。原文在此系用五行概念来说明"岁主脏害",亦即当年岁气偏胜与脏腑之间的关系及发病规律。"以所不胜命之",意即从五行概念来说,人体脏腑的五行属性与当年主岁之气的五行属性相合,如果属于不胜时,则脏腑就会受到损害。如主岁之气为风气偏胜时,人体脾胃便容易受病。因为风在五行上属木,脾胃在五行上属土,木可以克土,木为土之所不胜。其余可依此类推。张介宾注此云:"此言天有岁气,人有脏气,而岁主有害于五脏者,在所不胜者也,如木气淫则脾不胜,火气淫则肺不胜,土气淫则肾不胜,金气淫则肝不胜,水气淫则心不胜,是皆脏害之要。"即属此义。

⑬王洪图等《黄帝内经素问白话解》岐伯说:因为自然界的六气和人体的五脏息息相通,它们之间有胜负克制的关系,五脏受到它所不胜之气的克伐就会发生疾病,这是问题的关键。例如,风木之气胜则脾病,燥金之气胜则肝病等。

⑭郭霭春《黄帝内经素问白话解》不胜:克我者即我之所不胜,如木胜金,金不

胜火,火不胜水之类。

岐伯说:以其所不胜之气来说明,这是它的关键。

(3)帝曰:治之奈何? 岐伯曰:上淫于下,所胜平之;外淫于内,所胜治之。

①王冰《黄帝内经素问》淫,谓行所不胜己者也。上淫于下,天之气也。外淫于内,地之气也。随所制胜而以平治之也。制胜,谓五味寒热温凉随胜用之,下文备矣。(〔新校正云〕详天气主岁,虽有淫胜,但当平调之,故不曰治而曰平也。)

②马莳《黄帝内经素问注证发微》故司天之气淫于下,而脏病生,则以所胜者平之,如木气淫,则以金制之者是也。至在泉之气淫于内而脏病生,则亦以所胜者治之,即木气淫,而以金制之者是也。所谓制胜者,谓五味寒热温凉随胜而用之耳。但上淫于下者,淫于三气已前,有胜无复也。外淫于内者,淫于四气以后,有胜无复也。新校正云:详天气主岁,但当平调之,故不曰治而曰平也。

③张介宾《类经》淫,太过为害也。上淫于下,谓天以六气而下病六经也。外淫于内,谓地以五味而内伤五官也。淫邪为害,当各以所胜者平治之也。

④张志聪《黄帝内经集注》上淫于下者,谓司天之气淫胜其在下之运气,当以所胜平之。如少商金运而火热上临,宜平以咸寒,佐以苦甘。外淫于内者,在泉之气淫胜其在内之五运,当以所胜治之。如少宫土运而风木下淫,宜治以辛凉,佐以苦甘。按司天在泉之气根于外,五运之化根于中,故曰外淫于内。下章平天气曰平,治在泉曰治,又诸气在泉曰淫于内。

⑤高士宗《黄帝素问直解》藏害,而治之奈何? 司天在泉之理,备于人身,故举上下外内,以明藏害之治。上淫于下,谓司天之气,淫胜其在下之运气,当以所胜平之。如少商金运,火热司天,平以咸寒之类。外淫于内,谓在泉之气,淫胜其在内之运气,当以所胜治之。如少宫土运,风木在泉,治以辛凉之类。曰平曰治,言治之而得其平,平之而得其治也。

⑥黄元御《黄元御医书全集》上下内外之淫,皆以所胜制之。

⑦张琦《素问释义》王(冰)注:淫,谓行所不胜己者也。上淫于下,天之气也,外淫于内,地之气也。林(亿)云:天气虽有淫胜,但当平调之,故不曰治而曰平也。按地气不可云外淫于内,疑是内淫于外,上下互易也。在泉之气,当可云内矣。

⑧高亿《黄帝内经素问详注直讲全集》〔注〕上淫于下者,谓司天气胜,淫虐于下而脏病生也。外淫于内者,谓表邪过甚入淫于内而脏病生也。

〔讲〕黄帝曰:治之又当奈何? 岐伯对曰:如司天之气淫于下而脏病生,则以所胜者平之,如风证用金之类是也。如在外之邪淫于内而脏病生,则以所胜者治而去之,如寒胜用甘之类是也。亢害承制即此义也。

⑨孟景春等《黄帝内经素问译释》平之:即"治之"的意思。新校正:"详天气主岁,虽有淫胜,但当平调之,故不曰治而曰平也。"

黄帝道:治疗的方法怎样? 岐伯说:司天之气淫胜于下的,以其所胜之气来平调之;在泉之气淫胜于内的,以其所胜之气来治疗之。

⑩任廷革《任应秋讲〈黄帝内经〉素问》(讲解)问曰:"治之奈何?"答曰:"上淫于下,所胜平之,外淫于内,所胜治之。""淫"是指太过为害,"上淫于下","上"指自然界之太过的六气,即风寒暑湿燥火之邪气,"下"指人体三阴三阳六经,在天之六气淫于人体的六经;"外"是指地气的五味,太过之五味伤及五脏,这叫"外淫于内";无论是"上淫于下",还是"外淫于内",这些都以"所胜"治之。比如火气太过伤及水脏之阴精,就治之以寒,寒能胜火嘛;若湿气太过而伤及脾胃,便治之以燥,燥能胜湿嘛;因此这里的"所胜"是指五味之气而言。气运之影响于人体主要是"所不胜"的问题,就要以"所胜"来治疗,如以寒治热、以热治寒、实则泻之、虚则补之等,这些都是"所胜"的治法。据此可知,"所不胜"是指人体的病理状况,"所胜"是指治疗的原则和方法。

⑪张灿玾等《黄帝内经素问校释》上淫于下:指司天之气过胜而为害于下。淫,太过而为害。王冰注:"上淫于下,天之气也。"平之,新校正云:"详天气主岁,虽有淫胜,但当平调之,故不曰治而曰平也。"外淫于内:指在泉之气过胜而为害于内。王冰注:"外淫于内,地之气也。"

黄帝说:怎样治疗呢?岐伯说:司天之气淫胜于下的,以其所胜之气平调之,在泉之气淫胜于内的,以其所胜之气治之。

⑫方药中等《黄帝内经素问运气七篇讲解》"上淫于下","外淫于内",注家解释不尽相同。王冰认为,"上淫于下"是指司天之气,"外淫于内"是指在泉之气。其注云:"上淫于下,天之气也,外淫于内,地之气也。"张介宾则以六气及五味来解释。其注云:"淫,太过为害也,上淫于下,谓天以六气而下病六经也。外淫于内,谓地以五味而内伤五官也。"我们认为这两种解释以王冰注解较好,因为此句是承上句"岁主脏害"而言。关于"岁主",前面已作过解释,是指当前主岁之气,因此,此处所谓"上淫""外淫",自然是指司天在泉之气而言。上句言"岁主脏害,以所不胜命之,则其要也",与此句"上淫于下,所胜平之,外淫于内,所胜治之"互相照应,前言受病规律,后言治疗原则。全句意即如人体在气候偏胜失调而发生疾病时,临床上即可以根据病因进行针对性处理,例如治热以寒,治寒以热等,这也就是原文谓之"所胜平之""所胜治之"。

⑬王洪图等《黄帝内经素问白话解》黄帝说:那么应怎样治疗呢?岐伯说:司天之气淫胜伤人而六经生病的,应该用具有制约它的气味之药调理;在泉之气淫胜而五脏生病的,应该用具有制约它的气味之药治疗。总之,要制伏过胜之气。

⑭郭霭春《黄帝内经素问白话解》黄帝道:怎样治疗?岐伯说:司天之气偏胜而淫于下,那就以已所胜之气来平调;在泉之气偏胜而淫于外,那就以已所胜之气来治疗。

(4)帝曰:善! 平气何如? 岐伯曰:谨察阴阳所在而调之,以平为期。正者正治,反者反治。

①王冰《黄帝内经素问》平,谓诊平和之气。知阴阳所在,则知尺寸应与不应。

不知阴阳所在,则以得为失,以逆为从。故谨察之也。阴病阳不病,阳病阴不病,是为正病,则正治之,谓以寒治热,以热治寒也。阴位已见阳脉,阳位又见阴脉,是谓反病,则反治之,谓以寒治寒,以热治热也。诸方之制,咸悉不然,故曰反者反治也。

②马蒔《黄帝内经素问注证发微》此言岁气之平而有所病者,亦视其正反而善治之也。上文言上淫于下、外淫于内而为病,皆以岁气不平也。故有平气而民病者,何也?伯言:阴阳者,尺寸之位。曰阴阳,阴脉阳脉、阴经阳经,皆曰阴阳,当谨察而调之,以平为期。如阴经病而阳经不病,阳经病而阴经不病,是为正病也。正则以寒药治热,以热药治寒,从而正治之耳。若阴位而见阳脉,阳位而见阴脉,是为反病也。反则以寒药治寒,以热药治热,从而反治之耳。

③张介宾《类经》此问岁气和平而亦有病者,又当何如治之也。阴阳者,脉有阴阳,证有阴阳,气味有阴阳,经络藏象有阴阳。不知阴阳所在,则以反为正,以逆为从。故宜谨察而调之,以平为期,无令过也。若阳经阳证而得阳脉,阴经阴证而得阴脉,是为正病。正者正治,谓当以寒治热,以热治寒,治之正也。若阳经阳证而得阴脉,阴经阴证而得阳脉,是为反病。反者反治,谓当以热治热,以寒治寒,治之反也。此下接言南政北政阴之所在。

④张志聪《黄帝内经集注》平气,谓无上下之胜制,运气之和平也。甲丙戊庚壬为阳运,乙丁己辛癸为阴运,阴阳二运有太过不及之分,故谨察阴阳所在而调之,以平为期。正者正治,谓太过之岁当抑其胜气,扶其不胜。反者反治,谓不及之运为所不胜之气反胜,当反佐以取之。

⑤高士宗《黄帝素问直解》无上下外内之胜制,谓之平气,平气何如?人身之气,合于天地,故当谨察阴阳所在而调和之,大要以平为期。正者正治,言阳盛治阳,阴盛治阴,正治而得其平也。反者反治,言阳虚而阳反盛,阴虚而阴反盛,无容正治,当反治而得其平也。

⑥黄元御《黄元御医书全集》谨察六气阴阳所在而调之(所在谓在寸在尺),以平为期。正者正治(正谓至而甚者),反者反治(反谓至而反者),此大法也。

⑦张琦《素问释义》承上言平之者何。反者反治,即前篇所云假者反之也。

⑧高亿《黄帝内经素问详注直讲全集》〔批〕此以调和阴阳寒热从反明治每岁平气为病之义也。

〔注〕平气谓气之无太过无不及者也。谨察阴阳,谓细审其阴气阳气之偏胜也。正治谓补阴配阳、补阳配阴之类。反治如阳虚阳气外浮似火,反补以阴而热自除。阴虚阳陷于里恶寒,反补以阴,里足阳还而寒自止也。

〔讲〕黄帝曰:夫子之论诚善矣。至若岁气之平而亦有所病者,何如?岐伯对曰:阴阳者,治病之关键也,如主岁气平无上淫外淫之偏而亦有所病者则当谨察其阴气阳气之所在而调其有余不足。使之无偏无胜而以平和为期焉。但调之法,当审其病之正与反也。如阴虚而阳不乘阳虚而阴不乘是谓正病。病正者,即阴虚补阴,阳虚补阳,从而正治之。若阴虚而阳反乘,阳虚而阴反乘,是为反病,病反者即抑阳扶阴,抑阴扶阳,从而反治之。

⑨孟景春等《黄帝内经素问译释》正者正治,反者反治:王冰"阴病阳不病,阳病阴不病,是为正病,则正治之,谓以寒治热,以热治寒也。阴位已见阳脉,阳位已见阴脉,是为反病,则反治之,谓以寒治寒,以热治热也"。

黄帝道:对。岁气平和之年怎样呢?岐伯说:仔细观察阴阳病变之所在,来加以调整,达到平衡为目的。正病用正治法,反病用反治法。

⑩任廷革《任应秋讲〈黄帝内经〉素问》(讲解)问曰:"平气何如?""平气"不是在泉之气,也不是司天之气,是指四间气而言,这和平之气对人体有没有影响呢?当然是会有影响的,只是影响不那么明显或激烈罢了。"岐伯曰:谨察阴阳所在而调之,以平为期,正者正治,反者反治",是说具体还是要看阴阳偏盛偏衰的情况,要看四间气是属少阴、属太阴、属厥阴、属阳明、属太阳、属少阳?病于人体是属阳证、属阴证、属寒证、属热证?根据具体情况进行调理,这就是辨证论治。主岁之气是如此,不主岁的间气也是如此。总之"以平为期","平"是"恢复"之意,病变好转、身体恢复就达到目的了。"正者正治,反者反治",这是治疗的原则,不管是外感还是内伤,也不管寒热虚实,都要依照这个原则进行治疗。"正者"是指阴阳、寒热、虚实等病理特征鲜明者,虚则补之、实者泻之、以寒治热、以热治寒,这是"正治"之法,即所谓逆治法。"反者"与"正者"相反,虚实夹杂、真假相间者,比如有些外热实质是内寒,外热是个假象,那就要热因热用,内为实证外有虚象,虚象是假,就要实因实用,临床上虚因虚用、寒因寒用、热因热用、涩因涩用、通因通用等,这些都叫"反治";"反"与正治法相反,即所谓"从治法"。寒因热用、热因寒用、涩因通用、通因涩用,属正治法;热因热用、寒因寒用、涩因涩用、通因通用等是反治法。

⑪张灿玾等《黄帝内经素问校释》谨察阴阳所在而调之,以平为期:《类经》二十七卷第二十四注"阴阳者,脉有阴阳,证有阴阳,气味有阴阳,经络藏象有阴阳,不知阴阳所在,则以反为正,以逆为从,故宜谨察而调之。以平为期,无令过也"。正者正治,反者反治:《类经》二十七卷第二十四注"若阳经阳证而得阳脉,阴经阴证而得阴脉,是为正病,正者正治,谓当以寒治热,以热治寒,治之正也。若阳经阳证而得阴脉,阴经阴证而得阳脉,是为反病,反者反治,谓当以热治热,以寒治寒,治之反也"。

黄帝说:好。岁气平和之年怎样呢?岐伯说:仔细地诊察阴阳所在而加以调治,以达到平衡为目的。正病者用正治法,反病者用反治法。

⑫方药中等《黄帝内经素问运气七篇讲解》[平气]"平气",即气候变化既非太过,亦非不及,完全正常。

[谨察阴阳所在而调之,以平为期]"阴阳所在",指疾病的病位和病性。"调",指调和。"平",指恢复正常。此句是承上句而言,全句意即疾病的发生如系由于气候偏胜所致者,在治疗上固然应根据病因进行针对性治疗;但如疾病的发生与气候变化无关,亦即在气候正常下发生,则可以不拘泥于气候变化,临床上可以完全根据患者病情,认真分析患者疾病的病位、病性,进行针对性治疗和调理,直到恢复正

常为止。

[正者正治，反者反治]"正者正治"句中的前一个"正"字，是指疾病的一般表现，例如受热而出现热证的各种临床表现或受寒而出现寒证的各种临床表现等均是。后一个"正"字，则是指对疾病的一般治疗方法。例如，热证用寒凉药治疗，寒证用温热药治疗等均是。因此所谓"正者正治"，意即热病之由于热者或寒病之由于寒者，在治疗上均应患者的临床表现进行针对性的处理，治寒以热，治热以寒。"反者反治"一句中的前一个"反"字，是指疾病的各种特殊表现。例如受热而出现寒证的各种临床表现或受寒而出现热证的各种临床表现等均是。后一个"反"字，则是指对疾病的特殊治疗方法。例如，受热而出现寒证表现时用寒凉药治疗，受寒而出现热证表现时用温热药治疗等均是。因此所谓"反者反治"，意即寒病之由于热者，或热病之由于寒者，在治疗上与正治不同，并不是根据患者临床表现进行针对性的处理，治热以寒或治寒以热，而是恰恰相反，治以与患者临床表现相从，治热以热，治寒以寒。为什么在对疾病的治疗上会出现正反两种不同的临床表现以及正反两种不同的治疗方法呢？本篇后文中讲得很清楚。后文明确指出："热因寒用，寒因热用，塞因塞用，通因通用。必伏其所主而先其所因，其始则同，其终则异，可使破积，可使溃坚，可使必已。"这里所谓"热因寒用，寒因热用"，就是指"正者正治"。这里所谓"塞因塞用，通因通用"，就是指"反者反治"。这里所谓"伏其所主而先其所因"，就是指从产生疾病的根本原因来作治疗。这就是说，不论是"正者正治"也好，还是"反者反治"也好，从治疗机转来说都是治病求本。这也就是说，疾病的临床表现可以是多变化的，不一定与其病因完全相应，热病可以出现热证的临床表现，但也可以出现寒证的临床表现；后者也就是一般所谓的真热假寒证；寒病可以出现寒证的临床表现，但也可以出现热证的临床表现，后者也就是一般所谓的真寒假热证。因此在治疗上我们就不能简单从事，见寒治寒，见热治热，而要认真分析病机，治病求本。这就是为什么中医在治疗上有正治、反治之分的原因，也是中医学辨证论治的关键所在。

⑬王洪图等《黄帝内经素问白话解》黄帝说：讲得好。但也有在岁气和平时生病的，对此应该怎样治疗呢？岐伯说：要细心地观察司天、在泉的性质以及疾病所在经脉、脏腑的位置，而加以调治，以期达到阴阳平衡。疾病的本质与症状表现相一致的，就使用正治法来治疗；疾病的本质与某些症状表现不一致的，就使用反治法来治疗。

⑭郭霭春《黄帝内经素问白话解》正者正治，反者反治：正病用正治法，反病用反治法。"正"，正病。阴病阳不病，阳病阴不病，为正病。以寒治热，以热治寒为正治法。阴位已见阳脉，阳位已见阴脉，为反病。以寒治寒，以热治热为反治法。

黄帝道：讲得好！但也有岁气平和而得病的，又怎样治呢？岐伯说：这要细心地观察三阴三阳司天在泉的所在而加以调治，以达到正常为目的，正病用正治法，反病用反治法。

第七解

（一）内经原文

帝曰：夫子言察阴阳所在而调之，**论言**人迎与寸口相应，若引绳小大[注]齐等，命曰平。阴之所在寸口何如？岐伯曰：视岁**南北**，可知之矣。

帝曰：愿卒闻之。岐伯曰：北政之岁，少阴在泉，则寸口不应；厥阴在泉，则右不应；太阴在泉，则左不应。南政之岁，少阴司天，则寸口不应；厥阴司天，则右不应；太阴司天，则左不应。诸不应者，**反其诊**则见矣。

[注]小大：郭霭春《黄帝内经素问校注》、张灿玾等《黄帝内经素问校释》、孟景春等《黄帝内经素问译释》、人民卫生出版社影印顾从德本《黄帝内经素问》此处为"小大"；方药中等《黄帝内经素问运气七篇讲解》此处为"大小"。

（二）字词注释

（1）论言

①王冰《黄帝内经素问》本《灵枢经》之文，今出甲乙经。

②马蒔《黄帝内经素问注证发微》《灵枢·禁服篇》云。

③张介宾《类经》论言，《灵枢·禁服篇》也。

④张志聪《黄帝内经集注》此词未具体注释。

⑤高士宗《黄帝素问直解》《灵枢·禁服》论云。

⑥黄元御《黄元御医书全集》《灵枢·禁服》语。

⑦张琦《素问释义》此词未具体注释。

⑧高亿《黄帝内经素问详注直讲全集》〔注〕论言，即《灵枢经》论中之言也。《禁服篇》有云。〔讲〕《灵枢·禁服》论中曾言。

⑨孟景春等《黄帝内经素问译释》医论中说。

⑩任廷革《任应秋讲〈黄帝内经〉素问》"论言"之"论"，是指《灵枢·禁服》这篇文献。

⑪张灿玾等《黄帝内经素问校释》此以下至"若引绳小大齐等"今本《灵枢·禁服》篇有类似之语，或俱来自古医论中。

⑫方药中等《黄帝内经素问运气七篇讲解》"论言"，此处是指《灵枢·禁服》所云。

⑬王洪图等《黄帝内经素问白话解》《灵枢·禁服》说。

⑭郭霭春《黄帝内经素问白话解》有的书上说。

（2）南北

①王冰《黄帝内经素问》此词未具体注释。

②马蒔《黄帝内经素问注证发微》南北之政。

③张介宾《类经》甲己二岁为南政，乙庚丙辛丁壬戊癸八年为北政。

④张志聪《黄帝内经集注》所谓南北者，阴阳也。

⑤高士宗《黄帝素问直解》五运之中，戊癸化火，以戊癸之岁为南政，甲乙丙丁

己庚辛壬之岁为北政。

⑥黄元御《黄元御医书全集》南政北政。

⑦张琦《素问释义》此词未具体注释。

⑧高亿《黄帝内经素问详注直讲全集》〔注〕〔讲〕南北二政。

⑨孟景春等《黄帝内经素问译释》即下文之南政、北政。南政、北政的解释有二：一说认为五运中除甲己土运为南政外，其他均为北政；另一说认为戊癸火运为南政，其他为北政。吴崑："甲己二岁为南政，乙庚丙辛丁壬戊癸八年为北政。"张志聪："五运之中，戊癸化火，以戊癸年为南政，甲乙丙丁己庚辛壬为北政。"注家同意前一说法者为多。

⑩任廷革《任应秋讲〈黄帝内经〉素问》什么叫南政、北政？黄道以南的天体叫"南政"，黄道以北的天体叫"北政"。

⑪张灿玾等《黄帝内经素问校释》指岁之南政与北政。古人多认为土运主岁之年为南政，木火金水主岁之年为北政。吴崑注："甲己二岁为南政，乙庚、丙辛、丁壬、戊癸八岁为北政，盖以土为君而木火金水皆为臣也。南政面南定其上下左右，北政面北定其上下左右也。"

⑫方药中等《黄帝内经素问运气七篇讲解》"南北"，即南政和北政。"南北政"，运气学说用以归类六十年中的各个年份，即有的年份属于南政之年，有的年份属于北政之年。但是如何推算南北政的有关年份，则中医学中一直没有统一认识，众说纷纭。

⑬王洪图等《黄帝内经素问白话解》即南政、北政。关于南政、北政有两种解释。一种认为五运中除甲己土运为南政外，其他均为北政；另一种认为戊癸火运为南政，其他为北政。

⑭郭霭春《黄帝内经素问白话解》看岁的南政与北政。南即黄道南纬，起于寿星辰宫，一直到娵訾亥宫，因而岁支的亥子丑寅卯辰，都属于南政，北即黄道北纬，起于降娄戌宫，一直到鹑尾巳宫，因而巳午未申酉戌，都属于北政。

（3）反其诊

①王冰《黄帝内经素问》脉沉下者仰手而沉，复其手则沉为浮，细为大也。

②马莳《黄帝内经素问注证发微》南北二政而相反以诊之，则南政主在寸者，北政主在尺；而南政主在尺者，北政主在寸。

③张介宾《类经》以南北相反而诊之。

④张志聪《黄帝内经集注》反其诊者，以人面南面北而诊之也。盖以图象平置于几上，以司天在南，在泉在北，北政之岁，人面北以诊之，南政之岁，人面南以诊之。

⑤高士宗《黄帝素问直解》反，犹离也。

⑥黄元御《黄元御医书全集》反其诊。

⑦张琦《素问释义》脉沉下者仰手而沉，覆其手则为浮大也。

⑧高亿《黄帝内经素问详注直讲全集》〔讲〕取南北政而反诊之，在寸取尺，在尺取寸。

⑨孟景春等《黄帝内经素问译释》一说是尺寸倒候；另一说是覆其手而诊。张介宾："以南北相反而诊之，则或寸或尺之不应者，皆可见矣。"王冰："不应皆为脉沉，脉沉下者，仰手而沉覆其手，则沉为浮，细为大也。"两说可并存之。

⑩任廷革《任应秋讲〈黄帝内经〉素问》北政之年观察的是在泉之气应于寸口的情况，南政之年观察的是司天之气应于寸口的情况，南北政是相反的，这是"反其诊则见矣"的意思。

⑪张灿玾等《黄帝内经素问校释》王冰注："不应皆为脉沉，脉沉下者，仰手而沉，复其手则沉为浮，细为大也。"《类经》二十三卷第五注："凡南政之应在寸者，则北政应在尺，北政之应在寸者，则南政应在尺，以南北相反而诊之，则或寸或尺之不应者，皆可见矣。"两说不同，今并存之。

⑫方药中等《黄帝内经素问运气七篇讲解》"反其诊"，从文字来看是指与上述不应年份相反之年诊脉。例如"北政之岁"，少阴在泉，则寸口不应"，如果在"南政之岁"，少阴在泉之年诊脉，则寸口脉就不会出现上述不应脉象。此句注家所解，均不能令人满意。王冰认为这是指在诊脉时如果反转其手，则沉变为浮，细变为大。其注云："不应皆为脉沉，脉沉下者，仰手而沉，覆其手，则沉为浮，细为大也。"张志聪认为这是指诊脉时的方向问题。其注云："反其诊者，以人面南面北而诊之也。"高世栻认为这是说，"诸不应者反其诊"，就是不要诊脉。其注云："《五运行大论》云：脉法曰：天地之变，无以脉诊，故申明诸不应者，不当求之于诊。若反其诊而求之，则可见矣。反，犹离也。由此观之，则阴之所在寸口，当明其义，而不诊其脉也。"这些注释，都属随心所欲，无法令人接受，故认为均不可从。

⑬王洪图等《黄帝内经素问白话解》用相反的诊法脉象。

⑭郭霭春《黄帝内经素问白话解》凡是寸口脉不应的，"反其诊"就可见了。

（三）语句阐述

（1）帝曰：夫子言察阴阳所在而调之，论言人迎与寸口相应，若引绳小大齐等，命曰平。

①王冰《黄帝内经素问》（〔新校正云〕详论言至曰平，本《灵枢经》之文，今出甲乙经，云寸口主中，人迎主外，两者相应，俱往俱来，若引绳小大齐等，春夏人迎微大，秋冬寸口微大者，故名曰平也。）

②马莳《黄帝内经素问注证发微》此言南北二政之司天在泉，其尺寸之脉各有所不应也。《灵枢·禁服篇》云：寸口主中，人迎主外，两者相应，俱往俱来，若引绳大小齐等。春夏人迎微大，秋冬寸口微大，如是者名曰平人。

③张介宾《类经》论言，《灵枢·禁服篇》也。此引本论之察阴阳者，以人迎寸口为言。盖人迎在头，寸口在手，阴阳相应，则大小齐等，是为平也。

④张志聪《黄帝内经集注》此句未具体注释。

⑤高士宗《黄帝素问直解》上文岐伯云：察阴阳所在而调之，以平为期。《灵枢·禁服》论云：人迎主中，寸口主外，两者相应若引绳，小大齐等。如是者名曰平人。

⑥黄元御《黄元御医书全集》人迎在颈，足阳明胃脉，主候三阳；寸口在手，手太阴肺脉，主候三阴。论言人迎与寸口相应，若引绳，小大齐等，命曰平（《灵枢·禁服》语），是平人阴阳之均齐也。

⑦张琦《素问释义》此句未具体注释。

⑧高亿《黄帝内经素问详注直讲全集》〔批〕此言诊寸口以尺之法，而以少阴君火明之也。

〔注〕论言，即《灵枢经》论中之言也。《禁服篇》有云：寸口主中，人迎主外，两者相应，俱往俱来。若引绳大小齐等，春夏人迎微大，秋冬寸口微小，若是者，名曰平人。此言脉各归本位则脉平和矣。

〔讲〕黄帝曰：夫子言谨察阴阳所在而调之，以平为期。是必诊之于脉而后能得阴阳之偏胜也。然《灵枢·禁服》论中曾言：人迎主外，寸口主中，两脉相为呼应，一往一来，大则当大，小则当小，若引绳之大小齐等者，乃曰平脉。

⑨孟景春等《黄帝内经素问译释》黄帝道：先生说观察阴阳之所在来调治，医论中说人迎和寸口脉相应，像牵引绳索一样大小相等的，称为平脉。

⑩任廷革《任应秋讲〈黄帝内经〉素问》（提要）从调治方法引申到切脉应象，这里所谈的"切脉"，是谈在气运中如何切诊寸口之少阴脉，而知"平脉"是辨证必备的知识。（讲解）问曰："夫子言察阴阳所在而调之，论言人迎与寸口相应，若引绳小大齐等，命曰平，阴之所在寸口何如？""论言"之"论"，是指《灵枢·禁服》这篇文献，其中有这样几句话："寸口主中，人迎主外，两者相应，俱往俱来，若引绳大小齐等，春夏人迎微大，秋冬寸口微大，如是者名曰平人。"这里概略地叙述了《灵枢·禁服》中的这句话。"人迎"脉是颈动脉，"寸口"脉是手动脉，一个在颈部，一个在手腕部，不在一处，但两者之间的搏动是相应的，就像被同一根绳牵动一样；人迎动寸口也动，而且"小大齐等"，即人迎脉大寸口脉也大，人迎脉小寸口脉也小，如是者称作正常脉象。

⑪张灿玾等《黄帝内经素问校释》论言：此以下至"若引绳小大齐等"，今本《灵枢·禁服》篇有类似之语，或俱来自古医论中。

黄帝说：先生说仔细地诊察阴阳所在而加以调治之，医论中说人迎脉与寸口脉相应，如牵引绳索一样，大小相等，叫做平脉。

⑫方药中等《黄帝内经素问运气七篇讲解》[论言人迎与寸口相应，若引绳大小齐等命曰平]"论言"，此处是指《灵枢·禁服》所云："寸口主中，人迎主外，两者相应，俱往俱来，若引绳大小齐等，春夏人迎微大，秋冬寸口微大，如是者，名曰平人。"原文是指人迎脉与寸口脉之所主以及其盛衰大小与季节气候之间的关系。意即人迎脉（颈动脉搏动处）的搏动变化与"腑"有关，因为"阳者主腑"（《灵枢·终始》）；人

迎脉属阳脉,腑为阳,阳在外,因此原文谓"人迎主外"。寸口脉(桡动脉搏动处)的搏动变化与脏有关,因为"阴者主脏"(《灵枢·终始》),寸口脉属阴脉,脏为阴,内为阴,因此原文谓"寸中主中"。人迎与寸口,虽然一个在颈部,一个在腕部,但两处脉搏是相应的,搏动是一致的,所谓"两者相应,俱往俱来"。人迎脉与寸口脉在大小上基本相等,但与季节变化有关。人迎属阳脉,阳气盛时,人迎脉偏大。每年春夏季阳气偏盛,所以春夏季人迎脉较寸口脉偏大。反之,寸口属阴脉,阴气偏盛时,寸口脉偏大。秋冬季阴气偏盛,所以秋冬寸口脉较人迎脉偏大。因此,经文谓:"若引绳大小齐等,春夏人迎微大,秋冬寸口微大,如是者名曰平人。"此处引这段经文的目的,是针对上句"谨察阴阳所在而调之"而言,意即在人体疾病的发生与气候变化无明显关系的情况下,怎样来判定疾病的病位、病性,那就只能依据人体的症状和体征,其中主要是依据人迎脉与寸口脉的变化来分析判断。这就是说,在正常情况下,人迎与寸口之间的搏动情况是"人迎与寸口相应,若引绳大小齐等",如果人迎盛于寸口,那就属于腑病,寸口盛于人迎,那就属于脏病。关于这方面,《灵枢·经脉》曾详加论列,可参看。

⑬王洪图等《黄帝内经素问白话解》黄帝说:先生说要根据疾病所在经脉、脏腑进行调治,《灵枢·禁服》说:人迎与寸口两部脉的脉象应该相应,就像牵直的绳子一样,大小整齐相等才是正常现象。

⑭郭霭春《黄帝内经素问白话解》黄帝道:你说要观察阴阳的所在而调治,而有的书上说:人迎和寸口的脉象要相合,像引绳一样,大小相等的叫做平。

(2)阴之所在寸口何如?岐伯曰:视岁南北,可知之矣。

①王冰《黄帝内经素问》阴之所在,脉沉不应,引绳齐等,其候颇乖,故问以明之。

②马莳《黄帝内经素问注证发微》夫曰微大,则脉之和者也。今寸口之脉而有阴脉来现,沉而不应,则与大小齐等、微大之义拂矣。伯言自左右手而言之,则左寸为人迎,而右寸为寸口;自与尺而言,则两手之寸皆为寸,而两手之尺皆为尺。故寸口之脉,有时不宜应者,视岁有南北之政可知之矣。

③张介宾《类经》阴,少阴也。少阴所在,脉当不应于寸口,有不可不察也。甲己二岁为南政,乙庚丙辛丁壬戊癸八年为北政。南政居南而定其上下左右,故于人之脉则南应于寸,北应于尺。北政居北而定其上下左右,故北应于寸而南应于尺。一曰:五运以土为尊,故惟甲己土运为南政,其他皆北政也。

④张志聪《黄帝内经集注》此承上文以申明少阴之所在也。五运之中,少阴不司气化,随六气之阴阳而上下左右,故曰阴之所在何如。圣人南面而立,前曰广明,后曰太冲,太冲之地名曰少阴,少阴之上名曰太阳。盖太冲坎位也,广明离位也,少阴主天一之坎水,而上为太阳之离火,是以北政之岁随三阴而在坎,南政之岁从三阳而在离,故有应不应之分焉。所谓南北者,阴阳也。五运之中,戊癸化火,以戊癸年为南政,甲乙丙丁己庚辛壬为北政。五运之政有南有北,少阴之气有阴有阳,是

以随之而上下也。寸尺,血脉也。血乃中焦之汁,流溢于下而为精,奉心神化赤而为血,故脉始于足少阴肾,而主于手少阴心,是以诊寸尺之阴阳以征少阴之上下。(眉批)心为阳中之太阳。又:下文曰上下曰三阴,俱宜著眼。

⑤高士宗《黄帝素问直解》帝并举其言,谓寸口,乃脉之大会,而阴之所在寸口何如?阴,少阴也。五运之中,戊癸化火,以戊癸之岁为南政,甲乙丙丁己庚辛壬之岁为北政。故视岁之南北,可知其政矣。

⑥黄元御《黄元御医书全集》岐伯言谨察阴阳所在而调之,则阴阳之所在不同,人气之盈虚不一矣。故帝问阴之所在寸口(少阴)之脉应何如?此视岁之南政北政,可知之矣。

⑦张琦《素问释义》此句未具体注释。

⑧高亿《黄帝内经素问详注直讲全集》〔注〕若少阴之在寸口,何以候之?言视岁之南北二政可知也。

〔讲〕即如少阴君火也,其脉之在寸口者,当何如候之?岐伯对曰:人君者,南面而听政者也。欲候少阴于寸口必视岁之南北二政,乃可以知其少阴之所在也。

⑨孟景春等《黄帝内经素问译释》南北,即下文之南政、北政。南政、北政的解释有二:一说认为五运中除甲己土运为南政外,其他均为北政;另一说认为戊癸火运为南政,其他为北政。吴崑:“甲己二岁为南政,乙庚丙辛丁壬戊癸八年为北政。”张志聪:“五运之中,戊癸化火,以戊癸年为南政,甲乙丙丁己庚辛壬为北政。”注家同意前一说法者为多。

那么阴脉所在寸口应该怎样?岐伯说:看主岁是南政还是北政,就可以知道了。

⑩任廷革《任应秋讲〈黄帝内经〉素问》(讲解)我想了解的是阴脉与寸口的关系是怎样的?答曰:“视岁南北,可知之矣。”这涉及运气中“南北政”的概念,意思是要看五运六气中是“南政”主岁,还是“北政”主岁?什么叫南政、北政?黄道以南的天体叫“南政”,黄道以北的天体叫“北政”,若用图来表示,南政在上,北政在下。“黄道”是什么概念呢?古代的天文学家包括现在的天文学家还是有“黄道面”的称谓,是地球围绕太阳公转的轨道平面与天体相交的大圆。从地球的角度看,“黄道”就是太阳运行的轨迹,是以赤道为中心南北摆动的一个面,这个“面”是太阳运行周天的一个大环,被称作“黄道”,一年一个周天。

古人把天体分为子、丑、寅、卯、辰、巳、午、未、申、酉、戌、亥等十二个方位,可参见图6(南北政分宫次星土图)。其中有六个方位在黄道以南,另有六个方位是在黄道以北,一年中太阳在黄道运转,经春夏秋冬四季完成一个周天,即所谓“移光定位正立而待”。“移光”是指太阳在不同位置发射出的光,一年中它是不断变化的;光移到“未”就是“未位”,光移到“申”就是“申位”,光移到“酉”就是“酉位”,这叫“定位”;人背朝北面向南,左东右西,东南西北四个方位就可确定下来,子丑寅卯辰巳午未申酉戌亥的方位随之而定,这就叫“正立而待”。黄道以南为南政,黄道以北是北政,这个概念就叫"南北政"。所谓"政"是"管理"之意,上面亥、子、丑、寅、卯、辰等六个方位主事的时候就是南政,下面巳、午、未、申、酉、戌等六个方位主事的时候就是北政。

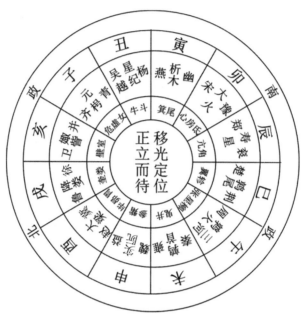

图 6　南北政分宫次星土图

对"南北政"的这种解释,是我个人的一点体会。古代注家解释"南北政"有两种说法,一种认为"南政"是指甲、己两个年份,其余八年都是北政;还有一种认为戊午年是南政,除戊午年而外其余都是北政,因为戊午化火,火属南方。这两种说法颇难解释。根据《易经》所分南北来看,南、北是对待的,也不可能出现两个南政八个北政的情况。另外,如果戊癸化火是南政,那么子午的君火又该属什么政呢?所以我不能接受这两种解释。我综合《内经》中的相关内容,在 1959 年撰写的《五运六气》中提出了我对"南北政"的解释。我是根据这篇文献的具体内容来认识"南北政"的。这里说"视岁南北,可知之矣",是提出南北政之年来诊断少阴脉,关于这一点我在临床上体会不多,这个问题可以当作一个研究课题来考虑,大家还可以通过临床实践来研究。

⑪张灿玾等《黄帝内经素问校释》阴之所在,王冰注:"阴之所在,脉沉不应。"《类经》二十三卷第五注:"阴,少阴也。少阴所在,脉当不应于寸口,有不可不察也。"今从《类经》注。岁南北,指岁之南政与北政。古人多认为土运主岁之年为南政,木火金水主岁之年为北政。吴崑注:"甲己二岁为南政,乙庚、丙辛、丁壬、戊癸八岁为北政,盖以土为君而木火金水皆为臣也。南政面南定其上下左右,北政面北定其上下左右也。"

那么少阴脉之所在寸口脉应当怎样呢？岐伯说：观察岁属南政还是北政就可以明白了。

⑫方药中等《黄帝内经素问运气七篇讲解》[阴之所在寸口何如]"阴"，此处是指五脏。此句是问人体五脏的病，在寸口脉上，在不同的年份有何不同，为什么此处只问寸口不问人迎，这是因为如前所述，寸口脉属于阴脉以察脏病，所以问五脏病主要问寸口脉的表现而未涉及人迎脉的变化问题。

[视岁南北]"南北"，即南政和北政。"南北政"，运气学说用以归类六十年中的各个年份，即有的年份属于南政之年，有的年份属于北政之年。但是如何推算南北政的有关年份，则中医学中一直没有统一认识，众说纷纭。加以归纳，大致有以下几种推算方法。其一，认为五运中除甲己年土运为南政外，其他均为北政。这种观点以张介宾为代表。他说："甲己二岁为南政，乙庚、丙辛、丁壬、戊癸八年为北政……一曰：五运以土为尊，故惟甲己土运为南政，其他皆北政也。"（《类经·卷二十三》）其二，认为戊癸火运为南政，其他为北政。这种观点以张志聪为代表。他说："五运之中，戊癸化火，以戊癸年为南政，甲乙丙丁己庚辛壬为北政。"（《黄帝内经素问集注》）其三，认为岁支的亥子丑寅卯辰属于南政，巳午未申酉戌属于北政。近人任应秋氏主此一说。他说："南即黄道南纬，起于寿星辰宫，一直到娵訾亥宫，因而岁支的亥子丑，寅卯辰，都属于南政。北即黄道北纬，起于降娄戌宫，一直到鹑尾巳宫，因而岁支的巳午未，申酉戌，都属于北政。"（《五运六气》）其四，还有以岁运太过为南政，岁运不及为北政之说等。总的说来，由于对于南北政这一问题，中医学中无统一认识，因而也就更谈不到在临床中如何具体运用，我们在此不作强解。以下有关文字，只是译述原文，不拟加以深究，暂作存疑，以俟高明。

⑬王洪图等《黄帝内经素问白话解》南北，即南政、北政。关于南政、北政有两种解释。一种认为五运中除甲己土运为南政外，其他均为北政；另一种认为戊癸火运为南政，其他为北政。

少阴司天、在泉时，在寸口脉上有什么反映呢？岐伯说：只要观察这个年份是属于南政还是属于北政，就可以明白了。

⑭郭霭春《黄帝内经素问白话解》视岁南北：看岁的南政与北政。南即黄道南纬，起于寿星辰宫，一直到娵訾亥宫，因而岁支的亥子丑寅卯辰，都属于南政，北即黄道北纬，起于降娄戌宫，一直到鹑尾巳宫，因而巳午未申酉戌，都属于北政。

那么阴之所在，在寸口应该怎样？岐伯说：看主岁的是南政还是北政，就可以知道了。

（3）帝曰：愿卒闻之。岐伯曰：北政之岁，少阴在泉，则寸口不应；厥阴在泉，则右不应；太阴在泉，则左不应。

①王冰《黄帝内经素问》木火金水运，面北受气，凡气之在泉者，脉悉不见，唯其左右之气脉可见之。在泉之气，善则不见，恶者可见，病以气及客主淫胜名之。在天之气，其亦然矣。少阴在右故。少阴在左故。

②马莳《黄帝内经素问注证发微》盖五运以甲己土运为尊,六气以少阴君火为尊,故以甲己土运为南政,乃面南而行令,与君主同;其余四运为北政,则面北而受令,与臣子同。据《五运行大论》,以诸司天为面北而命其位,则以司天为南为上。今以南政为面南,与彼司天面北者不同。又以诸在泉为面南而命其位,则以在泉为北为下。今以北政为面北,与彼在泉面南者不同。彼论上下,此论君臣故也。惟以少阴为君主,凡脉之司天在泉不应者,皆以少阴而论之,故北政之岁,人气面北,而寸北尺南,地左间之气在右寸,右间之气在左寸,天左间之气在右尺,右间之气在左尺。故乙卯、乙酉、丁卯、丁酉、辛卯、辛酉、癸卯、癸酉,乃少阴在泉也,则两寸之脉俱不应。

③张介宾《类经》不应者,脉来沉细而伏,不应于指也。北政之岁,其气居北以定上下,则尺主司天,寸主在泉。故少阴在泉居北之中,则两手寸口不应,乙丁辛癸卯酉年是也。右,右寸也。北政厥阴在泉,则少阴在右寸,故不应,丙戊庚壬寅申年是也。左,左寸也。北政太阴在泉,则少阴在左寸,故不应,丙戊庚壬辰戌年是也。

④张志聪《黄帝内经集注》风寒暑湿燥火,天之阴阳也。三阴三阳上奉之,以司主岁之六气。木火土金水火,地之阴阳也,以司五行之化运。化运五岁而右迁,而五行之中有二火,故君火不司气化,然虽不主运,而有所居之位焉。少阴之上,君火主之,是少阴本于阴而主于阳,是以南政之岁居阳,北政之岁居于阴也。司天在南,在泉在北,此天地之定位。人面南而诊之,寸为阳而在南,尺为阴而在北。北政之岁,少阴在泉,则随阴而居北,是以寸口不应。

⑤高士宗《黄帝素问直解》甲乙丙丁己庚辛壬北政之岁,如卯酉阳明司天,而少阴在泉,少阴君火不司气化,则不与岁运相通,故寸口之脉,不应君火之气也。少阴不司气化,而左右之间气则居。如当厥阴在泉,则少阴居厥阴之右,故右不应,言右位之少阴,不应于寸口;当太阴在泉,则少阴居太阴之左,故左不应,言左位之少阴,不应于寸口也。

⑥黄元御《黄元御医书全集》北政之岁,天气上行,尺应在泉,寸应司天。六气以少阴为君,少阴在泉,则寸口不应(两手寸口),厥阴在泉,则右寸不应(少阴在右),太阴在泉,则左寸不应(少阴在左)。

⑦张琦《素问释义》王(冰)注:木火金水运,面北受气,凡气之在泉者,脉悉不见。惟其左右之气,脉可见之,在泉之气,善则不见,恶者可见。按据王氏则经但举少阴言之者,足包三阴在内矣,文不备也。王(冰)注:少阴在右故。王(冰)注:少阴在左故。

⑧高亿《黄帝内经素问详注直讲全集》〔讲〕黄帝曰:愿卒闻之。岐伯对曰:五运以甲己土运为尊,六气以六气少阴君火为尊,如甲己土运是为南政,其余乙丙丁戊庚辛壬癸俱为北政。北政者,臣位也。故北政之岁,少阴君火移于在泉,即属人身之寸口也,故寸口之脉不应。至若厥阴、太阴在泉之岁,则少阴移于左右之间,故厥阴在泉而右不应,太阴在泉而左不应也。

⑨孟景春等《黄帝内经素问译释》黄帝道：请你详尽地讲给我听。岐伯说：北政的年份，少阴在泉，则寸口不应；厥阴在泉，则右脉不应；太阴在泉，则左脉不应。

⑩任廷革《任应秋讲〈黄帝内经〉素问》（讲解）南北政与少阴脉的关系是怎样的呢？"北政"在下，所以说是"在泉"，反之"南政"在上，即为"司天"，可见"南北政"归根结底还是司天、在泉的问题。许多注家都认为是甲、己二年为南政，是从五运来讲的，这里完全没有这样的概念。"南北政"是基于天体的十二宫的认识，天体有十二个方位，几千年来天体的南北分位是科学家们共识的，这种认识不是基于五运的。就切脉而言，"尺"主司天，"寸"主在泉，凡是"北政"之年，司天之气要从尺脉脉象反映出来，在泉之气从寸脉脉象反映出来，应该有这样的规律。

"北政之岁，少阴在泉，则寸口不应。""少阴在泉"是指逢"酉"之年，如癸酉、乙酉、丁酉、己酉、辛酉，这五年是阳明司天、少阴在泉，"酉"在北方嘛。所谓"不应"不是说少阴之脉不来，是指这一年少阴之脉极其沉细而伏，少阴之脉气极其微弱，这一点古代注家的意见是一致的。这句话的意思是，北政之岁，如逢酉年，是少阴在泉，在泉之气反映在两寸，故两寸出现沉伏而弱的脉象。

"厥阴在泉，则右不应。""厥阴在泉"是指逢"申"之年，如壬申、甲申、丙申、戊申、庚申等，这五年是少阳司天、厥阴在泉，"申"也在北方，属北政。"则右不应"是指右寸不应。为什么是"右"呢？从六气的分布来看（可参见图2六气主时节气图解），是因为厥阴之气在少阴之气的右方。右寸不应，即右寸的脉沉细而伏。这句话的意思是，北政之岁，如逢申年，是厥阴在泉，在泉之气反映在右寸，故右寸脉象沉细而伏。

"太阴在泉，则左不应。""太阴在泉"是指逢"戌"年，如甲戌、丙戌、戊戌、庚戌、壬戌等，这五年是太阳司天、太阴在泉。"戌"在赤道之北，属北政。"则左不应"是指左寸不应。与前同样的道理，因为太阴之气在少阴之气的左方。三阴的秩序是一厥阴、二少阴、三太阴，少阴是居两阴之间的，所以右是厥阴，左是太阴。少阴在泉则寸口不应，这个"寸口"就是指左右两个寸部，因为少阴居中嘛，而太阴、厥阴在其左右。左寸不应，即左寸的脉沉细而伏。这句话的意思是，北政之岁，如逢戌年，是太阴在泉，在泉之气反映在左寸，故左寸部脉象沉细而伏。

至此，这里所言少阴在泉、厥阴在泉、太阴在泉，主要就是指逢酉年、逢申年、逢戌年，这三个年都是在黄道之北，属于北政之年。

⑪张灿玾等《黄帝内经素问校释》北政之岁，少阴在泉，则寸口不应；王冰注："木火金水运，面北受气。凡气之在泉者，脉悉不见，唯其左右之气脉可见之。在泉之气，善则不见，恶者可见。"又吴崑注："不应者，脉来沉细而伏，不应指，亦不应病也。"

黄帝说：我想听你详尽地讲讲。岐伯说：北政之年，少阴在泉，则寸口脉不应；厥阴在泉，则右寸不应；太阴在泉，则左寸不应。

⑫方药中等《黄帝内经素问运气七篇讲解》[北政之岁，少阴在泉，则寸口不

至真要大论篇

应]"北政之岁",即属于北政的各个年份。"少阴在泉",即当年在泉之气为少阴君火,亦即在年支上逢卯逢酉之年。"寸口",即寸口脉。"不应",注家多作脉微弱解。张介宾谓:"不应者,脉来沉细而伏,不应于指也。"张志聪亦谓:"不应者,脉微而不应于诊。"此句随文解释,意即凡属北政之年,其年支如逢卯逢酉,属于少阴君火在泉者,其两手寸口脉象较正常明显偏弱。

[厥阴在泉,则右不应]"厥阴在泉",即当年在泉之气为厥阴风木,亦即年支上逢寅逢申之年。"右",指右手寸口脉。此句随文解释,意即凡属北政之年,其年支如逢寅、逢申,属于厥阴风木在泉者,其右手寸口脉象比较正常时明显偏弱。

[太阴在泉,则左不应]"太阴在泉",即当年在泉之气为太阴湿土,亦即年支上逢辰逢戌之年。"左",指左手寸口脉。此句随文解释,意即凡属北政之年,其年支如逢辰、逢戌,属于太阴湿土在泉者,其左手寸口脉象比较正常时明显偏弱。

⑬王洪图等《黄帝内经素问白话解》黄帝说:我希望全面地了解这个问题。岐伯说:如果是属于北政的年份,少阴在泉,则寸口脉沉细而伏,不应于手指;厥阴在泉,则右寸脉沉细而伏,不应于手指;太阴在泉,则左寸脉沉细而伏,不应于手指。

⑭郭霭春《黄帝内经素问白话解》黄帝道:我希望彻底了解一下。岐伯说:北政主岁的时候,少阴在泉,则寸口脉沉细而伏,不应于指;厥阴在泉,则右寸沉细而伏不应于指;太阴在泉,则左寸沉细而伏,不应于指。

(4)南政之岁,少阴司天,则寸口不应;厥阴司天,则右不应;太阴司天,则左不应。诸不应者,反其诊则见矣。

①王冰《黄帝内经素问》土运之岁,面南行令,故少阴司天,则二手寸口不应也。亦左右义也。不应皆为脉沉,脉沉下者仰手而沉,复其手则沉为浮,细为大也。

②马莳《黄帝内经素问注证发微》夫南政为少阴司天,则两寸不应,今北政少阴在泉,而亦两寸不应者,从君而不从臣也,故不以尺为主,而以寸为主耳。《运气全书》所谓"依南政而诊尺寸"者是也。又诀云"子午南少北卯酉,两手沉寸口"者是也。北政之岁,丙寅、丙申、戊寅、戊申、庚寅、庚申、壬寅、壬申,乃厥阴在泉,其左间则少阴,而右间则太阳也,宜右寸之脉不应。夫南政厥阴司天,则左间少阴,故右寸之脉不应。今北政厥阴在泉,而亦右寸之脉不应者,亦从君不从臣也,故不以尺为主,而以寸为主耳。诀云"巳亥南厥北寅申,右寸脉潜形"者是也。北政之岁,丙辰、丙戌、戊辰、戊戌、庚辰、庚戌、壬辰、壬戌,乃太阴在泉,其左间则少阳,而右间则少阴也,宜左寸之脉不应。夫南政太阴司天,则左寸不应,今北政太阴在泉,而亦左寸不应者,从君而不从臣也。诀云"丑未南太北辰戌,左手寸不出"者是也。若使北政三阴司天而不在泉,则其不应者,不在寸而在尺矣。故下文曰:北政之岁,三阴在下,则寸不应,若三阴在上,则尺不应者,此也。南政之岁,如甲子、甲午,乃少阴司天,则两寸之脉俱不应,如前所云者是也。南政之岁,如己巳、己亥,乃厥阴司天,其左间则少阴,而右间则太阳,宜右寸之脉不应,如前所云者是也。南政之岁,如己丑、己未,乃太阴司天,其左间则少阳,而右间则少阴,宜左寸之脉不应,如前所云者

是也。若使南政三阴在泉,而不司天,则其不应者,不在寸而在尺矣。故下文曰:南政之岁,三阴在天,则寸不应,若三阴在泉,则尺不应者,此也。所谓诸不应者,即南北二政而相反以诊之,则南政主寸者,北政主在尺;而南政主在尺者,北政主在寸,则其脉自明矣。且不惟尺寸为然,凡南北之左右二间,其相反与尺寸同耳。此乃要之所在,而不可不知者也。

③张介宾《类经》南政之岁,其气居南以定上下,则寸主司天,尺主在泉,故少阴司天居南之中,则两手寸口不应,甲子甲午年是也。右,右寸也。南政厥阴司天,则少阴在右寸,故不应,己巳己亥年是也。左,左寸也。南政太阴司天,则少阴在左寸,故不应,己丑己未年是也。凡南政之应在寸者,则北政应在尺;北政之应在寸者,则南政应在尺。以南北相反而诊之,则或寸或尺之不应者,皆可见矣。

④张志聪《黄帝内经集注》南政之岁,少阴司天,则对阴而居阳,是以寸口不应。不应者,脉微而不应于诊,此诊寸尺之阴阳南北也。北政之岁,厥阴在泉,则少阴在左,故右不应;太阴在泉,则少阴在右,故左不应。南政之岁,厥阴司天,则少阴在左,故右不应;太阴司天,则少阴在右,故左不应。此论人迎寸口之左右也。诸不应者,谓左右之不应也。反其诊者,以人面南面北而诊之也。盖以图象平置于几上,以司天在南,在泉在北,北政之岁,人面北以诊之,南政之岁,人面南以诊之,则左右之不应可见矣。夫天上地下,天南地北,此天地之定位也。人面南而面北者,人居天地气交之中,随天地之气而环转也。

⑤高士宗《黄帝素问直解》戊癸配地支,南政之岁,如子午少阴司天,少阴君火不司气化,故寸口之脉,不应于君火之气也,如居左右之间气,而厥阴司天,则右位之少阴,不应于寸口;太阴司天,则左位之少阴,不应于寸口。《六微旨大论》云:厥阴之右,少阴治之,少阴之右,太阴治之。是少阴居厥阴之右,太阴之左,故厥阴则右不应,太阴则左不应也。不应者,少阳相火,应在中之运,而少阴君火之尊,不司气化。不司气化,故不见于寸口也。《五运行大论》云:脉法曰:天地之变,无以脉诊。故申明诸不应者,不当求之于诊,若反其诊而求之,则可见矣。反,犹离也。由此观之,则阴之所在寸口,当明其义,而不诊其脉也。

⑥黄元御《黄元御医书全集》南政之岁,天气下行,寸应在泉,尺应司天。少阴司天,则寸口不应,厥阴司天,则右寸不应,太阴司天,则左寸不应。诸不应者,反其诊而察之则见矣,寸应在尺,尺应在寸也。南政北政,经无明训,旧注荒唐,以甲己为南政,其余八干为北政。天地之气,南北平分,何其北政之多而南政之少也,此真无稽之谈矣。以理推之,一日之中,天气昼南而夜北,是一日之南北政也;一岁之中,天气夏南而冬北,是一岁之南北政也。天气十二年一周,则三年在北(亥、子、丑),三年在东(寅、卯、辰),三年在南(巳、午、未),三年在西(申、酉、戌)。在北则南面而布北方之政,是谓北政,天气自北而南升,故尺主在泉而寸主司天。在南则北面而布南方之政,是谓南政,天气自南而北降,故寸主在泉而尺主司天。六气以少阴为君,尺主在泉,故少阴在泉则寸不应,寸主司天,故少阴司天则尺不应,寸主在

泉,故少阴司天则寸不应,尺主司天,故少阴在泉则尺不应。此南政北政之义也。天气在东,亦自东而西行,天气在西,亦自西而东行,不曰东西政者,以纯阴在九泉之下,其位为北,纯阳在九天之上,其位为南。故六气司天则在南,六气在泉则居北,司天在泉,可以言政。东西者,南北之间气,非天地之正位,不可以言政也。则自卯而后,天气渐南,总以南政统之;自酉而后,天气渐北,总以北政统之矣。

⑦张琦《素问释义》王(冰)注:土运之岁,面南行令。王(冰)注:不应皆为脉沉,脉沉下者仰手而沉,覆其手则为浮大也。

⑧高亿《黄帝内经素问详注直讲全集》〔讲〕至若南政司天之岁,君临正位其时,少阴司天,论之人身即在寸口也,故寸口不应。厥阴司天则少阴在右寸,故右寸不应。太阴司天则少阴在左寸,故左寸不应。诸不应者,则脉不应指又不应病,其何以知之? 必也取南北政而反诊之,在寸取尺,在尺取寸,则病机自可得而见矣。

⑨孟景春等《黄帝内经素问译释》反其诊:一说是尺寸倒候;另一说是覆其手而诊。张介宾:"以南北相反而诊之,则或寸或尺之不应者,皆可见矣。"王冰:"不应皆为脉沉,脉沉下者,仰手而沉覆其手,则沉为浮,细为大也。"两说可并存之。

南政的年份,少阴司天,则寸口不应;厥阴司天,则右脉不应;太阴司天,则左脉不应。凡是寸口脉不应的,尺寸倒候或覆其手就可以见了。

⑩任廷革《任应秋讲〈黄帝内经〉素问》(讲解)以上是北政的十五年,下面分析南政的十五年。南北是相对的,即是相反的。北政之岁,尺脉主司天,寸脉主在泉,所说的都是三种寸脉之象。而南政之岁,寸脉主司天,尺脉主在泉,与北政相反,凡逢南政之年,那么司天之气就会影响寸脉,在泉之气影响尺脉。北政之年是从在泉之气来看,南政之年是从司天之气来看。

"南政之岁,少阴司天,则寸口不应。""少阴司天"是指逢"子"之年,如甲子、丙子、庚子、戊子、壬子等,这五年是少阴司天、阳明在泉,"子"属南政嘛。"寸口不应"与前一样是指两个寸部的脉象,即两手的寸脉沉细而伏。

"厥阴司天,则右不应。""厥阴司天"是指逢"亥"之年,如乙亥、丁亥、己亥、辛亥、癸亥等,这五年是厥阴司天,"亥"亦属南政。"则右不应",这个"右"是指右寸,则右寸不应,即右寸脉沉细而伏。

"太阴司天,则左不应。""太阴司天"是指逢"丑"之年,如乙丑、丁丑、己丑、辛丑、癸丑等,这五个年都是太阴司天,太阳在泉,"丑"亦属南政。"则左不应",这个"左"是指左寸,即左寸脉沉细而伏。

以上就是南政、北政之年对脉象的影响。由此看出"南北政"还是应该从十二地支来解释,不应该从十天干的五运来解释;以黄道划分,按照天体的南北,分为南政、北政。然后与少阴在泉、厥阴在泉、太阴在泉、少阴司天、厥阴司天、太阴司天相配合,可以得到一个比较合理的解释。依据南北政的司天、在泉之气来观察少阴脉的变化,实事求是地说我在临床上没有多大的体会。这种方法,在张景岳的文献中也有所解释,在一些时行病中可以一用,这可以作为一个研究课题来研究,我这里只是介绍南北政相关的一些概念。黄道以南就是南政,黄道以北就是北政;凡逢酉年、申年、戌年是北政之年,凡逢子、亥、丑年是南政之年;北政之年,是以在泉之气来体会少阴之脉;南政之年,是以司天之气来体会少阴之脉的。

总之"诸不应者,反其诊则见矣","不应"与前意思一样,不论是司天之气还是在泉之气,都会在手少阴脉之寸口有所反映,其规律已如上述。北政之年观察的是在泉之气应于寸口的情况,南政之年观察的是司天之气应于寸口的情况,南北政是相反的,这是"反其诊则见矣"的意思。

⑪张灿玾等《黄帝内经素问校释》南政之岁,少阴司天,则寸口不应:王冰注"土运之岁,面南行令,故少阴司天,则二手寸口不应也"。诸不应者,反其诊则见矣:王冰注"不应皆为脉沉,脉沉下者,仰手而沉,复其手则沉为浮,细为大也"。《类经》二十三卷第五注:"凡南政之应在寸者,则北政应在尺,北政之应在寸者,则南政应在尺,以南北相反而诊之,则或寸或尺之不应者,皆可见矣。"两说不同,今并存之。

南政之年,少阴司天,则寸口不应;厥阴司天,则右寸不应;太阴司天,则左寸不应。凡是诸不应之脉,反其诊则脉见而应。

⑫方药中等《黄帝内经素问运气七篇讲解》[南政之岁,少阴司天,则寸口不应]"南政之岁",即属于南政的各个年份。"少阴司天",即当年司天之气为少阴君火,亦即在年支上逢子、逢午之年。此句随文解释,意即凡属南政之年,其年支如逢子、逢午,属于少阴君火司天者,其两手寸口脉均较正常明显微弱。

[厥阴司天,则右不应]"厥阴司天",即当年司天之气为厥阴风木,亦即年支上逢巳逢亥之年。"右"指右手寸口。此句随文解释,意即凡属南政之年,其年支如逢巳、逢亥,属于厥阴风木司天者,其右手寸口脉象比较正常明显偏弱。

[太阴司天,则左不应]"太阴司天",即当年司天之气为太阴湿土,亦即在年支上逢丑、逢未之年。"左",指左手寸口脉。此句随文解释,意即凡属南政之年,其年支逢丑、逢未属于太阴湿土司天者,其左手寸口脉比较正常明显偏弱。

[诸不应者,反其诊则见矣]"诸不应者",指前文所述的各种寸口脉不应的年份。例如前述的"寸口不应","左不应","右不应"等。"反其诊",从文字来看是指与上述不应年份相反之年诊脉。例如"北政之岁","少阴在泉,则寸口不应",如果在"南政之岁",少阴在泉之年诊脉,则寸口脉就不会出现上述不应脉象。此句注家所解,均不能令人满意。王冰认为这是指在诊脉时如果反转其手,则沉变为浮,细变为大。其注云:"不应皆为脉沉,脉沉下者,仰手而沉,覆其手,则沉为浮,细为大也。"张志聪认为这是指诊脉时的方向问题。其注云:"反其诊者,以人面南面北而诊之也。"高世栻认为这是说,"诸不应者反其诊",就是不要诊脉。其注云:"《五运行大论》云:脉法曰,天地之变,无以脉诊,故申明诸不应者,不当求之于诊。若反其诊而求之,则可见矣。反,犹离也。由此观之,则阴之所在寸口,当明其义,而不诊其脉也。"这些注释,都属随心所欲,无法令人接受,故认为均不可从。

⑬王洪图等《黄帝内经素问白话解》如果属于南政的年份,少阴司天,则寸口脉沉细而伏,不应于手指;厥阴司天,则右寸脉沉细而伏,不应于手指;太阴司天,则左寸脉沉细而伏,不应于手指。上述各种寸口脉如果不应于手指的,用相反的诊法脉象就可以应指了。

⑭郭霭春《黄帝内经素问白话解》南政主岁的时候,少阴司天,则寸口脉沉细而不应指;厥阴司天,则右寸沉细而伏,不应于指;太阴司天,则左寸沉细而伏,不应于指。凡是寸口脉不应的,"反其诊"就可见了。

第八解

(一)内经原文

帝曰:**尺候**何如?岐伯曰:北政之岁,三阴在下,则寸不应;三阴在上,则尺不应。南政之岁,三阴在天,则寸不应;三阴在泉,则尺不应。左右同。故曰:知其**要**者,一言而终,不知其要,流散无穷。此之谓也。帝曰:善。

(二)字词注释

(1)尺候

①王冰《黄帝内经素问》此词未具体注释。

②马莳《黄帝内经素问注证发微》此词未具体注释。

③张介宾《类经》两尺之候。

④张志聪《黄帝内经集注》问尺而兼论其寸。

⑤高士宗《黄帝素问直解》因寸而问及于尺也。

⑥黄元御《黄元御医书全集》尺候。

⑦张琦《素问释义》此词未具体注释。

⑧高亿《黄帝内经素问详注直讲全集》〔讲〕尺候。

⑨孟景春等《黄帝内经素问译释》尺部之候。

⑩任廷革《任应秋讲〈黄帝内经〉素问》尺部脉的反映。

⑪张灿玾等《黄帝内经素问校释》尺部之脉候。

⑫方药中等《黄帝内经素问运气七篇讲解》这里的"尺候"和下文所指的寸部,是指寸口脉中的尺脉和寸脉而言,读者应该加以区分,不要和前文中所说的"寸口"相混淆。

⑬王洪图等《黄帝内经素问白话解》诊候尺部脉。

⑭郭霭春《黄帝内经素问白话解》尺部的脉候。

(2)要

①王冰《黄帝内经素问》谓知阴阳所在也。

②马莳《黄帝内经素问注证发微》此字未具体注释。

③张介宾《类经》要,即阴阳之所在也。

④张志聪《黄帝内经集注》知少阴之不司气化,随阴阳而居上居下也。

⑤高士宗《黄帝素问直解》要。

⑥黄元御《黄元御医书全集》此字未具体注释。

⑦张琦《素问释义》此字未具体注释。

⑧高亿《黄帝内经素问详注直讲全集》〔讲〕要。

⑨孟景春等《黄帝内经素问译释》其要领。

⑩任廷革《任应秋讲〈黄帝内经〉素问》其要有二:第一,南政、北政的划分是以黄道为界的,黄道以南是南政,黄道以北是北政,用其来表示时间,黄道以南的六个地支属于南政之年,黄道以北的六个地支属于北政之年,这是要点之一;第二,南政、北政是相对的,北政之岁,尺主司天、寸主在泉,南政之岁,寸主司天、尺主在泉,这是要点之二。这两点即所谓"要者",如逢酉年北政是少阴在泉,逢申年北政是厥阴在泉,逢戌年是太阴在泉。

⑪张灿玾等《黄帝内经素问校释》它的要领。

⑫方药中等《黄帝内经素问运气七篇讲解》"要",指要点。……此句亦见于《六元正纪大论》,但这个"要"字,彼处是指六气变化的规律,此处则是指气候变化与脉象变化之间的关系。

⑬王洪图等《黄帝内经素问白话解》要领。

⑭郭霭春《黄帝内经素问白话解》主要的道理。

(三)语句阐述

(1)帝曰:尺候何如?岐伯曰:北政之岁,三阴在下,则寸不应;三阴在上,则尺不应。

①王冰《黄帝内经素问》司天曰上,在泉曰下。

②马莳《黄帝内经素问注证发微》若使北政三阴司天而不在泉,则其不应者,不在寸而在尺矣。故下文曰:北政之岁,三阴在下,则寸不应,若三阴在上,则尺不应者,此也。

③张介宾《类经》上文所言皆两寸之不应,故此复问两尺之候也。北政之岁,反于南政,故在下者主寸,在上者主尺。上下,即司天在泉也。

④张志聪《黄帝内经集注》此总结上文之义,故问尺而兼论其寸焉。所谓三阴者,以少阴居二阴之中。上下者,以天在上而泉在下也。左右同者,谓尺之左右不应与寸之左右不应同也。

⑤高士宗《黄帝素问直解》因寸而问及于尺也。上文北政之岁,三阴在泉,则寸不应,故曰北政之岁,三阴在下,则寸不应也。以寸推尺,如三阴在上,则尺不应,一如其寸也。

⑥黄元御《黄元御医书全集》此句未具体注释,总体概括此段为:尺候与寸候同法,均之反诊则见矣。反其诊者,与正者相反,所谓反而正也。尺寸反者,与反者相反,所谓正而反也。

⑦张琦《素问释义》此句未具体注释,总体概括此段为:按此节与上下文义不

相承接,疑亦后人窜入之辞。

⑧高亿《黄帝内经素问详注直讲全集》〔注〕三阴,太、少、厥也。

〔讲〕黄帝曰:尺候何如？岐伯对曰:北政之岁,如少阴在泉则在寸之脉不应,少阴司天则在尺之脉不应。

⑨孟景春等《黄帝内经素问译释》黄帝道:尺部之候怎样？岐伯说:北政的年份,三阴在泉,则寸部不应;三阴司天,则尺部不应。

⑩任廷革《任应秋讲〈黄帝内经〉素问》(讲解)问曰:"尺候何如?"以上都是从寸部观察的少阴寸口之脉,那么尺部脉的反映又怎样呢？答曰:"北政之岁,三阴在下,则寸不应;三阴在上,则尺不应。""三阴在下,则寸不应"这两句话就是重复上面的少阴在泉、厥阴在泉、太阴在泉的情况,即北政之岁在泉之气对三阴之脉的影响。"三阴在上,则尺不应","三阴在上"是指厥阴、少阴、太阴司天之气;"则尺不应",若少阴司天两尺之脉沉细而伏,厥阴司天右尺之脉沉细而伏,太阴司天左尺之脉沉细而伏。"尺"与"寸"是相对来讲的,三阴在泉反映于"寸",三阴司天反映在"尺",而其左右是一样的。

⑪张灿玾等《黄帝内经素问校释》黄帝说:在尺部之脉候是怎样的呢？岐伯说:北政之年,三阴在泉,则寸脉不应;三阴司天,则尺部脉不应。

⑫方药中等《黄帝内经素问运气七篇讲解》[尺候何如]前一小节是讲寸口脉,此节以下是讲在寸中脉中再分寸脉和尺脉。关于寸口脉以及寸口脉中再分寸关尺的问题,《难经》中说得比较清楚。《难经·一难》谓:"十二经皆有动脉,独取寸口,以决五脏六腑死生吉凶之法,何谓也？然,寸口者,脉之大会,手太阴之动脉也。"这就是指前述之寸口脉。《难经·二难》谓:"脉有尺寸,何谓也？然尺寸者,脉之大要会也。从关至尺是尺内,阴之所治也,从关至鱼际是寸内,阳之所治也,故分寸为尺,分尺为寸。"这里所谓的尺寸和关部,是指寸口脉再分寸关尺三部。这里的"尺候"和下文所指的寸部,是指寸口脉中的尺脉和寸脉而言,读者应该加以区分,不要和前文中所说的"寸口"相混淆。

[北政之岁,三阴在下,则寸不应]"北政之岁",即属于北政的各个年份。"三阴在下",指少阴、厥阴、太阴之年,"寸不应",指寸脉微弱无力。全句意即凡属北政之年,只要当年的在泉之气是三阴,不论是厥阴在泉、少阴在泉或太阴在泉,寸脉部比平常明显偏弱。

[三阴在上,则尺不应]"三阴在上",指厥阴、少阴、太阴司天之年。"尺不应",指尺脉微弱无力。全句意即凡属北政之年,只要当年司天之气是三阴,不论是厥阴司天、少阴司天或太阴司天,尺脉部比正常明显偏弱。

⑬王洪图等《黄帝内经素问白话解》黄帝说:那么诊候尺部脉会是怎样的呢？岐伯说:如果属于北政的年份,三阴在泉,则寸口脉沉细而伏,不应于手指;三阴司天,则尺部脉沉细而伏,不应于手指。

⑭郭霭春《黄帝内经素问白话解》黄帝道:尺部的脉候怎样？岐伯说:北政主

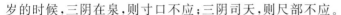

岁的时候,三阴在泉,则寸口不应;三阴司天,则尺部不应。

(2)南政之岁,三阴在天,则寸不应;三阴在泉,则尺不应。左右同。

①王冰《黄帝内经素问》天不应寸,左右悉与寸不应义同。

②马莳《黄帝内经素问注证发微》若使南政三阴在泉,而不司天,则其不应者,不在寸而在尺矣。故下文曰:南政之岁,三阴在天,则寸不应,若三阴在泉,则尺不应者,此也。

③张介宾《类经》南政之岁,反于北政,故在天主寸,在泉主尺也。凡左右寸尺之不应者,皆与前同,惟少阴之所在则其位也。愚按:阴之所在,其脉不应,诸家之注,皆谓六气以少阴为君,君象无为,不主时气,故少阴所至,其脉不应也。此说殊为不然。夫少阴既为六气之一,又安有不主气之理?惟《天元纪大论》中君火以明,相火以位之下,王冰注曰君火在相火之右,但立名于君位,不立岁气一言,此在王氏固已误注,而诸家引以释此,盖亦不得已而为之强解耳,义岂然欤?夫三阴三阴者,天地之气也。如《太阴阳明论》曰:阳者,天气也,主外;阴者,地气也,主内。故阳道实,阴道虚。此阴阳虚实,自然之道也。第以日月证之,则日为阳,其气常盈;月为阴,其光常缺。是以潮汐之盛衰,亦随月而有消长,此阴道当然之义,为可知矣。人之经脉,即天地之潮汐也。故三阳所在,其脉无不应者,气之盈也;三阴所在,其脉有不应者,以阳气有不及,气之虚也。然三阴之列,又惟少阴独居乎中,此又阴中之阴也。所以少阴所在为不应,盖亦应天地之虚耳,岂君不主事之谓乎?明者以为然否?

④张志聪《黄帝内经集注》此总结上文之义,故问尺而兼论其寸焉。所谓三阴者,以少阴居二阴之中。上下者,以天在上而泉在下也。左右同者,谓尺之左右不应与寸之左右不应同也。

⑤高士宗《黄帝素问直解》上文南政之岁,三阴司天,则寸不应,故曰南政之岁,三阴在天,则寸不应也。以寸推尺,如三阴在泉,则尺不应,一如其寸也。凡此不应,但论少阴。今曰三阴,以少阴居厥阴之右,少阴居太阴之左,是左右同。左右同者,以太厥之左右而论少阴也。

⑥黄元御《黄元御医书全集》此句未具体注释,总体概括此段为:尺候与寸候同法,均之反诊则见矣。反其诊者,与正者相反,所谓反而正也。尺寸反者,与反者相反,所谓正而反也。

⑦张琦《素问释义》此句未具体注释,总体概括此段为:按此节与上下文义不相承接,疑亦后人窜入之辞。

⑧高亿《黄帝内经素问详注直讲全集》〔注〕三阴,太、少、厥也。

〔讲〕南政之岁,如少阴司天则在寸之脉不应,少阴在泉则在尺之脉不应,其在左在右,无不皆同也。

⑨孟景春等《黄帝内经素问译释》南政的年份,三阴司天,则寸部不应;三阴在泉,则尺部不应。左右脉是相同的。

至真要大论篇

⑩任廷革《任应秋讲〈黄帝内经〉素问》(讲解)"南政之岁,三阴在天,则寸不应。"这两句话就是重复上面的少阴司天、厥阴司天、太阴司天的情况,即南政之岁司天之气对三阴之脉的影响,这个道理上面也讲过了。"三阴在泉,则尺不应。"南政之岁,少阴在泉、厥阴在泉、太阴在泉之气影响少阴脉象,则尺脉沉细而伏,即少阴在泉两尺不应,厥阴在泉右尺不应,太阴在泉左尺不应,与北政相反。

"左右同",左寸右寸、左尺右尺是相同的。如北政之岁三阴在下,则寸不应,三阴在上,则尺不应,寸不应的左右关系与三阴在泉是一样的;如南政之岁三阴在上则寸不应,三阴在下则尺不应,尺不应的左右关系与三阴司天是一样的。

⑪张灿玾等《黄帝内经素问校释》在天:即司天。

南政之年,三阴司天,则寸部脉不应;三阴在泉,则尺部脉不应。左右脉均同此例。

⑫方药中等《黄帝内经素问运气七篇讲解》[南政之岁,三阴在天,则寸不应]"南政之岁",即属于南政的各个年份。"三阴在天",即厥阴、少阴、太阴司天之年。"寸不应",即寸脉微弱无力。全句意即南政之年,只要当年的司天之气是三阴,不论是厥阴司天,少阴司天或太阴司天,寸脉都比正常偏弱。

[三阴在泉,则尺不应]"三阴在泉",指厥阴、少阴、太阴在泉之年。"尺不应",即尺脉微弱无力。全句意即凡属南政之年,只要当年的在泉之气是三阴,不论厥阴在泉、少阴在泉或太阴在泉,尺脉部都比正常明显偏弱。

[左右同]此句是承上句所述"尺不应"而言,"左右同",意即前述之"尺不应"现象,左右手尺脉均皆相同,并无左右之分,与前述"寸口脉"要区分左右有所不同。

⑬王洪图等《黄帝内经素问白话解》如果属于南政的年份,三阴司天,则寸口脉沉细而伏,不应于手指;三阴在泉,则尺部脉沉细而伏,不应于手指。左右尺部不应于手指的情况,与前所述相同。

⑭郭霭春《黄帝内经素问白话解》天,即司天。

南政主岁的时候,三阴司天,则寸口不应;三阴在泉,则尺部不应。左右脉的不应,同于上例。

(3)故曰:知其要者,一言而终,不知其要,流散无穷。此之谓也。帝曰:善。

①王冰《黄帝内经素问》要,谓知阴阳所在也。知则用之不惑,不知则尺寸之气,沉浮小大,常三岁一差。欲求其意,犹绕树问枝,虽白首区区,尚未知所诣,况其旬月而可知乎!

②马莳《黄帝内经素问注证发微》[按]《六元正纪大论》亦有"知其要者"四句,彼言"定期之纪"。

所谓诸不应者,即南北二政而相反以诊之,则南政主在寸者,北政主在尺;而南政主在尺者,北政主在寸,则其脉自明矣。且不惟尺寸为然,凡南北之左右二间,其相反与尺寸同耳。此乃要之所在,而不可不知者也。

③张介宾《类经》要,即阴阳之所在也。知则不惑,不知则致疑,所以流散无穷

而莫测其要也。凡此脉之见，尤于时气为病者最多，虽其中有未必全合者，然遇有不应之脉，便当因此以推察其候。知其要者数句，与《六元正纪大论》同，但彼言六元之纪，此言阴阳之要也。

④张志聪《黄帝内经集注》故知其要者，知少阴之不司气化，随阴阳而居上居下也。不知其要，流散无穷者，如疏注之议论纷纭，而茫无归著也。朱卫公问曰：假如甲子甲午岁君火司天，而寸口不应，是司天之少阴不应于脉耶？曰：五运六气之道，五运外合五行，内合五藏，五藏之气见于六脉，而后合于六气，是感五运之气而见于寸尺也。故曰天地之气，无以脉诊。盖谓司天在泉之六气，不形于诊也。是以首提曰藏害，当知藏害二字，为照应寸尺而言。（眉批）此章论少阴不司化运而仍居于运中，是五运之中亦有三阴三阳也。又：居阳者同阳明而居于三阳之间，居阴者同少阴而居于三阴之间，左右者同少阴阳明居于间气之位。又：《五运行》篇之面北面南与此同义。又：如南政之岁三阴在泉则寸应矣，三阴在天则尺应矣，以不应而反论其应则明矣。

⑤高士宗《黄帝素问直解》故引《六元正纪大论》之言，谓知其要者，举一可以类推，故一言而终，不知其要，则流散无穷，即此尺候之谓也。

⑥黄元御《黄元御医书全集》此句未具体注释，总体概括此段为：尺候与寸候同法，均之反诊则见矣。反其诊者，与正者相反，所谓反而正也。尺寸反者，与反者相反，所谓正而反也。

⑦张琦《素问释义》此句未具体注释，总体概括此段为：按此节与上下文义不相承接，疑亦后人窜入之辞。

⑧高亿《黄帝内经素问详注直讲全集》〔讲〕故《六元正纪》云：知其要者，一言而终，不知其要，流散无穷。正此之谓也。

⑨孟景春等《黄帝内经素问译释》所以说：能掌握其要领的，用很少的语言就可以介绍完了，如果不知其要领，就会茫无头绪。就是这个道理。黄帝道：很对。

⑩任廷革《任应秋讲〈黄帝内经〉素问》（讲解）"故曰：知其要者，一言而终，不知其要，流散无穷。此之谓也。"南北政的理论知识看起来好像很复杂，但抓住要点还是很容易理解的，其要有二：第一，南政、北政的划分是以黄道为界的，黄道以南是南政，黄道以北是北政，用其来表示时间，黄道以南的六个地支属于南政之年，黄道以北的六个地支属于北政之年，这是要点之一；第二，南政、北政是相对的，北政之岁，尺主司天，寸主在泉，南政之岁，寸主司天，尺主在泉，这是要点之二。这两点即所谓"要者"，如逢酉年北政是少阴在泉，逢申年北政是厥阴在泉，逢戌年是太阴在泉。理解了要领"一言而终"，复杂的问题就变得简单了。"不知其要"，没有掌握主要精神；则"流散无穷"，概念不清则得不出要领，简单的事情就变得十分复杂而难以理解。"此之谓也"，道理就是这么个道理。究竟临床上实际应用情况怎样？我刚才申明了我的体会不多，但是什么是"南北政"大家要理解。

以上就是第一章第三节的文义。从"调治"而引申到"切脉"，主要是切少阴脉，至于说为什么要切少阴脉？为什么要强调南政、北政之司天、在泉？由于我的体会不多,所以我也讲不好这个问题,但是我基本上同意张介宾的解释,他认为是"阳道实""阴道虚"的关系。阳常有余,阴常不足,故曰:阳道实,阴道虚。少阴是人的先天之本,观察病变的根本有没有动摇是很重要的。一般来说,少阴之气总是不足的,所以张介宾认为不论南政北政,在复杂的病变当中,要抓先天,要抓少阴,要看先天之本动摇没有。我还是同意他这个见解的,人体不外乎就是个先天、后天问题,有的重视先天,有的重视后天,而这里在讨论五运六气与人的关系,基本上属于先天的内容,分析病变不要忽略了人体先天之本。这是张介宾的学术观点,从天人相应的认识出发,这一认识还是很有道理的。

⑪张灿玾等《黄帝内经素问校释》所以说:明白了它的要领,一句话就可以完结,不明白它的要领,则漫无边际。就是这个意思。

⑫方药中等《黄帝内经素问运气七篇讲解》"要",指要点。全句意即对于前述内容,只要能抓住它的要点,就会迎刃而解,反之,抓不住要点,就会迷惑多歧众说纷纭。此句亦见于《六元正纪大论》,但这个"要"字,彼处是指六气变化的规律,此处则是指气候变化与脉象变化之间的关系。至于如何正确分析气候变化与脉象之间的关系问题,我们在《五运行大论》中做过比较详细的讨论,此处从略。

⑬王洪图等《黄帝内经素问白话解》所谓掌握了要领一句话就可以把问题讲清楚,而不掌握要领就会漫无头绪,说的就是这个意思。黄帝说:讲得好。

⑭郭霭春《黄帝内经素问白话解》所以说,懂得主要的道理,一句话就说完了,不懂得主要道理的所在,就漫无边际,就是指这说的。黄帝道:讲得好!

第九解

（一）内经原文

天地之气,内淫而病何如？岐伯曰:岁厥阴在泉,风淫所胜,则地气不明,平野昧,草乃早秀。民病洒洒振寒,善伸数欠,心痛支满,两胁里急,饮食不下,鬲咽不通,食则呕,腹胀善噫,得后与气则快然如衰,身体皆重。

（二）字词注释

（1）昧

①王冰《黄帝内经素问》谓暗也。

②马莳《黄帝内经素问注证发微》气色昏暗。

③张介宾《类经》昧。

④张志聪《黄帝内经集注》昧。

⑤高士宗《黄帝素问直解》昧。

⑥黄元御《黄元御医书全集》此字未具体注释。

⑦张琦《素问释义》此字未具体注释。

⑧高亿《黄帝内经素问详注直讲全集》〔注〕昧。〔讲〕暗昧。

⑨孟景春等《黄帝内经素问译释》昏暗不清。

⑩任廷革《任应秋讲〈黄帝内经〉素问》雾蒙蒙、昏沉沉的,尘土风扬,一派混昧之象。

⑪张灿玾等《黄帝内经素问校释》昏暗不清。

⑫方药中等《黄帝内经素问运气七篇讲解》"昧",不清楚,亦有昏暗之义。

⑬王洪图等《黄帝内经素问白话解》一片昏暗。

⑭郭霭春《黄帝内经素问白话解》昏暗。

(2)伸

①王冰《黄帝内经素问》此作"伸",谓以欲伸努筋骨也。

②马莳《黄帝内经素问注证发微》《灵枢·经脉篇》自"洒洒振寒"至"数欠"为胃病。

③张介宾《类经》此作"呻",按《经脉篇》自洒洒振寒至数欠,为阳明胃病。

④张志聪《黄帝内经集注》此作"伸",按《经脉篇》云:脾是动则病洒洒振寒,善伸数欠。

⑤高士宗《黄帝素问直解》此作"申",《灵枢·经脉》论云:胃是动,则病洒洒振寒,善申数欠。

⑥黄元御《黄元御医书全集》此作"伸",伸谓举手撮空。

⑦张琦《素问释义》此作"伸",此词未具体注释。

⑧高亿《黄帝内经素问详注直讲全集》此作"呻",〔注〕呻,呻吟也,风性上升,病呻吟使气上出乃快也;〔讲〕呻。

⑨孟景春等《黄帝内经素问译释》此作"伸",伸腰。

⑩任廷革《任应秋讲〈黄帝内经〉素问》此作"伸",伸、欠都是气不舒的表现,在《灵枢·经脉》篇里记载"洒洒振寒,善伸数欠",这是阳明胃病的症状。

⑪张灿玾等《黄帝内经素问校释》此作"伸",伸展。

⑫方药中等《黄帝内经素问运气七篇讲解》此作"伸","善伸",此"伸"字,根据《灵枢·经脉》有"洒洒振寒,善呻数欠"的记载,此"伸"字可能为"呻"字之误或假借字。多呵欠,善呻吟,肾在声为欠,所病为"呻"。因此,"善呻数欠"应为肾病。

⑬王洪图等《黄帝内经素问白话解》此作"伸",呻吟。

⑭郭霭春《黄帝内经素问白话解》此作"伸",呻吟。

(三)语句阐述

(1)天地之气,内淫而病何如?

①王冰《黄帝内经素问》此句未具体注释。

②马莳《黄帝内经素问注证发微》此言六气之在泉,淫胜为病者,各有治之之法也。上文言外淫于内,所胜治之,帝遂以内淫而病者为问。

③张介宾《类经》淫,邪胜也,不务其德,是谓之淫。内淫者,自外而入,气淫于内,言在泉之变病也。

④张志聪《黄帝内经集注》此章论六气在泉而为民病,当以所胜之气味治之。

⑤高士宗《黄帝素问直解》上天下地之气,胜其运气,内淫而发为民病,何如?承岐伯上淫于下,外淫于内之意,而复问也。

⑥黄元御《黄元御医书全集》此句未具体注释。

⑦张琦《素问释义》此句未具体注释。

⑧高亿《黄帝内经素问详注直讲全集》〔注〕天地之气,谓司天在泉之胜气淫虐于五脏之部位而生病也。

〔讲〕黄帝曰:夫子言外淫于内所胜治之固善矣。然司天在泉之气,内淫而为病者何如也?

⑨孟景春等《黄帝内经素问译释》司天在泉之气,淫胜于内而发病的情况是怎样的?

⑩任廷革《任应秋讲〈黄帝内经〉素问》(提要)六气在泉的病证和论治的方法。(讲解)问曰:"天地之气,内淫而病何如?""天"是指司天,"地"是指在泉,"淫"是"侵害"之意,"内淫"是指六淫邪气自外而入于内,即言司天、在泉的六淫之气自外侵入于人体内而发生的病变、病证是怎样的呢?

⑪张灿玾等《黄帝内经素问校释》内淫:《类经》二十七卷第二十五注"淫,邪胜也。不务其德,是谓之淫。内淫者,自外而入,气淫于内,言在泉之变病也"。

黄帝说:司天在泉之气,淫胜于内而发病是怎样的呢?

⑫方药中等《黄帝内经素问运气七篇讲解》"天地之气",此处是指司天在泉之气。"淫",指过度或失常。"内淫而病",指司天在泉之气偏胜时,可以引起人体发生与司天在泉之气在性质上相似的各种疾病。由于司天在泉之气有风、热、火、湿、燥、寒之不同,所引起的人体疾病在性质上亦有风、热、火、湿、燥、寒之不同。司天在泉之气偏胜致病,一般称六淫或外六淫。人体在外感六淫而发生与外六淫在性质上相似的各种疾病,一般称六病或内六淫。本篇这一部分内容主要是论述人体在外感六淫后所发生疾病的临床特点及治疗原则。质言之,也就是论述临床上各种疾病的病因分类,临床表现及其治疗方法问题,属于"内六淫"的范围,所以原文谓"内淫而病"。其意即司天在泉之气偏胜时,人体亦可发生与其性质相似的风、热、火、湿、燥、寒诸病。因而也就可以根据司天在泉以及患者临床表现,按风、热、火、湿、燥、寒加以归类而采取不同的治疗方法。这里所谓的"天地之气",包括甚广,不但应指司天在泉之气,而且也应包括胜复之气在内。原文在以下论述中基本上也正是按在泉司天胜复的顺序来分别论述的。张介宾注此云:"淫,邪胜也,不务其德,是谓之淫。内淫者,自外而入,气淫于内,言在泉之变病也。"我们认为,张氏对"淫"及"内淫"的解释是恰当的,但把"气淫于内"的解释仅限于"在泉之变病",则过于局限,不符经文原意,值得商榷。

⑬王洪图等《黄帝内经素问白话解》司天、在泉之气淫胜侵入人体产生疾病的情形怎样呢?

⑭郭霭春《黄帝内经素问白话解》天地之气,侵入人体内部而产生疾病的情形怎样?

(2)岐伯曰:岁厥阴在泉,风淫所胜,则地气不明,平野昧,草乃早秀。

①王冰《黄帝内经素问》谓甲寅、丙寅、戊寅、庚寅、壬寅,甲申、丙申、戊申、庚申、壬申岁也。气不明,谓天围之际,气色昏暗。风行地上,故平野皆然。昧,谓暗也。

②马莳《黄帝内经素问注证发微》伯言甲寅、丙寅、戊寅、庚寅、壬寅、甲申、丙申、戊申、庚申、壬申之岁,乃厥阴在泉也。厥阴为风木,故风淫所胜,则木胜土而风胜湿,地气不明,平野亦昧,气色皆昏暗。草乃早秀,木齐土化也。

③张介宾《类经》厥阴在泉,寅申岁也。风淫于地,则木胜土,风胜湿,尘埃飞扬,故地气不明,平野昏昧。木气有余,故草乃蚤秀。

④张志聪《黄帝内经集注》厥阴在泉,寅申岁也。风淫于下,则尘土飞扬,故地气不明,平野昏昧。草得生气,故早秀也。

⑤高士宗《黄帝素问直解》数,音朔,下同。厥阴在泉,寅申岁也。厥阴主风,风淫所胜,则尘土飞扬,故地气不明。地气不明,则平野昏昧。风动发陈,故草乃早秀。

⑥黄元御《黄元御医书全集》此句未具体注释。

⑦张琦《素问释义》句衍(编者按:原著认为"草乃早秀"衍)。

⑧高亿《黄帝内经素问详注直讲全集》〔注〕风胜则扬尘,故气昏而野昧。木气温,故草早秀。

〔讲〕岐伯对曰:如寅申之岁,乃厥阴在泉也,厥阴为风木,其岁风淫所胜,则木胜克土,风胜湿,地气为之不明,平野为之暗昧,百草为之早秀也。

⑨孟景春等《黄帝内经素问译释》岐伯说:厥阴在泉之年,风气淫盛,则地气不明,原野昏暗不清,草类提早结实。

⑩任廷革《任应秋讲〈黄帝内经〉素问》(讲解)先看厥阴在泉之气对人体的病理影响。"厥阴在泉"之岁是指逢寅、逢申年,气候特征是少阳相火司天、厥阴风木在泉。厥阴为"风淫所胜",那么寅年、申年的下半年应该为风木之气所胜。由于"风淫所胜"于是"地气不明","地气"是指土之气,土湿之气被风淫之气所克胜,所以"不明","不明"是"不振作"之意。从自然界来看,中土之气失去了正常状态,于是"平野昧",到处是雾蒙蒙、昏沉沉的,尘土风扬,一派混昧之象。"草乃早秀","秀"是"成熟"之意,草木早熟是因为风气旺而升发之气太过之故。

⑪张灿玾等《黄帝内经素问校释》风淫所胜:风邪淫其所胜之气。风属木,木所胜者为土,木克土之义。下同此例。草乃早秀:刘衡如曰:"秀有数义。因下足太阴在泉后有草乃早荣一语,为使二者有别,此间当据《尔雅》为训。《尔雅·释草》云:禾谓之华,草谓之荣,不荣而实者谓之秀,荣而不实者谓之英。故知早荣为提早开花,早秀为提早结实。"

岐伯说:厥阴在泉之年,风气淫其所胜之土气,则地气不明,平原旷野昏暗不清,草类提早结实。

⑫方药中等《黄帝内经素问运气七篇讲解》[岁厥阴在泉,风淫所胜]"岁厥阴在泉","指厥阴风木在泉之年。厥阴在泉,一定是少阳司天。因此,凡属在年支上逢寅、逢申之年,均属于厥阴在泉之年。王冰注:"谓甲寅、丙寅、戊寅、庚寅、壬寅、甲申、丙申、戊申、庚申、壬申岁也。"意即六十年中,上属年份即属于厥阴在泉之年。"风淫所胜",即风气偏胜,气候偏温。按照在泉之气主要是主管一年中下半年的气候变化。因此本句意即凡属厥阴在泉之年,下半年气候偏温,风气偏胜。

[地气不明,平野昧]"地气",即在泉之气,此处是指下半年。"不明",即昏暗。"平野",即平地,大地。"昧",不清楚,亦有昏暗之义。此句是承上句"岁厥阴在泉,风气偏胜"而言。意即厥阴在泉之年,由于风气偏胜,所以在该年下半年中,风比较多。由于多风,风大,尘土飞扬,天昏地暗,所以大地阴暗不明。这是对厥阴在泉之年气候特点和自然景象的描述。

[草乃早秀]"草",指草木。"早秀",即萌芽生长提前。"草乃早秀",意即厥阴在泉之年,由于下半年风气偏胜,气候偏温,冬行春令,所以有些本来是春天才开始萌芽生长的植物,此时提前萌芽生长。这是对厥阴在泉之年物候变化的描述。

⑬王洪图等《黄帝内经素问白话解》岐伯说:厥阴在泉的年份,风气淫胜,制约土气,故尘土飞扬,平原旷野一片昏暗,草类则提前开花。

⑭郭霭春《黄帝内经素问白话解》风淫所胜:风气偏胜。平野昧:旷野昏暗。早秀:提前抽穗结实。

岐伯说:厥阴在泉的年份,风气偏胜,就会地气不明,平野昏暗,草提前抽穗。

(3)民病洒洒振寒,善伸数欠,心痛支满,两胁里急,饮食不下,膈咽不通,食则呕,腹胀善噫,得后与气则快然如衰,身体皆重。

①王冰《黄帝内经素问》胁,谓两乳之下及胠外也。伸,谓以欲伸努筋骨也。(〔新校正云〕按《甲乙经》洒洒振寒,善伸数欠,为胃病。食则呕,腹胀善噫,得后与气,则快然如衰,身体皆重,为脾病。饮食不下,膈咽不通,邪在胃脘也。盖厥阴在泉之岁,木王而克脾胃,故病如是。又按《脉解》云:所谓食则呕者,物盛满而上溢,故呕也。所谓得后与气则快然如衰者,十二月阴气下衰而阳气且出,故曰得后与气则快然如衰也。)

②马莳《黄帝内经素问注证发微》其民病为洒洒振寒,为善呻,为数欠,为心痛,为支满,为两胁里急,为饮食不下,为膈咽不通,为食则呕,木邪乘胃也。《灵枢·经脉篇》自"洒洒振寒"至"数欠"为胃病。为腹胀,为善噫,为得后与气则快然如衰,为身体皆重,木邪乘脾也。《灵枢·经脉篇》自"腹胀"至"身体皆重"为脾病。

③张介宾《类经》按《经脉篇》自洒洒振寒至数欠,为阳明胃病;自食则呕至身体皆重,为太阴脾病。且厥阴肝脉贯膈布胁肋,故又为心痛支满等证。皆木邪淫胜,脾胃受伤之为病。

④张志聪《黄帝内经集注》按《经脉篇》云:脾是动则病洒洒振寒,善伸数欠。脾气病则饮食不下,食则呕,腹胀善噫,得后与气则快然如衰,身体俱重,盖木淫而土病也。又厥阴肝脉上贯膈,布胁肋,故为心痛支满等证。(眉批)初者地气也,中者天气也,故先论地而后论天。又:后,谓大便。气转,失气也。

⑤高士宗《黄帝素问直解》《灵枢·经脉》论云:胃是动,则病洒洒振寒,善申数欠。脾脉上膈挟咽。病则食不下,食则呕,腹胀善噫,得后与气则快然如衰,身体皆重。乎厥阴之脉,循胸出胁,病则胸胁支满心痛,此厥阴风胜,而胃土脾土受病也。

⑥黄元御《黄元御医书全集》厥阴在泉,风淫所胜,则脾土被克,故民生土败之病。伸谓举手撮空。欠谓开口呵气。后谓大便。气谓肛门泄气。

⑦张琦《素问释义》皆脾胃之病,木旺而克中土也。

⑧高亿《黄帝内经素问详注直讲全集》〔批〕此言厥阴在泉,风气内淫之病也。

〔注〕洒洒振寒者,恶风之貌。呻,呻吟也,风性上升,病呻吟使气上出乃快也。欠,伸引肢体,风伤筋,伸则气流行也。手厥阴心脉起心中,下膈出腋下,布两胁,故心痛支满两胁里急。肝脉挟胃贯膈,循喉咙,故饮食不下,膈咽不通,食则呕吐。风胜乘胃土,土主太阴,太阴行腹里,故腹胀。噫,心病也,风乘心为噫,故善噫。得后与气者,谓木气实得大便与失气则快然如衰也。肝主筋,筋气弱故身体皆重也。

〔讲〕至于民病,则洒洒然而振寒,或为善呻,或为数欠,或心痛,或为支满,两胁里急,饮食不下,膈咽不通,遇食则呕,甚且腹中作胀,气逆而噫,得后与气快然如衰,身体皆重等证。皆因风淫气胜,自病而传他经者也。然他脏为病要皆经脉之所过也。

⑨孟景春等《黄帝内经素问译释》人们多病洒洒然振栗恶寒,时喜伸腰呵欠,心痛而有撑满感,两侧胁里拘急不舒,饮食不下,胸膈咽部不利,食入则呕吐,腹胀,多嗳气,得大便或转矢气后觉得轻快好像病情衰减,全身沉重。

⑩任廷革《任应秋讲〈黄帝内经〉素问》(讲解)从人类的疾病来看,风木之气太过,脾土受到损害,于是"民病洒洒振寒,善伸数欠",伸、欠都是气不舒的表现,在《灵枢·经脉》篇里记载"洒洒振寒,善伸数欠",这是阳明胃病的症状。"饮食不下,膈咽不通",是肝气上逆、胃气不降之故。"食则呕,腹胀善噫","噫"读作"易"音,这是一般文学书的读法,在中医书上没有这种读法,应该读作"嗳",即指打饱嗝,是胃气不降的表现;正因为"腹胀"才会"善噫",尤其是饮食后特别明显;噫出来的是所吃东西的气味,古人称之为"饱食息",即饱食以后的气息。"身体皆重"也多见于太阴脾土病的表现。为什么会"心痛支满,两胁里急"? 这与厥阴经脉的循行部位有关,因为厥阴肝脉贯肝布胁肋。"洒洒振寒",这不是太阳表证之恶寒,是阳明经病的恶寒表现,如《伤寒论》的白虎汤证就有"恶寒",阳明主肌肉,更何况阳明经脉主表,所以在发热初期是可能出现恶寒的。"得后与气,则快然如衰",是说矢气后腹胀缓解,身上感觉痛快了许多——就是因为脾土运化功能减弱,气郁在里腹气不通的缘故。以上即厥阴在泉之风气所胜影响的病证表现,主要表现在"木"和"土"的

关系方面。

⑪张灿玾等《黄帝内经素问校释》得后与气：得下大便或屎气。后，在此指大便。气，在此指屎气。如衰，即而衰。如，通"而"。衰，减退。

人们易患洒洒然振栗恶寒，喜伸展频呵欠，心痛支撑胀满，两胁部拘急，饮食不下，胸膈及咽部不通畅，食入则呕，腹部胀满，多嗳气，得大便通下或矢气后，便觉得快然而病已减退，身体沉重等病。

⑫方药中等《黄帝内经素问运气七篇讲解》[民病洒洒振寒，善伸数欠]"洒洒"，形容畏风之辞。"振寒"，因恶寒而战栗，即寒战之意。"善伸"，此"伸"字，根据《灵枢·经脉》有"洒洒振寒，善呻数欠"的记载，此"伸"字可能为"呻"字之误或假借字。"数欠"，即多呵欠。根据《内经》有关论述，怕风恶寒属于发毛病，皮毛为肺之所主。因此"洒洒振寒"应为肺病。多呵欠，善呻吟，肾在声为欠，所病为"呻"。因此，"善呻数欠"应为肾病。全句意即厥阴在泉之年，可能在临床上出现上述肺病、肾病的症状。厥阴在泉之年，风气偏胜，人体肝气亦相应偏胜，因而厥阴在泉之年应以肝病为主。为什么原文在此提出肺病、肾病的问题？我们认为，应从"五脏相关"来理解。因为肝肺的关系是相克的关系，从病可以及主，所以肝气有余时可以反侮肺金而发生肺的疾病。肝与肾的关系为相生的关系。肝气偏胜时，子病可以及母，因而也可以发生肾的疾病。这就是说，在肝气偏盛的情况下，我们不但要从肝病本身来考虑，而且还要从相生和相克两方面，也就是从患者全身可能出现的一些连锁反应来考虑。这是中医学五脏一体观在临床上的具体运用。但是，历代注家对此句的注释，几乎无一例外把"洒洒振寒，善伸数欠"这些临床症状作为胃病来解释。根据是《灵枢·经脉》中有"胃足阳明之脉……是动则病洒洒振寒，善呻数欠，颜黑……"的记载，认为《内经》既然把这种临床表现列在足阳明胃经的"是动病"中，因此它就应该属于胃的疾病。我们的认识则不然。我们认为《灵枢·经脉》中所列有关疾病，实际中包括两种情况：一种是本经疾病，一种是受他经影响或影响他经的疾病。足阳明胃经"是动病"所列之"洒洒振寒，善呻数欠，颜黑"，明明是肾经病证，不应孤立地只看一脏一经的病变而把它和他脏他经的病变割裂开来，造成强解或曲解，否则前述之五色、五味、五声等均会失去其指导临床的意义，这样也就背离了《内经》的基本精神。

[心痛支满，两胁里急]"心痛"，即胃脘痛。"支满"，即胀满。"两胁里急"，即两胁肋部抽痛。"心痛支满"，属于脾胃病。"两胁里急"，属于肝胆病。此句意即厥阴在泉之年，人体肝气偏胜，乘犯脾胃，因而在临床上可以出现肝病或肝脾同病的表现。

[饮食不下，鬲咽不通，食则呕]"鬲"，与"隔"字同义。"鬲咽不通"，即咽部隔塞不通。此处是形容患者不能饮食，食入则呕。"胃主纳"，因此，"饮食不下，鬲咽不通，食则呕"，属于胃病。此句意即厥阴在泉之年，人体肝气偏胜，肝胜必然乘脾，因此容易出现上述胃病的表现。

〔腹胀善噫,得后与气,则快然如衰〕"噫",即噫气。"后",即大便。"气",此处指矢气。"衰",此处指腹胀减轻或消失。全句意即上述腹胀噫气的症状,当大便通利或矢气之后,则减轻或消失。"腹胀善噫",也属于脾胃病。此句与上句一样,意在说明厥阴在泉之年,人体肝气偏胜,肝胜乘脾,因而在临床上容易出现上述症状。

〔身体皆重〕"重",指身体沉重或疲(疲同酸)困无力。身重多属于湿,而湿的产生又多与脾的作用失调有关,因此身重多属脾病。此句也与上句一样,意即厥阴在泉之年,人体肝气偏胜,肝胜乘脾,因而在临床上容易出现上述症状。

⑬王洪图等《黄帝内经素问白话解》人们易患洒然恶寒战栗、时常呻吟、不断打哈欠、心痛、胸中支撑胀满、两胁肋部拘急不舒、饮食不进、咽喉胸膈堵闷而不通畅、饮食后就呕吐、腹胀、嗳气多、大便或矢气后感轻快、全身沉重无力等病证。

⑭郭霭春《黄帝内经素问白话解》得后与气:得大便或排气。

人们多患发冷之症,常常呻吟,不住地打哈欠,心痛并感觉撑满,而胁拘急不舒,饮食不进,咽膈不痛快,食后就要呕吐,肚腹发胀,多噫气,得大便或放屁后,觉得轻快并像软懒似的,全身乏力。

第十解

(一)内经原文

岁少阴在泉,热淫所胜,则**焰浮川泽**,阴处反明。民病腹中常鸣,气上冲胸,喘不能久立,寒热皮肤痛,目瞑齿痛,颃**肿**,恶寒发热如疟,少腹中痛,腹大。蛰虫不藏。

(二)字词注释

(1)焰浮川泽

①王冰《黄帝内经素问》此词未具体注释。

②马莳《黄帝内经素问注证发微》少阴为君火暑热,故热淫所胜,则火胜金而热胜燥,焰浮于川泽之中。

③张介宾《类经》君火淫胜于下,故焰浮川泽。

④张志聪《黄帝内经集注》少阴君火生于水中,是以焰浮川泽。

⑤高士宗《黄帝素问直解》少阴主热,热淫所胜,则焰浮川泽。

⑥黄元御《黄元御医书全集》此词未具体注释。

⑦张琦《素问释义》此词未具体注释。

⑧高亿《黄帝内经素问详注直讲全集》〔注〕君火在泉,故火焰游于川泽。〔讲〕少阴为君火,其岁热淫所胜则火焰浮游川泽。

⑨孟景春等《黄帝内经素问译释》川泽中阳气蒸腾。

⑩任廷革《任应秋讲〈黄帝内经〉素问》"焰浮川泽","川泽"是水,即水之上有火焰,也就是火热胜于阴处,所以"阴处反明"。

⑪张灿玾等《黄帝内经素问校释》少阴在泉之年,热气淫其所胜之金气,则热

焰之气浮现于川泽之上。

⑫方药中等《黄帝内经素问运气七篇讲解》"焰",指火焰。"川泽",指河流或湖泊。"焰浮川泽,阴处反明",意即少阴君火在泉之年,气候偏热,即使在河流湖泊等有水的地方或阴暗偏凉之处也很炎热。这是对少阴君火在泉之年气候特点和自然景象的描述。

⑬王洪图等《黄帝内经素问白话解》热气淫胜,制约金气,故水面上出现热气蒸腾的景象。

⑭郭霭春《黄帝内经素问白话解》热气偏胜,气就升浮于川泽。

(2)颀肿

①王冰《黄帝内经素问》〔新校正云〕按《甲乙经》齿痛颀肿,为大肠病。

②马莳《黄帝内经素问注证发微》颀肿……火邪乘大肠也。

③张介宾《类经》齿动颀肿,热乘阳明经也。

④张志聪《黄帝内经集注》齿痛颀肿,热乘阳明也。

⑤高士宗《黄帝素问直解》目瞑齿痛颀肿……阳明病也。

⑥黄元御《黄元御医书全集》目下曰颀,足阳明脉起承泣(穴在目下,即颀也),入上齿,手阳明脉起迎香(在鼻旁),入下齿,阳明燥金受刑,故颀肿目瞑齿痛也。

⑦张琦《素问释义》按《甲乙经》齿痛颀肿为太阳病,盖火胜金,故肺大肠病。

⑧高亿《黄帝内经素问详注直讲全集》〔注〕齿痛颀肿,阳明脉循上下齿,手少阳脉入颀,火乘二经也。〔讲〕目瞑齿痛颀肿。

⑨孟景春等《黄帝内经素问译释》目下肿

⑩任廷革《任应秋讲〈黄帝内经〉素问》"颀肿"是两眼眶肿,即目肿。

⑪张灿玾等《黄帝内经素问校释》颀肿。

⑫方药中等《黄帝内经素问运气七篇讲解》"颀"(zhuó 音浊),指眼眶下缘的骨,"颀肿",即眼下肿。目瞑、齿痛、颀肿等症状,通常属于火热证的表现。

⑬王洪图等《黄帝内经素问白话解》颀 zhuō,音拙,腮之旁。

⑭郭霭春《黄帝内经素问白话解》项肿。

(三)语句阐述

(1)岁少阴在泉,热淫所胜,则焰浮川泽,阴处反明。

①王冰《黄帝内经素问》谓乙卯、丁卯、己卯、辛卯、癸卯、乙酉、丁酉、己酉、辛酉、癸酉岁也。阴处,北方也。

②马莳《黄帝内经素问注证发微》乙卯、丁卯、己卯、辛卯、癸卯、乙酉、丁酉、己酉、辛酉、癸酉之岁,乃少阴在泉也,少阴为君火暑热,故热淫所胜,则火胜金而热胜燥,焰浮于川泽之中,而阴处反明。

③张介宾《类经》少阴在泉,卯酉岁也。君火淫胜于下,故焰浮川泽,阴处反明,蛰虫不藏。

④张志聪《黄帝内经集注》少阴在泉,卯酉岁也。少阴君火生于水中,是以焰

浮川泽。少阴标阴而本火,故阴处反明。

⑤高士宗《黄帝素问直解》处,去声,下命处之处同。少阴在泉,卯酉岁也。少阴主热,热淫所胜,则焰浮川泽。焰浮川泽,则阴处反明。

⑥黄元御《黄元御医书全集》此句未具体注释。

⑦张琦《素问释义》(阴处反明)句衍。

⑧高亿《黄帝内经素问详注直讲全集》〔注〕君火在泉,故火焰游于川泽,阴暗之处反明。

〔讲〕如卯酉之岁,乃少阴在泉也,少阴为君火,其岁热淫所胜则火焰浮游川泽,阴处为之反明矣。

⑨孟景春等《黄帝内经素问译释》少阴在泉之年,热气淫盛,川泽中阳气蒸腾,阴处反觉清明。

⑩任廷革《任应秋讲〈黄帝内经〉素问》(讲解)少阴在泉之气对人体的病理影响。"少阴在泉"之岁是指逢卯、逢酉年,气候特征是阳明燥金司天、少阴君火在泉。少阴君火胜为"热淫所胜"之年。从自然界的现象来看,"焰浮川泽","川泽"是水,即水之上有火焰,也就是火热胜于阴处,所以"阴处反明"。阴处不暗反明,于是"蛰虫不藏"。"蛰虫不藏"这四个字应该出现在这个地方,阴气胜阳在内则蛰虫藏于内,现在是阳气胜故蛰虫不藏,比如今年立春早,气候早暖,生物的活动就早,冬眠的微生物也早早活动起来了。

⑪张灿玾等《黄帝内经素问校释》少阴在泉之年,热气淫其所胜之金气,则热焰之气浮现于川泽之上,阴暗之处反见明亮。

⑫方药中等《黄帝内经素问运气七篇讲解》〔岁少阴在泉,热淫所胜〕"岁少阴在泉",指少阴君火在泉之年。少阴在泉一定是阳明司天,因此凡属于在年支上逢卯、逢酉之年,均属少阴在泉之年。王冰注:"谓乙卯、丁卯、己卯、辛卯、癸卯、乙酉、丁酉、己酉、辛酉、癸酉岁也。"意即六十年中,上述年份均属少阴在泉之年。"热淫所胜",即气候偏热。在泉之气主要是主管当年下半年的气候变化,因此全句意即凡属厥阴在泉之年,下半年气候偏热。

〔焰浮川泽,阴处反明〕"焰",指火焰。"川泽",指河流或湖泊。"阴处",指阴暗之处。"明",指明亮,此处亦有火热之义。"焰浮川泽,阴处反明",意即少阴君火在泉之年,气候偏热,即使在河流湖泊等有水的地方或阴暗偏凉之处也很炎热。这是对少阴君火在泉之年气候特点和自然景象的描述。

⑬王洪图等《黄帝内经素问白话解》少阴在泉的年份,热气淫胜,制约金气,故水面上出现热气蒸腾的景象,阴暗处也显得明亮了。

⑭郭霭春《黄帝内经素问白话解》少阴在泉的年份,热气偏胜,气就升浮于川泽,阴处反觉明亮,蛰虫也不伏藏。

(2)民病腹中常鸣,气上冲胸,喘不能久立,寒热皮肤痛,目瞑齿痛,颐肿,恶寒发热如疟,少腹中痛,腹大。蛰虫不藏。

①王冰《黄帝内经素问》不能久立，足无力也。腹大，谓心气不足也。金火相薄而为是也。（〔新校正云〕按《甲乙经》齿痛颏肿，为大肠病。腹中雷鸣，气常冲胸，喘不能久立，邪在大肠也。盖少阴在泉之岁，火克金，故大肠病也。）

②马莳《黄帝内经素问注证发微》其民病，为腹中常鸣，为上冲胸，为喘不能久立，为寒热，为皮肤痛，火邪乘肺也。为目瞑，为齿痛，为颏肿，为恶寒发热如疟，为少腹中痛，为大腹大，火邪乘大肠也。时则蛰虫亦不藏，火邪盛也。

③张介宾《类经》腹中常鸣者，火气奔动也。气上冲胸者，火性炎上也。喘不能久立、寒热皮肤痛者，火邪乘肺也。目瞑者，热甚阴虚，畏阳光也。齿动颏肿，热乘阳明经也。恶寒发热如疟，金水受伤，阴阳争胜也。热在下焦，故少腹中痛。热在中焦，故腹大。颏，音拙。

④张志聪《黄帝内经集注》腹中常鸣者，火气奔动也。气上冲胸者，火气炎上也。喘不能久立、寒热皮肤痛者，火淫肺金也。目瞑者，热甚阴虚，畏阳光也。齿痛颏肿，热乘阳明也。发热如疟者，少阴标本之气病也。热在下焦，则少腹中痛；热在中焦，则腹大也。

⑤高士宗《黄帝素问直解》颏，音拙；恶，去声，下同；藏，如字。《灵枢·四时气》论云：腹中常鸣，气上冲胸，喘不能久立，邪在大肠。寒热皮肤痛者，肺病也。目瞑齿痛颏肿，恶寒发热如疟者，阳明病也。少腹中痛腹大，蛰虫不藏者，少阴火热之气也。民病如是，火淫金病也。

⑥黄元御《黄元御医书全集》少阴在泉，热淫所胜，则肺金被克，故民生金败之病。脾肺同气，湿盛脾郁，木气不达，故腹大常鸣。木气遏陷，冲击脾土，故少腹痛。目下曰颏，足阳明脉起承泣（穴在目下，即颏也），入上齿，手阳明脉起迎香（在鼻旁），入下齿，阳明燥金受刑，故颏肿目瞑齿痛也。

⑦张琦《素问释义》按《甲乙经》齿痛颏肿为太阳病，盖火胜金，故肺大肠病。蛰虫句，当在民病句之上。

⑧高亿《黄帝内经素问详注直讲全集》〔批〕此言少阴在泉，热气内淫之病也。

〔注〕腹中常鸣者，热伤气，中气衰也。火气上升乘肺，故喘。火灼阴精而伤骨，故不能久立。寒热者，火乘金，金火气争。皮肤痛者，火乘肺，肺主皮毛也。目瞑，火乘精明也。齿痛颏肿，阳明脉循上下齿，手少阳脉入颏，火乘二经也。恶寒发热，火克金，金气清，金火交战，凉热分争也。少阴脉络小肠，故少腹中痛。火性阳而鼓，故腹大。蛰得阳则惊，故不藏。

〔讲〕至于民病，或为腹中常鸣，或为气上冲胸，或为息喘，或为不能久立，甚且寒热皮肤痛，目瞑齿痛颏肿，恶寒发热如疟，少腹中痛，腹大等证。况君火在泉，物得其气而动，故蛰虫为之不藏焉。此皆火淫气胜，自病而兼传他经者然也。

⑨孟景春等《黄帝内经素问译释》人们多病腹中时常鸣响，逆气上冲胸脘，气喘不能久立，寒热，皮肤痛，眼模糊，齿痛，目下肿，恶寒发热如疟状，少腹疼痛，腹部胀大。气候温热，虫类迟不伏藏。

⑩任廷革《任应秋讲〈黄帝内经〉素问》(讲解)从人类的疾病表现来看,气分有热,故"腹中常鸣";火性炎上,故"气上冲胸";气逆所以"喘不能久立";热邪在经脉,故"寒热皮肤痛",凡病在经脉大多有寒热皮肤痛的表现,前面"洒洒振寒"之阳明经的恶寒症也都与经脉的分布有关;热邪重,于是"目瞑、齿痛、颅肿","目瞑"即目昏、目暗,"颅肿"是两眼眶肿,即目肿;"恶寒发热如疟"是阴阳相争的缘故,阴胜则寒,阳胜则热;"少腹中痛腹大",是热在下焦的表现。以上,寒热皮肤痛、气上冲、喘而不能久立等,是火热刑金的表现;眼睛发黑、怕阳光、齿痛、目肿等,是热邪乘阳明经的表现。这些症状在临床不一定会同时出现,这里对病变表现的描述,对如何把握少阴经热胜的表现很有启发性,把少阴经与其关联的脏腑联系来辨证是临床常用的方法。

⑪张灿玾等《黄帝内经素问校释》人们易患腹中时常雷鸣,气上冲胸,喘息不能久立,恶寒发热,皮肤疼痛,目视不清,齿痛,颅肿,恶寒发热如疟状,少腹中痛,腹大等病,蛰虫不得闭藏。

⑫方药中等《黄帝内经素问运气七篇讲解》[民病腹中常鸣,气上冲胸]"腹中常鸣",即腹中漉漉有声。"气上冲胸",即自觉有气从少腹上冲。这种现象可以由于痰,也可以由于火。此处则是指火气偏胜而言。所以张介宾注:"腹中常鸣者,火气奔动也。气上冲胸者,火性炎上也。"全句意即少阴在泉之年,由于该年下半年气候偏热,所以在临床上可以出现上述火气偏胜的临床表现。

[喘不能久立]"喘",即气喘。"喘不能久立",即气喘不能久立。肺司呼吸,咳喘属于肺病。本句意即少阴君火在泉之年,由于该年下半年火气偏胜,火胜可以刑金,因此可以出现肺热咳喘。

[寒热]"寒热",即发热恶寒。发热恶寒为病在肌表,由于肺主皮毛,因此发热恶寒与肺有关。此意即少阴君火在泉之年,由于该年下半年火气偏胜,火胜可以刑金,因此在临床上可以因肺失治节,肺气不宣而出现表证。

[皮肤痛]皮肤,属于肺之所主,因此"皮肤痛"与肺有关。少阴在泉之年,由于该年下半年气候偏热,火胜刑金之故,所以可以出现皮肤痛。以上气喘、寒热、皮肤痛等均属肺病,均与火胜刑金有关。因此张介宾注云:"喘不能久立,寒热,皮肤痛者,火邪乘肺也"。

[目瞑,齿痛,颅肿]"目瞑",此处指眼花,视物不清。"颅"(zhuó 音浊),指眼眶下缘的骨,"颅肿",即眼下肿。目瞑、齿痛、颅肿等症状,通常属于火热证的表现。全句意即少阴在泉之年,下半年气候偏热,因此人体容易出现上述热病症状。

[恶寒发热如疟]"恶寒发热",即发冷发热或寒热往来。"疟",即疟疾。此句意即患者临床上出现发冷发热或往来寒热,与疟疾发作时相似。

[少腹中痛]"少腹",即脐以下。"少腹中痛",即脐以下腹部疼痛。脐以下属于下焦部位。少腹痛属于下焦病症。少腹痛可因热,也可因寒而致,此处是指少腹热痛。张介宾注此云:"热在下焦,故少腹中痛。"张志聪亦注云:"热在下焦,则少腹中

痛。"说明此处所指之少腹痛是热痛。此句意即少阴在泉之年,该年下半年火气偏胜。因此该年下半年所出现之少腹痛,在辨证上要多考虑热痛。

[腹大]"腹大",即腹部膨隆。由于腹大病人,其腹型多胀大如鼓,因此腹大又名鼓胀或臌胀。臌胀的发生,从病位来说主要在脾,从病性来说,寒和热均可引起。此处是指由于脾胃实热而引起者。张介宾注此云:"热在中焦,故腹大。"张志聪注云:"热在中焦,则腹大也。"脾胃属于中焦,说明此处所指之腹大属于实热。此句意即少阴在泉之年,下半年火气偏胜,因此该年下半年所出现的腹大,在辨证上要多考虑实热的问题。

[蛰虫不藏]"蛰虫",指在每年冬季进行冬眠的小动物。"蛰虫不藏",意即少阴在泉之年,该年冬季应寒不寒,因此,往年冬季匿伏过冬的小动物也就照样活动,应藏不藏。

⑬王洪图等《黄帝内经素问白话解》颐 zhuō,音拙,腮之旁。

人们易患腹中不时鸣响、气上冲胸、喘息、不能久立、发热恶寒、皮肤疼痛、视物模糊、牙齿痛、腮旁肿、寒热交替发作好像疟疾、少腹中痛、腹部胀大等病证,蛰虫也不按时伏藏。

⑭郭霭春《黄帝内经素问白话解》人们多患腹中不时鸣响,逆气上冲胸脘,喘得不能久立,恶寒发热,皮肤痛,眼模糊,牙痛,项肿,寒热交争好像疟疾,少腹中痛,腹部胀大。

第十一解

(一)内经原文

岁太阴在泉,草乃早荣,湿淫所胜,则埃昏岩谷,**黄反见黑,至阴之交**。民病饮积,心痛,耳聋*浑浑焞焞*,嗌肿喉痹,阴病血见,少腹痛肿,不得小便,病冲头痛,目似脱,项似拔,腰似折,髀不可以回,腘如结,腨如别。

(二)字词注释

(1)黄反见黑

①王冰《黄帝内经素问》太阴为土,色见应黄于天中,而反见于北方黑处也。

②马莳《黄帝内经素问注证发微》太阴为湿土,故湿淫所胜,则土胜水而湿胜寒,严谷埃昏,黄色见于北方黑处。

③张介宾《类经》黄,土色。黑,水色。土胜湿淫,故黄反见黑。《五常政大论》曰:太阴司天,湿气下临,肾气上从,黑起水变。即土临水应之义。

④张志聪《黄帝内经集注》黄乃土色,黑乃水色,土胜湿淫,故黄反见黑。《五常政论》曰太阴司天,湿气下临,肾气上从,黑起水变,皆土胜水应之义。

⑤高士宗《黄帝素问直解》湿淫水溢,故土色之黄,反见其黑。

⑥黄元御《黄元御医书全集》此词未具体注释。

⑦张琦《素问释义》此词未具体注释。

⑧高亿《黄帝内经素问详注直讲全集》〔注〕黄土色黑,水色。〔讲〕岩谷黄反为之见黑。

⑨孟景春等《黄帝内经素问译释》张志聪:"黄乃土色,黑乃水色,土胜浸淫,故黄反见黑。"就是土色反见于北方水之处。

⑩任廷革《任应秋讲〈黄帝内经〉素问》"黄"是土气主色,"黑"是水湿的主色,"黄反见黑"是说阴寒水湿太重了。

⑪张灿玾等《黄帝内经素问校释》王冰注:"太阴为土,色见应黄于天中,而反见于北方黑处也。"

⑫方药中等《黄帝内经素问运气七篇讲解》"黄",为土之色,代表湿。"黑",为水之色,代表寒。"黄反见黑",意即如果湿气过度偏胜,雨水过多,则气候又会由湿热变为寒冷。用五行概念来说,就是土气偏胜时,由于土可以克水,因此水可以被土所郁而出现上述应寒不寒,应雪反雨,"草乃早荣"的现象。但是由于郁发的原因,水被土郁,待时而发,因此水郁而发时,又可以出现寒气偏胜的气候变化。关于郁发的问题,我们在《六元正纪大论》中已作较详细的讲解,读者可参看前章。

⑬王洪图等《黄帝内经素问白话解》气候由潮湿而变为寒冷,水湿浸渍,黄土变为黑色。

⑭郭霭春《黄帝内经素问白话解》黄为土色,湿盛则反见黑色。

(2)至阴之交

①王冰《黄帝内经素问》水土同见,故曰至阴之交,合其气色也。

②马莳《黄帝内经素问注证发微》水土同见,是至阴之交合其气色也。

③张介宾《类经》至阴之交,当三气四气之间,土之令也。

④张志聪《黄帝内经集注》至阴之交,乃三气四气之交,土司令也。

⑤高士宗《黄帝素问直解》水土皆为至阴,黄反见黑,乃至阴之交。

⑥黄元御《黄元御医书全集》此词未具体注释。

⑦张琦《素问释义》此词未具体注释。

⑧高亿《黄帝内经素问详注直讲全集》〔注〕土为阴中之至阴,水土同见,是至阴之交合其气也。〔讲〕至阴为之交合也。

⑨孟景春等《黄帝内经素问译释》张志聪:"乃三气四气之交,土司令也。"即指土色见于水位,为与至阴之气色交合。

⑩任廷革《任应秋讲〈黄帝内经〉素问》"至阴之交",是补充说明"黄反见黑"的原因,脾属"至阴",肾也属"至阴",土也胜,水也胜,两个"至阴"相交,所以"黄反见黑"是至阴之交之故。

⑪张灿玾等《黄帝内经素问校释》王冰注:"水土同见,故曰至阴之交,合其气色也。"

⑫方药中等《黄帝内经素问运气七篇讲解》"至阴",即太阴。"至阴之交",指三气四气之间,大约在每年夏至前后一段时间。

⑬王洪图等《黄帝内经素问白话解》气候由潮湿而变为寒冷,水湿浸渍,黄土变为黑色,此为土湿与水气相合的现象。

⑭郭霭春《黄帝内经素问白话解》黄为土色,湿盛则反见黑色,这是湿土之气交合的现象。

(3)浑浑焞焞(tūn)

①王冰《黄帝内经素问》(〔新校正云〕按《甲乙经》耳聋浑浑焞焞,嗌肿喉痹,为三焦病。)

②马莳《黄帝内经素问注证发微》《灵枢·经脉篇》自"耳聋"至"喉痹"为三焦病。

③张介宾《类经》自耳聋至喉痹,按《经脉篇》为三焦经病。焞,吞、屯二音。

④张志聪《黄帝内经集注》按《经脉篇》自耳聋至喉痹乃三焦经病。

⑤高士宗《黄帝素问直解》三焦是动,则病耳聋浑浑焞焞,咽肿喉痹。此三焦火气虚也。

⑥黄元御《黄元御医书全集》头痛心痛,耳聋,嗌肿喉痹,目脱项拔,皆甲木上冲之证。(焞,音屯)

⑦张琦《素问释义》林云:《甲乙经》耳聋浑浑焞焞,嗌肿喉痹为三焦病。

⑧高亿《黄帝内经素问详注直讲全集》〔注〕浑,浑浊也。焞焞,不明也。皆湿胜蓄饮气不往来也。〔讲〕如浑浑焞焞之象。焞(tūn 吞)焞:暗弱。

⑨孟景春等《黄帝内经素问译释》浑浑焞焞(tūn 吞):浑浑,浑浊不清。焞焞,星光暗弱貌。浑浑焞焞,在此是形容耳聋和头目不清明。

⑩任廷革《任应秋讲〈黄帝内经〉素问》"浑浑焞焞"是描述听力下降、耳鸣的表现;出现耳聋、嗌肿、喉痹,在《灵枢·经脉》中也有此话,说的是三焦的证候,这些症状的出现,说明湿邪弥漫于三焦。

⑪张灿玾等《黄帝内经素问校释》浑浑,浑浊不清。如陆云九愍:"世浑浑其难澄。"焞焞,无光耀貌。在此可引申为不清明之义。

⑫方药中等《黄帝内经素问运气七篇讲解》"焞"(tūn 音吞),形容星光暗弱。"浑浑焞焞",有不清楚、不明白、反应迟钝、神识昏昧之义。此处是用以形容耳聋不聪。

⑬王洪图等《黄帝内经素问白话解》头目不清。

⑭郭霭春《黄帝内经素问白话解》形容听觉毫无所知的样子。

(三)语句阐述

(1)岁太阴在泉,草乃早荣,湿淫所胜,则埃昏岩谷,黄反见黑,至阴之交。

①王冰《黄帝内经素问》草乃早荣(〔新校正云〕详此四字疑衍。)谓甲辰、丙辰、戊辰、庚辰、壬辰、甲戌、丙戌、戊戌、庚戌、壬戌岁也。太阴为土,色见应黄于天中,而反见于北方黑处也。水土同见,故曰至阴之交,合其气色也。

②马莳《黄帝内经素问注证发微》甲辰、丙辰、戊辰、庚辰、壬辰、甲戌、丙戌、戊

戌、庚戌、壬戌之岁,乃太阴在泉也,太阴为湿土,故湿淫所胜,则土胜水而湿胜寒,严谷埃昏,黄色见于北方黑处,而水土同见,是至阴之交合其气色也。

③张介宾《类经》太阴在泉,辰戌岁也。土为草木之所资生,故草乃蕃荣。岩谷者,土厚之处,故埃昏岩谷。黄,土色。黑,水色。土胜湿淫,故黄反见黑。《五常政大论》曰:太阴司天,湿气下临,肾气上从,黑起水变。即土临水应之义。至阴之交,当三气四气之间,土之令也。

④张志聪《黄帝内经集注》太阴在泉,辰戌岁也。土为草木之所资生,故草乃早荣。黄乃土色,黑乃水色,土胜湿淫,故黄反见黑。《五常政论》曰太阴司天,湿气下临,肾气上从,黑起水变,皆土胜水应之义。至阴之交,乃三气四气之交,土司令也。

⑤高士宗《黄帝素问直解》太阴在泉,辰戌岁也。太阴,土也,土生万物,故草乃早荣。太阴主湿,湿淫所胜,则埃昏岩谷,谓尘埃岩谷,皆昏昧也。湿淫水溢,故土色之黄,反见其黑,水土皆为至阴,黄反见黑,乃至阴之交。

⑥黄元御《黄元御医书全集》此句未具体注释。

⑦张琦《素问释义》(草乃早荣),林(亿)云:四字衍(编者按:原著认为"草乃早荣"衍)。

⑧高亿《黄帝内经素问详注直讲全集》〔注〕湿土主润泽,得四时正气,故草早荣。胜则地气升,故岩谷尘昏,黄土色黑,水色。土为阴中之至阴,水土同见,是至阴之交合其气也。

〔讲〕如辰戌之岁,乃太阴在泉也。太阴为湿土,土者,万物之所资生,故草乃早荣。其岁湿淫所胜,则埃气昏蔽,岩谷黄反为之见黑,至阴为之交合也。

⑨孟景春等《黄帝内经素问译释》草乃早荣:新校正疑此四字衍。似是。黄反见黑:张志聪"黄乃土色,黑乃水色,土胜浸淫,故黄反见黑"。就是土色反见于北方水之处。至阴之交:张志聪"乃三气四气之交,土司令也"。即指土色见于水位,为与至阴之气色交合。

太阴在泉之年,草类提早开花,湿气淫盛,则岩谷之间昏暗浑浊,黄色见于水位,与至阴之气色相交合。

⑩任廷革《任应秋讲〈黄帝内经〉素问》(讲解)太阴在泉之气对人体的病理影响。太阴在泉之岁是逢辰、逢戌之年,气候特征是太阳寒水司天、太阴湿土在泉。从自然现象来看,"太阴"属湿土,湿土胜草长得好,故曰"草乃早荣";"岩谷"是指土气最胜的地方,即高岩深谷,"埃"是指土湿邪气重,"湿淫所胜,则埃昏岩谷",是说整个岩谷里充满了土湿之气;"黄"是土气主色,"黑"是水湿的主色,"黄反见黑"是说阴寒水湿太重了;"至阴之交",是补充说明"黄反见黑"的原因,脾属"至阴",肾也属"至阴",土也胜,水也胜,两个"至阴"相交,所以"黄反见黑"是至阴之交之故。

⑪张灿玾等《黄帝内经素问校释》草乃早荣:草类提早开花。黄反见黑:王冰注"太阴为土,色见应黄于天中,而反见于北方黑处也"。至阴之交:王冰注"水土同

见,故曰至阴之交,合其气色也"。

太阴在泉之年,草类提早开花,湿气淫其所胜之水气,则岩谷之中,尘埃昏暗,黄色反见于北方黑色之处,土气与水气相交。

⑫方药中等《黄帝内经素问运气七篇讲解》[岁太阴在泉,草乃早荣,湿淫所胜]"岁太阴在泉",指太阴湿土在泉之年。太阴在泉,一定是太阳司天。因此凡属在年支上逢辰、逢戌之年,均属于太阴在泉之年。王冰注:"谓甲辰、丙辰、戊辰、庚辰、壬辰、甲戌、丙戌、戊戌、庚戌、壬戌岁也。"意即六十年中,上述年份即属太阴在泉之年。"湿淫所胜",即湿气偏胜,气候偏温。按照在泉之气主要是主管当年下半年的气候变化,因此,此句意即太阴在泉之年,下半年气候潮湿,雨水偏多。"草乃早荣",从文字上看是指草木萌芽生长较一般年份提早。如果从全句综合译释,则是说太阴在泉之年,气候潮湿,雨水偏多,草木生长较一般年份提早。不过,对此句理解,历代注家不尽相同。一种意见认为"草木早荣"一句是衍文,如《新校正》注云"详此四字疑衍"。另一种意见则认为"土生万物",所以"草乃早荣",如张介宾注"土为草木之所资生,故草乃早荣"。高世栻注"太阴土也,土生万物,故草乃早荣"。这两种意见我们认为都有一定道理。《新校正》疑为衍文是有根据的,从文字体例来说,本节所述诸在泉之年,都是在说明何为在泉之气以后,接着指出何气偏胜。如"岁厥阴在泉,风淫所胜","岁少阴在泉,热淫所胜","岁少阳在泉,火淫所胜","岁阳明在泉,燥淫所胜","岁太阳在泉,寒淫所胜"。惟有"岁太阴在泉"之后,加一句"草乃早荣",然后才述"湿淫所胜",显然与其他诸气在泉之体例不符,因此,怀疑为他处文字误刊于此是有道理的。从内容上来看,"草乃早荣"与前述厥阴在泉所述之"草乃早秀"之义完全一样,而厥阴在泉之年与太阴在泉之年应该是有区别的。张介宾、张志聪、高世栻等认为"草乃早荣",是由于"土生万物",也有一定道理。因为太阴在泉,意味着当年下半年湿而且热,亦即气温偏高,不下雪而下雨,在气温偏高,雨水偏多的情况下,草木提前生长也是可能的。由于如此,我们认为上述两种解释都有道理,但鉴于文字简约,不易理解,故加以补充说明。

[埃昏岩谷,黄反见黑]"埃昏岩谷",指自然界湿气偏胜,雨水偏多时,烟雾迷蒙、天气阴暗的自然景象。"黄",为土之色,代表湿。"黑",为水之色,代表寒。"黄反见黑",意即如果湿气过度偏胜,雨水过多,则气候又会由湿热变为寒冷。用五行概念来说,就是土气偏胜时,由于土可以克水,因此水可以被土所郁而出现上述应寒不寒,应雪反雨,"草乃早荣"的现象。但是由于郁发的原因,水被土郁,待时而发,因此水郁而发时,又可以出现寒气偏胜的气候变化。关于郁发的问题,我们在《六元正纪大论》中已作较详细的讲解,读者可参看前章。

[至阴之交]"至阴",即太阴。"至阴之交",指三气四气之间,大约在每年夏至前后一段时间。

⑬王洪图等《黄帝内经素问白话解》太阴在泉的年份,湿土之气淫胜,制约水气,故山岩峡谷之中雾气弥漫而昏暗,气候由潮湿而变为寒冷,水湿浸渍,黄土变为

黑色,此为土湿与水气相合的现象。

⑭郭霭春《黄帝内经素问白话解》太阴在泉的年份,湿气偏胜,使岩谷里昏暗浑浊,黄为土色,湿盛则反见黑色,这是湿土之气交合的现象。

(2)民病饮积,心痛,耳聋浑浑焞焞,嗌肿喉痹,阴病血见,少腹痛肿,不得小便,病冲头痛,目似脱,项似拔,腰似折,髀不可以回,腘如结,腨如别。

①王冰《黄帝内经素问》冲头痛,谓脑后眉间痛也。腘,谓膝后曲脚之中也。腨,箭后软肉处也。〔新校正云〕按《甲乙经》耳聋浑浑焞焞,嗌肿喉痹,为三焦病。为病冲头痛,目似脱,项似拔,腰似折,髀不可以回,腘如结,腨如裂,为膀胱足太阳病。又少腹肿痛,不得小便,邪在三焦。盖太阴在泉之岁,土正克太阳,故病如是也。)

②马莳《黄帝内经素问注证发微》其民病,为饮积,为心痛,为耳聋浑浑焞焞,为嗌肿,为喉痹。《灵枢·经脉篇》自"耳聋"至"喉痹"为三焦病。为阴病血见,为小腹痛肿,为不得小便,土邪乘肾也。为病冲头痛,至腨如别,土邪胜膀胱也。《灵枢·经脉篇》自"病冲头痛"至"腨如别"为膀胱病。

③张介宾《类经》饮积心痛,寒湿乘心也。自耳聋至喉痹,按《经脉篇》为三焦经病。自阴病至不得小便,以邪湿下流,为阴虚肾病。自冲头痛至腨如别,按《经脉篇》为膀胱经病。此以土邪淫胜克水,而肾合三焦膀胱,俱为水藏,故病及焉。焞,吞、屯二音。嗌音益。腘音国。腨音篆。

④张志聪《黄帝内经集注》饮积心痛,寒湿上乘也。按《经脉篇》自耳聋至喉痹乃三焦经病,自阴病至不得小便,以邪湿下流为肾藏受病,自冲头痛至腨如别乃膀胱经病,盖三焦为决渎之官,膀胱乃水津之府,土气淫胜而水藏水府皆为病也。

⑤高士宗《黄帝素问直解》焞,音纯;折,音舌;见,音现,下见同。回,犹曲也。民病饮积心痛,土湿而火寒也。经脉论云:三焦是动,则病耳聋浑浑焞焞,咽肿喉痹。此三焦火气虚也。阴病见血,脾络虚也。少腹痛肿,不得小便,水道不行也。又云:膀胱是动,则病冲头痛,目似脱,项如拔,腰似折,髀不可以曲,腘如结,腨如裂。此太阳水寒病也。民病如是,乃土湿火寒,土胜水病也。

⑥黄元御《黄元御医书全集》太阴在泉,湿淫所胜,则肾水被克,故民生水败之病。肾开窍于二阴,土湿脾陷,肝血不升,故二阴下血。头痛心痛,耳聋,嗌肿喉痹,目脱项拔,皆甲木上冲之证。腰折髀强,腘结腨裂,皆太阳经脉所行,湿土克水之证。(焞,音屯。)

⑦张琦《素问释义》林(亿)云:《甲乙经》耳聋浑浑焞焞,嗌肿喉痹为三焦病。少腹痛肿,不得小便,亦病在三焦。按手少阳三焦以相火主令,太阴湿胜无缘病之,当缘中宫湿滞,三焦之气不得游行,郁于上下而为病耳,非因胜复之理也。其病冲头以下,皆足太阳经脉之病,则土胜克水也。

⑧高亿《黄帝内经素问详注直讲全集》〔批〕此言太阴在泉,湿气内淫之病也。

〔注〕饮积,水蓄不行也。心痛,湿乘于心也。耳聋,湿客于肾也。浑,浑浊也。

焞焞,不明也。皆湿胜蓄饮气不往来也。太阴之脉,挟嗌连舌本,故嗌肿喉痹。阴病见血者,湿变热而动血,血淋、血泄之类也。湿热注于膀胱,故少腹痛肿,不得小便。湿逆于上,故病头冲痛。湿邪伤于太阳之经,故令目脱项拔腰折,髀不可以回,腘结,腨别也。

〔讲〕至于民病,或为饮积,或为心痛,或为耳聋如浑浑焞焞之象,或为嗌肿喉痹,阴病血见,少腹痛肿,不得小便,甚且病冲头痛,目似脱,项似拔,腰似折,髀不可以回,腘如结,腨如别等证。此皆湿淫气胜,自病而兼传太阳经者然也。

⑨孟景春等《黄帝内经素问译释》浑浑焞焞(tūn 吞):浑浑,浑浊不清。焞焞,星光暗弱貌。浑浑焞焞,在此是形容耳聋和头目不清明。

人们多病饮邪积聚,心痛,耳聋,头目不清,咽喉肿胀,喉痹,阴病而有出血症状,少腹肿痛,小便不通,气上冲头痛,眼如脱出,项部似拔,腰像折断,大腿不能转动,膝弯结滞不灵,小腿肚好像裂开样。

⑩任廷革《任应秋讲〈黄帝内经〉素问》(讲解)再从临床上看,患者出现这一系列的症状体征,民病饮积、心痛是寒湿太过损伤心阳之故;"浑浑焞焞"是描述听力下降、耳鸣的表现;出现耳聋、嗌肿、喉痹,在《灵枢·经脉》中也有此话,说的是三焦的证候,这些症状的出现,说明湿邪弥漫于三焦;"阴病血见,少腹痛肿,不得小便,病冲头痛",这些是湿邪化热的现象,湿邪重而得不到清除,湿就要化热,湿热阻滞所以少腹肿痛、不得小便,湿热之气往上逆而头痛;"目似脱,项似拔,腰似折,髀不可以回,腘如结,腨如别",这些症状在《灵枢·经脉》中是指膀胱经的病,项、腰、髀、腘、腨等部位,即从颈、背到腿的外侧,这是膀胱经的循行部位,是土湿淫胜克制膀胱寒水之故,土湿重于是睛胀如脱,脖子像受了伤一样活动受限,腰像折断一样不能动,骨关节不能弯曲,膝盖结滞不通,腓肌像不是自己的一样,这些都是水湿严重的表现。通过这一系列的症状表现可以看出,水湿过胜,可引发脾土、三焦、膀胱、肾等诸多脏器的病变,因此临床上对水湿进行辨证就要从这些方面去联系。

⑪张灿玾等《黄帝内经素问校释》[浑浑焞焞(túntún 屯屯)]浑浑,浑浊不清。如陆云九愍:"世浑浑其难澄。"焞焞,无光耀貌。在此可引申为不清明之义。

人们易患水饮积聚,心痛,耳聋,耳中混乱不清,咽肿喉痹,阴病有出血之症,少腹肿痛,小便不通,气上冲头痛,目如脱出,项如外拔,腰如断折,髀部不能转动,膝弯结滞不灵,腨如裂开等病。

⑫方药中等《黄帝内经素问运气七篇讲解》[民病饮积]"饮",即水饮。"积",即潴留。"民病饮积",意即太阴在泉之年,该年下半年气候偏湿,人体亦相应容易发生脾病而致运化失调,因而在临床上容易表现为"水气""痰饮"等水饮潴留的疾病。

[心痛]"心痛",此处指胃脘痛,属于脾胃病。太阴在泉之年,人体脾胃容易发生疾病,因而在临床上也容易出现"心痛"症状。

[耳聋,浑浑焞焞]"焞"(tūn 音吞),形容星光暗弱。"浑浑焞焞",有不清楚、不

明白、反应迟钝、神识昏昧之义。此处是用以形容耳聋不聪。

[嗌肿,喉痹]"嗌肿",即咽部肿痛。"喉痹",病名。《诸病源候论·喉痹候》谓:"喉痹者,喉里肿塞痹痛,水浆不得入也。"指出喉痹的临床特点是咽喉肿痛阻塞不能进食。由于足阳明胃经的经脉"上耳前,过客主人……从大迎前下人迎,循喉咙……所生病者……颈肿喉痹……",所以耳聋、嗌肿、喉痹等病症多与脾胃有关。太阴在泉之年,人体容易发生脾胃病,因而在该年容易发生上述病症。

[阴病血见]"阴病",即前后阴疾病。"血见",即出血。"阴病血见",即前后阴出血,例如尿血、便血、妇人崩漏等。前后阴出血可以是肾病,例如张志聪注此云:"自阴病至不得小便,以邪湿下流,为肾脏受病。"也可以是脾病,例如高世栻注此云:"阴病见血,脾络虚也。"此句意即太阴在泉之年,人体不但容易发生脾病,由于脾不统血而发生尿血、便血、崩漏等出血症状,也可以由于土胜乘水的原因而发生肾病,肾不藏精而出现尿血、便血、崩漏等出血症状。

[少腹痛肿,不得小便]人体少腹部,由于足太阴脾的经脉"上膝股内前廉,入腹,属脾,络胃",足阳明胃的经脉"下膈,属胃,络脾……下挟脐,入气街中……下循腹里……"足少阴肾的经脉"其直者,从肾上贯肝膈",其上贯肝膈循行中亦过腹里。因此少腹痛肿与脾肾密切相关。太阴在泉之年,人体容易发生脾胃病,也容易发生肾病,因而也就容易出现上述"少腹痛肿,不得小便"的症状。对于此句,注家多从肾病来解释,我们认为除肾病以外,脾病也可以出现上述症状。

[病冲头痛]"冲",指水气上冲。"病冲头痛",是承上句而言,意即"少腹痛肿,不得小便"时,则可以因小便不通,水邪上冲而发生头痛。

[目似脱,项似拔]"目似脱",即目肿胀疼痛如脱。"项似拔",即项部疼痛如拔。这两句仍承上句"病冲头痛"而言,是形容患者头痛十分剧烈,除头痛外,双目也肿胀疼痛,项部也疼痛如拔。

[腰似折,髀不可以回]"腰似折",即腰痛如折。"髀不可以回",即大腿活动障碍,屈伸不能。这也是承上句"少腹痛肿,不得小便"而言,意即在"少腹痛肿,不得小便"的情况下,不但可以因水邪上逆而发生头痛、目痛、项痛等症状,还可以同时出现腰痛、下肢活动障碍等症状。

[腘如结,腨如别]"腘",指膝关节部。"结",指活动障碍,不能屈伸。"腨",指小腿肚。"别",指分离,此处指转筋疼痛欲裂。这仍是承上句"少腹肿痛,不得小便"而言。联系以上述诸症,意即在"少腹痛肿,不得小便"的情况下,患者可以出现头痛,目肿痛,项痛,腰痛,下肢活动障碍,屈伸不能,小腿肚转筋抽痛等症状。《灵枢·经脉》把上述这些症状都列入足太阳膀胱经"是动病"中。原文云:"膀胱足太阳之脉,起于目内眦,上额,交巅……还出别下项……抵腰中……入腘中……过髀枢……下合腘中,以下贯腨内……是动则病冲头痛,目似脱,项似拔,脊痛,腰如折,髀不可以曲,腘如结,腨如裂。"认为这些症状的出现与足太阳膀胱经脉的循行部位有关,是膀胱疾病的临床表现。那么,太阴在泉之年为什么会出现上述膀胱经的症

状呢？因为太阴在泉之年，湿气偏胜，人体脾气偏胜，乘肾制水的结果。这也正如张介宾注此所云："按经脉篇为膀胱经病，此以土邪淫胜克水，而肾合三焦膀胱，俱为水脏，故病及焉。"

⑬王洪图等《黄帝内经素问白话解》人们易患水饮积聚、心痛、耳聋、头目不清、咽肿、喉痹、湿邪化热逼迫血液以致尿血和便血、少腹肿痛、小便不通、气上冲而头痛、眼睛胀痛像要脱出、脖项痛像将要拔出、腰痛似要折断、髋关节疼痛不能运动、膝关节像凝结住而不灵活、小腿肚转筋痛如裂等病证。

⑭郭霭春《黄帝内经素问白话解》浑浑焞焞：形容听觉毫无所知的样子。

人们多患饮邪积聚，心痛，耳聋，听觉毫无所知，咽肿，喉痛，阴病见血，如淋血、便血，少腹痛肿，不得小便，感到上冲头痛，痛得眼睛像要脱出，颈部好像要拔出，腰部像要折断，髀骨不能回转，膝窝好像凝注了，小腿肚好像僵死了。

第十二解

（一）内经原文

岁少阳在泉，火淫所胜，则焰明郊野，**寒热更至**。民病注泄赤白，少腹痛，溺赤，甚则血便。**少阴同候**。

（二）字词注释

（1）寒热更至

①王冰《黄帝内经素问》处寒之时，热更其气，热气既往，寒气后来，故云更至也。

②马莳《黄帝内经素问注证发微》当寒之时，而热更其气，热气既往，而寒气又来。

③张介宾《类经》热极生寒，故寒热更至。

④张志聪《黄帝内经集注》少阳之火，地二所生，故焰明郊野，寒热更至。

⑤高士宗《黄帝素问直解》火胜则热，热极生寒，故寒热更至。

⑥黄元御《黄元御医书全集》此词未具体注释。

⑦张琦《素问释义》此词未具体注释。

⑧高亿《黄帝内经素问详注直讲全集》〔注〕寒热，火燥分争也。〔讲〕寒热为之更至焉。

⑨孟景春等《黄帝内经素问译释》时寒时热。

⑩任廷革《任应秋讲〈黄帝内经〉素问》"寒热更至"是说气候时寒时热，这也是少阳的特点之一，温度越高，寒水越降，天气热极了就会下雨，雨过放晴又是大热天，寒了热、热了寒，反复地出现。

⑪张灿玾等《黄帝内经素问校释》寒热交替发作。

⑫方药中等《黄帝内经素问运气七篇讲解》"寒"，指气候寒冷。"热"，指气候炎热。"更至"，指寒和热交替而来。"寒热更至"，意即少阳在泉之年，虽然天气十

分炎热,但是由于胜复原因,有时在炎热气候之中又突然出现寒流,气温突然降低。寒流过后,气候很快又转炎热,炎热与寒冷常常交替出现。

⑬王洪图等《黄帝内经素问白话解》火胜则水气来制约它,表现出天气时寒时热。

⑭郭霭春《黄帝内经素问白话解》天气时寒时热。

(2)少阴同候

①王冰《黄帝内经素问》余候与少阴在泉正同。

②马莳《黄帝内经素问注证发微》皆与少阴之在泉者同候耳。

③张介宾《类经》其余诸病,皆与前少阴在泉同候。

④张志聪《黄帝内经集注》少阴之火出自水,少阴之火生于地,皆有阴阳寒热之分,故与少阴同候。

⑤高士宗《黄帝素问直解》少阳少阴,皆属于火,火淫金病,与少阴同候。

⑥黄元御《黄元御医书全集》此词未具体注释。

⑦张琦《素问释义》余候与少阴同。

⑧高亿《黄帝内经素问详注直讲全集》〔注〕皆火甚伤里,余病与少阴君火同候。〔讲〕其余诸病,皆与少阴君火同候,无他法也。

⑨孟景春等《黄帝内经素问译释》张介宾:"其余诸病,皆与前少阴在泉同候。"张志聪:"少阴之火出自水,少阳之火生于地,皆有阴阳寒热之分,故与少阴同候。"

⑩任廷革《任应秋讲〈黄帝内经〉素问》"少阴同候",意思是少阳之热是这样,少阴之热的表现也是这样,无非是有君火、相火的区别,但热象总是大同小异的。由此可知,前面讲的"少阴在泉"的那些表现可不可以在"少阳在泉"时出现呢?完全是可以出现的,当然一个是"表",一个是"里",还是有不一样的地方。

⑪张灿玾等《黄帝内经素问校释》其余证候与少阴在泉相同。

⑫方药中等《黄帝内经素问运气七篇讲解》"少阴",指少阴君火在泉之年。"候",指气候、物候、病候。"少阴同候",意即"少阴君火"与"少阳相火"均属于火,因此少阴君火在泉之年与少阳相火在泉之年,气候特点都是偏热,人体在发病上也都表现为火热病偏多。两者基本相同。所以少阴君火在泉之年与少阳相火在泉之年不论在气候变化上、物候变化上还是疾病变化上都可以互相参考。不过应该指出者,少阴主热,少阳主火,热为火之渐,所以少阴主二之气;火为热之极,所以少阳主三之气。由于如此,所以少阴与少阳既有相同之处,也有不相同处。虽然均属火热,但在程度上二者有所不同。也正由于此,所以在本节原文中少阴在泉之年与少阳在泉之年在气候上及病候上还有区别。少阴君火在泉之年,原文谓:"焰浮川泽,阴处反明。"这一点与少阳相火在泉之年所谓"焰明郊野",基本一样。但是少阳相火在泉之年,原文谓"寒热更至",而少阴君火在泉之年则无此描述。少阴君火在泉之年在病候上原文谓"寒热,皮肤痛,目瞑,齿痛,颥肿"等一般热病症状,而少阳相火在泉之年则着重叙述"注下赤白,少腹痛,溺赤,甚则血便"等痢疾症状。二者有

所不同。因此我们在具体分析时,既要看到二者相同之处,也要看到二者的不同之处。

⑬王洪图等《黄帝内经素问白话解》其余的病证,与少阴在泉相同。

⑭郭霭春《黄帝内经素问白话解》指其余证候与少阴在泉的年岁相同。

(三)语句阐述

(1)岁少阳在泉,火淫所胜,则焰明郊野,寒热更至。

①王冰《黄帝内经素问》谓乙巳、丁巳、己巳、辛巳、癸巳、乙亥、丁亥、己亥、辛亥、癸亥岁也。处寒之时,热更其气,热气既往,寒气后来,故云更至也。

②马莳《黄帝内经素问注证发微》乙巳、丁巳、己巳、辛巳、癸巳、乙亥、丁亥、己亥、辛亥、癸亥之岁,乃少阳在泉也,少阳为火,故火淫所胜,则火胜金而热胜燥,焰明于郊野,当寒之时,而热更其气,热气既往,而寒气又来。

③张介宾《类经》少阳在泉,巳亥岁也。相火淫胜于下,故焰明郊野。热极生寒,故寒热更至。

④张志聪《黄帝内经集注》少阳在泉,巳亥岁也。少阳之火,地二所生,故焰明郊野,寒热更至。

⑤高士宗《黄帝素问直解》少阳在泉,巳亥岁也。少阳主火,火淫所胜,则焰明郊野。火胜则热,热极生寒,故寒热更至。

⑥黄元御《黄元御医书全集》此句未具体注释。

⑦张琦《素问释义》此句未具体注释。

⑧高亿《黄帝内经素问详注直讲全集》〔注〕火胜故阳气焰明于郊野。寒热,火燥分争也。

〔讲〕如巳亥之岁,乃少阳在泉也。少阳为相火,其岁火淫所胜,则火焰明于郊野,寒热为之更至焉。

⑨孟景春等《黄帝内经素问译释》少阳在泉之年,火气淫盛,则郊野烟明,时寒时热。

⑩任廷革《任应秋讲〈黄帝内经〉素问》(讲解)少阳在泉之气对人体的病理影响。少阳在泉之岁是逢巳、逢亥年,气候特征是厥阴风木司天、少阳相火在泉。从自然现象来看,厥阴风木司天一定是少阳相火在泉,故曰"火淫所胜";火淫所胜"则焰明郊野",到处像火焰明烧一样炎热;"寒热更至"是说气候时寒时热,这也是少阳的特点之一,温度越高,寒水越降,天气热极了就会下雨,雨过放晴又是大热天,寒了热、热了寒,反复地出现。

⑪张灿玾等《黄帝内经素问校释》少阳在泉之年,火气淫其所胜之金气,则郊野热气光明,寒热交替发作。

⑫方药中等《黄帝内经素问运气七篇讲解》[岁少阳在泉,火淫所胜]"岁少阳在泉",指少阳相火在泉之年。少阳在泉一定是厥阴司天。因此凡属在年支上逢巳逢亥之年均属于少阳相火在泉之年。王冰注:"谓乙巳、丁巳、己巳、辛巳、癸巳、乙

亥、丁亥、己亥、辛亥、癸亥岁也。"意即六十年中,上述年份即属于少阳在泉之年。"火淫所胜",即火气偏胜,气候炎热。按照在泉之气主要是主管当年下半年的气候变化,因此此句意即凡属少阳在泉之年,下半年气候炎热,火气偏胜。

[焰明郊野,寒热更至]"焰明",即炎热。"郊野",即荒郊野外。"焰明郊野",意即少阳在泉之年,下半年气候炎热,荒郊野外毫无遮蔽,更是炎热如焚。"寒",指气候寒冷。"热",指气候炎热。"更至",指寒和热交替而来。"寒热更至",意即少阳在泉之年,虽然天气十分炎热,但是由于胜复原因,有时在炎热气候之中又突然出现寒流,气温突然降低。寒流过后,气候很快又转炎热,炎热与寒冷常常交替出现。

⑬王洪图等《黄帝内经素问白话解》少阳在泉的年份,火气淫胜,制约金气,故郊野中光焰明亮,火胜则水气来制约它,表现出天气时寒时热。

⑭郭霭春《黄帝内经素问白话解》少阳在泉的年份,火气偏胜,郊野就会光焰四射,天气时寒时热。

(2)民病注泄赤白,少腹痛,溺赤,甚则血便,少阴同候。

①王冰《黄帝内经素问》余候与少阴在泉正同。

②马莳《黄帝内经素问注证发微》其民病,为注泄赤白,为小腹痛,为溺赤,甚则为血便,皆与少阴之在泉者同候耳。

③张介宾《类经》热伤血分则注赤,热伤气分则注白。热在下焦,故少腹痛溺赤血便。其余诸病,皆与前少阴在泉同候。

④张志聪《黄帝内经集注》热伤血分则注赤,热伤气分则注白。热在下焦,故少腹痛而溺赤。血便者,甚则血出于小便也。少阴之火出自水,少阴之火生于地,皆有阴阳寒热之分,故与少阴同候。

⑤高士宗《黄帝素问直解》溺,鸟去声,下同。民病注泄赤白,少腹痛,溺赤,甚则血液,皆少阳三焦火热病也。少阳少阴,皆属于火,火淫金病,与少阴同候。

⑥黄元御《黄元御医书全集》少阳在泉,火淫所胜,则肺金被克,故民生金败之病。少腹痛,注泄赤白,溺赤便血,皆相火刑金,阳明大肠失敛之证也。

⑦张琦《素问释义》余候与少阴同。

⑧高亿《黄帝内经素问详注直讲全集》〔批〕此言少阳在泉,火气内淫之病也。

〔注〕注泄,火在里而下利也。热伤血则注泄赤,热伤气则注泄白。火入下焦,故少腹痛溺赤血便。皆火甚伤里,余病与少阴君火同候。

〔讲〕至于民病,或为注泄赤白,或为少腹痛,溺且赤,甚而或为血便等证。其余诸病,皆与少阴君火同候,无他法也。

⑨孟景春等《黄帝内经素问译释》少阴同候:张介宾"其余诸病,皆与前少阴在泉同候"。张志聪:"少阴之火出自水,少阳之火生于地,皆有阴阳寒热之分,故与少阴同候。"

人们多病泄泻如注,下痢赤白,少腹痛,小便赤色,甚则血便。其余症状与少阴在泉之年相同。

⑩任廷革《任应秋讲〈黄帝内经〉素问》(讲解)从民病方面来看,为什么会"注泄赤白"? "赤"是血分有热的表现,"白"是气分有热的表现,下痢有赤有白,说明热邪已经伤及血分了,甚至于还会出现"血便";"溺"一般读作"腻"音,但在医书中常读作"尿";"少阴同候",意思是少阳之热是这样,少阴之热的表现也是这样,无非是有君火、相火的区别,但热象总是大同小异的。由此可知,前面讲的"少阴在泉"的那些表现可不可以在"少阳在泉"时出现呢? 完全是可以出现的,当然一个是"表",一个是"里",还是有不一样的地方。

⑪张灿玾等《黄帝内经素问校释》人们易患泄泻如注,下利赤白,少腹痛,小便赤,甚则便血等病。其余证候与少阴在泉相同。

⑫方药中等《黄帝内经素问运气七篇讲解》[民病注泄赤白,少腹痛,溺赤,甚则血便]"注泄赤白",指赤白痢疾。"溺赤",即尿赤。"血便",即便血。这些症状一般均属火证、热证。此句意即少阳相火在泉之年,气候炎热,人体容易发生上述火热病症。

[少阴同候]"少阴",指少阴君火在泉之年。"候",指气候、物候、病候。"少阴同候",意即"少阴君火"与"少阳相火"均属于火,因此少阴君火在泉之年与少阳相火在泉之年,气候特点都是偏热,人体在发病上也都表现为火热病偏多。两者基本相同。所以少阴君火在泉之年与少阳相火在泉之年不论在气候变化上、物候变化上还是疾病变化上都可以互相参考。不过应该指出者,少阴主热,少阳主火,热为火之渐,所以少阴主二之气;火为热之极,所以少阳主三之气。由于如此,所以少阴与少阳既有相同之处,也有不相同处。虽然均属火热,但在程度上二者有所不同。也正由于此,所以在本节原文中少阴在泉之年与少阳在泉之年在气候上及病候上还有区别。少阴君火在泉之年,原文谓:"焰浮川泽,阴处反明。"这一点与少阳相火在泉之年所谓"焰明郊野",基本一样。但是少阳相火在泉之年,原文谓"寒热更至",而少阴君火在泉之年则无此描述。少阴君火在泉之年在病候上原文谓"寒热,皮肤痛,目暝,齿痛,颇肿"等一般热病症状,而少阳相火在泉之年则着重叙述"注下赤白,少腹痛,溺赤,甚则血便"等痢疾症状。二者有所不同。因此我们在具体分析时,既要看到二者相同之处,也要看到二者的不同之处。

⑬王洪图等《黄帝内经素问白话解》人们易患泄泻如注、赤白痢疾、少腹疼痛、小便短赤,严重时还会出现便血等病证。其余的病证,与少阴在泉相同。

⑭郭霭春《黄帝内经素问白话解》少阴同候,指其余证候与少阴在泉的年岁相同。

人们多患大便注泄,下利赤白,少腹痛,小便赤色,严重的则见血便,其余证候与少阴在泉相同。

第十三解

(一)内经原文

岁阳明在泉,燥淫所胜,则霜雾[注]清暝。民病喜呕,呕有苦,善太息,心胁痛不能反侧,甚则**嗌干面尘**,身无膏泽,**足外反热**。

[注]霿雾:郭霭春《黄帝内经素问校注》此处为"霿雾(wù)";张灿玾等《黄帝内经素问校释》、方药中等《黄帝内经素问运气七篇讲解》、孟景春等《黄帝内经素问译释》此处为"霿(méng)雾",其中方药中解释为"霿,有天气阴暗之义";人民卫生出版社影印顾从德本《黄帝内经素问》此处为"霿雾"。

(二)字词注释

(1)嗌干面尘

①王冰《黄帝内经素问》面尘,谓面上如有触冒尘土之色也。(〔新校正云〕按《甲乙经》……嗌干面尘,为肝病。)

②马蒔《黄帝内经素问注证发微》甚则为嗌干,为面如有尘……皆肝胆之为病也。《灵枢·经脉篇》……以嗌干,面尘,脱色,为肝病。

③张介宾《类经》按《经脉篇》,以……甚则面微有尘……为足少阳胆经病。嗌干面尘,为厥阴肝经病。此以金邪淫胜,故肝胆受伤,而为病如此。

④张志聪《黄帝内经集注》按《经脉篇》……甚则面有微尘……乃足少阳病。嗌干面尘,乃足厥阴病。盖金胜而肝胆病也。

⑤高士宗《黄帝素问直解》《经脉》论云:胆是动,则……甚者面微有尘。

⑥黄元御《黄元御医书全集》嗌干面尘,身无膏泽,皆乙木受刑之证。

⑦张琦《素问释义》此词未具体注释。

⑧高亿《黄帝内经素问详注直讲全集》〔注〕燥甚则津液枯竭,故嗌干面尘色脱而无膏泽也。〔讲〕甚则或为嗌干面尘。

⑨孟景春等《黄帝内经素问译释》咽喉干,面暗如蒙尘。

⑩任廷革《任应秋讲〈黄帝内经〉素问》嗌干、面尘是厥阴肝经的病变表现,金气克阴木。

⑪张灿玾等《黄帝内经素问校释》咽干,面色如尘。

⑫方药中等《黄帝内经素问运气七篇讲解》"嗌干",即咽干。"面尘",即面色无光如土。《灵枢·经脉》将其列在足少阳胆经及足厥阴肝经的疾病之中。"嗌干""面尘""身无膏泽",与肝失疏泄、气血失调有关。

⑬王洪图等《黄帝内经素问白话解》咽喉干燥、面色好像尘土一样滞暗。

⑭郭霭春《黄帝内经素问白话解》咽干,面呈尘土色。

(2)足外反热

①王冰《黄帝内经素问》(〔新校正云〕按《甲乙经》……足外反热,为胆病。)

②马蒔《黄帝内经素问注证发微》足之外廉反热,皆肝胆之为病也。《灵枢·经脉篇》以……足外反热,为胆病。

③张介宾《类经》按《经脉篇》,以……足外反热,为足少阳胆经病。

④张志聪《黄帝内经集注》按《经脉篇》……足外反热,乃足少阳病。

⑤高士宗《黄帝素问直解》《经脉》论云:胆是动,则……足外反热。

⑥黄元御《黄元御医书全集》足外反热者,胆脉行于足外也。

⑦张琦《素问释义》少阳之脉出膝处廉,下出外踝之前,故足外反热。

⑧高亿《黄帝内经素问详注直讲全集》〔注〕阳明脉行足外廉,足外反热者,清气凝里虚阳外出也。〔讲〕足外反热。

⑨孟景春等《黄帝内经素问译释》足外侧反热。

⑩任廷革《任应秋讲〈黄帝内经〉素问》足外反热,这是足少阳胆经的病变表现。

⑪张灿玾等《黄帝内经素问校释》足部外侧反热。

⑫方药中等《黄帝内经素问运气七篇讲解》"足外反热",即足背外侧有热感。《灵枢·经脉》将其列在足少阳胆经及足厥阴肝经的疾病之中。"足外热",与胆有关。因为足少阳胆经经脉循行"下出外踝之前,循足跗上,入小指次指之间"。

⑬王洪图等《黄帝内经素问白话解》足部外侧发热。

⑭郭霭春《黄帝内经素问白话解》足外部觉得发热。

(三)语句阐述

(1)岁阳明在泉,燥淫所胜,则雾雾清暝。

①王冰《黄帝内经素问》谓甲子、丙子、戊子、庚子、壬子、甲午、丙午、戊午、庚午、壬午岁也。霿雾,谓雾暗不分,似雾也。清,薄寒也。言雾起霿暗,不辨物形而薄寒也。

②马莳《黄帝内经素问注证发微》甲子、丙子、戊子、庚子、壬子、甲午、丙午、戊午、庚午、壬午之岁,乃阳明在泉也,阳明为燥金,故燥淫所胜,则金胜木而燥胜风,雾则霿暗而清冷晦暝。

③张介宾《类经》阳明在泉,子午岁也。金气淫胜于下,故霿暗如雾,清冷晦暝也。

④张志聪《黄帝内经集注》阳明在泉,子午岁也。金气淫于下,则霿雾清暝于上矣。

⑤高士宗《黄帝素问直解》阳明在泉,子午岁也。阳明主燥,燥淫所胜,则霿雾清暝。霿雾清暝秋金之气也。

⑥黄元御《黄元御医书全集》此句未具体注释。

⑦张琦《素问释义》此句未具体注释。

⑧高亿《黄帝内经素问详注直讲全集》〔注〕燥,清气也。霿雾者,天气下地不应曰霿,地气发天不应曰雾。清暝者,气之昏暗不明也。

〔讲〕如子午之岁,乃阳明在泉也。阳明为燥金,其岁燥淫所胜,则霿暗之气不分如雾,清气为之昏暝也。

⑨孟景春等《黄帝内经素问译释》阳明在泉之年,燥气淫盛,则雾气清冷昏暗。

⑩任廷革《任应秋讲〈黄帝内经〉素问》(讲解)阳明在泉之气对人体的病理影响。阳明在泉之岁是逢子、逢午之年,气候特征是少阴君火司天、阳明燥金在泉。从自然现象来看,阳明在泉是以燥金之气胜为特点的,即所谓"燥淫所胜";自然界中"霿雾"为同类,"雾"轻"霿"重,"清"是清冷之意,"暝"是昏暗之意,因雾重成霿之

故,雾暗如霜、清冷瞑晦这是金气的特性,清肃之气旺。

⑪张灿玾等《黄帝内经素问校释》阳明在泉之年,燥气淫其所胜之木气,则雾气清冷昏暗。

⑫方药中等《黄帝内经素问运气七篇讲解》[岁阳明在泉,燥淫所胜]"岁阳明在泉",指阳明燥金在泉之年。阳明在泉一定是少阴司天,因此凡属在年支上逢子、逢午之年,均属于阳明在泉之年。王冰注:"谓甲子、丙子、戊子、庚子、壬子、甲午、丙午、戊午、庚午、壬午岁也。"意即六十年中,上述年份即属阳明燥金在泉之年。"燥淫所胜",即燥气偏胜,凉气偏胜。由于在泉之气主要是主管当年下半年的气候变化,因此凡属阳明在泉之年,下半年气候偏燥,偏凉。

[霜雾清瞑]"霜"(mèng 音孟),有天气阴暗之义。"雾",即烟雾。"清",指清凉。"瞑",不明,此处指天气不明朗。"霜雾清明",指气候清凉,天气阴暗。此句意即阳明在泉之年,下半年气候偏凉,天气阴暗。

⑬王洪图等《黄帝内经素问白话解》阳明在泉的年份,燥气淫胜,木气受制约,故气候薄寒而雾气迷蒙,昏暗不清。

⑭郭霭春《黄帝内经素问白话解》阳明在泉的年份,燥气偏胜,就会雾气迷蒙看不见东西,天气薄寒。

(2)民病喜呕,呕有苦,善太息,心胁痛不能反侧,甚则嗌干面尘,身无膏泽,足外反热。

①王冰《黄帝内经素问》心胁痛,谓心之傍,胁中痛也。面尘,谓面上如有触冒尘土之色也。(〔新校正云〕按《甲乙经》病喜呕,呕有苦,善大息,心胁痛不能反侧,甚则面尘,身无膏泽,足外反热,为胆病。嗌干面尘,为肝病。盖阳明在泉之岁,金王克木,故病如是。又按《脉解》云:少阳所谓心胁痛者,言少阳盛(戌)也,盛(戌)者心之所表也,九月阳气尽而阴气盛,故心胁痛。所谓不可反侧者,阴气藏物也,物藏则不动,故不可反侧也。)

②马莳《黄帝内经素问注证发微》其民病,为善呕,呕有苦味,为善太息,为心胁痛不能反侧,甚则为嗌干,为面如有尘,为身无膏泽,为足之外廉反热,皆肝胆之为病也。《灵枢·经脉篇》以口苦,善太息,心胁痛不能转侧,甚则面微有尘,体无膏泽,足外反热,为胆病;以嗌干,面尘,脱色,为肝病。

③张介宾《类经》按《经脉篇》,以口苦善太息,心胁痛不能转侧,甚则面微有尘,体无膏泽,足外反热,为足少阳胆经病。嗌干面尘,为厥阴肝经病。此以金邪淫胜,故肝胆受伤,而为病如此。

④张志聪《黄帝内经集注》按《经脉篇》呕苦善太息,心胁痛,不能转侧,甚则面有微尘,体无膏泽,足外反热,乃足少阳病。嗌干面尘,乃足厥阴病。盖金胜而肝胆病也。

⑤高士宗《黄帝素问直解》胆病者呕宿汁。《经脉》论云:胆是动,则病口苦,善太息,心胁痛,不能转侧,甚者面微有尘,体无膏泽,足外反热。民病如是,乃金淫木

病,胆属木也。

⑥黄元御《黄元御医书全集》阳明在泉,燥淫所胜,则肝木被克,故民生木败之病。呕苦,太息,心胁痛,皆甲木受刑之证。嗌干面尘,身无膏泽,皆乙木受刑之证。足外反热者,胆脉行于足外也。

⑦张琦《素问释义》此皆肝胆之病,少阳之脉出膝处廉,下出外踝之前,故足外反热。

⑧高亿《黄帝内经素问详注直讲全集》〔批〕此言阳明在泉,燥气内淫之病也。

〔注〕燥气入胃故呕,入于胆故口苦太息,心胁疼痛而不能转侧也。燥甚则津液枯竭,故嗌干面尘色脱而无膏泽也。阳明脉行足外廉,足外反热者,清气凝里虚阳外出也。

〔讲〕至于民病,或为喜呕,或为呕有苦,善太息,或心胁痛,不能反侧,甚则或为嗌干面尘,身无膏泽,足外反热等证。此皆燥淫气胜,自病而兼传胆经者然也。

⑨孟景春等《黄帝内经素问译释》人们多病喜呕,呕吐苦水,常叹息,心胁部疼痛不能转侧,甚至咽喉干,面暗如蒙尘,身体干枯而不润泽,足外侧反热。

⑩任廷革《任应秋讲〈黄帝内经〉素问》(讲解)从临床表现来看,"民病喜呕,呕有苦,善大息,心胁痛不能反侧,甚则嗌干面尘,身无膏泽,足外反热",这在《灵枢·经脉》中是指足少阳胆经的病变表现,这说明金邪太胜而伤及肝胆,金克木嘛,肝是阴木,胆是阳木。口苦、善太息、心胁痛不能反侧,甚则面有尘、身无膏泽、足外反热,这是足少阳胆经的病变表现,这是金气克阳木;嗌干、面尘是厥阴肝经的病变表现,金气克阴木。

⑪张灿玾等《黄帝内经素问校释》人们易患喜呕,呕吐苦味,喜太息,心与胁部疼痛不能反侧,甚则咽干,面色如尘,身体干枯而不润泽,足部外侧反热等病。

⑫方药中等《黄帝内经素问运气七篇讲解》〔民病善呕,呕有苦,善太息,心胁痛不能反侧〕"善呕",即发生呕吐。"呕有苦",即呕吐苦水。"善太息",即喜欢长出气或深吸气。"心胁痛",即胃脘部胁肋部疼痛。

〔甚则嗌干面尘,身无膏泽,足外反热〕"嗌干",即咽干。"面尘",即面色无光如土。"身无膏泽",即全身皮肤不滋润,无光泽。"足外反热",即足背外侧有热感。以上所述各种症状,《灵枢·经脉》将其列在足少阳胆经及足厥阴肝经的疾病之中。原文云:"胆足少阳之脉……是动则病口苦,善太息,心胁痛不能转侧,甚则面微有尘,体无膏泽,足外反热。""肝足厥阴之脉……甚则嗌干,面尘,脱色。"说明上述症状与肝胆疾病有关。"喜呕","呕有苦""心胁痛",与肝乘胃有关,"善太息",与肝反侮肺有关。"嗌干""面尘""身无膏泽",与肝失疏泄、气血失调有关。"足外热",与胆有关。因为足少阳胆经经脉循行"下出外踝之前,循足跗上,入小指次指之间。"为什么阳明在泉之年,会出现肝胆病症?这是因为阳明在泉之年,人体肺气相应失调,肺病则肝失所制的结果。《新校正》注此云:"盖阳明在泉之岁,金王尅木,故病如是。"张介宾注云:"此以金邪淫胜,故肝胆受伤而为病如此。"张志聪注云:"盖金胜而肝胆病也。"均属此义。

⑬王洪图等《黄帝内经素问白话解》人们易患喜呕、呕吐之物有苦味、常常叹气、心胸与胁肋部疼痛而不能转动身体,严重的则出现咽喉干燥、面色好像尘土一样滞暗、身体干瘦而不润泽、足部外侧发热等病证。

⑭郭霭春《黄帝内经素问白话解》人们多患呕吐,呕吐苦水,经常叹气,心与胁部疼痛,不能转身;病得厉害,就咽干,面呈尘土色,全身肌肤干枯而不润泽,足外部觉得发热。

第十四解

（一）内经原文

岁太阳在泉,寒淫所胜,则凝肃惨栗[注]。民病少腹控睾,引腰脊,上冲心痛,血见,嗌痛颔肿。

[注]栗:郭霭春《黄帝内经素问校注》、方药中等《黄帝内经素问运气七篇讲解》、人民卫生出版社影印顾从德本《黄帝内经素问》此处为"慄";张灿玾等《黄帝内经素问校释》、孟景春等《黄帝内经素问译释》此处为"栗"。慄为栗的通假字。

（二）字词注释

（1）凝肃惨栗

①王冰《黄帝内经素问》凝肃,谓寒气蔼空,凝而不动,万物静肃其仪形也。惨栗,寒甚也。

②马蒔《黄帝内经素问注证发微》太阳为寒水,故寒淫所胜,则水胜火而寒胜热,凝肃惨栗,寒之象也。

③张介宾《类经》水气淫胜于下,故凝肃惨栗。

④张志聪《黄帝内经集注》水寒淫胜,故凝肃惨栗。

⑤高士宗《黄帝素问直解》太阳主寒,寒淫所胜,则凝肃惨慄。

⑥黄元御《黄元御医书全集》此词未具体注释。

⑦张琦《素问释义》此词未具体注释。

⑧高亿《黄帝内经素问详注直讲全集》〔注〕肃,静也。惨慄,寒甚战慄也。〔讲〕凝结肃静,而惨慄焉。

⑨孟景春等《黄帝内经素问译释》寒气淫盛,则天地间凝肃惨栗。

⑩任廷革《任应秋讲〈黄帝内经〉素问》寒水胜"则凝肃惨栗","凝肃"是寒的特性,寒主收引嘛。

⑪张灿玾等《黄帝内经素问校释》寒气淫其所胜之火气,则阴凝肃杀凄惨栗冽。

⑫方药中等《黄帝内经素问运气七篇讲解》"凝",指凝结不动。"肃",指肃杀不生。"惨",指凄惨或惨淡。"慄",指战粟。王冰注:"凝肃谓寒气蔼空,凝而不动,万物静肃其仪形也。惨慄,寒甚也。"这是形容太阳在泉之年,气候严寒,万物封藏,毫无生气的自然景象。

⑬王洪图等《黄帝内经素问白话解》寒气淫胜,制约火气,故出现寒气凝结、肃杀惨栗的景象。

⑭郭霭春《黄帝内经素问白话解》寒气凝结,万物静肃。"惨慄",寒甚。

(2)嗌痛颔肿

①王冰《黄帝内经素问》颔,颊车前牙之下也。(〔新校正云〕按《甲乙经》嗌痛颔肿,为小肠病。)

②马莳《黄帝内经素问注证发微》为嗌痛,为颔肿,皆心与小肠之病也。《灵枢·经脉篇》以嗌痛、颔肿为小肠病。

③张介宾《类经》按《经脉篇》以嗌痛颔肿为小肠经病,亦水邪侮火而然。

④张志聪《黄帝内经集注》按《经脉篇》嗌痛颔肿,乃小肠经病。小肠者,心之府也,亦水邪上侮火藏火府而然。

⑤高士宗《黄帝素问直解》《经脉》论云:小肠是动则病嗌痛颔肿。小肠者,心之府,故上肿心痛,血见。民病如是,水淫火病也。

⑥黄元御《黄元御医书全集》嗌痛颔肿,此心与小肠经证。膀胱脉从腰挟脊贯臀,肾脉贯脊络心,心脉挟咽系目,小肠脉循咽上颊,水胜火负,则病如此。

⑦张琦《素问释义》此词未具体注释。

⑧高亿《黄帝内经素问详注直讲全集》〔注〕手太阳脉循咽上颐,接于颧,寒在表,故嗌痛颔肿也。〔讲〕以至火畏水克而血见,且嗌痛颔肿等证。

⑨孟景春等《黄帝内经素问译释》咽喉痛,颔部肿。

⑩任廷革《任应秋讲〈黄帝内经〉素问》是膀胱与肾的病变表现,属寒水自伤,即膀胱和肾之阳气不足,影响到少腹、睾丸、心、腰脊、嗌、颔等部位发生病变。

⑪张灿玾等《黄帝内经素问校释》咽喉与颔部肿痛。

⑫方药中等《黄帝内经素问运气七篇讲解》"颔"(hán 音含),王冰注:"颔,颊车下,前牙之下也。"相当于颏部的下方,结喉上方软肉处。"颔肿",即此处肿大。"颔肿",则属于心、小肠病。《灵枢·经脉》云:"心手少阴之脉……是动则病嗌干心痛。""小肠手太阳之脉……是动则嗌痛颔肿。"

⑬王洪图等《黄帝内经素问白话解》咽喉疼痛、颔部肿痛。

⑭郭霭春《黄帝内经素问白话解》咽痛,下巴颊肿。

(三)语句阐述

(1)岁太阳在泉,寒淫所胜,则凝肃惨栗。

①王冰《黄帝内经素问》谓乙丑、丁丑、己丑、辛丑、癸丑、乙未、丁未、己未、辛未、癸未岁也。凝肃,谓寒气蔼空,凝而不动,万物静肃其仪形也。惨栗,寒甚也。

②马莳《黄帝内经素问注证发微》乙丑、丁丑、己丑、辛丑、癸丑、乙未、丁未、己未、辛未、癸未,乃太阳在泉也,太阳为寒水,故寒淫所胜,则水胜火而寒胜热,凝肃惨栗,寒之象也。

③张介宾《类经》太阳在泉,丑未岁也。水气淫胜于下,故凝肃惨栗。

④张志聪《黄帝内经集注》太阳在泉,丑未岁也。水寒淫胜,故凝肃惨栗。

⑤高士宗《黄帝素问直解》太阳在泉,丑未岁也。太阳主寒,寒淫所胜,则凝肃惨栗。

⑥黄元御《黄元御医书全集》此句未具体注释。

⑦张琦《素问释义》此句未具体注释。

⑧高亿《黄帝内经素问详注直讲全集》〔注〕肃,静也。惨栗,寒甚战栗也。

〔讲〕如丑未之岁,乃太阳在泉也。太阳为寒水,其岁寒淫所胜;则凝结肃静,而惨栗焉。

⑨孟景春等《黄帝内经素问译释》太阳在泉之年,寒气淫盛,则天地间凝肃惨栗。

⑩任廷革《任应秋讲〈黄帝内经〉素问》(讲解)太阳在泉之气对人体的病理影响。太阳在泉之岁是逢丑、逢未之年,气候特征是太阴湿土司天、太阳寒水在泉。从自然现象来看,太阳是寒水之经,故曰"寒水淫胜";寒水胜"则凝肃惨栗","凝肃"是寒的特性,寒主收引嘛。

⑪张灿玾等《黄帝内经素问校释》太阳在泉之年,寒气淫其所胜之火气,则阴凝肃杀凄惨栗冽。

⑫方药中等《黄帝内经素问运气七篇讲解》[岁太阳在泉,寒淫所胜]"岁太阳在泉",指太阳寒水在泉之年。太阳在泉一定是太阴司天,因此凡属在年支上逢丑逢未之年,均属于太阳在泉之年。王冰注:"谓乙丑、丁丑、己丑、辛丑、癸丑、乙未、丁未、己未、辛未、癸未岁也。"意即六十年中,上述年份即属太阳在泉之年。"寒淫所胜",即寒气偏胜。由于在泉之气主要主管当年下半年的气候变化,因此凡属太阳在泉之年,下半年气候比较寒冷。

[凝肃惨栗]"凝",指凝结不动。"肃",指肃杀不生。"惨",指凄惨或惨淡。"栗",指战栗。王冰注:"凝肃谓寒气霿空,凝而不动,万物静肃其仪形也。惨栗,寒甚也。"这是形容太阳在泉之年,气候严寒,万物封藏,毫无生气的自然景象。

⑬王洪图等《黄帝内经素问白话解》太阳在泉的年份,寒气淫胜,制约火气,故出现寒气凝结、肃杀惨栗的景象。

⑭郭霭春《黄帝内经素问白话解》凝肃惨栗:寒气凝结,万物静肃。"惨栗",寒甚。

太阳在泉的年份,寒气偏胜,天地之间,就呈现出凝肃惨栗的气象。

(2)民病少腹控睾,引腰脊,上冲心痛,血见,嗌痛颔肿。

①王冰《黄帝内经素问》控,引也。睾,阴丸也。颔,颊车前牙之下也。(〔新校正云〕按《甲乙经》嗌痛颔肿,为小肠病。又少腹控睾,引腰脊,上冲心肺,邪在小肠也。盖太阳在泉之岁,水克火,故病如是。)

②马莳《黄帝内经素问注证发微》其民病,为少腹控睾,以引腰脊,上冲心痛,为血见,为嗌痛,为颔肿,皆心与小肠之病也。《灵枢·经脉篇》以嗌痛、颔肿为小

肠病。

③张介宾《类经》寒淫于下,自伤其类,则膀胱与肾受之。膀胱居腹,故少腹痛。肾主阴丸,故控睾。太阳之脉,挟脊抵腰中,故引腰脊。肾脉络心,故上冲心痛。心主血属而寒逼之,故血见。按《经脉篇》以嗌痛颔肿为小肠经病,亦水邪侮火而然。睾音高。颔,何敢切。

④张志聪《黄帝内经集注》寒淫于下,则膀胱与肾受之,膀胱居于小腹,故少腹痛。肾主阴器,故控引睾丸。太阳之脉,挟脊抵腰中,故引腰脊。肾脉络心,故上冲心痛。心主血而寒气逼之,故血见。按《经脉篇》嗌痛颔肿,乃小肠经病。小肠者,心之府也,亦水邪上侮火藏火府而然。

⑤高士宗《黄帝素问直解》睾,音高,下同;见,如字。《邪气藏府病形论》云,小肠病者,小腹痛,腰脊控睾而痛。《经脉》论云:小肠是动则病嗌痛颔肿。小肠者,心之府,故上肿心痛,血见。民病如是,水淫火病也。

⑥黄元御《黄元御医书全集》太阳在泉,寒淫所胜,则心火受克,故民生火败之病。少腹控牵睾丸(阴囊也),后引腰脊,此肾与膀胱经证。上冲心痛,咳唾血见,嗌痛颔肿,此心与小肠经证。膀胱脉从腰挟脊贯臀,肾脉贯脊络心,心脉挟咽系目,小肠脉循咽上颊,水胜火负,则病如此。

⑦张琦《素问释义》寒水当胜火,此见小肠经病者,非为水克火。足太阳以寒水主令,手太阳之火从而化寒,当运气不及,则标本异化,故足太阳在泉,反见手太阳之病。《六微旨论》所谓本标不同,气应异象也。

⑧高亿《黄帝内经素问详注直讲全集》〔批〕此言太阳在泉,寒气内淫之病也。

〔注〕少腹,手太阳小肠部位。睾,肾丸也。足太阳脉挟脊抵腰循脊,故少腹控睾引腰脊。寒乘心,故心痛。血见者,寒凝于经脉,急血无所施行也。手太阳脉循咽上颐,接于颧,寒在表,故嗌痛颔肿也。

〔讲〕至于民病,或为少腹痛控睾,或引腰脊,上冲心痛,以至火畏水克而血见,且嗌痛颔肿等证。此皆寒淫气胜,自病而兼传心经者然也。

⑨孟景春等《黄帝内经素问译释》人们多病少腹疼痛牵引睾丸、腰脊,向上冲心而痛,出血,咽喉痛,颔部肿。

⑩任廷革《任应秋讲〈黄帝内经〉素问》(讲解)从临床表现来看,"病少腹控睾,引腰脊,上冲心痛,血见,嗌痛颔肿",这些症状是膀胱与肾的病变表现,属寒水自伤,即膀胱和肾之阳气不足,影响到少腹、睾丸、心、腰脊、嗌、颔等部位发生病变;太阳是多血少气之经,所以还会有出血表现,"血见"则要具体分析,是见于上,还是见于下?

以上是三阴在泉之气、三阳在泉之气淫胜的情况,六气淫胜不外两个方面:一是淫胜自伤,伤及本经、本脏、本腑;二是淫胜他伤,气胜而伤及他经。无论是自伤还是他伤,都不外阴阳、表里的关系,或者五行胜制的关系。

⑪张灿玾等《黄帝内经素问校释》人们易患少腹连及睾丸而痛,牵引腰脊,上

冲心痛,以及失血、咽喉与颔部肿痛等病。

⑫方药中等《黄帝内经素问运气七篇讲解》[少腹控睾,引腰脊]"少腹",即小腹。"控睾",即牵及睾丸。"引腰脊",即牵及腰部及脊背部。"少腹控睾引腰脊",意即太阳在泉之年,人体容易发生少腹疼痛,疼痛发作时还牵及睾丸和腰脊疼痛。

[上冲心痛]"上冲",指寒气由少腹上冲。"心痛",此处指胸痛。

[血见]"血见",即出血。

[颔肿]"颔"(hán 音含),王冰注:"颔,颊车下,前牙之下也。"相当于颏部的下方,结喉上方软肉处。"颔肿",即此处肿大。以上"少腹控睾引腰脊"等症,属于肾、膀胱病。张介宾注此云:"寒淫于下,自伤其类,则膀胱与肾受之。膀胱居腹,故少腹痛。肾主阴丸,故控睾。太阳之脉,挟脊抵腰中,故引腰脊。""上冲心痛","血见","颔肿",则属于心、小肠病。《灵枢·经脉》云:"心手少阴之脉……是动则病嗌干心痛。""小肠手太阳之脉……是动则嗌痛颔肿。"张介宾注:"肾脉络心,故上冲心痛。心主血属而寒逼之,故血见。"这就是说太阳寒水在泉之年,下半年中人体容易发生肾、膀胱病,也容易发生心、小肠病。为什么太阳在泉之年,人体容易发心、小肠病? 这是因为肾病可以及心,水胜可以克火。所以《新校正》注云:"盖太阳在泉之岁,水尅火,故病如是。"张介宾注:"亦水邪侮火而然。"

⑬王洪图等《黄帝内经素问白话解》人们易患少腹连及睾丸痛,并且牵引腰脊,寒气上冲而心痛,及出血、咽喉疼痛、颔部肿痛等病证。

⑭郭霭春《黄帝内经素问白话解》控睾:牵引睾丸。

人们多患少腹疼痛,牵引睾丸、腰脊,上冲心脘作痛,出血,咽痛,下巴颊肿。

第十五解

(一)内经原文

帝曰:治之奈何? 岐伯曰:诸气在泉,风淫于内,治以辛凉,佐以苦[注],以甘缓之,以辛散之;热淫于内,治以咸寒,佐以甘苦,以酸收之,以苦发之;湿淫于内,治以苦热,佐以酸淡,以苦燥之,以**淡泄**之;火淫于内,治以咸冷,佐以苦辛,以酸收之,以苦发之;燥淫于内,治以苦温,佐以**甘辛**,以苦下之;寒淫于内,治以甘热,佐以苦辛,以咸写之,以辛润之,以苦坚之。帝曰:善。

[注]苦:郭霭春《黄帝内经素问校注》、张灿玾等《黄帝内经素问校释》、方药中等《黄帝内经素问运气七篇讲解》、孟景春等《黄帝内经素问译释》、人民卫生出版社影印顾从德本《黄帝内经素问》此处为"苦",其中郭霭春注,明绿格抄本"苦"下有"甘"字,张灿玾注"苦"字,此后《吴注素问》、《素问注证发微》、《类经》二十七卷第二十五、《素问直解》均有"甘"字,义长。

另:王冰《黄帝内经素问》、张琦《素问释义》、任廷革《任应秋讲〈黄帝内经〉素问》、王洪图等《黄帝内经素问白话解》此处亦为"苦",其中张琦注,句与下不一例,疑脱字;马莳《黄帝内经素问注证发微》、张介宾《类经》、张志聪《黄帝内经素问集注》、高士宗《黄帝素问直解》、黄元御《素问悬解》、高亿《黄帝内经素问详注直讲全集》此处为"苦甘"。

（二）字词注释

（1）淡泄

①王冰《黄帝内经素问》淡利窍，故以淡渗泄也。《灵枢经》曰：淡利窍也。

②马莳《黄帝内经素问注证发微》淡利窍，故以淡渗泄。

③张介宾《类经》以淡泄之者，淡能利窍也。

④张志聪《黄帝内经集注》以淡泄之者，淡味渗泄为阳也。

⑤高士宗《黄帝素问直解》苦热太过，则佐以淡。盖酸生火而淡泄火也。土气虚而阴湿，则以苦燥之。土气滞而不行，则以淡泄之。

⑥黄元御《黄元御医书全集》此词未具体注释。

⑦张琦《素问释义》此词未具体注释。

⑧高亿《黄帝内经素问详注直讲全集》〔注〕淡能利窍故也，使酸而非淡，则味厚滋湿。泄，谓散出也。〔讲〕湿性下，宜食淡以泄之也。其用热者，取阳能克阴。佐淡者，取其气之相符也。

⑨孟景春等《黄帝内经素问译释》用淡味药以渗泄湿邪。

⑩任廷革《任应秋讲〈黄帝内经〉素问》"淡"味药有渗湿的功能，如茯苓、白术、苡仁等都属淡渗药，能够渗湿。渗湿与泻湿、排湿不一样，"渗湿"是使湿邪慢慢地分解出去，所以治湿要用酸淡。"淡"有利于窍，属于利窍药，所谓"利窍"就是指其排泄湿邪而言，茯苓、泽泻、苡仁都有这种作用。

⑪张灿玾等《黄帝内经素问校释》用淡味药渗利湿邪。王冰注："淡利窍，故以淡渗泄也。"

⑫方药中等《黄帝内经素问运气七篇讲解》"以淡泄之"，是解释"湿淫于内"时，为什么要使用淡味药物，因为淡能渗湿。

⑬王洪图等《黄帝内经素问白话解》用淡味的药物渗泄湿邪。

⑭郭霭春《黄帝内经素问白话解》用淡味药以泄湿邪。

（2）甘辛

①王冰《黄帝内经素问》用辛泻之，酸补之。又按下文司天燥淫所胜，佐以酸辛。此云甘辛者，甘字疑当作酸。《六元正纪大论》云：下酸热。与苦温之治又异。又云：以酸收之而安其下，甚则以苦泄之也。

②马莳《黄帝内经素问注证发微》用辛泻之，酸补之。所以佐以甘辛，而以苦下之也。

③张介宾《类经》佐以甘辛，木受金伤，以甘缓之；金之正味，以辛写之也。按下文燥淫所胜，佐以酸辛，与此甘辛稍异。又如《六元正纪大论》子午年阳明在泉，亦云下酸温，皆与此不同。考之《藏气法时论》曰：肺苦气上逆，急食苦以泄之。用酸补之，辛写之。正此之辨。

④张志聪《黄帝内经集注》燥乃清凉之金气，故当治以苦温。燥则气结于内，故当佐以辛甘发散，以苦下之。

⑤高士宗《黄帝素问直解》燥淫于内,金气胜也。火能平之,故治以苦温。苦温太过,金气不足,则佐以甘辛,盖甘生金而辛助金也。苦温不及,金气犹盛,更以苦下之。下,犹制也。

⑥黄元御《黄元御医书全集》此词未具体注释。

⑦张琦《素问释义》此词未具体注释。

⑧高亿《黄帝内经素问详注直讲全集》〔注〕佐以甘者,苦温伤气,用甘缓以补之。佐以辛者,燥为清邪,用辛温以散之。〔讲〕佐以辛者,取其气之相类也。

⑨孟景春等《黄帝内经素问译释》辅助用甘辛。

⑩任廷革《任应秋讲〈黄帝内经〉素问》如是温燥,就要"佐以甘辛"。这里说的"辛"与前面的"辛散"又不一样,"辛"也有两种性格,有的"散泻"有的"辛润";如"知母"和"黄柏"的性格不一样,"知母"是辛润的,"黄柏"是苦燥的;若用于泻相火,知母不仅泻相火,还能养肾阴,所以知母、黄柏用法是不同的。燥淫于内,治以"甘辛"是其常法,要用辛润之药;若是外燥,就要用"霜桑叶"等辛平之药,也带有散性。

⑪张灿玾等《黄帝内经素问校释》佐以甘辛。

⑫方药中等《黄帝内经素问运气七篇讲解》"佐以甘辛"之义与"治以苦温"之义基本相同。"甘"者,即甘寒或甘润药物。"辛"者,即辛温或辛热药物。这就是说,"燥淫于内",如系因寒凉生燥者,要用辛温药或辛热药;如系因热生燥者,不但要用苦寒药而且还必须合用甘寒或甘润药。

⑬王洪图等《黄帝内经素问白话解》用甘辛味药物作为辅佐。

⑭郭霭春《黄帝内经素问白话解》辅佐用甘辛之药。

(三)语句阐述

(1)帝曰:治之奈何? 岐伯曰:诸气在泉,风淫于内,治以辛凉,佐以苦,以甘缓之,以辛散之。

①王冰《黄帝内经素问》风性喜温而恶清,故治之凉,是以胜气治之也。佐以苦,随其所利也。木苦急,则以甘缓之。苦抑,则以辛散之。《藏气法时论》曰:肝苦急,急食甘以缓之。肝欲散,急食辛以散之。此之谓也。食亦音饲。己曰食,他曰饲也。大法正味如此,诸为方者不必尽用之,但一佐二佐,病已则止,余气皆然。

②马莳《黄帝内经素问注证发微》故治之者,风淫于内,则风性喜温而恶清,治之以辛,所谓肝欲散,急食辛以散之;见《脏气法时论》。治之以凉,是以金气治木也;佐之以苦,随其所利也;又以甘缓之,所谓肝苦急,急食甘以缓之也。见《脏气法时论》。

③张介宾《类经》此下言在泉淫胜之治。风为木气,金能胜之,故治以辛凉。过于辛,恐反伤其气,故佐以苦甘,苦胜辛,甘益气也。木性急,故以甘缓之。风邪胜,故以辛散之。《藏气法时论》曰:肝苦急,急食甘以缓之。肝欲散,急食辛以散之。此之谓也。

④张志聪《黄帝内经集注》风乃木气,金能胜之,故治以辛凉。过于辛恐反伤

其气,故佐以苦甘,苦胜辛而甘益气也。木性急,故以甘缓之。风邪胜,故以辛散之。《藏气法时论》曰:肝苦急,急食甘以缓之。肝欲散,急食辛以散之。(眉批)论在泉曰淫于内,论司天曰所胜。又:宋本作佐以苦。又:淫于内则干藏气。

⑤高士宗《黄帝素问直解》六气淫胜,发为民病,治之奈何。上文诸气在泉,如风淫于内,木气胜也,金能平之,故治以辛凉。辛凉太过,则佐以苦,辛凉不及,则佐以甘。盖苦胜金而甘生金也。木气急而虚,则以甘缓之,风邪胜而实,则以辛散之。

⑥黄元御《黄元御医书全集》此句未具体注释,总体概括此段为:司地之气,淫胜而病,治法如此。

⑦张琦《素问释义》此句未具体注释,总体概括此段为:言治之大法如此,当合下各条互通其义。

⑧高亿《黄帝内经素问详注直讲全集》〔批〕此言厥阴在泉,风淫于内之治法也。

〔注〕不务德谓之淫。风淫于内,自外而入淫于内也。风为木气,金能胜之,故治以辛散风也,治以凉。风为阳也,佐以苦泻热也。风胜土,甘益脾也,木性急,故以甘缓之。木喜条达,故以辛散之。

〔讲〕黄帝曰:善夫六气在泉,淫胜为病,既如是已,治之又当奈何? 岐伯对曰:诸气在泉,皆各有一定之治法也。如风淫于内,木气胜也,治之则当知风性喜温而恶清,是宜以辛凉治之,以苦甘佐之,何也? 盖肝苦急,宜食甘以缓之,肝欲散,宜食辛以散之也。其用凉者,取金气克木。佐苦者,随其所利之谓也。

⑨孟景春等《黄帝内经素问译释》怎样治疗呢? 岐伯说:凡是在泉之气,风气太过而浸淫体内的,主治用辛凉,辅佐用苦味,用甘味来缓和肝木,用辛味来散其风邪。

⑩任廷革《任应秋讲〈黄帝内经〉素问》(讲解)问曰:“治之奈何?”怎样治疗呢?“诸气在泉”,即指三阴三阳在泉之气的影响,均按照以下的方法治疗。

“风淫于内,治以辛凉,佐以苦,以甘缓之,以辛散之”,这是讲治“风”的原则。风气胜要“治以辛凉”,“辛”是金之味,风木旺要以金气来克胜之;风动往往火随之也动,所以在用辛凉的同时,还要佐以苦,“苦”可以泻热;辛散、苦泻容易伤脾胃之气,所以要用“以甘缓之”,何况风木克脾土,用“甘”固脾土益其津气,因为辛散、苦泻太过会伤津、伤气。总之风木太胜主要用辛散去息风,但完全去散是不行的,还要用甘缓之药;肝脏最怕的是“急”,肝气亢、肝风动都是“肝急”的表现,所以要用“甘缓”,如具有代表性的方子是“芍药甘草汤”。苦甘相继以针对经脉痉挛、少腹拘急诸症,其治疗原则是甘缓其急、辛散其风。这一点要求大家要深刻理解,这关系到临床上如何治风? 以辛为主,以苦甘为佐,这是治疗的原则,在临床上用成方也好,不用成方也好,只要掌握这个原则,可以自拟组方。

⑪张灿玾等《黄帝内经素问校释》黄帝说:怎样治疗呢? 岐伯说:凡诸气在泉时,风邪淫胜于内而发病,主治以辛凉,佐以苦味,用甘味以缓其急,用辛味以散

其风。

⑫方药中等《黄帝内经素问运气七篇讲解》以下是谈风、热、火、湿、燥、寒六气内淫而病的治疗原则。"风淫于内",指人体出现了风病的临床表现。临床上诊断风病,根据有二:其一,临床证候具备风的特点,风的特点,根据中医学的认识,主要是"善行而数变"(《素问·风论》),"风以动之"(《素问·五运行大论》)。因此,凡患者在临床上表现为来势迅速,变化较快,来去不定,游走窜动,颤动拘急、麻木、瘫痪、瘙痒。例如:急性发热、阵发性头痛、游走性关节肌肉痛、皮肤瘙痒、惊痫抽搐、半身不遂、口眼㖞斜等,均可以诊为风病。其二,病因及发病季节上具备风病的特点。风病的病因及发病的季节特点,根据中医理论,"春主风",因此,凡发病在春季或发病时间正属风气偏胜之时,或明显与受风有关的,都可以考虑诊断风病。"治以辛凉","辛凉",是指药物的性味,即味辛、性凉。味辛的药物有疏风的作用,性凉的药物有清热的作用。外感风邪临床上表现为风热者,治疗上应该是疏风清热,使风热之邪,一从外解,一从内清。所以在用药上应该首先采用辛凉药物。"佐以苦"句中的"佐",即辅佐。"苦",即苦味的药物。此句意即在"风淫于内"时,除了采用辛凉药物以疏风清热以外,还应辅以苦味和甘味的药物。因为苦味的药物多属寒凉药物,用它可以增强对风热疾患的清热作用。同时也可以对辛味药物产生监制作用。甘味的药物,多具缓中补虚的作用,亦即具有缓和和补益作用。用它可以缓和疏风药物的副作用,使疏风药物不致疏散过甚。原文"以甘缓之,以辛散之",就是对在使用辛凉药物的同时还要使用甘味药物的说明。"风淫于内,治以辛凉,佐以苦"这一治疗原则,用五行概念来说,风在五行属性上属于木,辛凉在五行属性上属于金。"风淫于内,治以辛凉",即以金制木,亦即前文以"所胜平之","所胜治之"之意。"苦"在五行属性上属于火,"甘"在五行属性上属于土。佐以"苦",即以火制金,使辛味药物不致辛散过甚。佐以"甘",即以甘补土,使土不致由于木气偏胜而受损。这里除了前述以"所胜平之","所胜治之"以外,还有"治未病"之义。张介宾注此云:"风为木气,金能胜之,故治以辛凉,过于辛,恐反伤其气,故佐以苦甘,苦胜辛,甘益气也,木性急,故以甘缓之,风邪甚,故以辛散之。脏气法时论曰:肝苦急,急食甘以缓之,肝欲散,急食辛以散之。此之谓也。"即属此义。

⑬王洪图等《黄帝内经素问白话解》黄帝说:应该怎样治疗呢?岐伯说:六气在泉的年份,风气淫胜而侵入人体时,用辛凉之品作为治疗疾病的主要药物,用苦味药作为辅佐,用甘味药以缓和风气的急迫,用辛味药疏散风邪。

⑭郭霭春《黄帝内经素问白话解》黄帝道:那么怎样治疗呢?岐伯说:凡是在泉之气,风气太过而伤于体内的,主治用辛凉之药,辅佐用苦味之药,用甘味缓和肝木,用辛味来散其风邪。

(2)热淫于内,治以咸寒,佐以甘苦,以酸收之,以苦发之。

①王冰《黄帝内经素问》热性恶寒,故治以寒也。热之大盛甚于表者,以苦发之,不尽复寒制之,寒制不尽,复苦发之,以酸收之。甚者再方,微者一方,可使必

已。时发时止,亦以酸收之。

②马莳《黄帝内经素问注证发微》热淫于内,则热性恶寒,治之以咸,水胜火也;治之以寒,寒胜热也;佐以苦甘,甘以调之,而苦以降之也;以酸收之,正以心苦缓,惟酸为能收之也。见《脏气法时论》。以苦发之,邪犹未已,而复以苦性发之也。

③张介宾《类经》热为火气,水能胜之,故宜治以咸寒。佐以甘苦,甘胜咸,所以防咸之过也;苦能泄,所以去热之实也。热盛于经而不敛者,以酸收之。热郁于内而不解者,以苦发之。

④张志聪《黄帝内经集注》热乃火气,水能胜之,故宜治以咸寒,佐以苦甘。甘胜咸,所以防咸之过。苦能泄,所以去热之实也。酸乃木味,火生于木,以酸收之者,收火归原也。热郁于内而不解者,以苦发之。

⑤高士宗《黄帝素问直解》热淫于内,火气胜也。水能平之,故治以咸寒。咸寒太过,则以甘苦;咸寒不及,则佐以苦。盖甘胜水而苦助寒也。火气急而虚,则以酸收之,火生于木,补其母也。火邪胜而实,则以苦发之,苦性,虽寒,本于火味,故曰发。发,犹散也。

⑥黄元御《黄元御医书全集》此句未具体注释,总体概括此段为:司地之气,淫胜而病,治法如此。

⑦张琦《素问释义》此句未具体注释,总体概括此段为:言治之大法如此,当合下各条互通其义。

⑧高亿《黄帝内经素问详注直讲全集》〔批〕此言少阴在泉,热淫于内之治法也。

〔注〕热属火,咸寒属水,水胜火也。佐以甘苦者,甘以暖火之太急,苦以泄热之有余也。热甚则伤阴,以酸收之,热结而不散,以苦发之。

〔讲〕如热淫于内,火气胜也。治之则当知火性喜热而恶寒,是宜以咸寒治之,以甘苦佐之,何也? 盖心苦散,宜食酸以收之,心多郁,宜食苦以发之也。其用寒者,取水气克火,佐苦者,取其气之相同也。

⑨孟景春等《黄帝内经素问译释》热气太过而浸淫体内的,主治用咸寒,辅佐用甘苦,以酸味收敛阴气,用苦药来发泄热邪。

⑩任廷革《任应秋讲〈黄帝内经〉素问》(讲解)"热淫于内,治以咸寒,佐以甘苦,以酸收之,以苦发之",这是讲治"热"的原则。寒与热的关系是水、火关系,要用水之味、水之性来治火,"咸"是水之味,"寒"是水之性,这是热病的基本法则,还要佐以甘、苦,"甘"可以泻虚热,"苦"可以泻实热。所谓"甘温除大热"是治疗虚热,虚热要用甘寒之药,以寒为主而佐以甘,"甘"可以益气升津;所谓虚热多伴有津伤、气虚,因此"甘"有利于去虚热、虚火。"苦"有利于治湿热、实火,比如黄芩、黄连、黄柏、黄栀子等,都是苦味药,都具有泻火的功效,用于实火、实邪。若是虚热用这些苦味药就不合适了,因为凡是苦味药,既有泻火的一面,又有伤津的一面,凡是苦味药都带燥性,比如大黄、黄连、黄芩都带燥性,燥性伤津嘛,温热学家之所以用苦味

药那么谨慎就是这个道理。所以"佐以甘苦"就要分虚实,虚佐以"甘",实佐以"苦",虚用"甘寒",实用"苦寒"。"以酸收之,以苦发之","收"是指收虚火、虚热,"发"是指发实火、实热。如虚阳外炎、虚阳上逆,要用"酸"味药来敛之,比如"五味子"就属于这种药;浮阳于外,用收敛使之入于内,所以用"酸"来收之。如是实热、实火,就用"苦"去泻、去发,泻火之药大家都较熟悉了,像"山栀子"这类的药,凡是郁火、郁热,就要用"栀子"这类的苦药来发、来散,散发郁积之热。

⑪张灿玾等《黄帝内经素问校释》以苦发之,王冰注:"热之大盛甚于表者,以苦发之。"《类经》二十七卷第二十五注:"热郁于内而不解者,以苦发之。"高士宗注:"火邪盛而实,则以苦发之。苦性虽寒,本于火味,故曰发。发,犹散也。"

热邪淫胜于内而发病,主治以咸寒,佐以甘苦,用酸味以敛其阴气,用苦味以发泄其热。

⑫方药中等《黄帝内经素问运气七篇讲解》"热淫于内",指人体出现了热病的临床表现。临床上诊断热病根据有二:其一,临床证候上具备热(火)的特点。热(火)的特点主要有:温热、炎上、红亮、化物等。因此凡患者在临床表现上以兴奋、亢进为特点者,例如:发热、躁狂、红肿热痛、疮疡疔疖、消谷善饥、烦渴引饮、便结、溲赤等,均可以诊断为热病或火病。其二,病因及发病季节上具备热(火)病的特点。热(火)病的病因及发病季节特点,根据中医理论,夏主火、主热。因此凡发病在夏季炎热酷暑时间,或发病时间正属火气偏盛之时,或发病明显与受热有关,如在酷暑或高温环境中得病等,都可以考虑诊断热病或火病。"治以咸寒","咸寒",是指药物的性味,即味咸、性寒。味咸的药物可以降火,性寒的药物可以清热。外感热邪临床上表现为火病热病者,治疗上应该是清热降火,所以在用药上也应该首先采用咸寒药物。"佐以甘苦"句中的"苦",是指苦味药物。前已述及,苦味药物多属寒凉药物,有清热作用。"热淫于内"的疾患,在治疗上除使用咸寒药物,再佐以苦寒药物,这样可以大大增强对于热(火)病的清热降火作用。"佐以甘苦"句中的"甘",是指甘味药物。前已述及,甘味药物多具缓和和补益作用。"热淫于内"的患者,由于热可以伤气,也可以伤阴,因而热病患者常可同时出现气阴两虚的症状。因此在对热病的治疗方面,在使用咸寒及苦寒药物的同时,如能佐以甘润药物,就可以增强人体的正气,使攻邪而不伤正,有利于对热(火)病的治疗。"以酸收之"句中的"酸"字,是指酸味药物。"收"字是指酸味药物具有收敛作用。这里是指热(火)病患者由于"热淫于内"的原因可以因发热汗出而伤气伤阴,也可以因热邪太盛而阳浮于上。因而在治疗上除了前述"治以咸寒"清热降火以祛其邪、甘润补虚以扶其正以外,还应同时配合使用酸味药物收敛其阳以补甘润药物之不足。"以苦发之"的"发"字,有发泄之义。此处是解释使用苦味药物的目的是清泄里热。"热淫于内,治以咸寒,佐以甘苦,以酸收之,以苦发之"这一治疗原则,用五行概念来说,即:"热"在五行属性上属火,"咸"在五行属性上属水,"热淫于内,治以咸寒",亦即以水制火,治以所胜之意。"甘"在五行属性上属于土,"苦"为火之味。"酸"在五

行属性上属于木。佐以"甘",即以土制水,使咸寒药物的作用不致过甚。佐以"苦",是使热邪能从里发泄。佐以"酸",是使木火不致因热盛而过于上亢。因为酸味对肝来说具有泻的作用,这也就如《素问·脏气法时论》中所谓的:"肝病者……用辛补之,酸泻之。"张介宾注此云:"热为火气,水能制之,故宜治以咸寒,佐以甘苦,甘胜咸,所以防咸之过也。苦能泄,所以去热之实也。热盛于经而不敛者,以酸收之,热郁于内而不解者,以苦发之。"即属此义。

⑬王洪图等《黄帝内经素问白话解》热气淫胜而侵入人体时,用咸寒之品作为治疗疾病的主要药物,用甘苦味药作为辅佐,用酸味的药物收敛阴气,用苦味的药物发散火郁之邪。

⑭郭霭春《黄帝内经素问白话解》热气太过而伤于体内的,主治用咸寒之药,辅佐用甘苦之药,用酸味收敛阴气,用苦药来发散热邪。

(3)湿淫于内,治以苦热,佐以酸淡,以苦燥之,以淡泄之。

①王冰《黄帝内经素问》湿与燥反,故治以苦热,佐以酸淡也。燥除湿,故以苦燥其湿也。淡利窍,故以淡渗泄也。《藏气法时论》曰:脾苦湿,急食苦以燥之。《灵枢经》曰:淡利窍也。《生气通天论》曰:味过于苦,脾气不濡,胃气乃厚。明苦燥也。(〔新校正云〕按《六元正纪大论》曰:下太阴,其化下甘温。)

②马莳《黄帝内经素问注证发微》湿淫于内,则湿与燥反,治以苦热,佐以酸淡也。盖燥除湿,故以苦燥其湿;淡利窍,故以淡渗泄。所谓脾苦湿,急食苦以燥之也。

③张介宾《类经》湿为土气,燥能除之,故治以苦热。酸从木化,制土者也,故佐以酸淡。以苦燥之者,苦从火化也。以淡泄之者,淡能利窍也。《藏气法时论》曰:脾苦湿,急食苦以燥之。即此之谓。

④张志聪《黄帝内经集注》湿乃阴土之气,故宜治以苦热,苦能胜湿,热以和阴也。酸从木化,故佐以酸淡。以苦燥之者,苦从火化也。《卦传》曰:燥万物者,莫熯乎火。以淡泄之者,淡味渗泄为阳也。(眉批)太阴为阴中之至阴,宜以阳热和之。

⑤高士宗《黄帝素问直解》湿淫于内,土气胜也。湿为阴,故治以火味之苦热。苦热不及,则佐以酸;苦热太过,则佐以淡。盖酸生火而淡泄火也。土气虚而阴湿,则以苦燥之。土气滞而不行,则以淡泄之。

⑥黄元御《黄元御医书全集》此句未具体注释,总体概括此段为:司地之气,淫胜而病,治法如此。

⑦张琦《素问释义》此句未具体注释,总体概括此段为:言治之大法如此,当合下各条互通其义。

⑧高亿《黄帝内经素问详注直讲全集》〔批〕此言太阴在泉,湿淫于内之治法也。

〔注〕湿为阴邪,苦热从火化,能燥湿者也,故治以苦热。酸从木化,能制土者也,故佐以酸,然必酸淡者,淡能利窍故也,使酸而非淡,则味厚滋湿,非所宜矣。湿

热之湿,以苦燥之,湿濡而肿,以淡泄之。泄,谓散出也。

〔讲〕如湿淫于内,土气胜也,治之则当知土性喜阴而恶阳,是宜以苦热治之,以酸淡佐之,何也?盖脾苦湿,宜食苦以燥之,湿性下,宜食淡以泄之也。其用热者,取阳能克阴。佐淡者,取其气之相符也。

⑨孟景春等《黄帝内经素问译释》湿气太过而浸淫体内的,主治用苦热,辅佐用酸淡,用苦味药以燥湿,用淡味药以渗泄湿邪。

⑩任廷革《任应秋讲〈黄帝内经〉素问》(讲解)"湿淫于内,治以苦热,佐以酸淡,以苦燥之,以淡泄之",这是讲治"湿"的原则。湿气胜,以苦、热药为主,"苦"能燥湿,比如"苍术"就是苦温的药,大能燥湿,所以用苦热药治寒湿是基本的治法。湿证有寒湿、湿热之分,寒湿一定要苦热药、苦温药,温性才能够散寒嘛,所谓热性、温性是不同程度而言。"佐以酸淡","酸"有酸收、酸泻之分。治湿要用"酸泻"之药,不能用"酸收"之药,比如"米醋"是酸泻的,临床报道喝醋可以排泄胆道蛔虫,"山楂"也是酸泻药,冠心病用山楂以其酸泻来通营;"酸收"的药如五味子、枣仁等,对湿邪来说,只宜酸泻,不宜酸收。"淡"味药有渗湿的功能,如茯苓、白术、苡仁等都属淡渗药,能够渗湿。渗湿与泻湿、排湿不一样,"渗湿"是使湿邪慢慢地分解出去,所以治湿要用酸淡。"淡"有利于窍,属于利窍药,所谓"利窍"就是指其排泄湿邪而言,茯苓、泽泻、苡仁都有这种作用。"以苦燥之,以淡泄之","苦"可以燥湿,"淡"可以渗湿。"苦寒"药可不可以用呢?那就要看是不是湿热证,若湿而化热,就不宜用"苦热"了,而要用"苦寒"药,"苦"以燥湿,"寒"以胜热。

⑪张灿玾等《黄帝内经素问校释》以淡泄之:用淡味药渗利湿邪。王冰注:"淡利窍,故以淡渗泄也。"

湿邪淫胜于内而发病,主治以苦热,佐以酸淡,用苦味以燥其湿,用淡味以渗其湿。

⑫方药中等《黄帝内经素问运气七篇讲解》"湿淫于内",指人体出现了湿病的表现。临床上诊断湿病,根据有二:其一,临床表现为湿的特点。湿的主要特点是"湿胜则肿","湿胜则濡泻","湿流关节"等,但凡人体在病因作用下所产生的一切液态病理生理产物,中医均认为是湿。因此凡患者在临床表现上以上述物质偏多或潴留为特点者,例如,浮肿、多痰、泻痢、白带多、黄疸、水臌、排泄不畅如小便不利、无汗等,均可以诊断为湿类疾病。其二,病因及发病季节上具备湿的特点。根据中医理论,长夏主湿,因此凡发病在长夏季节雨水较多时期,或正属湿气偏胜之时,或患者发病明显与受湿,如冒雨,居住或工作环境潮湿较重等,均可以考虑诊断湿病。"治以苦热","苦热",此处指味苦性热的药物,也可分别单指苦味药物及温热药物。味苦性温热的药物,例如苍术、蛇床子、补骨脂等,一般均有燥湿作用。味苦性寒的药物,例如黄连、黄柏、白头翁等,一般也有燥湿作用。其他像味虽不苦,但药性属于温热者,例如藿香、砂仁、草蔻等,由于湿为阴邪,这些药物气味芳香,也有化湿作用。由于如此,所以对于"湿淫于内"的患者,在治疗上应该首先考虑"治

以苦热",或"治以苦温"。"佐以酸淡"的"酸",是指酸味药物。前已述及,酸味药物具有收敛作用,也有缓肝泻肝的作用。"湿淫于内",如系由于肝胜乘脾致病或表现为里急后重、腹痛下痢者,在治疗上则除了使用苦寒燥湿药物以外,有时还要配合使用酸味药物,例如对痢疾的治疗除了用黄连、黄芩之类苦寒燥湿药物以外,恒多配合使用芍药等酸味药物即其例证。"佐以酸淡"中之"淡"字,即淡味药物。淡味药物多有淡渗利湿的作用。"湿淫于内"的患者,除了予以燥湿以外,还要使此内淫的湿邪有出路,使它能从小便排出体外。淡渗利湿药物有利尿作用可以使小便增多。所以对于湿病的治疗还必须配合使用淡味药物。"以苦燥之",是解释"湿淫于内"时,为什么要使用苦味药物,因为苦能燥湿。"以淡泄之",是解释"湿淫于内"时,为什么要使用淡味药物,因为淡能渗湿。一燥一渗,这是治疗湿病的大法。"湿淫于内,治以苦热,佐以酸淡,以苦燥之,以淡泄之"。这一治疗原则,用五行概念来说,即:湿在五行属性上属于土,苦为火之味,热与火同类,酸在五行属性上属于木,木与火同气。"湿淫于内,治以苦热,佐以酸淡",亦即以木制土,治以所胜之意。张介宾注此云:"湿为土气,燥能除之,故治以苦热,酸从木化,制土者也,故佐以酸淡,以苦燥之者,苦从火化也,以淡泄之者,淡能利窍也。《素问·脏气法时论》曰:脾苦湿,急食苦以燥之,即此之谓。"即属此义。

⑬王洪图等《黄帝内经素问白话解》湿气淫胜而侵入人体时,用苦热之品作为治疗疾病的主要药物,用酸淡味药物作为辅佐,用苦味的药物以燥祛湿气,用淡味的药物渗泄湿邪。

⑭郭霭春《黄帝内经素问白话解》湿气太过而伤于体内的,主治用苦热之药,辅佐用酸淡之药,用苦味药以燥湿,用淡味药以泄湿邪。

(4)火淫于内,治以咸冷,佐以苦辛,以酸收之,以苦发之。

①王冰《黄帝内经素问》火气大行心腹,心怒之所生也。咸性柔耎,故以治之,以酸收之。大法候其须汗者,以辛佐之,不必要资苦味令其汗也。欲柔耎者,以咸治之。《藏气法时论》曰:心欲耎,急食咸以耎之。心苦缓,急食酸以收。此之谓也。

②马莳《黄帝内经素问注证发微》火淫于内,则与前热淫于内相同,盖相火犹君火也。故治以咸冷,即心欲耎,急食咸以耎之也。佐以苦辛,以酸收之,即心苦缓,急食酸以收之也。以苦发之者,与前无大异也。上文曰"少阴同候"者,此之谓也。

③张介宾《类经》相火,畏火也,故宜治以咸冷。苦能泄火,辛能散火,故用以为佐。以酸收之,以苦发之,义与上文热淫治同。

④张志聪《黄帝内经集注》火淫于内,故宜治以咸冷。苦能泄,辛能散,故当佐以苦辛。以酸收之,以苦发之,与上文同义。

⑤高士宗《黄帝素问直解》火淫于内,热气胜也。水能平之,故治以咸冷。冷,犹寒也。咸冷太过,则佐以苦;咸冷不及,则佐以辛。盖苦味生土,能制其水,而辛

能生水也。以酸收之,以苦发之,与上文热淫于内,同一义也。

⑥黄元御《黄元御医书全集》此句未具体注释,总体概括此段为:司地之气,淫胜而病,治法如此。

⑦张琦《素问释义》此句未具体注释,总体概括此段为:言治之大法如此,当合下各条互通其义。

⑧高亿《黄帝内经素问详注直讲全集》〔批〕此言少阳在泉,火淫于内之治法也。

〔注〕火胜惟咸冷可治,水胜火也。所谓心欲软,急食咸以软之。佐以苦辛者,苦泻热,以制其有余,辛发火郁,以散其标也。

〔讲〕如火淫于内,热气胜也,治之则当知火性喜热而恶冷,是宜以咸冷治之,以苦辛佐之,何也?盖火多散,宜食酸以收之,火多郁,宜食苦以发之也。其用冷者,取水气制火,佐苦。

⑨孟景春等《黄帝内经素问译释》火气太过而浸淫体内的,主治用咸冷,辅佐用苦辛,以酸味药收敛阴气,以苦味药发泄火邪。

⑩任廷革《任应秋讲〈黄帝内经〉素问》(讲解)"火淫于内,治以咸冷,佐以苦辛,以酸收之,以苦发之",这是讲治"火"的原则。火热胜要治以"咸冷","冷"即"凉"之意,"咸"是水之味,凉、咸是水之性。"苦"可泻热、泻火,实火要用苦寒药泻之,郁火要用苦辛药散之。"以酸收之,以苦发之",这个治法与治"热淫于内"是一样的,虚火用酸收,实火用酸泻,也就是说相火、君火都有虚实需要辨别,虚实不同治疗的方法也不同。

⑪张灿玾等《黄帝内经素问校释》火邪淫胜于内而发病,主治以咸冷,佐以苦辛,用酸味以敛其阴气,用苦味以发泄其火。

⑫方药中等《黄帝内经素问运气七篇讲解》"火淫于内",指人体出现了火病的表现。由于火与热属于一类,只是程度上的不同,因此火病的临床特点,其本与热病相似,凡符合前述热病临床特点而诊断为热病者,亦可诊断为火病。"治以咸冷"之义与前述之"治以咸寒"相同。"以酸收之""以苦发之"之义亦与前同。可参看前述,此处从略。不过值得提出者,"热淫于内"条下是"治以咸寒,佐以甘苦","火淫于内"条下是"治以咸冷,佐以苦辛",佐之以苦,二者相同,一甘一辛则有所不同。为什么"火淫于内"要佐以"辛"?我们认为此可能与辛味药物具发散作用有关。因为火为热之极,"火淫于内"时,人体体内火热炽盛。为了要使热邪迅速得到制止,在治疗上必须要使体内热邪得到出路。特别是在肌表作用失调,开阖不利,汗出减少或无汗的情况下,更必须在咸寒清热、苦寒泄热的同时使用辛味药物发汗解表以求表里两解。这也就是《素问·生气通天论》中所谓:"体若燔炭,汗出而散。"张介宾注此云:"相火,畏火也,故宜治以咸冷,苦能泄火,辛能散火,故用以为佐,以酸收之,以苦发之,义与上文热淫治同。"即属此义。

⑬王洪图等《黄帝内经素问白话解》火气淫胜而侵入人体时,用咸冷之品作为

治疗疾病的主要药物,用苦辛味药作为辅佐,用酸味的药物收敛阴气,用苦味的药物发散火郁之邪。

⑭郭霭春《黄帝内经素问白话解》火气太过而伤于体内的,主治用咸冷之药,辅佐用苦辛之药,用酸药收敛阴气,用苦药来发散火邪。

(5)燥淫于内,治以苦温,佐以甘辛,以苦下之。

①王冰《黄帝内经素问》温利凉性,故以苦治之。下,谓利之使不得(一本有"燥结")也。(〔新校正云〕按《藏气法时论》曰:肺苦气上逆,急食苦以泄之。用辛泻之,酸补之。又按下文司天燥淫所胜,佐以酸辛。此云甘辛者,甘字疑当作酸。《六元正纪大论》云:下酸热。与苦温之治又异。又云:以酸收之而安其下,甚则以苦泄之也。)

②马莳《黄帝内经素问注证发微》燥淫于内,则燥畏火,故治以苦温;又肺苦气上逆,急食苦以泄之,用辛泻之,酸补之。见《脏气法时论》。所以佐以甘辛,而以苦下之也。

③张介宾《类经》燥为金气,火能胜之,治以苦温,苦从火化也。佐以甘辛,木受金伤,以甘缓之;金之正味,以辛写之也。燥结不通,则邪实于内,故当以苦下之。按下文燥淫所胜,佐以酸辛,与此甘辛稍异。又如《六元正纪大论》子午年阳明在泉,亦云下酸温,皆与此不同。考之《藏气法时论》曰:肺苦气上逆,急食苦以泄之。用酸补之,辛写之。正此之辨。

④张志聪《黄帝内经集注》燥乃清凉之金气,故当治以苦温。燥则气结于内,故当佐以辛甘发散,以苦下之。

⑤高士宗《黄帝素问直解》燥淫于内,金气胜也。火能平之,故治以苦温。苦温太过,金气不足,则佐以甘辛,盖甘生金而辛助金也。苦温不及,金气犹盛,更以苦下之。下,犹制也。

⑥黄元御《黄元御医书全集》此句未具体注释,总体概括此段为:司地之气,淫胜而病,治法如此。

⑦张琦《素问释义》此句未具体注释,总体概括此段为:言治之大法如此,当合下各条互通其义。

⑧高亿《黄帝内经素问详注直讲全集》〔批〕此言阳明在泉,燥淫于内之治法也。

〔注〕燥,凉邪。苦温,属火,火胜金也。佐以甘者,苦温伤气,用甘缓以补之。佐以辛者,燥为清邪,用辛温以散之。以苦下者,所谓肺苦气逆,急食苦以下而泄之也。

〔讲〕如燥淫于内,金气胜也,治之则当知金性喜清而恶温,是宜以苦温治之,以甘辛佐之,何也? 盖肺行降下之令,宜食苦以下之也,其用温者,取火气克金,佐辛者,取其气之相类也。

⑨孟景春等《黄帝内经素问译释》燥气太过而浸淫体内的,主治用苦温,辅助

用甘辛,以苦味泄下。

　　⑩任廷革《任应秋讲〈黄帝内经〉素问》(讲解)"燥淫于内,治以苦温,佐以甘辛,以苦下之",这是讲治"燥"的原则。燥气胜要用"苦温"药,这是总的原则。燥证要区别"凉燥"和"温燥",从气运来讲,七、八两个月,多半为温燥季节,从八月下旬后转入凉燥的季节,"苦温"可用于治凉燥。如是温燥,就要"佐以甘辛"。这里说的"辛"与前面的"辛散"又不一样,"辛"也有两种性格,有的"散泻"有的"辛润";如"知母"和"黄柏"的性格不一样,"知母"是辛润的,"黄柏"是苦燥的;若用于泻相火,知母不仅泻相火,还能养肾阴,所以知母、黄柏用法是不同的。燥淫于内,治以"甘辛"是其常法,要用辛润之药;若是外燥,就要用"霜桑叶"等辛平之药,也带有散性。总之治燥不能大散,即使是外感燥盛也不能用大量的辛散药,因为燥邪伤津,再用大量的辛温药去"散",不利于治燥,大温、大辛都是不合适的;大苦也不合适,苦味主燥,甘露饮、清燥救肺汤就是两个以"润"为主的典型方剂。所以这里提出的苦、温、辛的治燥之法,需要结合临床准确把握,用好辛润、甘温、甘润、甘缓之药,是治燥邪基本的原则。

　　⑪张灿玾等《黄帝内经素问校释》燥邪淫胜于内而发病,主治以苦温,佐以甘辛,用苦味以泄其热。

　　⑫方药中等《黄帝内经素问运气七篇讲解》"燥淫于内",指人体出现了燥病的表现,临床上诊断燥病,根据有二:其一,临床表现具备燥病的特点。燥的特点,根据中医理论,"燥胜则干","诸涩枯涸,干劲皴揭,皆属于燥"。因此,凡属患者在临床表现上以干燥枯涸为特点者,例如:口燥、咽干、皮肤干涸失润、大便干燥等,均可考虑诊断燥病。其二,在病因及发病季节上具备燥的特点。在病因及发病季节上的特点,中医认为:"秋主燥。"因此凡属发病在秋季气候转凉、降雨量减少时期,或值燥气偏胜之时,或患者发病明显与干燥有关,例如,因高热消耗,汗、吐、下等体内津液丢失过多,或饮水不足等,均可考虑诊断燥病。"治以苦温"中的"苦温",此处应作为苦寒药和温热药两类药物、两种治法来理解。因为燥病的发生,可以由于凉,亦即由于阳气不足、阳不化阴继发阴虚而出现燥象。这样的燥病在治疗上应该用温热药。燥病的发生,还可以由于热,亦即由于火热太盛,热盛伤阴,继发阴虚而出现燥象。这样的燥病治疗上则应该用清热药或甘润药。这就是说,"燥淫于内",必须区别对待。因寒者,治以温;因热者,治以苦。所以原文谓:"燥淫于内,治以苦温。""佐以甘辛"之义与"治以苦温"之义基本相同。"甘"者,即甘寒或甘润药物。"辛"者,即辛温或辛热药物。这就是说,"燥淫于内",如系因寒凉生燥者,要用辛温药或辛热药;如系因热生燥者,不但要用苦寒药而且还必须合用甘寒或甘润药。"以苦下之",在此是解释为什么在用苦寒清热药的同时还要用甘寒或甘润药,因为苦寒药有清泄的作用。结合前文所述,苦寒可以化燥,可以伤阴,因此对因热生燥的患者,在治疗上除了用苦寒清热药物以外,还必须配合甘寒或甘润的药物来作治疗。"燥淫于内,治以苦温,佐以甘辛,以苦下之"这一治疗原则,用五行概念来说,

即凉燥属金,温热属火,热燥属火,寒凉属水。""燥淫于内,治以苦温",亦即以火克金或以水制火,治以所胜、平以所胜之义。"燥淫所胜,治以苦温"这一段经文,历代注家均从"凉燥"来加以注解,我们认为未免局限。从临床角度来看,"燥淫于内",确有凉燥、温燥之不同,治亦不同。因此对此段经文的理解也是从这一认识出发来加以解释,不敢言是,姑试言之,以俟高明。

⑬王洪图等《黄帝内经素问白话解》燥气淫胜而侵入人体时,用苦温之品作为治疗疾病的主要药物,用甘辛味药物作为辅佐,用苦味的药物泻其上逆之气。

⑭郭霭春《黄帝内经素问白话解》燥气太过而伤于体内的,主治用苦温之药,辅佐用甘辛之药,用苦寒泄热,用咸味之药泻火。

(6)寒淫于内,治以甘热,佐以苦辛,以咸写之,以辛润之,以苦坚之。帝曰:善。

①王冰《黄帝内经素问》以热治寒,是为摧胜,折其气用,令不滋繁也。苦辛之佐,通事行之。(〔新校正云〕按《藏气法时论》曰:肾苦燥,急食辛以润之。肾欲坚,急食苦以坚之。用苦补之,咸泻之。旧注引此在湿淫于内之下,无义,今移于此矣。)

②马莳《黄帝内经素问注证发微》寒淫于内,则寒性畏热,故治以甘热;又肾苦燥,急食辛以润之;肾欲坚,急食苦以坚之。见《脏气法时论》。故佐以苦辛,以咸泻之,以辛润之,以苦坚之也。

③张介宾《类经》寒为水气,土能胜水,热能胜寒,故治以甘热,甘从土化,热从火化也。佐以苦辛等义,如《藏气法时论》曰:肾苦燥,急食辛以润之。肾欲坚,急食苦以坚之,用苦补之,咸写之也。

④张志聪《黄帝内经集注》寒乃水气,土能胜水,热能胜寒,故宜治以甘热。《藏气法时论》曰:肾苦燥,急食辛以润之。肾欲坚,急食苦以坚之,以苦补之,以咸泻之。

⑤高士宗《黄帝素问直解》寒淫于内,水气胜也。土能平之,火能温之,故治以甘热。甘热太过,水气不足,则佐以苦辛,盖苦性寒而助水,辛属金而生水也。甘热不及,水气犹盛,则以咸泻之。申明佐以苦辛,辛为金味以生水,乃以辛润之,苦为寒性以助水,乃以苦坚之。凡此佐治之法,义各不同,学者当随其所宜,以为佐治可也。

⑥黄元御《黄元御医书全集》此句未具体注释,总体概括此段为:司地之气,淫胜而病,治法如此。

⑦张琦《素问释义》此句未具体注释,总体概括此段为:言治之大法如此,当合下各条互通其义。

⑧高亿《黄帝内经素问详注直讲全集》〔批〕此言太阳在泉,寒淫于内之治法也。

〔注〕寒属水,甘从土化,热从火化,土能胜水,热能胜寒也。佐以苦辛者,所谓肾苦燥急,食辛以润之,肾欲坚,急食苦以坚之。以咸泻之者,咸能软坚也。

〔讲〕如寒淫于内，水气胜也，治之则当知水性喜寒而恶热，是宜以甘热治之，以苦辛佐之，何也？盖肾苦热，宜食寒以泻之，肾苦燥，宜食辛以润之，肾欲坚，宜食苦以坚之。其用甘者，取土气克水。佐辛者，取其辛而散寒也。

⑨孟景春等《黄帝内经素问译释》寒气太过而浸淫体内的，主治用甘热，辅佐用苦辛，用咸以泻水，用辛味以温润，以苦味来巩固阳气。黄帝道：对。

⑩任廷革《任应秋讲〈黄帝内经〉素问》（讲解）"寒淫于内，治以甘热，佐以苦辛，以咸泻之，以辛润之，以苦坚之"，这是讲治"寒"的原则。寒水邪气胜，要"治以甘热"，即用甘温药，"温"与"热"是不同程度而已，轻则"温"，重则"热"，寒邪气胜，不管是虚证、实证都适于用甘热、甘温之药，这是主要的、基本的治法。"甘"是土之味，土能克制水，而"热"以胜寒，所以"寒淫于内"要"治以甘热"，把"土"气扶起来以治寒"水"，以阳热之气来散阴寒之邪，这是"治以甘热"的意思。"佐以苦辛"，"苦"是火之味，所以用以治寒，但"苦"味药性寒者较多，所以这里"苦"要理解为"苦温"，如"苍术"这种苦温药是可以用的。这里提出了"辛润"，"辛润"只适应于虚寒证，我认为"辛润"应该放到"燥淫于内"的论述中比较合适，燥淫于"辛润"更需要强调。"以苦坚之"的"苦"指火性之味而言，只能这样来理解，除了苦温、苦热药外，苦寒药是不适合寒邪之证的。寒属水性，肾是水脏，所以用"咸"味药、"苦"味药，这是从五行理论来讲的，从药学理论的角度来看，一般的"苦味"药是不适合治疗"寒淫于内"的。

⑪张灿玾等《黄帝内经素问校释》寒邪淫胜于内而发病，主治以甘热，佐以苦辛，用咸味以泻其邪，用辛味以润其燥，用苦味以坚其气。黄帝说：好。

⑫方药中等《黄帝内经素问运气七篇讲解》"寒淫于内"，指人体出现了寒病的表现。临床上诊断寒病，根据有二：其一，临床表现具备寒的特点。寒的特点，根据中医理论，寒性凝滞、澄澈清冷。因此凡患者的临床表现为凝滞不通、症状部位固定不移，患者外观或排泄物表现澄沏清冷者，例如疼痛部位固定，小便清澈，四肢厥冷，完谷不化，人体生理调节代偿功能衰退或衰竭等，都可以考虑诊断寒病。其二，在病因及发病季节上具备寒的特点。在病因及发病季节的特点方面，中医学认为，"冬主寒"，因此凡发病季节在冬季或正值寒气偏胜之时，或低温环境，或患者发病明显与受寒有关等，都可以考虑诊断寒病。"治以甘热"句中的"甘热"，是指味甘性热的药物。热可胜寒，所以"寒淫于内"者，在治疗上要首先考虑甘热药物。"佐以苦辛"中的"苦"，是指苦味药物。"辛"，是指辛味药物。前已述及，苦味药物有燥湿的作用，辛味药物有散寒的作用。为什么对"寒淫于内"的患者，在"治以甘热"的同时，还要合并使用苦味和辛味的药物呢？这要从寒病的病机来考虑。寒病在疾病定位上主要在肾，这也就是本篇后文病机十九条中所述的："诸寒收引，皆属于肾。"寒病在疾病定性上主要要考虑阳虚。这也就是后文病机十九条中所述的："诸病水液，澄沏清冷，皆属于寒。"由于寒病主要考虑肾阳不足，命门火衰，因此在治疗寒病时，要"治以甘热"。由于肾阳不足，肾虚不能治水，容易出现水湿泛滥现象，所以在

"治以甘热"的同时还要用辛味药物以散寒,用苦味药物以燥湿。"以咸泻之"的"咸"字,是指咸味药物。"咸入肾",此处是指在用甘热药物的同时配合咸味药物,可以增强温肾利水的作用。"以辛润之"中的"润"字,此处不能简单地作滋润解,应作"补"字来理解。《素问·脏气法时论》谓:"肾苦燥,急食辛以润之,开腠理,致津液,通气也。"《内经》中的"燥"字,一般多指秋,指凉。"肾苦燥",即肾苦寒凉,"开腠理,致津液,通气",是指卫气的作用,而"卫出于下焦"(《灵枢·营卫生会》),因此这里所谓的"急食辛以润之",明明是指温补肾气而言。"以苦坚之"中的"坚"字,是指肾的闭藏作用。肾阳不足,水湿泛滥,肾的闭藏作用必然会受到损害。苦味药物有燥湿作用。湿邪去则肾的作用自然恢复。由于如此,所以在"寒淫于内"时,在"治以甘热"的同时,还要"佐以苦辛"。原文中"以咸泻之,以辛润之,以苦坚之"等句,都是对"寒淫于内"为什么要"佐以苦辛"的解释。"寒淫于内,治以甘热,佐以苦辛,以咸泻之,以辛润之,以苦坚之"这一治疗原则,用五行概念来说,即:寒属水,甘属土,"寒淫于内,治以甘热",亦即以土制水,以热胜寒,治以所胜之意。张介宾注此云:"寒为水气,土能胜水,热能胜寒,故治以甘热,甘从土化,热从火化也。佐以苦辛等义,如脏气法时论曰:肾苦燥,急食辛以润之,肾欲坚,急食苦以坚之,用苦补之,咸泻之也。"即属此义。

⑬王洪图等《黄帝内经素问白话解》寒气淫胜而侵入人体时,用甘热之品作为治疗疾病的主要药物,用苦辛味药作为辅佐,用咸味的药物泻其太过之气,用辛味的药物行气布津而滋润周身,用苦味的药物使阴精坚固而不散失。

⑭郭霭春《黄帝内经素问白话解》寒气太过而伤于体内的,主治用甘热之药,辅佐用苦辛之药,用辛味之药以温润之,以苦味之药坚实之。

第十六解

(一)内经原文

天气之变何如?岐伯曰:厥阴司天,风淫所胜,则太虚埃昏,云物以扰,寒生春气,流水不冰,**蛰虫不去**[注]。民病胃脘当心而痛,上支两胁,鬲咽不通,饮食不下,舌本强,食则呕,冷泄腹胀,溏泄瘕水闭,病本于脾。**冲阳绝**,死不治。

[注]蛰虫不去:郭霭春《黄帝内经素问校注》、张灿玾等《黄帝内经素问校释》、方药中等《黄帝内经素问运气七篇讲解》、人民卫生出版社影印顾从德本《黄帝内经素问》将"蛰虫不去"四字至于"溏泄瘕水闭"后,其中郭霭春注:吴本、明绿格抄本、熊本"去"并作"出"。张灿玾注:道藏本、《吴注素问》、《素问注证发微》"不去"均作"不出"。《素问释义》以为此四字衍,《类经》二十七卷第二十五将此四字移于上文"流水不冰"后,方药中同意《类经》观点。孟景春等《黄帝内经素问译释》将"蛰虫不去"四字至于此处,其注:原在下文"水闭"后,据《类经》移此,又《素问释义》以为此四字衍。

另:王冰《重广补注黄帝内经素问》、张志聪《黄帝内经素问集注》、高士宗《黄帝素问直解》、张琦《素问释义》、任廷革《任应秋讲〈黄帝内经〉素问》、王洪图《黄帝内经素问白话解》将"蛰虫不去"四字至于"溏泄瘕水闭"后,其中张琦注:句衍。马莳《黄帝内经素问注证发微》、高亿《黄帝内经素问详注直讲全集》将"蛰虫不出"四字至于"溏泄瘕水闭"后,其中马莳注:出,《素问》、张马合注本及《医部录》原文均作"去",然《素问》道藏本及本节释文亦作"出",故仍其旧。张介宾《类经》将"蛰虫不出"四字至于此处;黄元御《素问悬解》将"蛰虫

"不去"四字至于此处。

（二）字词注释

（1）蛰虫不去

①王冰《黄帝内经素问》此词未具体注释。

②马莳《黄帝内经素问注证发微》时则蛰虫不出。

③张介宾《类经》风胜则金令承之，清肃气行，故蛰虫不出也。

④张志聪《黄帝内经集注》蛰虫藏于土中，因风气外淫，故不去也。

⑤高士宗《黄帝素问直解》蛰虫不去者，蛰虫藏于中土，土气不舒，故不去也。去，犹出也。

⑥黄元御《黄元御医书全集》此词未具体注释。

⑦张琦《素问释义》此词未具体注释。

⑧高亿《黄帝内经素问详注直讲全集》〔注〕蛰虫伏，阴初降寒未去，故不出。〔讲〕蛰虫伏于土中而不出。

⑨孟景春等《黄帝内经素问译释》原在下文"水闭"后，据《类经》移此，又《素问释义》以为此四字衍。蛰虫不去潜伏。

⑩任廷革《任应秋讲〈黄帝内经〉素问》此词未具体注释。

⑪张灿玾等《黄帝内经素问校释》蛰虫不欲归藏。

⑫方药中等《黄帝内经素问运气七篇讲解》"蛰虫"，即在冬天里蛰伏的小昆虫或小动物之类。"不去"，张介宾改为"不出"，高世栻注："去，犹出也。"也把"不去"释为"不出"。"蛰虫不去"，联系上文直译，即：厥阴司天之年，上半年春令来早，风气偏胜，应寒不寒，气温偏高。因此上年冬令蛰伏的小昆虫或小动物仍然蛰伏不出。这样解释，我们认为，不符合运气学说的基本精神，也不符合实际情况。因为蛰虫之所以蛰伏的原因是因为气候寒冷。气候转温则蛰虫自出，厥阴司天之年，上半年春令来早，气候早温，岂有气候温暖而蛰虫不出之理。再参看运气七篇的有关篇章，对厥阴司天蛰虫的描述，如《五常政大论》"厥阴司天……蛰虫数见，流水不冰……"《六元正纪大论》"凡此厥阴司天之政……风燥火热，胜复更作，蛰虫来见，流水不冰……终之气，畏火司令，阳乃大化，蛰虫出见，流水不冰……"均以"蛰虫数见""蛰虫来见""蛰虫出见"描述之。因此我们认为此处原文"蛰虫不去"一句有误。又原文"蛰虫不去"一句紧接在"民病胃脘当心而痛……溏泄，瘕，水闭"之后，也与原文体例不符。因为这一段原文是谈病候，而"蛰虫不去"属于物候。当属错刊。张介宾《类经》将此句置于前文"太虚埃昏，云物以扰，寒生春气，流水不冰"之后，"民病胃脘当心而痛"之前。我们认为甚是。

⑬王洪图等《黄帝内经素问白话解》蛰虫也不能按时潜藏。

⑭郭霭春《黄帝内经素问白话解》蛰虫仍然伏藏。

（2）冲阳绝

①王冰《黄帝内经素问》冲阳在足跗上动脉应手，胃之气也。冲阳脉微则食欲

减少,绝则药食不入,亦下嗌还出也。攻之不入,养之不生,邪气日强,真气内绝,故其必死,不可复也。

②马莳《黄帝内经素问注证发微》冲阳者,足阳明胃经之穴,足附上五寸,去陷谷三寸。若此脉气绝,则死不治矣。

③张介宾《类经》冲阳,足阳明胃脉也,在足跗上动脉应手。土不胜木,则脾胃气竭而冲阳绝,故死不治。

④张志聪《黄帝内经集注》冲阳,足阳明胃脉,在足跗上动脉应手,胃气已绝,故死不治。

⑤高士宗《黄帝素问直解》若阳明胃脉之冲阳绝,则死不治。冲阳,在足跗上动脉应手者是也。

⑥黄元御《黄元御医书全集》冲阳,足阳明胃脉,在足跗上,其动应手,绝则胃气败竭,故死也。

⑦张琦《素问释义》冲阳足跗上动脉,胃之气也。气绝故不治。

⑧高亿《黄帝内经素问详注直讲全集》〔注〕冲阳,胃脉也,在足跗上,绝则胃气绝矣,故不治。〔讲〕冲阳者,足阳明胃经之穴也,在足跗上五寸,去陷谷中三寸,此中有脉,若此处脉气一绝,则胃气绝矣。胃气绝者,死不治。

⑨孟景春等《黄帝内经素问译释》如冲阳脉绝,多属不治的死证。

⑩任廷革《任应秋讲〈黄帝内经〉素问》"冲阳"是足阳明胃经的经穴,风气旺而冲阳脉绝是很不好的现象,预示胃土这个后天之气将要断绝,临床上叫做"无脉证"。

⑪张灿玾等《黄帝内经素问校释》若冲阳脉绝者,乃脾之真气已脱,多属不治的死证。

⑫方药中等《黄帝内经素问运气七篇讲解》"冲阳",穴名,为足阳明胃经穴位。"冲阳绝",即穴处不能摸到动脉搏动,表示脾胃败绝,故曰"冲阳绝,死不治"。此处是指厥阴司天之年,风气偏胜,风胜则必然乘脾,如果乘克太甚,则可导致脾胃败绝而致人死亡。

⑬王洪图等《黄帝内经素问白话解》如果足背部的冲阳脉搏动断绝,这是脾脏衰败的反映,多属难以治愈的死证。

⑭郭霭春《黄帝内经素问白话解》冲阳:穴名。在足跗上,动脉应手,以候胃气。如冲阳脉绝,那是胃气已败,就会死亡而不能救治。

(三)语句阐述

(1)天气之变何如?

①王冰《黄帝内经素问》此句未具体注释。

②马莳《黄帝内经素问注证发微》此言六气之司天,淫胜为病者,各有治之之法也。

③张介宾《类经》此下言司天淫胜之变病。

④张志聪《黄帝内经集注》此句未具体注释。

⑤高士宗《黄帝素问直解》上文论在泉之气,此复问天气之变何如?

⑥黄元御《黄元御医书全集》此句未具体注释。

⑦张琦《素问释义》此句未具体注释。

⑧高亿《黄帝内经素问详注直讲全集》〔讲〕六气在泉,淫胜为病,既各有当治之法已。而司天之气,淫胜为变而生病者,又复何如?

⑨孟景春等《黄帝内经素问译释》司天之气的变化又怎样呢?

⑩任廷革《任应秋讲〈黄帝内经〉素问》(提要)是讲司天六气的病证。(讲解)从运气理论来说,司天之气主上半年气候,在泉之气主下半年气候,但具体对人体的影响,司天之六气与在泉之六气是没有什么分别的。如司天之风气与在泉之风气,对人体的影响是一样的。掌握了这个精神,以下的内容就用不着详细地讲解了,只解释一些生僻的词语和难以理解的地方。但需要强调的是,大家在自学的时候,对文献中提出的每一个症状都要认真地思考,要联系地进行分析,这对临床辨证技能的掌握大有好处。

问曰:"天气之变何如?"这个"天"是指司天六气,司天之气的变化对人体病理的影响具体是怎样的呢?

⑪张灿玾等《黄帝内经素问校释》司天之气变化是怎样的呢?

⑫方药中等《黄帝内经素问运气七篇讲解》[天气之变]"天气",指司天之气。"天气之变",指各个司天之气主事年份的气候、物候和病候变化。以下原文即分别介绍各个司天之气主事年份不同的气候、物候和病候的变化特点。

⑬王洪图等《黄帝内经素问白话解》黄帝说:讲得好。司天之气淫胜会引起什么病变呢?

⑭郭霭春《黄帝内经素问白话解》天气变化时,又怎样呢?

(2)岐伯曰:厥阴司天,风淫所胜,则太虚埃昏,云物以扰,寒生春气,流水不冰,蛰虫不去。

①王冰《黄帝内经素问》谓乙巳、丁巳、己巳、辛巳、癸巳、乙亥、丁亥、己亥、辛亥、癸亥岁也。是岁民病集于中也。风自天行,故太虚埃起。风动飘荡,故云物扰也。埃,青尘也。不分远物,是为埃昏。

②马莳《黄帝内经素问注证发微》上文言上淫于下,所胜平之,而此遂以司天之气之变为问。伯言乙巳、丁巳、己巳、辛巳、癸巳、乙亥、丁亥、己亥、辛亥、癸亥之岁,乃厥阴司天也,厥阴为风木,风淫所胜,则风自天行,太虚埃昏。埃,清尘。风动飘荡,故云物以扰也。春气宜温而寒尚生,风胜温也。流水不冰,风挠之也。

③张介宾《类经》巳亥岁也。风淫于上,故太虚埃昏,云物扰乱。风木主温,故寒生春气而流水不冰。然风胜则金令承之,清肃气行,故蛰虫不出也。

④张志聪《黄帝内经集注》厥阴司天,巳亥岁也。风淫于上,故太虚埃昏,云物扰乱。寒生于春气,是以流水不冰。

⑤高士宗《黄帝素问直解》强,去声,下同。厥阴司天,巳亥岁也。风淫所胜,则太虚如尘埃之昏昧,云物以扰而不宁。冬寒春风,寒生春气,本于寒而生春气之风也。风性挠动,故流水不冰。

⑥黄元御《黄元御医书全集》此句未具体注释。

⑦张琦《素问释义》此句未具体注释。

⑧高亿《黄帝内经素问详注直讲全集》〔批〕此言厥阴司天,风淫所胜之变与病也。

〔注〕司天风胜,故太虚昏云雾扰。寒生春气者,水生木也,木主湿风,故水流而不冰。

〔讲〕岐伯对曰:前言上淫于下,所胜平之,如己亥之岁,厥阴司天。厥阴为风木,风淫所胜,则风必自天行,将见太虚埃昏,风动飘荡,云雾以扰。兼水生木,而寒生春气,木主温风,而流水不冰也。

⑨孟景春等《黄帝内经素问译释》蛰虫不去:原在下文"水闭"后,据《类经》移此。又《素问释义》以为此四字衍。

岐伯说:厥阴司天,风气淫胜,则天空尘埃昏暗,云物扰动不宁,寒季行春令,流水不能结冰,蛰虫不去潜伏。

⑩任廷革《任应秋讲〈黄帝内经〉素问》(讲解)厥阴司天之气对人体的病理影响。其中的"太虚"是言太空,太空满是尘埃,天昏地暗,这是风气太过的表现;"云物以扰",云在动,物在动;风为阳邪,主升发,风木主温,由冬寒而化为春温,故曰"寒生春气";风阳之气渐强,水流而"不冰"。

⑪张灿玾等《黄帝内经素问校释》岐伯说:厥阴司天之年,风气淫其所胜的土气,则太空中尘埃昏暗,云物扰动,寒冷的季节发生春令,流水不得结冰。

⑫方药中等《黄帝内经素问运气七篇讲解》[厥阴司天,风淫所胜]"厥阴司天",即厥阴风木司天之年。凡是年支上逢巳、逢亥之年,均属于厥阴司天之年。"风淫所胜",即风气偏胜,气候偏温。王冰注:"谓乙巳、丁巳、己巳、辛巳、癸巳、乙亥、丁亥、己亥、辛亥、癸亥岁也。"本句意即六十年中上述年份即属厥阴司天之年,风气偏胜,气温偏高。

[太虚埃昏,云物以扰,寒生春气,流水不冰]"太虚",此指天空。"埃昏",指尘土飞扬。"云",指天空中的云。"物",指大地上的物。"扰",指动乱。"太虚埃昏,云物以扰",指厥阴司天之年,上半年风气偏胜时,出现尘埃蔽空,风起云涌,摧物折树的自然景象。"寒",指寒冷。"春"、"春气",指温暖。"流水不冰",指河流提前解冻。"寒生春气,流水不冰",指厥阴司天之年,上半年气候温暖,春令来早,应寒不寒。

⑬王洪图等《黄帝内经素问白话解》岐伯说:厥阴司天的年份,风气淫胜,制约土气,故太空中尘埃飞扬,昏暗不清,云被风吹得动摇不定,在寒冷的季节里反而温暖如春,流水不能结冰,蛰虫也不能按时潜藏。

⑭郭霭春《黄帝内经素问白话解》岐伯说:厥阴司天,风气偏胜,天空就会尘浊不清,云物被风气鼓荡而扰乱,寒天而行春令,流水不能结冰,蛰虫仍然伏藏。

(3)民病胃脘当心而痛,上支两胁,膈咽不通,饮食不下,舌本强,食则呕,冷泄腹胀,溏泄瘕水闭,蛰虫不去,病本于脾,冲阳绝,死不治。

①王冰《黄帝内经素问》土之为病,其善泄利。若病水,则小便闭而不下。若大泄利,则经水亦多闭绝也。(〔新校正云〕按《甲乙经》舌本强,食则呕,腹胀溏泄瘕水闭,为脾病。又胃病者,腹膜(原作"脾",据甲乙卷九第七改)胀,胃脘当心而痛,上支两胁,隔咽不通,食欲不下。盖厥阴司天之岁,木胜土,故病如是也。)冲阳在足跗上动脉应手,胃之气也。冲阳脉微则食欲减少,绝则药食不人,亦下嗌还出也。攻之不入,养之不生,邪气日强,真气内绝,故其必死,不可复也。

②马莳《黄帝内经素问注证发微》其民病,为胃脘当心而痛,为上支两胁,及膈咽不通,饮食不下,为舌本强,为食则呕,为冷泄,为腹胀,为溏,为泄瘕,为水闭。时则蛰虫不出。凡病皆本于脾,以木来胜土也。《灵枢·经脉篇》以舌本强,食则呕,胃脘痛,腹胀,食不下,溏瘕泄,水闭,为脾病。故冲阳者,足阳明胃经之穴,足附上五寸,去陷谷三寸。若此脉气绝,则死不治矣。

③张介宾《类经》胃脘当心而痛等证,病皆在脾。按《经脉篇》以舌本强,食则呕,胃脘痛,腹胀食不下,溏泄瘕水闭,为足太阴脾病。此以木邪乘土,故诸病皆本于脾也。冲阳,足阳明胃脉也,在足跗上动脉应手。土不胜木,则脾胃气竭而冲阳绝,故死不治。

④张志聪《黄帝内经集注》按《经脉篇》舌本强,食则呕,胃脘痛,腹胀,饮食不下,溏泄瘕水闭,皆脾经之病,盖风木淫胜,故病本于脾。蛰虫藏于土中,因风气外淫,故不去也。冲阳,足阳明胃脉,在足跗上动脉应手,胃气已绝,故死不治。

⑤高士宗《黄帝素问直解》《经脉》论云:脾脉属脾络胃,上膈挟咽,其支者别上膈,注心中。是动则病舌本强,食则呕,胃脘痛,腹胀,食不下,心下急痛,溏泄瘕水闭。民病如是,乃风淫木胜,脾土病也。蛰虫不去者,蛰虫藏于中土,土气不舒,故不去也。去,犹出也。凡此皆病本于脾。若阳明胃脉之冲阳绝,则死不治。冲阳,在足跗上动脉应手者是也。

⑥黄元御《黄元御医书全集》厥阴司天,风淫所胜,则湿土受害,故民生木刑土败之病。心痛支胁,膈咽不通,饮食不下,舌强食呕者,胆胃之上逆。腹胀水闭,冷瘕溏泄者,肝脾之下陷。冲阳,足阳明胃脉,在足跗上,其动应手,绝则胃气败渴,故死也。

⑦张琦《素问释义》句衍(编者按:原著认为"蛰虫不去"衍)。木胜土故脾胃病,冲阳足跗上动脉,胃之气也。气绝故不治。

⑧高亿《黄帝内经素问详注直讲全集》〔批〕此言厥阴司天,风淫所胜之变与病也。

〔注〕肝脉入腹,挟胃贯膈布肋循喉。及两肋痛者,风自胜也。胃脘痛,膈咽不

至真要大论篇

通，饮食不下，肝乘胃也。太阴脉入腹中，络胃上膈，挟咽散舌下，所以舌强食呕。冷泄腹胀、溏泄，为脾虚受邪。瘕者，腹中积块而有物形。水闭者，水道不通。蛰虫伏，阴初降寒未去，故不出。此皆肝乘脾也。冲阳，胃脉也，在足跗上，绝则胃气绝矣，故不治。

〔讲〕至于民病，或为胃脘当心而痛，或为上支两胁，膈咽不通，饮食不下，或为舌本强，或为食则呕，或为冷泄腹胀，或为溏泄，或为泄为瘕，或为水闭不通等证。民病如是，则蛰虫伏于土中而不出，又何待言？独是木胜克土，凡民之有病者，皆本于脾。脾，土也，以木来胜土故也。故冲阳者，足阳明胃经之穴也，在足跗上五寸，去陷谷中三寸，此中有脉，若此处脉气一绝，则胃气绝矣。胃气绝者，死不治。

⑨孟景春等《黄帝内经素问译释》人们多病胃脘心部疼痛，上撑两胁，咽膈不通利，饮食不下，舌本强硬，食则呕吐，冷泻，腹胀，便溏泄，瘕，小便不通，病的根本在脾脏。如冲阳脉绝，多属不治的死证。

⑩任廷革《任应秋讲〈黄帝内经〉素问》（讲解）从《灵枢·经脉》的记载来看，当心而痛（即胃脘痛）、饮食不下、舌本强、食则呕、腹胀、溏泄瘕、水闭等，这些都是足太阴脾的病变表现，这要从肝与脾的关系来考虑，是木胜土的缘故，所以说"病本于脾"，即风木克制了脾土。"冲阳绝，死不治"，这是从风木克制脾土的角度来讲的，"冲阳"是足阳明胃经的经穴，风气旺而冲阳脉绝是很不好的现象，预示胃土这个后天之气将要断绝，临床上叫做"无脉证"。若寸口无脉，但是冲阳脉还在，还是可以想些办法的；如果"冲阳"也无脉，临床上确实没有几个能救治的。在临床上"人迎"可以诊，"冲阳"可以诊，这两处的脉都代表后天之脉。将这许多的症状综合起来分析，可以发现这里完全没有提到风气本身的病变，风气胜，肝风自身也会有病变表现的，所以大家要意识到这样一点，这样来认识就比较全面了。

⑪张灿玾等《黄帝内经素问校释》人们易患胃脘当心而痛，向上支撑两胁，胸膈咽喉不通畅，饮食不下，舌根强直，食下则呕吐，寒泄腹胀，鸭溏泄泻，瘕病，水闭不通等病。蛰虫不欲归藏。病本在于风邪伤脾。若冲阳脉绝者，乃脾之真气已脱，多属不治的死证。

⑫方药中等《黄帝内经素问运气七篇讲解》[民病胃脘当心而痛，上支两胁，膈咽不通，饮食不下，舌本强，食则呕，冷泄，腹胀，溏泄，瘕，水闭]"胃脘当心而痛"，即胃脘痛。"上支两胁"，即牵及胸胁。"膈咽不通，饮食不下"，即不能进食，食入则吐。"舌本强"，即舌根强硬，吞咽不能。"冷泄"，即泻出物澄沏清冷。"溏泄"，即大便稀塘。"瘕"，即症瘕，指腹中或胁肋下有肿物。"水闭"，即癃闭，亦即小便点滴不通。这些症状，《灵枢·经脉》均列属脾病。原文谓："脾足太阴之脉……是动则病舌本强，食则呕，胃脘痛，腹胀善噫……是主脾所生病者……食不下，烦心，心下急痛，溏，瘕，泄，水闭……"全句意即厥阴司天之年，由于风气偏胜，所以人体肝气也相应偏胜，肝胜必然乘脾，所以在临床上容易出现上述脾病症状。《新校正》注："盖厥阴司天之岁，木胜土，故病如是也。"张介宾注"此以木邪乘土，故诸病皆本于脾

也"，高世栻注"民病如是，乃风淫木胜，脾土病也"，均属此义。

[蛰虫不去]"蛰虫"，即在冬天里蛰伏的小昆虫或小动物之类。"不去"，张介宾改为"不出"，高世栻注："去，犹出也。"也把"不去"释为"不出"。"蛰虫不去"，联系上文直译，即：厥阴司天之年，上半年春令来早，风气偏胜，应寒不寒，气温偏高。因此上年冬令蛰伏的小昆虫或小动物仍然蛰伏不出。这样解释，我们认为，不符合运气学说的基本精神，也不符合实际情况。因为蛰虫之所以蛰伏的原因是因为气候寒冷。气候转温则蛰虫自出，厥阴司天之年，上半年春令来早，气候早温，岂有气候温暖而蛰虫不出之理。再参看运气七篇的有关篇章，对厥阴司天蛰虫的描述，如《五常政大论》"厥阴司天……蛰虫数见，流水不冰……"《六元正纪大论》"凡此厥阴司天之政……风燥火热，胜复更作，蛰虫来见，流水不冰……终之气，畏火司令，阳乃大化，蛰虫出见，流水不冰……"均以"蛰虫数见""蛰虫来见""蛰虫出见"描述之。因此我们认为此处原文"蛰虫不去"一句有误。又原文"蛰虫不去"一句紧接在"民病胃脘当心而痛……溏泄，瘕，水闭"之后，也与原文体例不符。因为这一段原文是谈病候，而"蛰虫不去"属于物候。当属错刊。张介宾《类经》将此句置于前文"太虚埃昏，云物以扰，寒生春气，流水不冰"之后，"民病胃脘当心而痛"之前。我们认为甚是。

[病本于脾]"病"，即指前文所述"胃脘当心而痛，上支两胁，鬲咽不通，饮食不下，舌本强，食则呕，冷泄，腹胀，溏泄，瘕，水闭"等病症。"病本于脾"，意即上述各种病症均皆属于脾病。

[冲阳绝，死不治]"冲阳"，穴名，为足阳明胃经穴位。"冲阳绝"，即穴处不能摸到动脉搏动，表示脾胃败绝，故曰"冲阳绝，死不治"。此处是指厥阴司天之年，风气偏胜，风胜则必然乘脾，如果乘克太甚，则可导致脾胃败绝而致人死亡。此处"冲阳绝，死不治"，与《气交变大论》中所述的"冲阳绝者，死不治"之义相同。不过《气交变大论》中所论的是"岁木太过"之年，此处所论的是厥阴司天之年。但就五行相胜之义来看，我们认为则并无差异。

⑬王洪图等《黄帝内经素问白话解》人们易患胃脘心口窝处疼痛、向上支撑两胁、咽喉胸膈阻塞不通畅、饮食不进、舌根发硬、食后呕吐、冷泄腹胀、大便鸭溏、瘕证、小便不通等病证。引起这些病证的根本原因在于风邪伤害了脾脏。如果足背部的冲阳脉搏动断绝，这是脾脏衰败的反映，多属难以治愈的死证。

⑭郭霭春《黄帝内经素问白话解》冲阳：穴名。在足跗上，动脉应手，以候胃气。

人们多患胃脘当心处疼痛，上撑两胁，膈咽阻塞不通，饮食不下，舌根强硬，食后就呕吐，冷泄腹胀大，溏泄，以及气结成瘕，小便不通，这些病的根本是在脾脏。如冲阳脉绝，那是胃气已败，就会死亡而不能救治。

第十七解

(一)内经原文

少阴司天,热淫所胜,**怫热至**,火行其政,大雨且至^[注]。民病胸中烦热,嗌干,右胠满,皮肤痛,寒热咳喘,唾血血泄,鼽衄嚏呕,溺色变,甚则疮疡胕肿,肩背臂臑及缺盆中痛,心痛肺膜,腹大满,膨膨而喘咳,病本于肺。尺泽绝,死不治。

[注]大雨且至:郭霭春《黄帝内经素问校注》、张灿玾等《黄帝内经素问校释》、方药中等《黄帝内经素问运气七篇讲解》、人民卫生出版社影印顾从德本《黄帝内经素问》将"大雨且至"四字至于"寒热咳喘"后,其中张灿玾注《吴注素问》将此移于上文"怫热"后,并删"至"字。《类经》二十七卷第二十五将此四字移于上文"火行其政"后。《素问释义》以为衍文。孟景春《黄帝内经素问译释》将"大雨且至"四字至于此处,原在下文"咳喘"后,据《类经》移此。又《素问释义》以为此四字衍。

另:王冰《重广补注黄帝内经素问》、马莳《黄帝内经素问注证发微》、张志聪《黄帝内经素问集注》、高士宗《黄帝素问直解》、张琦《素问释义》、高亿《黄帝内经素问详注直讲全集》、任廷革《任应秋讲〈黄帝内经〉素问》、王洪图等《黄帝内经素问白话解》此处"大雨且至"四字至于"寒热咳喘"后,其中张琦注:句衍。张介宾《类经》将"大雨且至"四字至于此处。黄元御《素问悬解》删去"大雨且至"四字。

(二)字词注释

(1)怫(fú)热至

①王冰《黄帝内经素问》怫热至,是火行其政乃尔。

②马莳《黄帝内经素问注证发微》怫然已至。

③张介宾《类经》怫音佛,郁也。

④张志聪《黄帝内经集注》怫,郁也。盖少阴之火发于阴中,故为怫热。

⑤高士宗《黄帝素问直解》怫,犹郁也。

⑥黄元御《黄元御医书全集》此词未具体注释。

⑦张琦《素问释义》此词未具体注释。

⑧高亿《黄帝内经素问详注直讲全集》〔注〕司天热甚,故怫热至。〔讲〕热淫所胜,则怫热不免。

⑨孟景春等《黄帝内经素问译释》热气淫胜,则天气郁热。

⑩任廷革《任应秋讲〈黄帝内经〉素问》"怫热"是指郁热,热气太过郁积不散叫"怫热"。

⑪张灿玾等《黄帝内经素问校释》郁热乃至。

⑫方药中等《黄帝内经素问运气七篇讲解》"怫"(fú 音弗),亦通"悖"(bèi 音背),有违异、反背之义。"怫热至",指反常的气温升高。"火行其政",也是指气候炎热。此句意即少阴司天之年,上半年气温偏高,炎热异常。不过需要指出,"怫热至"句中的"怫"字,注家多作"郁"字解。如张介宾注:"怫,音佛,郁也。"张志聪注:"怫,郁也,少阴主火,发于阴中,故为怫热。"高世栻注:"怫,犹郁也。"我们认为,"怫"虽有"怫郁"之义,但此处作"郁"字解不妥。因为从运气学说来看,"热"在寒气偏胜的情况下,被所胜之气所抑,才会产生"郁",例如太阳司天之年,就有可能产生郁热。这也就是《六元正纪大论》中所述:"凡此太阳司天之政……寒政大举,泽无

阳焰,则火发待时……民病寒,反热中,痈疽注下,心热瞀闷……"而"少阴之上,热气主之",少阴本来就是主热,因此少阴司天之年,一般不应出现郁热。因此不同意把"怫"字作"郁"字解,而认为作"悖"字解比较符合经文原义。

⑬王洪图等《黄帝内经素问白话解》热气淫胜,制约金气,故天气闷热。

⑭郭霭春《黄帝内经素问白话解》闷热。

(2)尺泽绝

①王冰《黄帝内经素问》尺泽在肘内廉大文中,动脉应手,肺之气也。火烁于金,承天之命,金气内绝,故必危亡,尺泽不至,肺气已绝,荣卫之气,宣行无主,真气内竭,生之何有哉!

②马莳《黄帝内经素问注证发微》尺泽者,手太阴肺经之穴。在肘内廉大纹中,动脉应手,若此脉气绝,则死不治矣。

③张介宾《类经》尺泽,手太阴肺脉也,在肘内廉大文中,动脉应手。金不胜火,则肺气竭而尺泽绝,故死不治。

④张志聪《黄帝内经集注》尺泽,在肘内廉大交(编者按:此处"交"应为"文")中,动脉应手,肺之合穴脉也。肺气已绝,故死不治。

⑤高士宗《黄帝素问直解》若肺脉之尺泽绝,则死不治。尺泽,在肘内廉大纹中,肺之合穴也。

⑥黄元御《黄元御医书全集》尺泽,手太阴肺脉,在肘内廉横文中,其动应手。

⑦张琦《素问释义》尺泽在肘内廉大绞中,肺气也。

⑧高亿《黄帝内经素问详注直讲全集》〔注〕尺泽,肺脉也,在大指后,动脉应手,绝则肺气绝矣,故不治。〔讲〕尺泽者,手太阴肺经之穴也,在肘内廉大纹中冲脉应手处,若此处脉气一绝,则肺气绝矣。肺气绝者,死不治。

⑨孟景春等《黄帝内经素问译释》如尺泽脉绝,多属不治的死证。

⑩任廷革《任应秋讲〈黄帝内经〉素问》"尺泽绝,死不治","尺泽"是手太阴肺脉之穴,如果肺气伤至尺脉都摸不着的程度,那病情就严重了。

⑪张灿玾等《黄帝内经素问校释》王冰注:"尺泽,在肘内廉大文中,动脉应手,肺之气也。"

⑫方药中等《黄帝内经素问运气七篇讲解》"尺泽",穴名,为手太阴肺经穴位。"尺泽绝",即该穴处不能摸到动脉搏动,表示肺气已绝,故曰"尺泽绝,死不治"。此处是指少阴司天之年,热气偏胜,热胜必然乘肺,如果乘克过甚,则可导致人体肺气败绝而死亡。

⑬王洪图等《黄帝内经素问白话解》如果肘部的尺泽脉搏动断绝,这是肺脏衰败的反映,多属于难以治愈的死证。

⑭郭霭春《黄帝内经素问白话解》尺泽:穴名。在肘内廉大纹中,动脉应手,候肺气。如尺泽脉绝,那是肺气已败,就会死亡不能救治。

(三)语句阐述

(1)少阴司天,热淫所胜,怫热至,火行其政,大雨且至。

①王冰《黄帝内经素问》谓甲子、丙子、戊子、庚子、壬子、甲午、丙午、戊午、庚午、壬午岁也。怫热至,是火行其政乃尔。

②马莳《黄帝内经素问注证发微》甲子、丙子、戊子、庚子、壬子、甲午、丙午、戊午、庚午、壬午之岁,乃少阴司天也,少阴为暑热,热淫所胜,则怫然已至,火行其政。

③张介宾《类经》子午岁也。热淫于上,故火行其政。君火之下,阴精承之,故大雨且至。怫音佛,郁也。

④张志聪《黄帝内经集注》少阴司天,子午岁也。怫,郁也。盖少阴之火发于阴中,故为怫热。少阴太阳,阴中有阳,阳中有阴,阴阳相从,标本互换,是以火热甚而大雨至,水寒极而运火炎。

⑤高士宗《黄帝素问直解》少阴司天,子午岁也。热淫所胜,则怫热至,而火行其政。怫,犹郁也。

⑥黄元御《黄元御医书全集》此句未具体注释。

⑦张琦《素问释义》(大雨且至),句衍。

⑧高亿《黄帝内经素问详注直讲全集》〔批〕此言少阴司天,热淫所胜之变与病也。

〔注〕司天热甚,故怫热至,火政行。

〔讲〕如子午之岁,少阴司天,少阴为君火,热淫所胜,则怫热不免,是以火行其政。

⑨孟景春等《黄帝内经素问译释》大雨且至:原在下文"咳喘"后,据《类经》移此。又《素问释义》以为此四字衍。

少阴司天,热气淫胜,则天气郁热,君火行其政令,热极则大雨将至。

⑩任廷革《任应秋讲〈黄帝内经〉素问》(讲解)少阴司天之气对人体的病理影响。其中"怫热"是指郁热,热气太过郁积不散叫"怫热"。

⑪张灿玾等《黄帝内经素问校释》少阴司天之年,热气淫其所胜的金气,郁热乃至,火行其政。

⑫方药中等《黄帝内经素问运气七篇讲解》[少阴司天,热淫所胜]"少阴司天",即少阴君火司天之年。凡是年支上逢子、逢午之年,均属少阴司天之年。"热淫所胜",即火气偏胜;气候偏热。王冰注:"谓甲子、丙子、戊子、庚子、壬子、甲午、丙午、戊午、庚午、壬午岁也。"此句意即六十年中,上述年份即属少阴司天之年,热气偏胜,尤其是上半年气候比较炎热,气温偏高。

[怫热至,火行其政]"怫"(fú 音弗),亦通"悖"(bèi 音背),有违异,反背之义。"怫热至",指反常的气温升高。"火行其政",也是指气候炎热。此句意即少阴司天之年,上半年气温偏高,炎热异常。不过需要指出,"怫热至"句中的"怫"字,注家多作"郁"字解。如张介宾注:"怫,音佛,郁也。"张志聪注:"怫,郁也,少阴主火,发于

阴中,故为怫热。"高世栻注:"怫,犹郁也。"我们认为,"怫"虽有"怫郁"之义,但此处作"郁"字解不妥。因为从运气学说来看,"热"在寒气偏胜的情况下,被所胜之气所抑,才会产生"郁",例如太阳司天之年,就有可能产生郁热。这也就是《六元正纪大论》中所述:"凡此太阳司天之政……寒政大举,泽无阳焰,则火发待时……民病寒,反热中,痈疽注下,心热瞀闷……"而"少阴之上,热气主之",少阴本来就是主热,因此少阴司天之年,一般不应出现郁热。因此不同意把"怫"字作"郁"字解,而认为作"悖"字解比较符合经文原义。

⑬王洪图等《黄帝内经素问白话解》少阴司天的年份,热气淫胜,制约金气,故天气闷热,火热发挥作用,大雨下降。

⑭郭霭春《黄帝内经素问白话解》少阴司天,热气偏胜,闷热,大雨将至,君火行其政令。

(2)民病胸中烦热,嗌干,右胠满,皮肤痛,寒热咳喘,唾血血泄,鼽衄嚏呕,溺色变,甚则疮疡胕肿,肩背臂臑及缺盆中痛,心痛肺膜,腹大满,膨膨而喘咳,病本于肺,尺泽绝,死不治。

①王冰《黄帝内经素问》是岁民病集于右,盖以小肠通心故也,病自肺生,故曰病本于肺也。(〔新校正云〕按《甲乙经》溺色变,肩背臂臑及缺盆中痛,肺胀满膨膨而喘咳,为肺病。鼽衄,为大肠病。盖少阴司天之岁,火克金,故病如是。按《甲乙经》小肠附脊左环,回肠附脊右(守)环。所说不应,得非火胜克金而大肠病欤。)尺泽在肘内廉大文中,动脉应手,肺之气也。火烁于金,承天之命,金气内绝,故必危亡,尺泽不至,肺气已绝,荣卫之气,宣行无主,真气内竭,生之何有哉!

②马莳《黄帝内经素问注证发微》其民病,为胸中烦热,为嗌干,为右胠满,为皮肤痛,为寒热,为咳,为喘。及大雨且至之候,又民病为唾血,为血泄,为鼽,为衄,为嚏,为呕,为溺色变,甚则为疮疡,为胕肿,为肩背臂臑及缺盆中痛,为心痛,为肺膜胀,为腹大满,膨膨而咳喘,皆火来胜金,而病本于肺也。《灵枢·经脉篇》以肺胀,膨膨而喘咳,缺盆中痛,臑臂内前廉痛,肩背痛,溺色变,为肺病。鼽衄,肩前臑痛,为大肠病。尺泽者,手太阴肺经之穴。在肘内廉大纹中,动脉应手,若此脉气绝,则死不治矣。

③张介宾《类经》民病胸中烦热,嗌干,右胠满,皮肤痛,寒热咳喘,唾血血泄,鼽衄嚏呕,溺色变,甚则疮疡胕肿,肩背臂臑及缺盆中痛,心痛肺膜腹大满膨膨而喘咳,病本于肺,胸中烦热嗌干等证,皆君火上炎,肺金受伤也。金气主右,故右胠满。按《经脉篇》以溺色变,肩背臂臑及缺盆中痛,肺胀满膨膨而喘咳,为手太阴肺病。鼽衄、肩前臑痛,为手阳明大肠病。盖肺与大肠为表里,金被火伤,故诸病皆本于肺也。膨音彭。尺泽,手太阴肺脉也,在肘内廉大文中,动脉应手。金不胜火,则肺气竭而尺泽绝,故死不治。

④张志聪《黄帝内经集注》民病胸中烦热嗌干,右胠满,皮肤痛,肺受火热而津液不生也。唾血血泄,热淫而迫血妄行也。按《经脉篇》溺色变,肩背臂臑痛,烦心

胸满,肺胀膨膨而喘咳,皆肺经之病,盖火淫则金气受伤,故病本于肺。尺泽,在肘内廉大交(编者按:此处"交"应为"文")中,动脉应手,肺之合穴脉也。肺气已绝,故死不治。

⑤高士宗《黄帝素问直解》民病胸中烦热嗌干,右肤满,皮肤痛,寒热咳喘,火盛而肺金病也。大雨且至,言怫热之时,且有大雨之至,雨虽至而火气盛,故唾血血泄鼽衄,火淫其血液也。嚏呕溺色变,火淫其水津也。甚则疮疡胕肿,火淫其肌肉也。《经脉》论云:肺脉起于中焦,循臑臂内。是动则病肺胀满,膨膨而喘咳,缺盆中痛,气盛则肩背痛,风寒汗出,气虚则肩背痛寒,溺色变也。凡此民病,皆本于肺。若肺脉之尺泽绝,则死不治。尺泽,在肘内廉大纹中,肺之合穴也。

⑥黄元御《黄元御医书全集》少阴司天,热淫所胜,则燥金受害,故民生火刑金败之病。肺行右胁,司皮毛,故右肤满,皮肤痛。溺色变者,肺热则溺黄赤也。肩背臂臑缺盆者,肺经所行也。手足太阴,两经同气,肺脾气郁,故肺䐜腹满大也。尺泽,手太阴肺脉,在肘内廉横文中,其动应手。

⑦张琦《素问释义》火胜金,故肺大肠病。尺泽在肘内廉大绞中,肺气也。

⑧高亿《黄帝内经素问详注直讲全集》〔批〕此言少阴司天,热淫所胜之变与病也。

〔注〕火胜伤金,肺脉起中焦,行少阴心主之前,从肺系之喉,横出腋下,故胸中烦热嗌干,右肤满。右肤者,肺居右也。肺主皮毛,故皮肤痛。金火分争,故寒热而咳喘也。况逢大雨且至,溽暑交蒸,其热益甚,热甚而伤阳络,则为唾血,为衄血,轻则为鼽嚏,热甚而伤阴络则为血泄。热气上逆,则为呕,热气下行于里,则为溺色变也。甚则疮疡胕肿者,热气外出而为患也。肺与大肠为表里,手阳明脉循臂上廉,入肘下廉,上臑外前廉,上肩,出髃骨之前廉,下入缺盆,络肺下膈,属大肠,故肩背臂臑及缺盆中痛也。心痛,热胜自病也。䐜,起也,大也。膨,胀也。《集韵》谓:"膨脝,大腹。"肺䐜腹大,膨膨而喘咳者,皆火伤肺为病也。尺泽,肺脉也,在大指后,动脉应手,绝则肺气绝矣,故不治。

〔讲〕民病中之,或为胸中烦热,或为嗌干,或为右肤满,或为皮肤痛,或为寒热咳喘。兼其时大雨且至,溽暑交蒸,其热愈炽,或为唾血血泄,鼽衄嚏呕,或为溺色变,甚则为疮疡胕肿,肩背臂臑以及缺盆中痛,心痛肺䐜,腹大满,膨膨而喘咳等证。独是火胜克金,凡民之有病皆本于肺。肺,金也,以火来胜金故也。故尺泽者,手太阴肺经之穴也,在肘内廉大纹中冲脉应手处,若此处脉气一绝,则肺气绝矣。肺气绝者,死不治。

⑨孟景春等《黄帝内经素问译释》人们多病胸中烦热,咽喉干燥,右胁上胀满,皮肤疼痛,寒热,咳喘,唾血,便血,衄血,鼻塞流涕,喷嚏,呕吐,小便变色,甚则疮疡,浮肿,肩、背、臂、臑以及缺盆等处疼痛,心痛,肺胀,腹胀满,胸部胀满,气喘咳嗽,病的根本在肺脏。如尺泽脉绝,多属不治的死证。

⑩任廷革《任应秋讲〈黄帝内经〉素问》(讲解)"胕肿"就是"浮肿"。所记述的

少阴司天这些病证表现,主要是少阴心和太阴肺的病变表现,火热刑金嘛,故曰"病本于肺"。其中还有手阳明大肠的病变表现,因为肺与大肠相表里,阳明大肠也属燥金。"尺泽绝,死不治","尺泽"是手太阴肺脉之穴,如果肺气伤至尺脉都摸不着的程度,那病情就严重了。

⑪张灿玾等《黄帝内经素问校释》膨膨(péngpéng 彭彭):胀满。尺泽:王冰注"尺泽,在肘内廉大文中,动脉应手,肺之气也"。

人们易患胸中烦热,咽干,右肢部胀满,皮肤疼痛,恶寒发热,咳嗽喘息等病。大雨有时而至。发生唾血泄血,鼻塞衄血,喷嚏,呕吐,溺色变,甚则疮疡浮肿,肩背臂臑及缺盆中痛,心痛肺胀,腹大胀满,喘咳等病。病本在于热邪伤肺。若尺泽脉绝者,乃肺之真气已脱,多属不治的死证。

⑫方药中等《黄帝内经素问运气七篇讲解》[民病胸中烦热,嗌干,右肤满,皮肤痛,寒热咳喘,大雨且至,唾血,血泄,鼽衄,嚏,呕,溺色变,甚则疮疡胕肿,肩背臂臑及缺盆中痛,心痛,肺膜,腹大满,膨膨而喘咳]"胸中",即膈以上部位,为心肺所居之地。"烦热",即烦乱不安。"胸中烦热",意即心肺有热,烦乱不安。"嗌干",即咽干。"肤",指腋下肋上部位,亦即胸胁部位。"右肤痛",即右侧胸胁部位胀满。"皮肤痛",即皮肤疼痛。"寒热咳喘",即发热恶寒,咳嗽气喘。以上这些症状,从藏象角度来看,均与肺病有关。"唾血",即痰中带血,与肺有关。"血泄",即便血,与大肠有关。"鼽衄",即鼻出血,与肺有关。"嚏呕",即喷嚏干呕,与肺有关。"溺色变",即小便发黄,与小肠有关。"疮疡胕肿",即皮肤生疮,浮肿,与心肺有关。"肩背臂臑及缺盆中痛",由于手太阴、手阳明、手少阴、手太阳经脉的循行与肩背臂臑缺盆关系密切,所以这些部位疼痛多与心肺有关。"心肺",即心前区疼痛或胸痛,与心肺有关。"肺膜",即胸部闷满。"腹大满",即腹部胀满。"膨膨",形容胸腹胀满之辞。"喘咳",即气喘、咳嗽,与肺有关。总的来看,以上所述各种症状,从定位来说,主要在心肺;从定性来说,主要是火热。全段文字意即少阴司天之年,由于气候炎热,热可以伤心,因此人体出现心热病症居多。由于心病必然传肺,火胜必然刑金,因此常常同时出现肺热病症。这也就是说,少阴君火司天之年,人体疾病以心肺热证为主。

[病本于肺]"病",指上述的各种病症。"病本于肺",意即上述各种病症多属肺病。前已述及,上述病症,有的属于肺,有的属于心,不一定都是肺病。但是为什么此处只谈"病本于肺"而不提"心"? 我们认为,这是因为"少阴司天,热淫所胜",心病是必然的。心病必然传肺,火胜必然刑金,所以重点提肺。后世注家由于此处原文只提"病本于肺",所以在注文中亦多据《灵枢·经脉》及《甲乙经》以肺、大肠来作注解。例如《新校正》注:"按甲乙经溺色变,肩背臂臑及缺盆中痛,肺胀满,膨膨而咳喘为肺病,鼽衄为大肠病,盖少阴司天之岁,火克金,故病如是。"张介宾注:"胸中烦热,咽干等症,皆君火上炎,肺金受伤也。金气主右,故右肤痛。按经脉篇以溺色变,肩背臂臑及缺盆中痛,肺胀满,膨膨而喘咳,为手太阴肺病。鼽衄,肩臂臑痛,为

手阳明大肠病。盖肺与大肠为表里,金被火伤,故诸病皆本于肺也。"我们认为这些注解中把"溺色变""肩臂臑痛"等均以手阳明大肠病来解释,实非《灵枢》本意,而有附会曲解之嫌,值得商榷。

[尺泽绝,死不治]"尺泽",穴名,为手太阴肺经穴位。"尺泽绝",即该穴处不能摸到动脉搏动,表示肺气已绝,故曰"尺泽绝,死不治"。此处是指少阴司天之年,热气偏胜,热胜必然乘肺,如果乘克过甚,则可导致人体肺气败绝而死亡。此与《气交变大论》中所述"太渊绝者,死不治"之义相同。

⑬王洪图等《黄帝内经素问白话解》人们易患胸中烦热、咽喉干燥、右胁肋下胀满、皮肤疼痛、恶寒发热、咳嗽、唾血、便血、鼻塞流涕、衄血、喷嚏、呕吐、小便的颜色发生变化等病证。严重的还会发生疮疡,浮肿,肩、背、上肢及缺盆部位疼痛、心痛、肺胀,腹大膨满,喘息、咳嗽等。引起这些病证的根本原因在于热邪伤害了肺脏。如果肘部的尺泽脉搏动断绝,这是肺脏衰败的反映,多属于难以治愈的死证。

⑭郭霭春《黄帝内经素问白话解》尺泽:穴名。在肘内廉大纹中,动脉应手,候肺气。

人们多患胸中烦躁而热,咽干,右胁痞满,皮肤疼痛,寒热咳喘,唾血,便血,鼻出血,喷嚏,呕吐,小便变色,甚则疮疡浮肿,肩、背、臂、上臂及缺盆等处疼痛,心痛,肺胀,腹大而满,气喘咳嗽,这些病的根本是在肺脏。如尺泽脉绝,那是肺气已败,就会死亡不能救治。

第十八解

(一)内经原文

太阴司天,湿淫所胜,则沉阴且布,**雨变枯槁**。胕肿骨痛阴痹,阴痹者按之不得,腰脊头项痛时眩,大便难,阴气不用,饥不欲食,咳唾则有血,心如悬,病本于[注]肾。**太溪绝**,死不治。

[注]:郭霭春《黄帝内经素问校注》、人民卫生出版社影印顾从德本《黄帝内经素问》此处为"干";张灿玾等《黄帝内经素问校释》、方药中等《黄帝内经素问运气七篇讲解》、孟景春等《黄帝内经素问译释》此处为"于"。笔者认为此处为"于",与前后文体例相符。

(二)字词注释

(1)雨变枯槁

①王冰《黄帝内经素问》此词未具体注释。

②马莳《黄帝内经素问注证发微》雨变枯槁。

③张介宾《类经》沈,深也。沈阴雨变,则浸渍为伤,故物多枯槁。

④张志聪《黄帝内经集注》草木枯槁,得化气之雨而变生。

⑤高士宗《黄帝素问直解》沉阴布而雨降,则雨变。枯槁,言草之枯槁,因雨湿而滋润也。

⑥黄元御《黄元御医书全集》时雨沾润,故枯槁变易。

⑦张琦《素问释义》句有误。

⑧高亿《黄帝内经素问详注直讲全集》〔注〕雨多则物枯槁。〔讲〕雨必变而为枯槁矣。

⑨孟景春等《黄帝内经素问译释》雨多反使草木枯槁。

⑩任廷革《任应秋讲〈黄帝内经〉素问》"雨变枯槁",水湿邪气太过,庄稼长不好而枯槁,这些都是阴盛阳衰的表现。

⑪张灿玾等《黄帝内经素问校释》《类经》二十七卷第二十五注:"沉阴雨变则浸溃为伤,故物多枯槁。"

⑫方药中等《黄帝内经素问运气七篇讲解》"雨变",即雨水太多而产生灾变。"枯槁",指农作物不能正常生长。"雨变枯槁",张介宾注:"沉阴雨变,则浸泡为伤,故物多枯槁。"此句意即太阴湿土司天之年,雨水太多,农作物因长期为雨水浸泡而不能正常生长甚至死亡。这是对太阴湿土司天之年气候及物候变化的形象描述。

⑬王洪图等《黄帝内经素问白话解》雨水过多,致使草木枯萎。

⑭郭霭春《黄帝内经素问白话解》雨水过多,反使草木枯槁。

(2)太溪绝

①王冰《黄帝内经素问》太溪在足内踝后跟骨上,动脉应手,肾之气也。土邪胜水而肾气内绝,邪甚正微,故方无所用矣。

②马莳《黄帝内经素问注证发微》太溪者,足少阴肾经之穴,足内踝后,跟骨上,动脉陷中。若此脉气绝,则死不治矣。

③张介宾《类经》太溪,足少阴肾脉也,在足内踝后跟上动脉应手。水不胜土,则肾气竭而太溪绝,故死不治。

④张志聪《黄帝内经集注》太溪,肾之动脉,在足内踝外踝骨上。太谿脉不至,则肾气已绝,故死不治。

⑤高士宗《黄帝素问直解》若肾之太溪脉绝,则死不治。太溪,在足内踝后跟骨上陷中之动脉也。

⑥黄元御《黄元御医书全集》太溪,少阴肾脉,在足内踝后陷中,其动应手。

⑦张琦《素问释义》太溪在足内踝后跟骨上动脉,肾之气也。

⑧高亿《黄帝内经素问详注直讲全集》〔注〕太溪,肾脉,在足内踝后跟骨上,绝则肾气绝矣,故不治。〔讲〕太溪者,足少阴肾经之穴也,在足内踝后跟骨上动脉应手处,若此处脉气一绝而肾气绝矣。肾气绝者,死不治。

⑨孟景春等《黄帝内经素问译释》如太溪脉绝,多属不治的死证。

⑩任廷革《任应秋讲〈黄帝内经〉素问》"太溪绝,死不治","太溪"是足少阴肾脉之穴,"太溪"脉绝,说明肾阳虚到极点,是土湿邪气胜极的表现。

⑪张灿玾等《黄帝内经素问校释》若太溪脉绝者,乃肾之真气已脱,多属不治的死证。

⑫方药中等《黄帝内经素问运气七篇讲解》"太溪",穴名,为足少阴肾经穴位。"太溪绝",即该穴处不能摸到动脉搏动。此表示肾气已绝,故曰:"太溪绝,死不

治。"此处是指太阴司天之年,湿气偏胜,湿胜必然乘水,如果乘克太甚,则可导致人体肾气败绝而死亡。

⑬王洪图等《黄帝内经素问白话解》如果足内踝下的太溪脉搏动断绝,这是肾脏衰败的反映,多属于难以治愈的死证。

⑭郭霭春《黄帝内经素问白话解》太溪:穴名。在足踝后跟骨上,动脉应手,候肾气。如太溪脉绝,那是肾气已败,就会死亡不能救治。

(三)语句阐述

(1)太阴司天,湿淫所胜,则沉阴且布,雨变枯槁。

①王冰《黄帝内经素问》谓乙丑、丁丑、己丑、辛丑、癸丑、乙未、丁未、己未、辛未、癸未岁也。沉,久也。

②马莳《黄帝内经素问注证发微》乙丑、丁丑、己丑、辛丑、癸丑、乙未、丁未、己未、辛未、癸未之岁,乃太阴司天也,太阴为湿土,故湿淫所胜,则沉阴且布,雨变枯槁。

③张介宾《类经》丑未岁也。湿淫于上,故沈阴旦布。沈,深也。沈阴雨变,则浸渍为伤,故物多枯槁。

④张志聪《黄帝内经集注》太阴司天,丑未岁也。湿淫于上,是以沉阴且布,草木枯槁,得化气之雨而变生。

⑤高士宗《黄帝素问直解》太阴司天,丑未岁也。湿淫所胜,则沉阴且布,沉阴布而雨降,则雨变。枯槁,言草之枯槁,因雨湿而滋润也。

⑥黄元御《黄元御医书全集》太阴司天,湿淫所胜,则寒水受害,故民生土刑水败之病。时雨沾润,故枯槁变易。

⑦张琦《素问释义》(雨变枯槁),句有误。

⑧高亿《黄帝内经素问详注直讲全集》〔批〕此言太阴司天,湿淫所胜之变与病也。

〔注〕司天热甚,故沉阴旦布,雨多则物枯槁。

〔讲〕如丑未之岁,太阴司天,太阴为湿土,湿淫所胜,则沉阴为之遍布,雨必变而为枯槁矣。

⑨孟景春等《黄帝内经素问译释》太阴司天,湿气淫胜,则天气阴沉,乌云满布,雨多反使草木枯槁。

⑩任廷革《任应秋讲〈黄帝内经〉素问》(讲解)太阴司天之气对人体的病理影响。太阴司天而湿气旺,"沉阴旦布"的"旦"是指白天,意思是白天像夜晚一样阴阴沉沉的。"雨变枯槁",水湿邪气太过,庄稼长不好而枯槁,这些都是阴盛阳衰的表现。

⑪张灿玾等《黄帝内经素问校释》雨变枯槁:《类经》二十七卷第二十五注"沉阴雨变则浸渍为伤,故物多枯槁"。

太阴司天之年,湿气淫其所胜的水气,则阴沉之气布于天空,雨水浸渍,草木枯萎。

⑫方药中等《黄帝内经素问运气七篇讲解》〔太阴司天,湿淫所胜〕"太阴司天",即太阴湿土司天之年。凡是年支上逢丑、逢未之年,均属太阴司天之年。"湿淫所胜",即湿气偏胜,雨水偏多。王冰注:"谓乙丑、丁丑、己丑、辛丑、癸丑、乙未、丁未、己未、辛未、癸未岁也。"此句意即六十年中,上述年份即属太阴湿土司天之年,湿气偏胜,尤其是上半年气候偏湿,雨水偏多。

〔沉阴且布,雨变枯槁〕"沉",此处指深沉。"阴",此处指天气阴暗。"沉阴",意即阴云密布。"且",张介宾《类经》改为"旦"字,有"每天"之义。"沉阴旦布",意即连日阴雨。"雨变",即雨水太多而产生灾变。"枯槁",指农作物不能正常生长。"雨变枯槁",张介宾注:"沉阴雨变,则浸泡为伤,故物多枯槁。"此句意即太阴湿土司天之年,雨水太多,农作物因长期为雨水浸泡而不能正常生长甚至死亡。这是对太阴湿土司天之年气候及物候变化的形象描述。

⑬王洪图等《黄帝内经素问白话解》太阴司天的年份,湿土之气淫胜,制约水气,故阴沉之气布满天空,雨水过多,致使草木枯萎。

⑭郭霭春《黄帝内经素问白话解》太阴司天,湿气偏胜,就会阴沉之气密布,雨水过多,反使草木枯槁。

(2)胕肿骨痛阴痹,阴痹者按之不得,腰脊头项痛时眩,大便难,阴气不用,饥不欲食,咳唾则有血,心如悬,病本于肾,太溪绝,死不治。

①王冰《黄帝内经素问》肾气受邪,水无能润,下焦枯涸,故大便难也。(〔新校正云〕按《甲乙经》饥不用食,咳唾则有血,心悬如饥状,为肾病。又邪在肾,则骨痛阴痹,阴痹者按之而不得,腹胀腰痛,大便难,肩背颈项强痛,时眩。盖太阴司天之岁,土克水,故病如是矣。)太溪在足内踝后跟骨上,动脉应手,肾之气也。土邪胜水而肾气内绝,邪甚正微,故方无所用矣。

②马莳《黄帝内经素问注证发微》其民病,为胕肿,为骨痛阴痹,盖阴痹者,按之不可得而知其处也。又为腰脊头项痛,及时为眩晕,为大便难,为阴气当作器。不举,为饥不饮食,为咳唾则有血,为心如悬,皆土来胜水,而病本于肾也。《灵枢·经脉篇》以咳唾则有血,心如悬若饥状,为肾病。太溪者,足少阴肾经之穴,足内踝后,跟骨上,动脉陷中。若此脉气绝,则死不治矣。

③张介宾《类经》胕肿骨痛等证,皆肾经病也。按《经脉篇》以腰脊头项痛,为足太阳膀胱病。以饥不欲食,欬唾则有血,心如悬,为足少阴肾病。此以肾与膀胱为表里,水为土克,故诸病皆本于肾也。太溪,足少阴肾脉也,在足内踝后跟上动脉应手。水不胜土,则肾气竭而太溪绝,故死不治。

④张志聪《黄帝内经集注》胕肿阴痹,皆感寒湿之气。病在阴者名曰痹,故按之不得也。肾主骨而膀胱为之府,故腰脊头项骨痛。肾开窍于二阴,故大便难也。阴气不用者,不能上交于心也。上下不交,则上焦之火热留于胃,胃热则消谷,故善饥。胃气上逆,故不欲食也。咳唾有血者,心火在上而不得上下之相济也。《经脉

篇》曰肾是动病,目䀮䀮无所见,心如悬若饥,盖心肾不交,故虚悬于上而若饥也。此土淫胜水,故病本于肾。太溪,肾之动脉,在足内踝外踝骨上。太溪脉不至,则肾气已绝,故死不治。

⑤高士宗《黄帝素问直解》《灵枢·五邪》篇云:邪在肾,则病骨痛阴痹。阴痹者,按之不得,腹胀腰痛,大便难,肩背颈项痛,时眩。又《经脉》篇云:肾是动,则病饥不饮食,咳唾则有血,心如悬也。凡此,胕肿骨痛诸病,皆本于肾。若肾之太溪脉绝,则死不治。太溪,在足内踝后跟骨上陷中之动脉也。

⑥黄元御《黄元御医书全集》腰脊头项痛者,肾主骨也。大便难,阴器不用者,肾窍于二阴也(土湿木郁,不能疏泄谷道,故大便难。肝主筋,木郁筋痿,故阴器不用)。饥不欲食,咳唾则有血者,土湿胃逆,肺金不降也。肺胃上逆,则收敛失政,君相浮升,故心悬头眩。太溪,少阴肾脉,在足内踝后陷中,其动应手。

⑦张琦《素问释义》土胜水,故肾膀胱病。太溪在足内踝后跟骨上动脉,肾之气也。

⑧高亿《黄帝内经素问详注直讲全集》〔批〕此言太阴司天,湿淫所胜之变与病也。

〔注〕胕,足也。肾脉从小指趋足心,出然谷内踝,故胕肿。肾主骨,故骨痛。阴痹者,潜伏不移,皆寒湿为患。肾脉贯脊与膀胱为表里,足太阳脉络脑下项,挟脊抵腰,故腰脊头项痛。时眩者,目昏而眩。此皆湿在表也。肾主津液,液亡故大便难。肾主阴,受湿为土所克,故气衰而不用。饥不欲食者,肾水亏而虚水盛,则腹中常饥,湿气甚而自病,脾气弱而又不欲食也。肾主唾,精衰无似济火,则虚阳上乘,唾而有血。肾藏气,肾衰不能纳气,则阴气上冲,心虚如悬,即经络所谓心悬若饥是也。此皆湿伤于肾而为病也。太溪,肾脉,在足内踝后跟骨上,绝则肾气绝矣,故不治。

〔讲〕至于民病,或为胕肿,或为骨痛阴痹,而至于按之不得,或为腰脊头项痛,或为时眩,或为大便难,阴气不用,饥不欲食,咳唾有血,心如悬等证。独是土胜克水,凡民之有病皆本于肾。肾,水也,以土来克水故也。故太溪者,足少阴肾经之穴也,在足内踝后跟骨上动脉应手处,若此处脉气一绝而肾气绝矣。肾气绝者,死不治。

⑨孟景春等《黄帝内经素问译释》人们多病浮肿,骨痛阴痹,阴痹之病按之不知痛处,腰脊头项疼痛,时时眩晕,大便困难,阳痿,饥饿而不欲进食,咳唾则有血,心悸如悬,病的根本在肾脏。如太溪脉绝,多属不治的死证。

⑩任廷革《任应秋讲〈黄帝内经〉素问》(讲解)"心如悬"是心发空的一种感觉,好像心被悬吊起来了一样。所述的病变表现,有的属于足太阳膀胱经的病变,有的属于足少阴肾的病变,肾和膀胱相表里嘛。肾与膀胱都属"水",太阴胜则土克水,土气太旺而伤肾水,所以说"病本于肾"。这种情况往往由于阳虚引发,阳若不虚水湿旺不到这个程度。"太溪绝,死不治","太溪"是足少阴肾脉之穴,"太溪"脉绝,说

184

黄帝内经运气篇 至真要大论集注

明肾阳虚到极点,是土湿邪气胜极的表现。

⑪张灿玾等《黄帝内经素问校释》阴气不用:此指阴痿病。马莳注:"阴气不举。"

发生浮肿骨痛阴痹等病,阴痹病,按之不知痛处,腰脊头项疼痛,时时眩晕,大便难,阳痿不举,饥不欲食,咳嗽唾血,心悬而不宁等病。病本在于湿邪伤肾。若太溪脉绝者,乃肾之真气已脱,多属不治的死证。

⑫方药中等《黄帝内经素问运气七篇讲解》[胕肿,骨痛,阴痹]"胕",指足背。"胕肿",即足肿。"骨痛",即全身骨节痛。"阴痹",病名。其临床特点及疾病部位见后文。

[阴痹者,按之不得,腰脊头项痛,时眩,大便难,阴气不用,饥不欲食,咳唾则有血,心如悬,病本于肾]"阴痹",病名。"按之不得",指骨痛无定处。"时眩",指阵发性眩晕。"阴气不用",指阴精之气不能敷布全身。"心如悬",指心中烦乱不实如虚悬胸中。这些症状,如"阴气不用","饥不欲食","咳唾有血","心如悬"等,应属于脾病。因为脾主运化,主行津液。脾病则不能为胃以行津液。津液不足则可以出现"咳唾有血","心如悬"等症状。脾病及胃则可以出现饥不欲食等症状。"腰脊头项痛时眩","按之不得"等,应属于肾病。因为肾主骨,腰为肾之府,脊骨头项为足太阳膀胱经脉循行部位。《灵枢·五邪》明确指出:"邪在肾,则病骨痛,阴痹,阴痹者,按之而不得,腹胀腰痛,大便难,肩背颈项痛,时眩,取之涌泉、昆仑,视有血者。"此与本段所论基本相同。但是在阴痹症状方面,却没有提到"阴气不用","饥不欲食","咳唾则有血","心如悬"等症状,即其明证。至于这里为什么只提"病本于肾"而不谈脾,理由已如前述。因为太阴司天之年,"湿淫所胜",脾病是必然的。脾病必然及肾,土胜必然乘水,所以重点提肾而未谈脾。

[太溪绝,死不治]"太溪",穴名,为足少阴肾经穴位。"太溪绝",即该穴处不能摸到动脉搏动。此表示肾气已绝,故曰:"太溪绝,死不治。"此处是指太阴司天之年,湿气偏胜,湿胜必然乘水,如果乘克太甚,则可导致人体肾气败绝而死亡。此与《气交变大论》中所述"太溪绝者,死不治"之义相同。

⑬王洪图等《黄帝内经素问白话解》人们易患浮肿、骨痛、寒湿之邪阻滞经脉引起的阴痹等病证。阴痹病表现为按之不知痛处,腰脊头项疼痛,时常眼前发黑,大便不爽,阳痿不举,饥不欲食,咳嗽唾血,心中有空悬的感觉等。引起这些病证的根本原因是土湿之气损伤了肾脏。如果足内踝下的太溪脉搏动断绝,这是肾脏衰败的反映,多属于难以治愈的死证。

⑭郭霭春《黄帝内经素问白话解》太溪:穴名。在足踝后跟骨上,动脉应手,候肾气。

人们多患浮肿,骨痛阴痹,按之不知痛处。腰脊头项疼痛,时常眩晕,大便困难,阴气不能运化,饥饿不愿吃东西,咳唾就有血,心不安宁像悬空一样,这些病的根本是在肾脏。如太溪脉绝,那是肾气已败,就会死亡不能救治。

第十九解

(一)内经原文

少阳司天,火淫所胜,则温气流行,金政不平。民病头痛发热恶寒而疟,热上皮肤痛,色变黄赤,**传而为水**,身面胕肿,腹满仰息,泄注赤白,疮疡,咳唾血,烦心,胸中热,甚则𬌗衄,病本于肺。**天府绝**,死不治。

(二)字词注释

(1)传而为水

①王冰《黄帝内经素问》此词未具体注释。

②马莳《黄帝内经素问注证发微》传而为水。

③张介宾《类经》此词未具体注释。

④张志聪《黄帝内经集注》肺者太阴,皆积水也。传为水者,逼其金水外溢,故为肿满之水病也。

⑤高士宗《黄帝素问直解》传而为水,言色变黄赤,乃火淫水热,传为水病也。

⑥黄元御《黄元御医书全集》此词未具体注释。

⑦张琦《素问释义》此词未具体注释。

⑧高亿《黄帝内经素问详注直讲全集》〔注〕传而为水。〔讲〕传变水病。

⑨孟景春等《黄帝内经素问译释》传于里则变为水病。

⑩任廷革《任应秋讲〈黄帝内经〉素问》此词未具体注释。

⑪张灿玾等《黄帝内经素问校释》火胜克金则肺气被伤,肺气不能通调水道,则水气泛滥而为肿胀等病。

⑫方药中等《黄帝内经素问运气七篇讲解》"传而为水",即由热生湿而出现水肿。

⑬王洪图等《黄帝内经素问白话解》如果进一步发展就会成为水病。

⑭郭霭春《黄帝内经素问白话解》热传于里,治节不行,变而为水病。

(2)天府绝

①王冰《黄帝内经素问》天府,在肘后内侧上,腋下同身寸之三寸,动脉应手,肺之气也。火胜而金脉绝,故死。

②马莳《黄帝内经素问注证发微》天府者,手太阴肺经之穴。在腋下三寸,臂臑廉动脉中。若此脉气绝,则死不治矣。

③张介宾《类经》天府,手太阴肺脉也,在臂臑内廉,腋下三寸动脉应手。金不胜火,则肺气竭而天府绝,故死不治。

④张志聪《黄帝内经集注》天府,肺脉,在腋下三寸,动脉应手,肺气已绝,故死不治。

⑤高士宗《黄帝素问直解》若肺脉之天府绝,则死不治。天府,在腋下三寸,动脉应手者是也。

⑥黄元御《黄元御医书全集》天府,太阴肺脉,在臂臑内廉腋下三寸,其动应手。

⑦张琦《素问释义》天府,在臂臑内廉,下腋三寸所,肺之气也。

⑧高亿《黄帝内经素问详注直讲全集》〔注〕天府,肺脉也,在臂臑内兼下腋三寸,绝则肺气绝矣,故不治。〔讲〕天府者,手太阴肺金之穴也,在臂臑内兼下腋三寸动脉应手处,若此处脉气一绝则肺气绝矣。肺气绝者,死不治。

⑨孟景春等《黄帝内经素问译释》如天府脉绝,多属不治的死证。

⑩任廷革《任应秋讲〈黄帝内经〉素问》"天府绝,死不治","天府"是手太阴肺脉之穴,"天府"脉绝,说明肺气虚到极点,是少阳相火邪气胜极的表现。

⑪张灿玾等《黄帝内经素问校释》《甲乙》卷三第二十四:"在腋下三寸,臂臑内廉动脉中,手太阴脉气所发。"若天府脉绝者,乃肺之真气已脱,多属不治的死证。

⑫方药中等《黄帝内经素问运气七篇讲解》"天府",穴名,为手太阴肺经穴位。"天府绝",即此穴处摸不到动脉搏动,表示肺气已绝,故曰:"天府绝,死不治。"意即少阳司天之年,火气偏胜,火胜必然刑金。如果乘克太过,则可导致人体肺气败绝而死亡。

⑬王洪图等《黄帝内经素问白话解》如果腋下三寸处的天府脉搏动断绝,这是肺脏衰败的反映,多属于难以治愈的死证。

⑭郭霭春《黄帝内经素问白话解》天府:穴名。在肘后内侧上,腋下同身寸之三寸,动脉应手,以候肺气。如天府脉绝,那是肺气已败,就会死亡不能救治。

(三)语句阐述

(1)少阳司天,火淫所胜,则温气流行,金政不平。

①王冰《黄帝内经素问》谓甲寅、丙寅、戊寅、庚寅、壬寅、甲申、丙申、戊申、庚申、壬申岁也。火来用事,则金气受邪,故曰金政不平也。

②马莳《黄帝内经素问注证发微》甲寅、丙寅、戊寅、庚寅、壬寅、甲申、丙申、戊申、庚申、壬申之岁,乃少阳司天也,少阳为相火,火淫所胜,则温气流行,金政不平。

③张介宾《类经》寅申岁也。相火淫胜于上,则金受其制,故温气流行,金政不平。

④张志聪《黄帝内经集注》少阳司天,寅申岁也。火淫所胜,故金政不平。

⑤高士宗《黄帝素问直解》少阳司天,寅申岁也。火淫所胜,则温气流行,金受火淫,故金政不平。

⑥黄元御《黄元御医书全集》此句未具体注释。

⑦张琦《素问释义》此句未具体注释。

⑧高亿《黄帝内经素问详注直讲全集》〔批〕此言少阳司天,火淫所胜之变与病也。

〔注〕司天火甚,温气流行,金失其政。

〔讲〕如寅申之岁,少阳司天,少阳为相火,火淫所胜,则温热之气必为之流行,且火胜克金,是以金政不平也。

⑨孟景春等《黄帝内经素问译释》少阳司天,火气淫胜,则温热之气流行,秋金之令不平。

⑩任廷革《任应秋讲〈黄帝内经〉素问》(讲解)少阳司天之气对人体的病理影响。相火淫胜,火要克金,所以"金政不平","金政"是指秋金之气,是指秋金时节火热邪气流行,"平"是"正常"之意。

⑪张灿玾等《黄帝内经素问校释》少阳司天之年,火气淫其所胜之金气,则温气流行,金之政令不得平静。

⑫方药中等《黄帝内经素问运气七篇讲解》[少阳司天,火淫所胜]"少阳司天",即少阳相火司天之年。凡是在年支上逢寅、逢申之年,均属少阳司天之年。"火淫所胜",即火热之气偏胜。王冰注:"谓甲寅、丙寅、戊寅、庚寅、壬寅、甲申、丙申、戊申、庚申、壬申岁也。"此句意即六十年中,上述年份即属少阳相火司天之年,火热之气偏胜,尤其是上半年气候炎热。

[温气流行,金政不平]"温气流行",指温热之气流行。"金",指清凉之气。"金政不平",指应凉不凉。此句意即少阳相火司天之年,气候炎热,应凉不凉。用五行概念来说,就是火胜必然刑金。王冰注:"火来用事,则金气受邪,故曰金政不平也。"张介宾注:"相火淫胜于上,则金受其制。"均属此义。

⑬王洪图等《黄帝内经素问白话解》少阳司天的年份,火气淫胜,制约金气,故温热的气候流行,金气不能发挥清肃下降的作用。

⑭郭霭春《黄帝内经素问白话解》少阳司天,火气偏胜,就会温热之气流行,金失其清肃之气,所以不能当令。

(2)民病头痛发热恶寒而疟,热上皮肤痛,色变黄赤,传而为水,身面胕肿,腹满仰息,泄注赤白,疮疡,咳唾血,烦心,胸中热,甚则鼽衄,病本于肺,天府绝,死不治。

①王冰《黄帝内经素问》火炎于上,金肺受邪,客热内燔,水无能救,故化生诸病也。制火之客则已矣。(〔新校正云〕按《甲乙经》邪在肺,则皮肤痛,发寒热。盖少阳司天之岁,火克金,故病如是也。)天府,在肘后内侧上,腋下同身寸之三寸,动脉应手,肺之气也。火胜而金脉绝,故死。

②马莳《黄帝内经素问注证发微》其民病,有为头痛,为发热恶寒而疟,为热上皮肤痛,及色变黄赤。又传而为水,身面胕肿,为腹满,为仰息,为泄注赤白,为疮疡,为咳唾血,为烦心,为胸中热,甚则有为鼽为衄,皆火来胜金,而病本于肺也。天府者,手太阴肺经之穴。在腋下三寸,臂臑廉动脉中。若此脉气绝,则死不治矣。

③张介宾《类经》相火用事,金气受邪,客热内燔,水不能制,故为此诸病,皆本于肺也。天府,手太阴肺脉也,在臂臑内廉,腋下三寸动脉应手。金不胜火,则肺气竭而天府绝,故死不治。

④张志聪《黄帝内经集注》少阳之火,在天为暑,故民病头痛寒热而疟。热上皮肤色变黄赤,火上淫于肺也。肺者太阴,皆积水也。传为水者,逼其金水外溢,故

为肿满之水病也。仰息，肺气逆而不得偃息也。泄注赤白疮疡唾血烦心，火热盛也。衄血，甚而及于肺也。此火淫胜金，故病本于肺。天府，肺脉，在腋下三寸，动脉应手，肺气已绝，故死不治。

⑤高士宗《黄帝素问直解》恶，去声。民病头痛，发热恶寒而疟，热上皮肤痛，火淫肺金也。五邪篇云：邪在肺，则病皮肤痛，寒热者是也。色变黄赤，即上文溺色变也。传而为水，言色变黄赤，乃火淫水热，传为水病也。身面胕肿，腹满喘息，泄注赤白，疮疡，咳唾血，烦心，胸中热，甚则衄血，即上文疮疡胕肿，咳喘唾血，血泄衄血，胸中热烦之病，故病亦本于肺，火淫金病也。若肺脉之天府绝，则死不治。天府，在腋下三寸，动脉应手者是也。

⑥黄元御《黄元御医书全集》少阳司天，火淫所胜，则燥金受害，故民生火刑金败之病。天府，太阴肺脉，在臂臑内廉腋下三寸，其动应手。

⑦张琦《素问释义》（热上）字衍。火胜金，与少阴司天火同，故肺病。天府，在臂臑内廉，下腋三寸所，肺之气也。

⑧高亿《黄帝内经素问详注直讲全集》〔批〕此言少阳司天，火淫所胜之变与病也。

〔注〕病见头痛，火性上炎也。寒热而疟，燥火分争也。皮肤痛，肺主皮毛也。色变黄赤，热蒸于里也。传而为水，肺行降下之令，肺病不能降下，火蒸外溢，故身面胕肿也。腹满，热在中也。仰息，热伤气，必仰息始快也。泄注赤白，热伤气血也。咳唾血，热伤肺也。烦心，胸中热，肺之部位也。衄，久也，涕久不通，遂至窒塞也。衄，鼻中血也。此皆火胜伤肺之病也。天府，肺脉也，在臂臑内兼下腋三寸，绝则肺气绝矣，故不治。

〔讲〕至于民病，或为头痛，或为发热恶寒而疟，或为热上皮肤痛，或为色变黄赤，或为传变水病，以至身面胕肿，或为腹满仰息，泄注赤白，或为疮疡咳唾血，烦心胸中热，甚则衄血等证。独是火胜克金，凡民之有病者，皆本于肺。肺，金也，以火来胜金故也。故天府者，手太阴肺金之穴也，在臂臑内兼下腋三寸动脉应手处，若此处脉气一绝则肺气绝矣。肺气绝者，死不治。

⑨孟景春等《黄帝内经素问译释》人们多病头痛，发热恶寒而发疟疾，热气在上，皮肤疼痛，色变黄赤，传于里则变为水病，身面浮肿，腹胀满，仰面喘息，泄泻暴注，赤白下痢，疮疡，咳嗽吐血，心烦，胸中热，甚至鼻流涕出血，病的根本在肺脏。如天府脉绝，多属不治的死证。

⑩任廷革《任应秋讲〈黄帝内经〉素问》（讲解）所描述的这些病变表现基本上是太阴肺金的问题，火热克太阴肺金，所以说"病本于肺"，是火气伤了肺津、肺气之故。"天府绝，死不治"，"天府"是手太阴肺脉之穴，"天府"脉绝，说明肺气虚到极点，是少阳相火邪气胜极的表现。

⑪张灿玾等《黄帝内经素问校释》传而为水：火胜克金则肺气被伤，肺气不能通调水道，则水气泛滥而为肿胀等病。天府，《甲乙》卷三第二十四："在腋下三寸，

臂臑内廉动脉中,手太阴脉气所发。"

人们易患头痛,发热恶寒而为疟病,热在上部,皮肤痛,颜色变为黄赤,进一步传变则成为水病,身面浮肿,腹满,仰面喘息,泄泻如注,下利赤白,疮疡,咳嗽唾血,心烦,胸中热,甚则鼻塞衄血等病。病本在于火邪伤肺。若天府脉绝者,乃肺之真气已脱,多属不治的死证。

⑫方药中等《黄帝内经素问运气七篇讲解》[民病头痛,发热恶寒而疟,热上皮肤痛,色变黄赤,传而为水,身面胕肿,腹满仰息,泄注赤白,疮疡,咳唾血,烦心,胸中热,甚则鼽衄]"疟",即疟疾。"热上皮肤痛",即皮肤因火热而疼痛。"色变黄赤",即皮肤出现黄疸或皮肤泛赤。"传而为水",即由热生湿而出现水肿。"身面胕肿",即全身浮肿。"腹满",即腹部胀满,此处是指腹中有水。"仰息",即仰头呼吸,不能平卧。此处是指呼吸困难。"泄注赤白",指痢疾。"疮疡",即皮肤生疮溃疡。"咳唾血",即咳血唾血。"烦心",即心中烦乱。"胸中热"即胸中烦热。"鼽衄"即鼻出血。上述症状,从定位来说,有的属于心病,例如烦心,胸中热等。有的是属于肺或大肠病。例如发热恶寒,皮肤痛,仰息,鼽衄,泄注赤白,咳唾血。从定性来看则均属火证、热证。其中身面胕肿、腹满、皮色黄等,虽然可以定性为湿,但是由于其系"传而为水",亦即水是在热的基础上产生,因此其性质仍然是属于火热。全句意即少阳相火司天之年,由于气候炎热,暑可以伤心,心病必然传肺,火胜必然刑金,所以少阳司天之年,尤其是该年的上半年,人体疾病以心肺热病为主。

[病本于肺]"病",指上述各种病症。"病本于肺",意即上述各种病症多属肺病。至于上述病症中有关心病问题如何理解,已在少阴司天之年中作过讨论,此不赘述。

[天府绝,死不治]"天府",穴名,为手太阴肺经穴位。"天府绝",即此穴处摸不到动脉搏动,表示肺气已绝,故曰:"天府绝,死不治。"意即少阳司天之年,火气偏胜,火胜必然刑金。如果乘克太过,则可导致人体肺气败绝而死亡。此与《气交变大论》中所述"太渊绝者,死不治"之义相同。

⑬王洪图等《黄帝内经素问白话解》人们易患头痛,发热恶寒而为疟疾,热气在上,皮肤疼痛且颜色变为黄赤,如果进一步发展就会成为水病,头面及全身浮肿,腹胀满,仰面喘息,泄泻如注,赤白痢疾,疮疡,咳血,唾血,心烦,胸中热,甚至鼻塞流涕,衄血等。引起这些病证的根本原因在于火邪伤了肺脏。如果腋下三寸处的天府脉搏动断绝,这是肺脏衰败的反映,多属于难以治愈的死证。

⑭郭霭春《黄帝内经素问白话解》天府:穴名。在肘后内侧上,腋下同身寸之三寸,动脉应手,以候肺气。

人们多患头痛,发热恶寒而发疟疾,热气在上,皮肤疼痛,色变黄赤,热传于里,治节不行,变而为水病,身面浮肿、腹满、仰息、泄泻暴注、赤白下痢、疮疡、唾血、心烦、胸中热,甚至鼻中流血,这些病的根本是在肺脏。如天府脉绝,那是肺气已败,就会死亡不能救治。

第二十解

(一)内经原文

阳明司天,燥淫所胜,则木乃晚荣,草乃晚生,筋骨内变。**大凉革候**[注1],名木敛生,菀于下,草焦上首[注2],蛰虫来见[注3]。民病左胠胁痛,寒清于中感而疟,咳,腹中鸣,注泄**鹜溏**,心胁暴痛,不可反侧,嗌干面尘,腰痛,丈夫癫疝,妇人少腹痛,目昧眦,疡疮痤痈,病本于肝。**太冲绝**,死不治。

[注1]大凉革候:郭霭春《黄帝内经素问校注》、张灿玾等《黄帝内经素问校释》、方药中等《黄帝内经素问运气七篇讲解》、人民卫生出版社影印顾从德本《黄帝内经素问》将"大凉革候"四字至于"感而疟"后;孟景春等《黄帝内经素问译释》将"大凉革候"四字至于此处,其注:原在下文"感而疟"后,据《类经》移此。

另:王冰《重广补注黄帝内经素问》、马莳《黄帝内经素问注证发微》、张志聪《黄帝内经素问集注》、高士宗《黄帝素问直解》、张琦《素问释义》、高亿《黄帝内经素问详注直讲全集》、任廷革《任应秋讲〈黄帝内经〉素问》、王洪图等《黄帝内经素问白话解》将"大凉革候"四字至于"感而疟"后;张介宾《类经》将"大凉革候"四字至于此处;黄元御《素问悬解》:原文语序改动较大,为"阳明司天,燥淫所胜,则大凉革候,木乃晚荣,草乃晚生,生菀于下,名木敛,草焦上首,蛰虫来见,民病寒清于中,筋骨内变,左胠胁痛腰痛,心胁暴痛,不可反侧,腹中鸣,注泄鹜溏,丈夫癫疝,妇人少腹痛,感而疟,咳,嗌干面尘,目昧眦疡,疮痤痈肿。病本于肝,太冲绝,死不治"。

[注2]名木敛生,菀于下,草焦上首:郭霭春《黄帝内经素问校注》、张灿玾等《黄帝内经素问校释》将"名木敛,生菀于下,草焦上首"至于"鹜溏"后,其中张灿玾引吴崑注:"金主收,故名木敛,木气不得上升,而其萌生者菀积于下";方药中等《黄帝内经素问运气七篇讲解》将"名木敛生,菀于下、草焦上首"至于"鹜溏"后;孟景春等《黄帝内经素问译释》将"名木敛生,菀于下,草焦上首"至于此处,其注:原在下文"鹜溏"后,据《类经》移此。

另:王冰《重广补注黄帝内经素问》、马莳《黄帝内经素问注证发微》、张志聪《黄帝内经素问集注》、高士宗《黄帝素问直解》、高亿《黄帝内经素问详注直讲全集》、任廷革《任应秋讲〈黄帝内经〉素问》、王洪图等《黄帝内经素问白话解》将"名木敛,生菀于下,草焦上首"至于"鹜溏"后;张介宾《类经》将"名木敛生菀于下,草焦上首"至于此处;张琦《素问释义》将"名木敛生,菀于下,草焦上首"至于"鹜溏"后,其注:十一字衍文。

[注3]蛰虫来见:郭霭春《黄帝内经素问校注》、张灿玾等《黄帝内经素问校释》、方药中等《黄帝内经素问运气七篇讲解》、人民卫生出版社影印顾从德本《黄帝内经素问》将"蛰虫来见"四字至于"痛"后;孟景春等《黄帝内经素问译释》将"蛰虫来见"四字至于此处,其注:原在下文"疮痤痈"后,据《类经》移此。

另:王冰《重广补注黄帝内经素问》、马莳《黄帝内经素问注证发微》、张志聪《黄帝内经素问集注》、高士宗《黄帝素问直解》、张琦《素问释义》、高亿《黄帝内经素问详注直讲全集》、任廷革《任应秋讲〈黄帝内经〉素问》、王洪图等《黄帝内经素问白话解》将"蛰虫来见"四字至于"痛"后,其中张琦注:句衍;张介宾《类经》将"蛰虫来见"四字至于此处。

(二)字词注释

(1)大凉革候

①王冰《黄帝内经素问》大凉,次寒也。大凉且甚,阳气不行。

②马莳《黄帝内经素问注证发微》大凉革候。

③张介宾《类经》金气大凉,能革发生之候。

④张志聪《黄帝内经集注》大凉革候者,夏秋之交变炎暑而为清凉也。

⑤高士宗《黄帝素问直解》春行秋令,则大凉革候。

⑥黄元御《黄元御医书全集》此词未具体注释。

⑦张琦《素问释义》此词未具体注释。

⑧高亿《黄帝内经素问详注直讲全集》〔注〕革,更也,改也。大凉则失常候。〔讲〕大凉革候。

⑨孟景春等《黄帝内经素问译释》原在下文"感而疟"后,据《类经》移此。大凉之气使天气反常。

⑩任廷革《任应秋讲〈黄帝内经〉素问》此词未具体注释。

⑪张灿玾等《黄帝内经素问校释》大凉之气改变气候。

⑫方药中等《黄帝内经素问运气七篇讲解》"大凉",指气候清凉。"革候",指改变了气候。"大凉革候",即由于气候反常,应温不温,使季节与气候、物候不相适应。

⑬王洪图等《黄帝内经素问白话解》大凉之气改变了原来的气候。

⑭郭霭春《黄帝内经素问白话解》大凉之气使天气反常。

(2)鹜(wù)溏

①王冰《黄帝内经素问》此词未具体注释。

②马莳《黄帝内经素问注证发微》鹜溏。

③张介宾《类经》飧泄。

④张志聪《黄帝内经集注》腹中鸣,注泄鹜溏,寒清于中也。

⑤高士宗《黄帝素问直解》鹜溏。

⑥黄元御《黄元御医书全集》木陷而风生,下泄后窍,故腹鸣注泄。

⑦张琦《素问释义》此词未具体注释。

⑧高亿《黄帝内经素问详注直讲全集》〔注〕大凉则失常候,乘肺则咳,肺络大肠,则腹鸣,甚则注泄,如鹜之溏也。〔讲〕鹜溏。

⑨孟景春等《黄帝内经素问译释》大便稀溏。

⑩任廷革《任应秋讲〈黄帝内经〉素问》"鹜溏"是极稀的粪便,即粪便中夹有水,不是一般的溏泻。

⑪张灿玾等《黄帝内经素问校释》鸭溏泄泻。

⑫方药中等《黄帝内经素问运气七篇讲解》"鹜溏",指大便不成形。上述症状,从定位来看,有的属于肺和大肠病,例如"感而疟","腹中鸣","注泄","鹜溏"等。

⑬王洪图等《黄帝内经素问白话解》鸭溏。

⑭郭霭春《黄帝内经素问白话解》大便稀溏。

(3)太冲绝

①王冰《黄帝内经素问》太冲在足大指本节后二寸,脉动应手,肝之气也。金来伐木,肝气内绝,真不胜邪,死其宜也。

②马莳《黄帝内经素问注证发微》太冲者,足厥阴肝经之穴,在足大指本节后二寸动脉中。若此脉气绝,则死不治矣。

③张介宾《类经》太冲,足厥阴肝脉也,在足大指本节后二寸,动脉应手。木不胜金,则肝气竭而太冲绝,故死不治。

④张志聪《黄帝内经集注》太冲,在足大指本节后二寸,动脉应手,肝经之俞穴也。肝气已绝,故死不治。

⑤高士宗《黄帝素问直解》太冲,在足大指本节后二寸,肝经之俞穴也。

⑥黄元御《黄元御医书全集》太冲,厥阴肝脉,在足大指本节后二寸,其动应手。

⑦张琦《素问释义》太冲足大指本节后二寸,脉动应手,肝之气也。

⑧高亿《黄帝内经素问详注直讲全集》〔注〕太冲,肝脉也,在足大指本节后二寸动脉应手处,绝则肝气绝矣,故不治。〔讲〕太冲者,足厥阴肝经之穴也,本足大指本节后二寸动脉应手处,若此处脉气一绝,则肝气绝矣。肝气绝者,死不治。

⑨孟景春等《黄帝内经素问译释》如太冲脉绝,多属不治的死证。

⑩任廷革《任应秋讲〈黄帝内经〉素问》"太冲绝,死不治","太冲"是足厥阴肝脉之穴,"太冲"脉绝,说明肝气伤到极点,是阳明燥金邪气胜极的表现。

⑪张灿玾等《黄帝内经素问校释》若太冲脉绝者,乃肝之真气已脱,多属不治的死证。

⑫方药中等《黄帝内经素问运气七篇讲解》"太冲",穴名,为足厥阴肝经穴位。"太冲绝",即该穴处摸不到动脉搏动,表示肝气已绝,故曰:"太冲绝,死不治。"此处是指阳明司天之年,金气偏胜。金胜必然克木,如果乘克太过,则可以导致人体肝气败绝而死亡。

⑬王洪图等《黄帝内经素问白话解》如果大趾后足背部的太冲脉搏动断绝,这是肝脏之气即将衰败的反映,多属于难以治愈的死证。

⑭郭霭春《黄帝内经素问白话解》太冲:穴名。在足大趾本节后二寸,动脉应手。以候肝气。如太冲脉绝,那是肝气已败,就会死亡不能救治。

(三)语句阐述

(1)阳明司天,燥淫所胜,则木乃晚荣,草乃晚生,筋骨内变。大凉革候,名木敛生,菀于下,草焦上首,蛰虫来见。

①王冰《黄帝内经素问》谓乙卯、丁卯、己卯、辛卯、癸卯、乙酉、丁酉、己酉、辛酉、癸酉岁也。金胜,故草木晚生荣也。配于人身,则筋骨内应而不用也。

②马莳《黄帝内经素问注证发微》乙卯、丁卯、己卯、辛卯、癸卯、乙酉、丁酉、己酉、辛酉、癸酉之岁,乃阳明司天也,阳明为燥金,故燥淫所胜,木乃晚荣迟也。草乃晚生,以木克于金也。人之筋骨变于内。

③张介宾《类经》卯酉岁也。燥金淫胜于上,则木受其克,故草木生荣俱晚。其在于人,则肝血受伤,不能营养筋骨,故生内变。且金气大凉,能革发生之候,故草木之应如此。然阳明金气在上,则少阴火气在下,故蛰虫来见也。大凉革候以下四句,旧在下文感而疟之后,今改移于此。

④张志聪《黄帝内经集注》阳明司天,卯酉岁也。燥金淫胜于上,则木受其制,故草木生荣俱晚。肝血伤而不能荣养筋骨,故生内变。

⑤高士宗《黄帝素问直解》阳明司天,卯酉岁也。燥淫所胜,金胜木虚,则木乃晚荣,草乃晚生。肝血不荣养其筋骨,而筋骨内变,则民病左胠胁痛。

⑥黄元御《黄元御医书全集》此句未具体注释。

⑦张琦《素问释义》(名木敛生,菀于下,草焦上首),十一字衍文。(蛰虫来见),句衍。

⑧高亿《黄帝内经素问详注直讲全集》〔批〕此言阳明司天,燥淫所胜之变与病也。

〔注〕司天燥甚,故木晚荣,草晚生。燥甚则凝血,筋骨失其养,故内变。

〔讲〕如卯酉之岁,阳明司天,阳明为燥金,燥淫所胜,金专其令,则木乃为之晚荣,草乃为之晚生,筋骨为之内变矣。

⑨孟景春等《黄帝内经素问译释》大凉革候:原在下文"感而疟"后,据《类经》移此。名木敛生……草焦上首:原在下文"鹜溏"后,据《类经》移此。

阳明司天,燥气淫胜,则树木繁荣推迟,草类生长较晚。筋骨发生变化,大凉之气使天气反常,树木生发之气被抑制而郁伏于下,草类的花叶均现焦枯,应该蛰伏的虫类反而出动。

⑩任廷革《任应秋讲〈黄帝内经〉素问》(讲解)阳明司天之气对人体的病理影响。阳明司天而燥淫胜,"晚荣"是指草木迟迟地长不起来,"晚生"是"迟生"之意,木之晚荣、草之晚生都是燥热太过之故。

⑪张灿玾等《黄帝内经素问校释》大凉革候:大凉之气改变气候。名木敛,生菀于下:金气过胜则虽大木亦必发生收敛不荣的现象,其发生之萌芽,郁积于下。吴崑注:"金主收,故名木敛,木气不得上升,而其萌生者菀积于下。"

阳明司天之年,燥气淫其所胜之木气,则树木繁荣推迟,草类生长较晚,筋骨发生变化。

⑫方药中等《黄帝内经素问运气七篇讲解》[阳明司天,燥淫所胜]"阳明司天",即阳明燥金司天之年。凡是年支上逢卯、逢酉之年,均属阳明司天之年。"燥淫所胜",即燥气偏胜,气候偏凉。王冰注:"谓乙卯、丁卯、己卯、辛卯、癸卯、乙酉、丁酉、己酉、辛酉、癸酉岁也。"此句意即六十年中,上述年份即属阳明燥金司天之年,燥气偏胜,尤其是上半年气候偏燥,雨水减少,气温偏低。

[木乃晚荣,草乃晚生]"木",指树木。"草",指青草。"晚荣","晚生",均指萌芽生长较一般年份推后。此句意即阳明司天之年,由于气候偏凉,春行秋令,所以应生不生,应长不长,生长缓慢。

[名木敛生,菀于下,草焦上首]"名木敛生",即树木萌发生长不好。"菀于下",指生长缓慢。"草焦上首",指花草枯萎。此句意即阳明燥金司天之年,春行秋令,应温反凉,所以植物生长缓慢。此与上述之"木乃晚荣,草乃晚生"之义相同,都是

对阳明司天之年气候、物候变化的形象描述。由于如此，所以张介宾《类经》对这一段文字重新加以编次为："阳明司天，燥淫所胜，则木乃晚荣，草乃晚生，筋骨内变，大凉革候，名木敛生，菀于下，草焦上首，蛰虫来见。"并注云："大凉革候以下四句，旧在下文感而疟之后，今改移于此。"我们认为张氏改得有理，但张氏仍将叙述病候的"筋骨内变"这一句夹在其中，仍有不类之处，是为美中之不足。

[蛰虫来见]"蛰虫来见"，即蛰虫仍然蛰伏不动。此句意即阳明燥金司天之年，气候偏凉，春令不温，所以蛰虫仍然继续蛰伏，应动不动。张介宾将此句编次于前文"大凉革候"等句之后，甚是。

⑬王洪图等《黄帝内经素问白话解》阳明司天的年份，燥气淫胜，制约木气，故树木繁荣的时间推迟，草类生长较晚。人体的筋骨发生病变。

⑭郭霭春《黄帝内经素问白话解》阳明司天，燥气偏胜，则草木回春较晚。在人则筋骨发生病变。大凉之气使天气反常，所以大树枝梢枯敛，而生气郁伏于下，草梢也因之焦干，应该蛰伏的虫类反而出现。

（2）民病左胠胁痛，寒清于中感而疟，咳，腹中鸣，注泄鹜溏，心胁暴痛，不可反侧，嗌干面尘，腰痛，丈夫㿉疝，妇人少腹痛，目昧眦，疡疮痤痈，病本于肝。太冲绝，死不治。

①王冰《黄帝内经素问》大凉之气，变易时候，则人寒清发于中，内感寒气，则为痎疟也。大肠居右，肺气通之，今肺气内淫，肝居于左，故左胠胁痛，如刺割也。其岁民自注泄，则无淫胜之疾也。大凉，次寒也。大凉且甚，阳气不行，故木容收敛，草荣悉晚。生气已升。阳不布令，故闭积生气而稸于下也。在人之应，则少腹之内，痛气居之。发疾于仲夏，疮疡之疾犹及秋中，疮痤之类生于上，痈肿之患生于下，疮色虽赤，中心正白，物气之常也。（〔新校正云〕按《甲乙经》腰痛不可以俯仰，丈夫㿉疝，妇人少腹肿，甚则咽干面尘，为肝病。又胸满洞泄，为肝病。又心胁痛不能反侧，目锐眦痛，缺盆中肿痛，掖下肿马刀挟瘿，汗出振寒疟，为胆病。盖阳明司天之岁，金克木，故病如是。又按《脉解》云：厥阴所谓㿉疝妇人少腹肿者，厥阴者辰也，三月阳中之阴，邪在中，故曰㿉疝少腹肿也。）太冲在足大指本节后二寸，脉动应手，肝之气也。金来伐木，肝气内绝，真不胜邪，死其宜也。

②马莳《黄帝内经素问注证发微》其民病，为左胠胁痛肝居于左。为寒冷于中，为感而成疟。及大凉革候，民病又为咳，为腹中鸣，为注泄，为鹜溏，至于名木敛，其生意而菀于下，草焦其上首，民病又为心胁暴痛，不可以反侧，为嗌干，为面尘，为腰痛，为丈夫㿉疝，为妇人少腹痛，为目昧，为眦生疡疮，为痤，为痈。其蛰虫则有时来见，皆金来胜木，而病本于肝。《灵枢·经脉篇》以心胁痛不能转侧，面微有尘，为胆病。以腰痛不可以俛仰，丈夫㿉疝，妇人少腹肿，为肝病。太冲者，足厥阴肝经之穴，在足大指本节后二寸动脉中。若此脉气绝，则死不治矣。

③张介宾《类经》左胠胁痛等证，皆肝经病，肝木主左也。按《经脉篇》以心胁痛不能转侧，面微有尘，为足少阳胆病；腰痛不可俛仰，丈夫㿉疝，妇人少腹痛，嗌干

面尘㿠泄,为足厥阴肝病。此以肝与胆为表里,木被金伤,故诸病皆本于肝也。骛,木务、二音。癫,音颓。瘯,才何切。太冲,足厥阴肝脉也,在足大指本节后二寸,动脉应手。木不胜金,则肝气竭而太冲绝,故死不治。

④张志聪《黄帝内经集注》左胠胁痛,肝经病也。感寒清而成疟者,秋成痎疟也。大凉革候者,夏秋之交变炎暑而为清凉也。腹中鸣,注泄骛溏,寒清于中也。菀,茂也。名木敛于上而生菀于下,草焦上首,肃杀之气淫于上也。心胁暴痛,不可反侧,嗌干面尘,癫疝眦疡,皆肝经之病。盖金淫于上,故病本于肝。太冲,在足大指本节后二寸,动脉应手,肝经之俞穴也。肝气已绝,故死不治。(眉批)顾氏影宋本伤作疡。高士宗《直解》从之,此注亦作疡字。又:秋气始于上。

⑤高士宗《黄帝素问直解》末,旧本讹来,今改。寒清之金气客于中,则感而为疟。春行秋令,则大凉革候,革候则病咳,腹中鸣,注泄骛溏矣。木乃晚荣,则名木敛而生气郁于下,草乃晚生,则草焦上首而瘯于上。经脉论云:胆是动,则病心胁痛,不能转侧。肝是动,则病嗌干面尘,腰痛,丈夫癫疝,妇人少腹肿也。目为肝窍,故目昧。胆脉起于目锐眦,故眦疡。疮疵痛者,肝血虚也。蛰虫未见者,蛰虫见于春,今草木晚发,故蛰虫未见。而病本于肝,若肝脉之太冲绝,则死不治。太冲,在足大指本节后二寸,肝经之俞穴也。

⑥黄元御《黄元御医书全集》阳明司天,燥淫所胜,则风木受害,故民生金刑木败之病。肝主筋,行于左胁,故筋骨变,左胁痛。木陷于水,故腰痛(肾位在腰)。君火失生,故心痛。木陷而风生,下泄后窍,故腹鸣注泄。肝气寒凝,故成癫疝。木主色,故面尘。肝窍于目,故目昧眦疡。太冲,厥阴肝脉,在足大指本节后二寸,其动应手。

⑦张琦《素问释义》(目昧眦)句有误。金胜木,故肝胆病。太冲足大指本节后二寸,脉动应手,肝之气也。

⑧高亿《黄帝内经素问详注直讲全集》〔批〕此言阳明司天,燥淫所胜之变与病也。

〔注〕肝脉布胁,其位居左,故左胠痛。燥气清,肝气温,温清分争,故相感为疟。革,更也,改也。大凉则失常候,乘肺则咳,肺络大肠,则腹鸣,甚则注泄,如骛之溏也。金主收,故名木敛,其有萌蘖之生皆菀积于下,虽草尚丛生,燥气甚而皆焦其上也。心痛不可反侧者,燥胜伤肝也。嗌干面尘腰痛者,燥伤肝经之气血也。癫疝腹痛者,以肝脉绕阴器,抵小腹,肝受燥邪凝滞气血为病也。肝脉系目系,与胆为表里,胆脉起两目锐眦,故目昧眦间。疡疮瘯痛者,以木受金克,血凝而气不流也。阳明司天,与二阳合气,二阳,阳气至也,故蛰虫来见,此皆燥甚伤肝而为病也。太冲,肝脉也,在足大指本节后二寸动脉应手处,绝则肝气绝矣,故不治。

〔讲〕至于民病,或为左胠胁痛,或为寒清于中感而成疟,大凉革候,或为咳,腹中鸣,注泄骛溏。且燥气大行,名木为之收敛。萌生者,菀积于下,百草皆焦枯其上首。兼燥气中人,或为心胁暴痛不可反侧,或为嗌干面尘腰痛,或为丈夫癫疝,妇人少腹痛,或为目昧眦间,疡疮痤痈等证。民病如是,则蛰虫得气之先而来见,又何待言?独是金胜克木,凡民之有病者,皆本于肝。肝,木也,以金来胜木故也。故太冲者,足厥阴肝经之穴也,本足大指本节后二寸动脉应手处,若此处脉气一绝,则肝气绝矣。肝气绝者,死不治。

⑨孟景春等《黄帝内经素问译释》人们多病左肤胁疼痛,寒凉清肃之气感受之后则为疟疾、咳嗽、腹中鸣响、暴注泄泻、大便稀溏、心胁突然剧痛,不能转侧,咽喉干燥,面色如蒙尘,腰痛,男子癫疝,妇女少腹疼痛,眼目昏昧不明,眼角疼痛,疮疡痛痤,病的根本在肝脏。如太冲脉绝,多属不治的死证。

⑩任廷革《任应秋讲〈黄帝内经〉素问》(讲解)"鹜溏"是极稀的粪便,即粪便中夹有水,不是一般的溏泻;"痤"是皮肤上的小疖子,疮比痤要大,痈比疮更大,这些皮肤疮肿是燥热邪气轻重不同的表现,甚则为"痈",其次为"疮",轻者为"痤"。这里所记述的病变表现,均为少阳胆、厥阴肝的病变表现,阳明燥金之气胜,金克木,所以说"病本于肝"。在临床上肝与胆的关系要掌握,比如胸胁痛、两胁疼痛,是责于少阳胆,还是责于厥阴肝?这取决于是外感还是内伤;外感胁痛一定要考虑少阳胆,内伤胁痛一定是考虑厥阴肝,这是由经脉的表里关系所决定的。"太冲绝,死不治","太冲"是足厥阴肝脉之穴,"太冲"脉绝,说明肝气伤到极点,是阳明燥金邪气胜极的表现。

⑪张灿玾等《黄帝内经素问校释》人们易患左肤胁部疼痛,寒凉之气感受于内,则发生疟病,大凉之气改变气候,发生咳嗽,腹中雷鸣,鸭溏泄泻等病。大木收缩而不繁荣,郁于下部而不生发,草的上部焦枯。发生心胁急剧疼痛,不能转侧,咽干,面色如尘,腰痛,男子易患疝病,女子易患少腹疼痛,目视不清,眼角疮疡,痤疮痛疡等病。蛰虫于归藏时反而出现。病本在于燥邪伤肝。若太冲脉绝者,乃肝之真气已脱,多属不治的死证。

⑫方药中等《黄帝内经素问运气七篇讲解》[筋骨内变,民病左肤胁痛,寒清于中,感而疟,大凉革候,咳,腹中鸣,注泄,鹜溏]"筋骨内变",指人体的筋和骨发生病变。"左肤胁痛",指左胁肋疼痛。"寒清于中",指上述这些症状在性质上属于虚寒。"感",即外感清凉之气。"疟",指发热恶寒或寒热往来。"感而疟",即人体因感受清凉而出现发热恶寒等症状。"大凉",指气候清凉。"革候",指改变了气候。"大凉革候",即由于气候反常,应温不温,使季节与气候、物候不相适应。"腹中鸣",即腹鸣,肠鸣有声。"注泄",指腹泄。"鹜溏",指大便不成形。上述症状,从定位来看,有的属于肺和大肠病,例如"感而疟"、"腹中鸣"、"注泄"、"鹜溏"等;有的属于肝病,例如"左肤胁痛","筋骨内变"等。从定性来看,均属寒凉。这就是所谓的"寒清于中"。全句意即阳明燥金司天之年,由于气候偏凉,金胜必然乘肝,因此在临床上容易发生上述肺肝的寒证。

[心胁暴痛,不可反侧,嗌干,面尘,腰痛,丈夫癫疝,妇人少腹痛,目昧,眦疡,疮,痤,痈]"心胁暴痛,不可反侧",指胸胁剧痛,活动受限。"嗌干",指咽干。"丈夫

癫疝",指男性患者阴囊肿大,麻木不仁。"目眛",指视力减退,视物不清。"眦疡",指眼角溃烂。"疮",指皮肤生疮。"痤",即痤疮。"痈",即大面积溃疡。这些症状有的属于肝病,例如:"心胁暴痛""癫疝""少腹痛""目眛""眦疡"等。有的属于肺病;例如:"嗌干""面尘""疮""痤""痈"等。全段意即阳明司天之年,人体容易发生肺病或肝病。

[病本于肝]"病",指上述各种病症。"病本于肝",意即上述各种病症多属肝病。至于如何理解上述病症中有关肺病问题的道理,是由于阳明司天,肺病属于必然,详见前解。

[太冲绝,死不治]"太冲",穴名,为足厥阴肝经穴位。"太冲绝",即该穴处摸不到动脉搏动,表示肝气已绝,故曰:"太冲绝,死不治。"此处是指阳明司天之年,金气偏胜。金胜必然克木,如果乘克太过,则可以导致人体肝气败绝而死亡。此与《气交变大论》中所述"太冲绝者,死不治"之义相同。

⑬王洪图等《黄帝内经素问白话解》人们易出现左侧胁肋部位疼痛,这是由于清凉之气侵入人体所致。若再感受寒凉之邪,就会使人发生疟疾。大凉之气改变了原来的气候,人们易患咳嗽,腹中雷鸣,泄泻如注,或鸭溏。金气收敛,故高大的树木枝梢萎缩而不繁荣,生气郁伏于根部,草类尖梢变得枯焦。人们易患心胸两胁急剧疼痛,身体不能转动,咽喉干燥,面色就像蒙了一层灰尘晦暗而不润泽,腰痛,男子发生颓疝,妇女发生少腹疼痛,眼睛视物模糊,眼角溃疡,痤、疖、疮疡、痈肿等病证。蛰虫在伏藏的时令出来活动。引起这些病证的根本原因在于燥邪伤害了肝脏。如果大趾后足背部的太冲脉搏动断绝,这是肝脏之气即将衰败的反映,多属于难以治愈的死证。

⑭郭霭春《黄帝内经素问白话解》太冲:穴名。在足大趾本节后二寸,动脉应手。以候肝气。

人们多患左肤胁疼痛,寒气内脏若再感受外寒,就会发为疟疾,此外,还有咳嗽,腹中鸣响,暴注泄泻,大便稀溏,心胁突然剧痛,不能转侧,咽喉发干,面如尘色,腰痛,男子癫疝,妇人少腹疼痛,眼角昏眛不明,疮疡痤痈等症,这些病的根本是在肝脏。如太冲脉绝,那是肝气已败,就会死亡不能救治。

第二十一解

(一)内经原文

太阳司天,寒淫所胜,则寒气反至,水且冰,运火炎烈,雨暴乃雹[注1]。血变于中,发为痈疡,民病厥心痛,呕血,血泄,鼽衄,善悲,时眩仆。胸腹满,手热肘挛,腋[注2]肿,**心澹澹大动**,胸胁胃脘不安,面赤目黄,善噫,嗌干,甚则**色炲**,渴而欲饮,病本于心。**神门绝**,死不治。所谓动气,知其藏也。帝曰:善。

[注1]运火炎烈,雨暴乃雹:郭霭春《黄帝内经素问校注》、张灿玾等《黄帝内经素问校释》、方药中等《黄帝内经素问运气七篇讲解》、人民卫生出版社影印顾从德本《黄帝内经素问》将"运火炎烈,雨暴乃雹"至于"时眩仆"后,其中郭霭春注:据《类经》卷二十七"运火"八字,应移于"水且冰"句下。张灿玾注:《类经》二十七卷第

二十五将此二句移于上文"水且冰"后;孟景春等《黄帝内经素问译释》将"运火炎烈,雨暴乃雹"四字至于此处,其原在下文"时眩仆"后,据《类经》移此。

另:王冰《重广补注黄帝内经素问》、马莳《黄帝内经素问注证发微》、张志聪《黄帝内经素问集注》、高士宗《黄帝内经素问直解》、张琦《素问释义》、任廷革《任应秋讲〈黄帝内经〉素问》、王洪图《黄帝内经素问白话解》将"运火炎烈,雨暴乃雹"至于"时眩仆"后,其中张琦注:二句疑衍,或云兼胜复言者,非也。张介宾《类经》将"运火炎烈,雨暴乃雹"至于此处。黄元御《素问悬解》:原文语序改动较大,为"太阳司天,寒淫所胜,则寒气反至,水且冰,运火炎烈,雨暴乃雹,民病厥心痛,心澹澹大动,胸腹满,胸胁胃脘不安,䏚胠善悲,时眩仆,呕血泄血,血变于中,发为痈疡,手热肘挛腋肿,面赤目黄,甚则土焙,嗌干善噫,渴而欲饮。病本于心。神门绝,死不治。所谓动气,知其脏也"。高亿《黄帝内经素问详注直讲全集》将"运火炎烈,雨暴乃电"至于"时眩仆"后。

〔注2〕胠:郭霭春《黄帝内经素问校注》、张灿玾等《黄帝内经素问校释》、方药中等《黄帝内经素问运气七篇讲解》、人民卫生出版社影印顾从德本《黄帝内经素问》此处为"掖";孟景春等《黄帝内经素问译释》此处为"腋"。笔者认为此处"掖"同"腋"。

(二)字词注释

(1)心澹(dàn)澹大动

①王冰《黄帝内经素问》〔新校正云〕按《甲乙经》……心澹澹大动……为手心主病。

②马莳《黄帝内经素问注证发微》《灵枢·经脉篇》以……心中澹澹大动……为心包络病。

③张介宾《类经》按《经脉篇》以……心中淡淡大动……为手厥阴心包络病。淡,澹同。

④张志聪《黄帝内经集注》此词未具体注释。

⑤高士宗《黄帝素问直解》经脉论云:心主包络是动,则病……心中憺憺大动。

⑥黄元御《黄元御医书全集》火被水克,故心痛不宁。

⑦张琦《素问释义》此词未具体注释。

⑧高亿《黄帝内经素问详注直讲全集》〔注〕澹澹者,摇动之貌也。〔讲〕澹澹大动。

⑨孟景春等《黄帝内经素问译释》心悸甚。

⑩任廷革《任应秋讲〈黄帝内经〉素问》此词未具体注释。

⑪张灿玾等《黄帝内经素问校释》澹澹(dàndàn 淡淡):水摇动貌,在此可引申为跳动之意。指心中跳动不宁。

⑫方药中等《黄帝内经素问运气七篇讲解》"心澹澹大动",即心跳心慌。属于心病。

⑬王洪图等《黄帝内经素问白话解》心中跳动不宁。

⑭郭霭春《黄帝内经素问白话解》澹澹:水摇动的样子。此喻心里跳动。心悸不安。

(2)色焙(tái)

①王冰《黄帝内经素问》此词未具体注释。

②马莳《黄帝内经素问注证发微》色焙。

③张介宾《类经》炲音台,焦黑色也。

④张志聪《黄帝内经集注》色炲。

⑤高士宗《黄帝素问直解》色炲,火从水色也。

⑥黄元御《黄元御医书全集》色炲者,黑黯如煤,水胜火也。

⑦张琦《素问释义》此词未具体注释。

⑧高亿《黄帝内经素问详注直讲全集》〔注〕若火太甚,则色炲而黑。〔讲〕色为之炲。

⑨孟景春等《黄帝内经素问译释》面黑如炲。

⑩任廷革《任应秋讲〈黄帝内经〉素问》"炲"是煤烟的发黑的颜色。

⑪张灿玾等《黄帝内经素问校释》色黑如炲。

⑫方药中等《黄帝内经素问运气七篇讲解》"色炲",即面色发黑。属于肾病。

⑬王洪图等《黄帝内经素问白话解》面色如煤灰滞暗不华。

⑭郭霭春《黄帝内经素问白话解》面黑如同烟子。

(3)神门绝

①王冰《黄帝内经素问》神门在手之掌后锐骨之端,动脉应手,真心气也。水行乘火,而心气内结,神气已亡,不死何待,善知其诊,故不治也。

②马蒔《黄帝内经素问注证发微》神门者,手少阴心经之穴,在手掌后锐骨之端,动脉应手。若此脉气绝,则死不治矣。

③张介宾《类经》神门,手少阴心脉也,在手掌后锐骨之端,动脉应手,火不胜水,则心气竭而神门绝,故死不治。

④张志聪《黄帝内经集注》水火寒热交争而神门脉绝,心气灭矣。神门,心之俞穴,在手掌后锐骨端,动脉应手。

⑤高士宗《黄帝素问直解》若心脉之神门绝,死不治。神门,在掌后锐骨端,心之俞穴也。

⑥黄元御《黄元御医书全集》神门,少阴心脉,在掌后锐骨之端,其动应手。

⑦张琦《素问释义》神门在掌后锐骨之端动脉,心之气也。

⑧高亿《黄帝内经素问详注直讲全集》〔注〕神门,心脉也,在掌后锐骨之端动脉应手处,绝则心气绝矣,故不治。〔讲〕神门者,手少阴心经之穴也,在掌后兑骨之端动脉应手处,若此处脉气一绝则心气绝矣。心气绝者,死不治。

⑨孟景春等《黄帝内经素问译释》如神门脉绝,多属不治的死证。

⑩任廷革《任应秋讲〈黄帝内经〉素问》"神门绝,死不治","神门"是手少阴心之穴,"神门"脉绝,说明心阳伤到极点,是太阳寒水邪气胜极的表现。

⑪张灿玾等《黄帝内经素问校释》若神门脉绝者,乃心之真气已脱,多属不治的死证。

⑫方药中等《黄帝内经素问运气七篇讲解》"神门",穴名。属手少阴心经。"神门绝",即该穴处摸不到动脉搏动,此表示心气已绝,故曰:"神门绝,死不治。"此

处是指太阳司天之年,寒气偏胜,水胜必然克火。如果乘克太甚,则可以导致人体心气败绝而死亡。

⑬王洪图等《黄帝内经素问白话解》如果手腕的神门脉搏动断绝,这是心脏衰败的反映,多属于难以治愈的死证。

⑭郭霭春《黄帝内经素问白话解》神门:穴名。在手掌后,锐骨之端,动脉应手。以候心气。如神门脉绝,那是心气已败,就会死亡不能救治。

(三)语句阐述

(1)太阳司天,寒淫所胜,寒气反至,水且冰,运火炎烈,雨暴乃雹。

①王冰《黄帝内经素问》谓甲辰、丙辰、戊辰、庚辰、壬辰、甲戌、丙戌、戊戌、庚戌、壬戌岁也。太阳司天,寒气布化,故水且冰,而血凝皮肤之间,卫气结聚,故为痈也。若乘火运而火热炎烈,与水交战,故暴雨半珠形雹也。

②马莳《黄帝内经素问注证发微》甲辰、丙辰、戊辰、庚辰、壬辰、甲戌、丙戌、戊戌、庚戌、壬戌之岁,乃太阳司天也,太阳为寒水,故寒淫所胜,则寒气反至,水且冰。

③张介宾《类经》辰戌岁也。寒淫于上,故寒反至,水且冰。若乘火运而火气炎烈,则水火相激,故雨暴乃雹。此下二节,旧文似有颠倒,今稍为移正之。

④张志聪《黄帝内经集注》曰寒气反至者,谓太阳为诸阳之首,即君火之阳也,然本于在下之寒水,今寒气反从上而至,是上下皆寒。而太阳运居于中,故曰运火炎烈。

⑤高士宗《黄帝素问直解》太阳司天,辰戌岁也。寒淫所胜,则寒气反至。反至者,非其时也。水且冰者,冻已解而水冰也。

⑥黄元御《黄元御医书全集》太阳司天,寒淫所胜,则君火受害,故民生水刑火败之病。火不胜水,若遇运火炎烈,而为寒气所迫,则化为冰雹。

⑦张琦《素问释义》此句未具体注释。

⑧高亿《黄帝内经素问详注直讲全集》〔批〕此言太阳司天,寒淫所胜之变与病。

〔注〕司天寒甚,故寒气至,水且冰。

〔讲〕如辰戌之岁,太阳司天,太阳寒水,寒淫所胜,则寒气反为之至,水且凝结为冰。

⑨孟景春等《黄帝内经素问译释》太阳司天,寒气淫胜,则寒气非时而至,水多结冰,如遇戊癸火运炎烈,则有暴雨冰雹。

⑩任廷革《任应秋讲〈黄帝内经〉素问》(讲解)太阳司天之气对人体的病理影响。太阳司天是寒淫胜,"寒气反至"的"反"是"反常"之意,太阳司天应该是寒气主事,但不是正常的寒气,是反常的、过剩的寒气。"水且冰"是描述反常之寒气胜的物候。

⑪张灿玾等《黄帝内经素问校释》太阳司天之年,寒气淫其所胜的火气,则不当寒时寒气反至,水将结冰。

⑫方药中等《黄帝内经素问运气七篇讲解》[太阳司天,寒淫所胜]"太阳司天",即太阳寒水司天之年。凡是在年支上逢辰、逢戌之年,均属太阳司天之年。"寒淫所胜",即寒气偏胜,气候寒冷。王冰注:"谓甲辰、丙辰、戊辰、庚辰、壬辰、甲戌、丙戌、戊戌、庚戌、壬戌岁也。"此句意即六十年中,上述年份即属于太阳寒水司天之年,寒气偏胜,尤其是上半年气候偏冷。

[寒气反至,水且冰]"寒气反至",即气候应温而反寒。"水且冰",即水应解冻而仍结冰。此句意即太阳寒水司天之年,上半年气候寒冷,春应温而反寒。

[运火炎烈,雨暴乃雹]"运",指岁运。"运火炎烈",意即岁运属于火运太过之年。"雨暴",指暴雨。"乃雹"指天降冰雹。此句意即太阳司天之年,如果适逢该年岁运属火运太过之年,则可以由于水火相争的原因而出现暴雨或降雹等气候的反常变化。张介宾注:"若乘火运而火气炎烈,则水火相激,故雨暴乃雹。"即属此义。此两句,张氏认为应置于前文"太阳司天,寒淫所胜,则寒气反至,水且冰"之后。其注云:"此下二节,旧文似有颠倒,今稍为移正之。"甚是。

⑬王洪图等《黄帝内经素问白话解》太阳司天的年份,寒气淫胜,制约火气,在不应当寒冷的季节而寒气到来,水结为冰。

⑭郭霭春《黄帝内经素问白话解》太阳司天,寒气偏胜,寒气就会出其不意地到来,水就要结冰,如运气遇戊癸火化炎烈,就有暴雨冰雹。

(2)血变于中,发为痈疡,民病厥心痛,呕血,血泄,鼽衄,善悲,时眩仆。胸腹满,手热肘挛,腋肿,心澹澹大动,胸胁胃脘不安,面赤目黄,善噫,嗌干,甚则色炲,渴而欲饮,病本于心,神门绝,死不治。

①王冰《黄帝内经素问》心气为噫,故善噫。是岁民病集于心胁之中也。阳气内郁,湿气下蒸,故心厥痛而呕血血泄鼽衄,面赤目黄,善噫,手热肘挛掖(编者按:此处"掖"应为"腋")肿,嗌干。甚则寒气胜阳,水行凌火,火气内郁,故渴而欲饮也。病始心生,为阴凌犯,故云病本手心也。(〔新校正云〕按《甲乙经》手热肘挛掖肿,甚则胸胁支满,心澹澹大动,面赤目黄,为手心主病。又邪在心,则病心痛善悲,时眩仆。盖太阳司天之岁,水克火,故病如是。)神门在手之掌后锐骨之端,动脉应手,真心气也。水行乘火,而心气内结,神气已亡,不死何待,善知其诊,故不治也。

②马莳《黄帝内经素问注证发微》寒凝血变于中,当发为痈疡。其民病,为厥心痛,为呕血,为血泄,为鼽衄,为善悲,为时眩仆运。及火炎烈,而雨暴乃雹,为胸腹满,为手热,为肘挛,为腋肿,为心澹澹大动,为胸胁胃脘不安,为面赤目黄,为善噫,为嗌干,甚则为色炲,为渴欲饮,皆水来胜火,而病本于心也。《灵枢·经脉篇》以心热,臂肘挛急,腋肿,胸支满,心中澹澹大动,面赤目黄,为心包络病。神门者,手少阴心经之穴,在手掌后锐骨之端,动脉应手。若此脉气绝,则死不治矣。

③张介宾《类经》寒水胜则邪乘心,故为血变于中,发为病疡等证。按《经脉篇》以手心热,臂肘挛急,腋肿,胸胁支满,心中淡淡大动,面赤目黄,为手厥阴心包络病。盖火受寒伤,故诸病皆本于心也。淡,淡同。炲音台,焦黑色也。神门,手少

阴心脉也,在手掌后锐骨之端,动脉应手,火不胜水,则心气竭而神门绝,故死不治。

④张志聪《黄帝内经集注》夫寒临于上,如阳能胜之,即所谓凡伤于寒则为病热,乃病反其本,得标之病矣。故治反其本,得标之方。此太阳从本从标,寒热更胜之气也。是以痈疡呕血,衄衊腹满,乃阳热中盛之证。如心痛眩仆,面赤目黄,色炲善噫,乃寒凌心火,逼其火热上炎。水火寒热交争而神门脉绝,心气灭矣。神门,心之俞穴,在手掌后锐骨端,动脉应手。《灵枢经》曰:邪在心,心痛善悲,时眩仆。又曰:上走心为噫。(眉批)上下皆寒故曰水且冰,且字宜玩。又:太阳标阳而本寒。

⑤高士宗《黄帝素问直解》寒气凝敛则血变于中,而发为痈疡。民病厥心痛,善悲,时眩仆者,《五邪》篇云:邪在心,则病心痛喜悲时眩仆也。血变于中,外不发为痈疡,则内呕血,而血泄衄衊,此寒胜火郁之病也。若运火炎烈,而寒气上淫,则雨暴乃雹。火受水制,则胸腹满。经脉论云:心主包络是动,则病手心热,臂时挛急,腋肿,甚则胸胁支满,心中憺憺大动,面赤目黄。又云:心是动,则病嗌干心痛,渴而欲饮,甚则色炲,火从水色也。凡此诸病,乃水淫火郁,皆本于心。若心脉之神门绝,死不治。神门,在掌后锐骨端,心之俞穴也。

⑥黄元御《黄元御医书全集》火被水克,故心痛不宁。火衰水旺,寒湿壅阻,浊阴上填,故胸腹胀满。甲木郁冲,故胸胁胃脘不安。肺无降路,埋塞失敛,故衄衊善悲。君相失根,神气飘摇,故时眩仆。湿盛土瘀,胃逆脾陷,故呕血泄血。不经呕泄,则积血腐败,发为痈疡。手热肘挛腋肿者,心脉所经,壅遏不运。面赤者,火上炎也。目黄者,土湿旺也。色炲者,黑黯如煤,水胜火也。火上炎,故嗌干善渴。胸腹满,故噫气不除。神门,少阴心脉,在掌后锐骨之端,其动应手。

⑦张琦《素问释义》水胜火,故心与包络病。神门在掌后锐骨之端动脉,心之气也。

⑧高亿《黄帝内经素问详注直讲全集》〔批〕此言太阳司天,寒淫所胜之变与病。

〔注〕血得寒则凝泣而为痈疡。寒凝故四肢厥冷。寒乘心故心痛。太阳从本从标,始中为寒,菀久则热,故血溢寒气迫于经,故衄血。寒气乘于肺,肺主悲,故善悲。肺主气,气伤故眩仆。运火,谓戊辰戊戌也,则从本。火暑炎烈,大雨时行,故雨暴乃电。寒气甚而克水,火菀于中,故胸腹满。火入于经,故手热。寒客于络,故肘挛。心脉出腋下,遇寒客之则腋肿。憺憺者,摇动之貌也。火为水克,故动连胸胁胃脘而不安也。内热则病见于外,故面赤目黄,善噫嗌干。若火太甚,则色炲而黑,渴欲饮水。此皆寒伤于心而为病也。神门,心脉也,在掌后锐骨之端动脉应手处,绝则心气绝矣,故不治。

〔讲〕血变于中,发为痈疡之疾矣。至于民病,或为厥心痛,或为呕血血泄,或为衄衊,或为善悲,或为时眩仆。且戊戌之岁,火气炎烈,水火交争,则雨暴乃电,其气中人,或为胸腹满手热,或为肘挛腋肿,或为心憺憺大动,或为胸胁胃脘不安,或为面赤目黄,或为善噫嗌干,甚则色为之炲,渴而欲饮等证。独是水胜克火,凡民之有病者,皆本于心。心,火也,以水来胜火故也。故神门者,手少阴心经之穴也,在掌后兑骨之端动脉应手处,若此处脉气一绝则心气绝矣。心气绝者,死不治。

⑨孟景春等《黄帝内经素问译释》人们多病血脉变化于内,发生痈疡,厥逆心痛,呕血,便血,衄血,鼻塞流涕,善悲,时常眩晕仆倒,胸腹满,手热,肘臂挛急,腋部肿,心悸甚,胸胁胃脘不舒,面赤目黄,善嗳气,咽喉干燥,甚至面黑如炲,口渴欲饮,病的根本在心脏。如神门脉绝,多属不治的死证。

⑩任廷革《任应秋讲〈黄帝内经〉素问》(讲解)"炲"是煤烟的发黑的颜色。这里所记述的病变表现,在《灵枢·经脉》中都是手厥阴心包络的病变表现,水克火嘛,水气盛则火气衰。为什么还有痈疡、呕血、血泄、面赤这些表现呢?这要从水与火的关系来认识,往往是寒邪太胜,火热郁于体内不能散发。临床可以见到"寒火积胸证",不要只认识到是"寒","寒"克制了"火",但"火"并没有消失,相反的"火"郁积于内,要出现种种热证的表现,于是外寒内热证就出现了。寒水克制心阳,心阳不能宣通,以至于影响到血分、气分,于是出现这些病证,故曰"病本于心"。"神门绝,死不治","神门"是手少阴心之穴,"神门"脉绝,说明心阳伤到极点,是太阳寒水邪气胜极的表现。

⑪张灿玾等《黄帝内经素问校释》澹澹(dàndàn 淡淡):水摇动貌,在此可引申为跳动之意。

血脉变化于内,发生痈疡,人们易患厥心痛,呕血,血泄,鼻塞衄血,喜悲,时有眩晕仆倒等病。若遇中运之火炎烈,则暴雨乃与冰雹俱下。发生胸腹胀满,手热,肘部拘挛,腋肿,心中跳动不宁,胸胁与胃脘部不得安静,面赤目黄,善嗳气,咽干,甚则色黑如炲,口渴欲饮等病。病本在于寒邪伤心。若神门脉绝者,乃心之真气已脱,多属不治的死证。

⑫方药中等《黄帝内经素问运气七篇讲解》[血变于中]"血",指血行。"血变于中",即血行失常。此句意即由于气候寒冷,人体血行失去正常,因而可以在临床上发生文中所述的各种血行失常的病症。

[发为痈疡,民病厥心痛,呕血,血泄,鼽衄,善悲,时眩仆]"痈疡",即皮肤疮疡。"厥心病",即阵发性心绞痛同时合并肢冷汗出,时作时止者。"呕血""血泄""鼽衄",即各种出血性疾病。"善悲",即喜悲哀,欲哭泣。"时眩仆",即突然晕厥,亦即中风一类疾病。这些病症,从定位上来看多属心病,因为心主神明,心主血。这些病症,或属血行失常而之血瘀生热,或血不归经,或属神明之乱,从定性上来看,则又多属虚证。

[胸腹满,手热,肘挛,掖肿,心澹澹大动,胸胁胃脘不安,面赤目黄,善噫嗌干,甚则色炲,渴而欲饮]"肘挛",即肘部痉挛。"掖肿",即腋下肿痛。"心澹澹大动",即心跳心慌。"色炲",即面色发黑。这些症状,多数属于心病,例如"心澹澹大动"、"手热"、"肘挛"、"掖肿"、"面赤"等。有的属于肾病,如"色炲"等。全段文字意即太阳寒水司天之年,由于寒气偏胜,水可以克火,所以多发好发心病。至于文中所述

其他症状,例如"胸腹满""胸胁胃脘不安""目黄""善噫""嗌干""渴而欲饮"等,或属肝病,或属胃病,这是因为五脏相关,所以也可以同时出现他脏的疾病,但此处主要还是指心病,是指肾病及心。

[病本于心]"病",指上述各种病症。"病本于心",意即上述各种病症多属心病。应该指出,太阳司天之年,肾病是多见的,寒湿病是多见的。《六元正纪大论》中就指出:"凡此太阳司天之政……民病寒湿发肌肉痿,足痿不收,濡泄,血溢。"此处所列举的病症似乎以心病为多,我们认为,这不过是从肾病及心,水胜克火这一个方面而言,实则太阳司天之年,必然要考虑肾、膀胱病及寒湿病。

[神门绝,死不治]"神门",穴名。属手少阴心经。"神门绝",即该穴处摸不到动脉搏动,此表示心气已绝,故曰:"神门绝,死不治。"此处是指太阳司天之年,寒气偏胜,水胜必然克火。如果乘克太甚,则可以导致人体心气败绝而死亡。此与《气交变大论》中所述"神门绝者,死不治"之义相同。

⑬王洪图等《黄帝内经素问白话解》寒气使人血脉发生病变成为痈疽疮疡。人们易患厥逆心痛、呕血、便血、鼻塞流涕、衄血、容易悲伤、时常眼前发黑而晕倒等病证。逢火运太过之年,就会发生暴雨冰雹俱下。人们易患胸腹胀满、手热、肘部拘挛、腋下肿、心中跳动不宁、胸胁与胃脘部嘈杂不舒服、面红、目黄、不断噫气、咽喉干燥、甚至面色如煤灰滞暗不华、口渴想饮水等病证。引起这些病证的根本原因在于水气伤害了心脏。如果手腕的神门脉搏动断绝,这是心脏衰败的反映,多属于难以治愈的死证。

⑭郭霭春《黄帝内经素问白话解》澹澹:水摇动的样子。此喻心里跳动。神门:穴名。在手掌后,锐骨之端,动脉应手。以候心气。

人们体内血液生变,就会发生痈疡,厥逆心痛,呕血,下血,鼻流血,善悲,时常眩晕仆倒,胸腹满,手热,肘挛急,腋部肿,心悸不安,胸胁胃脘不舒,面赤,目黄,善噫气,咽喉干燥,甚至面黑如同烟子,口渴想喝水等病,这些病的根本是在心脏。如神门脉绝,那是心气已败,就会死亡不能救治。

(3)所谓动气,知其藏也。帝曰:善。

①王冰《黄帝内经素问》所以诊视而知死者何?以皆是藏之经脉动气,知神藏之存亡尔。

②马莳《黄帝内经素问注证发微》凡此皆以冲阳、尺泽、太溪、天府、太冲等脉为验者,即以各穴动气而知其五脏之绝耳。《灵枢·经脉篇》以每经为是动者,正谓此也。

③张介宾《类经》动气者,气至脉动也。察动脉之有无,则藏气之存亡可知矣。此总结六气之变病也。

④张志聪《黄帝内经集注》故所谓候脉之动气,则知其五藏之存亡矣。

⑤高士宗《黄帝素问直解》总结上文而言脾之冲阳,肺之尺泽、天府,肾之太溪,肝之太冲,心之神门,皆动脉应手。所谓动气,诊其动气,而知其五藏之死生也。

⑥黄元御《黄元御医书全集》以上诸脉,所谓经络动气,切其动气有无,则知脏气存亡矣。

⑦张琦《素问释义》此句未具体注释。

⑧高亿《黄帝内经素问详注直讲全集》〔讲〕合而观之,欲所以知其死不治者,皆当悉察其动脉之有无,以辨其脏气之存亡也。

⑨孟景春等《黄帝内经素问译释》所以说,由脉气的搏动,可以测知其脏气的存亡。黄帝道:对。

⑩任廷革《任应秋讲〈黄帝内经〉素问》(讲解)"所谓动气知其藏也","动气"是指前面所列举冲阳、尺泽、太溪、天府、太冲、神门,这些可以诊到脉动的部位,通过"动气"的状况,可以了解相应脏器的情况,这是"所谓动气知其藏也"的意思。

⑪张灿玾等《黄帝内经素问校释》动气:指跳动的脉气。

这就是所说的诊察脉之动气,以测知脏真的存亡。黄帝说:好。

⑫方药中等《黄帝内经素问运气七篇讲解》[所谓动气,知其脏也]"动气",指动脉搏动之处。"脏",指人体五脏。人体五脏各有其主要动脉搏动之处。肝经的主要动脉搏动处在太冲。脾经的主要动脉搏动处在冲阳,肾经的主要动脉搏动处在太溪,心经的主要动脉搏动处在神门,肺经的主要动脉搏动处在尺泽、天府。"所谓动气,知其脏也",意指在临床上根据上述五脏主要动脉搏动处的搏动情况即可以判断该脏的生理及病理生理情况以及疾病的预后判断。这是对前文"病本于脾,冲阳绝,死不治","病本于肺,尺泽绝,死不治","病本于肾,太溪绝,死不治","病本于肺,天府绝,死不治","病本于肝,太冲绝,死不治","病本于心,神门绝,死不治"等句的解释。王冰注此云:"所以诊视而知死者何?以皆是脏之经脉动气,知神藏之存亡尔。"张介宾注此云:"动气者,气至脉动也。察动脉之有无,则脏气之存亡可知也。"均属此义。

⑬王洪图等《黄帝内经素问白话解》这就是所说的观察脉气的搏动便可以测知五脏之气的存亡。黄帝说:讲得好。

⑭郭霭春《黄帝内经素问白话解》动气:气至而脉搏跳动。

所以说,由脉气的搏动,就可以知道它脏气的存亡。黄帝道:讲得好!

第二十二解

(一)内经原文

治之奈何?岐伯曰:司天之气,风淫所胜,平以辛凉,佐以苦甘,以甘缓之,以酸写之;热淫所胜,平以咸寒,佐以苦甘,以酸收之;湿淫所胜,平以苦热,佐以酸辛,以苦燥之,以淡泄之;**湿上甚而热**,治以苦温,佐以甘辛,以汗为故而止;火淫所胜,平以酸冷[注1],佐以苦甘,以酸收之,以苦发之,以酸复之;热淫同;燥淫所胜,平以苦湿[注2],佐以酸辛,以苦下之;寒淫所胜,平以辛热,佐以甘苦,以咸写之。帝曰:善!

[注1]酸冷:郭霭春《黄帝内经素问校注》、方药中等《黄帝内经素问运气七篇讲解》、人民卫生出版社影印

顾从德本《黄帝内经素问》此处为"酸冷",其中郭霭春注:明绿格抄本、熊本"酸"并作"咸"。方药中注:"酸冷"与"咸冷"都是指寒凉药物,区别不大。张灿玾等《黄帝内经素问校释》、孟景春等《黄帝内经素问译释》此处为"咸冷",二者均注:原作"酸冷",据元刻本、道藏本、《吴注素问》、《类经》二十七卷第二十五改。

另:王冰《重广补注黄帝内经素问》、马莳《黄帝内经素问注证发微》、张志聪《黄帝内经素问集注》、黄元御《素问悬解》、张琦《素问释义》、任廷革《任应秋讲〈黄帝内经〉素问》、王洪图等《黄帝内经素问白话解》此处为"酸冷";张介宾《类经》、高士宗《黄帝素问直解》、高亿《黄帝内经素问详注直讲全集》此处为"咸冷"。

〔注2〕温:郭霭春《黄帝内经素问校注》、方药中等《黄帝内经素问运气七篇讲解》、人民卫生出版社影印顾从德本《黄帝内经素问》此处为"湿",其中郭霭春《黄帝内经素问校注》、人民卫生出版社影印顾从德本《黄帝内经素问》注:新校正云,按上文燥淫于内,治以苦温,此云苦湿者,湿当为温,文正中湿字三处当作温。方药中释义:据《新校正》注"按上文燥淫于内,治以苦温,此云苦湿者,湿当作温"。"按脏气法时论",肺苦气上逆,急食苦以泄之,用辛泻之,酸补之。又按下文司天燥淫所胜。佐以酸辛,此云甘辛者,甘字疑当作酸。"张介宾注:"苦湿误也。当作苦温。"方药中认为上述小有出入之处,可能属于文字之误,并无实质上的差别;张灿玾等《黄帝内经素问校释》、孟景春等《黄帝内经素问译释》此处为"温",其中张灿玾注:"温"原作"湿",《素问注证发微》作"温",《类经》二十七卷第二十五注"苦湿误也,当作苦温",上文"燥淫于内,治以苦温",《六元正纪大论》亦作"苦小温",它文治法中亦未见用"湿"字者,当为"温"之误也,孟景春注:原作"湿",据《吴注素问》《类经》改。

另:王冰《重广补注黄帝内经素问》、张介宾《类经》、黄元御《素问悬解》、张琦《素问释义》、高亿《黄帝内经素问详注直讲全集》、任廷革《任应秋讲〈黄帝内经〉素问》、王洪图等《黄帝内经素问白话解》此处为"湿";马莳《黄帝内经素问注证发微》、张志聪《黄帝内经集注》、高士宗《黄帝素问直解》此处为"温",其中张琦注:湿当为温。王洪图注:《新校正》云"湿,当为温",当为苦温。

(二)字词注释

(1)平

①王冰《黄帝内经素问》厥阴之气,未为盛热,故曰凉药平之。

②马莳《黄帝内经素问注证发微》平。

③张介宾《类经》平。

④张志聪《黄帝内经集注》在泉之气曰淫于内而曰治,司天之气曰所胜而曰平,盖天气在外而地气在内也。故曰治者,治其内而使之外也。曰平者,平其上而使之下也。是以在在泉曰以辛散之,在司天曰以酸泻之。

⑤高士宗《黄帝素问直解》外淫于内,所胜治之,故上文在泉曰治;上淫于下,所胜平之,故此司天曰平。平,犹治也。

⑥黄元御《黄元御医书全集》此字未具体注释。

⑦张琦《素问释义》此字未具体注释。

⑧高亿《黄帝内经素问详注直讲全集》〔注〕〔讲〕平。

⑨孟景春等《黄帝内经素问译释》"治"的意思。新校正:"按本论上文云,上淫于下,所胜平之,外淫于内,所胜治之,故在泉曰治,司天曰平也。"

⑩任廷革《任应秋讲〈黄帝内经〉素问》此字未具体注释。

⑪张灿玾等《黄帝内经素问校释》新校正云:"按本论上文云:上淫于下,所胜平之。外淫于内,所胜治之。故在泉曰治,司天曰平也。"

⑫方药中等《黄帝内经素问运气七篇讲解》平。

⑬王洪图等《黄帝内经素问白话解》调治。

⑭郭霭春《黄帝内经素问白话解》平其偏胜之气。

(2)湿上甚而热

①王冰《黄帝内经素问》此词未具体注释。

②马莳《黄帝内经素问注证发微》身半以上,湿气尚余,火气复郁,郁湿相薄。

③张介宾《类经》湿上甚而热者,湿郁于上而成热也。

④张志聪《黄帝内经集注》湿乃土之湿气,故上甚而热者

⑤高士宗《黄帝素问直解》寒类于湿,燥类于热,湿上甚而热,是寒热相兼,即湿且燥,宜从外解。

⑥黄元御《黄元御医书全集》湿气上逆,侵犯阳位,得君相二火蒸而为热。

⑦张琦《素问释义》此词未具体注释。

⑧高亿《黄帝内经素问详注直讲全集》〔注〕湿上甚,伤于上而湿在表也。上甚而热者,中湿必兼风邪,风性上升,又为热也。〔讲〕今上甚而热。

⑨孟景春等《黄帝内经素问译释》湿邪甚于上部而有热。

⑩任廷革《任应秋讲〈黄帝内经〉素问》此词未具体注释。

⑪张灿玾等《黄帝内经素问校释》《类经》二十七卷第二十五注:"湿上甚而热者,湿郁于上而成热也。"

⑫方药中等《黄帝内经素问运气七篇讲解》"湿上甚",指人体上部湿邪偏胜,例如人体腰以上浮肿等即属于"湿上甚"。"热",即湿而兼热者。

⑬王洪图等《黄帝内经素问白话解》湿邪郁于上部化热。

⑭郭霭春《黄帝内经素问白话解》湿邪郁结于上部而且有热。

(三)语句阐述

(1)治之奈何?岐伯曰:司天之气,风淫所胜,平以辛凉,佐以苦甘,以甘缓之,以酸写之。

①王冰《黄帝内经素问》谓可攻治者。厥阴之气,未为盛热,故曰凉药平之。夫气之用也,积凉为寒,积温为热。以热少之,其则温也。以寒少之,其则凉也。以温多之,其则热也。以凉多之,其则寒也。各当其分,则寒寒也,温温也,热热也,凉凉也,方书之用,可不务乎!故寒热温凉,迁(守)降多少,善为方者,意必精通,余气皆然,从其制也。(〔新校正云〕按本论上文云:上淫于下,所胜平之。外淫于内,所胜治之。故在泉曰治,司天曰平也。)

②马莳《黄帝内经素问注证发微》故治之者,风淫所胜,则平以辛凉,佐以苦甘,以甘缓之,以酸泻之。彼厥阴在泉者,其法与此大同,而复有"以辛散之"之一语耳,无"以酸泻之"也。

③张介宾《类经》此下言司天淫胜之治。风淫于上,平以辛凉,佐以苦甘,以甘缓之,俱与上文在泉治同。以酸写之者,木之正味,其写以酸也。

④张志聪《黄帝内经集注》此章论司天之六气淫胜而以所胜之气味平之。按

在泉之气曰淫于内而曰治，司天之气曰所胜而曰平，盖天气在外而地气在内也。故曰治者，治其内而使之外也。曰平者，平其上而使之下也。是以在在泉曰以辛散之，在司天曰以酸泻之。

⑤高士宗《黄帝素问直解》司天气胜，发为民病，治之奈何？外淫于内，所胜治之，故上文在泉曰治；上淫于下，所胜平之，故此司天曰平。平，犹治也。风淫所胜，木气胜也，金能治之，故平以辛凉。辛凉太过，则佐以苦，辛凉不及，则佐以甘，盖苦胜金而甘生金也。木气急而虚，则以甘缓之，风邪胜而实，则以酸泻之，以明不但金味能泻，而木之本味，亦能泻也。泻，犹达也，达之所以散之也。

⑥黄元御《黄元御医书全集》此句未具体注释。

⑦张琦《素问释义》此句未具体注释。

⑧高亿《黄帝内经素问详注直讲全集》〔批〕此言厥阴司天，风淫所胜之治法也。

〔注〕风胜平以辛凉者，风为热邪，辛散风，凉助阴去热也。佐以苦甘者，苦泄热，甘缓急也，风为木气，以酸敛阴，而实泻肝热也。

〔讲〕黄帝曰：夫子所论天气之变，诚善矣。然治之又当奈何？岐伯对曰：凡司天之气，风淫所胜，则宜平以克木胜风之辛味凉气，佐以木生木克之甘味苦味，尤宜以甘味缓其肝之急，以酸味泻其肝之热也。

⑨孟景春等《黄帝内经素问译释》平："治"的意思。新校正："按本论上文云，上淫于下，所胜平之，外淫于内，所胜治之，故在泉曰治，司天曰平也。"

怎样治疗呢？岐伯说：司天之气，风气淫胜，治以辛凉，佐以苦甘，以甘味缓其急，以酸味泻其邪。

⑩任廷革《任应秋讲〈黄帝内经〉素问》此句未具体注释，总体概括此段为：（提要）是讲司天六气的治疗方法。

⑪张灿玾等《黄帝内经素问校释》平，新校正云："按本论上文云：上淫于下，所胜平之。外淫于内，所胜治之。故在泉曰治，司天曰平也。"

黄帝说：怎样治疗呢？岐伯说：凡诸气司天者，风气淫其所胜之土气，平以辛凉，佐以苦甘，以甘缓其急，以酸泻其邪。

⑫方药中等《黄帝内经素问运气七篇讲解》〔风淫所胜，平以辛凉，佐以苦甘，以甘缓之，以酸泻之〕"风淫所胜，平以辛凉，佐以苦甘，以甘缓之"句，与前文"诸气在泉，风淫于内，治以辛凉，佐以苦（甘），以甘缓之"之义相同。不过，彼处是指在泉之气，风气偏胜；此处是指司天之气，风气偏胜而有所不同而已。至于"以酸泻之"一句则是指风气偏胜时，临床上可以配合使用酸味药物来作治疗。根据《素问·脏气法时论》所述"肝欲散，急食辛以散之，用辛补之，酸泻之"的精神，结合我们自己的理解，所谓"辛补酸泻"，意即肝主疏泄，肝病则疏泄失职。其疏泄失职之由于肝气不及者，应用辛味药物以增强其疏泄职能，使肝的作用恢复正常。由于辛味药物其治疗作用主要是增强肝的疏泄作用，所以对于肝来说是以辛为补。如果其疏泄

失职是由于肝气太过,肝阳偏亢者,则应用酸味药物以收敛其偏亢的肝气,才能使肝的作用恢复正常。由于酸味药物主要是收敛偏亢的肝气,所以对于肝来说是以酸为泻。所以临床上对于风病,肝病是属于风热者,在治疗上不论是司天之气或在泉之气风气偏胜,都应该治以辛凉。如果风气过盛,肝气过亢时,则又应同时合用酸味药物以收敛其偏亢之肝气,使肝的作用复得其平。因此这里"以酸泻之"一句,只是对前文"风淫于内,治以辛凉,佐以苦(甘),以甘缓之,以辛散之"的补充,与前文并没有实质上的差别。

⑬王洪图等《黄帝内经素问白话解》黄帝说:应该怎样治疗呢? 岐伯说:司天之气淫胜而引起的疾病,治疗方法如下:风气淫胜,用辛凉之品作为调治疾病的主要药物,用甘苦味的药物作为辅佐,用甘味的药物缓和风气的急迫,用酸味的药物泻其过胜的风气。

⑭郭霭春《黄帝内经素问白话解》平:平其偏胜之气。

黄帝道:怎样治疗呢? 岐伯说:由司天之气所胜而致病的,如属风淫所胜,以辛凉之药平其胜气,辅佐以苦甘之药,以甘味药缓其急,以酸味药泻其邪。

(2)热淫所胜,平以咸寒,佐以苦甘,以酸收之。

①王冰《黄帝内经素问》热气已退,时发动者,是为心虚,气散不敛,以酸收之。虽以酸收,亦兼寒助,乃能殄除其源本矣。热见太甚,则以苦发之。汗已便凉,是邪气尽,勿寒水之。汗已犹热,是邪气未尽,则以酸收之。已又热,则复汗之。已汗复热,是藏虚也,则补其心可矣。法则合尔,诸治热者,亦未必得再三发三治,况四变而反复者乎。

②马莳《黄帝内经素问注证发微》热淫所胜,则平以咸寒,佐以苦甘,以酸收之。彼少阴在泉者,其法与此大同,而复有"以苦发之"之一语耳。

③张介宾《类经》此与上文在泉治同,但缺以苦发之一句,而下文火淫所胜复言之,则义与此节同也。

④张志聪《黄帝内经集注》此与在泉之治法相同,但少以苦发之,盖自下而上淫于内者,宜从之而发散于外也。

⑤高士宗《黄帝素问直解》热淫所胜,火气胜也,水能治之,故平以咸寒。咸寒太过,则佐以苦甘,甘为土味以胜水,苦为火味以平寒也。咸寒不及,则以酸收之,收之而助其咸寒也。

⑥黄元御《黄元御医书全集》此句未具体注释。

⑦张琦《素问释义》此句未具体注释。

⑧高亿《黄帝内经素问详注直讲全集》〔批〕此言少阴司天,热淫所胜之治法也。

〔注〕热胜平以咸寒者,水能克火,且使相济也。佐以苦甘者,苦泻热,而甘缓也。以酸收者,收阴气能去浮热也。

〔讲〕热淫所胜,则宜平以克火胜热之咸味寒气,佐以泻热缓火之苦味甘味,尤宜以酸味收其阴气,使浮热为之尽去也。

⑨孟景春等《黄帝内经素问译释》热气淫胜,治以咸寒,佐以苦甘,以酸味药收敛阴气。

⑩任廷革《任应秋讲〈黄帝内经〉素问》此句未具体注释,总体概括此段为:(提要)是讲司天六气的治疗方法。

⑪张灿玾等《黄帝内经素问校释》热气淫其所胜之金气,平以咸寒,佐以苦甘,以酸敛其阴气。

⑫方药中等《黄帝内经素问运气七篇讲解》"热淫所胜,平以咸寒,佐以苦甘,以酸收之"句,与前文"诸气在泉……热淫于内,治以咸寒,佐以甘苦,以酸收之"之义相同。不过彼处是指在泉之气的热气偏胜,此处是指司天之气的热气偏胜。

⑬王洪图等《黄帝内经素问白话解》热气淫胜,用咸寒之品作为调治疾病的主要药物,用苦甘味的药物作为辅佐,用酸味的药物收敛阴气。

⑭郭霭春《黄帝内经素问白话解》如属热淫所胜,以咸寒之药平其胜气,辅佐以苦甘之药,以酸味药收敛阴气。

(3)湿淫所胜,平以苦热,佐以酸辛,以苦燥之,以淡泄之,湿上甚而热,治以苦温,佐以甘辛,以汗为故而止。

①王冰《黄帝内经素问》湿气所淫,皆为肿满,但除其湿,肿满自衰。因湿生病不肿不满者,亦尔治之。湿气在上,以苦吐之,湿气在下,以苦泄之,以淡渗之,则皆燥也。泄,谓渗泄,以利水道下小便为法。然酸虽热,亦用利小便,去伏水也。治湿之病,不下小便,非其法也。(〔新校正云〕按湿淫于内,佐以酸淡。此云酸辛者,辛疑当作淡。)身半以上,湿气余,火气复郁,郁湿相薄,则以苦温甘辛之药,解表流汗而祛之,故云以汗为除病之故而已也。

②马莳《黄帝内经素问注证发微》湿淫所胜,则平以苦热,佐以酸辛,以苦燥之,以淡泄之。彼太阴在泉者,其法与此大同,而止有"佐以酸淡",与此"佐以酸辛"者少异。但身半以上,湿气尚余,火气复郁,郁湿相薄,则以苦温甘辛之药解表发汗,候其体之如旧而止药也。

③张介宾《类经》诸与上文在泉治同,惟佐以酸辛,与彼酸淡少异,盖辛胜酸,所以防酸之过也,故当用以为佐。湿上甚而热者,湿郁于上而成热也,治以苦温,欲其燥也。佐以甘辛,欲其散也。以燥以散,则湿热之在上者,以汗之故而止矣。

④张志聪《黄帝内经集注》湿乃土之湿气,故上甚而热者,亦宜用辛温发散,以汗为故而止。《金匮要略》曰:腰以下肿,当利小便,腰以上肿,当发汗乃愈。此皆治水湿之要法。

⑤高士宗《黄帝素问直解》湿淫所胜,土气胜也,湿气为阴,火能治之,故平以火味之苦热。苦热不及,则佐以酸苦热太过则佐以辛,盖酸为木味以生火,辛为全(编者按:此处"全"应为"金")味以生水也。土气寒湿,以苦燥之,土气炎燥,以淡泄之。泄,渗泄也。寒类于湿,燥类于热,湿上甚而热,是寒热相兼,即湿且燥,宜从外

解,故治以苦温,苦温所以散寒湿也。佐以甘辛,甘辛所以滋燥热也。必以汗,为复其故,而病可止。此土淫所胜,而有寒湿燥热之气也。

⑥黄元御《黄元御医书全集》湿淫所胜,以淡渗湿。湿气上逆,侵犯阳位,得君相二火,蒸而为热,以表药发之,泄其湿热。

⑦张琦《素问释义》此与《金匮》所云腰以上肿宜发其汗,腰以下肿宜利其小便同义,治湿病肿满之大法也。

⑧高亿《黄帝内经素问详注直讲全集》〔批〕此言太阴司天,湿淫所之治法也。

〔注〕湿为阴邪,邪胜而平以苦热者,苦能燥湿,热能行湿也。佐以辛酸者,酸辛为风药,风胜湿也。以淡泄者,能利水去湿也。湿上甚,伤于上而湿在表也。上甚而热者,中湿必兼风邪,风性上升,又为热也。治以苦温者,苦以燥湿,温以散湿。佐以甘辛者,甘以培土,辛以散风。虽上甚而热,有苦温甘辛以发汗,解去在表之湿邪,汗之则病愈,而汗可止也。

〔讲〕湿淫所胜,则宜平以燥湿行湿之苦味热气,佐以克土散湿之酸味辛味,尤宜以苦味燥其湿之热,以淡味泄其湿之水也,兼湿下注,今上甚而热,则宜治以燥湿利湿之苦味温气,佐以补土散湿之甘味辛味,俟药行汗出则知湿气外泄而药物可止矣。

⑨孟景春等《黄帝内经素问译释》湿气淫胜,治以苦热,佐以酸辛,以苦味药燥湿,以淡味药泄湿邪,如湿邪甚于上部而有热,治以苦味温性之药,佐以甘辛,以汗解法恢复其常态而止。

⑩任廷革《任应秋讲〈黄帝内经〉素问》此句未具体注释,总体概括此段为:(提要)是讲司天六气的治疗方法。

⑪张灿玾等《黄帝内经素问校释》湿上甚而热,《类经》二十七卷第二十五注:"湿上甚而热者,湿郁于上而成热也。"

湿气淫其所胜之水气,平以苦热,佐以酸辛,以苦燥其湿,以淡渗其湿。若湿郁于上而化为热者,治以苦温,佐以甘辛,以汗出病去为止。

⑫方药中等《黄帝内经素问运气七篇讲解》[湿淫所胜,平以苦热,佐以酸辛,以苦燥之,以淡泄之]此与前文"诸气在泉"之"湿淫于内"之治基本相同。不同者,彼处是指在泉之气的湿气偏胜,此处是指司天之气的湿气偏胜。彼处"佐以酸淡",此处"佐以酸辛"。佐"辛"者,即通过发汗以排出湿邪。

[湿上甚而热,治以苦温,佐以甘辛,以汗为故而止]"湿上甚",指人体上部湿邪偏胜,例如人体腰以上浮肿等即属于"湿上甚"。"热",即湿而兼热者。"治以苦温",与前述之"平以苦热"之义相同。"甘辛",即具辛味和甘味的药物。"以汗",即发汗。"为故而止","故",有原来之义。此处意即发汗药物的运用以到浮肿消退恢复人体原来的状态为止。全句意即湿邪偏胜的患者,如果湿邪表现在人体上部,例如腰以上肿者,除了按一般治疗原则,"治以苦温"而外,还应同时佐以辛甘发散的药物以发其汗,到浮肿消退恢复正常为止。《金匮要略·水气病脉证并治》所提出

的水气病的治疗大法："诸有水者，腰以下肿，当利小便；腰以上肿，当发汗乃愈。"当即据此而言。

⑬王洪图等《黄帝内经素问白话解》酸辛：《新校正》"辛，疑当作淡"。

湿气淫胜，用苦热之品作为调治疾病的主要药物，用酸淡味的药物作为辅佐，用苦味的药物燥祛湿气，用淡味的药物渗利湿邪；若湿邪郁于上部化热，就用苦温之品作为治疗疾病的主要药物，用甘辛味的药物作为辅佐，以见到汗出为准，汗出说明湿邪将要散去，就可以停止服药。

⑭郭霭春《黄帝内经素问白话解》湿上甚而热：湿邪郁结于上部而且有热。

如属湿淫所胜，以苦味热性之药平其胜气，辅佐以酸辛之药，以苦味药燥湿，以淡味药渗泄湿邪；如湿邪盛于上部而且有热，就要以苦味温性之药治疗，辅佐以甘辛之药，以汗解法恢复其常态而止。

（4）火淫所胜，平以酸冷，佐以苦甘，以酸收之，以苦发之，以酸复之；热淫同。

①王冰《黄帝内经素问》同热淫义，热亦如此法，以酸复其本气也。不复其气，则淫气空虚，招其损。

②马莳《黄帝内经素问注证发微》火淫所胜，则平以咸冷，佐以苦甘，以酸收之，以苦发之，以酸复之，与上热淫所胜者同法，盖上为君火，而此为相火也。又与彼少阳在泉者同法，但无"以酸复之"之一语耳。

③张介宾《类经》此与在泉热淫治同。盖水能胜火，故平以咸冷。苦能写火之实，甘能缓火之急，故佐以苦甘。火盛而散越者，以酸收之。火郁而伏留者，以苦发之。然以发去火，未免伤气，故又当以酸复之，而火热二气同治也。

④张志聪《黄帝内经集注》少阳之火乃地火也，如平之而未平者，淫于内也，故当以苦发之。此即三焦之元气，宜复以酸收之，勿使其过于发散也。夫少阴之热，君主之火也。淫甚则外内相合，亦当以苦发之。

⑤高士宗《黄帝素问直解》咸冷，旧本讹酸冷，今改。火淫所胜，热气胜也，水能治之，故平以咸冷。咸冷太过，则佐以苦甘，苦为火味以平冷，甘为土味以胜水也。咸冷不及，则以酸收之，收之而助其咸冷也。火淫而热气过盛，以苦发之，发之而热气内减，仍以酸复之。此以苦发之，以酸复之，上文热淫所胜，未之言也，故复言热淫同。

⑥黄元御《黄元御医书全集》火淫所胜，解表泄热，恐脱经阳，故以酸收之（仲景桂枝汤之芍药是也）。热去营泄，故以酸复之（仲景新加汤之芍药是也）。

⑦张琦《素问释义》此句未具体注释。

⑧高亿《黄帝内经素问详注直讲全集》〔批〕此言少阳司天，火淫所胜之治法也。

〔注〕火胜平以咸冷者，咸软坚，冷胜热也。佐以苦甘者，苦下热，甘缓急也。以酸收者，热伤阴，酸敛阴也。以苦发者，发表热也。表里热去，以酸复阴气也。

〔讲〕火淫所胜，则宜平以克火胜热之咸味冷气，佐以泻热缓火之苦味甘味，尤宜固其越气以酸味收之，升其郁气以苦味发之，兼火胜水制表里热去之时，仍以酸味收其阴气。热淫与此相同也。

⑨孟景春等《黄帝内经素问译释》咸：原作"酸"，据《吴注素问》《类经》改。

火气淫胜，治以咸冷，佐以苦甘，以酸味药收敛阴气，以苦味药发泄火邪，以酸味药复其真气，热淫与火淫所胜相同。

⑩任廷革《任应秋讲〈黄帝内经〉素问》此句未具体注释，总体概括此段为：（提要）是讲司天六气的治疗方法。

⑪张灿玾等《黄帝内经素问校释》以酸复之，王冰注："以酸复其本气也。"《类经》二十七卷第二十五注："以发去火，未免伤气，故又当以酸复之。"

火气淫其所胜之金气，平以咸冷，佐以苦甘，以酸敛其阴气，以苦发泄其火，火退津伤者，再用酸以复其津。热淫所胜者与此同。

⑫方药中等《黄帝内经素问运气七篇讲解》"火淫所胜，平以酸冷，佐以苦甘，以酸收之，以苦发之"等句与前述"诸气在泉……火淫于内，治以咸冷，佐以苦辛，以酸收之，以苦发之"等句，其义基本相同。不过彼处是指在泉之气为火气偏胜，此处是指司天之气为火气偏胜。前文中是"治以咸冷"，此处是"平以酸冷"。前文中是"佐以苦辛"，此处是"佐以苦甘"。前文中是"以酸收之"，此处是"以酸复之"。有所不同。其中"酸冷"与"咸冷"都是指寒凉药物，区别不大。"苦辛"与"苦甘"，也是小有区别。"以酸收之"与"以酸复之"，基本同义。所以我们认为此与在泉之气所述基本相同。张介宾注："此与在泉热淫同。盖水能胜火，故平以咸冷，苦能泻火之实，甘能缓火之急，故佐以苦甘。火盛而散越者，以酸收之。火郁而伏留者，以苦发之。然以发去火，未免伤气，故又当以酸复之。而火热二气同治也。"即属此义。

⑬王洪图等《黄帝内经素问白话解》火气淫胜，用酸冷之品作为调治疾病的主要药物，用苦甘味的药物作为辅佐，用酸味的药物收敛阴气，用苦味的药物发散火郁之邪，火退津液已伤的，用酸味的药物恢复津液，热气淫胜伤津液的也用这个方法。

⑭郭霭春《黄帝内经素问白话解》如属火淫所胜，以咸味冷性之药平其胜气，辅佐以苦甘之药，以酸味药收敛阴气，以苦味药发泄火邪，以咸味药恢复阴液，热淫所胜的与此相同。

（5）燥淫所胜，平以苦湿，佐以酸辛，以苦下之。

①王冰《黄帝内经素问》制燥之胜，必以苦湿，是以火之气味也。宜下必以苦，宜补必以酸，宜泻必以辛。清甚生寒，留而不去，则以苦湿下之。气有余，则以辛泄之。诸气同。（〔新校正云〕按上文燥淫于内，治以苦温。此云苦湿者，湿当为温，文注中湿字三，并当作温。又按《六元正纪大论》亦作苦小温。）

②马莳《黄帝内经素问注证发微》燥淫所胜，则平以苦温，佐以酸辛，以苦下之。彼阳明在泉者，其法与此大同，但彼则"佐以甘辛"，而此则"佐以酸辛"耳。

③张介宾《类经》此与上文燥淫于内治同，但彼云佐以甘辛，此云酸辛为异，详

注见前燥淫条下,苦湿误也,当作苦温。

④张志聪《黄帝内经集注》苦温能胜清金,辛能润燥,燥必内结,故以酸苦泄之。

⑤高士宗《黄帝素问直解》燥淫所胜,金气胜也,火能治之,故平以苦温。苦温不及,则佐以酸,苦温太过,则佐以辛,盖酸生火而辛生水也。燥淫而全(编者按:此处"全"应为"金")气过盛,则以苦下之。

⑥黄元御《黄元御医书全集》此句未具体注释。

⑦张琦《素问释义》林(亿)云:上文燥淫于内,治以苦温。此云苦湿者,湿当为温。按俗工因此温字误为湿,因有治燥用湿润之法,总缘误以燥为火燥之燥故也。本文皆以气味立言,湿当属何气味耶?

⑧高亿《黄帝内经素问详注直讲全集》〔批〕此言阳明司天,燥淫所胜之治法也。

〔注〕燥胜平以苦湿者,苦火化而性热,热胜燥也。湿属土而味甘,甘,温燥也。佐以酸辛者,酸以敛肺气,辛以散燥气也。以苦下者,燥气应肺,燥邪凝肺,以苦下气故也。

〔讲〕燥淫所胜,则宜平以克燥润燥之苦味湿气,佐以敛燥散燥之酸味辛味,尤宜以苦味下其燥邪,以燥甚伤气,非下之不能平也。

⑨孟景春等《黄帝内经素问译释》温:原作"湿",据《素问注证发微》改。

燥气淫胜,治以苦温,佐以酸辛,以苦味下其燥结。

⑩任廷革《任应秋讲〈黄帝内经〉素问》此句未具体注释,总体概括此段为:(提要)是讲司天六气的治疗方法。

⑪张灿玾等《黄帝内经素问校释》燥气淫其所胜之木气,平以苦温,佐以酸辛,以苦下其邪。

⑫方药中等《黄帝内经素问运气七篇讲解》"燥淫所胜,平以苦湿,佐以酸辛,以苦下之"等句,与前述"诸气在泉……燥淫于内,治以苦温,佐以甘辛,以苦下之"之义基本相同。不过彼处是指在泉之气的燥气偏胜,此处是指司天之气的燥气偏胜。前文中是"平以苦温",此处是"平以苦湿"。前文是"佐以甘辛",此处是"佐以酸辛"。有所不同。据《新校正》注:"按上文燥淫于内,治以苦温,此云苦湿者,湿当作温。""按脏气法时论,肺苦气上逆,急食苦以泄之,用辛泻之,酸补之。又按下文司天燥淫所胜,佐以酸辛,此云甘辛者,甘字疑当作酸。"张介宾注:"苦湿误也。当作苦温。"看来上述小有出入之处,可能属于文字之误,并无实质上的差别。

⑬王洪图等《黄帝内经素问白话解》苦湿:《新校正》云:"湿,当为温。"当为苦温。

燥气淫胜,用苦温之品作为调治疾病的主要药物,用酸味的药物作为辅佐,用苦味的药物泻其上逆之气。

⑭郭霭春《黄帝内经素问白话解》如属燥淫所胜,以苦味温性之药平其胜气,

辅佐以酸辛之药,以苦味之药下其燥结。

(6)寒淫所胜,平以辛热,佐以甘苦,以咸写之。帝曰:善!

①王冰《黄帝内经素问》淫散止之,不可过也。(〔新校正云〕按上文寒淫于内,治以甘热,佐以苦辛。此云平以辛热,佐以甘苦者,此文为误。又按:《六元正纪大论》云:太阳之政,岁宜苦以燥之也。)

②马莳《黄帝内经素问注证发微》寒淫所胜,则平以辛热,佐以苦甘,以咸泻之。彼太阳在泉者,则复有"以辛润之""以苦坚之"之二语耳。

③张介宾《类经》辛热足以散寒,苦甘可以胜水。以咸写之,水之正味,其写以咸也。此与在泉治同,而文有颠倒,详见前寒淫于内条下。

④张志聪《黄帝内经集注》夫淫于内则干涉于藏气,故上文曰以辛润之,以苦坚之,此胜于外,止宜平之泻之而已。

⑤高士宗《黄帝素问直解》寒淫所胜,水气胜也,燥火能治之,故平以燥气之辛,火气之热。辛热不及,则佐以甘苦,甘生金而苦助火也。辛热太过,则以咸泻之。凡此佐平之法,味各不同,理无不合,学者当随其所宜,以为佐平可也。

⑥黄元御《黄元御医书全集》此句未具体注释。

⑦张琦《素问释义》此句未具体注释。

⑧高亿《黄帝内经素问详注直讲全集》〔批〕此言太阳司天,寒淫所胜之治法也。

〔注〕寒胜平以辛热者,辛能散寒,热能回阳。佐以苦甘者,苦泄气以去凝,甘胜寒以和中。以咸泻者,寒郁为热,以咸胜热也。

〔讲〕寒淫所胜,则宜平以散寒回阳之辛味热气,佐以胜寒克水之苦味甘味,尤宜以咸味泻其寒变为热之热气,而邪之在里者乃去也。

⑨孟景春等《黄帝内经素问译释》寒气淫胜,治以辛热,佐以甘苦,以咸味药泻其寒邪。黄帝:对!

⑩任廷革《任应秋讲〈黄帝内经〉素问》此句未具体注释,总体概括此段为:(提要)是讲司天六气的治疗方法。

⑪张灿玾等《黄帝内经素问校释》寒气淫其所胜之火气,平以辛热,佐以甘苦,以咸泻其邪。黄帝说:好。

⑫方药中等《黄帝内经素问运气七篇讲解》[寒淫所胜,平以辛热,佐以甘苦,以咸泻之]"寒淫所胜,平以辛热,佐以甘苦,以咸泻之"等句,与前述"诸气在泉……寒淫于内,治以甘热,佐以苦辛,以咸泻之"之义基本相同。不过彼处是指在泉之气的寒气偏胜,此处是指司天之气的寒气偏胜。前文中是"治以甘热,佐以苦辛",此处是"平以辛热,佐以甘苦"而小有出入。《新校正》注此云:"按上文寒淫于内,治以甘热,佐以苦辛,此云平以辛热,佐以甘苦者,此文为误。"认为仍属文字错误。张介宾也认为"此与在泉治同,而文有颠倒"。我们同意上述看法,这些小的出入还是属于文字颠倒问题,二者并无实质上的差别。

⑬王洪图等《黄帝内经素问白话解》寒气淫胜,用辛热之品作为调治疾病的主要药物,用甘味的药物作为辅佐,用咸味的药物泻其过胜之气。黄帝说:讲得好。

⑭郭霭春《黄帝内经素问白话解》如属寒淫所胜,以辛味热性之药平其胜气,辅佐以甘苦之药,以咸味药泻其寒邪。黄帝道:讲得好!

第二十三解

（一）内经原文

邪气反胜,治之奈何？岐伯曰:风司于地,清反胜之,治以酸温,佐以苦甘,以辛平之;热司于地,寒反胜之,治以甘热,佐以苦辛,以咸平之;湿司于地,热反胜之;治以苦冷,佐以咸甘,以苦平之;火司于地,寒反胜之,治以甘热,佐以苦辛,以咸平之;燥司于地,热反胜之,治以平寒,佐以苦甘,以酸平之,**以和为利**[注];寒司于地,热反胜之,治以咸冷,佐以甘辛,以苦平之。

[注]利:郭霭春《黄帝内经素问校注》、人民卫生出版社影印顾从德本《黄帝内经素问》、方药中等《黄帝内经素问运气七篇讲解》、孟景春等《黄帝内经素问译释》此处为"利";张灿玾等《黄帝内经素问校释》此处为"制",原作"利",据王冰及《内经评文》改。

（二）字词注释

（1）反胜

①王冰《黄帝内经素问》不能淫胜于他气,反为不胜之气为邪以胜之。

②马莳《黄帝内经素问注证发微》六气在泉,不能淫胜于他气,而反为邪气所胜。

③张介宾《类经》反胜者,以天地气有不足,则间气乘虚为邪而反胜之也。

④张志聪《黄帝内经集注》邪气反胜者,不正之气反胜在泉主岁之气。

⑤高士宗《黄帝素问直解》上文治之平之,是以所胜气味,治平淫胜,倘气味太过,则邪气反胜。

⑥黄元御《黄元御医书全集》司地之气,为邪所胜。

⑦张琦《素问释义》此词未具体注释。

⑧高亿《黄帝内经素问详注直讲全集》〔注〕谓当至者不主其事,胜己之气至非时,故谓之邪气反胜也。〔讲〕六气在泉,不能淫胜于他气,而反为邪气所胜。

⑨孟景春等《黄帝内经素问译释》本气反为己所不胜之气(邪气)乘之。

⑩任廷革《任应秋讲〈黄帝内经〉素问》或者是司天之气不足,或者是在泉之气不足,司天左右两个间气或在泉左右两个间气,就要反过来胜司天或胜在泉,这就叫"反胜"。

⑪张灿玾等《黄帝内经素问校释》指本气不胜他气,反为己所不胜之气乘之,而为胜气。胜气即为邪气。王冰注:"不能淫胜于他气,反为不胜之气为邪以胜之。"

⑫方药中等《黄帝内经素问运气七篇讲解》"邪气反胜"之义有二。其一,"邪气反胜",指气候严重反常。气候与司天在泉之气应有的变化完全相反,例如厥阴

主岁,气候本应风气偏胜,气候偏温,但实际上却燥气偏胜,气候偏凉。其二,指治疗上用药过度。例如治热以寒,但由于寒凉太过,结果热转为寒。治寒以热,但由于温热太过,结果寒转为热。以上这两种情况,均属"邪气反胜"。

⑬王洪图等《黄帝内经素问白话解》司天,在泉之气被所不胜之气伤害而发病。

⑭郭霭春《黄帝内经素问白话解》司天在泉之气不足,间气乘虚为邪,而反胜天地之脏位,均曰反胜。

(2)以和为利

①王冰《黄帝内经素问》以冷热和平为方制也。

②马莳《黄帝内经素问注证发微》以和平为顺利耳。

③张介宾《类经》以和为利,戒过用也,即平寒之意。

④张志聪《黄帝内经集注》此词未具体注释。

⑤高士宗《黄帝素问直解》治所胜之味,未得其平,佐之得宜,则司地之气自和。司地之气,未得其平,佐之得宜,则所胜之气亦和。凡此乃以和为利。

⑥黄元御《黄元御医书全集》总以和调为利也。

⑦张琦《素问释义》此词未具体注释。

⑧高亿《黄帝内经素问详注直讲全集》〔注〕以和为利而不过也。〔讲〕以和平为顺利也。

⑨孟景春等《黄帝内经素问译释》以冷热平和为方制所宜。

⑩任廷革《任应秋讲〈黄帝内经〉素问》"以和为利"就是以达到体内平和为最佳状态。

⑪张灿玾等《黄帝内经素问校释》此作"以和为制",王冰注:"燥之性恶热亦畏寒,故以冷热和平为方制也。"指以冷热平和为方制所宜。

⑫方药中等《黄帝内经素问运气七篇讲解》"以和为利",意即在用药上以平和为好,为度,不要过用。

⑬王洪图等《黄帝内经素问白话解》燥气性质肃杀,不宜扶助,用寒热性质和中的药物组成方剂治疗最为适宜。

⑭郭霭春《黄帝内经素问白话解》凡是用药以和平为宜。

(三)语句阐述

(1)邪气反胜,治之奈何?

①王冰《黄帝内经素问》不能淫胜于他气,反为不胜之气为邪以胜之。

②马莳《黄帝内经素问注证发微》此言六气在泉,反为邪气所胜者,而有治之之法耳。帝疑六气在泉,不能淫胜于他气,而反为邪气所胜,治之必有其法。

③张介宾《类经》反胜者,以天地气有不足,则间气乘虚为邪而反胜之也。

④张志聪《黄帝内经集注》邪气反胜者,不正之气反胜在泉主岁之气,又当用胜邪之气味以平治之。上章曰天气反时则可依时,此之谓也。

⑤高士宗《黄帝素问直解》上文治之平之,是以所胜气味,治平淫胜,倘气味太过,则邪气反胜,故承上文之意而复问之。

⑥黄元御《黄元御医书全集》此句未具体注释,总体概括此段为:司地之气,为邪所胜,治法如此,总以和调为利也。

⑦张琦《素问释义》此句未具体注释,总体概括此段为:诸反胜之义,多有难通,注家曲说求合,反益支离。阙之。

⑧高亿《黄帝内经素问详注直讲全集》〔批〕此言六气在泉,不能淫胜他气,而反为邪气所胜者之治法也。

〔注〕反胜,谓当至者不主其事,胜己之气至非时,故谓之邪气反胜也。

〔讲〕黄帝曰:夫子言治天气之变者,诚善矣。彼夫六气在泉,不能淫胜于他气,而反为邪气所胜,治之又当奈何?

⑨孟景春等《黄帝内经素问译释》邪气反胜:本气反为己所不胜之气(邪气)乘之。王冰:"不能淫胜于他气,反为不胜之气为邪以胜之。"例如风木司天而燥金之气反胜。

本气不足而邪气反胜所致之病,应当怎样治疗?

⑩任廷革《任应秋讲〈黄帝内经〉素问》(提要)讲四间气反胜对人体的影响及其论治之法。(讲解)什么是"反胜"? 或者是司天之气不足,或者是在泉之气不足,司天左右两个间气或在泉左右两个间气,就要反过来胜司天或胜在泉,这就叫"反胜"。从五行关系来看,"反胜"是基于五行的"相克"理论,包括了"乘"(过克)、"侮"(反克)两种关系。总之这里的"反胜"是指左右四间气而言的。

问曰:"邪气反胜,治之奈何?"遇到"反胜"气候影响的病证如何治疗呢?

⑪张灿玾等《黄帝内经素问校释》邪气反胜:指本气不胜他气,反为己所不胜之气乘之,而为胜气。胜气即为邪气。王冰注:"不能淫胜于他气,反为不胜之气为邪以胜之。"

黄帝说:本气不足,邪气反胜时,怎样治疗呢?

⑫方药中等《黄帝内经素问运气七篇讲解》[邪气反胜]"邪气反胜",王冰注:"不能淫胜于他气,反为不胜之气为邪以胜之。"张介宾注:"反胜者,以天地气有不足,则间气乘虚为邪而反胜之也。"张志聪注:"邪气反胜者,不正之气,反胜在泉主岁之气。"高世栻注:"上文治之平之,是以所胜气味,治平淫胜,倘气味太过,则邪气反胜,故承上文之意而复问之。"根据以上所引诸家所注,"邪气反胜"之义有二。其一,"邪气反胜",指气候严重反常。气候与司天在泉之气应有的变化完全相反,例如厥阴主岁,气候本应风气偏胜,气候偏温,但实际上却燥气偏胜,气候偏凉。其二,指治疗上用药过度。例如治热以寒,但由于寒凉太过,结果热转为寒。治寒以热,但由于温热太过,结果寒转为热。以上这两种情况,均属"邪气反胜"。

⑬王洪图等《黄帝内经素问白话解》如果司天、在泉之气受到己所不胜之气的伤害而发生疾病,应该怎样治疗呢?

⑭郭霭春《黄帝内经素问白话解》反胜:司天在泉之气不足,间气乘虚为邪,而反胜天地之脏位,均曰反胜。

黄帝道:讲得好!邪气反胜所致之病,应怎样治疗?

(2)岐伯曰:风司于地,清反胜之,治以酸温,佐以苦甘,以辛平之。

①王冰《黄帝内经素问》厥阴在泉,则风司于地,谓五寅岁、五申岁。邪气胜盛,故先以酸泻,佐以苦甘。邪气退则正气虚,故以辛补养而平之。

②马莳《黄帝内经素问注证发微》伯言五寅、五申之岁,则厥阴在泉,风司于地,不能胜土,而反为金气之清者胜之,故治以酸温,佐以苦甘,候邪气既退,正气尚虚,则以辛补养而平之。

③张介宾《类经》凡寅申岁厥阴风木在泉而或气有不及,则金之清气反胜之,故当治以酸温,酸求木之同气,温以制清也。佐以苦甘,苦以温金,甘以缓肝之急也。以辛平之,木之正味,其补以辛;金之正味,其写以辛也。

④张志聪《黄帝内经集注》此句未具体注释,总体概括此段为:邪气反胜者,不正之气反胜在泉主岁之气,又当用胜邪之气味以平治之。上章曰天气反时则可依时,此之谓也。

⑤高士宗《黄帝素问直解》先举在泉之胜气以明之。上文云:风淫于内,治以辛凉,是风司于地,清反胜之。清气反胜,今当治以酸温,酸生火,温胜清也。酸温不及,清气犹胜,则佐以苦,苦助温也。酸温太过,金气过虚,则佐以甘,甘生金也。凡此治佐,以金之清气反胜,味属于辛,乃以辛而如是以平之。上文在泉气胜则曰治,司天气胜则曰平,今论在泉亦曰平,以明治之,即所以平之,平之即所以治之,故于此复言平之。下文司天邪胜,并不言平也。

⑥黄元御《黄元御医书全集》此句未具体注释,总体概括此段为:司地之气,为邪所胜,治法如此,总以和调为利也。

⑦张琦《素问释义》此句未具体注释,总体概括此段为:诸反胜之义,多有难通,注家曲说求合,反益支离。阙之。

⑧高亿《黄帝内经素问详注直讲全集》〔注〕风司于地,清反胜者,胜己气也。治以酸温者,酸收木气,温胜清气。佐苦以下气,佐甘以缓急,更以辛热制清也。

〔讲〕岐伯对曰:如五寅五申之岁,则厥阴在泉,风司于地,不能胜土,而反为金气之清者胜之,宜治以酸温,佐以苦甘。至邪气既退,正气尚虚者,则宜以辛而平之。

⑨孟景春等《黄帝内经素问译释》风司于地,王冰:"厥阴在泉,则风司于地。"即厥阴风木在泉。清反胜之,张介宾:"凡寅申岁,厥阴风木在泉,而或气有不及,则金之清气反胜之。"

岐伯说:风气在泉,而反被清气胜的,治以酸温,佐以苦甘,以辛味药平之。

⑩任廷革《任应秋讲〈黄帝内经〉素问》(讲解)风气反胜燥金的证治。"风司于地"是说厥阴风木在泉,为逢寅、逢申年。"清反胜之","清"是指燥金之气,若在泉

风木之气不及,正常的金、木相克关系发生改变,清金之气过克风木之气。用什么来泻反胜之清金之气呢?"治以酸温","酸"可以增长风木之气,以扶木抑金,"温"属火性可以治清金之气,火能胜金嘛,所以要用"酸温"。"佐以苦甘","甘"可以缓肝之急,"肝苦急,急食甘以缓之"嘛,"苦"是火之味,可针对"金"之清气。"以辛平之",用"辛"去补肝气之不足,辛散主升发,可以助长风木之气,使"清金"之气趋于平和。

⑪张灿玾等《黄帝内经素问校释》风司于地:凡厥阴在泉之年,即风司于地。清反胜之:厥阴风木之气不胜,则金之清气反胜之。治、佐、平:王冰注"此六气方治,与前淫胜法殊贯。云治者,泻客邪之胜气也。云佐者,皆所利所宜也。云平者,补已弱之正气也"。

岐伯说:厥阴在泉,风气司于地而不胜,则清气反胜,用酸温之药以治邪,以苦甘佐之,用辛味之药平其正气。

⑫方药中等《黄帝内经素问运气七篇讲解》"风司于地",指厥阴风木在泉之年。"清反胜之",意即厥阴在泉之年,这一年下半年本来应该风气偏胜,气候偏温。但实际上却是燥气偏胜,气候偏凉。"治以酸温,佐以甘苦,以辛平之",意即这一年虽然是厥阴在泉,但由于气候反常,因此在治疗上就不能按照前述"诸气在泉,风淫于内,治以辛凉,佐以苦(甘),以甘缓之,以辛散之"的一般治法,而是要按前述"燥淫于内,治以苦温,佐以甘辛"的精神论治。张志聪谓:"当用胜邪之气味以平治之。上章曰,天气反时,则可依时,此之谓也。"这也就是说,临床治疗必须按照实际情况,有是证用是药,不能机械对待。

⑬王洪图等《黄帝内经素问白话解》岐伯说:在泉之气被所不胜之气伤害而发病,治疗方法如下:厥阴风木之气在泉,反被燥金清肃之气所胜的,用酸温之品作为治疗疾病的主要药物,用苦甘味的药物作为辅佐,用辛味的药物调理过胜的燥邪,使被抑郁的风木之气得以疏散。

⑭郭霭春《黄帝内经素问白话解》风司于地:凡厥阴在泉之年,即风气司地。清反胜之:厥阴风木之气不胜,则清肃的金气反胜之。

岐伯说:风气司地,而清肃之金气反胜而乘之。当用酸温之药治之,辅佐以苦甘之药,用辛味药平其正气。

(3)热司于地,寒反胜之,治以甘热,佐以苦辛,以咸平之。

①王冰《黄帝内经素问》少阴在泉,则热司于地,谓五卯五酉之岁也。先泻其邪,而后平其正气也。

②马莳《黄帝内经素问注证发微》五卯、五酉之岁,则少阴在泉,热司于地,不能胜金,而反为水气之寒者胜之,故治以甘热,佐以苦辛,候邪气既退,而正气尚虚,则以咸而平之。

③张介宾《类经》凡卯酉岁少阴君火在泉而或气有不及,则水之寒气反胜之,故当治以甘热,甘能胜水,热能制寒也。佐以苦辛,寒得苦而温,得辛而散也。以咸

平之,火之正味,其补以咸,水之正味,其写以咸也。

④张志聪《黄帝内经集注》此句未具体注释,总体概括此段为:邪气反胜者,不正之气反胜在泉主岁之气,又当用胜邪之气味以平治之。上章曰天气反时则可依时,此之谓也。

⑤高士宗《黄帝素问直解》上文云:热淫于内,治以咸寒。是热司于地反胜之,寒气反胜,今当治以甘热,甘胜水,热胜寒也。甘热不及,寒气犹胜,则佐以苦,苦生甘也。甘热太过,水气过虚,则佐以辛,辛生水也。凡此治佐,以水之寒气反胜,味属于咸,乃以咸而如是以平之。

⑥黄元御《黄元御医书全集》此句未具体注释,总体概括此段为:司地之气,为邪所胜,治法如此,总以和调为利也。

⑦张琦《素问释义》此句未具体注释,总体概括此段为:诸反胜之义,多有难通,注家曲说求合,反益支离。阙之。

⑧高亿《黄帝内经素问详注直讲全集》〔注〕热司于地,寒反胜者,治以甘热,甘热能胜寒,佐苦以泄气,佐辛以去寒,寒久为热者,以咸胜之也。

〔讲〕五卯五酉之岁,则少阴在泉,热司于地,不能胜金,而反为水气之寒者胜之,宜治以甘热,佐以苦辛。至邪气既退,正气尚虚者,以咸而平之。

⑨孟景春等《黄帝内经素问译释》热气在泉,而寒气反胜的,治以甘热,佐以苦辛,以咸味药平之。

⑩任廷革《任应秋讲〈黄帝内经〉素问》(讲解)寒气反胜君火的证治。“热司于地”是指少阴君火在泉,为逢卯、逢酉之年。若君火之气不及,则“寒反胜之”,水克火嘛,水寒之气过克君火之气。“甘”是土之味,土能治水嘛,寒水之气有余就用土来治水,又“热”可治寒,故曰“治以甘热”。“苦”是火之味,可以治“寒”,寒得“苦”而温,寒得“辛”而散,所以要“佐以苦辛”。“以咸平之”,“咸”是水之味,咸能泻水,“水”胜用咸来泻之,使寒水之气趋于平和。

⑪张灿玾等《黄帝内经素问校释》少阴在泉,热司于地而不胜,则寒反胜之,用甘热之药以治其邪,以苦辛佐之,用咸味之药平其正气。

⑫方药中等《黄帝内经素问运气七篇讲解》“热司于地”,指少阴君火在泉之年。“寒反胜之”,意即少阴在泉之年,这一年下半年应该是热气或火气偏胜,气候偏热,但实际上却是寒气偏胜,气候偏冷。“治以甘热,佐以苦辛,以咸平之”,意即这一年虽为少阴在泉,但由于气候反常,因此在治疗上就不能按照“热淫于内,治以咸寒,佐以甘苦”论治,而要按前述“寒淫于内,治以甘热,佐以苦辛,以咸泻之”论治。

⑬王洪图等《黄帝内经素问白话解》少阴君火之热气在泉,反被寒水之气所胜的,用甘热之品作为治疗疾病的主要药物,用苦辛味的药物作为辅佐,用咸味的药物调理过胜的寒邪,使在内的火热之气得以和平柔软。

⑭郭霭春《黄帝内经素问白话解》热气司地,而寒气反胜而乘之,就用甘味热

性之药治之,辅佐以苦辛之药,用咸味药平其正气。

(4)湿司于地,热反胜之;治以苦冷,佐以咸甘,以苦平之。

①王冰《黄帝内经素问》太阴在泉,则湿司于地,谓五辰五戌岁也。补泻之义,余气皆同。

②马莳《黄帝内经素问注证发微》五辰、五戌之岁,则太阴在泉,湿司于地,不能胜水,而反为风热胜之,则必治以苦冷,佐以咸甘,候邪气既退,而正气尚虚,则以苦而平之。

③张介宾《类经》凡辰戌岁太阴湿土在泉而或气有不及,则火之热气反胜之,故当治以苦冷,抑火邪也。佐以咸甘,咸寒制热,甘湿补土也。以苦平之,即苦冷之义。

④张志聪《黄帝内经集注》此句未具体注释,总体概括此段为:邪气反胜者,不正之气反胜在泉主岁之气,又当用胜邪之气味以平治之。上章曰天气反时则可依时,此之谓也。

⑤高士宗《黄帝素问直解》上文云:湿淫于内,治以苦热。是湿司于地,热反胜之,热气反胜,今当治以苦冷,苦性寒而冷胜热也。苦冷不及,热气犹胜,则佐以咸,咸助冷也。苦冷不过,热气过虚,则佐以甘,甘胜水也。凡此治佐,以火之热气反胜,味属于苦,乃以苦而如是以平之。

⑥黄元御《黄元御医书全集》此句未具体注释,总体概括此段为:司地之气,为邪所胜,治法如此,总以和调为利也。

⑦张琦《素问释义》此句未具体注释,总体概括此段为:诸反胜之义,多有难通,注家曲说求合,反益支离。阙之。

⑧高亿《黄帝内经素问详注直讲全集》〔注〕湿司于地,热反胜者,治以苦冷,苦冷能胜热,佐咸以去热,甘以退热,苦以平热也。

〔讲〕五辰五戌之岁,则太阴在泉,湿司于地,不能胜水,而反为风热胜之,宜治以苦冷,佐以咸甘。至邪气既退,正气尚虚者,以苦而平之。

⑨孟景春等《黄帝内经素问译释》湿气在泉,而热气反胜的,治以苦冷,佐以咸甘,以苦味药平之。

⑩任廷革《任应秋讲〈黄帝内经〉素问》(讲解)热气反胜湿土的证治。"湿司于地"是指太阴湿土在泉,为逢辰、逢戌之年。若湿气在泉不及,则"热反胜之",即阴湿之气不及,阳热之气反胜于它。"治以苦冷","苦冷"可以抑制火热之邪气。"佐以咸甘","咸"性下走,能抑制火热炎上之性;"甘"能够补土,土湿不足嘛,用"甘"补之。"以苦平之","苦"指苦寒而言,用苦寒药来平息火热之气,使阳热之气趋于平和。

⑪张灿玾等《黄帝内经素问校释》太阴在泉,湿司于地而不胜,则热反胜之,用苦冷之药以治其邪,以咸甘佐之,用苦味之药平其正气。

⑫方药中等《黄帝内经素问运气七篇讲解》"湿司于地",指太阴湿土在泉之

年。"热反胜之",意即太阴在泉之年,这一年的下半年应该湿气偏胜,降雨量多,但实际上却是气候偏热。"治以苦冷,佐以咸甘,以苦平之",意即这一年虽然是太阴在泉,但由于气候反常,因此在治疗上就不能照前述"湿淫于内,治以苦热,佐以酸淡"论治,而是要按前述"热淫于内,治以咸寒,佐以甘苦"论治。值得提出的是,前述"风司于地,清反胜之","热司于地,寒反胜之"等,从五行概念来说,均有相克之义。"风司于地,金反胜之"为金克木,"热司于地,寒反胜之"为水克火。此处"湿司于地,热反胜之"则无相克之义。因为湿属土,热属火,并不相克。由此可见,运气学说虽然比较广泛地运用了五行概念来说明气候、物候、疾病之间的复杂关系,但一切仍是从实际情况出发,并不是机械套用五行相胜概念,此条即其明证。

⑬王洪图等《黄帝内经素问白话解》太阴湿土之气在泉,反被火热之气所胜的,用苦冷之品作为治疗疾病的主要药物,用咸甘味的药物作为辅佐,用苦味的药物调理过胜的热邪,使在内的土气得以运化。

⑭郭霭春《黄帝内经素问白话解》湿气司地,而热气反胜而乘之,就用苦味冷性之药治之,辅佐以咸甘之药,用苦味药平其正气。

(5)火司于地,寒反胜之,治以甘热,佐以苦辛,以咸平之。

①王冰《黄帝内经素问》少阳在泉,则火司于地,谓五巳五亥岁也。

②马莳《黄帝内经素问注证发微》五巳、五亥之岁,则相火司于地,不能胜金,而反为水气之寒者胜之,则治法与热司于地尽同也。

③张介宾《类经》凡巳亥岁少阳相火在泉而气有不及,与上文热司于地者同其治。

④张志聪《黄帝内经集注》此句未具体注释,总体概括此段为:邪气反胜者,不正之气反胜在泉主岁之气,又当用胜邪之气味以平治之。上章曰天气反时则可依时,此之谓也。

⑤高士宗《黄帝素问直解》上文云:火淫于内,治以咸冷。是火司于地,寒反胜之,寒气反胜,今当治以甘热,甘胜水而热温寒也。甘热不及,寒气犹胜,则佐以苦,苦助热也。甘热太过,寒气过虚,则佐以辛,辛生水也。凡此治佐,以水之寒气反胜,味属于咸,乃以咸而如是以平之。

⑥黄元御《黄元御医书全集》此句未具体注释,总体概括此段为:司地之气,为邪所胜,治法如此,总以和调为利也。

⑦张琦《素问释义》此句未具体注释,总体概括此段为:诸反胜之义,多有难通,注家曲说求合,反益支离。阙之。

⑧高亿《黄帝内经素问详注直讲全集》〔注〕火司于地,与热司于地同。

〔讲〕五巳五亥之岁,则少阳在泉,火司于地,不能胜金,而反为水气之寒者胜之,治法宜与热司于地尽同也。

⑨孟景春等《黄帝内经素问译释》火气在泉,而寒气反胜的,治以甘热,佐以苦辛,以咸味之药平之。

⑩任廷革《任应秋讲〈黄帝内经〉素问》（讲解）寒气反胜相火的证治。"火司于地"是指少阳相火在泉,为逢巳、逢亥之年。若相火不足,则"寒反胜之"。水寒之气反胜,要"治以甘热"。这与上面"热司于地,寒反胜之"的治法是一致的,热司于地、火司于地,无非是君火、相火的不同,性质都属"火热"。

⑪张灿玾等《黄帝内经素问校释》少阳在泉,火司于地而不胜,则寒反胜之,用甘热之药以治其邪,以苦辛佐之,用咸味平其正气。

⑫方药中等《黄帝内经素问运气七篇讲解》"火司于地",指少阳相火在泉之年。"寒反胜之",意即少阳在泉之年,这一年下半年本应火气偏胜,气候炎热,但实际上却是寒气偏胜,气候偏冷。"治以甘热,佐以苦辛,以咸平之",意即这一年虽然是少阳在泉,但由于气候反常,因此在治疗上就不能按前述"火淫于内,治以咸冷,佐以苦辛"论治,而是要按前述"寒淫于内,治以甘热,佐以苦辛"论治。

⑬王洪图等《黄帝内经素问白话解》少阳相火之气在泉,反被寒水之气所胜的,用甘热之品作为治疗疾病的主要药物,用苦辛味的药物作为辅佐,用咸味的药物调理过胜的寒邪,使在内的火气得以和平柔软。

⑭郭霭春《黄帝内经素问白话解》火气司地,而寒气反胜而乘之,就用甘味热性之药治之,辅佐以苦辛之药,用咸味药平其正气。

(6)燥司于地,热反胜之,治以平寒,佐以苦甘,以酸平之,以和为利。

①王冰《黄帝内经素问》阳明在泉,则燥司于地,谓五子五午岁也。燥之性,恶热亦畏寒,故以冷热和平为方制也。

②马莳《黄帝内经素问注证发微》五子、五午之岁,则阳明在泉,燥司于地,不能胜木,而反为火气之热者胜之,则治以平寒,佐以苦甘,候邪气既退,而正气尚虚,则以酸而平之。盖燥之性,恶热而畏寒,故其治法如此,而以和平为顺利耳。

③张介宾《类经》凡子午岁阳明燥金在泉而气有不及,则热反胜之,治以平寒,以金司于地,气本肃杀,若用大寒,必助其惨,故但宜平寒,抑其热耳。佐以苦甘,所以写火也。以酸平之,金之正味,其补以酸也。以和为利,戒过用也,即平寒之意。

④张志聪《黄帝内经集注》此句未具体注释,总体概括此段为:邪气反胜者,不正之气反胜在泉主岁之气,又当用胜邪之气味以平治之。上章曰天气反时则可依时,此之谓也。

⑤高士宗《黄帝素问直解》辛寒,旧本讹平寒;辛平,旧本讹酸平,今改。上文云:燥淫于内,治以苦寒。是燥司于地,热反胜之,热气反胜,今当治以辛寒,辛生水,而寒胜热也。热反胜而金气犹盛,则佐以苦,苦胜金也。热反胜,而金气过虚,则佐以甘,甘生金也。凡此治佐,以燥司于地,味属于辛,乃以辛,而如是以平之。上文所佐之味,皆因反胜之味,有太过不及而佐之,此所佐之味,不因辛寒之太过不及,仍因燥金之太过不及,是佐司地之味,不佐所胜之味也。至以辛平之,亦言司地之味,不言所胜之味,是佐虽不同,大要以和为利尔。盖治所胜之味,未得其平,佐之得宜,则司地之气自和。司地之气,未得其平,佐之得宜,则所胜之气亦和。凡此

乃以和为利,贵学者之能善悟也。

⑥黄元御《黄元御医书全集》此句未具体注释,总体概括此段为:司地之气,为邪所胜,治法如此,总以和调为利也。

⑦张琦《素问释义》此句未具体注释,总体概括此段为:诸反胜之义,多有难通,注家曲说求合,反益支离。阙之。

⑧高亿《黄帝内经素问详注直讲全集》〔注〕燥司于地,热反胜者,治以平寒,以抑其热,佐苦以泻实热,佐甘以泻虚热,更以酸敛阴而收余热,以和为利而不过也。

〔讲〕五子五午之岁,则阳明在泉,燥司于地,不能胜木,而反为火气之热者胜之,宜治以平寒,佐以苦甘。至邪气既退,正气尚虚者,以酸而平之。盖燥之性恶热而畏寒,故其治法如此,而以和平为顺利也。

⑨孟景春等《黄帝内经素问译释》燥气在泉,而热气反胜的,治以平寒,佐以苦甘,以酸味之药平之,以冷热平和为方制所宜。

⑩任廷革《任应秋讲〈黄帝内经〉素问》(讲解)热气反胜燥金的证治。"燥司于地"是指阳明燥金在泉,是逢子、逢午之年。燥金之气不足,则"热反胜之"。火热克金,就要"治以平寒",这里强调不要用"大寒"而要用"平寒"。"佐以苦甘","苦"寒泻火,"甘"为土之味,培土生金,以缓燥金之不足。"以酸平之","酸"味药物,无论"酸收"还是"酸泻"都有利于调解过胜的热邪,使其趋于平和。

⑪张灿玾等《黄帝内经素问校释》以和为制,王冰注:"燥之性恶热亦畏寒,故以冷热和平为方制也。"

阳明在泉,燥司于地而不胜,则热反胜之,用平寒之药以治其邪,以苦甘佐之,用酸味平其正气,以冷热平和为方制所宜。

⑫方药中等《黄帝内经素问运气七篇讲解》"燥司于地",指阳明燥金在泉之年。"热反胜之",意即阳明在泉之年,这一年下半年应该燥气偏胜,气候偏凉,但实际上却是气候偏热。"治以平寒,佐以苦甘,以酸平之,以和为利",意即这一年虽然是阳明在泉,但由于气候反常,因此在治疗上就不能按照前述"燥淫于内,治以苦温,佐以甘辛"论治,而是要按前述"热淫于内,治以咸寒,佐以甘苦"的精神论治。值得提出,这里"以寒治热",不用"咸寒",而用"平寒",原文还特别指出在治疗上要"以和为利"。这是为什么?我们认为,这是因为"燥"在季节上属于秋,在气候上属于凉,并非大寒,因此在治疗上也就不宜大寒,在用药上也就只能用平寒而不宜用"咸寒"或"咸冷"等大寒之品,以免矫枉过正。"以和为利",意即在用药上以平和为好,为度,不要过用。张介宾注此云:"金司于地,气本肃杀,若用大寒,必助其惨,故但以平寒,抑其热耳……以和为利,戒过用也,即平寒之意。"即属此义。

⑬王洪图等《黄帝内经素问白话解》阳明燥金之气在泉,反被火热之气所胜的,用寒平之品作为治疗疾病的主要药物,用苦甘味的药物作为辅佐,用酸味的药物调理过胜的热邪,使在内的燥气得以平静。燥气性质肃杀,不宜扶助,用寒热性质和中的药物组成方剂治疗最为适宜。

⑭郭霭春《黄帝内经素问白话解》燥气司地,而热气反胜而乘之,就用辛味寒性之药治之,辅佐以苦甘之药,用酸味药平其正气,凡是用药以和平为宜。

(7)寒司于地,热反胜之,治以咸冷,佐以甘辛,以苦平之。

①王冰《黄帝内经素问》太阳在泉,则寒司于地,谓五丑五未岁也。此六气方治,与前淫胜法殊贯(藏本作"其",属下)。云治者,泻客邪之胜气也。云佐者,皆所利所宜也。云平者,补已弱之正气也。

②马莳《黄帝内经素问注证发微》五丑、五未之岁,则太阳在泉,寒司于地,不能胜火,而反为湿热胜之,则治以咸冷,佐以甘辛,候邪气既退,而正气尚虚,则以苦而平之。王(冰)注云:此六气方法,与前淫胜法殊治者,泻客邪之胜气也。佐者,皆以所利所宜也。平者,补已弱之正气也。

③张介宾《类经》凡丑未岁太阳寒水在泉而气有不及,则热反胜之,故治以咸冷,抑火邪也。佐以甘辛,甘写火而辛能散也。以苦平之,水之正味,其补以苦也。王(冰)氏曰:此六气方治,与前淫胜法殊贯。其云治者,写客邪之胜气也。云佐者,皆所利所宜也。云平者,补已弱之正气也

④张志聪《黄帝内经集注》此句未具体注释,总体概括此段为:邪气反胜者,不正之气反胜在泉主岁之气,又当用胜邪之气味以平治之。上章曰天气反时则可依时,此之谓也。

⑤高士宗《黄帝素问直解》上文云:寒淫于内,治以甘热。是寒司于地,热反胜之,热气反胜,今当治以咸冷,咸助水而冷胜热也。咸冷太过,则佐以甘,甘胜水也。咸冷不及,则佐以辛,辛生水也。凡此治佐,以火之热气反胜,味属于苦,乃以苦而如是以平之。

⑥黄元御《黄元御医书全集》此句未具体注释,总体概括此段为:司地之气,为邪所胜,治法如此,总以和调为利也。

⑦张琦《素问释义》此句未具体注释,总体概括此段为:诸反胜之义,多有难通,注家曲说求合,反益支离。阙之。

⑧高亿《黄帝内经素问详注直讲全集》〔注〕寒司于地,热反胜者,治以咸冷,抑其阳而扶其阴,佐甘以退热,佐辛以散热,更以苦平未尽之余热也。

〔讲〕五丑五未之岁,则太阳在泉,寒司于地,不能胜火,而反为湿热胜之,宜治以咸冷,佐以甘辛。至邪气既退,正气尚虚者,以苦而平之。

⑨孟景春等《黄帝内经素问译释》寒气在泉,而热气反胜的,治以咸冷,佐以甘辛,以苦味药平之。

⑩任廷革《任应秋讲〈黄帝内经〉素问》(讲解)热气反胜寒水的证治。"寒司于地"是指太阳寒水在泉,是逢丑、逢未之年。寒水不及,则"热反胜之"。热太过,就要"治以咸冷",以抑制火邪。"佐以甘辛",火伤津,以"甘"补之,"辛"能散郁火。"以苦平之",苦寒可以泻火,使其趋于平和。

总之不管哪一个间气反胜在泉之气,其治法是以"和"为目的。"以和为利"就

是以达到体内平和为最佳状态,故以上最后都有"平之"二字。能够恢复平和状态,恢复其正常状态,没有太过,也没有不及,这就达到治疗的目的了。以上这些治疗在泉之气不足,左右间气反胜的方法,总不外是要相互牵制,遵循的是阴阳、五行克胜关系,只要掌握这个原则就容易理解这些文字了。

⑪张灿玾等《黄帝内经素问校释》太阳在泉,寒司于地而不胜,则热反胜之,用咸冷之药以治其邪,以甘辛佐之,用苦味之药平其正气。

⑫方药中等《黄帝内经素问运气七篇讲解》"寒司于地",指太阳水在泉之年。"热反胜之",意即太阳在泉之年,这一年下半年应该寒气偏胜,气候偏冷,但实际上却是气候偏热。"治以咸冷,佐以甘辛,以苦平之",意即这一年虽然是太阳在泉,但由于气候反常,因此在治疗上就不能按照前述"寒淫于内,治以甘热,佐以苦辛"论治,而是要按前述"热淫于内,治以咸寒,佐以甘苦"或"火淫于内,治以咸冷,佐以苦辛"的精神来进行治疗。

⑬王洪图等《黄帝内经素问白话解》太阳寒水之气在泉,反被热气所胜,用咸冷之品作为治疗疾病的主要药物,用甘辛味的药物作为辅佐,用苦味的药物调理过胜的热邪,使在内的水气得以潜藏。

⑭郭霭春《黄帝内经素问白话解》寒气司地,而热气反胜而乘之,就用咸味冷性之药治之,辅佐以甘辛之药,用苦味药平其正气。

第二十四解

(一)内经原文

帝曰:其司天**邪胜**何如?岐伯曰:风化于天,清反胜之,治以酸温,佐以甘苦;热化于天,寒反胜之,治以甘温,佐以苦酸辛;湿化于天,热反胜之,治以苦寒,佐以苦酸;火化于天,寒反胜之,治以甘热,佐以苦辛;燥化于天,热反胜之,治以辛寒,佐以苦甘;寒化于天,热反胜之,治以咸冷,佐以苦辛。

(二)字词注释

邪胜

①王冰《黄帝内经素问》此词未具体注释。

②马莳《黄帝内经素问注证发微》此词未具体注释。

③张介宾《类经》司天反胜。

④张志聪《黄帝内经集注》六气司天邪气反胜。

⑤高士宗《黄帝素问直解》司天邪胜。

⑥黄元御《黄元御医书全集》司天之气,为邪所胜。

⑦张琦《素问释义》此词未具体注释。

⑧高亿《黄帝内经素问详注直讲全集》〔讲〕六气司天反为邪气所胜。

⑨孟景春等《黄帝内经素问译释》司天之气被邪气反胜。

⑩任廷革《任应秋讲〈黄帝内经〉素问》司天之气不足,左右间气反胜于司天。

⑪张灿玾等《黄帝内经素问校释》六气司天,其气不胜,则胜己之气反胜之,胜即为邪。

⑫方药中等《黄帝内经素问运气七篇讲解》此词未具体注释。

⑬王洪图等《黄帝内经素问白话解》司天之气反被邪气所胜。

⑭郭霭春《黄帝内经素问白话解》司天之气不足而邪胜。

(三)语句阐述

(1)帝曰:其司天邪胜何如? 岐伯曰:风化于天,清反胜之,治以酸温,佐以甘苦。

①王冰《黄帝内经素问》亥巳岁也。

②马莳《黄帝内经素问注证发微》此言六气司天反为邪气所胜者,而有治之之法也。凡巳亥之岁,风化司天,反为金之清气所胜,则治以酸温,佐以甘苦者,与风司于地者同,而彼则又"以辛平之"也。

③张介宾《类经》言司天反胜也。巳亥岁也。治与上文风同于地大同。

④张志聪《黄帝内经集注》此句未具体注释,总体概括此段为:此论六气司天邪气反胜,宜以所胜之气味平之。

⑤高士宗《黄帝素问直解》其司天邪胜,治之何如? 上文云:风淫所胜,平以辛凉。是风化于天,清反胜之,清气反胜,今当治以酸温,佐以甘苦,与司地邪胜同一义也。

⑥黄元御《黄元御医书全集》此句未具体注释,总体概括此段为:司天之气,为邪所胜,治法如此。

⑦张琦《素问释义》此句未具体注释。

⑧高亿《黄帝内经素问详注直讲全集》〔批〕此言六气司天,反为邪气所胜者之治法也。

〔注〕此六气司天,与上六气司地,大同小异,间有不同者,其义亦解见前,不必逐节复解也。总之,六气为病,不拘司天在泉,或主气客气,间气变气,及非时之气,皆各因其气而治之。或以辛味散而解表邪,或以热味厚而回真阳,甘缓中以补正气,淡渗泄以利湿寒,助阴以除热也。用以酸者,或收敛其气,或收敛其血,敛阴则泻热,敛气则补阳也。用以苦者,苦燥湿,苦下气,苦泻热,苦发散火邪也。用以咸者,咸能软坚,或软本气,或软热结,或软气痞也。六气,风暑火为阳邪,燥寒湿为阴邪,各随胜气中人,各以所胜者治之,治六气之法不外是矣。

〔讲〕黄帝曰:六气在泉,反为邪气所胜者,既有治之之法已,假如六气司天反为邪气所胜者,又当何如? 岐伯对曰:凡巳亥之岁,风化司天,反为金之清气所胜,当治以酸温,佐以甘苦,与风司于地者同,然彼则又以辛平之也。

⑨孟景春等《黄帝内经素问译释》司天邪胜:司天之气被邪气反胜。风化于天:即风气司天。

黄帝问道:司天之气被邪气反胜所致之病,应当怎样治疗? 岐伯说:风气司天而清凉之气反胜的,治用酸温,佐以甘苦。

至真要大论篇

⑩任廷革《任应秋讲〈黄帝内经〉素问》(讲解)问曰:"其司天邪胜何如?"假使司天之气不足,左右间气反胜于司天的情况又是怎样呢?其"反胜"的原理,司天、在泉基本是一个样,只是年份不一样。风木司天,是逢巳、逢亥之年。

⑪张灿玾等《黄帝内经素问校释》司天邪胜:六气司天,其气不胜,则胜己之气反胜之,胜即为邪。风化于天:厥阴司天,则气从风化,故曰"风化于天"。下同此义。

黄帝说:六气司天时,邪气反胜是怎样的呢?岐伯说:厥阴司天,风化于天而不胜,则清气反胜,用酸温之药以治其邪,以甘苦佐之。

⑫方药中等《黄帝内经素问运气七篇讲解》[风化于天,清反胜之,治以酸温,佐以甘苦]"风化于天",即厥阴风木司天之年。"清反胜之",意即厥阴司天之年,这一年本来应该是上半年风气偏胜,气候偏温,但实际上却是燥气偏胜,气候偏凉。"治以酸温,佐以甘苦",即这一年虽然是厥阴司天,但由于气候反常,因而在治疗上就不能机械地按风气偏胜论治,而是要按燥气偏胜来进行治疗。这与前述"风司于地,清反胜之,治以酸温,佐以苦甘"的治疗原则完全一致。

⑬王洪图等《黄帝内经素问白话解》风化于天:即风气司天。以下"热化于天"等均仿此。

黄帝说:司天之气反被邪气所胜的应该怎样治疗呢?岐伯说:治疗的方法如下:厥阴风木之气司天,反被清冷的金气所胜的,用酸温之品作为治疗疾病的主要药物,用甘苦味的药物作为辅佐。

⑭郭霭春《黄帝内经素问白话解》风化于天:即风气司天。

黄帝问道:司天之气不足而邪胜的,应怎样治疗?岐伯说:风气司天而清凉之气反胜而乘之,应用酸温之药治之,用甘苦之药佐之。

(2)热化于天,寒反胜之,治以甘温,佐以苦酸辛。

①王冰《黄帝内经素问》子午岁也。

②马莳《黄帝内经素问注证发微》凡子午之岁,热化于天,反为水之寒气所胜,则治以甘温,佐以苦酸辛,与热司于地者,彼治以甘热,而此甘温;彼佐以苦辛,而此以苦酸辛;彼以咸平之,而此则不用也。

③张介宾《类经》子午岁也。治与上文热司于地稍同,但少一咸味,多一酸味,盖火为水胜则心苦缓,故宜食酸以收之。

④张志聪《黄帝内经集注》此句未具体注释,总体概括此段为:此论六气司天邪气反胜,宜以所胜之气味平之。

⑤高士宗《黄帝素问直解》上文云:热淫所胜,平以咸寒。是热化于天,寒反胜之,寒气反胜,今当治以甘温。甘温不及,则佐以苦酸,苦生甘而酸生热也。甘温太过,则佐以辛,辛生水也。

⑥黄元御《黄元御医书全集》此句未具体注释,总体概括此段为:司天之气,为邪所胜,治法如此。

⑦张琦《素问释义》此句未具体注释。

⑧高亿《黄帝内经素问详注直讲全集》〔注〕此六气司天,与上六气司地,大同小异,间有不同者,其义亦解见前,不必逐节复解也。

〔讲〕凡子午之岁,热化司天,反为水之寒气所胜,当治以甘温,佐以苦酸辛,与热司于地者同。然彼治以甘热,而此以甘温,彼佐以苦辛,而此以苦酸辛,彼以咸平之而此则不用也。

⑨孟景春等《黄帝内经素问译释》热气司天而寒水之气反胜的,治用甘温,佐以苦酸辛。

⑩任廷革《任应秋讲〈黄帝内经〉素问》(讲解)君火司天,是逢子、逢午之年。

⑪张灿玾等《黄帝内经素问校释》少阴司天,热化于天而不胜,则寒气反胜,用甘温之药以治其邪,以苦酸辛佐之。

⑫方药中等《黄帝内经素问运气七篇讲解》[热化于天,寒反胜之,治以甘温,佐以苦酸辛]"热化于天",即少阴君火司天之年。"寒反胜之",意即少阴君火司天之年,这一年本来应该是上半年热气偏胜,气候偏热,但实际上却是寒气偏胜,气候偏冷。"治以甘温,佐以苦酸辛",即这一年虽然是少阴司天,但由于气候反常,因而在治疗上就不能机械地按热气偏胜论治,而是要按寒气偏胜来进行治疗。

⑬王洪图等《黄帝内经素问白话解》少阴君火之气司天,反被寒水之气所胜的,用甘温之品作为治疗疾病的主要药物,用苦酸辛味的药物作为辅佐。

⑭郭霭春《黄帝内经素问白话解》热气司天,而寒气反胜而乘之,应用甘温之药治之,用苦酸辛之药佐之。

(3)湿化于天,热反胜之,治以苦寒,佐以苦酸。

①王冰《黄帝内经素问》丑未岁也。

②马莳《黄帝内经素问注证发微》凡丑未之岁,则湿化于天,反为火之热气所胜,当治以苦寒,佐以苦酸。彼湿司于地者,当治以苦冷,佐以咸甘,以苦平之,与此大异也。

③张介宾《类经》丑未岁也。苦寒所以祛热,苦酸所以敛热。按:此与上文湿司于地,皆当言风反胜之,而俱言热者,盖风火本属同气,均能胜湿故也。然佐以苦酸,则木之正味,其写以酸,此虽治热,而亦兼乎风矣。

④张志聪《黄帝内经集注》此句未具体注释,总体概括此段为:此论六气司天邪气反胜,宜以所胜之气味平之。

⑤高士宗《黄帝素问直解》上文云:湿淫所胜,平以苦热。是湿化于天,热反胜之,热气反胜,今当治以苦寒。苦寒不及,则佐以苦,助其寒也。苦寒太过,则佐以酸,酸生火也。

⑥黄元御《黄元御医书全集》此句未具体注释,总体概括此段为:司天之气,为邪所胜,治法如此。

⑦张琦《素问释义》此句未具体注释。

⑧高亿《黄帝内经素问详注直讲全集》〔注〕此六气司天,与上六气司地,大同小异,间有不同者,其义亦解见前,不必逐节复解也。

〔讲〕凡丑未之岁,湿化司天,反为火之热气所胜,当治以苦寒,佐以苦酸。彼湿司于地者,当治以苦冷,佐以咸甘,以苦平之,则大有异也。

⑨孟景春等《黄帝内经素问译释》湿气司天而热气反胜的,治用苦寒,佐以苦酸。

⑩任廷革《任应秋讲〈黄帝内经〉素问》(讲解)湿土司天,是逢丑、逢未之年。

其中有一点需要注意,即"湿司于地,热反胜之""湿化于天,热反胜之",按照五行理论,湿不足是土气不足,应该是风木之气反胜,为什么说热反胜之呢?"风"为阳邪,有风火相煽的说法,即风气胜无有不兼火的,故曰"热反胜之"。从全文来看,如果说是"误",没有足够的证据,因为前前后后都是这样认识的,若是"错",会是某一处错,不会错得如此一致,所以还是把"风木"当作"相火"对待了。风木亢盛,无有不相火亢盛的,这一认识也是符合临床实际的。

⑪张灿玾等《黄帝内经素问校释》太阴司天,湿化于天而不胜,则热气反胜,用苦寒之药以治其邪,以苦酸佐之。

⑫方药中等《黄帝内经素问运气七篇讲解》"湿化于天",即太阴湿土司天之年。"热反胜之",意即太阴湿土司天之年,这一年的气候本来应该是上半年湿气偏胜,降雨量偏多,但实际上却是热气偏胜,气候炎热。"治以苦寒,佐以苦酸",意即这一年虽然是太阴司天,但是由于气候反常,因而在治疗上就不能机械地按湿气偏胜论治,而是要按热气偏胜来进行治疗。需要提出的是,文中指出"治以苦寒",又指出"佐以苦酸",以苦"治"之,又以苦"佐"之,文义不通。按前述凡热气司天、在泉之年,或热气反胜之年,均治以"咸寒",而不用苦燥之品。因此我们认为此系错讹,应为"治以咸寒,佐以苦酸"。

⑬王洪图等《黄帝内经素问白话解》太阴湿土之气司天,反被热气所胜的,用苦寒之品作为治疗疾病的主要药物,用苦酸味的药物作为辅佐。

⑭郭霭春《黄帝内经素问白话解》湿气司天,而热气反胜而乘之,应用苦寒之药治之,用苦酸之药佐之。

(4)火化于天,寒反胜之,治以甘热,佐以苦辛。

①王冰《黄帝内经素问》寅申岁也。

②马莳《黄帝内经素问注证发微》凡寅申之岁,则火化于天,反为水之寒气所胜,当治以甘热,佐以苦辛,与火司于地治以甘热、佐以苦辛者同,而彼则有"以咸平之"也。

③张介宾《类经》寅申岁也。治与上文热司于地大同。

④张志聪《黄帝内经集注》此句未具体注释,总体概括此段为:此论六气司天邪气反胜,宜以所胜之气味平之。

⑤高士宗《黄帝素问直解》上文云:火淫所胜,平以咸冷。是火化于天,寒反胜

之,寒气反胜,今当治以甘热,佐以苦辛,与司地邪胜,同一义也。

⑥黄元御《黄元御医书全集》此句未具体注释,总体概括此段为:司天之气,为邪所胜,治法如此。

⑦张琦《素问释义》此句未具体注释。

⑧高亿《黄帝内经素问详注直讲全集》〔注〕此六气司天,与上六气司地,大同小异,间有不同者,其义亦解见前,不必逐节复解也。

〔讲〕凡寅申之岁,则火化司天,反为水之寒气所胜,当治以甘热,佐以苦辛,与火司于地,治以甘热,佐以苦辛者同,而彼则有以咸平之也。

⑨孟景春等《黄帝内经素问译释》火气司天而寒气反胜的,治用甘热,佐以苦辛。

⑩任廷革《任应秋讲〈黄帝内经〉素问》(讲解)相火司天,是逢寅、逢申之年。

⑪张灿玾等《黄帝内经素问校释》少阳司天,火化于天而不胜,则寒气反胜,用甘热之药以治其邪,以苦辛佐之。

⑫方药中等《黄帝内经素问运气七篇讲解》"火化于天",即少阳相火司天之年。"寒反胜之",意即少阳司天之年,这一年的气候本来应该是上半年火气偏胜,气候偏热,但实际上却是寒气偏胜,气候偏寒。"治以甘热,佐以苦辛",即这一年虽然是少阳司天,但由于气候反常,因而在治疗上就不能机械地按火气偏胜论治,而是要按寒气偏胜来进行治疗。

⑬王洪图等《黄帝内经素问白话解》少阳相火之气司天,反而被寒水之气所胜的,用甘热之品作为治疗疾病的主要药物,用苦辛味的药物作为辅佐。

⑭郭霭春《黄帝内经素问白话解》火气司天,而寒气反胜而乘之,应用甘热之药治之,用苦辛之药佐之。

(5)燥化于天,热反胜之,治以辛寒,佐以苦甘。

①王冰《黄帝内经素问》卯酉岁也。

②马莳《黄帝内经素问注证发微》凡卯酉之岁,则燥化于天,反为火之热气所胜,当治以辛寒,佐以苦甘,与燥司于地治以平寒、佐以苦甘者小异,而彼则有"以酸平之,以和为利"也。

③张介宾《类经》卯酉岁也。辛寒所以散热,苦甘所以写火。

④张志聪《黄帝内经集注》此句未具体注释,总体概括此段为:此论六气司天邪气反胜,宜以所胜之气味平之。

⑤高士宗《黄帝素问直解》上文云:燥淫所胜,平以苦温。是燥化于天,热反胜之,热气反胜,今当治以辛寒,佐以苦甘,与司地邪胜,同一义也。

⑥黄元御《黄元御医书全集》此句未具体注释,总体概括此段为:司天之气,为邪所胜,治法如此。

⑦张琦《素问释义》此句未具体注释。

⑧高亿《黄帝内经素问详注直讲全集》〔注〕此六气司天,与上六气司地,大同

小异,间有不同者,其义亦解见前,不必逐节复解也。

〔讲〕凡卯酉之岁,则燥化司天,反为火之热气所胜,当治以辛寒,佐以苦甘,与燥司于地,治以平寒,佐以苦甘者小异,而彼则有以酸平之,以和为利也。

⑨孟景春等《黄帝内经素问译释》燥气司天而热气反胜的,治用辛寒,佐以苦甘。

⑩任廷革《任应秋讲〈黄帝内经〉素问》(讲解)燥金司天,是逢卯、逢酉之年。

⑪张灿玾等《黄帝内经素问校释》阳明司天,燥化于天而不胜,则热气反胜,用辛寒之药以治其邪,以苦甘佐之。

⑫方药中等《黄帝内经素问运气七篇讲解》"燥化于天",即阳明燥金司天之年。"热反胜之",意即阳明司天之年,这一年的气候本来应该是上半年燥气偏胜,气候偏凉,但实际上却是热气偏胜,气候偏热。"治以辛寒,佐以苦甘",即这一年虽然是阳明司天,但由于气候反常,因而在治疗上就不能机械地按照燥气偏胜论治,而要按照热气偏胜来进行治疗。

⑬王洪图等《黄帝内经素问白话解》阳明燥金之气司天,反被热气所胜的,用辛寒之品作为治疗疾病的主要药物,用甘苦味的药物作为辅佐。

⑭郭霭春《黄帝内经素问白话解》燥气司天,而热气反胜而乘之,应用辛寒之药治之,用苦甘之药佐之。

(6)寒化于天,热反胜之,治以咸冷,佐以苦辛。

①王冰《黄帝内经素问》辰戌岁也。

②马莳《黄帝内经素问注证发微》凡辰戌之岁,则寒化于天,反为火之热气所胜,当治以咸冷,佐以苦辛,与寒司于地治以咸冷、佐以甘辛者小异,而彼则又"以苦平之"也。

③张介宾《类经》辰戌岁也。治与上文寒司于地大同。

④张志聪《黄帝内经集注》此句未具体注释,总体概括此段为:此论六气司天邪气反胜,宜以所胜之气味平之。

⑤高士宗《黄帝素问直解》上文云:寒淫所胜,平以辛热。是寒化于天,热反胜之,热气反胜,今当治以咸冷,佐以苦辛。上文司地,佐以甘辛,盖苦能生甘,其义一也。

⑥黄元御《黄元御医书全集》此句未具体注释,总体概括此段为:司天之气,为邪所胜,治法如此。

⑦张琦《素问释义》此句未具体注释。

⑧高亿《黄帝内经素问详注直讲全集》〔注〕此六气司天,与上六气司地,大同小异,间有不同者,其义亦解见前,不必逐节复解也。总之,六气为病,不拘司天在泉,或主气客气,间气变气,及非时之气,皆各因其气而治之。或以辛味散而解表邪,或以热味厚而回真阳,甘缓中以补正气,淡渗泄以利湿寒,助阴以除热也。用以酸者,或收敛其气,或收敛其血,敛阴则泄热,敛气则补阳也。用以苦者,苦燥湿,苦

下气,苦泻热,苦发散火邪也。用以咸者,咸能软坚,或软本气,或软热结,或软气痞也。六气,风暑火为阳邪,燥寒湿为阴邪,各随胜气中人,各以所胜者治之,治六气之法不外是矣。

〔讲〕凡辰戌之岁,则寒司于天,反为火之热气所胜,当治以咸冷,佐以苦辛,与寒司于地,治以咸冷,佐以甘者小异,而彼则又以苦平之也。

⑨孟景春等《黄帝内经素问译释》寒气司天而热气反胜的,治用咸冷,佐以苦辛。

⑩任廷革《任应秋讲〈黄帝内经〉素问》(讲解)寒水司天,是逢辰、逢戌之年。其治法与反胜在泉之气的治法是一样的。

⑪张灿玾等《黄帝内经素问校释》太阳司天,寒化于天而不胜,则热气反胜,用咸冷之药以治其邪,以苦辛佐之。

⑫方药中等《黄帝内经素问运气七篇讲解》"寒化于天",即太阳寒水司天之年。"热反胜之",意即太阳司天之年,这一年的气候上半年本来应该是寒气偏胜,气候偏寒,但实际上却是气候偏热。"治以咸冷,佐以苦辛",即这一年虽然是太阳司天,但由于气候反常,因而在治疗上就不能机械地依照寒气偏胜论治,而是要按照热气偏胜来进行治疗。

⑬王洪图等《黄帝内经素问白话解》太阳寒水之气司天,反被热气所胜的,用咸冷之品作为治疗疾病的主要药物,用苦辛味的药物辅佐。

⑭郭霭春《黄帝内经素问白话解》寒气司天,而热气反胜而乘之,应用咸冷之药治之,用苦辛之药佐之。

第二十五解

(一)内经原文

帝曰:六气相胜奈何?岐伯曰:厥阴之胜,耳鸣头眩,**愦愦欲吐**,胃鬲如寒;大风数举,**倮虫不滋**,**胠胁气并**,化而为热,小便黄赤,胃脘当心而痛,上支两胁,肠鸣**飧泄**,少腹痛,注下赤白,甚则呕吐,鬲咽不通。

(二)字词注释

(1)愦愦欲吐

①王冰《黄帝内经素问》此词未具体注释。

②马莳《黄帝内经素问注证发微》愦愦欲吐。

③张介宾《类经》愦愦欲吐。

④张志聪《黄帝内经集注》愦愦欲吐。

⑤高士宗《黄帝素问直解》愦愦欲吐,欲吐不吐。

⑥黄元御《黄元御医书全集》此词未具体注释。

⑦张琦《素问释义》此词未具体注释。

⑧高亿《黄帝内经素问详注直讲全集》〔注〕愦愦,慌乱也。〔讲〕愦愦欲吐。

⑨孟景春等《黄帝内经素问译释》胃中翻腾混乱而欲吐。

⑩任廷革《任应秋讲〈黄帝内经〉素问》风木伤胃土,中焦胃土隔拒,所以"愦愦欲吐"。

⑪张灿玾等《黄帝内经素问校释》"愦愦":扰乱不舒。

⑫方药中等《黄帝内经素问运气七篇讲解》"愦愦",有混乱之义,此指心中烦乱。"愦愦欲吐",即心乱欲吐。

⑬王洪图等《黄帝内经素问白话解》烦乱欲吐。

⑭郭霭春《黄帝内经素问白话解》愦愦:烦乱。

(2)倮虫

①王冰《黄帝内经素问》此词未具体注释。

②马莳《黄帝内经素问注证发微》倮虫。

③张介宾《类经》倮虫。

④张志聪《黄帝内经集注》倮虫。

⑤高士宗《黄帝素问直解》倮虫。

⑥黄元御《黄元御医书全集》此词未具体注释。

⑦张琦《素问释义》此词未具体注释。

⑧高亿《黄帝内经素问详注直讲全集》〔注〕土属之虫。〔讲〕土属之倮虫。

⑨孟景春等《黄帝内经素问译释》倮虫。

⑩任廷革《任应秋讲〈黄帝内经〉素问》"倮虫"在五行属土,如蚯蚓之类都属"倮虫"。

⑪张灿玾等《黄帝内经素问校释》倮虫类。

⑫方药中等《黄帝内经素问运气七篇讲解》"倮虫"在五行属性上属于土,其生长发育与湿密切相关在湿气偏胜的气候环境中生长发育比较好。

⑬王洪图等《黄帝内经素问白话解》倮虫类。

⑭郭霭春《黄帝内经素问白话解》倮虫。

(3)胠胁

①王冰《黄帝内经素问》此词未具体注释。

②马莳《黄帝内经素问注证发微》胠胁。

③张介宾《类经》胠胁。

④张志聪《黄帝内经集注》胠胁。

⑤高士宗《黄帝素问直解》胠胁。

⑥黄元御《黄元御医书全集》此词未具体注释。

⑦张琦《素问释义》此词未具体注释。

⑧高亿《黄帝内经素问详注直讲全集》〔讲〕胠胁。

⑨孟景春等《黄帝内经素问译释》胠胁。

⑩任廷革《任应秋讲〈黄帝内经〉素问》是肝之经脉循行的部位,邪气聚于

胠胁。

⑪张灿玾等《黄帝内经素问校释》胠胁。"胠胁气并"，《类经》二十七卷第二十七注："肝邪聚也"。

⑫方药中等《黄帝内经素问运气七篇讲解》即人体胁肋部。

⑬王洪图等《黄帝内经素问白话解》胁肋。

⑭郭霭春《黄帝内经素问白话解》胠胁。

（4）飧泄

①王冰《黄帝内经素问》此词未具体注释。

②马莳《黄帝内经素问注证发微》飧泄。

③张介宾《类经》飧泄。

④张志聪《黄帝内经集注》飧泄。

⑤高士宗《黄帝素问直解》飧泄。

⑥黄元御《黄元御医书全集》此词未具体注释。

⑦张琦《素问释义》此词未具体注释。

⑧高亿《黄帝内经素问详注直讲全集》〔注〕〔讲〕飧泄。

⑨孟景春等《黄帝内经素问译释》飧泄。

⑩任廷革《任应秋讲〈黄帝内经〉素问》临床上把吃什么泻什么的表现叫做飧泄，并伴有肠鸣，甚至于还"注下赤白"，说明肝邪动血了，也是肝木克制脾土的病变表现。

⑪张灿玾等《黄帝内经素问校释》飧泄。

⑫方药中等《黄帝内经素问运气七篇讲解》"肠鸣飧泄，少腹痛，注下赤白"，即下痢，为肝热移于大肠。

⑬王洪图等《黄帝内经素问白话解》泄泻。

⑭郭霭春《黄帝内经素问白话解》飧泄。

（三）语句阐述

（1）帝曰：六气相胜奈何？岐伯曰：厥阴之胜，耳鸣头眩，愦愦欲吐，胃鬲如寒。

①王冰《黄帝内经素问》先举其用为胜。

②马莳《黄帝内经素问注证发微》此言六气相胜，各有天时民病，而有治之之法也。凡巳亥之岁，则厥阴司天，而其所胜之民病，为耳鸣，为头眩，为愦愦欲吐，为胃膈间如有寒气。

③张介宾《类经》相胜者，六气互有强弱，而乘虚相胜也。厥阴之胜，风邪盛也。耳鸣头眩，肝脉会于顶巅而风主动也。愦愦欲吐，胃鬲如寒，以木邪伤胃，胃虚生于寒也。

④张志聪《黄帝内经集注》此论三阴三阳主岁之气淫胜而为民病者，宜以所胜之气味平之。耳鸣头眩，木淫于上也。大风数举，淫于下而上也。愦愦欲吐，胃气如寒，胃土病也。

⑤高士宗《黄帝素问直解》上文邪胜,乃气味太过,故复有六气相胜之问。厥阴之胜,风气胜也。风声则耳鸣头眩,鸣眩无定,则愦愦欲吐,欲吐不吐,则胃鬲如寒。

⑥黄元御《黄元御医书全集》此句未具体注释。

⑦张琦《素问释义》此句未具体注释。

⑧高亿《黄帝内经素问详注直讲全集》〔批〕此言厥阴司天,气胜之过也。〔注〕厥阴,风木也,与胆为表里,胆脉入耳,故耳鸣。肝脉上入颃颡与督脉会于巅,故头眩。愦愦,慌乱也。肝脉挟胃贯鬲,风性动而上升,故欲吐。〔讲〕黄帝曰:六气相胜,不无天时民病之验,其治又当奈何? 岐伯对曰:如巳亥之岁,则厥阴司天,故其气之相胜也,民中之则为耳鸣,为头眩,为愦愦欲吐,为胃鬲间如有寒气。

⑨孟景春等《黄帝内经素问译释》黄帝道:六气偏胜引起人体发病等情况是怎样的? 岐伯说:厥阴风气偏胜,发为耳鸣头眩,胃中翻腾混乱而欲吐,胃脘横鬲处寒冷。

⑩任廷革《任应秋讲〈黄帝内经〉素问》(提要)讲六气相胜的证治。(讲解)什么是"六气相胜"呢?"六气"是指司天、在泉、左右四间气,"相胜"是六气之间经常发生的互有强弱的状况。司天、在泉、间气的强弱变化会改变相互间的胜制关系,只要某气一弱,马上就会受到其他气的胜制,这叫"六气相胜"。问曰:"六气相胜奈何?"六气相胜的病变表现都是什么呢? 风木气胜的表现。"厥阴之胜"是风木气胜。风邪太过,临床可见耳鸣、头眩,因肝经汇于头部的巅顶,耳鸣、头眩是风气内动的现象;风木伤胃土,中焦胃土隔拒,所以"愦愦欲吐";木太过胃土虚寒,所以"胃鬲如寒"。

⑪张灿玾等《黄帝内经素问校释》愦愦:扰乱不舒。《庄子·大宗师》:"彼又恶能愦愦为世俗之礼。"成玄英疏:"愦愦,烦乱。"

黄帝说六气互为胜气是怎样的呢? 岐伯说:厥阴风木为胜气时,发生耳鸣头眩,烦乱欲吐,胃部与鬲部如有寒气等病。

⑫方药中等《黄帝内经素问运气七篇讲解》[六气相胜]"六气",指风、热、火、湿、燥、寒六气。"相胜",指相互制胜,此处是指六气偏胜时在人体病候方面的表现。张志聪注云:"此论三阴三阳主岁之气,淫胜而为民病者。"即属此义。

[厥阴之胜]"厥阴",指厥阴风木主岁之年。"厥阴之胜",即厥阴风木主岁之年,风气偏胜,在人体则表现为肝气偏胜,肝病居多。

[耳鸣头眩,愦愦欲吐,胃鬲如寒]"愦愦",有混乱之义,此指心中烦乱。"愦愦欲吐",即心乱欲吐。"鬲",同膈。"胃鬲如寒",系承上句"愦愦欲吐"而言。"胃鬲",是形容呕吐,意即呕吐有如胃中有物隔阻,所以饮食不能入胃。"如寒",即有如胃寒。一般呕吐多由胃寒所致,而此处"欲吐"症状,并非胃寒,实系肝气偏胜乘犯脾胃所致。所以原文谓"胃鬲如寒",以示并非真正胃寒之意。

⑬王洪图等《黄帝内经素问白话解》黄帝说:六气互有强弱,乘虚相胜会出现什么情况呢?岐伯说:六气为胜气时发生的变化如下:厥阴风木为胜气时,会发生耳鸣、头晕、目眩、烦乱欲吐、胃脘及胸膈之间感到有寒气等病证。

⑭郭霭春《黄帝内经素问白话解》六气相胜:六气互有胜弱,相互乘虚为病,为相胜。愦愦:烦乱。

黄帝道:六气相胜是怎样的情况?岐伯说:厥阴风气偏胜,就会耳鸣头眩,心中烦乱想吐,胃脘之上及横膈之下,有寒感。

(2)大风数举,倮虫不滋,胠胁气并,化而为热,小便黄赤,胃脘当心而痛,上支两胁,肠鸣飧泄,少腹痛,注下赤白,甚则呕吐,鬲咽不通。

①王冰《黄帝内经素问》五巳、五亥岁也。心下脐上,胃之分。胃鬲,谓胃脘之上,及大鬲之下,风寒气生也。气并,谓偏著一边。鬲咽,谓食饮入而复出也。(〔新校正云〕按《甲乙经》胃病者,胃脘当心而痛,上支两胁,鬲咽不通也。)

②马莳《黄帝内经素问注证发微》及大风数举,则倮虫不滋,以木胜土也。其民病又为胠胁气并,化而为热,为小便黄赤,为胃脘当心而痛,为上支两胁亦痛,为肠鸣,为飧泄,为少腹痛,为注下赤白,甚则为呕吐,为膈咽不通也。

③张介宾《类经》倮虫不滋,土气衰也。胠胁气并,肝邪聚也。化热而小便黄赤,邪侵小肠也。其在上则胃脘当心而痛,上支两胁,为呕吐,为鬲咽不通。在下则飧泄少腹痛,注下赤白,皆肝经脉气所及,而木邪乘于肠胃也。愦音贵,心乱也。胠音区。

④张志聪《黄帝内经集注》大风数举,淫于下而上也。倮虫不滋,木制之也。胠胁气并,肝气聚也。化而为热,小便黄赤,木淫而生火也。风木气胜则脾胃受伤,故风气淫于上则胃脘当心而痛,上支两胁,甚则呕吐,鬲咽不通。

⑤高士宗《黄帝素问直解》风者木也,木克其土,则倮虫不滋。不滋,燥而不润也。木气内逆,不能枢转从外,则胠胁气并,化而为热,热郁于下,则小便黄赤;热郁于上;则胃脘当心而痛,上支两胁;热滋于下,不和于中,则肠鸣飧泄,少腹痛,注下赤白;热郁于上,不和于中,甚则呕吐,鬲咽不通。

⑥黄元御《黄元御医书全集》厥阴木胜则土败,腹痛肠鸣,泄注赤白,小便黄赤者,肝脾下陷之病。心痛支胁,膈咽不通,耳鸣头眩,呕吐者,胆胃上逆之病也。

⑦张琦《素问释义》王(冰)注:气并,谓偏著一边也。按气郁不行,则化而为热也。隔咽,谓食饮入而复出也。

⑧高亿《黄帝内经素问详注直讲全集》〔注〕厥阴主风,故大风数举。木克土,故土属之虫不生。气并者,并于一处而不散也。风为热邪,故小便黄赤。胃脘痛连两胁,风入于里,循经而病,故肠鸣飧泄,少腹痛,注下赤白,甚则气逆,故为呕吐,为膈咽不通也。此每岁六节之气,与大运司天在泉合气,气合则胜而为病也。

〔讲〕兼其时大风数举,土属之倮虫不滋,况厥阴属木,内应肝脏,木胜克土,伤及脾胃,故其时之民,又或病而为胠胁,气并化而为热,及为小便黄赤,胃脘当心而痛,上支两胁,肠鸣飧泄,少腹痛,注下赤白,甚则呕吐,膈咽不通等证。凡此皆厥阴气胜之过也。

⑨孟景春等《黄帝内经素问译释》大风屡起,倮虫不能滋生,人们多病胠胁气滞,化而成热,则小便黄赤,胃脘当心处疼痛,上支两胁,肠鸣飧泄,少腹疼痛,利下赤白,病甚则呕吐,咽膈之间隔塞不通。

⑩任廷革《任应秋讲〈黄帝内经〉素问》(讲解)"大风数举"是说肝风内动,"数举"是反复发作之意;"倮虫"在五行中属土,如蚯蚓之类都属"倮虫",风气旺,风克土,倮虫不滋,即其繁殖受到影响。这是描述风气旺土气衰的自然景象。病变表现如下:"胠胁气并","胠胁"是肝之经脉循行的部位,邪气聚于胠胁,"气并"是指肝的邪气并聚;"化而为热,小便黄赤",在前面提到,肝风动最易化热,肝木自带相火嘛,所以极易化热,于是"小便黄赤";受到肝气冲逆的影响,故"胃脘当心而痛",《伤寒》《内经》中有不少"心"字都当"中"字讲;"两胁"是肝经循行的部位,肝气上逆,两胁撑胀,故曰"上支两胁";临床上把吃什么泻什么的表现叫做"飧泄",并伴有"肠鸣",甚至于还"注下赤白",说明肝邪动血了,也是肝木克制脾土的病变表现;"膈咽不通"仍然是肝邪伤了胃肠的缘故。

⑪张灿玾等《黄帝内经素问校释》胠胁气并:《类经》二十七卷第二十七注"肝邪聚也"。并,聚也。

大风时起,倮虫不能滋生,发生胠胁之气积聚不散,化而为热,小便黄赤,胃脘当心处疼痛,向上支撑两胁,肠鸣飧泄,少腹疼痛,泄泻如注,下痢赤白,甚则呕吐,胸膈与咽喉不得通畅等病。

⑫方药中等《黄帝内经素问运气七篇讲解》[大风数举,倮虫不滋]"大风数举",指风气偏胜,大风时作。"倮虫",在五行属性上属于土,其生长发育与湿密切相关,在湿气偏胜的气候环境中生长发育比较好。"不滋",即不生长或生长发育不好。全句意即厥阴主岁之年,由于风气偏胜,风可以胜湿,所以倮虫生长发育不好。这也就是《五常政大论》中所论:"六气五类,有相胜制也。同者盛之,异者衰之,此天地之道,生化之常也。"关于风、热、火、湿、燥、寒六气与毛、羽、倮、介、鳞五虫的盛衰关系,已在《五常政大论》中作过讲解,请参阅该篇有关部分。

[胠胁气并,化而为热]"胠胁",即人体胁肋部。"并",有吞并之义。此处也可作"盛"字解。"胠胁气并,化而为热",意即厥阴主岁之年,风气偏胜,人体肝气也相应偏胜,气盛则血虚,胠胁为肝的部位,所以可以因此出现以下所述的一系列肝热病症。《素问·调经论》谓:"气之所并为血虚。""气并于阴,乃为炅中。"即属此义。

[小便黄赤,胃脘当心而痛,上支两胁,肠鸣飧泄,少腹痛,注下赤白,甚则呕吐,膈咽不通]"小便黄赤",为肝热移于膀胱。《素问·刺热》谓:"肝热病者,小便先黄……""胃脘当心而痛",即胃脘疼痛,为肝盛乘脾犯胃。"上支两胁",为肝热本病表现。"肠鸣飧泄,少腹痛,注下赤白",即下痢,为肝热移于大肠。"呕吐,膈咽不通",为肝热犯胃。以上是承上文"胠胁气并,化而为热"而言,意即上述这些病症都

是肝热的具体表现。至于肝热何以会移热于膀胱,移热于大肠,这是因为肝与其他脏腑密切相关,五脏六腑可以"寒热相移"的缘故。

⑬王洪图等《黄帝内经素问白话解》大风时常刮起,倮虫类不能滋生。人们易患胁肋部之气积聚不散,化而为热,小便黄赤,胃脘当心口窝处疼痛,向上支撑两胁,肠鸣、泄泻、少腹疼痛、泄泻如注、下利赤白,甚至呕吐、咽喉胸膈阻塞不畅等病证。

⑭郭霭春《黄帝内经素问白话解》气并:气偏著一边。

大风时起,倮虫不能孳生。人们多患胠胁之气偏著一边,化而成热,小便黄赤,胃脘当心之处疼痛,上肢两胁胀满,肠鸣飧泄,少腹疼痛,泄泻赤白,病甚就要呕吐,膈咽之间隔塞不通。

第二十六解

(一)内经原文

少阴之胜,心下热善饥,齐^[注]下反动,气游三焦;炎暑至,木乃津,草乃萎,呕逆,躁烦,腹满痛,溏泄,传为赤沃。

[注]齐:郭霭春《黄帝内经素问校注》、孟景春等《黄帝内经素问译释》、人民卫生出版社影印顾从德本《黄帝内经素问》此处为"齐";张灿玾等《黄帝内经素问校释》、方药中等《黄帝内经素问运气七篇讲解》此处为"脐"。"齐"与"脐"为通假字。

(二)字词注释

(1)齐

①王冰《黄帝内经素问》此字未具体注释。

②马莳《黄帝内经素问注证发微》脐,同。

③张介宾《类经》齐,脐同。

④张志聪《黄帝内经集注》齐。

⑤高士宗《黄帝素问直解》"齐",脐同。

⑥黄元御《黄元御医书全集》此字未具体注释。

⑦张琦《素问释义》脐。

⑧高亿《黄帝内经素问详注直讲全集》〔注〕〔讲〕脐。

⑨孟景春等《黄帝内经素问译释》脐。

⑩任廷革《任应秋讲〈黄帝内经〉素问》"脐下"是少阴的部位。

⑪张灿玾等《黄帝内经素问校释》脐。

⑫方药中等《黄帝内经素问运气七篇讲解》"脐下反动",即肚脐下反常跳动。脐下为肾的部位。脐下悸多为水饮潴留的表现。"脐下反动",为心移热于膀胱的表现。

⑬王洪图等《黄帝内经素问白话解》脐。

⑭郭霭春《黄帝内经素问白话解》脐。

（2）赤沃

①王冰《黄帝内经素问》五子、五午岁也。沃,沫也。

②马莳《黄帝内经素问注证发微》赤沃者,利血尿赤也。

③张介宾《类经》赤沃者,利血尿赤也。

④张志聪《黄帝内经集注》赤沃。

⑤高士宗《黄帝素问直解》赤沃,血液也。

⑥黄元御《黄元御医书全集》赤沃,红痢也。

⑦张琦《素问释义》赤沃。

⑧高亿《黄帝内经素问详注直讲全集》〔注〕便血。〔讲〕赤沃。

⑨孟景春等《黄帝内经素问译释》血痢。张介宾:"赤沃者,利血、尿赤也。"即赤痢之类。

⑩任廷革《任应秋讲〈黄帝内经〉素问》是指或大便下血、或小便带血,这是心经火急妄行的缘故。

⑪张灿玾等《黄帝内经素问校释》《类经》二十七卷第二十七注:"赤沃者,利血尿赤也。"指血痢、尿血类疾病。

⑫方药中等《黄帝内经素问运气七篇讲解》即便血。

⑬王洪图等《黄帝内经素问白话解》便血、尿血等病证。

⑭郭霭春《黄帝内经素问白话解》尿血。

（三）语句阐述

（1）少阴之胜,心下热善饥,齐下反动,气游三焦。

①王冰《黄帝内经素问》此句未具体注释。

②马莳《黄帝内经素问注证发微》凡子午之岁,则少阴司天,而其所胜之民病,为心下热,为善饥,为脐下反痛,为气游三焦前三焦。

③张介宾《类经》少阴之胜,君火盛也。少阴之脉起心中,出属心系,故心下热而善饥。少阴之脉络小肠,而热乘之,故齐下反痛。心火盛则热及心包络,包络之脉历络三焦,故气游三焦。

④张志聪《黄帝内经集注》心下热善饥,外淫之火交于内也。齐下反动,少阴之标阴发于下也。气游三焦,谓本标之气游于上下而交于中也。

⑤高士宗《黄帝素问直解》少阴之胜,热气胜也。热胜则心下热而善饥,热胜于上,不足于下,则脐下反动。脐下,相火之所居也。脐下反动,则气游三焦。三焦,少阳也。

⑥黄元御《黄元御医书全集》少阴火胜则金败,心下发热,呕逆燥烦者,君相上逆,肺金被克之病。脐痛腹满,溏泄赤沃者,相火下陷,大肠被克之病(手少阳三焦以相火主令,病则下陷,足少阳胆从相火化气,病则上逆)。

⑦张琦《素问释义》肾病者,心悬如饥。脐下反动者,所谓动气在下也。

⑧高亿《黄帝内经素问详注直讲全集》〔批〕此言少阴司天,气胜之过也。

〔注〕少阴，君火也，其脉起心中，下膈络小肠，故心下热。善饥者，火能消物故也。脐下反痛者，热入小肠也。心包络之脉，历络三焦，故其气亦因之游行也。

〔讲〕如子午之岁，则少阴司天，故其气之相胜也。民中之则为心下热，为善饥，为脐下反痛，为气游于三焦。

⑨孟景春等《黄帝内经素问译释》少阴热气偏胜，则病心下热，常觉饥饿，脐下有动气上逆，热气游走三焦。

⑩任廷革《任应秋讲〈黄帝内经〉素问》(讲解)君火太过的表现。"脐下"是少阴的部位。

⑪张灿玾等《黄帝内经素问校释》气游三焦，《类经》二十七卷第二十七注："心火盛则热及心包络。包络之脉，历络三焦，故气游三焦。"游，行也。

少阴君火为胜气时，发生心下烦热，善饥脐下悸动，气行于三焦等病。

⑫方药中等《黄帝内经素问运气七篇讲解》[少阴之胜]"少阴"，即少阴君火主岁之年。"少阴之胜"，即少阴君火主岁之年，热气偏胜。在人体则表现为心气偏胜，心病居多。

[心下热，善饥，脐下反动]"心下热"，即胸中热。胸中，属于心的部位。心气偏胜，即可以表现为心下热。"善饥"，即易饥饿。易饥为胃热的表现。"脐下反动"，即肚脐下反常跳动。脐下为肾的部位。脐下悸多为水饮潴留的表现。以上是承上句"少阴之胜"而言，意即少阴君火主岁之年，人体心气偏胜，热气偏胜。因而在临床上也就容易出现心热病症。上述"心下热"为心热本病表现。"善饥"为心移热于胃的表现。"脐下反动"，为心移热于膀胱的表现。

[气游三焦]"三焦"，即人体上、中、下三焦，上焦主心肺，中焦主脾胃，下焦主肝肾。"气游三焦"，意即心气偏胜时，不但心本身发病，人体其他器官亦可直接或间接受到影响。此句似乎可以作为上述五脏六腑寒热相移的注解。

⑬王洪图等《黄帝内经素问白话解》少阴君火为胜气时，发生心下烦热、易饥饿、脐下悸动有气上冲、热气弥漫三焦等病证。

⑭郭霭春《黄帝内经素问白话解》少阴热气偏胜，就会患心下热，常觉饥饿，脐下还痛，热气遍于三焦。

(2)炎暑至，木乃津，草乃萎，呕逆，躁烦，腹满痛，溏泄，传为赤沃。

①王冰《黄帝内经素问》五子、五午岁也。沃，沫也。

②马莳《黄帝内经素问注证发微》及炎暑已至，则木乃流津火迫汗出。草乃衰萎。民病为呕逆，为躁烦，为腹满而痛，为溏泄，及传为赤沃也。

③张介宾《类经》其在天则炎暑至，在物则木乃津，草乃萎。火在上焦，则呕逆躁烦，在中焦则腹满痛，在下焦则溏泄传为赤沃。赤沃者，利血尿赤也。齐，脐同。

④张志聪《黄帝内经集注》炎暑至者，与少阳气交之时。木乃津者，得少阴阴水之所资养也。草乃萎者，受君相二火之暑热也。呕逆，阴气上逆也。烦躁，阴阳寒热之征也。腹满溏泄，阴寒在下也。传为赤沃，君火下淫也。

⑤高士宗《黄帝素问直解》少阴少阳,两火相合,气如炎暑,故炎暑至。至,极也。炎暑已极,则木乃流津,草乃焦菱。少阳三焦不和则呕逆,少阳心肾不交则躁烦,君相二火,逆于中土,不能外出,则腹满痛溏泄,甚则传为赤沃。赤沃,血液也。

⑥黄元御《黄元御医书全集》赤沃,红痢也。

⑦张琦《素问释义》心肾自病,故上则呕逆烦躁,下则腹满泄,传为赤沃也。

⑧高亿《黄帝内经素问详注直讲全集》〔注〕斯时炎暑至,木津草菱,热气上行,故为呕逆,为躁烦。热郁腹中,故为腹满而痛。热气下行,则传为便血也。

〔讲〕兼其时炎暑至,木乃津、草乃菱,故其时之民,又或病而为呕逆,为躁烦,为腹满痛溏泄,传为赤沃等证。凡此皆少阴气胜之过也。

⑨孟景春等《黄帝内经素问译释》炎暑到来,树木因之流津,草类因之枯菱,人们病呕逆,烦躁,腹部胀满而痛,大便溏泄,传变成为血痢。

⑩任廷革《任应秋讲〈黄帝内经〉素问》(讲解)"赤沃"是指或大便下血、或小便带血,这是心经火急妄行的缘故。

⑪张灿玾等《黄帝内经素问校释》木乃津:树木之津汁外流。赤沃,《类经》二十七卷第二十七注:"赤沃者,利血尿赤也。"指血痢、尿血类疾病。

炎暑乃至,树木津汁外流,草类枯菱;发生呕逆烦躁,腹满而痛,鸭溏泄,变为血痢等病。

⑫方药中等《黄帝内经素问运气七篇讲解》[炎暑至,木乃津,草乃菱]"炎暑至",指气候十分炎热。"木乃津,草乃菱",指树木及农作物因气候过热而枯菱。全句意即少阴君火主岁之年,气候炎热,植物生长不好。这是指少阴主岁时的物候现象。

[呕逆躁烦,腹满痛,溏泄,传为赤沃]"呕逆",即呕吐。"躁烦",即心中烦乱。"腹满痛",即腹部胀满疼痛。"溏泄",即大便稀溏。"赤沃",即便血。其中"呕逆"为心移热于胃。"躁烦"为心热本病的表现。"腹满痛,溏泄",为心移热于脾。"赤沃"为心移热于大肠。上述症状除心热本病的表现而外,大部分属于在心热的基础上出现的各种继发症状。

⑬王洪图等《黄帝内经素问白话解》炎暑到来之时,树木被灼而津液外流,草类枯菱。人们易发生呕逆、烦躁、腹部胀满疼痛、大便溏泄、传变为便血、尿血等病证。

⑭郭霭春《黄帝内经素问白话解》赤沃:尿血。

炎暑到来,树木流水汁,草类因之枯菱。人们患呕逆躁烦,腹部胀满而痛,大便溏泄,传变成为尿血。

第二十七解

(一)内经原文

太阴之胜,火气内郁,疮疡于中,流散于外,病在肤胁,甚则心痛热格,头痛,喉痹,项强;**独胜**则湿气内郁,寒迫下焦,痛留顶,互引眉间,胃满;雨数至[注],燥化乃见,少腹满,**腰脽**重强,内不便,善注泄,足下温,头重,足胫**胕肿**,饮发于中,胕肿于上。

[注]雨数至:郭霭春《黄帝内经素问校注》、方药中等《黄帝内经素问运气七篇讲解》、孟景春等《黄帝内经素问译释》、人民卫生出版社影印顾从德本《黄帝内经素问》此处无"鳞见于陆"四字,其中郭霭春、顾从德注:新校注云"详注云:水溢河渠,则鳞虫离水也,王冰此注,于经文无所解,又按太阴之复云:大雨时行,鳞见于陆。则此文于雨数至下,脱少鳞见于陆四字。不然则王注无因为解也"。孟景春注"新校正认为此下脱'鳞见于陆'四字"。张灿玾等《黄帝内经素问校释》此处为后加"鳞见于陆",其注:原脱,新校正云"水溢河渠,则鳞虫离水也,王作此注,于经文无所解。又按太阴之复云:'大雨时行,鳞见于陆。则此文于'雨数至下',脱少'鳞见于陆'四字。不然则王注无因为解也"。今据王冰注及新校正补。

(二)字词注释

(1)独胜

①王冰《黄帝内经素问》独胜,谓不兼郁火也。

②马莳《黄帝内经素问注证发微》惟土邪独胜。

③张介宾《类经》若无热而湿独胜。

④张志聪《黄帝内经集注》独胜者。

⑤高士宗《黄帝素问直解》独胜。

⑥黄元御《黄元御医书全集》阳虚火衰,太阴独胜。

⑦张琦《素问释义》王(冰)注:独胜,谓不兼火郁也。

⑧高亿《黄帝内经素问详注直讲全集》〔注〕使其独胜。〔讲〕湿气独胜。

⑨孟景春等《黄帝内经素问译释》单纯由于湿气偏胜。

⑩任廷革《任应秋讲〈黄帝内经〉素问》此词未具体注释。

⑪张灿玾等《黄帝内经素问校释》湿气独胜。

⑫方药中等《黄帝内经素问运气七篇讲解》张介宾解释为"无热而湿独胜",意即太阴主岁之年,可以不出现前述"火气内郁"的现象。如果不出现"火气内郁"的现象,由于太阴以湿为主,所以在临床上自然亦以湿病为主。

⑬王洪图等《黄帝内经素问白话解》雨后出现湿气偏胜的现象。

⑭郭霭春《黄帝内经素问白话解》湿气独胜,郁结于里。

(2)腰脽(shuí)

①王冰《黄帝内经素问》此词未具体注释。

②马莳《黄帝内经素问注证发微》臀肉。

③张介宾《类经》腰脽。

④张志聪《黄帝内经集注》腰脽。

⑤高士宗《黄帝素问直解》腰脽。

⑥黄元御《黄元御医书全集》此词未具体注释。

⑦张琦《素问释义》此词未具体注释。

⑧高亿《黄帝内经素问详注直讲全集》〔注〕〔讲〕腰脽。

⑨孟景春等《黄帝内经素问译释》腰臀部。

⑩任廷革《任应秋讲〈黄帝内经〉素问》此词未具体注释。

⑪张灿玾等《黄帝内经素问校释》腰及臀部。

⑫方药中等《黄帝内经素问运气七篇讲解》腰部。

⑬王洪图等《黄帝内经素问白话解》腰椎。

⑭郭霭春《黄帝内经素问白话解》腰椎。

（3）胕肿

①王冰《黄帝内经素问》胕肿于上，谓首面也。

②马莳《黄帝内经素问注证发微》胕肿。

③张介宾《类经》浮肿。

④张志聪《黄帝内经集注》胕肿。

⑤高士宗《黄帝素问直解》足胫与胕皆肿。

⑥黄元御《黄元御医书全集》胕肿。

⑦张琦《素问释义》此词未具体注释。

⑧高亿《黄帝内经素问详注直讲全集》〔注〕〔讲〕胕肿。

⑨孟景春等《黄帝内经素问译释》浮肿。

⑩任廷革《任应秋讲〈黄帝内经〉素问》此词未具体注释。

⑪张灿玾等《黄帝内经素问校释》浮肿。

⑫方药中等《黄帝内经素问运气七篇讲解》"足胫胕肿"，即下肢浮肿。"饮发于中"，即体内水饮潴留。"胕肿"，此处指浮肿。"胕肿于上"，指颜面浮肿。

⑬王洪图等《黄帝内经素问白话解》浮肿。

⑭郭霭春《黄帝内经素问白话解》浮肿。

（三）语句阐述

（1）太阴之胜，火气内郁，疮疡于中，流散于外，病在肤胁，甚则心痛热格，头痛，喉痹，项强。

①王冰《黄帝内经素问》此句未具体注释。

②马莳《黄帝内经素问注证发微》凡丑未之岁，则太阴司天，而其所胜之民病，为火气内郁，其疮疡自中而流散于外，为病在肤胁，甚则为心痛，为热格，为头痛，为喉痹，为项强。

③张介宾《类经》太阴之胜，湿邪盛也。寒湿外盛，则心火内郁，故疮疡先发于中，而后流散于外。心脉起心中，出腋下，故病在肤胁，甚则心痛。热格于上，则为头痛喉痹项强。

④张志聪《黄帝内经集注》阴湿之气淫于外，则火气内郁而疮疡于中矣。湿热之气流散于外，则及于风木而病在肤胁。甚则心痛者，木甚而传于火也。热格头痛，喉痹项强者，风火之气与湿气相离，从颈项而上于巅顶也。

⑤高士宗《黄帝素问直解》太阴之胜，湿气胜也。湿胜，则火郁，故火气内郁。

火郁,则疮疡于中,从中而流散于皮肤之外,其疮疡在肤胁之皮肤,故曰病在肤胁。若疮疡于中,不能流散于外,甚则心痛而热格矣。热格于上,则头痛喉痹项强。

⑥黄元御《黄元御医书全集》太阴湿胜则水败,湿盛胃逆,则火气内郁。病在肤胁者,胆木化为相火,君相合邪,病在左胁,肺金刑于二火,君相交侵,病在右胁。湿热郁蒸,肌肉腐烂,故中外疮疡。甚则君火不降,心痛热格,咽喉肿痹。项强头痛,留连巅顶,牵引眉间者,太阳膀胱经络上逆也(足太阳脉起目内眦,上额交巅下项,行身之背)。此阳旺火盛者。

⑦张琦《素问释义》此句未具体注释。

⑧高亿《黄帝内经素问详注直讲全集》〔批〕此言太阴司天,气胜之过也。

〔注〕太阴,湿土也,标本皆阴,本是寒邪,今为火气者,以土贯四旁,内见兼气,或兼风,兼火兼气胜者皆热,反以热郁于中,而疮疡流散于外也。兼厥阴,则病肤胁。甚而心痛者,以脾支别胃注心也。兼太阳,则热格头痛喉痹项强也。

〔讲〕如丑未之岁,则太阴司天,故其气之相胜也。民中之则为火气内郁,疮疡于中而流散于外也,且其为病则在肤胁,甚则为心痛,为热格,为头痛喉痹项强,此湿热之传他经者有然。

⑨孟景春等《黄帝内经素问译释》太阴湿气偏胜,火气郁于内则蕴酿成为疮疡,流散在外则病生于肤胁,甚则心痛,热气阻格在上部,所以发生头痛,喉痹,项强。

⑩任廷革《任应秋讲〈黄帝内经〉素问》(讲解)湿气盛的表现。正常情况是火生土,土气胜往往是火气衰造成的,即火气不能生土,土湿之气反侮木火之气而使"火气内郁",火气不能宣发而郁积于内的情况临床上常见,即外寒内热证,或者是外湿内火证,于是"疮疡于中",内脏会生疮疡,或胃痈、或肺痈、或肠痈。

⑪张灿玾等《黄帝内经素问校释》热格:热邪格拒不通。

太阴湿土为胜气时,发生火气内郁,疮疡生于内部,火气流散于外部,病在肤胁等处,甚则心痛,热邪格拒,头痛喉痹项强。

⑫方药中等《黄帝内经素问运气七篇讲解》[太阴之胜]"太阴",即太阴湿土主岁之年。"太阴之胜",意即凡属太阴主岁之年,湿气偏胜,气候潮湿,降雨量多。在疾病方面亦以湿病为主。

[火气内郁]此句是承上句而言。意即太阴主岁之年,湿气偏胜。在湿邪偏胜的情况下,可以影响人体肌表的发散作用,因而使人体阳热之气不能得到正常的散发而郁积在里发生疾病。王冰注:"湿胜于上,则火气内郁。"张介宾注:"太阴之胜,湿邪胜也,寒湿外盛,则心火内郁。"张志聪注:"阴湿之气淫于外,则火气内郁。"高世栻注:"太阴之胜,湿气胜也,湿胜则火郁。"均属此义。

[疮疡于中,流散于外]"疮疡",即皮肤生疮。"中",指火气内郁。"外",指人体肌表。全句意即人体由于火气内郁,所以皮肤才发生疮疡。皮肤疮疡是火气内郁,流散于外的结果。此处论述疮疡的发病机理与前述《六元正纪大论》中所述的"凡

此少阳司天之政……二之气(太阴主事),火反郁,白尘四起,云趋雨府,风不胜湿,雨乃零,民乃康,其病热郁于上,咳逆,呕吐,疮发于中,胸嗌不利,头痛身热,昏愦,脓疮……"之义相同,可参看前文讲解。

[病在肤胁,甚则心痛,热格,头痛,喉痹,项强]此节仍承上句"火气内郁"而言。"肤胁",即人体胁肋部,属于肝的部位。"病在肤胁",即病在肝。"热格",即热格于上。全句意即"火气内郁"的结果,可以因火并于肝而出现肝病,也可以因郁热伤心而出现心病,还可以因热邪上格而出现头痛、项强、喉痹等疾病。

⑬王洪图等《黄帝内经素问白话解》太阴湿土为胜气时,会发生人体内部火气郁结成为疮疡,火热流散于外,疾病发生在胁肋等处,甚则心痛、热气阻格于上、头痛、喉痹、项强。

⑭郭霭春《黄帝内经素问白话解》热格:热气阻格于上。

太阴湿气偏胜,火气郁结在人体内,就会酝酿成为疮疡,流散在外,则病发于肤胁,甚则心痛。热气阻格在上部,就发生头痛、喉痹、项强。

(2)独胜则湿气内郁,寒迫下焦,痛留顶,互引眉间,胃满。

①王冰《黄帝内经素问》五丑、五未岁也。湿胜于上,则火气内郁。胜于中,则寒迫下焦,水溢河渠,则鳞虫离水也。脆,谓臀肉也。不便,谓腰重内强直,屈伸不利也。独胜,谓不兼郁火也。

②马莳《黄帝内经素问注证发微》惟土邪独胜,则湿气内郁,为寒迫下焦,为痛留于顶,而互引于眉间,为胃满。

③张介宾《类经》若无热而湿独胜,则湿气内郁,寒迫下焦,故痛留巅顶,互引眉间。胃属土,不能制湿则为胀满。

④张志聪《黄帝内经集注》独胜者,阴湿之气复胜于岁半以后也。湿气在中,故内郁而迫于下焦。痛留顶而互引眉间者,风火之气留于巅顶,传于阳明之经,而下及于胃满也。

⑤高士宗《黄帝素问直解》若非火气内郁,而太阴之气独胜,则湿气内郁。湿气为寒,故寒迫下焦。太阴主湿,太阳主寒,寒迫下焦,则太阳之气,不能从经脉而开于外,故痛留巅顶,而互引眉间。盖太阳之脉,起于目内眦,从眉间而上额交巅也。湿气内郁,则太阴之气,不能从经脉而开于内,故胃满。

⑥黄元御《黄元御医书全集》若阳火太衰,太阴独胜,则但有湿气内郁,胃腑胀满。

⑦张琦《素问释义》王(冰)注:独胜,谓不兼火郁也。

⑧高亿《黄帝内经素问详注直讲全集》〔注〕若不兼见他气,使其独胜,则湿气内郁,寒迫下焦。湿气乘于清扬,则痛留于顶,交引眉间。湿甚自病而胃腹满也。

〔讲〕至于湿气独胜,则湿气必为之内郁,为寒迫下焦,为痛流巅顶,互引于眉间,为胃中胀满,不能饮食。

⑨孟景春等《黄帝内经素问译释》单纯由于湿气偏胜而内郁,寒迫下焦,痛于

头顶,牵引至眉间,胃中满闷。

⑩任廷革《任应秋讲〈黄帝内经〉素问》此句未具体注释。

⑪张灿玾等《黄帝内经素问校释》湿气独胜则湿气内郁,寒气迫于下焦,疼痛居于头顶,痛引眉间,胃部胀满等病。

⑫方药中等《黄帝内经素问运气七篇讲解》[独胜则湿气内郁]"独胜",张介宾解释为"无热而湿独胜",意即太阴主岁之年,可以不出现前述"火气内郁"的现象。如果不出现"火气内郁"的现象,由于太阴以湿为主,所以在临床上自然亦以湿病为主。因此原文谓:"独胜则湿气内郁。"

[寒迫下焦]此承上句"独胜则湿气内郁"而言。"寒",此处指寒湿之邪。"下焦",此处指肾、膀胱。此句意即湿气偏胜的结果,则必然要损伤肾、膀胱的作用而出现肾、膀胱受损的临床表现。用五行概念来说,湿属土,肾、膀胱属水。"湿气内郁,寒迫下焦",也就是土胜乘水,传之于其所胜。

[痛留顶,互引眉间,胃满]"痛留顶",即巅顶疼痛,固定不移。"眉间",此处指两眉之间,亦即攒竹穴处。由于足太阳膀胱经"起于目内眦,上额,交巅",所以巅顶部位疼痛,眉间疼痛,均属于膀胱经疾病。"胃满",即胃脘胀痛,多属寒湿中阻引起。这些都是"湿气内郁,寒迫下焦"的临床表现。

⑬王洪图等《黄帝内经素问白话解》湿气单独亢胜而内郁,滞留于下焦,受到寒气困扰,引起头顶部疼痛牵引眉间也痛,胃脘胀满等病证。

⑭郭霭春《黄帝内经素问白话解》如湿气独胜,郁结于里,湿寒之气迫于下焦,就会囟顶痛,牵扯眉间也痛,胃中满闷。

(3)雨数至,燥化乃见,少腹满,腰雎重强,内不便,善注泄,足下温,头重,足胫胕肿,饮发于中,胕肿于上。

①王冰《黄帝内经素问》胕肿于上,谓首面也。足胫肿是火郁所生也。(〔新校正云〕详注云:水溢河渠,则鳞虫离水也。王作此注,于经文无所解。又按太阴之复云:大雨时行,鳞见于陆。则此文于雨数至下,脱少鳞见于陆四字,不然则王注无因为解也。)

②马莳《黄帝内经素问注证发微》及雨数至之后,则燥化乃见,民病又为少腹满,为腰雎臀肉重而强,为内不便,为善注泄,为足下温,为头痛,为足胫胕肿,为饮发于中,为胕肿连及于上也。

③张介宾《类经》其在天则雨数至,在物则湿化见。湿下流则少腹满,腰雎重强。内湿不便则清浊不分,故善注泄。湿郁于下则热生,故足温。湿滞于上,故头重。脾胃不能胜湿,则足胫胕肿,故饮发于中,浮肿于上也。

④张志聪《黄帝内经集注》雨数至,燥化乃见者,至四气五气之交而后见此证也。少腹满腰雎重者,湿气下淫而及于肾也。足下温头重者,风火之气复流于下也。足胫胕肿者,土淫而水泛也。饮发于中,胕肿于上者,水邪之从下而中,中而上也。此节论土胜于四时,从中而外,外而上,上而中,中而下,同四时之气外内出入,

环转一身,大有关于病机,学者宜体认无忽。(眉批)与夏气始于中,春气始于下,秋气始于上,冬气始于标同义。

⑤高士宗《黄帝素问直解》雨湿之气数至,而燥化乃息。盖太阴之脉,属脾络胃,此脾胃不和,燥湿之气不相交济而然也。少腹满,腰脽重强,内不小便,善注泄,此太阳寒水之为病也。足下温,头重,足胫与胕皆肿,饮发于中,而胕肿于上,此太阴湿土之为病也。

⑥黄元御《黄元御医书全集》痰饮内发,胕肿外生。寒水下凝,腰脽重强,少腹䐜满。肝木抑遏,下冲后窍,注泄必生也。

⑦张琦《素问释义》此句未具体注释。

⑧高亿《黄帝内经素问详注直讲全集》〔注〕土主注雨,故雨数至,湿化乃见。湿入里,故少腹胀满,腰脽体重而直强也。内不便者,阴寒凝也。湿内胜则注泄。水泄于外,故胕肿。足温头重者,阴阳巅倒,阴在上,阳在下也。饮发于中,脾虚停水也,至于胕肿于上,皆湿甚自伤而为病也。

〔讲〕兼其时在天则雨数至,在物则湿化乃见,又或湿气下流,民感为病则少腹满,为腰脽重强,为内不便,为善泄,足下温,头重,足胫胕肿,饮发于中,胕肿于上等证。凡此皆太阴气胜之过也。

⑨孟景春等《黄帝内经素问译释》多雨之后,湿化之象方始出现,少腹胀满,腰臀部重而强直,妨碍入房,时时泄泻如注,足下温暖,头部沉重,足胫浮肿,水饮发于内而浮肿见于上部。

⑩任廷革《任应秋讲〈黄帝内经〉素问》此句未具体注释。

⑪张灿玾等《黄帝内经素问校释》燥化乃见,马莳注:"及雨数至之后,则燥化乃见。"张志聪注:"雨数至燥化乃见者,至四气五气之交,而后见也。"此文疑有误,姑从马、张之注。

大雨频降,鳞虫类出现于陆地,燥化之令后期得行;发生少腹疼痛,腰及臀部沉重强急,腹内气行不便,喜泄泻如注,足下温,头重,足胫浮肿,水饮发于内,浮肿起于上等病。

⑫方药中等《黄帝内经素问运气七篇讲解》[雨数至,燥化乃见]"雨数至",指经常下雨。"燥化乃见",注家有两种解释。一种解释是:"燥化"为"湿化"之误。因为太阴之湿只能是湿胜,经常下雨不可能反而出现燥化。这种解释以张介宾为代表。其注云:"燥,当作湿……其在天则雨数至,在物则湿化见。"另一种解释是:"燥化",指四之气和五之气之交的这一段时间。因为五之气为阳明燥金主事。这一种解释以张志聪为代表。其注云:"雨数至,燥化乃见者,至四气五气之交而后见此证也。"这两种解释,我们认为第一种解释较好。此外,我们还认为此句是承上句"独胜则湿气内郁"而言,是对"湿气内郁"时气候和物候变化的描述。因此此句放在病候之中并不合适,而以放在"独胜则湿气内郁"之后为好。

[少腹满,腰脽重强,内不便,善注泄,足下温,头重,足胫胕肿,饮发于中,胕肿

于上]"少腹满",即少腹部胀满。"腰脽重强",即腰部沉重强直,活动障碍。"内不便",即腹中不适,"善注泄",即腹泄。"足下温",即足心发热。"头重",即头晕、头沉重感。"足胫胕肿",即下肢浮肿。"饮发于中",即体内水饮潴留。"胕肿",此处指浮肿。"胕肿于上",指颜面浮肿。此节仍是承上句"独胜则湿气内郁,寒迫下焦"而言。全句意即由于太阴主岁之年,湿气偏胜,因而人体亦相应湿气偏胜,所以在临床上出现上述"湿气内郁"的各种表现。脾为湿困则可以出现"少腹满""内不便""善注泄"等症状。"寒迫下焦",肾、膀胱受病,小便不利,则可以产生"足下温","足下胕肿"等症状。水邪上泛,则可以产生头重、浮肿于上等症状。

⑬王洪图等《黄帝内经素问白话解》大雨时常下降,雨后呈现出湿气偏胜的现象,人们易发生少腹满,腰椎沉重强直,腹中不适,经常泄泻如注,足下温,头沉重,足胫浮肿,水饮发于内而浮肿起于上等病证。

⑭郭霭春《黄帝内经素问白话解》时常下雨,于是湿化之象出现,少腹满胀,腰椎沉重强直,湿蕴于内,而屈伸不利,时常泄泻下注,足下温暖,头部重,足胫肿,水饮发于内而上部出现浮肿。

第二十八解

（一）内经原文

少阳之胜,热客于胃,烦心心痛,目赤,欲呕,呕酸善饥,耳痛,**溺赤**,善惊**谵妄**;暴热消烁,草萎水涸,**介虫**乃屈,少腹痛,下沃赤白。

（二）字词注释

（1）溺赤

①王冰《黄帝内经素问》此词未具体注释。

②马莳《黄帝内经素问注证发微》溺赤。

③张介宾《类经》热客于胃下行则为溺赤。

④张志聪《黄帝内经集注》淫于下则为溺赤。

⑤高士宗《黄帝素问直解》火热之气,下行水府,则溺赤。

⑥黄元御《黄元御医书全集》溺赤。肝木下陷,郁遏不达,故腹痛溺赤。

⑦张琦《素问释义》此词未具体注释。

⑧高亿《黄帝内经素问详注直讲全集》〔注〕入毛际,故溺赤。〔讲〕溺赤。

⑨孟景春等《黄帝内经素问译释》小便赤色。

⑩任廷革《任应秋讲〈黄帝内经〉素问》此词未具体注释。

⑪张灿玾等《黄帝内经素问校释》溺赤。

⑫方药中等《黄帝内经素问运气七篇讲解》尿黄赤。

⑬王洪图等《黄帝内经素问白话解》尿赤。

⑭郭霭春《黄帝内经素问白话解》尿赤色。

（2）谵妄

①王冰《黄帝内经素问》此词未具体注释。

②马莳《黄帝内经素问注证发微》谵妄。

③张介宾《类经》谵妄。

④张志聪《黄帝内经集注》谵妄。阳明胃经热也。

⑤高士宗《黄帝素问直解》水火阴阳,不相交济,则善惊谵妄。

⑥黄元御《黄元御医书全集》少阳火胜则金败,足少阳化气相火,相火上逆,热客于胃,神扰胆怯,故谵妄善惊。

⑦张琦《素问释义》此词未具体注释。

⑧高亿《黄帝内经素问详注直讲全集》〔注〕入于胆,故善惊谵妄。〔讲〕谵妄。

⑨孟景春等《黄帝内经素问译释》谵妄。

⑩任廷革《任应秋讲〈黄帝内经〉素问》此词未具体注释。

⑪张灿玾等《黄帝内经素问校释》谵言妄语等病。

⑫方药中等《黄帝内经素问运气七篇讲解》即胡言乱语。

⑬王洪图等《黄帝内经素问白话解》谵言妄语等病证。

⑭郭霭春《黄帝内经素问白话解》谵妄。

(3)介虫

①王冰《黄帝内经素问》介虫,金化也。火气大胜,故介虫屈伏。

②马莳《黄帝内经素问注证发微》介虫。

③张介宾《类经》介虫属金,故遇火而屈。

④张志聪《黄帝内经集注》介虫。

⑤高士宗《黄帝素问直解》介虫。

⑥黄元御《黄元御医书全集》此词未具体注释。

⑦张琦《素问释义》此词未具体注释。

⑧高亿《黄帝内经素问详注直讲全集》〔注〕〔讲〕介虫。

⑨孟景春等《黄帝内经素问译释》介虫。

⑩任廷革《任应秋讲〈黄帝内经〉素问》在五行中属"金",火气胜制金虫,属金的虫就繁殖不起来了,这也是金气衰的表现。

⑪张灿玾等《黄帝内经素问校释》介虫类。

⑫方药中等《黄帝内经素问运气七篇讲解》指在气候清凉的环境中才能较好生长发育的一类动物。

⑬王洪图等《黄帝内经素问白话解》介虫类。

⑭郭霭春《黄帝内经素问白话解》介虫。

(三)语句阐述

(1)少阳之胜,热客于胃,烦心心痛,目赤,欲呕,呕酸善饥,耳痛,溺赤,善惊谵妄。

①王冰《黄帝内经素问》五寅五申岁也。热暴甚,故草萎水涸,阴气消烁。酸,醋水也。

②马莳《黄帝内经素问注证发微》凡寅申之岁,则少阳司天,而其所胜之民病,

为热客于胃,为烦心,为心痛,为目赤,为欲呕呕酸,为善饥,为耳痛,为溺赤,为善惊,为谵妄。

③张介宾《类经》少阳之胜,相火盛也。热客于胃而上行,则为烦心心痛,目赤欲呕,呕酸善饥耳痛等病,下行则为溺赤。火盛则伤阴,故善惊谵妄。

④张志聪《黄帝内经集注》少阳之气合于三焦,故热客于胃,盖三焦之原皆出于胃间也。三焦与心主包络相合,故烦心心痛。三焦之脉上入耳中,络目锐眦,故淫上则为耳痛目赤,淫于中则为呕饥,淫于下则为溺赤少腹痛下沃赤白也。

⑤高士宗《黄帝素问直解》少阳之胜,火气胜也。火胜,故热客于胃。胃络通心,故烦心痛。火热上炎,则目赤。火热在中,则欲呕,呕酸善饥。水阴不濡空窍,则耳痛。火热之气,下行水府,则溺赤。水火阴阳,不相交济,则善惊谵妄。

⑥黄元御《黄元御医书全集》少阳火胜则金败,足少阳化气相火,相火上逆,热客于胃,神扰胆怯,故谵妄善惊。甲木刑胃,故烦心欲呕。木郁土歉,故呕酸善饥。足少阳起目锐眦,循耳后下行,故目赤耳痛。胆木乘胃,上脘填塞,君火不降,故心痛。肝木下陷,郁遏不达,故腹痛溺赤,下沃赤白(木郁膀胱,温化为热,则溺赤)。惊烦呕饥,目赤心痛,皆胆经上逆,肺胃受刑之证。

⑦张琦《素问释义》此句未具体注释。

⑧高亿《黄帝内经素问详注直讲全集》〔批〕此言少阳司天,气胜之过也。

〔注〕少阳,相火也,火热甚无处不到。客于胃则上熏心,故烦心、心痛。入锐眦,故目赤。入中焦,故欲呕。酸者,木之味也。火主消物,故善饥。入听宫,故耳痛。入毛际,故溺赤。入于胆,故善惊谵妄。

〔讲〕如寅申之岁,则少阳司天,故其气之相胜也,民中之则为热客于胃,为烦心、心痛,为目赤,欲呕,呕酸,为善饥,耳痛溺赤,善惊谵妄。

⑨孟景春等《黄帝内经素问译释》少阳火气偏胜,热气客于胃,烦心,心痛,目赤,欲呕,呕酸,易饥饿,耳痛,小便赤色,易惊,谵妄。

⑩任廷革《任应秋讲〈黄帝内经〉素问》(讲解)相火过胜的表现。少阳是相火,相火过胜,火不仅不生土反而胜制脾土。

⑪张灿玾等《黄帝内经素问校释》少阳相火为胜气时,发生热邪犯胃,烦心心痛,目赤欲呕,呕吐酸水;喜饥,耳痛,溺赤,喜惊恐,谵言妄语等病。

⑫方药中等《黄帝内经素问运气七篇讲解》[少阳之胜]"少阳",即少阳相火主岁之年。"少阳之胜",意即凡属少阳主岁之年,火气偏胜,气候炎热。在疾病方面亦以火病热病为主。

[热客于胃,烦心,心痛,目赤,欲呕,呕酸,善饥,耳痛,溺赤,善惊,谵妄]"热客于胃",即热邪犯胃。"烦心",即心中烦躁。"心痛",即胸腹痛。"目赤",即眼泛红。"欲呕",即恶心。"呕酸",即反酸。"善饥",即易饥饿。"溺赤",即尿黄赤。"善惊",即容易惊怕。"谵妄",即胡言乱语。以上"烦心""心痛""谵妄"等多为心热的表现。"欲呕""呕酸""善饥"等多为胃热的表现。"目赤""耳痛""善惊"等多为肝热

的表现。"溺赤"多为膀胱热的表现。全句意即少阳主岁之年,气候偏热,因而人体疾病亦以热病为主。热邪侵犯了什么脏器,临床上就会出现什么器官的疾病。

⑬王洪图等《黄帝内经素问白话解》少阳相火为胜气时,会发生热邪客于胃中、心烦、心痛、目赤、欲呕吐、呕吐酸水、容易饥饿、耳痛、尿赤、易惊恐、谵言妄语等病证。

⑭郭霭春《黄帝内经素问白话解》少阳火气偏胜,热邪留于胃,于是出现许多症状,如烦心,心痛,目赤,欲呕,呕酸,常感饥饿,耳痛,尿赤色,易发惊恐,谵妄。

(2)暴热消烁,草萎水涸,介虫乃屈,少腹痛,下沃赤白。

①王冰《黄帝内经素问》介虫,金化也。火气大胜,故介虫屈伏。

②马莳《黄帝内经素问注证发微》为暴热消烁,乃草萎水涸,介虫乃屈,火胜金也。民病又为少腹痛,为下沃赤白耳。

③张介宾《类经》暴热消烁,热极则害物,故草萎水涸。介虫属金,故遇火而屈。热陷下焦,故少腹为痛。下沃赤白者,热在血分则赤,气分则白,大便曰利,小便曰浊也。

④张志聪《黄帝内经集注》善惊谵妄暴热者,阳明胃经热也。三焦之气,蒸津液,化营血,消铄者,热盛而血液伤也。草萎者,暑热在上也。水涸者,火气在下也。介虫乃屈者,暑热在于气交之中,人与天地参也。王子律曰:少阴与少阳君相相合,在少阴反提出三焦二字,又曰炎暑至,在少阳止微露其端,皆经义微妙处。

⑤高士宗《黄帝素问直解》暴热而消烁万物,则草萎水涸,金类之介虫乃屈。火热之气,伤其血液,则少腹痛,下沃赤白。

⑥黄元御《黄元御医书全集》肝木下陷,郁遏不达,故腹痛溺赤,下沃赤白(木郁于大小二肠,脂血陷泄,则便赤白)。腹痛溺赤,下沃赤白,皆三焦下陷,大肠受刑之证也。

⑦张琦《素问释义》草萎疑误。

⑧高亿《黄帝内经素问详注直讲全集》〔注〕木遇火,故暴热。火得木而焰甚,故消烁。斯时之物,草死水涸,属金之介虫,皆畏热而为之屈伏也。入下焦,故少腹痛。入大肠,下沃赤白。沃,盛也。此皆相火之为病也。

〔讲〕暴热消烁,兼其时在物则草为之萎,水为之涸,介虫为之乃屈。又或民感其气,病而为少腹痛,下沃赤白等证。凡此皆少阳气胜之过也。

⑨孟景春等《黄帝内经素问译释》暴热之气消烁津液,草萎枯,水干涸,介虫屈伏,人们病少腹疼痛,下痢赤白。

⑩任廷革《任应秋讲〈黄帝内经〉素问》(讲解)"介虫"在五行中属"金",火气胜制金虫,属金的虫就繁殖不起来了,这也是金气衰的表现。"下沃赤白"与"赤沃"同义,临床表现为"赤白痢"。

⑪张灿玾等《黄帝内经素问校释》下沃赤白,《类经》二十七卷第二十七注:"下沃赤白者,热主血分则赤,气分则白,大便曰利,小便曰浊也。"

暴热消耗阴气,草木枯萎,水流干涸,介虫类退缩而不长;发生少腹痛,下利赤白等病。

⑫方药中等《黄帝内经素问运气七篇讲解》[暴热消烁,草萎水涸,介虫乃屈]"暴热消烁",是指气候炎热,万物枯槁的自然现象。"草萎水涸"是承上句而言。"草萎",指植物因热而枯萎。"水涸",指湖泊水井因炎热而干涸。"介虫",指在气候清凉的环境中才能较好生长发育的一类动物。"介虫乃屈",意即由于气候炎热,不适于介虫的生长发育。这些都是对"暴热消烁"的举例。

[少腹痛,下沃赤白]"下沃赤白",即下利脓血。"少腹痛,下沃赤白",即腹痛,腹泻,里急后重,大便脓血。这是痢疾的典型症状。此处意即少阳主岁之年,气候炎热,人体容易感受热邪而发生痢疾。

⑬王洪图等《黄帝内经素问白话解》暴热之气消灼万物,草木枯萎,水流干涸,介虫类受到危害而屈伏不出。人们易患少腹疼痛、下利赤白等病证。

⑭郭霭春《黄帝内经素问白话解》暴热之气消烁万物,草萎黄,水干竭,介虫屈伏不动;在人体上,就产生少腹疼痛,下痢赤白的病。

第二十九解

(一)内经原文

阳明之胜,清发于中,左胠胁痛,溏泄,内为嗌塞,外发癫疝;大凉肃杀,华英改容,毛虫乃殃,胸中不便,嗌塞而咳。

(二)字词注释

(1)嗌塞

①王冰《黄帝内经素问》嗌,谓喉之下,接连胸中,肺两叶之间者。

②马莳《黄帝内经素问注证发微》嗌塞。

③张介宾《类经》清气在上则为嗌塞。

④张志聪《黄帝内经集注》嗌塞而咳者,阳明燥金上及于肺,同气相感也。

⑤高士宗《黄帝素问直解》塞,干塞也。

⑥黄元御《黄元御医书全集》嗌塞。

⑦张琦《素问释义》此词未具体注释。

⑧高亿《黄帝内经素问详注直讲全集》〔注〕喉干。〔讲〕嗌塞。

⑨孟景春等《黄帝内经素问译释》咽喉窒塞。

⑩任廷革《任应秋讲〈黄帝内经〉素问》此词未具体注释。

⑪张灿玾等《黄帝内经素问校释》咽部闭塞。

⑫方药中等《黄帝内经素问运气七篇讲解》指吞咽困难,食入则吐,或咽部堵塞感。

⑬王洪图等《黄帝内经素问白话解》咽喉滞塞。

⑭郭霭春《黄帝内经素问白话解》咽嗌窒塞。

（2）癫疝

①王冰《黄帝内经素问》肝木之气，下主于阴，故大凉行而癫疝发也。

②马莳《黄帝内经素问注证发微》癫疝。

③张介宾《类经》清气在少腹则为癫疝。

④张志聪《黄帝内经集注》金胜则木气受亏，故为腹痛癫疝。

⑤高士宗《黄帝素问直解》癫疝，犹瘖疝也。

⑥黄元御《黄元御医书全集》溏泄癫疝者，大肠下陷，乙木受刑之证也。肝肾寒湿，内结少腹，坚硬不消则为疝，外发肾囊，臃肿不收则为癫。

⑦张琦《素问释义》此词未具体注释。

⑧高亿《黄帝内经素问详注直讲全集》〔注〕〔讲〕癫疝。

⑨孟景春等《黄帝内经素问译释》癫疝。

⑩任廷革《任应秋讲〈黄帝内经〉素问》此词未具体注释。

⑪张灿玾等《黄帝内经素问校释》癫疝。

⑫方药中等《黄帝内经素问运气七篇讲解》病名，其临床特点为阴囊肿大，顽麻不仁。

⑬王洪图等《黄帝内经素问白话解》癫疝等病证。

⑭郭霭春《黄帝内经素问白话解》阴囊肿大。

（3）毛虫

①王冰《黄帝内经素问》毛虫木化。

②马莳《黄帝内经素问注证发微》毛虫。

③张介宾《类经》木虫也，故受其殃。

④张志聪《黄帝内经集注》毛虫。

⑤高士宗《黄帝素问直解》木类之毛虫。

⑥黄元御《黄元御医书全集》此词未具体注释。

⑦张琦《素问释义》此词未具体注释。

⑧高亿《黄帝内经素问详注直讲全集》〔注〕〔讲〕木属之毛虫。

⑨孟景春等《黄帝内经素问译释》有毛的虫类。

⑩任廷革《任应秋讲〈黄帝内经〉素问》毛虫。

⑪张灿玾等《黄帝内经素问校释》毛虫类。

⑫方药中等《黄帝内经素问运气七篇讲解》指喜欢生活环境温暖的一类动物。

⑬王洪图等《黄帝内经素问白话解》毛虫类。

⑭郭霭春《黄帝内经素问白话解》有毛的虫类。

（三）语句阐述

（1）阳明之胜，清发于中，左胠胁痛，溏泄，内为嗌塞，外发癫疝。

①王冰《黄帝内经素问》五卯五酉岁也。大凉肃杀，金气胜木，故草木华英，为杀气损削，改易形容，而焦其上首也。毛虫木化，气不宜金，故金政大行，而毛虫死

耗也。肝木之气,下主为阴,故大凉行而癫疝发也。

②马莳《黄帝内经素问注证发微》凡卯酉之岁,则阳明司天,而其所胜之民病,为清冷发于中,为左胠胁痛,为溏泄,为内则嗌塞,为外发癫疝。

③张介宾《类经》阳明之胜,金邪盛也。金气寒肃,故清发于中。木受其制,故左胠胁痛。清气在下则为溏泄,在上则为嗌塞,在少腹则为癫疝。

④张志聪《黄帝内经集注》金气寒肃,故清发于中。金胜则木气受亏,故为胠痛癫疝。清气在下则为溏泄,在上则为嗌塞。

⑤高士宗《黄帝素问直解》阳明之胜,金气胜也。金胜,故清发于中。金胜木虚,故左胠胁痛。清发于中,故大便溏泄。塞,干塞也。癫疝,犹㿉疝也。《经脉》论云:肝是动病,丈夫癫疝,甚则嗌干,此肝木受病,故内为嗌塞,外发癫疝。

⑥黄元御《黄元御医书全集》阳明金胜则木败,左胠胁痛,胸闷嗌塞,咳嗽者,肺胃上逆,甲木被克之证,溏泄癫疝者,大肠下陷,乙木受刑之证也(肝肾寒湿,内结少腹,坚硬不消则为疝,外发肾囊,臃肿不收则为癫)。

⑦张琦《素问释义》此句未具体注释。

⑧高亿《黄帝内经素问详注直讲全集》〔批〕此言阳明司天,气胜之过也。

〔注〕阳明,燥金也,燥为清气,清气入肝,故左胠胁痛。清气胜而胃自伤,故溏泄。金之德敛而体刚,敛则阴凝气滞,内为嗌塞,坚则恃强克肝,外发癫疝也。

〔讲〕如卯酉之岁,则阳明司天,故其气之相胜也,金专其令清冷发于其中,民中之则为左胠胁痛,为溏泄,且在内则为嗌塞,在外则发癫疝。

⑨孟景春等《黄帝内经素问译释》阳明燥气偏胜,则清凉之气发于内,左胠胁疼痛,大便溏泄,内则咽喉窒塞,外为癫疝。

⑩任廷革《任应秋讲〈黄帝内经〉素问》(讲解)金气旺盛的表现。"清"是指"金"这个属性,秋金之气是阳明燥金之气。

⑪张灿玾等《黄帝内经素问校释》阳明燥金为胜气时,则清凉之气生于内。左胠胁部疼痛,鸭溏泄泻,内则发生咽部闭塞,外则发生癫疝等病。

⑫方药中等《黄帝内经素问运气七篇讲解》[阳明之胜]"阳明",即阳明燥金主岁之年。"阳明之胜",意即凡属阳明主岁之年,燥气偏胜,气候清凉而干燥。在疾病方面亦以肺寒、肺燥等疾病居多。

[清发于中,左胠胁痛,溏泄,内为嗌塞,外发癫疝]"清",即清凉。"中",指人体,此处是指人体的肺。因为"清",在五行概念上属于金,人体的肺在五行概念上也属于金。"清发于中",指阳明主岁之年,气候偏凉,偏燥,人体亦相应容易发生肺寒、肺燥等疾病。"左胠胁痛",指人体胁肋部疼痛。"溏泄",即腹泻。"嗌塞",指吞咽困难,食入则吐,或咽部堵塞感。"癫疝",病名。其临床特点为阴囊肿大,顽麻不仁。这些症状都可以定位在肝,属于肝病。全句意即人体在肺病的情况下,肺肝失调,肺虚不能制肝。因此容易在肺病的基础上继发肝病而在临床上出现上述各种肝病或肝盛乘脾的症状。

⑬王洪图等《黄帝内经素问白话解》阳明燥金为胜气时,会出现清凉之气发于内,左侧胁肋疼痛、大便溏泄、内则发生咽喉滞塞、外则发生癫疝等病证。

⑭郭霭春《黄帝内经素问白话解》阳明燥气偏胜,则清凉之气发于内,左肢胁疼痛,泄泻,内则咽嗌窒塞,外则阴囊肿大。

(2)大凉肃杀,华英改容,毛虫乃殃,胸中不便,嗌塞而咳。

①王冰《黄帝内经素问》胸中不便,谓呼吸回转,或痛或缓急,而不利便也。气太盛,故嗌塞而咳也。嗌,谓喉之下,接连胸中,肺两叶之间者也。

②马莳《黄帝内经素问注证发微》及大凉肃杀,华英改容,则毛虫乃殃,金胜木也。民病又为胸中不便,为嗌塞而咳耳。

③张介宾《类经》在天则大凉肃杀,在物则华英改容。毛虫,木虫也,故受其殃。

④张志聪《黄帝内经集注》大凉肃杀,淫胜极也。是以华英改容,毛虫乃殃。胸中不便,嗌塞而咳者,阳明燥金上及于肺,同气相感也。

⑤高士宗《黄帝素问直解》金气胜,故大凉肃杀,则草之华英改容,木类之毛虫乃殃经脉,不能从肝贯膈,上注于肺,故胸中不便,嗌塞而咳。

⑥黄元御《黄元御医书全集》胸闷嗌塞,咳嗽者,肺胃上逆,甲木被克之证。

⑦张琦《素问释义》此句未具体注释。

⑧高亿《黄帝内经素问详注直讲全集》〔注〕故其时,肃杀甚而物革改容。木属之虫,皆受其殃。且燥气应肺,肺居胸中,本脏不足为邪所伤,故喉干而咳,此皆燥气为病也。

〔讲〕兼其时在天则大凉肃杀,在物则华英改容,木属之毛乃殃,更或民感其气,病而为胸中不便,为嗌塞而咳等。凡此皆阳明气胜之过也。

⑨孟景春等《黄帝内经素问译释》大凉肃杀之气施布,草木之花叶改色,有毛的虫类死亡,人们病胸中不舒,咽喉窒塞而咳嗽。

⑩任廷革《任应秋讲〈黄帝内经〉素问》(讲解)"毛虫"在五行中属"木",金气旺胜制木气,毛虫繁殖不起来了。

⑪张灿玾等《黄帝内经素问校释》胸中不便,王冰注:"谓呼吸回转,或痛或缓,急而不利便也。"

大凉肃杀之气,使草木花叶变色,毛虫类受到灾害,发生胸中呼吸不畅,咽部闭塞,咳嗽等病。

⑫方药中等《黄帝内经素问运气七篇讲解》〔大凉肃杀,华英改容,毛虫乃殃〕"大凉肃杀",指气候寒凉,树凋叶落的自然景象。"华英",即花草。"华英改容",指气候寒凉时花草出现枯萎现象。"毛虫",指喜欢生活环境温暖的一类动物。"毛虫乃殃",意即因为气候条件过于清凉,因此毛虫类动物生长不好。

〔胸中不便,嗌塞而咳〕"胸中不便",即胸中不适。例如胸闷气短,咳唾引痛等。"嗌塞",指咽部堵塞感。"嗌塞而咳",即咽部不适,咳嗽气喘。这些症状都可以定位在肺,属于肺病。全句意即阳明主岁之年,由于气候偏凉,偏燥,人体容易发生肺病。

⑬王洪图等《黄帝内经素问白话解》大凉肃杀之气支配着气候,草木花叶改变颜色而枯萎,毛虫类遭受灾殃。人们易患胸中不畅快,咽喉窒塞而咳嗽等病证。

⑭郭霭春《黄帝内经素问白话解》大凉之气肃杀,草木变为枯萎,有毛的虫类死亡。在人体上,就要胸中不舒,咽嗌窒塞而且咳嗽。

第三十解

（一）内经原文

太阳之胜,**凝溧**且至,非时水冰,羽乃后化。痔疟发,寒厥入胃,则内生心痛,阴中乃病,隐曲不利,互引阴股,筋肉拘苛,血脉凝泣,络满色变,或为血泄,皮肤**否肿**,腹满食减,热反上行,头项囟顶脑户中痛,目如脱,寒入下焦,传为**濡写**。

（二）字词注释

（1）凝溧

①王冰《黄帝内经素问》此词未具体注释。

②马莳《黄帝内经素问注证发微》凝栗。

③张介宾《类经》太阳之胜,水邪盛也,故为凝溧水冰。

④张志聪《黄帝内经集注》太阳寒水气胜,故凝栗且至。

⑤高士宗《黄帝素问直解》寒胜则凝慄且至。

⑥黄元御《黄元御医书全集》此词未具体注释。

⑦张琦《素问释义》此词未具体注释。

⑧高亿《黄帝内经素问详注直讲全集》〔注〕寒胜则凝溧至。〔讲〕寒政大行,凝栗为之乃至。

⑨孟景春等《黄帝内经素问译释》太阳寒气偏胜,凝栗之气时至。

⑩任廷革《任应秋讲〈黄帝内经〉素问》寒气太过的表现。寒气太过,不该结冰的时节水却成冰,故曰"非时水冰",这就是"凝溧"的意思。

⑪张灿玾等《黄帝内经素问校释》阴凝溧冽之气。

⑫方药中等《黄帝内经素问运气七篇讲解》指气候严寒。

⑬王洪图等《黄帝内经素问白话解》阴凝溧冽之气。

⑭郭霭春《黄帝内经素问白话解》凝肃凛冽。

（2）否肿

①王冰《黄帝内经素问》此词未具体注释。

②马莳《黄帝内经素问注证发微》否肿。

③张介宾《类经》表寒不行,故皮肤否肿。

④张志聪《黄帝内经集注》皮肤否肿者,太阳之气主表也。

⑤高士宗《黄帝素问直解》否,批,上声。否肿。

⑥黄元御《黄元御医书全集》痞肿。

⑦张琦《素问释义》此词未具体注释。

⑧高亿《黄帝内经素问详注直讲全集》〔注〕肤肿。〔讲〕否肿。

⑨孟景春等《黄帝内经素问译释》皮肤因气血否塞而肿。

⑩任廷革《任应秋讲〈黄帝内经〉素问》此词未具体注释。

⑪张灿玾等《黄帝内经素问校释》阻塞而肿胀。

⑫方药中等《黄帝内经素问运气七篇讲解》皮肤出现肿物。

⑬王洪图等《黄帝内经素问白话解》肿胀。

⑭郭霭春《黄帝内经素问白话解》水气郁积而肿。

（3）濡写

①王冰《黄帝内经素问》此词未具体注释。

②马莳《黄帝内经素问注证发微》濡泻。

③张介宾《类经》寒入下焦，则命门阳衰，故传为大便濡泻。

④张志聪《黄帝内经集注》此词未具体注释。

⑤高士宗《黄帝素问直解》寒入下焦，决渎有乖，则传为濡泻。

⑥黄元御《黄元御医书全集》濡泻。

⑦张琦《素问释义》此词未具体注释。

⑧高亿《黄帝内经素问详注直讲全集》〔注〕〔讲〕濡泻。

⑨孟景春等《黄帝内经素问译释》水泻。

⑩任廷革《任应秋讲〈黄帝内经〉素问》此词未具体注释。

⑪张灿玾等《黄帝内经素问校释》水泻。

⑫方药中等《黄帝内经素问运气七篇讲解》腹泄。

⑬王洪图等《黄帝内经素问白话解》濡泻病。

⑭郭霭春《黄帝内经素问白话解》水泻。

（三）语句阐述

（1）太阳之胜，凝溧且至，非时水冰，羽乃后化。

①王冰《黄帝内经素问》五辰、五戌岁也。寒气凌逼，阳不胜之，故非寒时而止水冰结也。水气大胜，阳火不行，故诸羽虫生化而后也。

②马莳《黄帝内经素问注证发微》凡辰戌之岁，则太阳司天，而其所胜之天时气候，凝栗且至，水冰不以其时，羽物乃后时而化，水胜火也。

③张介宾《类经》太阳之胜，水邪盛也，故为凝栗水冰。羽虫属火，故后化。

④张志聪《黄帝内经集注》太阳寒水气胜，故凝栗且至。非时水冰者，胜气在于岁半以前，是以羽虫后化也。

⑤高士宗《黄帝素问直解》太阳之胜，寒气胜也。寒胜则凝慓且至，有非时之水冰。水寒气胜，火热受制，故火类之羽虫，后时生化。

⑥黄元御《黄元御医书全集》太阳水胜则火败，寒入上焦，侵凌君火，则内生

心痛。

⑦张琦《素问释义》按前五胜，令气夹入病中，此独在前，为是。彼文误也。

⑧高亿《黄帝内经素问详注直讲全集》〔批〕此言太阳司天，气胜之过也。

〔注〕太阳，寒水也，寒胜则凝溧至，水冰非时。水胜火，故火化后也。

〔讲〕如辰戌之岁，则太阳司天，故其气之相胜也，寒政大行，凝溧为之乃至，水冰为之非时，属火之羽物，为之后化焉。

⑨孟景春等《黄帝内经素问译释》太阳寒气偏胜，凝栗之气时至，有非时之冰冻，羽类之虫延迟生化。

⑩任廷革《任应秋讲〈黄帝内经〉素问》（讲解）寒气太过的表现。寒气太过，不该结冰的时节水却成冰，故曰"非时水冰"，这就是"凝溧"的意思。"羽乃后化"，"羽"是指羽虫，即长鳞毛的虫，"羽虫"在五行中属"火"，太过的水寒胜制火气，羽虫发育繁殖被推迟了，就是火气不足的表现。

⑪张灿玾等《黄帝内经素问校释》太阳寒水之气为胜气时，则阴凝溧冽之气至，流水非时而结冰，羽虫类化育推迟。

⑫方药中等《黄帝内经素问运气七篇讲解》〔太阳之胜〕"太阳"，即太阳寒水主岁之年。"太阳之胜"，意即凡属太阳主岁之年，寒气偏胜，气候寒冷。在疾病方面，肾病寒病偏多。

〔凝溧且至，非时水冰，羽乃后化〕"凝溧"，指气候严寒。"非时"，指并非应该寒冷的季节，亦即并非冬季。"羽"，指羽虫，即喜欢生活环境炎热的一类动物。"后化"，即生长推后或生长缓慢。全句意即太阳主岁之年，气候偏寒，全年气候反常，出现了应热反寒，夏季不热，甚至六月霜降雪飘的反常气候变化。由于这一年气候反常，所以物候也随之反常，适宜于炎热气候中生长的动物生长不好。

⑬王洪图等《黄帝内经素问白话解》太阳寒水为胜气时，阴凝凛冽之气就会到来，还不到结冰的时令就已结冰，羽虫类化育推迟。

⑭郭霭春《黄帝内经素问白话解》太阳寒气偏胜，凝肃凛冽之气就要来到，不到结冰之时而水已结冰，羽类之虫延迟生化。

（2）痔疟发，寒厥入胃，则内生心痛，阴中乃疡，隐曲不利，互引阴股，筋肉拘苛，血脉凝泣，络满色变，或为血泄，皮肤否肿，腹满食减，热反上行，头项囟顶脑户中痛，目如脱，寒入下焦，传为濡写。

①王冰《黄帝内经素问》拘，急也。苛，重也。络，络脉也。太阳之气。标在于巅，故热反上行于头也。以其脉起于目内眦，上额交巅上，入络脑，还出别下项，故囟顶及脑户中痛，目如欲脱也。濡，谓水利也。（〔新校正云〕按《甲乙经》痔疟，头项囟顶脑户中痛，目如脱，为太阳经病。）

②马莳《黄帝内经素问注证发微》民病为痔，为疟，为发寒厥而入胃，则内生心痛，为阴中乃疡，而隐曲不利，为互引阴股，为筋肉拘苛，为血脉凝涩，为络脉色变，为血泄，为皮肤否肿，为腹满食减，为热反上行，头项囟顶脑户中痛，为目如脱，为寒

至真要大论篇

入下焦,传为濡泻也。

③张介宾《类经》太阳经夹脊贯臀,故痔发。寒胜则邪正分争,故为疟。寒气入胃,厥逆于中,上侵君火,故内生心痛。太阳之脉络肾属膀胱,故为阴痒,为隐曲不利而互引阴股。筋肉得寒则为急为痹,故筋急肉苛。血脉得寒则营卫凝涩,经脉不行,故络满色变。血滞于经则妄行,故或为血泄。表寒不行,故皮肤否肿。里寒为滞,故腹满食减。阴寒在下,则戴阳于上,故热反上行。头项囟顶脑户目内眦,皆太阳经也,寒气居之,故为痛如脱。寒入下焦,则命门阳衰,故传为大便濡泻。囟音信。

④张志聪《黄帝内经集注》《灵枢经》曰足太阳是主筋所生病者,为痔。疟者,太阳寒热之邪也。厥逆而入于胃者,水侮土也。胃络上通于心,故心痛也。阴中乃痒,是以隐曲不利,而互引阴股。足太阳主筋,故筋肉拘苛也。血脉凝泣,络满色变,或为血泄,邪入于经也。皮肤否肿者,太阳之气主表也。腹满食减者,水气乘脾也。热反上行者,太阳之气随经上入脑,还出别下项。太阳经脉起于目内眦,故目如脱也。寒入下焦者,太阳标阳而本寒,是以阳热上行而阴寒下行也。(眉批)水胜则反侮所不胜之土。

⑤高士宗《黄帝素问直解》寒胜火郁,则痔疟乃发。痔与疟,皆寒胜火郁之病也。寒胜厥逆而入于胃,则内生心痛。心痛。胃脘当心声痛也,寒入阴中,则阴中乃痒。阴中乃痒,则隐曲不利,从阴中而互引阴股,则筋肉拘苛。筋挛急曰拘,肉暴痛曰苛,内则血脉凝泣,外则络满色变。《通评虚实论》,帝有经虚络满之问。或为血泄,血脉凝涩而下泄也。皮肤否肿,络脉色变,而外浮也。皮肤否肿,则腹满食减。或为血泄,则热反上行,则头顶,囟顶,脑户中皆痛。甚则目如脱。《经脉》论云:足太阳之脉,病冲头痛,目似脱,痔疟,头囟项痛,若寒入下焦,决渎有乘,则传为濡泻。

⑥黄元御《黄元御医书全集》寒入上焦,侵凌君火,则内生心痛。水泛土湿,腹满食减。血脉凝涩,心主脉。络满色变(《经络论》寒多则凝泣,凝泣则青黑),皮肤痞肿。筋肉拘苛(皮肤筋肉,寒湿凝结,故硬肿拘挛)。火被水逼,热反上行,胸项头脑皆痛,目胀如脱,痃疟发动(甲木上冲则目胀。足少阳为寒水所闭,则痃疟发作也)。此皆寒水上逆,心胆受刑之证(君相二火被克)。寒入下焦,侵凌相火(三焦),则土陷木郁,传为濡泄,或为血泄,肛门生痔,阴中乃痒,隐曲不利(二阴不便)。互为阴股。此皆寒水下流,三焦受刑之证也。

⑦张琦《素问释义》此句未具体注释。

⑧高亿《黄帝内经素问详注直讲全集》〔注〕痔,后病也,太阳脉挟脊贯臀,邪客之,故为痔。寒水乘火,水火分争,故为疟。寒厥入胃,心痛,阴中痒,俯仰不利,阴股痛,筋肉挛,血凝络满,血泄肤肿,腹满以及传为濡泻,此皆寒气胜而循经入于里也。热上行,头项巅顶脑户痛,目如脱,此皆本气胜而邪在表也。

〔讲〕民中之则为痔疟,发为寒厥入胃,兼内生心痛,为阴中乃痒,为隐曲不利,互引阴股,筋肉拘苛血脉凝泣,络满色变,又或为血泄,皮肤否肿,腹满食减,热反上行,头项巅顶脑户中痛,目如脱,寒入下焦,传为濡泻等证。凡此皆太阳气胜之过也。

⑨孟景春等《黄帝内经素问译释》发病为痔疮,疟疾,寒气入胃则生心痛,阴部生疮疡,房事不利,连及两股内侧,筋肉拘急麻木,血脉凝滞,络脉郁滞充盈而色变,或为便血,皮肤因气血否塞而肿,腹中痞满,饮食减少,热气上逆,而头项巅顶脑户等处疼痛,目珠疼如脱出,寒气入于下焦,传变成为水泻。

⑩任廷革《任应秋讲〈黄帝内经〉素问》(讲解)"隐曲"指腹泻,历史上许多注家把"隐曲"解释为房事,这是没有根据的,水寒气胜出现"腹泻"是临床常见的病变表现。此段记述多是太阳经脉的病变表现。

⑪张灿玾等《黄帝内经素问校释》隐曲不利:指房事不利而言。拘苛:王冰注"拘,急也。苛,重也"。

痔病、疟疾发作,寒冷之逆气犯胃,则内生心痛,阴中生疮,房事不利,阴部与大腿内侧互相牵引,筋肉拘急重滞,血脉凝涩,络脉颜色改变,或为大便泄血,皮肤阻塞而肿胀,腹满,饮食减少,热气反而上行,头项囟顶脑户等处疼痛,目如脱出,寒邪入于下焦,则变为水泻等病。

⑫方药中等《黄帝内经素问运气七篇讲解》[痔疟发]"痔",即痔疮。"疟",即疟疾。痔疮,一般在定位上属于肺、大肠,在定性上属于里热证。疟疾,一般在定位上属于肝、胆,在定性上属于湿热证。此处是指太阳主岁之年,气候偏寒,人体容易外感寒邪。由于寒邪束于肌表的原因,体内阳气得不到应有的散发而郁热于里,因而容易在临床上发痔、疟等里热病证。高世栻注此云:"寒胜火郁,则痔疟乃发,痔与疟皆是寒胜火郁之病也。"即属此义。

[寒厥]"厥",指气血逆乱,而在临床上表现为晕厥或四肢逆冷。《伤寒论》谓:"凡厥者,阴阳气不相顺接便为厥。厥者,手足逆冷者是也。"凡厥证的发生系由于里寒所致者曰寒厥。此处意即太阳主岁之年,气候偏寒,人体可因出现里寒而在临床上表现为晕厥或手足逆冷等症状。

[入胃则内生心痛,阴中乃疡,隐曲不利,互引阴股,筋肉拘苛,血脉凝泣,络满色变,或为血泄,皮肤否肿,腹满食减]"入胃",指寒邪犯胃。"心痛",指胸腹痛。"阴中乃疡",指阴部溃疡。"隐曲不利",此处是指小便不利或男子阳痿、遗精,女子月经不调等。"阴股",指大腿内侧。"互引阴股",即阴部症状牵引大腿内侧。"拘",指拘急。"苛",指疼痛。高世栻注:"筋挛急曰拘,肉暴痛曰苛。""血脉凝泣",即血脉凝塞不通。"络满色变",承上句言,指血脉凝塞不通而致血瘀,因而皮肤浅层血脉颜色发青变色。"血泄",即出血。"否",同痞。"皮肤否肿",即皮肤出现肿物。"腹满食减",即腹部胀满,食欲减退。以上"心痛""腹满食减"等,病在脾胃。"阴中乃疡""隐曲不利"等病在肝胆。全句意即在人体外感寒邪致病之后,由于"五脏六腑寒热相移",所以在临床上可以出现各脏腑的疾病。根据《素问·气厥论》

《素问·厥论》的论述,凡属人体在致病因素作用以后而出现的气血逆乱症状均可谓"厥",所以上述各种症状也可以叫作"厥"。上述症状列在"寒厥"之后,意即上述症状均是由于寒邪所引起。

[热反上行,头项囟顶脑户中痛,目如脱]前段是指寒证。此段是承上句"痔疟发"而言,是指外寒内热或寒郁反热证。"热反上行",意即由于寒束肌表,阳气不能外达,所以只能上走头面。"头",指头部。"项",指项部。"囟顶",指头顶及囟门部。"脑户",穴位名,在头的枕后部。"头项囟顶脑户中痛",即头项部疼痛。"目如脱",即目胀痛欲脱出,此处是形容头痛剧烈。

[寒入下焦,传为濡泻]"寒入下焦",指寒邪侵犯人体膈以下脏器。"濡泻",即腹泄。全句意即太阳主岁之年,气候偏寒,如寒邪入里则可以在临床上表现为腹泻等里寒证症状。总括上述,即人体在感受寒邪致病之后,可以表现为里寒证而在临床上出现上述"心痛""阴疡""隐曲不利""筋肉拘苛""血泄""否肿""腹满""濡泻"等各种里寒症状;也可以由于寒束于外,热郁于里的原因而在临床上出现上述"疟""痔""热反上行"等各种火气内郁的里热症状。于此说明虽然同属感寒致病,但在临床上却有寒热表现之不同。

⑬王洪图等《黄帝内经素问白话解》人们易发生痔疮,疟疾,寒气入胃,气逆上冲就会出现心痛,阴部生疮疡,小便不利,阴部与大腿内侧相互牵引疼痛,筋肉拘急而麻痹不仁,血脉凝涩,络脉充血而颜色改变,或者发生血泄,皮肤肿胀,腹部胀满,饮食减少、热气反而上行,头、项、囟、顶、脑户等处疼痛,眼睛胀痛像要脱出,寒气传入下焦,还会变为濡泻病。

⑭郭霭春《黄帝内经素问白话解》阴中乃疡,即阴部患疮疡。

发为痔疮,疟疾。寒气入胃,气逆上冲,就会发生心痛,阴部生疮疡,小便不利,疼痛牵引两股内侧,筋肉拘急引缩,血脉凝滞,所以络脉满而色变,或为便血,皮肤因水气郁积而肿,腹中痞满,饮食减少,热气上行,因之头项巅顶脑户等处都觉得疼痛,目珠痛如脱出,寒气入于下焦,传变成为水泻。

第三十一解

(一)内经原文

帝曰:治之奈何? 岐伯曰:厥阴之胜,治以**甘清**,佐以苦辛,以酸写之;少阴之胜,治以辛寒,佐以苦咸,以甘写之;太阴之胜,治以咸热,佐以辛甘,以苦写之;少阳之胜,治以辛寒,佐以甘咸,以甘写之;阳明之胜,治以酸温,佐以辛甘,以苦泄之;太阳之胜,治以甘热,佐以辛酸,以咸写之。

(二)字词注释

甘清

①王冰《黄帝内经素问》此词未具体注释。

②马蒔《黄帝内经素问注证发微》甘清。

③张介宾《类经》木胜土败,治以甘清,甘益土,清平木也。

④张志聪《黄帝内经集注》温者清之。

⑤高士宗《黄帝素问直解》甘者,土之味;清者,金之气。土金相生,以治厥阴风木之胜。

⑥黄元御《黄元御医书全集》此词未具体注释。

⑦张琦《素问释义》此词未具体注释。

⑧高亿《黄帝内经素问详注直讲全集》〔注〕厥阴木胜则土败,治之以甘,益土也,治之以清,平木也。〔讲〕凡此六胜之治,皆先以不胜者治之,而后泻其不尽之胜气也。如厥阴风木之气胜,则宜治以味之甘、气之清。

⑨孟景春等《黄帝内经素问译释》甘清。

⑩任廷革《任应秋讲〈黄帝内经〉素问》用"甘"补土,而"清"秋金之气可以平木。

⑪张灿玾等《黄帝内经素问校释》甘凉。

⑫方药中等《黄帝内经素问运气七篇讲解》即味甘性凉的药物。

⑬王洪图等《黄帝内经素问白话解》甘凉之品。

⑭郭霭春《黄帝内经素问白话解》用甘凉的药品。

(三)语句阐述

(1)帝曰:治之奈何?

①王冰《黄帝内经素问》六胜之至,皆先归其不胜己者,故不胜者当先泻之以通其道,次泻所胜之气令其退释也。治诸胜而不泻遣之,则胜气浸盛而内生诸病也。(〔新校正云〕详此为治,皆先泻其不胜,而后泻其来胜,独太阳之胜治以甘热为异,疑甘字苦之误也。若云治以苦热,则六胜之治皆一贯也。)

②马莳《黄帝内经素问注证发微》然所以治之者。

③张介宾《类经》治六气相胜。

④张志聪《黄帝内经集注》治诸胜气,寒者热之,热者寒之,温者清之,清者温之,散者收之,抑者散之,燥者润之,急者缓之,坚者耎之,脆者坚之,衰者补之,强者泻之,各安其气,则病气衰去,此治之大体也。

⑤高士宗《黄帝素问直解》六气相胜,治之奈何?

⑥黄元御《黄元御医书全集》六气相胜,治法如此。

⑦张琦《素问释义》此句未具体注释。

⑧高亿《黄帝内经素问详注直讲全集》〔批〕此言六气司天相胜之治法也。

〔注〕此六气胜之至,皆先以不胜者治之,治之恐本气实而未能易治,故复后泻其不尽之胜气也。

〔讲〕黄帝曰:凡此六气相胜之证,治之又当奈何?

⑨孟景春等《黄帝内经素问译释》黄帝道:怎样治疗?

⑩任廷革《任应秋讲〈黄帝内经〉素问》(讲解)六气相胜出现的病证如何治

疗呢?

⑪张灿玾等《黄帝内经素问校释》黄帝说:六气为胜气时,怎样治疗呢?

⑫方药中等《黄帝内经素问运气七篇讲解》此句未具体注释。

⑬王洪图等《黄帝内经素问白话解》黄帝说:六气为胜气时引起的疾病应如何治疗呢?

⑭郭霭春《黄帝内经素问白话解》黄帝道:怎样治疗呢?

(2)岐伯曰:厥阴之胜,治以甘清,佐以苦辛,以酸写之。

①王冰《黄帝内经素问》此句未具体注释。

②马莳《黄帝内经素问注证发微》亦惟以六胜之至,皆先以不胜者泻之,而后泻其来胜。故厥阴之胜,治以甘清,佐以苦辛。

③张介宾《类经》木胜土败,治以甘清,甘益土,清平木也。佐以苦辛,散风邪也。以酸写之,木之正味,其写以酸也。

④张志聪《黄帝内经集注》此句未具体注释。

⑤高士宗《黄帝素问直解》甘者,土之味;清者,金之气。土金相生,以治厥阴风本之胜。佐以苦辛者,苦为火味以生土,辛为金味以制木。所以助其甘清也。木性条达,酸主收敛,反其性而致之则写,故以酸写之。

⑥黄元御《黄元御医书全集》此句未具体注释。

⑦张琦《素问释义》此句未具体注释。

⑧高亿《黄帝内经素问详注直讲全集》〔注〕厥阴木胜则土败,治之以甘,益土也,治之以清,平木也,余解类推。

〔讲〕岐伯对曰:凡此六胜之治,皆先以不胜者治之,而后泻其不尽之胜气也。如厥阴风木之气胜,则宜治以味之甘、气之清,佐以味之苦与辛,而复以味之酸者泻其厥阴之胜气焉。

⑨孟景春等《黄帝内经素问译释》岐伯说:厥阴风气偏胜致病,治用甘清,佐以苦辛,用酸味泻其胜气。

⑩任廷革《任应秋讲〈黄帝内经〉素问》(讲解)厥阴之胜的治则。"厥阴之胜"是木旺土衰,所以就要"治以甘清",用"甘"补土,而"清"秋金之气可以平木;"佐以苦辛","苦"可泻木火,"辛"可散风邪;"以酸泻之",用"酸泻"之气去泻过旺的木气。

⑪张灿玾等《黄帝内经素问校释》岐伯说:厥阴风木为胜气致病,用甘凉之药物主治,以苦辛佐之,用酸味以泻其邪。

⑫方药中等《黄帝内经素问运气七篇讲解》"厥阴之胜",即风气偏胜。"甘清",即味甘性凉的药物。"苦辛",即苦寒和辛散药物。"酸",即酸收药物。此与前文所述"风淫于内,治以辛凉,佐以苦,以甘缓之,以辛散之"及"风淫所胜,平以辛凉,佐以苦甘,以甘缓之,以酸泻之"之义基本相同。

⑬王洪图等《黄帝内经素问白话解》厥阴风木为胜气所致之病,用甘凉之品作为治疗疾病的主要药物,用苦辛的药物作为辅佐,用酸味药物泻去亢胜的风邪。

⑭郭霭春《黄帝内经素问白话解》岐伯说：厥阴风气所胜之病,用甘凉的药品主治,用苦辛的药辅佐,用酸味药泻其胜气。

（3）少阴之胜,治以辛寒,佐以苦咸,以甘写之。

①王冰《黄帝内经素问》此句未具体注释。

②马莳《黄帝内经素问注证发微》少阴之胜,治以辛寒,佐以甘咸。

③张介宾《类经》热胜则乘金,治以辛寒,散火也。佐以苦咸,泄热也。以甘写之,火之正味,其写以甘也。

④张志聪《黄帝内经集注》此句未具体注释。

⑤高士宗《黄帝素问直解》辛者金之味,寒者水之气。金水相生,以治少阴火热之胜。佐以苦咸者,苦虽火味,其气则寒,咸为水味,所以助其辛寒也。火性急速,反共性而缓之则写,故以甘写之。

⑥黄元御《黄元御医书全集》此句未具体注释。

⑦张琦《素问释义》此句未具体注释。

⑧高亿《黄帝内经素问详注直讲全集》〔讲〕少阴君火之气胜,则宜治以味之辛、气之寒,佐以味之苦与咸,而复以味之甘者泻其少阴之胜气焉。

⑨孟景春等《黄帝内经素问译释》少阴热气偏胜致病,治用辛寒,佐以苦咸,用甘味泻其胜气。

⑩任廷革《任应秋讲〈黄帝内经〉素问》(讲解)少阴之胜的治则。"少阴之胜"是火气胜,要用"辛寒"散火,用"苦咸"泻热,"甘泻"是泻"虚火"。

⑪张灿玾等《黄帝内经素问校释》少阴君火为胜气致病,用辛寒之药物主治,以苦咸佐之,用甘味以泻其邪。

⑫方药中等《黄帝内经素问运气七篇讲解》"少阴之胜",即热气偏胜。"辛寒",即辛散寒凉药物。"苦咸",即苦寒、咸寒药物。"甘",即甘寒药物。此与前文所述"热淫于内,治以咸寒,佐以甘苦,以酸收之,以苦发之"及"热淫所胜,平以咸寒,佐以苦甘"之义基本相同。值得提出者,前述有关"热气偏胜"经文中,未提使用辛散药物,此处提出了"治以辛寒"的问题。其意安在？我们认为,这是针对前述"太阴之胜,火气内郁"及"太阳之胜,热反上行"等外寒内热的热气偏胜而言。因为这种热气偏胜是由于寒湿之邪外束所致,所以在治疗上既要用辛以散其外寒,也要用寒以清其内热。此亦《素问·生气通天论》中所谓"体若燔炭,汗出而散"之意。

⑬王洪图等《黄帝内经素问白话解》少阴君火为胜气所致之病,用辛寒之品作为治疗疾病的主要药物,用苦咸味的药物作为辅佐,用酸味药物泻去亢胜的热邪。

⑭郭霭春《黄帝内经素问白话解》少阴热气所胜之病,用辛寒的药品主治,用苦咸的药辅佐,用甘味药泻其胜气。

（4）太阴之胜,治以咸热,佐以辛甘,以苦写之。

①王冰《黄帝内经素问》此句未具体注释。

②马莳《黄帝内经素问注证发微》太阴之胜,治以咸热,佐以辛甘。

③张介宾《类经》土胜则湿淫,治以咸热,咸能润下,热能燥湿也。湿胜则土寒,佐以辛甘,辛能温土,甘能补土也。以苦写之,土之正味,其写以苦也。

④张志聪《黄帝内经集注》此句未具体注释。

⑤高士宗《黄帝素问直解》咸者水之味,热者火之气。太阴土燥,咸以治之。太阴土湿,热以治之。佐以辛甘者,土气有余,辛以散之,土气不足,甘以资之。土性喜温,反其性而寒之则写,土性喜润,反其性而燥之则写,苦为火味,性燥而寒,故以苦写之。土位中央,灌溉四旁,气贵和平,故其治佐如此。下文阳明之胜,亦言以苦写之,其义一也。

⑥黄元御《黄元御医书全集》此句未具体注释。

⑦张琦《素问释义》此句未具体注释。

⑧高亿《黄帝内经素问详注直讲全集》〔讲〕太阴湿土之气胜,则宜治以之咸、气之热,佐以味之辛与甘,而复以味之苦者泻其太阴之胜气焉。

⑨孟景春等《黄帝内经素问译释》太阴湿气偏胜致病,治用咸热,佐以辛甘,用苦味泻其胜气。

⑩任廷革《任应秋讲〈黄帝内经〉素问》(讲解)太阴之胜的治则。"太阴之胜"是湿气胜,所以要"治以咸热","咸"能润下,引湿气从下排出,"热"能燥湿;"佐以辛甘","辛"能温土,"甘"能补土;"以苦泻之","苦"为火味故多燥,以燥胜湿。

⑪张灿玾等《黄帝内经素问校释》太阴湿土为胜气致病,用咸热之药物主治,以辛甘佐之,用苦味以泻其邪。

⑫方药中等《黄帝内经素问运气七篇讲解》"太阴之胜",即湿气偏胜。"咸热",即咸寒、辛热药物。"辛甘",即辛散、甘温药物。"苦",即苦寒或苦温药物。此与前文所述"湿淫于内,治以苦热"及"湿淫所胜,平以苦热,佐以酸辛"之义基本相同。值得提出者,即前文有关治湿法则中,未提过使用咸寒药物。此处提出了"治以咸热"的问题。何故?我们认为,这也如同前文"少阴之胜"中的治法一样,也是针对"太阴之胜,火气内郁"的情况而言。因为"太阴之胜,火气内郁,疮疡于中,流散于外,病在胠胁,甚则心痛,热格,头痛,喉痹,项强",所以在治疗上除了用辛散、甘温、苦温药物以散湿、燥湿以外,还必须用咸寒药物以清此内郁之火气,此亦表里同治之义。

⑬王洪图等《黄帝内经素问白话解》太阴湿土为胜气所致之病,用咸热之品作为治疗疾病的主要药物,用辛甘味的药物作为辅佐,用苦味药物泻去亢胜的湿邪。

⑭郭霭春《黄帝内经素问白话解》太阴湿气所胜之病,用咸热的药品主治,用辛甘的药辅佐,用苦味药泻其胜气。

(5)少阳之胜,治以辛寒,佐以甘咸,以甘写之。

①王冰《黄帝内经素问》此句未具体注释。

②马莳《黄帝内经素问注证发微》少阳之胜,治以辛寒,佐以甘咸。

③张介宾《类经》此与上少阴治同,但佐有少异,盖甘能写火也。

④张志聪《黄帝内经集注》此句未具体注释。

⑤高士宗《黄帝素问直解》少阳之治,与少阴同。苦为火味,故不曰佐以苦咸,而曰佐以甘咸。甘为土味,以生金。所以助其辛寒也。

⑥黄元御《黄元御医书全集》此句未具体注释。

⑦张琦《素问释义》此句未具体注释。

⑧高亿《黄帝内经素问详注直讲全集》〔讲〕少阳相火之气胜,则宜治以味之辛、气之寒,佐以味之甘与咸,而复以味之甘者泻其少阳之胜气焉。

⑨孟景春等《黄帝内经素问译释》少阳火气偏胜致病,治用辛寒,佐以甘咸,用甘味泻其胜气。

⑩任廷革《任应秋讲〈黄帝内经〉素问》(讲解)少阳之胜的治则。"少阳之胜,佐以甘咸,以甘泻之",治则与前面"少阴"的意思是一样的。阳明之胜的治则。

⑪张灿玾等《黄帝内经素问校释》少阳相火为胜气致病,用辛寒之药物主治,以甘咸佐之,用甘味以泻其邪。

⑫方药中等《黄帝内经素问运气七篇讲解》"少阳之胜",即火气偏胜。"辛寒",即辛散、寒凉药物。"甘咸",即甘寒或咸寒药物。此与前文所述"火淫于内,治以咸冷,佐以苦辛,以酸收之,以苦发之"及"火淫所胜,平以酸冷,佐以苦甘,以酸收之,以苦发之,以酸复之"之义基本相同。不过此处如同前述一样,也提出了"治以辛寒"的问题,其义同前,此不赘述。

⑬王洪图等《黄帝内经素问白话解》少阳相火为胜气所致之病,用辛寒之品作为治疗疾病的主要药物,用甘咸味的药物作为辅佐,用甘味药物泻去亢胜的火邪。

⑭郭霭春《黄帝内经素问白话解》少阳火气所胜之病,用辛寒的药品主治,用甘咸的药辅佐,用甘味药泻其胜气。

(6)阳明之胜,治以酸温,佐以辛甘,以苦泄之;

①王冰《黄帝内经素问》此句未具体注释。

②马莳《黄帝内经素问注证发微》阳明之胜,治以酸温,佐以辛甘。

③张介宾《类经》燥金之胜,病在肺肝,治以酸温,润燥暖肺也。佐以辛甘,写肺补肝也。以苦泄之,苦从火化,能泄燥邪之实也。

④张志聪《黄帝内经集注》此句未具体注释。

⑤高士宗《黄帝素问直解》酸为木味,温为火气,木火相生,以治阳明金气之胜。阳明有燥金之气,有清金之气。燥气有余,故佐辛以散之。清气不足,故佐甘以滋之。以苦泄之,而同于太阴也。不曰写而曰泄者,以明写之乃所以泄也。

⑥黄元御《黄元御医书全集》此句未具体注释。

⑦张琦《素问释义》此句未具体注释。

⑧高亿《黄帝内经素问详注直讲全集》〔讲〕阳明燥金之气胜,则宜治以味之酸、气之温,佐以味之辛与甘。而复以味之苦者泻其阳明之胜气焉。

⑨孟景春等《黄帝内经素问译释》阳明燥气偏胜致病,治用酸温,佐以辛甘,用

苦味泻其胜气。

⑩任廷革《任应秋讲〈黄帝内经〉素问》(讲解)"阳明之胜"是燥金之胜,要"治以酸温",燥金之胜的病变主要表现多与肺和肝有关,"酸温"可润燥缓肺,或泻肺补肝;"佐以辛甘"是补土培金之意,用于燥金之虚;"以苦泄之","苦"应理解为苦寒之意,用于燥金之热。

⑪张灿玾等《黄帝内经素问校释》阳明燥金为胜气致病,用酸温之药物主治,以辛甘佐之,用苦味以泻其邪。

⑫方药中等《黄帝内经素问运气七篇讲解》"阳明之胜",即燥气、凉气偏胜。"酸温",即酸收、温热药物。"辛甘",即辛散、甘温药物。"苦",指苦寒药物。此与前述"燥淫于内,治以苦温,佐以甘辛,以苦下之"及"燥淫所胜,平以苦湿,佐以酸辛,以苦下之"之义基本相同。

⑬王洪图等《黄帝内经素问白话解》阳明燥金为胜气所致之病,用酸温之品作为治疗疾病的主要药物,用辛甘味的药物作为辅佐,用苦味药物泻去亢胜的燥邪。

⑭郭霭春《黄帝内经素问白话解》阳明燥气所胜之病,用酸温的药品主治,用辛甘的药辅佐,用苦味药泻其胜气。

(7)太阳之胜,治以甘热,佐以辛酸,以咸写之。

①王冰《黄帝内经素问》此句未具体注释。

②马莳《黄帝内经素问注证发微》太阳之胜,治以甘热,佐以辛酸。凡此皆以已所不胜者泻之。如厥阴治以甘清,则金能胜木之类,庶胜气不盛故耳。又厥阴以酸泻之,少阴以甘泻之,太阴以苦泻之,少阳以甘泻之,阳明以苦泄之,太阳以咸泻之,凡此皆所以后泻其往胜之本气也。

③张介宾《类经》水胜则火衰,治以甘热,甘益土以制水,热扶阳以逐寒也。佐以辛酸,辛散寒邪之实,酸收心气之伤也。以咸写之,水之正味,其写以咸也。

④张志聪《黄帝内经集注》此句未具体注释。

⑤高士宗《黄帝素问直解》苦,旧本讹辛,今改。甘为土味,热为火气。火土相生,以治太阳寒水之胜。佐以苦酸者,木火相生,所以助其甘热也。水性善下,反其性而凝之则写,故以咸写之。

⑥黄元御《黄元御医书全集》此句未具体注释。

⑦张琦《素问释义》此句未具体注释。

⑧高亿《黄帝内经素问详注直讲全集》〔讲〕太阳寒水之气胜,则宜治以味之甘、气之热,佐以味之辛与甘,而复以味之咸者泻其太阳之胜气焉。六气相胜,治之如此,自无不得其法矣。然治与佐,皆先以不胜者治之,而其所谓泻者,实所以后泻其不尽之本气也。

⑨孟景春等《黄帝内经素问译释》太阳寒气偏胜致病,治用苦热,佐以辛酸,用咸味泻其胜气。

⑩任廷革《任应秋讲〈黄帝内经〉素问》(讲解)太阳之胜的治则。"太阳之胜"

是水胜火衰,就要"治以甘热",用甘温补土以治水;"佐以辛酸","辛"可散寒,"酸"指酸泻以利水;"以咸泻之",用"咸"引水下行,从下排出。

⑪张灿玾等《黄帝内经素问校释》太阳寒水为胜气致病,用甘热之药物主治,以辛酸佐之,用咸味以泻其邪。

⑫方药中等《黄帝内经素问运气七篇讲解》"太阳之胜",即寒气偏胜。"甘热",即温、甘热药物。"辛酸",即辛散、酸收药物。"咸",即咸寒药物。此与前述"寒淫于内,治以甘热,佐以苦辛,以咸泻之"及"寒淫所胜,平以辛热,佐以甘苦,以咸泻之"之义基本相同。

⑬王洪图等《黄帝内经素问白话解》太阳寒水为胜气所致之病,用甘热之品作为治疗疾病的主要药物,用辛酸味的药物作为辅佐,用咸味的药物泻去亢胜的寒邪。

⑭郭霭春《黄帝内经素问白话解》太阳寒气所胜之病,用甘热的药品主治,用辛酸的药辅佐,用咸味药泻其胜气。

第三十二解

(一)内经原文

帝曰:六气之复何如?岐伯曰:悉乎哉问也!厥阴之复,少腹坚满,里急暴痛,**偃木飞沙,倮虫不荣**;厥心痛,汗发呕吐,饮食不入,入而复出,筋骨掉眩,清厥,甚则入脾,食痹[注]而吐。冲阳绝,死不治。

[注]痹:郭霭春《黄帝内经素问校注》、人民卫生出版社影印顾从德本《黄帝内经素问》此处为"痺";张灿玾等《黄帝内经素问校释》、方药中等《黄帝内经素问运气七篇讲解》、孟景春等《黄帝内经素问译释》此处为"痹"。痺同痹。

(二)字词注释

(1)偃木飞沙

①王冰《黄帝内经素问》木偃沙飞,风之大也。

②马莳《黄帝内经素问注证发微》偃木飞沙。

③张介宾《类经》偃木飞沙,风之甚也。

④张志聪《黄帝内经集注》偃木飞沙,郁怒之气大复也。

⑤高士宗《黄帝素问直解》风气盛,故偃木飞沙。

⑥黄元御《黄元御医书全集》此词未具体注释。

⑦张琦《素问释义》此词未具体注释。

⑧高亿《黄帝内经素问详注直讲全集》〔注〕偃木飞沙者,风气胜也。〔讲〕偃木。

⑨孟景春等《黄帝内经素问译释》树木倒卧,尘沙飞扬。

⑩任廷革《任应秋讲〈黄帝内经〉素问》是描述大风把树吹倒、飞沙走石的状况。

⑪张灿玾等《黄帝内经素问校释》草木倒卧,沙土飞扬。

⑫方药中等《黄帝内经素问运气七篇讲解》"偃木",即树木被大风吹倒。"飞沙",即大风吹动尘沙飞扬。

⑬王洪图等《黄帝内经素问白话解》树木倒伏,尘沙飞扬。

⑭郭霭春《黄帝内经素问白话解》树木偃伏,沙土飞扬。

(2)倮虫不荣

①王冰《黄帝内经素问》此词未具体注释。

②马莳《黄帝内经素问注证发微》倮虫不荣。

③张介宾《类经》倮虫不荣,木制土也。

④张志聪《黄帝内经集注》倮虫不荣,风气发而土气衰也。

⑤高士宗《黄帝素问直解》木盛土衰,故倮虫不荣。

⑥黄元御《黄元御医书全集》此词未具体注释。

⑦张琦《素问释义》此词未具体注释。

⑧高亿《黄帝内经素问详注直讲全集》〔注〕倮虫不荣者,土被木克也。〔讲〕倮虫。

⑨孟景春等《黄帝内经素问译释》倮虫不得繁荣。

⑩任廷革《任应秋讲〈黄帝内经〉素问》"倮虫"在五行中属土,风大就要胜制土,所以倮虫就繁殖不起来。

⑪张灿玾等《黄帝内经素问校释》倮虫类不得繁荣。

⑫方药中等《黄帝内经素问运气七篇讲解》"倮虫",指在潮湿环境中生长的动物。"倮虫不荣",意即在多风之时,雨水转少,由于湿度不够,与倮虫要求的生活条件不相符合,所以生长不好。

⑬王洪图等《黄帝内经素问白话解》倮虫类不能发育繁荣。

⑭郭霭春《黄帝内经素问白话解》倮虫不能发育。

(三)语句阐述

(1)帝曰:六气之复何如?

①王冰《黄帝内经素问》复,谓报复,报其胜也。凡先有胜,后必有复。(〔新校正云〕按《玄珠》云:六气分正化对化,厥阴正司于亥,对化于巳。少阴正司于午,对化于子。太阴正司于未,对化于丑。少阳正司于寅,对化于申。阳明正司于酉,对化于卯。太阳正司于戌,对化于辰。正司化令之实,对司化令之虚。对化胜而有复,正化胜而不复。此注云:凡先有胜,后必有复,似未然。)

②马莳《黄帝内经素问注证发微》此言六气相复,各有天时民病,而有治之之法也。复者,王冰以为凡先有胜,后必有复。新校正以为六气分正化、对化,厥阴正司于亥,对化于巳;少阴正司于午,对化于子;太阴正司于未,对化于丑;少阳正司于寅,对化于申;阳明正司于酉,对化于卯;太阳正司于戌,对化于辰。正司化令之实,对司化令之虚。对化胜而有复,正化胜而不复。指王(冰)注为未然。愚以"复已而胜,不复则害"观之,凡有所胜者,必有复也。

③张介宾《类经》复者,报复之义。六气盛衰不常,有所胜,则有所复也。〔愚按〕王氏(王冰)曰:凡先有胜,后必复。新校正引玄珠正化对化之义云:正司化令之实,对司化令之虚,对化胜而有复,正化胜而不复。反以王(冰)注为未然。或又曰:甲丙戊庚壬阳年太过,有胜无复;乙丁己辛癸阴年不及,有胜必有复。皆未达之言也。夫胜复之道,随气盛衰而见,非有正对之分。考之本经诸篇,原无此言。其于不及有复太过无复之说,盖以《气交变大论》,凡太过之运皆不言复,惟不及之年则有之。《六元正纪大论》所载六十年运气之纪,亦惟不及之岁言复,而太过之年则无。似乎阳年太过,有胜无复也。然《五常政大论》云:发生之纪,不务其德,则收气复。赫曦之纪,暴烈其政,藏气乃复。敦阜之纪,大风迅至,邪伤脾也。坚成之纪,政暴变,长气斯救。流衍之纪,政过则化气大举。是皆以太过之岁为言。由此观之,则阳年未尝无复也。惟是阴年气弱,彼来胜我,故子必起而报之,故谓之复。阳年气强,无胜我者,但以我胜彼,故承乃从而制之。然曰承曰复,本一理也。但相继而制者谓之承,因胜而报者谓之复,胜复相仍,本无罅隙,故经曰有胜则复,无胜则否。胜至则复,无常数也。又曰微者复微,甚者复甚。然则气之微甚,尚不可以假借,又何有阴阳正对复与不复之理哉?故本论无分太过不及之年,皆有淫胜反胜相胜之气,可见阳年未必全盛而反胜者有之,阴年未必全衰而淫胜者亦有之,天地变化,消长无穷,但当随厥气几而察以方月之义,庶得其妙。若必欲因辞害意,则失之远矣。

④张志聪《黄帝内经集注》复者,谓三阴三阳之气受所胜之气胜制,郁极而复发也。

⑤高士宗《黄帝素问直解》有六气之胜,即为六气之复,故复问之。

⑥黄元御《黄元御医书全集》此句未具体注释。

⑦张琦《素问释义》此句未具体注释。

⑧高亿《黄帝内经素问详注直讲全集》〔批〕此言土胜克水,木气来复之物变、民病也。

〔注〕复,气复也,气胜必有复,不复则偏胜,偏胜则偏绝,故曰不复则害,是复气亦天道自然之循环不已者。此因土气胜而克水,水之子木,为母复仇但复气胜,亦生病。

〔讲〕黄帝曰:夫子屡言凡有所胜必有所复,是复气为患,亦不无天时民病之变也。彼六气之复何如?

⑨孟景春等《黄帝内经素问译释》黄帝道:六气报复引起人体发病等情况是怎样的?

⑩任廷革《任应秋讲〈黄帝内经〉素问》(提要)分叙六气之复的病变表现,及其论治大法,提出寒、热、清、温、收、散、润、缓、软、坚、补、泻等十二大法,而为诸胜复之气的治则。

(讲解)什么是"六气之复"?"复"是报复、回复之意,与"胜制"相对。"复气"实质还是"胜气"的问题,因为气胜才有报复、回复的资本。复气与胜气的区别仅在有"前后"之别,胜气在前而复气在后,仅此而已。复气与胜气是分不开的,即有"胜"就有"复",无"胜"则无"复",事物都是相互对待的,这就是"六气之复"主要精神所在。

问曰:"六气之复何如?"前面讨论了六气之胜,现在再讨论六气之复,讨论就比较全面了。

⑪张灿玾等《黄帝内经素问校释》黄帝说:六气互为复气是怎样的呢?

⑫方药中等《黄帝内经素问运气七篇讲解》"六气",即风、热、火、湿、燥、寒六气。"复",即报复或恢复。"六气之复",即在六气偏胜情况下而产生的复气。例如风气偏胜时,燥气、凉气来复。火气、热气偏胜时,寒气来复。湿气偏胜时,风气来复等。由于六气有胜有复,所以六气才能始终维持在一个正常状态之下,而有利于自然界生命现象的正常生长。因此,六气之复,实际上是一种自然界气候变化上的自稳调节现象。

⑬王洪图等《黄帝内经素问白话解》黄帝说:六气有互为胜气,就必然有互为复气的情况出现,那么复气的表现怎样呢?

⑭郭霭春《黄帝内经素问白话解》黄帝道:六气报复致病的情况怎样?

(2)岐伯曰:悉乎哉问也!厥阴之复,少腹坚满,里急暴痛,偃木飞沙,倮虫不荣。

①王冰《黄帝内经素问》里,腹胁之内也。木偃沙飞,风之大也。风为木胜,故土不荣。

②马莳《黄帝内经素问注证发微》厥阴之复,民病为少腹坚满,为里急暴痛,时则偃木飞沙,倮虫不荣,以风气胜而木侮土也。

③张介宾《类经》厥阴风木之复,内应肝气。少腹坚满,肝邪实也。里急暴痛,肝主筋膜,其气急也。偃木飞沙,风之甚也。倮虫不荣,木制土也。

④张志聪《黄帝内经集注》少腹坚满,里急暴痛,厥阴之气郁而欲发也。偃木飞沙,郁怒之气大复也。倮虫不荣,风气发而土气衰也。

⑤高士宗《黄帝素问直解》始焉受制,既乃复也。其气虽复,经脉未和,故厥阴之复,少腹坚满,里急暴痛。风气盛,故偃木飞沙。木盛土衰,故倮虫不荣。

⑥黄元御《黄元御医书全集》此句未具体注释。

⑦张琦《素问释义》按凡令气俱应在前,此误次也。

⑧高亿《黄帝内经素问详注直讲全集》〔注〕肝脉抵小腹,有余则少腹坚满。肝主筋膜,气胜故里急暴痛。偃木飞沙者,风气胜也。倮虫不荣者,土被木克也。

〔讲〕岐伯对曰:悉乎哉,帝之问也!如土胜克水,而厥阴风木之气来复,其时之民必病少腹坚满,里急暴痛,观之于物,则偃木飞沙,而倮虫不荣。

⑨孟景春等《黄帝内经素问译释》岐伯说:问得真详细啊!厥阴风气之复,则发为少腹部坚满,腹胁之内拘急暴痛,树木倒卧,尘沙飞扬,倮虫不得繁荣。

⑩任廷革《任应秋讲〈黄帝内经〉素问》(讲解)厥阴之复的病变表现。"厥阴之复"是说厥阴风木先被燥金胜制(相乘关系),之后报复燥金(反侮关系),即风木之气反侮燥金而胜制湿土。于是"少腹坚满,里急暴痛","少腹"是厥阴肝经的循行部位,所以会出现少腹坚满、里急、暴痛;"偃木飞沙",是描述大风把树吹倒、飞沙走石的状况;"倮虫不荣","倮虫"在五行中属土,风大就要胜制土,所以倮虫就繁殖不起来。

⑪张灿玾等《黄帝内经素问校释》岐伯说:你问得很详尽啊!厥阴风木为复气时,发生少腹坚硬胀满,拘急暴痛等病;草木倒卧,沙土飞扬,倮虫类不得繁荣。

⑫方药中等《黄帝内经素问运气七篇讲解》[厥阴之复]"厥阴之复",即风气来复。凡是湿气偏胜时,一般都会产生风气来复的现象。例如雨水太多、潮湿过甚时,就会有风。在风的作用下,就会雨止云散,湿变为干。这种现象从气候的自稳调节来说就叫作"风胜湿"。用五行概念来说也就是木克土。

[少腹坚满,里急暴痛]"少腹坚满",即少腹坚硬绷紧。"里急暴痛",即少腹拘急疼痛。此句意即在"厥阴之复"时,从气候来说风气偏胜,从人体来说肝气偏胜。"少腹坚满,里急暴痛",就是人体肝气偏胜的具体表现。于此可以看出,"六气之复"虽然可以视为一种自调现象,但从另一方面来说,则又常常因为矫枉过正而出现另外的不良后果因而又需要有另外的复气来对其再作矫正。由于如此,中医学认为,自然界的气候、物候,人体的生理、病候永远在不断的胜复中变化着。因而中医对于自然界的气候、物候、病候也就从来不是把它们看成是一种静止的现象,而始终是从运动的、发展的角度来分析一切,处理一切。这是中医学整体恒动观在实践中的具体运用,也是中医学辨证论治的理论基础。

[偃木飞沙,倮虫不荣]"偃木",即树木被大风吹倒。"飞沙",即大风吹动尘沙飞扬。"倮虫",指在潮湿环境中生长的动物。"倮虫不荣",意即在多风之时,雨水转少,由于湿度不够,与倮虫要求的生活条件不相符合,所以生长不好。这也是"厥阴之复"这种矫正过程所产生的不良后果。

⑬王洪图等《黄帝内经素问白话解》岐伯说:问得真详尽啊!其表现如下:厥阴风木为复气时,人们发生少腹坚硬胀满,胁肋腹部拘急,突然疼痛等病证。自然界表现为狂风大作,树木倒伏,尘沙飞扬,倮虫类不能发育繁荣。

⑭郭霭春《黄帝内经素问白话解》岐伯说:您问得真详细啊!厥阴之复,就会产生少腹部坚满、腹胁里拘急、突然疼痛的症状。在自然界就发生树木偃伏,沙土飞扬,倮虫不能发育等现象。

(3)厥心痛,汗发呕吐,饮食不入,入而复出,筋骨掉眩,清厥,甚则入脾,食痹而吐。冲阳绝,死不治。

①王冰《黄帝内经素问》气厥,谓气冲胸胁而凌及心也,胃受逆气而上攻心痛也。痛甚,则汗发泄。掉,谓肉中动也。清厥,手足冷也。食痹,谓食已心下痛阴阴然,不可名也,不可忍也,吐出乃止,此为胃气逆而不下流也。食饮不入,入而复出,

肝乘脾胃，故令尔也。

②马莳《黄帝内经素问注证发微》民病又为厥心痛，为汗，为发呕吐，饮食不入，入而复出，为筋骨掉眩，为清厥，甚则邪气入脾，食痹而吐。冲阳者，足阳明胃经之穴，若此脉气绝，则死不治矣。

③张介宾《类经》厥心痛汗发，肝邪乘胃，上凌于心而阳气泄也。饮食不入，入而复出，脾受肝伤也。掉为颤掉，眩为眩运，风淫所致也。风之甚者，必兼承制之化，故手足清冷而厥也。食痹者，食入不化，入则闷痛呕汁，必吐出乃已也。冲阳，胃脉也，胃绝则脾亦绝矣。

④张志聪《黄帝内经集注》厥心痛者，色苍苍如死状，终日不得太息，此厥阴之气干于心也。汗发者，风热之阳加于阴也。呕吐饮食不入，木淫而土败也。筋骨掉眩，风气盛也。清厥者，风淫于上，阴气下逆也。痹者，闭而痛也。冲阳，胃之动脉。此风气盛而土气绝也。按六气之胜复与五运不同，五运不及之岁，有胜气而子气为母复仇，六气之胜复无分太过不及，有胜则有复，无胜则无复，胜甚则复甚，胜微则复微，而所复之气即是所郁之本气复发，非子复母仇也。故曰厥阴之复，少阴之复，与《气交变》章之论复不同也。《六微旨论》曰：寒暑燥湿风火，气有胜复，胜复之作，有德有化，有用有变。盖谓六气主岁，无论司天在泉，如上下和平，无有胜复，此气之德化也。用者胜之始，变者复之机，此胜复而为民病也。张介宾曰：按前章天地淫胜，止言司天，六脉绝者不治，而在泉未言。此章于六气之复者复言之，正以明在泉之化，盖四气尽终气，地气主之，复之常也。（眉批）《阴阳应象论》曰：雷气通于心。又：下文曰有胜则复，无胜则否。

⑤高士宗《黄帝素问直解》厥心痛者，《灵枢·厥论》篇云：厥心痛，色苍如死状，终日不得太息，肝心痛也。汗发，风伤肌腠也。呕吐，肝气逆，肝气逆，故饮食不入，入而复出也。筋骨掉眩，风气盛也。清厥，手足清冷厥逆也，甚则木克其土，病入于脾，故食痹而吐。痹，闭也，上闭不达，故吐也。若木盛上衰，至胃脉之冲阳绝，则死不治。

⑥黄元御《黄元御医书全集》厥阴复则木刑土败，肝木贼脾，故少腹坚满，里急暴痛。肝气冲心，故厥心痛。脾陷胃逆，故饮食不入，入而复出。风木动摇，故筋骨掉眩。阴胜则四肢清厥（土败阳虚，不能行气四肢）。阳复则皮毛汗发（汗为心液，肝木生心火，风气疏泄则汗发）。甚则土败脾伤，食道痹塞，而作呕吐也。

⑦张琦《素问释义》王（冰）注：食痹，谓食已心下痛，阴阴然不可名，不可忍，吐出乃止，此胃气逆不下流也。按司天在泉诸淫胜为病，大致相同，而于司天著冲阳绝、天府绝云云，盖天气烈于地气，而复气必当盛极而衰之后，故多死候。《六微旨论》所谓中执法者速而危，中贵人者暴而死也。又六气胜复不常，大约不及之岁有胜复，太过之岁无胜复。又有以正化、对化言者，正化胜而不复，对化胜必有复。然对化即在泉之气，其理亦难强通。要之，气化变迁不一，非可执滞也。

⑧高亿《黄帝内经素问详注直讲全集》〔注〕脾脉别胃注心，汗为心液，心痛汗

发呕食。食入复出，甚则食痹而吐，皆肝伤脾也。筋骨掉眩清厥，风胜肝自病也。

〔讲〕其风气甚，而木来侮土，已可见矣。况其病，又有为厥心痛，为汗发呕吐，及饮食不入，入而复出，筋骨掉眩清厥等证。甚则邪气入于脾，脾土受邪，发而为食痹，兼吐不止之证。病势至此，冲阳之脉气未绝生气犹存，尚可施治，若冲阳已绝，则死侯矣，决不可治。

⑨孟景春等《黄帝内经素问译释》发生厥心痛，多汗，呕吐，饮食不下，或食入后又吐出，筋骨抽痛，眩晕，手足逆冷，甚至风邪入脾，食入痹阻不能消化，必吐出而后已。如果冲阳脉绝，多属不治的死证。

⑩任廷革《任应秋讲〈黄帝内经〉素问》（讲解）"冲阳绝，死不治"，"冲阳"是胃脉之穴，若肝气强伤及胃气，病情就加重了。

⑪张灿玾等《黄帝内经素问校释》发生厥心痛，汗出，呕吐，饮食不下，食而复出，头目眩晕，清冷厥逆，甚则邪气入脾，为食痹呕吐等病；若冲阳脉绝，为胃之真气已脱，多属不治的死证。

⑫方药中等《黄帝内经素问运气七篇讲解》［厥心痛］"厥心痛"，古病名。《灵枢·厥病》谓："厥心痛，与背相控，善瘛，如从后触其心。""厥心痛，痛如以锥刺其心。""厥心痛，色苍苍如死状，终日不得太息。""厥心痛，腹胀胸满，心尤痛甚。""厥心痛，卧若徒居，心痛间，动作痛益甚。"上述经文意译之，即厥心痛在临床上的主要表现是：心痛彻背，痛如锥刺，休息时减轻，活动时加重，发作时除心前区剧痛外，还有胸闷气短、面色发青等表现。根据上述描述，厥心痛与现代医学的"心绞痛"有相似之处。

［汗发］"汗发"，即出冷汗。此是承上句厥心痛而言，意即厥心痛发作时，冷汗自出。

［呕吐，饮食不入，入而复出］此句仍是承厥心痛而言。"饮食不入，入而复出"是说明厥心痛发作时伴有呕吐。

［筋骨掉眩］"掉"，即肢体抽动。"眩"，即眩晕。此句仍是承厥心痛而言，是对厥心痛临床表现的补充。

［清厥］"清"，即清冷。"厥"，此指四肢发凉。此句还是承厥心痛而言。联系上句，意即在厥心痛发作时，除了上述典型的心前区刺痛而外，还可以同时出现呕吐、肢体抽动、手足发凉、眩晕、冷汗自出等症状。

［甚则入脾，食痹而吐］"甚则入脾"，指厥阴之复时，人体肝气偏胜，肝胜必然乘脾。"食痹"，张介宾注："食痹者，食入不化，入则闷痛呕汁，必吐出乃已也。""痹"，有闭之义。"食痹而吐"，意即在肝胜乘脾时，胃纳失职，食入则吐。这是对前述厥心痛发作时同时出现呕吐，饮食不入，入则复出的病机所作进一步的分析。其意即在厥阴之复时，人体肝气偏胜，所以在临床上出现了厥心痛的各种症状。肝胜必然乘脾，因而也就可以同时出现脾胃症状。

［冲阳绝，死不治］"冲阳"，足阳明胃经穴位。"冲阳绝"，即冲阳穴处摸不到动

脉搏动。这是胃气败绝的表现，所以属于死证。此句是承上句"甚则入脾"而言，意即厥阴之复时，肝气偏胜，如肝乘脾胃过甚而导致胃气败绝时，亦可导致死亡。

⑬王洪图等《黄帝内经素问白话解》冲阳：穴名，反映胃脉之气。

人们易发生气逆心痛、出汗、呕吐、饮食不入、食入而又吐出、筋骨振颤、头晕、目眩、四肢清冷，严重的邪气侵入脾脏，则发生食痹、呕吐等病证。如果足背部的冲阳脉搏动断绝，这是脾脏衰败的反映，多属难以治愈的死证。

⑭郭霭春《黄帝内经素问白话解》在病变上就产生气厥心痛，出汗，呕吐，饮食不入，食入而又吐出，筋骨震颤，目眩，手足逆冷。严重的就会风邪入脾，成为食后即吐的食痹之证。如果冲阳脉绝，那就是死证不能治了。

第三十三解

（一）内经原文

少阴之复，**燠热**内作，烦躁，鼽嚏，少腹绞痛；火见**燔焫**，嗌燥，分注时止，气动于左，上行于右，咳，皮肤痛，**暴瘖**，心痛，郁冒不知人，乃**洒淅**[注]恶寒，**振慄**，谵妄，寒已而热，渴而欲饮，少气，骨痿，隔肠不便，外为浮肿，**哕噫**；赤气后化，流水不冰，热气大行，介虫不复，病**痱胗疮疡**，痈疽痤痔，甚则入肺，咳而鼻渊。天府绝，死不治。

[注]淅：郭霭春《黄帝内经素问校注》、人民卫生出版社影印顾从德本《黄帝内经素问》此处为"淅"；张灿玾等《黄帝内经素问校释》、方药中等《黄帝内经素问运气七篇讲解》、孟景春等《黄帝内经素问译释》此处为"淅"。

（二）字词注释

（1）燠热

①王冰《黄帝内经素问》此词未具体注释。

②马莳《黄帝内经素问注证发微》燠热。

③张介宾《类经》燠热。

④张志聪《黄帝内经集注》燠热，郁热也。

⑤高士宗《黄帝素问直解》燠热。

⑥黄元御《黄元御医书全集》此词未具体注释。

⑦张琦《素问释义》此词未具体注释。

⑧高亿《黄帝内经素问详注直讲全集》〔注〕热气。〔讲〕燠热。

⑨孟景春等《黄帝内经素问译释》燠懊烦热。

⑩任廷革《任应秋讲〈黄帝内经〉素问》此词未具体注释。

⑪张灿玾等《黄帝内经素问校释》郁热内发。

⑫方药中等《黄帝内经素问运气七篇讲解》燠，温暖之意。内热。

⑬王洪图等《黄帝内经素问白话解》郁热。

⑭郭霭春《黄帝内经素问白话解》烦闷发热。

（2）燔焫

①王冰《黄帝内经素问》此词未具体注释。

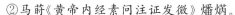

②马莳《黄帝内经素问注证发微》燔炳。

③张介宾《类经》火见燔炳嗌燥,身表焦热而火在喉也。

④张志聪《黄帝内经集注》火见燔炳,君火之气发于上也。

⑤高士宗《黄帝素问直解》上合君火,故火见燔炳。

⑥黄元御《黄元御医书全集》此词未具体注释。

⑦张琦《素问释义》此词未具体注释。

⑧高亿《黄帝内经素问详注直讲全集》〔注〕〔讲〕燔炳。

⑨孟景春等《黄帝内经素问译释》燔灼。

⑩任廷革《任应秋讲〈黄帝内经〉素问》此词未具体注释。

⑪张灿玾等《黄帝内经素问校释》燔灼。

⑫方药中等《黄帝内经素问运气七篇讲解》燔,有焚烧之义。炳,也有燃烧之义。

⑬王洪图等《黄帝内经素问白话解》身热如炭。

⑭郭霭春《黄帝内经素问白话解》身热如梵烧。

（3）暴瘖

①王冰《黄帝内经素问》此词未具体注释。

②马莳《黄帝内经素问注证发微》暴瘖。

③张介宾《类经》肺主声音,外合皮毛而受火之伤也。

④张志聪《黄帝内经集注》金主声,故暴喑也。

⑤高士宗《黄帝素问直解》肺主声,肺病,故暴瘖。

⑥黄元御《黄元御医书全集》喑哑。

⑦张琦《素问释义》热乘喉咙则暴喑。

⑧高亿《黄帝内经素问详注直讲全集》〔注〕不能言。〔讲〕暴瘖。

⑨孟景春等《黄帝内经素问译释》突然失音。

⑩任廷革《任应秋讲〈黄帝内经〉素问》此词未具体注释。

⑪张灿玾等《黄帝内经素问校释》突然失音。

⑫方药中等《黄帝内经素问运气七篇讲解》指突然声音嘶哑,语声不出。

⑬王洪图等《黄帝内经素问白话解》突然失音。

⑭郭霭春《黄帝内经素问白话解》突然失音。

（4）洒淅

①王冰《黄帝内经素问》此词未具体注释。

②马莳《黄帝内经素问注证发微》洒淅。

③张介宾《类经》洒淅。

④张志聪《黄帝内经集注》洒淅振栗者,阴阳相搏也。

⑤高士宗《黄帝素问直解》热气内郁,则生外塞,故外乃洒淅恶寒。

⑥黄元御《黄元御医书全集》徐而洒洒。

⑦张琦《素问释义》此词未具体注释。

⑧高亿《黄帝内经素问详注直讲全集》〔讲〕洒淅。

⑨孟景春等《黄帝内经素问译释》洒淅。

⑩任廷革《任应秋讲〈黄帝内经〉素问》此词未具体注释。

⑪张灿玾等《黄帝内经素问校释》洒淅。

⑫方药中等《黄帝内经素问运气七篇讲解》此词未具体注释。

⑬王洪图等《黄帝内经素问白话解》洒淅。

⑭郭霭春《黄帝内经素问白话解》洒淅。

(5)振慄

①王冰《黄帝内经素问》此词未具体注释。

②马莳《黄帝内经素问注证发微》振栗。

③张介宾《类经》振栗。

④张志聪《黄帝内经集注》洒淅振栗者,阴阳相搏也。

⑤高士宗《黄帝素问直解》热气内郁,则生外塞,内则振慄沾妄。

⑥黄元御《黄元御医书全集》振栗。

⑦张琦《素问释义》此词未具体注释。

⑧高亿《黄帝内经素问详注直讲全集》〔注〕〔讲〕振慄。

⑨孟景春等《黄帝内经素问译释》振栗。

⑩任廷革《任应秋讲〈黄帝内经〉素问》此词未具体注释。

⑪张灿玾等《黄帝内经素问校释》振栗。

⑫方药中等《黄帝内经素问运气七篇讲解》"恶寒振慄"属于疟疾一类疾病。

⑬王洪图等《黄帝内经素问白话解》寒栗颤抖。

⑭郭霭春《黄帝内经素问白话解》打寒战。

(6)哕噫

①王冰《黄帝内经素问》此词未具体注释。

②马莳《黄帝内经素问注证发微》为哕,为噫。

③张介宾《类经》为哕噫,火逆冲上也。

④张志聪《黄帝内经集注》哕者,小肠之气不通,逆气上走心而为噫也。

⑤高士宗《黄帝素问直解》或哕或噫。

⑥黄元御《黄元御医书全集》此词未具体注释。

⑦张琦《素问释义》火上冲则哕噫。

⑧高亿《黄帝内经素问详注直讲全集》〔注〕气逆。〔讲〕浮肿哕噫。

⑨孟景春等《黄帝内经素问译释》呃逆,嗳气。

⑩任廷革《任应秋讲〈黄帝内经〉素问》此词未具体注释。

⑪张灿玾等《黄帝内经素问校释》呃逆嗳气等病。

⑫方药中等《黄帝内经素问运气七篇讲解》哕,即干呕。噫,即噫气。属脾

胃病。

⑬王洪图等《黄帝内经素问白话解》呃逆嗳气。

⑭郭霭春《黄帝内经素问白话解》呃逆嗳气。

（7）痈胗

①王冰《黄帝内经素问》痈胗。胗甚，亦为疮也。热少则外生痈胗，热多则内结痈痤，小肠有热则中外为痔，其复热之变，皆病于身后及外侧也。疮疡痈胗生于上，痈疽痤痔生于下，反其处者皆为逆也。

②马莳《黄帝内经素问注证发微》痈胗。

③张介宾《类经》痈胗疮疡，痈疽痤痔，火克肺金而皮毛受病也。

④张志聪《黄帝内经集注》痱疹疮疡，乃热伤气血。

⑤高士宗《黄帝素问直解》热行于外，则病痱疹疮疡疽痤痔。

⑥黄元御《黄元御医书全集》痈疹。

⑦张琦《素问释义》此词未具体注释。

⑧高亿《黄帝内经素问详注直讲全集》〔注〕〔讲〕痈疹。

⑨孟景春等《黄帝内经素问译释》痈疹。

⑩任廷革《任应秋讲〈黄帝内经〉素问》此词未具体注释。

⑪张灿玾等《黄帝内经素问校释》痈疹。

⑫方药中等《黄帝内经素问运气七篇讲解》痈，即皮肤生长痱子。胗，同疹，即皮疹。

⑬王洪图等《黄帝内经素问白话解》痱疹。

⑭郭霭春《黄帝内经素问白话解》痈、胗。

（三）语句阐述

（1）少阴之复，燠热内作，烦躁，鼽嚏，少腹绞痛；

①王冰《黄帝内经素问》此句未具体注释。

②马莳《黄帝内经素问注证发微》少阴之复，火盛而燠热内作，为烦躁，为鼽，为嚏，为少腹绞痛。

③张介宾《类经》少阴君火之复，燠热内作，烦躁鼽嚏，火盛于中而炎于上也。少腹绞痛，火在阴也。

④张志聪《黄帝内经集注》燠热，郁热也。烦躁，火烦而阴躁也。鼽嚏，燠热上乘于肺也。少腹绞痛，少阴之阴气发于下也。

⑤高士宗《黄帝素问直解》便如字。受制而复，经脉未和。故少阴之复，燠热内作，烦躁鼽嚏。少阴从下而上，故少腹绞痛。

⑥黄元御《黄元御医书全集》少阴复则火刑金败，膈肠不便，少腹绞痛者，肺与大肠俱伤也。

⑦张琦《素问释义》此句未具体注释。

⑧高亿《黄帝内经素问详注直讲全集》〔批〕此言金胜克木，火气来复之物变、

民病也。

〔注〕少阴,君火也,复则热气内作,故烦燥鼽嚏。少阴脉络小肠,小肠居少腹,故少腹绞痛。

〔讲〕如金胜克木,而少阴君火之气来复,其时之民,必病燠热内作,烦躁鼽嚏,小腹绞痛。

⑨孟景春等《黄帝内经素问译释》少阴火气之复,则懊侬烦热从内部发生,烦躁,鼻塞流涕,喷嚏,少腹绞痛。

⑩任廷革《任应秋讲〈黄帝内经〉素问》(讲解)少阴之复的病变表现。"少阴之复"即君火之气胜,是少阴君火先被寒水胜制(相乘关系),之后报复寒水(反侮关系),即君火之气反侮寒水而胜制燥金。

⑪张灿玾等《黄帝内经素问校释》少阴君火为复气时,发生郁热内发,烦躁,鼻塞喷嚏,少腹绞痛。

⑫方药中等《黄帝内经素问运气七篇讲解》[少阴之复]"少阴之复",即热气来复。凡属燥气、凉气偏胜之年,到了一定程度就会出现热气来复。例如气候到了过于寒凉的时候,常常不久就会自然转暖。这里的"暖",也就是对"凉"的复。不过,复的过程中常常又会出现复气偏胜而又出现新的胜复现象。例如前述的"暖"复"凉",但过于温暖,则又会接着出现凉气来复的气候变化。一般来说,气候变化总是在冷冷热热起伏中进行,很难恒定。这是自然界气候变化中的一种自稳调节现象。

[燠热内作,烦躁鼽嚏,少腹绞痛]"燠"(yù 郁,又读 ào 奥),温暖之意。"燠热内作",意即由于少阴之复,所以人体出现内热的症状。所述"烦躁鼽嚏,少腹绞痛",均是"燠热内热"的临床表现。张介宾注:"少阴君火之复,燠热内作,烦躁鼽嚏,火盛于中而炎于上也。少腹绞痛,火在阴也。"即属此义。

⑬王洪图等《黄帝内经素问白话解》少阴君火为复气时,郁热从心里发作,发生烦躁、鼻塞流涕、喷嚏、少腹绞痛。

⑭郭霭春《黄帝内经素问白话解》燠热:烦闷发热。

少阳之复,烦热从心里发生,烦躁,鼻流血,喷嚏,少腹绞痛。

(2)火见燔焫,嗌燥,分注时止,气动于左,上行于右,咳,皮肤痛,暴瘖,心痛,郁冒不知人,乃洒淅恶寒,振慄,谵妄,寒已而热,渴而欲饮,少气,骨痿,隔肠不便,外为浮肿,哕噫。

①王冰《黄帝内经素问》火热之气,自小肠从齐下之左入大肠,上行至左胁,甚则上行于右而入肺,故动于左,上行于右,皮肤痛也。分注,谓大小俱下也。骨痿,言骨弱而无力也。隔肠,谓肠如隔绝而不便泻也,寒热甚则然。

②马莳《黄帝内经素问注证发微》乃火盛极而成燔焫,为嗌燥,为大小分注而时止,为火热之气自小腹从脐下之左入大腹上行,至左胁上行于右而入肺,以成咳及皮肤痛也。为暴瘖,为心痛,为郁冒不知人,遂乃洒淅恶寒振栗,为谵妄,为寒已

而热,为渴而欲饮,为少气,为骨痿,为隔肠不便,为外成浮肿,为哕,为噫。

③张介宾《类经》火见燔焫嗌燥,身表焦热而火在喉也。分注时止,谓大肠或泄,膀胱或癃,火居二便也。气动于左,阳升在东也。上行于右,火必乘金也。欬而皮肤痛暴瘖,肺主声音,外合皮毛而受火之伤也。心痛郁冒不知人,心邪自实而神明乱也。洒淅恶寒,振栗谵妄,寒已而热,水火相争,热极生寒也。渴而欲饮,亡津液也。少气骨萎,壮火食气,热极伤精也。隔肠不便,热结不通也。外为浮肿,为哕噫,热胜则肿,火逆冲上也。

④张志聪《黄帝内经集注》火见燔焫,君火之气发于上也。嗌燥,火热烁金也。夫阴寒在腹则注泄,得火热之气则注止。少阴标本并发,是以注泄分而时注时止也。气动于左者,君火之气发于左肾之水中。上行于右者,肺肾上下相交,肾为本而肺为末也。火淫肺金,则咳而皮痛。金主声,故暴暗也。心痛者,火气自伤也。郁冒不知人者,寒热之气乱于上也。洒淅振栗者,阴阳相搏也。寒已而热者,少阴之阴寒从火化而为热也。是以渴而欲饮,少气骨痿,盖火盛则少气,热盛则骨痿也。隔肠,小肠也。哕者,小肠之气不通,逆气上走心而为噫也。

⑤高士宗《黄帝素问直解》上合君火,故火见燔焫,嗌燥。热气下逆,则分注,分小便之水津,从大便而如注也。时止者,时注时止,止而复注也。气动于左,少阴之肾气也。上行于右,上乘于肺也。上乘于肺,故咳,皮肤痛。肺主声,肺病,故暴瘖。心属少阴,热气有余,故心痛,痛极,则郁冒不知人。热气内郁,则生外寒,故外乃洒淅恶寒,内则振慄怗妄。若寒已而热,则渴而欲饮;若怗妄已,则少气;振慄已,则骨痿。阴阳水火不交会于中土,则膈肠不便,外则发为浮肿。土气并虚,故或哕或噫。

⑥黄元御《黄元御医书全集》二便分注,时而俱止,气动于左,上行于右者,君火生于风木,自东而升,自西而降,相火不陷下而刑大肠,故分注时止,君火必逆上而刑肺金,故咳嗽衄嚏,忽而暗哑,郁冒昏愦无知,徐而洒洒恶寒,振栗谵妄。寒退热作,渴而欲饮。肺肾消烁,少气骨痿,外则皮肤肿痛。

⑦张琦《素问释义》皆热邪乘金之候。王注以小肠气上行为言,后人遂谓少阴合心与小肠。盖徒以小肠丙火宜合于心火耳,不知六气分属六经,手足同气,小肠手太阳,从足太阳,同司寒化,岂宜更合于心,谬妄极矣。气行于左上行于右者,足少阴自下而升,升必由左,以乘肺于右也。热乘喉咙则暴瘖,火盛自伤故心痛郁冒不知人也。火迫则分注,热结则肠隔,火上冲则哕噫。

⑧高亿《黄帝内经素问详注直讲全集》〔注〕火见于外,故身燔焫,噫燥。分注者,小便不利,大便注泄,时作时止而无定也。心气左行,故气动于左。肺居右而位上,故火熏则上行于右也。肺被火灼,故咳,皮肤痛。暴瘖,不能言也。心痛不知人者,火胜自伤也。恶寒振慄谵妄,寒已而热,金火气争也。渴饮少气骨萎,隔肠不便,火伤津液而阴气消耗也。外浮肿,气虚也。哕噫,气逆也。

〔讲〕火越于外,身见燔焫噫燥,分注时止,气动于左,上行于右,咳,反肤痛,暴瘛心痛，郁冒不知人，乃洒淅悉寒，振慄谵妄，寒已而热，渴而欲饮，少气骨萎，隔肠不便，外为浮肿哕噫。

⑨孟景春等《黄帝内经素问译释》火势盛而燔灼，咽喉干燥，大便时泄时止，动气生于左腹部而向上逆行于右侧，咳嗽，皮肤痛，突然失音，心痛，昏迷不省人事，继则洒淅恶寒，振栗寒战，谵语妄动，寒罢而发热，口渴欲饮水，少气，骨软萎弱，肠道梗塞而大便不通，肌肤浮肿，呃逆，嗳气。

⑩任廷革《任应秋讲〈黄帝内经〉素问》此句未具体注释。

⑪张灿玾等《黄帝内经素问校释》分注时止：指大小便有时下利无度，有时留止。王冰注："分注谓大小便俱下也。"气动于左，上行于右：吴崑注"心气左行，故气动于左，火气传其所胜，则肺金也。肺气右行，故上行于右"。《类经》二十七卷第二十七注"气动于左，阳升在东也，上行于右，火必乘金也"。此乃根据阳左阴右之说立论，少阴君火为复气时，所以气动于左，火能克金，肺金应于右，所以说上行于右。

火炎燔灼，咽喉干燥，大小便时利时止等病，阳气发动于左，上行于右而克肺金，发生咳嗽，皮肤痛，突然失音，心痛，郁冒不省人事，乃洒淅恶寒振栗，谵言妄语，寒去而发热，口渴欲饮，少气，骨痿，肠道隔塞便不通畅，外部发生浮肿，呃逆嗳气等病。

⑫方药中等《黄帝内经素问运气七篇讲解》[火见燔㶿]"燔"(fán 凡)，有焚烧之义。"㶿"(ruò 弱，又读 rè 热)，也有燃烧之义。"火见燔㶿"，形容热盛像要燃烧起来一样，说明热甚，此处是指内热很盛。

[嗌燥，分注时止]"嗌燥"，指咽喉干燥，口渴欲饮水。"分注"，指腹泻稀水。"时止"，指小便短少。全句意即内热太盛时，由于热盛伤阴，所以出现"嗌燥"。如张志聪注："嗌燥，火热烁金也。"由于热邪要找出路，所以出现"分注"。如高世栻注："热气下逆则分注。"这也就是后世所谓的"热结旁流"。由于热盛和腹泻都可以损伤人体津液，所以出现小便短少。如张介宾注："分注时止，谓大肠或泄，膀胱或癃，火居二便也。"

[气动于左，上行于右]"气"，此处指热邪。"动"，此处作影响解。"左"，此处指人体的肝肾。"右"，此处指人体的心肺。"气动于左，上行于右"，意即人体在里热炽盛时，由于热可以伤血，热可以耗精，肝藏血，肾藏精，因而临床上可以首先出现肝肾的症状。气生于血，神生于精，心藏神，肺藏气，因而临床上又可以同时出现心肺的症状。

[咳，皮肤痛，暴瘖，心痛，郁冒不知人，乃洒淅恶寒，振慄，谵妄，寒已而热，渴而欲饮，少气，骨痿，隔肠不便]这一段是承上句"气动于左，上行于右"而言。"咳"，"皮肤痛"，属于肺病。"暴瘖"，即突然声音嘶哑，语声不出。"心痛"，即心前区疼痛。"郁冒不知人"，即神识朦胧。"谵妄"，即胡言乱语，属于心病。"恶寒振慄"，"寒已而热，渴而欲饮"，属于疟疾一类疾病。"疟"，一般属于肝胆病。"骨痿"，属于肾病。"少气"，"隔肠不便"，属于肺、大肠病。全句意即少阴之复时，热气偏胜。由

于热耗精,热伤气,因而在临床上可以出现上述肝肾及心肺疾病的种种表现。张介宾注:"气动于左,阳升在东也,上行于右,火必乘金也。咳而皮肤痛,暴瘖,肺主声音,外合皮毛而受火之伤也。心痛郁冒不知人,心邪自实而神明乱也。洒淅恶寒,振慄谵妄,寒已而热,水火相争,热极生寒也。渴而欲饮,亡津液也。少气骨痿,壮火食气,热极伤精也。隔肠不便,热结不通也。"即属此义。

[外为浮肿哕噫]"浮肿",即全身浮肿。"哕",即干呕。"噫",即噫气,属于脾胃病。此处意即"少阴之复"时,不但可以出现肝肾心肺的疾病,而且也可以出现脾胃疾病。质言之,亦即火气偏胜,人体内热炽盛时,全身各个脏器均可受到影响。

⑬王洪图等《黄帝内经素问白话解》身热如炭,咽喉干燥、小便不利,大便时常泄泻,动则气从左侧发生并向上行而影响到右侧,咳嗽、皮肤疼痛、突然失音、心痛、烦闷、神志昏昧、不省人事,继则出现洒淅恶寒、寒栗颤抖、谵言妄语,寒战后,又出现高热、口渴欲饮水、少气、骨痿软无力、肠道梗塞、大便不通、浮肿、呃逆嗳气等病证。

⑭郭霭春《黄帝内经素问白话解》分注:指大小便俱下。隔肠:肠道梗塞。

火现于外,身热如焚烧,咽嗌干燥,大小便时下时止,气动于左边而向上逆行于右侧,咳嗽、皮肤痛,突然失音,心痛,神志昏昏不知人事,继则洒淅恶寒,打寒战,妄言乱语,寒过去,又发烧,口渴而想喝水,少气,骨萎弱,肠道梗塞而大便不通。外现浮肿,呃逆嗳气。

(3)赤气后化,流水不冰,热气大行,介虫不复,病痱胗疮疡,痈疽痤痔。

①王冰《黄帝内经素问》阳明先胜,故赤气后化。流水不冰,少阴之本司于地也。在人之应,则冬脉不凝。若高山穷谷,已是至高之处,水亦当冰,平下川流,则如经矣。火气内蒸,金气外拒,阳热内郁,故为痱胗疮疡。胗甚,亦为疮也。热少则外生痱胗,热多则内结痈痤,小肠有热则中外为痔,其复热之变,皆病于身后及外侧也。疮疡痱胗生于上,痈疽痤痔生于下,反其处者皆为逆也。

②马莳《黄帝内经素问注证发微》及赤气后化,流水不冰,而热气大行,则介虫不复,火乘金也。民病为痱疹,为疮疡,为痈疽,为痤,为痔。

③张介宾《类经》赤气后化,阳明先胜,少阴后复也。流水不冰,热气大行,介虫不福,火盛制金也。痱胗疮疡,痈疽痤痔。

④张志聪《黄帝内经集注》赤气后化者,复在五气终气,是以流水不冰。痱疹疮疡,乃热伤气血。火热铄金,故天府绝也。(眉批)烦躁衄嚏诸证,郁热发于内也。痱疹疮疡,复气出于外也。故经语分为两段。又:隔肠不便,则小便不通,《伤寒论》曰:哕而腹满,当视其前后,知何部不利,利之而愈。

⑤高士宗《黄帝素问直解》少阴之气,先郁后复,先郁则赤气后化,后复则流水不冰,而热气大行,金类之介虫不复。热行于外,则病痱疹疮疡疽痤痔。

⑥黄元御《黄元御医书全集》痱疹疮疡,痈疽痤痔俱发。

⑦张琦《素问释义》此句未具体注释。

⑧高亿《黄帝内经素问详注直讲全集》〔注〕赤气后化,火之母先为金克,子气后来复仇也。斯时水不冰,热气行,金属之虫,受克而不福矣。痱疹疮疡,痈疽痤痔,火乘皮肤也。

〔讲〕赤气后化等证。观之于物,则流水不冰,热气大行,介虫不福,其火气甚,而火来侮金,已可见矣。况其病,又有为痱疹疮疡,痈疽痤痔。

⑨孟景春等《黄帝内经素问译释》少阴火热之气后化,因此流水不会结冰,热气流行过甚,介虫不蛰伏,病多痱疹、疮疡、痈疽、痤、痔等外症。

⑩任廷革《任应秋讲〈黄帝内经〉素问》(讲解)"介虫不福","福"是"安"之意,"介虫"在五行中属"金",火克金,故介虫不安。

⑪张灿玾等《黄帝内经素问校释》火化之令后至,则流水不得结冰,热气大行,介虫类不复生化,发生痱疹疮疡,痈疽痤痔。

⑫方药中等《黄帝内经素问运气七篇讲解》〔赤气后化,流水不冰,热气大行,介虫不复〕"赤气",即热气。"后化",即热气在凉气偏胜之后出现。张介宾注:"赤气后化,阳明先胜,少阴后复也。"意即由于凉气偏胜,所以热气来复。"流水不冰,热气大行",指热气来复时所出现的热气偏胜现象。"介虫",指适应于气候偏凉环境的动物。"不复",张介宾改为"不福",意即由于热气后化,秋季应凉不凉,适合于清凉环境中生长的动物,因此生长不好。张介宾注:"流水不冰,热气大行,介虫不福,火盛刑金也。"张志聪注:"赤气后化者,复在五气终气,是以流水不冰。"均属此义。

〔病痱,胗,疮,疡,痈,疽,痤,痔〕"痱",即皮肤生长痱子。"胗",同疹,即皮疹。"疮",即皮肤生疮。"疡",即皮肤溃疡。"痈",也是指皮肤疮疡,其特点是皮肤肌肉损害较浅。如《诸病源候论·痈疽病诸候》谓"痈,浮浅皮薄以泽……血肉腐化而为脓"。"疽",其特点是皮肤肌肉损害较深。"疽,肿浮厚,其上皮强如牛领之皮……血肉腐坏,化而为脓,乃至伤骨烂筋"。"痤",即痤疮。"痔",即痔疮。这些疾病,一般来说,均属里热证。全句意即"少阴之复"时,热气偏胜。因此人体也容易由于里热炽盛而在临床上发生疮疡一类疾病。

⑬王洪图等《黄帝内经素问白话解》这是因为阳明燥金之气先胜,而后产生少阴君火之气报复所致。自然界表现为流水不能结冰,炎热之气大规模流行,介虫类不能生化繁育。人们易患痱疹疮疡、痈疽痤痔。

⑭郭霭春《黄帝内经素问白话解》如少阴火热之气后化,流水不能结冰,热气因之大行,介虫不蛰藏。这时人们多患痱、胗、疮疡、痈疽、痤痔等外证。

(4)甚则入肺,咳而鼻渊。天府绝,死不治。

①王冰《黄帝内经素问》天府,肺脉气也。(〔新校正云〕按上文少阴司天,热淫所胜,尺泽绝,死不治。少阳司天,火淫所胜,天府绝,死不治。此云少阴之复,天府绝,死不治,下文少阳之复,尺泽绝,死不治。文如相反者,盖尺泽、天府俱手太阴脉之所发动,故此互文也。)

②马莳《黄帝内经素问注证发微》甚则入肺为咳,为鼻渊也。天府者,手太阴肺经之穴。若此脉气绝,则死不治矣。

③张介宾《类经》火克肺金而皮毛受病也。火甚必伤肺,故欬而鼻渊所由作矣。欯音求。嚏音帝。㶸,如瑞切。哕,于决切。痹音肺。痤,才何切。天府,肺经穴也。

④张志聪《黄帝内经集注》此句未具体注释。

⑤高士宗《黄帝素问直解》热甚入肺,则咳而鼻渊。若火盛金衰,至肺脉之天府绝,则死不治。

⑥黄元御《黄元御医书全集》甚则热蒸肺败,咳而鼻渊,鼻渊者,肺气熏蒸,浊涕淫泆不止也。

⑦张琦《素问释义》鼻渊者,出浊涕不止,甚则腥臭。

⑧高亿《黄帝内经素问详注直讲全集》〔注〕咳而鼻渊者,火甚入肺也。渊,浊涕不止也。

〔讲〕甚则入肺,咳而为鼻渊之证。病势至此,天府之脉气未绝,生气犹存,尚可施治,若天府已绝,则死候矣,决不可治。

⑨孟景春等《黄帝内经素问译释》甚至热邪入肺,咳嗽,鼻渊。如果天府脉绝,多属不治的死证。

⑩任廷革《任应秋讲〈黄帝内经〉素问》(讲解)"天府"是肺经之穴,若火旺伤及肺,肺气绝,病情就加重了。

⑪张灿玾等《黄帝内经素问校释》甚则邪热入肺,咳嗽鼻渊等病;若天府脉绝,为肺之真气已脱,多属不治的死证。

⑫方药中等《黄帝内经素问运气七篇讲解》[甚则入肺,咳而鼻渊]"甚",指"少阴之复",热气偏胜。"甚则入肺",即火热偏胜,必然首先犯肺。用五行概念来说就是火胜必然乘金。"咳",即咳嗽,属于肺病。"鼻渊",病名,其临床特点主要是鼻流浊涕。《素问·气厥论》谓:"鼻渊者,浊涕下不止也。""鼻渊",也属于肺病。"咳而鼻渊",是对上句"甚则入肺"的临床举例。以此说明"少阴之复"时,虽然五脏均可受到影响,但以肺病为多发。

[天府绝,死不治]"天府",手太阴肺经穴位。"天府绝",即该穴处摸不到动脉搏动,提示肺气已绝。故云"死不治"。

⑬王洪图等《黄帝内经素问白话解》天府:穴名,反映肺脉之气。

严重的热邪进入肺脏,成为咳嗽、鼻渊等病证。如果腋下三寸处的天府脉搏动断绝,这是肺脏衰败的反映,多属于难以治愈的死证。

⑭郭霭春《黄帝内经素问白话解》热邪过甚,就会入肺,发为咳嗽鼻渊。如天府脉绝,就是死证不能治。

第三十四解

（一）内经原文

太阴之复,湿变乃举,体重中满,食饮不化,阴气上厥,胸中不便,饮发于中,咳喘有声;大雨时行,**鳞见于陆**,头顶痛重,而**掉瘈**[注]尤甚,呕而密默,唾吐清液,甚则入肾,**窍写无度**。太溪绝,死不治。

[注]瘈:郭霭春《黄帝内经素问校注》、张灿玾等《黄帝内经素问校释》、孟景春等《黄帝内经素问译释》、人民卫生出版社影印顾从德本《黄帝内经素问》此处为"瘈";方药中等《黄帝内经素问运气七篇讲解》此处为"瘛"。瘈与瘛为通假字。

（二）字词注释

（1）鳞见于陆

①王冰《黄帝内经素问》水居平泽,则鱼游于市。

②马莳《黄帝内经素问注证发微》及大雨时行,则鳞见于陆。

③张介宾《类经》鳞见于陆,湿令行也。

④张志聪《黄帝内经集注》鳞见于陆者,土崩溃也。

⑤高士宗《黄帝素问直解》鳞见于陆,土湿水汛也。

⑥黄元御《黄元御医书全集》此词未具体注释。

⑦张琦《素问释义》此词未具体注释。

⑧高亿《黄帝内经素问详注直讲全集》〔注〕鳞见陆。〔讲〕观之于物,则鳞见于陆。

⑨孟景春等《黄帝内经素问译释》王冰:"水居平泽,则鱼游于市。"即因雨水暴发,鱼类出现于陆地。

⑩任廷革《任应秋讲〈黄帝内经〉素问》"鳞"指水湿中生长的鳞虫,鳞虫见于陆地,说明水湿太过。

⑪张灿玾等《黄帝内经素问校释》鳞虫类出现于陆地。

⑫方药中等《黄帝内经素问运气七篇讲解》"鳞",指鱼类。"鳞见于陆",指天降大雨,河水猛涨,鱼类随着河水泛滥到了陆地上。这是对太阴之复时自然景象的描述。

⑬王洪图等《黄帝内经素问白话解》鱼类等鳞虫游到陆地上。

⑭郭霭春《黄帝内经素问白话解》大雨过后,河水漫溢,鱼随之出现于陆地。

（2）掉瘈(chì)

①王冰《黄帝内经素问》头顶痛重,则脑中掉瘈尤甚。

②马莳《黄帝内经素问注证发微》掉瘈。

③张介宾《类经》掉瘈。

④张志聪《黄帝内经集注》掉瘈。

⑤高士宗《黄帝素问直解》掉瘈。

⑥黄元御《黄元御医书全集》掉眩瘈疭。

⑦张琦《素问释义》掉瘈。

⑧高亿《黄帝内经素问详注直讲全集》〔注〕掉瘈者,头摇肢动,湿兼风也。

〔讲〕掉瘛。

⑨孟景春等《黄帝内经素问译释》抽痛瘛疭。

⑩任廷革《任应秋讲〈黄帝内经〉素问》此词未具体注释。

⑪张灿玾等《黄帝内经素问校释》眩晕抽搐。

⑫方药中等《黄帝内经素问运气七篇讲解》"掉",有摇动或抽动之义。"瘛"（chì 翅），指肌肉挛急。

⑬王洪图等《黄帝内经素问白话解》振颤抽搐的症状。

⑭郭霭春《黄帝内经素问白话解》即惊动。

（3）窍写

①王冰《黄帝内经素问》太溪，肾经穴也。

②马莳《黄帝内经素问注证发微》邪气入于肾窍，其泻无度也。

③张介宾《类经》窍写。

④张志聪《黄帝内经集注》肾开窍于二阴，故曰窍泻。

⑤高士宗《黄帝素问直解》甚则湿气入肾，而窍写无度。

⑥黄元御《黄元御医书全集》后窍泄利。

⑦张琦《素问释义》输泄无度。

⑧高亿《黄帝内经素问详注直讲全集》〔注〕入肾窍泻无度者，湿甚克水，关失其守也。〔讲〕甚则入肾，窍泻无度之证。

⑨孟景春等《黄帝内经素问译释》泄泻。

⑩任廷革《任应秋讲〈黄帝内经〉素问》泄泻。"窍"是指前、后阴，水湿太重，前后阴不能约束。

⑪张灿玾等《黄帝内经素问校释》《类经》二十七卷第二十八注："窍泻无度，以肾开窍于二便，而门户不要也。"大小便无度。

⑫方药中等《黄帝内经素问运气七篇讲解》"窍"，指前后阴。"窍泻"，高世栻解释为小便短少，大便水泻。其注云："前后二阴者，肾之窍，前阴水窍，俱从大便而出，故曰窍泻。"

⑬王洪图等《黄帝内经素问白话解》小便不能约束泄下。

⑭郭霭春《黄帝内经素问白话解》泄泻。

（三）语句阐述

（1）太阴之复，湿变乃举，体重中满，食饮不化。阴气上厥，胸中不便，饮发于中，咳喘有声。

①王冰《黄帝内经素问》湿气内逆，寒气不行，太阳上流。故为是病。肠胃寒湿，热无所行，重灼胸府，故胸中不便，食饮不化。寒气易位，上入肺喉，则息道不利，故咳喘而喉中有声也。

②马莳《黄帝内经素问注证发微》太阴之复，湿变乃举，民病为体重，为中满，为食饮不化，为阴气上厥，为胸中不便，为饮发于中，为咳喘有声。

③张介宾《类经》太阴湿土之复,体重中满,饮食不化,自伤同气也。阴气上厥,胸中不便,湿从寒化也。饮发于中,喘咳有声,湿侵脾肺也。

④张志聪《黄帝内经集注》气极则变。举,发也。阴湿之气盛,是以体重中满,饮食不化。胸中,膻中也,宗气之所居。阴气上逆,是以胸中不便。咳喘有声者,饮乘于肺也。

⑤高士宗《黄帝素问直解》太阴受制,则湿气不变不举。今太阴之复,湿变乃举,受制而复,经脉未和,故体重中满,食饮不化。湿为阴气,阴气上厥,则胸中不便。便,犹利也。胸中不便,则饮发于中,而咳喘有声矣。

⑥黄元御《黄元御医书全集》太阴复则土刑水败,湿盛饮发,中气胀满。肺胃上逆,故咳喘呕吐。

⑦张琦《素问释义》此句未具体注释。

⑧高亿《黄帝内经素问详注直讲全集》〔批〕此言水胜克火,土气来复之物变民病也。

〔注〕太阴为湿土,故体重。湿甚自伤脾,故中满。食不化,湿为阴气,上逆于胸,故胸不快利。脾虚湿胜,故饮发于中。脾湿则痰生,故喘咳。

〔讲〕如水胜克火,而太阴湿土之气来复,湿变乃举,其时之民,必病体重中满,食饮不化,阴气上厥,胸中不便,饮发于中,咳喘有声。

⑨孟景春等《黄帝内经素问译释》太阴湿气之复,则湿气变化而大行,于是发生身体沉重,胸腹满闷,饮食不消化,阴气上逆,胸中不爽,水饮生于内,咳喘有声。

⑩任廷革《任应秋讲〈黄帝内经〉素问》(讲解)太阴之复的病变表现。"太阴之复"即湿土之气胜,是太阴湿土先被风木胜制(相乘关系),之后报复风木(反侮关系),即湿土之气反侮风木而胜制寒水。

⑪张灿玾等《黄帝内经素问校释》太阴湿土为复气时,则湿化之气数起,发生体重,腹内胀满,饮食不化,阴气上逆,胸中呼吸不畅,水饮发于内,咳嗽喘息有声等病。

⑫方药中等《黄帝内经素问运气七篇讲解》[太阴之复]"太阴之复",即湿气来复。凡属寒气偏胜之年,到了一定程度就会出现湿气来复。例如气候在过于寒冷时,有时也会自然转暖,本来是雪地冰天,大雪纷扬,但出现气候转暖,不下雪而下雨。下雨属于湿,下雪属于寒。不下雪而下雨,就是湿气对寒气来复。这也就是原文所谓的"太阴之复"。

[湿变乃举]"湿",即湿气偏胜。"变",即灾变。"湿变乃举",意即太阴之复时,又会因湿气偏胜而产生新的灾变。

[体重中满,食饮不化。阴气上厥,胸中不便,饮发于中,咳喘有声]"体重",即全身沉重。"中满",即胃脘胀满。"食饮不化",即饮食不能消化。"阴气",即阴寒之气。"上厥",即阴寒之气上逆,引起人体上部器官气血逆乱,功能失调。"胸中不便",即胸中不适,例如:胸闷,气短,胸痛,憋气等。"饮",即水饮,指在致病因素作

用下所产生的液态病理产物。"饮发于中",是承前句"阴气上厥"而言。意即在人体阴寒之气偏胜时,人体胸中部位还可以出现水饮潴留现象。"咳喘有声",即咳嗽、气喘同时伴有哮鸣或痰鸣。这是对"阴气上厥,胸中不便,饮发于中",水邪犯肺时的临床举例。

⑬王洪图等《黄帝内经素问白话解》太阴湿土为复气时,湿气发作太过引起灾害,人们易患身体重困,腹中胀满,饮食不化,寒湿之气上逆,引起胸中憋闷不畅,水饮发于内,咳嗽,喘息有声。

⑭郭霭春《黄帝内经素问白话解》太阴之复,湿气的病变就发生,身体沉重,胸满,饮食不消化,阴气上逆,胸中不爽快,水饮发于内,咳嗽的声音不断。

(2)大雨时行,鳞见于陆,头顶痛重,而掉瘛尤甚,呕而密默,唾吐清液。

①王冰《黄帝内经素问》水居平泽,则鱼游于市。头顶痛重,则脑中掉瘛尤甚。头顶凶痛,女人亦兼痛于眉间也。呕而密默,欲静定也。喉中恶冷。故唾吐冷水也。(〔新校正云〕按上文太阴在泉,头痛顶似拔。又太阴司天云头项痛。此云头顶痛。顶疑当作项。)

②马莳《黄帝内经素问注证发微》及大雨时行,则鳞见于陆,为头顶痛重,而掉瘛尤甚,为呕而密默,静不敢言,为唾吐清液。

③张介宾《类经》大雨时行,鳞见于陆,湿令行也。头顶痛重而掉瘛尤甚,湿在三阳,筋脉濡㑊也。呕而密默,唾吐清液,寒湿内动也。

④张志聪《黄帝内经集注》太阴所至为湿生,终为注雨。鳞见于陆者,土崩溃也。头顶痛重而掉瘛尤甚者,所谓因于湿首如裹,湿热不攘,大筋緛短,小筋弛长,緛短为拘,弛长为痿也。呕者,湿乘阳明也。密默者,欲闭户牖而独居也。《脉解篇》曰:所谓欲独闭户牖而处者,阴阳相薄也。阳尽而阴盛,故欲独闭户牖而居。盖阳明者,表阳也。太阴者,三阴也。阴变而乘于阳,则阳欲尽而阴盛,是以唾吐清液也。

⑤高士宗《黄帝素问直解》大雨时行,土之湿也。鳞见于陆,土湿水讯也。湿伤太阳之经脉,则头顶痛重,而掉瘛尤甚。湿伤阳明之经脉,则呕而密默,唾吐清液。

⑥黄元御《黄元御医书全集》浊气冲突,上凌清道,故头项痛重。阳气阻格,不得下降,升浮旋转,故掉眩瘛疢

⑦张琦《素问释义》皆土湿之候。阴气即湿气也。湿气上干,肺道逆,故头顶痛重。掉瘛未详,疑误也。密默,亦有误。

⑧高亿《黄帝内经素问详注直讲全集》〔注〕雨时行,鳞见陆,此太阴之行令也。湿甚于上而在表,故头顶痛重。掉瘛者,头摇肢动,湿兼风也。密默者,土主静也。唾吐清液者,湿甚于内,而饮动于中也。

〔讲〕验之于天,则大雨时行,观之于物,则鳞见于陆。其湿气甚而土来侮水,已可见矣。况其病,又有为头顶痛重,而掉瘛尤甚,呕而密默,唾吐清液。

⑨孟景春等《黄帝内经素问译释》大雨时常下降,洪水淹没了田地,鱼类游行

于陆地,人们病发头顶痛而重,抽痛瘛疭更加厉害,呕吐,神情默默,口吐清水。

⑩任廷革《任应秋讲〈黄帝内经〉素问》(讲解)"鳞"指水湿中生长的鳞虫,鳞虫见于陆地,说明水湿太过。"窍泻无度"的"窍"是指前、后阴,水湿太重,前后阴不能约束,"无度"是指泄泻次数多。

⑪张灿玾等《黄帝内经素问校释》密默:欲安静独居之义。王冰注:"呕而密默,欲静定也。"张志聪注:"密默者,欲闭户牖独居。"

大雨时常降下,鳞虫类出现于陆地;发生头项疼痛沉重,而眩晕抽搐尤甚,呕吐而欲安静独居,吐出清液。

⑫方药中等《黄帝内经素问运气七篇讲解》[大雨时行,鳞见于陆]"大雨时行",即这一段时间雨水特多。"鳞",指鱼类。"鳞见于陆",指天降大雨,河水猛涨,鱼类随着河水泛滥到了陆地上。这是对太阴之复时自然景象的描述。

[头顶痛重,而掉瘛尤甚,呕而密默,唾吐清液]"头顶痛重",即头顶部沉重而疼痛。"掉",有摇动或抽动之义。"瘛"(chì 翅),指肌肉挛急。头顶属于肝的部位。肢体抽搐挛急也可以定位在肝,属于肝病。"呕",即呕吐。"密默",张志聪解释为"欲闭户牖而独居"。"呕而密默",即呕吐而烦。"唾吐清液",即吐清水。"呕而密默,唾吐清水",均可定位在脾胃,属于脾胃病。全句意即"太阴之复"时,湿气偏胜,人体多见脾胃病,还可以同时出现肝病。

⑬王洪图等《黄帝内经素问白话解》大雨时常下降,平地积水,鱼类等鳞虫游到陆地上。人们会出现头顶痛重,振颤抽搐的症状尤其严重,呕吐而烦,闭户独居,懒于言语行动,吐出清水。

⑭郭霭春《黄帝内经素问白话解》鳞见于陆:大雨之后,河水漫溢,鱼随之出现于陆地。掉瘛,即惊动。

如大雨时常下降,鱼类游上陆地,人们就会头项痛而重,在受到惊恐或震动时候,更加厉害,呕吐,不愿动作,唾吐清水。

(3)甚则入肾,窍写无度。太溪绝,死不治。

①王冰《黄帝内经素问》太溪,肾脉气也。

②马莳《黄帝内经素问注证发微》甚则邪气入于肾窍,其泻无度也。太溪者,足少阴肾经之穴。若此脉气绝,则死不治矣。

③张介宾《类经》甚则土邪传肾,窍写无度,以肾开窍于二便,而门户不要也。太溪,肾经穴也。

④张志聪《黄帝内经集注》甚则入肾,下乘冬令之寒水也。肾开窍于二阴,故曰窍泻。夫太阴居中土而旺于四季,是以胜气胜于四时,复气在于岁半以后,故止乘肺胃之秋金,冬令之肾水也。(眉批)宗气,阳气也。胸中又君主之官城。

⑤高士宗《黄帝素问直解》甚则湿邪入肾,而窍写无度。前后二阴者,肾之窍,前阴水窍,俱从大便而出,故曰窍写。若土盛水衰,至肾脉之太溪绝,则死不治。

⑥黄元御《黄元御医书全集》甚则水伤肾败,封藏失职,后窍泄利,前窍遗精不

止也(土为水火中气,升降阴阳,全赖乎此。湿旺气阻,中脘不运,故肾气陷泄也)。

⑦张琦《素问释义》湿气下流入肾,肾气不固,则输泄无度,脾肾两伤而死矣。

⑧高亿《黄帝内经素问详注直讲全集》〔注〕入肾窍泻无度者,湿甚克水,关失其守也。

〔讲〕甚则入肾,窍泻无度之证。病势至此,太溪之脉气未绝,生气犹存,尚可施治,若太溪已绝,则死候矣,决不可治。

⑨孟景春等《黄帝内经素问译释》甚则湿邪入肾,泄泻频甚而不止。如果太溪脉绝,多属不治的死证。

⑩任廷革《任应秋讲〈黄帝内经〉素问》(讲解)"太溪绝,死不治","太溪"是肾经之穴,土克水,土气太胜会伤及先天之肾水,若到了这个程度病情就加重了。

⑪张灿玾等《黄帝内经素问校释》窍泻,《类经》二十七卷第二十八注:"窍泻无度,以肾开窍于二便,而门户不要也。"

甚则湿邪入肾,大小便无度等病;若太溪脉绝,为肾之真气已脱,多属不治的死证。

⑫方药中等《黄帝内经素问运气七篇讲解》[甚则入肾,窍泻无度]"甚",指脾湿过甚。"甚则入肾",意即脾湿过甚时,可以进一步引起肾病。"窍",指前后阴。"窍泻",高世栻解释为小便短少,大便水泻。其注云:"前后二阴者,肾之窍,前阴水窍,俱从大便而出,故曰窍泻。"

[太溪绝,死不治]"太溪",足少阴肾经穴位。"太溪绝",即太溪穴处摸不到动脉搏动。"太溪绝",表示肾气绝,故曰"死不治"。此处意即太阴之复时,湿气偏胜,土胜可以乘水。乘克过甚时,可以导致人体肾气败绝而致死亡。

⑬王洪图等《黄帝内经素问白话解》太溪:穴名,反映肾脉之气。

严重的邪气侵入肾脏,小便不能约束泄下无度。如果足内踝下的太溪脉搏动断绝,这是肾脏衰败的反映,多属于难以治愈的死证。

⑭郭霭春《黄帝内经素问白话解》甚则湿邪入肾,泄泻没有节制。如太溪脉绝而不动,就是死证不能治。

第三十五解

(一)内经原文

少阳之复,大热将至,枯燥**燔蓺**,**介虫**乃耗。**惊瘛**咳衄,心热烦躁,便数,憎风,厥气上行,面如浮埃,目乃**眴瘛**,火气内发,上为口糜,呕逆,血溢血泄,发而为疟,恶寒**鼓慄**,寒极反热,嗌络焦槁,渴引水浆,色变黄赤,少气脉萎,化而为水,传为胕肿,甚则入肺,咳而血泄。尺泽绝,死不治。

(二)字词注释

(1)燔蓺(ruò)

①王冰《黄帝内经素问》燔焰自生,故燔蓺也。蓺,音炳。

②马莳《黄帝内经素问注证发微》燔焫。

③张介宾《类经》少阳相火之复,故大热至而枯燥燔焫。

④张志聪《黄帝内经集注》少阳之火复发于秋冬之时,是以枯燥燔焫。

⑤高士宗《黄帝素问直解》热将至,则枯燥燔焫。

⑥黄元御《黄元御医书全集》此词未具体注释。

⑦张琦《素问释义》此词未具体注释。

⑧高亿《黄帝内经素问详注直讲全集》〔注〕〔讲〕燔焫。

⑨孟景春等《黄帝内经素问译释》灼热。

⑩任廷革《任应秋讲〈黄帝内经〉素问》此词未具体注释。

⑪张灿玾等《黄帝内经素问校释》燔灼枯燥。

⑫方药中等《黄帝内经素问运气七篇讲解》"燔焫",即十分炎热。

⑬王洪图等《黄帝内经素问白话解》万物被灼热。

⑭郭霭春《黄帝内经素问白话解》如火灼烧。

(2)介虫

①王冰《黄帝内经素问》此词未具体注释。

②马莳《黄帝内经素问注证发微》介虫。

③张介宾《类经》介虫。

④张志聪《黄帝内经集注》甲虫。

⑤高士宗《黄帝素问直解》介虫。

⑥黄元御《黄元御医书全集》此词未具体注释。

⑦张琦《素问释义》此词未具体注释。

⑧高亿《黄帝内经素问详注直讲全集》〔注〕金属之虫。〔讲〕介虫。

⑨孟景春等《黄帝内经素问译释》介虫。

⑩任廷革《任应秋讲〈黄帝内经〉素问》属金的介虫。

⑪张灿玾等《黄帝内经素问校释》介虫。

⑫方药中等《黄帝内经素问运气七篇讲解》指喜凉动物。

⑬王洪图等《黄帝内经素问白话解》介虫类。

⑭郭霭春《黄帝内经素问白话解》介虫。

(3)惊瘈

①王冰《黄帝内经素问》火内炽,故惊瘈咳衄。

②马莳《黄帝内经素问注证发微》惊瘈。

③张介宾《类经》惊瘈。

④张志聪《黄帝内经集注》惊瘈。

⑤高士宗《黄帝素问直解》惊瘈。

⑥黄元御《黄元御医书全集》此词未具体注释。

⑦张琦《素问释义》惊瘈。

⑧高亿《黄帝内经素问详注直讲全集》〔注〕〔讲〕惊瘛。

⑨孟景春等《黄帝内经素问译释》惊恐瘛疭。

⑩任廷革《任应秋讲〈黄帝内经〉素问》此词未具体注释。

⑪张灿玾等《黄帝内经素问校释》惊恐抽搐。

⑫方药中等《黄帝内经素问运气七篇讲解》"惊瘛",即振颤抽搐。

⑬王洪图等《黄帝内经素问白话解》惊厥抽搐。

⑭郭霭春《黄帝内经素问白话解》惊恐瘛疭。

（4）瞤瘛

①王冰《黄帝内经素问》火炎于上,则庶物失色,故如尘埃浮于面,而目瞤动也。

②马莳《黄帝内经素问注证发微》瞤瘛。

③张介宾《类经》厥气上行,面如浮埃,目乃瞤瘛。

④张志聪《黄帝内经集注》手足少阳之脉,皆上系于目,故目乃瞤瘛。

⑤高士宗《黄帝素问直解》厥气上行,则面如浮埃,目乃瞤瘛。

⑥黄元御《黄元御医书全集》瞤,动也,瘛,急也。

⑦张琦《素问释义》少阳脉起于目锐眦,故目瞤,瘛,字衍。

⑧高亿《黄帝内经素问详注直讲全集》〔注〕瞤瘛。〔讲〕瞤瘛。

⑨孟景春等《黄帝内经素问译释》瞤动不宁。

⑩任廷革《任应秋讲〈黄帝内经〉素问》此词未具体注释。

⑪张灿玾等《黄帝内经素问校释》两目抽动。

⑫方药中等《黄帝内经素问运气七篇讲解》眼睑瞤动。

⑬王洪图等《黄帝内经素问白话解》跳动抽搐。

⑭郭霭春《黄帝内经素问白话解》瞤动引掣。

（5）鼓慄

①王冰《黄帝内经素问》此词未具体注释。

②马莳《黄帝内经素问注证发微》鼓栗。

③张介宾《类经》鼓栗。

④张志聪《黄帝内经集注》此词未具体注释。

⑤高士宗《黄帝素问直解》少阳之气发为疟病,则恶寒鼓慄。

⑥黄元御《黄元御医书全集》相火上逆,癸水失温,而生下寒,寒邪上凌,束闭少阳,相火郁勃振荡,不得透越,则发为痎疟,寒战鼓栗。

⑦张琦《素问释义》此词未具体注释。

⑧高亿《黄帝内经素问详注直讲全集》〔注〕所以恶寒振慄,寒极反热也。〔讲〕鼓慄。

⑨孟景春等《黄帝内经素问译释》鼓栗。

⑩任廷革《任应秋讲〈黄帝内经〉素问》此词未具体注释。

⑪张灿玾等《黄帝内经素问校释》战栗。

⑫方药中等《黄帝内经素问运气七篇讲解》"恶寒鼓慄",即寒战。

⑬王洪图等《黄帝内经素问白话解》战栗。

⑭郭霭春《黄帝内经素问白话解》鼓栗。

(三)语句阐述

(1)少阳之复,大热将至,枯燥燔蓺,介虫乃耗。

①王冰《黄帝内经素问》火气专暴,枯燥草木,燔焰自生,故燔蓺也。蓺,音炳。

②马莳《黄帝内经素问注证发微》少阳之复,大热将至,枯燥燔蓺,介虫乃耗。

③张介宾《类经》少阳相火之复,故大热至而枯燥燔蓺。介虫属金,所以耗也。

④张志聪《黄帝内经集注》少阳之火复发于秋冬之时,是以枯燥燔炳,介虫乃耗,谓木枯草焦,而甲虫耗散也。

⑤高士宗《黄帝素问直解》便,如字。少阳受制,则热气不行,今少阳之复,大热将至。热将至,则枯燥燔炳。金受火刑,则介虫乃耗。

⑥黄元御《黄元御医书全集》少阳复则火刑金败,足少阳化气相火,逆而上行。

⑦张琦《素问释义》此句未具体注释。

⑧高亿《黄帝内经素问详注直讲全集》〔批〕此言金胜克木,火气来复之物变民病也。

〔注〕少阳为相火,复则大热,故枯燥燔蓺,金属之虫乃耗也。

〔讲〕如金胜克木,而少阳相火之气来复,火气专令,故大热将至,枯燥燔蓺。观之于物,则介虫乃耗。

⑨孟景春等《黄帝内经素问译释》少阳热气之复,则大热将至,干燥灼热,介虫亦死亡。

⑩任廷革《任应秋讲〈黄帝内经〉素问》(讲解)少阳之复的病变表现。"少阳之复"即相火过胜,是少阳相火先被寒水胜制(相乘关系),之后报复寒水(反侮关系),即相火之气反侮寒水而胜制燥金。"介虫乃耗",是说属金的介虫就不能正常生长发育。

⑪张灿玾等《黄帝内经素问校释》少阳相火为复气时,大热将行,万物燔灼枯燥,介虫类受到损耗。

⑫方药中等《黄帝内经素问运气七篇讲解》[少阳之复]"少阳之复",即火气来复。凡属凉气偏胜之年,到了一定程度就会出现火气来复,气温由凉转热。

[大热将至,枯燥燔蓺,介虫乃耗]"大热将至",即气候由凉转热而至火气偏胜。"枯",即焦枯。"燥",即干燥。"燔蓺",即十分炎热。"介虫",指喜凉动物。全句意即少阳之复时,火气偏胜。植物因大热而枯槁,喜凉的动物亦因大热而损耗。值得提出,运气学说中所指的"燥",多指凉燥,即燥由凉生。但是,前文"少阴之复"时,提出了"嗌燥",此处又提出了"枯燥",说明燥的发生可以是由于凉,也可以是由于热。

⑬王洪图等《黄帝内经素问白话解》少阳相火为复气时,炎热的气候就会到来,万物被灼热枯燥,介虫类受到损耗。

⑭郭霭春《黄帝内经素问白话解》燔爇:如火灼烧。

少阳之复,大热将要来到,枯燥灼热,介虫因而伤耗。

(2)惊瘛咳衄,心热烦躁,便数憎风,厥气上行,面如浮埃,目乃瞤瘛,火气内发,上为口糜,呕逆,血溢血泄,发而为疟,恶寒鼓慄,寒极反热,嗌络焦槁,渴引水浆,色变黄赤,少气脉萎,化而为水,传为胕肿。

①王冰《黄帝内经素问》火内炽,故惊瘛咳衄,心热烦躁,便数憎风也。火炎于上,则庶物失色,故如尘埃浮于面,而目瞤动也。火烁于内,则口舌糜烂呕逆,及为血溢血泄。风火相薄,则为温疟。气蒸热化,则为水病,传为胕肿。胕,谓皮肉俱肿,按之陷下,泥而不起也。如是之证,皆火气所生也。

②马莳《黄帝内经素问注证发微》火乘金也。民病为惊瘛,为咳,为衄,为心热,为烦躁,为便数,为憎风,为厥气上行,为面如浮埃,为目瞤瘛,为火气内发,则上为口糜,为呕逆,为血溢,为血泄,为发而为疟,恶寒鼓栗,寒极反热,为嗌络焦槁,渴引水浆,为色变黄赤,为少气,为脉痿,为气蒸热化则为水病,传为胕肿。

③张介宾《类经》其病则惊瘛咳衄,心热烦躁,火乘心肺也。便数憎风,表里皆热也。厥气上行,面如浮埃,目乃瞤瘛,火气内发,上为口糜呕逆,血溢血泄,皆火炎于上,故形色变而逼血妄行也。发而为疟,恶寒鼓栗,寒极反热,以风火相薄而阴阳相并也。嗌络焦槁,渴引水浆,津液涸也。色变黄赤,热在脾则黄,在心则赤也。少气脉萎,气血伤也。化而为水,传为胕肿,以气蒸热化,水道不通,而浮肿如泥也。

④张志聪《黄帝内经集注》惊瘛咳衄,热乘心肺也。便数憎风,表里皆热也。面如浮埃,面微有尘也。手足少阳之脉,皆上系于目,故目乃瞤瘛。火气内发者,阴火发于内也。上为口糜,发于上焦也。发于中焦,则呕逆。发于下焦,则血溢血泄也。发而为疟者,少阳主枢,是以寒热阴阳,外内出入,寒极反热,从火化也。嗌络焦槁,肺金伤也。渴饮水浆,阳明胃金燥也。太阴湿土主四之气,色变黄赤者,火土相合。少气脉萎者,气血皆伤也。化而为水,传为胕肿者。

⑤高士宗《黄帝素问直解》民病惊瘛咳衄,火刑肺金之病也。心热烦燥,火气乘心之病也。少阳三焦之气不和,则小便数而外憎风。便数憎风,则厥气上行,厥气上行,则面如浮埃,目乃瞤瘛,此少阳厥气上行,而生阳之气,不荣于面目也。若火气内发,则上为口糜,中为呕逆,下为血溢血泄,此少阳火气内发,而三焦之气不和于上中下也。少阳之气,发为疟病,则恶寒鼓慄,寒极反热,热则嗌络焦槁,渴饮水浆,溺色变为黄赤,此少阳疟发之病也。少气脉萎,化而为水,传为胕肿。

⑥黄元御《黄元御医书全集》胆木拔根,则生惊恐。相火刑肺,金不降敛,则生咳衄。甲木刑胃,容纳失职,则生呕逆。木主五色,甲木上逆,浊气抟结,则面如浮埃。甲木飘扬,则目乃瞤瘛。(瞤,动也,瘛,急也)。相火上逆,癸水失温,而生下寒,寒邪上凌,束闭少阳,相火郁勃振荡,不得透越,则发为痎疟,寒战鼓栗。及其阳

气蓄积,透出重围,寒退热来,壮火熏蒸,则嗌络焦槁,渴引水浆。盛热消烁,气耗血败,则少气脉萎,色变黄赤。(《皮部论》:阴络之色应其经,阳络之色变无常,热多则淖泽,淖泽则黄赤)。血少脉空,则水浆泛滥,流溢经络,传为胕肿。水泛土湿,木郁不能疏泄,则小便频数不利。水溢经络,不得化汗外泄者,风客皮毛,闭其孔窍也,是以憎风。

⑦张琦《素问释义》皆火炽之候。肝胆同气,故惊瘛。火下结于膀胱,则便数。憎风,未详,疑误。面如浮埃,非火甚之诊,误衍也。少阳脉起目锐眦,故目瞤。瘛,字衍。发为疟者,瘅疟之类,火盛于内则反恶寒,寒已复热也。色变四字,衍文。火热伤气,烁血,故少气脉萎。化而为水八字,亦衍文。

⑧高亿《黄帝内经素问详注直讲全集》〔注〕火性动摇,故惊瘛。火乘肺,故咳衄。火乘心故心热烦躁。火乘肾,水道不调,故便数。火得风而焰益甚,故憎风。热气上行,故面色槁如浮尘也。少阳脉入目锐眦,故目瞤瘛。火气内发,上为口糜,为呕逆。血溢血泄者,火迫血妄行也。凡邪阴胜则恶寒,阳盛则恶热,因金火之气相争,故寒热往来,发而为疟。所以恶寒振慄,寒极反热也。热甚故嗌络焦槁,渴饮水浆。热在脾,故色黄。热在心,故色赤。热伤气,故少气。热伤血,故脉萎。化水为胕肿者,热伤肺,失降下之令。热伤肾,则膀胱水道不利,故传为胕肿也。

〔讲〕其火气甚,而火来侮金,已可见矣。其时之民必病惊瘛咳衄,心热烦躁,便数憎风,厥气上行,面如浮埃,目乃瞤瘛,火气内发,上为口糜呕逆,血溢血泄,发而为疟,恶寒鼓慄,寒极反热,嗌络焦槁,渴饮水浆,色变黄赤,少气脉萎,化而为水,传为胕肿。

⑨孟景春等《黄帝内经素问译释》病多惊恐瘛疭,咳嗽,衄血,心热烦躁,小便频数,怕风,厥逆之气上行,面色如蒙浮尘,眼睛因而瞤动不宁,火气内生则上为口糜,呕逆,吐血,便血,发为疟疾,则恶寒鼓栗,寒极转热,咽喉部干槁,渴而善饮,小便变为黄赤,少气,脉萎弱,气蒸热化则为水病,传变成为浮肿。

⑩任廷革《任应秋讲〈黄帝内经〉素问》此句未具体注释。

⑪张灿玾等《黄帝内经素问校释》口糜:口疮糜烂。嗌络:咽喉之络脉。化而为水,吴崑注:"火甚则阴气小降,水道不得通调,化为停水。"马莳注:"气蒸热化则为水病。"高士宗注:"此少阴元真之气内虚也。"按:少阳为相火,复极则相火当衰,三焦之气化不行,则停为水病,当以高注为是。

发生惊恐抽搐,咳嗽衄血,心热烦躁,大便频数,恶风,逆气上行,面色如浮尘,两目抽动,火气发于内,上炎为口疮糜烂,呕逆,热邪迫血外溢下泄,发为疟疾,恶寒战栗,寒极反热,咽喉络脉干燥,口渴引饮,颜色变为黄赤,少气脉萎,化为水病,变为浮肿。

⑫方药中等《黄帝内经素问运气七篇讲解》〔惊瘛咳衄,心热烦躁,便数,憎风〕"惊瘛",即振颤抽搐。"心热烦躁",即烦乱不安。"便数",即尿急尿频。"憎风",即恶风。张志聪注:"惊瘛咳衄,热乘心肺也。便数憎风,表里皆热也。"意即上述症状

均属火热之证。

[厥气上行,面如浮埃,目乃眴瘛]"厥气",此处指热邪。"厥气上行",即热邪上犯。"面如浮埃",即面色如土。"目乃眴瘛",即眼睑眴动。这些都是热邪上犯的临床表现。

[火气内发,上为口糜,呕逆,血溢,血泄]"口糜",即口腔糜烂。"呕逆",即呕吐。"血溢",指上部出血,例如呕血,鼻血,咳血等。"血泄",即下部出血,例如便血,尿血,阴道出血等。这些都是里热过甚的表现。

[发而为疟,恶寒鼓慄,寒极反热,嗌络焦槁,渴引水浆,色变黄赤]"疟",即疟疾。"恶寒鼓慄",即寒战。"寒极反热",即先恶寒战慄,寒战停止后出现高热。"嗌络焦枯",即咽喉干燥。"渴引水浆",即大渴引饮。"色变黄赤",即小便变为黄赤。《素问·疟论》谓:"疟之始发也,先起于毫毛,伸欠乃作,寒慄鼓颔,腰脊俱痛,寒去则内外皆热,头痛如破,渴欲冷饮。"与本文描述基本相同。这是对疟疾典型症状的描述。

[少气,脉萎,化而为水,传为胕肿]"少气",指气虚。"脉萎",指血虚。"化而为水,传为胕肿",意即热可以伤气,也可以耗血。在气血两虚的情况下,则可以出现水饮潴留,发生浮肿。这是对前文"热胜则肿"的病机解释。

⑬王洪图等《黄帝内经素问白话解》人们易患惊厥抽搐,咳嗽衄血,心热烦躁,小便频数,恶风,火热之气上蒸,面色晦暗如同灰尘蒙蔽,两眼跳动抽搐。火气入内,在上表现为口舌糜烂、呕吐、气逆、火热逼迫血液运行失常,可以导致血溢、便血。还会发生疟疾,恶寒战栗,恶寒到极点就变为恶热,咽喉络脉干燥,口渴欲饮水,面色变为黄赤,少气,血脉虚弱,气血两虚,水饮停留,传变为浮肿。

⑭郭霭春《黄帝内经素问白话解》血泄:出血。

人们多患惊恐癃疝,咳嗽,衄血,心热烦躁,小便频数,怕风。厥逆之气上行,面色就会像蒙上浮尘,眼睛也眴动引掣。火气内入,就会上为口干,呕逆,或为血溢,下行则此便血。发为疟疾,就有恶寒鼓栗的现象。寒极转热,咽部干燥,渴欲饮水,面色变为黄赤,少气脉萎弱。气蒸热化则为水病,传变成为浮肿。

(3)甚则入肺,咳而血泄。尺泽绝,死不治。

①王冰《黄帝内经素问》尺泽,肺脉气也。

②马莳《黄帝内经素问注证发微》甚则邪气入肺,为咳而血泄也。尺泽者,手太阴肺经之穴,若此脉气绝,则死不治矣。

③张介宾《类经》火盛必伤金,故甚则入肺,咳而血泄。尺泽,肺经穴也。按:前章少阴司天热淫所胜言尺泽,少阳司天火淫所胜言天府,此章所言与前章相反,然皆系肺经之穴,以火克金,故能互见其害。

④张志聪《黄帝内经集注》从四气五气而直至于终之气也。

⑤高士宗《黄帝素问直解》此少阳元真之气内虚也,甚则邪火入肺,咳而血泄,致火盛金衰,而肺脉之尺泽绝,则死不治。

⑥黄元御《黄元御医书全集》甚则热蒸肺败,咳而泄血。泄血者,大肠不敛也。

⑦张琦《素问释义》血泄,已见上,必误也。

⑧高亿《黄帝内经素问详注直讲全集》〔注〕咳而血泄,火甚伤肺,血不归经,故因咳而泄也。

〔讲〕甚则入肺,咳而血溢等证。病势至此,尺泽之脉气未绝,生气犹存,尚可施治,若尺泽已绝,则死候矣,决不可治。

⑨孟景春等《黄帝内经素问译释》甚则邪气入肺,咳嗽,便血。如果尺泽脉绝,多属不治的死证。

⑩任廷革《任应秋讲〈黄帝内经〉素问》(讲解)"尺泽绝,死不治","尺泽"是肺经之穴,火克金,若火旺伤及肺,肺气绝病情就加重了。

⑪张灿玾等《黄帝内经素问校释》甚则热邪人肺,咳嗽血泄等病;若尺泽脉绝,为肺之真气已脱,多属不治的死证。

⑫方药中等《黄帝内经素问运气七篇讲解》[甚则入肺,咳而血泄]"甚",指火气偏胜。"甚则入肺",意即火热过甚时,由于火盛可以刑金,因此必然入肺,出现肺病。"咳而血泄",就是肺病的临床表现。

[尺泽绝,死不治]"尺泽",手太阴肺经穴位。"尺泽绝",即尺泽处摸不到动脉搏动。"尺泽绝",表示肺气绝,故曰"死不治"。此处意即少阳之复时,火气偏胜,火胜可以乘金。乘克过甚时,可以导致人体肺气败绝而致人死亡。

⑬王洪图等《黄帝内经素问白话解》尺泽:穴名,反映肺脉之气。

严重的邪气侵入肺脏,发生咳嗽、血泄等病证。如果肘部的尺泽脉搏断绝不来,这是肺脏衰败的反映,多属于难以治愈的死证。

⑭郭霭春《黄帝内经素问白话解》甚则邪气入肺,咳而出血。如尺泽绝而不动,就是死证不能治。

第三十六解

(一)内经原文

阳明之复,清气大举,森木苍干,**毛虫**乃厉。病生胠胁,气归于左,善太息,甚则心痛**否满**,腹胀而泄,呕苦,咳,哕,烦心,病在鬲中,头痛,甚则入肝,惊骇,筋挛。太冲绝,死不治。

(二)字词注释

(1)毛虫

①王冰《黄帝内经素问》此词未具体注释。

②马莳《黄帝内经素问注证发微》毛虫。

③张介宾《类经》毛虫乃厉,金克木也。

④张志聪《黄帝内经集注》毛虫。

⑤高士宗《黄帝素问直解》毛虫。

⑥黄元御《黄元御医书全集》此词未具体注释。

⑦张琦《素问释义》此词未具体注释。

⑧高亿《黄帝内经素问详注直讲全集》〔注〕木属之虫。〔讲〕毛虫。

⑨孟景春等《黄帝内经素问译释》兽类。

⑩任廷革《任应秋讲〈黄帝内经〉素问》"毛虫"是属木之虫,金旺克木,毛虫受病。

⑪张灿玾等《黄帝内经素问校释》毛虫类。

⑫方药中等《黄帝内经素问运气七篇讲解》喜温的动物。

⑬王洪图等《黄帝内经素问白话解》毛虫类。

⑭郭霭春《黄帝内经素问白话解》兽类。

（2）否满

①王冰《黄帝内经素问》此词未具体注释。

②马莳《黄帝内经素问注证发微》否满。

③张介宾《类经》否满。

④张志聪《黄帝内经集注》否满。

⑤高士宗《黄帝素问直解》否满。

⑥黄元御《黄元御医书全集》胆胃交迫,抟结心下,则心痛痞满。

⑦张琦《素问释义》否满。

⑧高亿《黄帝内经素问详注直讲全集》〔注〕〔讲〕否满。

⑨孟景春等《黄帝内经素问译释》痞满。

⑩任廷革《任应秋讲〈黄帝内经〉素问》此词未具体注释。

⑪张灿玾等《黄帝内经素问校释》痞塞胀满。

⑫方药中等《黄帝内经素问运气七篇讲解》"心痛否满",即胸闷满,心前区疼痛。

⑬王洪图等《黄帝内经素问白话解》痞塞胀满。

⑭郭霭春《黄帝内经素问白话解》痞满。

（三）语句阐述

（1）阳明之复,清气大举,森木苍干,毛虫乃厉。

①王冰《黄帝内经素问》杀气大举,木不胜之,故苍青之叶,不及黄而干燥也。厉,谓疵厉,疾疫死也。清甚于内,热郁于外故也。

②马莳《黄帝内经素问注证发微》阳明之复,清气大举,森木苍干,毛虫乃厉,金胜木也。

③张介宾《类经》阳明燥金之复,故清气大举,森木苍干,毛虫乃厉,金克木也。

④张志聪《黄帝内经集注》阳明之复,发于本位主令之时,是以清气大举,森木苍干,毛虫乃厉。

⑤高士宗《黄帝素问直解》阳明受制,则清气不举。今阳明之复,则清气大举,

木受金刑,则森木苍干,毛虫乃厉。厉,犹病也。

⑥黄元御《黄元御医书全集》阳明复则金刑木败。

⑦张琦《素问释义》此句未具体注释。

⑧高亿《黄帝内经素问详注直讲全集》〔批〕此言木胜克土,金气来复之物变民病也。

〔注〕阳明为燥,金复则清气大举,森木苍干,木属之虫乃病也。

〔讲〕如木胜克土,而阳明燥金之气来复,验之于气,则清气大举,观于物,则森木苍干,毛虫乃厉。

⑨孟景春等《黄帝内经素问译释》阳明燥气之复,则清肃之气大行,树木苍老干枯,兽类因之多发生疫病。

⑩任廷革《任应秋讲〈黄帝内经〉素问》(讲解)阳明之复的病变表现。"阳明之复"即燥金之气过胜,是阳明燥金先被君火胜制(相乘关系),之后报复君火(反侮关系),即燥金之气反侮君火而胜制风木。"清气大举"是燥气大举;"毛虫乃厉","厉"是"受病"之意,"毛虫"是属木之虫,金旺克木,毛虫受病。

⑪张灿玾等《黄帝内经素问校释》厉:《玉篇》"危也"。《史记·严安传》:"民不夭厉。"注:"厉,病也。"

阳明燥金为复气时,凉气大起,林木青老干枯,毛虫类受到危害而为病。

⑫方药中等《黄帝内经素问运气七篇讲解》[阳明之复]"阳明之复",即燥气、凉气来复。凡属风气、温气偏胜之年,到了一定程度就会出现燥气、凉气来复,气温由温转凉。

[清气大举,森木苍干,毛虫乃厉]"清气",即凉气。"清气大举",即气候大凉。"森木",即树林。"森木苍干",即树木干枯,树凋叶落。"毛虫",即喜温的动物。"厉",指受到损害。全句意即"阳明之复"时,凉气偏胜,树木因气候寒凉而树凋叶落,喜温的动物也因气候寒凉不能适应而生长不好。

⑬王洪图等《黄帝内经素问白话解》阳明燥金为复气时,清凉的气候突出,森林树木苍老干枯,毛虫类易发生传染病而死亡。

⑭郭霭春《黄帝内经素问白话解》阳明之复,清肃之气大行,众多的树木都苍老枯干,兽类多发生疫病。

(2)病生肤胁,气归于左,善太息,甚则心痛否满,腹胀而泄,呕苦,咳,哕,烦心,病在鬲中,头痛。

①王冰《黄帝内经素问》此句未具体注释。

②马莳《黄帝内经素问注证发微》其民病,为病生肤胁,气归于左,为善太息,甚则为心痛,为否满腹胀而泄,为呕苦,为咳,为哕,为烦心,为病在鬲中,为头痛。

③张介宾《类经》病生肤胁,气归于左,肝木伤也。金气盛则木郁火衰而阳气不达,故善太息。甚则心痛否满,腹胀而泄,呕吐咳哕烦心,清邪在中也。头痛者,阴寒外束,热聚于经也。

④张志聪《黄帝内经集注》病生肤胁。气归于左者,金乘木也。心痛否满,腹胀而泄,乘火土也。胆病者,善太息呕苦,木受金刑,府亦病也。咳哕,肺气逆也。咳哕烦心者,病在鬲中,阳明之气上逆也。头痛,厥阴病也。

⑤高士宗《黄帝素问直解》病生肤胁,气归于左,肝木病也。善太息,胆木病也。甚则清气太过,而心痛,以及否满腹胀而泄。阳明气逆,则呕苦,肺胃不和,则咳。胸有固寒,则哕。胃络不通于心,则烦心,而病在鬲中。厥阴肝脉,上出额,与督脉会于巅,肝脉病,故头痛。

⑥黄元御《黄元御医书全集》肺位于右,肝位于左,金承木负,故病生右胁,而气归左胁。肝胆同气,肝气下陷,则胆气上逆,胆木刑胃,浊气上填,则胸膈壅塞。胆胃交迫,抟结心下,则心痛痞满。肺胃冲逆,则呕吐咳哕,头痛心烦。

⑦张琦《素问释义》金盛木伤,故病生肤胁而气在左,善太息为脾病。心痛烦心,证亦不类,疑衍也。否满腹胀,木郁之象。胆味苦,故呕苦。病在鬲中,未详。头痛者,足阳明脉上行头角也。

⑧高亿《黄帝内经素问详注直讲全集》〔注〕肝脉布肤胁,气行于左。遇金相克,故病太息者,肝气郁不得伸也。手厥阴脉起胸中护心,燥气克之,故心痛。否胀者,燥为阴气,阴主凝而气不行,故否满腹胀而泄也。阳明克甲木,胃气与胆气相搏,故呕苦咳哕烦心也。病鬲中者,阳明脉下鬲属胃,气郁不行,故病鬲中也。头痛者,阳明脉起鼻,交頞中,循颊车,至额颅,故头痛也。

〔讲〕其金气甚而金来侮木,已可见矣。其时之民,必病生于肤胁,气归于左,善太息,甚则心痛否满,腹胀而泄,呕苦咳哕烦心,病在鬲中头痛。

⑨孟景春等《黄帝内经素问译释》人们的疾病生于肤胁,燥气偏于左侧,善于叹息,甚则心痛痞满,腹胀而泄泻,呕吐苦水,咳嗽,呃逆,烦心,病在鬲中,头痛。

⑩任廷革《任应秋讲〈黄帝内经〉素问》此句未具体注释。

⑪张灿玾等《黄帝内经素问校释》气归于左:肝气生于左,金为复气必克木,气归于左,即肺金克肝木之义。

发生肤胁部病变,气归于左侧,喜太息,甚则心痛,痞塞胀满,腹胀泄泻,呕出苦味,咳嗽呃逆,心烦,病在胸膈之内,头痛。

⑫方药中等《黄帝内经素问运气七篇讲解》[病生肤胁,气归于左]"肤胁",即胁肋部。"气",指凉气。"左",此处指人体的肝。"病生肤胁,气归于左",意即"阳明之复"时,由于金胜必然乘木,所以人体容易发生肝病。张志聪注:"气归于左者,金乘木也。"即属此义。

[善太息,甚则心痛否满,腹胀而泄,呕苦,咳哕,烦心,病在鬲中,头痛]"善太息",即叹气。"心痛否满",即胸闷满,心前区疼痛。"腹胀而泄",即腹胀腹泻。"呕苦",即呕吐苦水。"咳哕",即咳嗽干呕。"烦心",即心中烦乱。"鬲中",指横膈以下部位。这个部位为肝脾胃所居之地。"病在鬲中",指肝脾受伤。全句意即"阳明之复"时,不但肺气失调,在临床上出现胸闷叹息、咳嗽胸痛等肺病症状,而且还由

于金胜乘木的原因,而在临床上出现肝气失调以及由于肝失调达而出现脾胃症状。

⑬王洪图等《黄帝内经素问白话解》人们的病变多发生在胁肋部,邪气常侵犯左侧,时常叹息。严重的出现心痛、痞塞胀满、腹胀、泄泻、呕出苦味、咳嗽、干哕、心烦、病在横膈的部位、头痛。

⑭郭霭春《黄帝内经素问白话解》人们的疾病生于肢胁,其气偏于左侧不舒,时时叹息,甚则产生心痛,痞满,腹胀,泄泻,呕吐,咳嗽,呃逆,烦心。病在膈中,头痛。

(3)甚则入肝,惊骇,筋挛。太冲绝,死不治。

①王冰《黄帝内经素问》太冲,肝脉气也。

②马莳《黄帝内经素问注证发微》甚则入肝为惊骇,为筋挛也。太冲者,足厥阴肝经之穴,若此脉气绝,则死不治矣。

③张介宾《类经》金强侮肝,故为惊骇筋挛之病,太冲,肝经穴也。

④张志聪《黄帝内经集注》夫病生肢胁头痛,病在肝之经气,如入肝则干藏矣。干藏者半死半生,盖邪虽薄藏,而藏真不伤者生。如太冲脉绝,真元伤矣。夫厥阴少阴少阳太阴之复,发于五气六气之时,阳明太阳之发,报复岁半以前之气,是以木火土之皆病也。

⑤高士宗《黄帝素问直解》甚则金气入肝,而惊骇筋挛。若金盛木衰,至肝脉之太冲绝,则死不治。

⑥黄元御《黄元御医书全集》金盛木衰,则善太息。肝木郁陷,冲突排决,下开后窍,则腹胀而泄。甚则木枯肝败,惊骇筋挛。惊者肝气之怯,挛者筋膜之燥也。

⑦张琦《素问释义》此句未具体注释。

⑧高亿《黄帝内经素问详注直讲全集》〔注〕甚则入肝者,谓燥金气甚乘肝,则惊骇而筋挛也。

〔讲〕甚则入肝,惊骇筋挛等证。病势至此,太冲之脉气未绝,生气犹存,尚可施治,若太冲已绝,则死候矣,决不可治。

⑨孟景春等《黄帝内经素问译释》甚则邪气入肝,惊骇,筋挛。如果太冲脉绝,多属不治的死证。

⑩任廷革《任应秋讲〈黄帝内经〉素问》(讲解)"太冲绝,死不治","太冲"是肝经之穴,燥金胜制肝木,病情就加重了。

⑪张灿玾等《黄帝内经素问校释》甚则病邪入肝,惊骇,筋脉拘挛等病;若太冲脉绝者,为肝之真气已脱,多属不治的死证。

⑫方药中等《黄帝内经素问运气七篇讲解》〔甚则入肝,惊骇,筋挛〕"甚",指凉气、燥气偏胜。"甚则入肝",意即凉气太甚时,金胜可以乘木,因此必然入肝,出现肝病。"惊骇,筋挛",即肝病的临床表现之一。

〔太冲绝,死不治〕"太冲",足厥阴肝经穴位。"太冲绝",即太冲穴处摸不到动脉搏动。"太冲绝",表示肝气绝,故曰"死不治"。此处意即阳明之复时,金气偏胜,金胜必然乘木。乘克过甚时可以导致人体肝气败绝而死亡。

⑬王洪图等《黄帝内经素问白话解》太冲:穴名,反映肝脉之气。

严重的邪气进入肝脏,发生惊骇、筋脉拘急等病证。如果足大趾后部的太冲脉搏动断绝,这是肝脏衰败的反映,多属于难以治愈的死证。

⑭郭霭春《黄帝内经素问白话解》甚则邪气入肝,而发生惊骇、筋挛等证。如太冲脉绝而不动,就是死证不能治。

第三十七解

（一）内经原文

太阳之复,厥气上行,水凝雨冰,**羽虫**乃死。心胃生寒,胸膈不利,心痛否满,头痛,善悲,时眩仆,食减,**腰脽**反痛,屈伸不便,地裂冰坚,阳光不治,少腹控睾,引腰脊,上冲心,唾出清水,及为哕噫,甚则入心,善忘善悲。神门绝,死不治。帝曰:善。

（二）字词注释

（1）羽虫

①王冰《黄帝内经素问》此词未具体注释。

②马莳《黄帝内经素问注证发微》羽虫。

③张介宾《类经》羽虫属火,水盛乃死也。

④张志聪《黄帝内经集注》羽虫。

⑤高士宗《黄帝素问直解》羽虫。

⑥黄元御《黄元御医书全集》此词未具体注释。

⑦张琦《素问释义》此词未具体注释。

⑧高亿《黄帝内经素问详注直讲全集》〔注〕火属之虫。〔讲〕羽虫。

⑨孟景春等《黄帝内经素问译释》禽类。

⑩任廷革《任应秋讲〈黄帝内经〉素问》属火的羽虫。

⑪张灿玾等《黄帝内经素问校释》羽虫类。

⑫方药中等《黄帝内经素问运气七篇讲解》喜热的动物。

⑬王洪图等《黄帝内经素问白话解》羽虫类。

⑭郭霭春《黄帝内经素问白话解》禽类。

（2）腰脽

①王冰《黄帝内经素问》此词未具体注释。

②马莳《黄帝内经素问注证发微》腰脽。

③张介宾《类经》腰脽反痛,屈伸不便,寒归水藏而连及太阳经也。

④张志聪《黄帝内经集注》腰脽反痛,屈伸不利,水淫而反自伤也。

⑤高士宗《黄帝素问直解》太阳经脉不和,则腰脽反痛。

⑥黄元御《黄元御医书全集》此词未具体注释。

⑦张琦《素问释义》腰椎。

⑧高亿《黄帝内经素问详注直讲全集》〔注〕太阳脉夹脊抵腰,一支贯臀入腘,故腰脽痛。〔讲〕腰脽。

⑨孟景春等《黄帝内经素问译释》腰臀部。

⑩任廷革《任应秋讲〈黄帝内经〉素问》此词未具体注释。

⑪张灿玾等《黄帝内经素问校释》腰部臀部。

⑫方药中等《黄帝内经素问运气七篇讲解》"腰脽反痛",即腰痛,一般属于肾气虚。

⑬王洪图等《黄帝内经素问白话解》腰椎。

⑭郭霭春《黄帝内经素问白话解》腰椎。

(3)哕噫

①王冰《黄帝内经素问》此词未具体注释。

②马莳《黄帝内经素问注证发微》哕噫。

③张介宾《类经》寒水侮土,胃脘无阳也。

④张志聪《黄帝内经集注》哕噫。

⑤高士宗《黄帝素问直解》为哕为噫。哕噫者,火土不相生也。

⑥黄元御《黄元御医书全集》哕噫。

⑦张琦《素问释义》哕噫。

⑧高亿《黄帝内经素问详注直讲全集》〔注〕〔讲〕哕噫。

⑨孟景春等《黄帝内经素问译释》呃逆嗳气。

⑩任廷革《任应秋讲〈黄帝内经〉素问》此词未具体注释。

⑪张灿玾等《黄帝内经素问校释》呕逆嗳气。

⑫方药中等《黄帝内经素问运气七篇讲解》干呕噫气。

⑬王洪图等《黄帝内经素问白话解》干哕、嗳气。

⑭郭霭春《黄帝内经素问白话解》呃逆嗳气。

(三)语句阐述

(1)太阳之复,厥气上行,水凝雨冰,羽虫乃死。

①王冰《黄帝内经素问》雨水,谓雹也。寒而遇雹,死亦其宜。寒化于地,其上复土,故地体分裂,水积冰坚。久而不释,是阳光之气,不治寒凝之物也。太阳之复,与不相持,上湿下寒,火无所住,心气内郁,热由是生,火热内燔,故生斯病。(〔新校正云〕详注云与不相持,不字疑作土。)

②马莳《黄帝内经素问注证发微》太阳之复,则寒气上行,水凝雨冰,羽虫乃死,水胜火也。

③张介宾《类经》太阳寒水之复,其气上行,则水凝雨冰。羽虫属火,水盛乃死也。

④张志聪《黄帝内经集注》厥气上行者,郁逆之气上行而欲复岁半以前之气也。水凝,水寒在下也。雨冰,寒气在上也。上下皆寒,是以羽虫乃死,盖寒淫而火

灭也。

⑤高士宗《黄帝素问直解》厥气,寒气也。太阳受制,则寒气不行。今太阳之复,寒气上行,寒气上行,则水凝雨冰。水胜火灭,故火类之羽虫乃死。

⑥黄元御《黄元御医书全集》太阳复则水刑火败。

⑦张琦《素问释义》此句未具体注释。

⑧高亿《黄帝内经素问详注直讲全集》〔批〕此言火胜克金,水气来复之物变民病也。

〔注〕太阳为寒水,复则厥气上逆,水凝雨冰,火属之虫乃死也。

〔讲〕如火胜克金,而太阳寒水之气来复,验之于气,则厥气上行,观之于物,则水凝雨冰,羽虫乃死。

⑨孟景春等《黄帝内经素问译释》太阳寒气之复,则寒气上行,水结成雨与冰雹,禽类因此死亡。

⑩任廷革《任应秋讲〈黄帝内经〉素问》(讲解)太阳之复的病变表现。"太阳之复"即寒水之气过胜,是太阳寒水先被湿土胜制(相乘关系),之后报复湿土(反侮关系),即寒水之气反侮湿土而胜制君火。"厥气上行","厥气"是寒水之气,"上行"是厥逆;"羽虫乃死",属火的羽虫就不能正常生长发育。

⑪张灿玾等《黄帝内经素问校释》太阳寒水之气为复气时,厥逆之气上行,水结成冰,雨水冰雹,羽虫类乃死。

⑫方药中等《黄帝内经素问运气七篇讲解》[太阳之复]"太阳之复",即寒气来复。凡属热气、火气偏胜之年,到了一定程度就会出现寒气来复,气候由热变冷。

[厥气上行,水凝雨冰,羽虫乃死]"厥气",此处指寒气。"厥气上行",即寒气来复。"水凝",即水凝成冰。"雨冰",即下雪。"羽虫",即喜热的动物。全句意即"太阳之复"时寒气偏胜。气候十分寒冷,雪地冰天,喜热的动物可以由于气候过冷不能适应而死亡。

⑬王洪图等《黄帝内经素问白话解》太阳寒水为复气时,寒冷之气流行,水凝结成坚冰,羽虫类受到寒气所伤而死亡。

⑭郭霭春《黄帝内经素问白话解》太阳之复,则寒气上行,水结冰,天下雪。禽类因此死亡。

(2)心胃生寒,胸膈不利,心痛否满,头痛,善悲,时眩仆,食减,腰脽反痛,屈伸不便,地裂冰坚,阳光不治,少腹控睾,引腰脊,上冲心,唾出清水,及为哕噫。

①王冰《黄帝内经素问》此句未具体注释。

②马莳《黄帝内经素问注证发微》民病为心胃生寒,为胸中不利,为心痛,为否满,为头痛,为善悲,为不时眩仆,为食减,为腰脽反痛,屈伸不便。及地裂冰坚,则阳光不治,民病为少腹控其睾丸,引腰脊,以上冲心,为唾出清水,及为哕噫。

③张介宾《类经》其病心胃生寒,故胸中不利也。心痛否满,寒在膈间也。头痛善悲,寒并于上而阳神虚也。时眩仆食减,清阳失位而胃中寒也。腰脽反痛,屈伸不

便,寒归水藏而连及太阳经也。地裂冰坚,阳光不治,水令行也。少腹控睾,引腰脊,上冲于心,寒客三阴,上侵君火也。唾出清水,及为哕噫,寒水侮土,胃脘无阳也。

④张志聪《黄帝内经集注》心胃生寒,胸膈不利,心痛否满,头痛善悲,时眩仆者,厥气上行,从下而中,中而上也。食减,水乘土也。腰脽反痛,屈伸不利,水淫而反自伤也。阳光不治,木火之气衰也。少腹控睾,引腰脊上冲心者,厥阴病也。唾出清水及为哕噫,从胃而上及于心也。

⑤高士宗《黄帝素问直解》寒气盛,故心胃生寒。心胃生寒,故胸膈不利。胸膈不利,故心痛否满。太阳经脉,上行于头,故头痛。阴气盛,故善悲,头痛,则时眩仆。中土虚寒,则食减。太阳经脉不和,则腰脽反痛,而屈伸不便。寒气已极,则地裂冰坚,而阳光不治。寒气在下,则少腹控睾,由下而中,则引腰脊,由中而上,则上冲心。寒气上冲,则唾出清水,及为哕为噫。哕噫者,火土不相生也。

⑥黄元御《黄元御医书全集》足太阳之脉挟脊抵腰,足少阴之脉贯脊上膈,肾位于腰,睾丸者,肾气所结,水邪上泛,则自少腹而起,前控睾丸,后引腰脊,上冲心中。厥气上行,凌犯君火,则心痛痞满,胸膈不利。火渐土败,胃气上逆,则唾出清水,及为哕噫。

⑦张琦《素问释义》寒水之气上行心胃,阳衰故有诸证。太阳遍络一身,故头痛眩仆。腰椎痛,屈伸不便也。太阳膀胱合肾,故少腹控睾引腰脊上冲心也。寒饮内发,故唾清水及哕噫也。善悲善忘不合,疑误衍耳。

⑧高亿《黄帝内经素问详注直讲全集》〔注〕太阳脉络心抵胃下膈,寒气在中,故心胃寒,胸膈不利,心痛也。阴气凝滞,故否满。太阳脉从巅络脑,故头痛眩仆。胃生寒,故食减。太阳脉挟脊抵腰,一支贯臀入腘,故腰脽痛,屈伸不利。地裂冰坚,阳光不治,所以少腹因寒气作痛,控丸引脊,气上逆而动心也。唾清哕噫者,胃受寒故也。

〔讲〕其水气甚而水来侮火,已可见矣。其时之民,必病心胃生寒,胸膈不利,心痛否满,头痛善非时眩仆,食减,腰脽反痛,屈伸不便,地裂冰坚,阳光不治,少腹控睾,引腰脊上冲心,唾出清水,及为哕噫。

⑨孟景春等《黄帝内经素问译释》人们的病是心胃生寒气,胸膈不宽,心痛痞满,头痛,容易伤悲,时常眩仆,纳食减少,腰臀部疼痛,屈伸不便,地裂坼,冰厚而坚,阳光不温暖,少腹痛牵引睾丸并连腰脊,逆气上冲于心,以致唾出清水或呃逆嗳气。

⑩任廷革《任应秋讲〈黄帝内经〉素问》此句未具体注释。

⑪张灿玾等《黄帝内经素问校释》发生心胃生寒,胸膈不通畅,心痛痞满,头痛喜悲,时时眩晕仆倒,饮食减少,腰部臀部反而疼痛,屈伸不利等病;地冻裂,冰坚实,阳气不得施治;发生少腹疼痛连及睾丸,牵引腰脊,上冲心痛,唾出清水,呕逆嗳气。

⑫方药中等《黄帝内经素问运气七篇讲解》〔心胃生寒,胸膈不利,心痛否满,

头痛,善悲,时眩仆,食减,腰脽反痛,屈伸不便]"心胃生寒",即心和胃出现寒象,亦即心脾表现阳气虚衰。"胸膈不利",指胸腹部不适。"心痛",指胸腹痛。"否满",指胸腹堵塞胀满。这些都是"胸膈不利"的临床表现。"胸膈不利",一般属于心脾气虚。"善悲",即悲哀欲哭,一般属于肺气虚。"眩仆",即眩晕卒倒,一般属于肝气虚。"食减",即食欲减退,一般属于胃气虚。"腰脽反痛",即腰痛,一般属于肾气虚。全句意即太阳之复时,人体心肝脾肺肾五脏均可因寒气偏胜、阳气虚衰而在临床上表现上述各种气虚现象。

[地裂冰坚,阳光不治]"地裂",指土地冻裂。"冰坚",即水凝成坚冰。"阳光不治",即气候寒冷。此句是对太阳之复时自然景象的描述。

[少腹控睾,引腰脊,上冲心,唾出清水,及为哕噫]"少腹控睾",即少腹疼痛牵及阴囊睾丸。"引腰脊",即少腹疼痛牵及腰脊部亦发生疼痛。"上冲心",指寒邪上冲心胃。"唾出清水",即吐清水。"哕噫",即干呕噫气。全句意即"太阳之复"时,寒气偏胜。人体可以因寒而出现少腹痛,吐清水,干呕噫气等里寒症状。

⑬王洪图等《黄帝内经素问白话解》人们易患心胃生寒、胸膈不通利、心痛、痞塞胀满、头痛、无故欲哭、时常眼前发黑而晕倒、饮食减少、腰椎疼痛而屈伸不便利等病证。自然界表现为,地冻裂,冰坚而厚,阳气的温暖作用不能发挥。人们出现少腹疼痛连及睾丸,牵引腰脊,寒气上冲心中,唾出清水,以及干哕、嗳气。

⑭郭霭春《黄帝内经素问白话解》人们多患心胃生寒气,胸中不爽快,心痛,痞满,头痛,多恐惧,经常眩晕仆倒,纳食减少,腰椎疼痛,屈伸极不方便。如地裂,冰厚而坚,阳光不显温暖,人们就会少腹痛,牵引睾丸,连腰脊都痛,逆气上冲于心,唾出清水,呃逆嗳气。

(3)甚则入心,善忘善悲。神门绝,死不治。

①王冰《黄帝内经素问》神门,真心脉气。

②马莳《黄帝内经素问注证发微》甚则入心,为善忘,为善悲。神门者,手少阴心经之穴。若此脉气绝,则死不治矣。

③张介宾《类经》寒甚者必乘心,心藏神,神不足则善忘善悲。神门,心经穴也。

④张志聪《黄帝内经集注》盖亦报复岁半以前之木火土也。王子律曰:木火土三气子母相合,而胜岁半以后之气,是以复发而俱之。计逊公问曰:少阴太阳有水火寒热之并发,奚少阴之复有寒气,而太阳之复无阳热耶?曰:少阴之本火,太阳之本寒,报复之气发于岁半以后,乃凉寒之时,是以少阴有寒而太阳无热,从时化也。

⑤高士宗《黄帝素问直解》甚则寒气入心,故善忘善悲。若水盛火衰,至心脉之神门绝,则死不治。

⑥黄元御《黄元御医书全集》浊气上填,故食减头痛。阳气浮越,故时时眩仆。甚则火寒心败,善忘善悲。善忘者心神之失藏,善悲者肺气之无制也(肺主悲)。

⑦张琦《素问释义》此句未具体注释。

⑧高亿《黄帝内经素问详注直讲全集》〔注〕寒甚乘心,神明失宰,故善忘。且金无所畏,反侮心而善悲矣。

〔讲〕甚则入心,善忘善悲等证。病势至此,神门之脉气未绝,生气犹存,尚可施治,若神门已绝,则死候矣,决不可治。

⑨孟景春等《黄帝内经素问译释》甚则邪气入心,善忘善悲。如果神门脉绝,多属不治的死证。

⑩任廷革《任应秋讲〈黄帝内经〉素问》(讲解)"神门绝,死不治","神门"是心经之穴,水气过胜制心火,病情就加重了。

⑪张灿玾等《黄帝内经素问校释》甚则邪气入心,喜忘喜悲等病;若神门脉绝,为心之真气已脱,多属不治的死证。

⑫方药中等《黄帝内经素问运气七篇讲解》[甚则入心,善忘,善悲]"甚",此指寒气偏胜。"甚则入心",意即寒气太甚时,水胜乘火,必然伤心。"善忘",即健忘,一般属于脾病。"善悲",即善悲哀,一般属于肺病。但是由于心主五脏之神,所以"善忘""善悲"亦属心之所主。因而在寒邪伤心时也可以出现"善忘""善悲"的临床表现。

[神门绝,死不治]"神门",手少阴心经穴位。"神门绝",即神门穴处摸不到动脉搏动。"神门绝",表示心气绝,故曰"死不治"。此处意即太阳之复时,寒气偏胜。水胜必然乘火。乘克过甚时可以导致人体心气败绝而死亡。

⑬王洪图等《黄帝内经素问白话解》神门:穴名,反应真心脉之气。

严重的邪气进入心脏,出现健忘、易悲伤等病证。如果手腕尺侧的神门脉搏动断绝,这是心脏衰败的反映,多属于难以治愈的死证。

⑭郭霭春《黄帝内经素问白话解》甚则邪气入心,发生善忘善悲的现象。如神门脉绝而不动,就是死证不能治。

第三十八解

(一)内经原文

治之奈何? 岐伯曰:厥阴之复,治以酸寒,佐以甘辛,以酸写之,以甘缓之;少阴之复,治以咸寒,佐以苦辛,以甘写之,以酸收之,辛苦发之,以咸奭^[注]之;太阴之复,治以苦热,佐以酸辛,以苦写之、燥之、泄之;少阳之复,治以咸冷,佐以苦辛,以咸奭之,以酸收之,辛苦发之,发不远热,无犯温凉,少阴同法;阳明之复,治以辛温,佐以苦甘,以苦泄之,以苦下之,以酸补之;太阳之复,治以咸热,佐以甘辛,以苦坚之。

[注]奭:郭霭春《黄帝内经素问校注》、张灿玾等《黄帝内经素问校释》、孟景春等《黄帝内经素问译释》、人民卫生出版社影印顾从德本《黄帝内经素问》此处为"奭";方药中等《黄帝内经素问运气七篇讲解》此处为"软"。奭通软。下同。

(二)字词注释

（1）写

①王冰《黄帝内经素问》此字未具体注释。

②马莳《黄帝内经素问注证发微》内用酸者所以泻之也。

③张介宾《类经》写肝之实。

④张志聪《黄帝内经集注》此字未具体注释。

⑤高士宗《黄帝素问直解》写，舒也，下写仿此。

⑥黄元御《黄元御医书全集》此字未具体注释。

⑦张琦《素问释义》此字未具体注释。

⑧高亿《黄帝内经素问详注直讲全集》〔讲〕其治之所以用酸者，以酸能泻也。

⑨孟景春等《黄帝内经素问译释》以酸泻其邪。

⑩任廷革《任应秋讲〈黄帝内经〉素问》"酸"可泻风木之气。

⑪张灿玾等《黄帝内经素问校释》用酸味以泻其邪。

⑫方药中等《黄帝内经素问运气七篇讲解》泻。

⑬王洪图等《黄帝内经素问白话解》用酸味的药物泻去风邪。

⑭郭霭春《黄帝内经素问白话解》用酸药泻其邪。

（2）耎

①王冰《黄帝内经素问》此字未具体注释。

②马莳《黄帝内经素问注证发微》用咸者所以耎之也。

③张介宾《类经》耎。

④张志聪《黄帝内经集注》此字未具体注释。

⑤高士宗《黄帝素问直解》以咸耎之而泄其火。

⑥黄元御《黄元御医书全集》此字未具体注释。

⑦张琦《素问释义》此字未具体注释。

⑧高亿《黄帝内经素问详注直讲全集》〔讲〕其治以咸者，取其能软之也。

⑨孟景春等《黄帝内经素问译释》以咸味软坚。

⑩任廷革《任应秋讲〈黄帝内经〉素问》此词未具体注释。

⑪张灿玾等《黄帝内经素问校释》用咸味以耎之。

⑫方药中等《黄帝内经素问运气七篇讲解》"软"，系针对"坚"字而言。"以咸软之"，意即在火热太盛时，不但要用苦寒的药物，而且还应同时合用咸寒攻下泻热的药物，以期里热能因此迅速得到清解。

⑬王洪图等《黄帝内经素问白话解》用咸味的药物使火气柔软和平。

⑭郭霭春《黄帝内经素问白话解》用咸药软坚。

（三）语句阐述

（1）治之奈何？

①王冰《黄帝内经素问》复气倍胜，故先问以治之。

②马莳《黄帝内经素问注证发微》然所以治之者。

③张介宾《类经》治六气之复。

④张志聪《黄帝内经集注》此句未具体注释。

⑤高士宗《黄帝素问直解》六气之复，治之奈何？

⑥黄元御《黄元御医书全集》六气之复，治法如此。

⑦张琦《素问释义》此句未具体注释。

⑧高亿《黄帝内经素问详注直讲全集》〔批〕此言复气为变之治法也。

〔讲〕黄帝曰：夫子诸复气为变之论，诚善矣哉！然则治之又当奈何。

⑨孟景春等《黄帝内经素问译释》怎样治疗呢？

⑩任廷革《任应秋讲〈黄帝内经〉素问》（讲解）六气之复引发的病证如何治疗呢？

⑪张灿玾等《黄帝内经素问校释》复气致病时怎样治疗呢？

⑫方药中等《黄帝内经素问运气七篇讲解》此句未具体注释。

⑬王洪图等《黄帝内经素问白话解》复气所致之病应该怎么治疗呢？

⑭郭霭春《黄帝内经素问白话解》怎样治疗呢？

（2）岐伯曰：厥阴之复，治以酸寒，佐以甘辛，以酸写之，以甘缓之。

①王冰《黄帝内经素问》不大缓之，夏犹不已，复重于胜，故治以辛寒也。（〔新校正云〕按别本治以酸寒作治以辛寒也。）

②马莳《黄帝内经素问注证发微》厥阴之复，治以酸寒，佐以甘辛，内用酸者所以泻之也，用甘者所以缓之也。

③张介宾《类经》厥阴风木之复，治以酸寒，木之正味，其写以酸，木火相生，宜清以寒也。佐以甘辛，木盛土衰，以甘补土，辛从金化，以辛制木也。写者，写肝之实。缓者，缓肝之急也。

④张志聪《黄帝内经集注》此句未具体注释。

⑤高士宗《黄帝素问直解》治复之法，但当助其本气，惟热燥之气有余，或当折之，或当助之也。酸者，木之味，寒者，水之气，治以酸寒，助木气也。恐寒气之过甚，则佐以甘，恐酸味之过甚，则佑以辛。夫治以酸寒者，乃以酸写之。写，舒也。下写仿此。佐以甘辛者，乃以甘缓之。酸寒而但曰酸，甘辛而但曰甘，省文也。此治厥阴之复，助之而不折之也。

⑥黄元御《黄元御医书全集》此句未具体注释。

⑦张琦《素问释义》此句未具体注释。

⑧高亿《黄帝内经素问详注直讲全集》〔注〕厥阴风木，治以酸寒者，风为阳邪，阳胜则伤阴，酸以收阴气，寒以胜热也。佐以甘辛者，风胜则脾病生，甘益土，辛散

风,酸敛木气也。

〔讲〕岐伯对曰:如厥阴风木之复,当以味之酸、气之寒者治之,味之甘、味之辛者佐之。其治之所以用酸者,以酸能泻也。其佐之所以用甘,取甘能缓之也。

⑨孟景春等《黄帝内经素问译释》岐伯说:厥阴复气所致的病,治用酸寒,佐以甘辛,以酸泻其邪,以甘缓其急。

⑩任廷革《任应秋讲〈黄帝内经〉素问》(讲解)"厥阴之复,治以酸寒,佐以甘辛,以酸泻之,以甘缓之",这是对厥阴之复的治法。"酸"可泻风木之气,"寒"可治风木之相火,所以要"治以酸寒""辛"可散肝,风过胜土用"甘"补土,故曰"佐以甘辛";风过肝急,故曰"以甘缓之"。

⑪张灿玾等《黄帝内经素问校释》岐伯说:厥阴风木为复气致病,以酸寒之药物主治,以甘辛佐之,用酸味以泻其邪,用甘味以缓其急。

⑫方药中等《黄帝内经素问运气七篇讲解》"厥阴之复",意即风气偏胜。"治以酸寒,佐以甘辛",与前述"风淫于内,治以辛凉,佐以苦,以甘缓之,以辛散之"及"风淫所胜,平以辛凉,佐以苦甘,以甘缓之,以酸泻之"之义基本相同。所不同者,前文对于风病的治疗提法是"治以辛凉",此处的提法是"治以酸寒"。为什么有此不同? 我们认为可能此处专系针对复气的治疗而言。因为复气是一种气候变化的自稳调节,必须很快加以控制,以求尽量减少产生新的偏胜。风气偏胜,意味着气候偏温。一般情况下清可胜温,用凉即可。而厥阴之复时,由于此偏胜的风气属于复气,所以需要用寒,以期尽快控制过甚的温热,所以提出"治以酸寒"。

⑬王洪图等《黄帝内经素问白话解》厥阴风木为复气所致之病,用酸寒之品作为治疗疾病的主要药物,用甘辛味的药物作辅佐,用酸味的药物泻去风邪,用甘味的药物缓和风气的急迫。

⑭郭霭春《黄帝内经素问白话解》岐伯说:厥阴之复气所致的病,主治用辛寒的药,佐用甘辛的药,用酸药泻其邪,用甘药缓其急。

(3)少阴之复,治以咸寒,佐以苦辛,以甘泻之,以酸收之,辛苦发之,以咸奭之。

①王冰《黄帝内经素问》不大发汗,以寒攻之,持至仲秋,热内伏结而为心热,少气少力而不能起矣。热伏不散,归于骨矣。

②马莳《黄帝内经素问注证发微》少阴之复,治以咸寒,佐以苦辛,以甘泻之,以酸收之,内用辛苦者所以发之也,用咸者所以奭之也。

③张介宾《类经》少阴君火之复,治以咸寒,制以所不胜也。佐以苦辛,发散其热也。以甘泻之,甘泻火也。以酸收之,敛浮热也。以苦发之,散火之郁也。以咸奭之,解热之结也。

④张志聪《黄帝内经集注》上章曰发表不远热,攻里不远寒,如少阳少阴之火郁而不解,是宜不远热而发散之,然无犯其温凉,盖四之气宜凉,五之气宜温,至终之气而后可用热,时气之不可不从也。

⑤高士宗《黄帝素问直解》咸者,水之味;寒者,水之气。治以咸寒,折火气也。

火气过虚,则佐以苦,苦为火味,以助火也。火气过盛,则佐以辛,辛为金味,以生水也。或以甘写之而平其水,或以酸收之而生其火。夫佐以苦辛者,辛苦乃所以发之;治以咸寒者,乃以咸折之。此治少阴热气之复,或助之而或折之也。

⑥黄元御《黄元御医书全集》此句未具体注释。

⑦张琦《素问释义》此句未具体注释。

⑧高亿《黄帝内经素问详注直讲全集》〔注〕少阴君火,治以咸寒,扶阴以抑阳也。佐以苦辛,发火热也。以甘泻之,缓火急也。以酸收之,敛阴气也,以咸软之,解坚实也

〔讲〕少阴君火之复,则宜以味之咸、气之寒者治之,以味之苦、味之辛者佐之。然火非甘不能泻也,又宜以甘泻之。火非酸不能收也,又宜以酸收之。其佐之用苦者,以苦能发之也。其治之用咸者,以咸能软之也。

⑨孟景春等《黄帝内经素问译释》少阴复气所致的病,治用咸寒,佐以苦辛,以甘泻其邪,以酸味收敛,辛苦发散,以咸软坚。

⑩任廷革《任应秋讲〈黄帝内经〉素问》此句未具体注释。

⑪张灿玾等《黄帝内经素问校释》以酸收之:火热伤津。或汗出伤阴气者,当以酸味以敛其津。王冰注:"数夺其汗,则津竭涸,故以酸收。"

少阴君火为复气致病,以咸寒主治,以苦辛佐之,用甘味以泻其邪,用酸味以敛其津,用辛苦之药物以发散之,用咸味以耎之。

⑫方药中等《黄帝内经素问运气七篇讲解》"少阴之复",意即热气偏胜。"治以咸寒,佐以苦辛,以甘泻之,以酸收之,辛苦发之"等句,与前述"热淫于内,治以咸寒,佐以甘苦,以酸收之,以苦发之"及"热淫所胜,平以咸寒,佐以苦甘,以酸收之"之义基本相同。所不同者,前文是"以苦发之",此处是"辛苦发之"。为什么有用"苦"和"辛苦"之不同? 我们认为,这仍与此处是针对复气的治疗有关。因为此处的热气偏胜属于少阴之复,在治疗上应该尽快使此来复之热气迅速消除。人体在里热炽盛的情况下,用苦寒固然可以清热,即原文所提"以苦发之",用"辛"也可以散热。辛苦合用,常可以使热邪迅速清解,这就是原文所提的"辛苦发之"。此外,此处还提出"以咸软之"的问题。"咸",即咸寒。"坚",此处是指里热炽盛,大便干结。"软",系针对"坚"字而言。"以咸软之",意即在火热太盛时,不但要用苦寒的药物,而且还应同时合用咸寒攻下泻热的药物,以期里热能因此迅速得到清解。

⑬王洪图等《黄帝内经素问白话解》少阴君火为复气所致之病,用咸寒之品作为治疗疾病的主要药物,用苦辛味的药物作为辅佐,用甘味的药物泻去热邪,用酸味的药物收敛阴气,用辛苦味的药物发散热邪,用咸味的药物使火气柔软和平。

⑭郭霭春《黄帝内经素问白话解》收:收敛。耎:软坚。

少阴之复气所致的病,主治用咸寒的药,佐用苦辛的药,用甘药泻其邪,用酸味药收敛,用苦药发散,用咸药软坚。

(4)太阴之复,治以苦热,佐以酸辛,以苦写之、燥之、泄之。

①王冰《黄帝内经素问》不燥泄之,久而为身肿腹满,关节不利,腨及伏兔怫满

内作,膝腰胫内侧胕肿病。

②马莳《黄帝内经素问注证发微》太阴之复,治以苦热,佐以酸辛,内用苦者所以泻之、燥之、泄之也。

③张介宾《类经》太阴湿土之复,治以苦热,苦能写土,热能燥湿也。佐以酸辛,酸能制土,辛能温寒也。以苦写之,燥之泄之,写以夺其壅,燥以胜其湿,泄以利其水也。

④张志聪《黄帝内经集注》此句未具体注释。

⑤高士宗《黄帝素问直解》苦为火味,热为火气,治及苦热,助土气也。火气不足,则佐以酸,木生火也。火气过甚,则佐以辛,金生水也。夫治以苦热者,乃以苦写之,以热燥之,土湿则燥之,土燥则泄之。此治太阴之复,助之而不折之也。

⑥黄元御《黄元御医书全集》此句未具体注释。

⑦张琦《素问释义》王(冰)注:不燥泄之,久而为身肿腹满,关节不利,膝腰胫内侧胕肿病。

⑧高亿《黄帝内经素问详注直讲全集》〔注〕太阴湿土,湿为阴邪,苦以燥湿,热以制寒也。湿甚伤肾,佐以酸,敛肾气也。湿在表,辛能发散也。以苦者,苦以燥湿而泄之也。

〔讲〕太阴湿土之复,则宜治以味之苦、气之热,佐以味之酸、味之辛。其治之以苦者,取苦以泻之,并燥之、泄之也。

⑨孟景春等《黄帝内经素问译释》太阴复气所致的病,治用苦热,佐以酸辛,以苦泻其邪、燥其湿、渗其湿。

⑩任廷革《任应秋讲〈黄帝内经〉素问》此句未具体注释。

⑪张灿玾等《黄帝内经素问校释》泄之,王冰注:"泄,谓渗泄,汗及小便汤浴皆是也。"

太阴湿土为复气致病,以苦热之药物主治,以酸辛佐之,用苦味以泻其邪,以燥性胜其湿,以渗泄利其湿。

⑫方药中等《黄帝内经素问运气七篇讲解》"太阴之复",意即湿气偏胜。"治以苦热,佐以酸辛,以苦泻之、燥之、泄之"与前述"湿淫于内,治以苦热,佐以酸淡,以苦燥之,以淡泄之"及"湿淫所胜,平以苦热,佐以酸辛,以苦燥之,以淡泄之"之义相同。此处"燥之、泄之"系"以苦燥之,以淡泄之"之略笔。

⑬王洪图等《黄帝内经素问白话解》太阴湿土为复气所致之病,用苦热之品作为治疗疾病的主要药物,用酸辛味的药物作为辅佐,用苦味的药物泻去湿邪,治疗湿邪宜用燥和渗泄的方法。

⑭郭霭春《黄帝内经素问白话解》太阴之复气所致的病,主治用苦热的药,佐用酸辛的药,用苦药泻其邪,燥其湿,或泄其湿邪。

(5)少阳之复,治以咸冷,佐以苦辛,以咸软之,以酸收之,辛苦发之,发不远热,无犯温凉,少阴同法。

①王冰《黄帝内经素问》不发汗以夺盛阳,则热内淫于四支,而为解㑊不可名也。谓热不甚,谓寒不甚,谓强不甚,谓弱不甚,不可以名言,故谓之解㑊。粗医呼为鬼气恶病也。久久不已,则骨热髓涸齿干,乃为骨热病也。发汗夺阳,故无留热。故发汗者,虽然生病夏月,及差亦用热药以发之。当春秋时,纵火热胜,亦不得以热药发汗,汗不发而药热内甚,助病为虐,逆伐神灵,故曰无犯温凉。少阴气热,为疗则同,故云与少阴同法也。数夺其汗,则津竭涸,故以酸收,以咸润也。(〔新校正云〕按《六元正纪大论》云:发表不远热。)

②马莳《黄帝内经素问注证发微》少阳之复,治以咸冷,佐以苦辛,以咸㽷之,以酸收之,其用辛苦者所以发其汗也。然其发表者,必其体热,若已温凉,则无所犯,盖温凉不必汗也。且数夺其汗,则津液竭涸,故以酸收咸㽷也。彼少阴为君火,而此少阳为相火,其治法大略同耳。

③张介宾《类经》少阳相火之复,与上文少阴之复治同。发不远热,无犯温凉,重明用发者,勿犯寒凉也。少阴之治亦然。

④张志聪《黄帝内经集注》此句未具体注释。

⑤高士宗《黄帝素问直解》治以咸冷,折火气也,火气过虚,则佐以苦,火气过盛,则佐以辛,或以咸㽷之而泄其火,或以酸收之而生其火,夫佐以苦辛者,辛苦乃所以发之。辛,金味也,苦,火味也。申明辛苦发之,乃发不远热也。发不远热,则用其热以助火。无犯温以凉治之法,少阳少阴,皆属于火,故此治佐之法,与少阴同。

⑥黄元御《黄元御医书全集》此句未具体注释。

⑦张琦《素问释义》无犯温凉,义难明。王(冰)注谓当春秋时,纵火热甚,亦不得以热药发汗,汗不发而药热内甚,助病为虐,逆伐神灵。窃所未安。按《六元正纪论》云:发表不远热,攻里不远寒。此疑作发不远热,攻不远寒,传写之伪也。少阴少阳俱有咸软之文,理似相合。

⑧高亿《黄帝内经素问详注直讲全集》〔注〕少阳相火,治以咸冷,扶阴泻阳,苦辛能发火之在表,咸能胜热,酸以收阴气也。若遇表邪,当不远热,而无犯温凉也。人见火复而有表邪,或微以温之,甚则以凉治之,否则温而兼凉,岂知微温不足以散邪,用凉适足以郁邪,此所以发不远热,而无犯温凉也。少阴之治表邪,与此同法。

〔讲〕少阳相火之气复,则宜治以味之咸、气之冷,佐以味之苦、味之辛。其治以咸者,取其能软之也。然辛苦之味,性主于发,故又必须用酸以收之。其收之者,正恐辛味、苦味之太发耳。盖辛、苦二味,本发表之品,必其体过热,乃可发之,若其气温凉不可犯也。盖汗者,人身之精液也,不必汗而过汗之,则精液必枯,其病转甚,所以必用酸以收之,咸以软之也。然此虽属治少阳相火气复之法,而少阴君火气复,治之亦与此同。

⑨孟景春等《黄帝内经素问译释》少阳复气所致的病,治用咸冷,佐以苦辛,以咸味软坚,以酸味收敛,以辛苦发汗,发汗之药不必避忌热天,但不要触犯温凉的药

物,少阴复气所致的病,用发汗药时与此法相同。

⑩任廷革《任应秋讲〈黄帝内经〉素问》此句未具体注释。

⑪张灿玾等《黄帝内经素问校释》发不远热:发散之法,不避辛热之药,即《六元正纪大论》所谓"发表不远热"之义。

少阳相火为复气致病,以咸冷之药物主治,以苦辛佐之,用咸味以耎之,用酸味以敛其津,用苦辛之药物发散其邪。发散之法,不避辛热的药物,不可触犯温凉的药物,少阴为复气致病时,与此法相同。

⑫方药中等《黄帝内经素问运气七篇讲解》"少阳之复",意即火气偏胜。"治以咸冷,佐以苦辛,以咸软之,以酸收之,辛苦发之"与前述"少阴之复"时所提治法相同。所以原文谓与"少阴同法"。"发不远热",即前文所述的"发表不远热"。这就是说在火气偏盛时,一般情况下本来不能再用温热药物。但在因外感寒邪,寒束肌表而出现的火气偏胜现象时,则仍然需要用辛散的药物来作治疗。辛味药物一般均偏温热,此时用温热药物就是"发不远热"。"无犯温凉",意即少阳之复时,一方面在一般情况下固然不能用温热药物,这也就是前几篇所提出的"用温远温,用热远热",但另一方面也要注意寒凉适度。亦即在少阳之复时要用咸冷药物,也就是寒凉度较重的药物,而不宜用一般清凉药物,以免病重药轻。

⑬王洪图等《黄帝内经素问白话解》少阳相火为复气所致之病,用咸冷之品作为治疗疾病的主要药物,用苦辛味的药物作为辅佐,用咸味的药物使火气柔软和平,用酸味的药物收敛阴气,用辛苦味的药物发散火邪,发散法不论气候是否炎热均可使用,当然也要注意适度,不可太过。少阴君火为复气所致之病,用发散法治疗时也与此相同。

⑭郭霭春《黄帝内经素问白话解》少阳之复气所致的病,主治用咸冷的药,佐用苦辛的药,用咸药软坚,用酸药收敛,用苦药发汗,发汗之药不必避忌热天,别用温凉的药,少阴之复气所致的病,用发汗之药与此同法。

(6)阳明之复,治以辛温,佐以苦甘,以苦泄之,以苦下之,以酸补之。

①王冰《黄帝内经素问》泄,谓渗泄,汗及小便汤浴皆是也。秋分前后则亦发之,春有胜则依胜法,或不已,亦汤渍和其中外也。怒复之后,其气皆虚,故补之以安全其气。余复治同。

②马莳《黄帝内经素问注证发微》阳明之复,治以辛温,佐以苦甘,以苦泄之,内用苦者所以下之也,又用酸者所以补之也。

③张介宾《类经》阳明燥金之复,治以辛温,金之正味,写之以辛,金之清燥,胜之以温也。佐以苦甘,苦从火化,以苦制金,木被金伤,以甘缓急也。以苦泄之下之,开燥结以通实邪;以酸补之,敛津液以滋干涸也。

④张志聪《黄帝内经集注》阳明之复,以苦泄之,以苦下之者,谓渗泄其小便,下其大便也。

⑤高士宗《黄帝素问直解》甘补之甘,旧本讹酸,今改。辛为金味以助金。温

为火气以折金。治以辛温,金气平矣。苦为火味以折金,甘为土味以生金。佐以苦甘,金气平矣。或金气有余,则但以苦泄之,以苦下之。金气不足,则但以甘补之。此治阳明燥气之复,或折之而或助之也。

⑥黄元御《黄元御医书全集》此句未具体注释。

⑦张琦《素问释义》此句未具体注释。

⑧高亿《黄帝内经素问详注直讲全集》〔注〕阳明燥金,清凉之气也,燥气应肺,气复则凉。治以辛温,所以胜燥也。甘者缓其急也,苦者泄其气也,酸者生津液以润燥也。

〔讲〕阳明燥金之复,则宜以味之辛、气之温者治之,以味之苦、味之甘者佐之。其以苦佐者,取其能泄之,能下之也。然又恐其泄不太过,必用味之酸者以补之。

⑨孟景春等《黄帝内经素问译释》阳明复气所致的病,治用辛温,佐以苦甘,以苦味渗泄,以苦味通下,以酸味补虚。

⑩任廷革《任应秋讲〈黄帝内经〉素问》此句未具体注释。

⑪张灿玾等《黄帝内经素问校释》阳明燥金为复气致病,以辛温之药物主治,以苦甘佐之,用苦味以泄其邪,用苦味以通下之,用酸味以补之。

⑫方药中等《黄帝内经素问运气七篇讲解》"阳明之复",意即燥气、凉气偏胜。"治以辛温,佐以苦甘,以苦泄之,以苦下之,以酸补之",与前述"燥淫于内,治以苦温,佐以甘辛,以苦下之"及"燥淫所胜,平以苦湿(温),佐以酸辛,以苦下之"之义基本相同。不过此处对"阳明之复",明确提出"以酸补之"较前明确。此即《素问·脏气法时论》中所述"肺欲收,急食酸以收之,用酸补之"之义。

⑬王洪图等《黄帝内经素问白话解》阳明燥金为复气所致之病,用辛温之品作为治疗疾病的主要药物,用苦甘味的药物作为辅佐,用苦味的药物泻去燥邪,用苦味的药物通下以去胀满气逆,用酸味的药物敛阴以补津液。

⑭郭霭春《黄帝内经素问白话解》阳明之复气所致的病,主治用辛温的药,佐用苦甘的药,用苦药渗泄,用甘药发散,用酸药补虚。

(7)太阳之复,治以咸热,佐以甘辛,以苦坚之。

①王冰《黄帝内经素问》不坚则寒气内变,止而复发。发而复止,绵历年岁,生大寒疾。

②马莳《黄帝内经素问注证发微》太阳之复,治以咸热,佐以甘辛,又用苦者所以坚之也。

③张介宾《类经》太阳寒水之复,治以咸热,水之正味,其写以咸,而治寒以热也。佐以甘辛,甘从土化,用以制水,而辛能散寒也。寒水通于肾,肾不坚则寒易起,故《藏气法时论》曰:肾欲坚,急食苦以坚之也。

④张志聪《黄帝内经集注》此句未具体注释。

⑤高士宗《黄帝素问直解》咸为水味,以助水;热为火气,以温寒。治以咸热,助水气也。水气盛,则佐以甘;水气虚,则佐以辛。水得其平,无容补写,则但以苦

坚之，水寒而济以火味，水火既济，则坚固也。此治太阳之复，助之而不折之也。

⑥黄元御《黄元御医书全集》此句未具体注释。

⑦张琦《素问释义》此句未具体注释。

⑧高亿《黄帝内经素问详注直讲全集》〔注〕太阳寒水，治之以咸，从本治也。治之以热，从正治也。佐以甘辛，用其散也。以苦坚之，用其守也。

〔讲〕太阳寒水之复，则宜治以味之寒、气之热，佐以味之甘、味之辛，坚以味之苦者焉。

⑨孟景春等《黄帝内经素问译释》太阳复气所致的病，治用咸热，佐以甘辛，以苦味坚其脆弱。

⑩任廷革《任应秋讲〈黄帝内经〉素问》此句未具体注释。

⑪张灿玾等《黄帝内经素问校释》以苦坚之，王冰注："不坚则寒气内变，止而复发，发而复止，绵历年岁，生大寒疾。"《类经》二十七卷第二十八注："寒水通于肾，肾不坚则寒易起。故《脏气法时论》曰：'肾欲坚，急食苦以坚之'也。"

太阳寒水为复气致病，以咸热之药物主治，以甘辛佐之，用苦味以坚其气。

⑫方药中等《黄帝内经素问运气七篇讲解》"太阳之复"，意即寒气偏胜。"治以咸热，佐以甘辛，以苦坚之"，与前述"寒淫于内，治以甘热，佐以苦辛，以咸泻之，以辛润之，以苦坚之"及"寒淫于内，平以辛热，佐以甘苦，以咸泻之"之义相同。

⑬王洪图等《黄帝内经素问白话解》太阳寒水为复气所致之病，用咸热之品作为治疗疾病的主要药物，用甘辛味的药物作为辅佐，用苦味的药物使阴精坚固。

⑭郭霭春《黄帝内经素问白话解》太阳之复气所致的病，主治用咸热的药，佐用甘辛的药，用苦药以坚其气。

第三十九解

（一）内经原文

治诸胜复，寒者热之，热者寒之，温者清之，清者温之，散者收之，抑者散之，燥者润之，急者缓之，坚者耎之，脆者坚之，衰者补之，强者写之。各安其气，必清必静，则病气衰去，归其所宗。此治之大体也。帝曰：善。

（二）字词注释

宗

①王冰《黄帝内经素问》宗，属也。调不失理，则余之气自归其所属，少之气自安其所居。

②马莳《黄帝内经素问注证发微》宗。

③张介宾《类经》阴阳宗主。

④张志聪《黄帝内经集注》所主之本位。

⑤高士宗《黄帝素问直解》此字未具体注释。

⑥黄元御《黄元御医书全集》归其所宗者，还其本原也。

⑦张琦《素问释义》阴阳之气各归其所主。

⑧高亿《黄帝内经素问详注直讲全集》〔注〕归宗，归其各脏之气血也。〔讲〕所宗之本脏。

⑨孟景春等《黄帝内经素问译释》类属。

⑩任廷革《任应秋讲〈黄帝内经〉素问》"所宗"是各有"所主""所司"之意，如肝主风木、心主君火、脾主湿土等，从六经来讲，太阳主寒水、厥阴主风木等，这是"所宗"的意思。

⑪张灿玾等《黄帝内经素问校释》所属之处。

⑫方药中等《黄帝内经素问运气七篇讲解》"归其所宗"，即人体各个器官都恢复到正常状态。

⑬王洪图等《黄帝内经素问白话解》阴阳气血各有所归，无偏盛偏衰。

⑭郭霭春《黄帝内经素问白话解》其余气也就各归其类属，无所偏胜，恢复到正常。

（三）语句阐述

（1）治诸胜复，寒者热之，热者寒之，温者清之，清者温之，散者收之，抑者散之，燥者润之，急者缓之，燥者润之，急者缓之，坚者耎之，脆者坚之，衰者补之，强者写之。

①王冰《黄帝内经素问》此句未具体注释。

②马莳《黄帝内经素问注证发微》此总结言治胜复之大体也。凡治诸胜复，太阳气寒，则寒者热之；少阴、少阳气热，则热者寒之；厥阴气温，则温者清之；阳明气清，则清者温之；太阴气湿，则湿者燥之。其正气散者收之，其邪气抑者散之，燥者润之，急者缓之，坚者耎之，脆者坚之，衰者补之，强者泻之。

③张介宾《类经》此总结前章淫胜反胜相胜相复之治，皆不外乎此法，则正气得安，病气衰去，阴阳宗主各有所归，自无偏胜之患，而治法尽于此矣。脆音翠。

④张志聪《黄帝内经集注》五味六气之中，辛甘发散为阳，酸苦涌泄为阴，咸味涌泄为阴，淡味渗泄为阳。六者或收或散，或缓或急，或燥或润，或耎或坚，有补有泻，有逆有从，各随五行六气而咸宜。

⑤高士宗《黄帝素问直解》强，如字，总结上文诸胜复之治，而言治之大体如是也。

⑥黄元御《黄元御医书全集》此句未具体注释。

⑦张琦《素问释义》阴阳之气各归其所主，自无偏胜之害。

⑧高亿《黄帝内经素问详注直讲全集》〔批〕此统言治诸胜复之大体也，而治诸虚实者亦因之。

〔注〕诸胜复，六气之胜复也。以寒治热，以热治寒，以温治清，以清治温，此正治也。散收衰补，安其正气也。抑散强泻，祛其余邪也。

〔讲〕总之，治诸胜复气，属在寒者，宜用药以热之；属在热者，宜用药以寒之；至若温者,则宜清之;清者则宜温之;散者则宜收之;抑者则宜散之;燥者则宜润之;急者则宜缓之;坚者则宜软之;脆者则宜坚之;衰者则宜补之;强者则宜泻之。

⑨孟景春等《黄帝内经素问译释》凡治各种胜气复气所致之病,寒的用热,热的用寒,温的用清,清的用温,气散的用收敛,气抑的用发散,燥的使用润泽,急的使用缓和,坚硬的使用柔软,脆弱的使用坚固,衰弱的补,亢盛的泻。

⑩任廷革《任应秋讲〈黄帝内经〉素问》(讲解)"抑者散之"的"抑"是"郁积"之意,故要"散之";"坚者软之",临床上见到的积、聚、包块等,都属"坚者",故要"软之";"脆者坚之"的"脆"是"脆弱"之意,故要"坚之",如气虚补气,血虚补血,脾虚补脾,都是"坚之"的方法。

⑪张灿玾等《黄帝内经素问校释》主治一切胜气复气致病的大法是:气寒的用热法,气热的用寒法,气温的用清法,气冷的用温法,气散的用收法,气抑的用散法,气燥的用润法,气急的用缓法,坚硬的用软法,脆弱的用坚法,气衰的用补法,气强的用泻法。

⑫方药中等《黄帝内经素问运气七篇讲解》[治诸胜复]"诸",指风、热、火、湿、燥、寒诸气。"胜复",指胜气或复气。"治诸胜复"是指对风、热、火、湿、燥、寒六气胜复的一般治疗方法。

[寒者热之,热者寒之]"寒",指气候寒冷,也指人体在致病因素作用后出现寒证表现,还指食物或药物的清凉作用。"热",指气候炎热,也指人体在致病因素作用后出现热证表现,还指食物或药物的温热作用。"寒者热之"句中的"寒"字,是指气候寒冷或寒证表现。句中的"热"字,是指具有温热作用的食物或药物。此句意即在气候寒冷或在临床上出现寒证时,要服用具有温热作用的食物或药物。"热者寒之"句中的"热"字,是指气候炎热或热证表现。句中的"寒"字,是指具有清凉作用的食物或药物。此句意即在气候炎热或者在临床上出现热证时,要服用具有清凉作用的食物或药物。

[温者清之,清者温之]"温",指温热,也指温病,还指具有温热作用的药物或食物。"清",指清凉,也指寒证,还指具有清凉作用的食物或药物。"温者清之"句中的"温"字,指温热或温病。"清",指具有清凉作用的药物或食物。此句意即在温热的气候环境中或发生温病时,在防治上应该选用具有清凉作用的药物或食物。"清者温之"句中的"清"字,指寒凉或寒证。"温",指具有温热作用的药物或食物。此句意即在寒凉的气候环境中或发生寒凉性疾病时,在防治上应该选用具有温热作用的药物或食物。需要指出,"温"与"热"应属于一类。"清"与"寒"应属于一类。因此,"温者清之,清者温之"与"寒者热之,热者寒之"之义基本相同。但"温"在程度上较"热"轻,"清"在程度上较"寒"轻,程度不同而已。由此说明中医对疾病的治疗,不但寒热迥异,而且轻重有别。

[散者抑之,抑者散之]"散",指阳气升散偏胜的疾病,也指具有升散或发散作用的药物或食物。"抑",指阳气抑郁的疾病,也指具有抑制作用的药物或食物。

"散者抑之"句中的"散"字是指阳气升散,例如由于阳气升散过甚而引起的头痛、头晕、汗出等。句中的"抑"字是指具有抑制作用的药物或食物。"抑者散之"句中的"抑"字是指阳气抑郁,例如由于外感寒邪而发生的发热、无汗、头痛、身痛等。句中的"散"字则是指具有发散作用的药物或食物。全句意即在临床上患者表现为阳气升散过甚时,在治疗上应该服用具有抑制作用、清降作用的药物或食物。当患者表现为阳气抑郁不宣时,在治疗上则应该服用具有发散作用的药物或食物。

[燥者润之,急者缓之]"燥",指干燥。"润",指滋润。"急",指痉挛拘急。"缓",指弛缓。此句意即当患者临床表现为干燥现象时,例如口干、口渴、大便干结等,在治疗上就应该服用具有滋润作用的药物或食物。在临床上出现痉挛拘急时,例如腹痛、转筋、抽搐等,在治疗就应服用具有弛缓作用的药物或食物。

[坚者软之,脆者坚之]"坚",此处指大便秘结坚硬,也指治疗腹泻的药物。"软",此处指具有软坚通便作用的药物,例如芒硝之类。"脆",此处指大便稀溏。"坚者软之"句中的"坚"字,指大便硬结。"软"字,指泻药。"脆者坚之"句中的"脆"字,指腹泻。"坚"字,指治疗腹泻的药物。全句意即大便坚硬者用泻药通便;大便稀溏者,用治疗腹泻的药物使大便转为坚实。

[衰者补之,强者泻之]"衰",就是不足,这里主要是指人体"正气"而言,因为邪气无所谓不足。"补",指补益或补充。"衰者补之",意即正气不足时要服用具有补益作用的药物或食物。"强",就是有余,这里主要是指邪气而言,因为"正气"无所谓有余。"泻",指泻下或清除。"强者泻之",意即邪气有余时,要服用具有清除或攻泻的药物或食物。

⑬王洪图等《黄帝内经素问白话解》治疗各种胜气、复气引起疾病的基本法则如下:气寒的用热法,气热的用寒法,气温的用清法,气冷的用温法,气散的用收法,气郁的用散法,气燥的用润法,气急的用缓法,坚实的用软坚法,脆弱的用坚固法,衰弱的用补法,亢盛的用泻法。

⑭郭霭春《黄帝内经素问白话解》诸胜复:指淫胜、反胜、相胜、相复等。

凡治各种胜气复气所致的病,属于寒的用热药,属于热的用寒药,属于温的用清凉药,属于凉的用温性药,元气耗散的用收敛药,气抑郁的用疏散药,气燥的用滋润药,气急的用缓和药,病邪坚实的用软坚药,气脆弱的用固本药,衰弱的用补药,亢盛的用泻药。

(2)各安其气,必清必静,则病气衰去,归其所宗。此治之大体也。帝曰:善。

①王冰《黄帝内经素问》太阳气寒,少阴少阳气热,厥阴气温,阳明气清,太阴气湿,有胜复则各倍其气以调之,故可使平也。宗,属也。调不失理,则余之气自归其所属,少之气自安其所居。胜复衰已,则各补养而平定之,必清必静,无妄扰之,则六气循环,五神安泰。若运气之寒热,治之平之,亦各归司天地气也。

②马莳《黄帝内经素问注证发微》凡此皆所以各安其气也。又必清静善养,则病气衰去,而各归其宗矣。此乃治胜复之大体也。

③张介宾《类经》此句未具体注释。

④张志聪《黄帝内经集注》安其胜复之气,使之必清必静,则病气衰而各归其所主之本位。此治之大体也。帝曰:善。

⑤高士宗《黄帝素问直解》此句未具体注释。

⑥黄元御《黄元御医书全集》各安其气,必清必静者,安其胜复之气,平而无偏,必使之复其清和宁静之常也。归其所宗者,还其本原也。

⑦张琦《素问释义》此句未具体注释。

⑧高亿《黄帝内经素问详注直讲全集》〔注〕燥润急缓,坚软脆坚,邪气去,正气安,气血自调和也。归宗,归其各脏之气血也。

〔讲〕以各安其气而已,必清必静,无一毫邪气之侵扰,正气之亏损,阴气阳气之偏胜,则病气自然衰去,血气调和,各归其所宗之本脏也。此即治诸胜复之大体也,而治诸虚实之病,亦冈不如是,学者鉴之。

⑨孟景春等《黄帝内经素问译释》用各种方法安定正气,使其清静安宁,于是病气衰退,各归其类属,自然无偏胜之害。这是治疗上的基本方法。黄帝道:对。

⑩任廷革《任应秋讲〈黄帝内经〉素问》(提要)对胜、复之气影响下的诸病证治则的总结,通过热之、寒之、清之、温之、收之、散之、润之、缓之、耎之、坚之、补之、泻之等十二种治疗方法,"各安其气,必清必静,则病气衰去,归其所宗"。

(讲解)"各安其气"是指风木、君火、相火、湿土、燥金、寒水等六气既不太过也无不及;"必清必静"是指没有任何干扰,如六气规规矩矩地按照六步运行,很有规律,很有秩序;"病气衰去,归其所宗",上面这些治疗方法无非就是达到这么个目的,"所宗"是各有"所主""所司"之意,如肝主风木、心主君火、脾主湿土等,从六经来讲,太阳主寒水、厥阴主风木等,这是"所宗"的意思;"此治之大体也","大体"是指治疗的大原则。

⑪张灿玾等《黄帝内经素问校释》必清必静:人身之气,应以清静为好,不可随意扰乱。受邪之后则扰乱气机,所以必使其复归于清静。归其所宗:王冰注:"宗,属也。调不失理,则余之气。自归其所属,少之气自安其居。"

使正气清静安定,则病气衰退,各归其所属之处,这就是治疗本病的大体原则。黄帝说:好。

⑫方药中等《黄帝内经素问运气七篇讲解》[各安其气,必清必静,则病气去,归其所宗]"各",指各种胜复之气。"安",此处指经过处理以后恢复正常。"其气",此处指人体五脏之气。"必清必静",指正常状态。"病气",指人体五脏偏胜之气。"衰去",指偏胜之气衰减以后恢复正常。"归其所宗",即人体各个器官都恢复到正常状态。全句意即由于气候胜复原因而产生的人体脏腑的偏胜状态,经过上述处理以后,即可以完全恢复正常状态。

⑬王洪图等《黄帝内经素问白话解》总之,就是要使人体的正气清静安宁,则病气可以衰退,阴阳气血各有所归,无偏盛偏衰,这就是治疗此类疾病的根本法则。

黄帝说:讲得好。

⑭郭霭春《黄帝内经素问白话解》归其所宗:指气各归其类属,恢复到正常。

使五脏之气各安其所,清静无所扰乱,病气自然就会消退,那么其余气也就各归其类属,无所偏胜,恢复到正常。这是治疗上的大体方法。黄帝道:讲得好!

第四十解

(一)内经原文

气之上下,何谓也? 岐伯曰:**身半**以上,其气三矣,天之分也,天气主之;身半以下,其气三矣,地之分也,地气主之。以名命气,以气命处,而言其病。半,所谓**天枢**也。故上胜而下俱病者,以地名之;下胜而上俱病者,以天名之。所谓胜至,报气屈伏而未发也;复至,则不以天地异名,皆如**复气**为法也。

(二)字词注释

(1)身半

①王冰《黄帝内经素问》身之半,正谓脐中也。或以腰为身半,是以居中为义,过天中也。

②马莳《黄帝内经素问注证发微》身半。

③张介宾《类经》身半。

④张志聪《黄帝内经集注》此词未具体注释。

⑤高士宗《黄帝素问直解》身半。

⑥黄元御《黄元御医书全集》身半。

⑦张琦《素问释义》身半。

⑧高亿《黄帝内经素问详注直讲全集》〔注〕身半。〔讲〕人身身半。

⑨孟景春等《黄帝内经素问译释》身半。

⑩任延革《任应秋讲〈黄帝内经〉素问》"身半以上"是指上半身。

⑪张灿玾等《黄帝内经素问校释》身半。

⑫方药中等《黄帝内经素问运气七篇讲解》即半年。

⑬王洪图等《黄帝内经素问白话解》人体的上半身。

⑭郭霭春《黄帝内经素问白话解》身半。

(2)天枢

①王冰《黄帝内经素问》天枢,正当脐两傍同身寸之二寸也。

②马莳《黄帝内经素问注证发微》《六微旨大论》云:天枢之上,天气主之;天枢之下,地气主之;气交之分,人气主之。天枢,足阳明胃经穴,在脐旁二寸。

③张介宾《类经》以人身言之,则前及于脐,后及于腰,故脐旁二寸名天枢穴,正取身半之义。

④张志聪《黄帝内经集注》所谓天枢之分,在脐旁二寸,乃阳明之穴名,盖以此而分形身之上下也。夫所谓枢者,上下交互而旋转者也。故在天地乃上下气交之

中名天枢,在人身以身半之中名天枢也。(眉批)天下之枢当分论。

⑤高士宗《黄帝素问直解》天枢。

⑥黄元御《黄元御医书全集》身半者,所谓天枢也。天之极枢曰斗极,脐居身半,亦人之天枢也(脐名天枢)。

⑦张琦《素问释义》天枢穴,在脐旁二寸,当身之半。

⑧高亿《黄帝内经素问详注直讲全集》〔注〕天枢,穴名,在脐旁各二寸,当身之半,上下之中也。〔讲〕《针经》所谓天枢穴。

⑨孟景春等《黄帝内经素问译释》半,所谓天枢也:王冰"当伸臂指天,舒足指地,以绳量之,中正当脐也。故又曰半,所谓天枢也。天枢,正当脐两傍,同身寸之二寸也"。

⑩任廷革《任应秋讲〈黄帝内经〉素问》人体肚脐旁两寸有个"天枢"穴,就是这样命名的。从肚脐以上为人的上半身,肚脐以下为人之下半身,人之身半就是所谓"天枢"也。

⑪张灿玾等《黄帝内经素问校释》王冰注:"当伸臂指天,舒足指地,以绳量之,中正当脐也。故又曰半,所谓天枢也。天枢,正当脐两旁同身寸之二寸也。"张志聪注:"夫所谓枢者,上下交互而旋转也。故在天地乃上下气交之中名天枢。在人身以身半之中名天枢也。"

⑫方药中等《黄帝内经素问运气七篇讲解》阴阳升降的枢纽。

⑬王洪图等《黄帝内经素问白话解》天枢穴。

⑭郭霭春《黄帝内经素问白话解》穴名,脐两旁二寸处。

(3)复气

①王冰《黄帝内经素问》复气已发,则所生无问上胜下胜,悉皆依复气为病,寒热之主也。

②马莳《黄帝内经素问注证发微》复。

③张介宾《类经》复气。

④张志聪《黄帝内经集注》如厥阴少阴少阳之复,其气发于四气五气之时;阳明太阳之复,其气归于初气二气之木火。

⑤高士宗《黄帝素问直解》复气。

⑥黄元御《黄元御医书全集》复气。

⑦张琦《素问释义》此词未具体注释。

⑧高亿《黄帝内经素问详注直讲全集》〔注〕报复之气。〔讲〕复气。

⑨孟景春等《黄帝内经素问译释》复气。

⑩任廷革《任应秋讲〈黄帝内经〉素问》报复之气。

⑪张灿玾等《黄帝内经素问校释》复气。

⑫方药中等《黄帝内经素问运气七篇讲解》"复气",即报复之气。由于"复气"是为了矫正偏胜之气而产生的另一类不同性质的胜气,因此,"复气"实质上也是一

种胜气。所以"复气"在气候、物候、病候的表现上与胜气基本相同。

⑬王洪图等《黄帝内经素问白话解》复气。

⑭郭霭春《黄帝内经素问白话解》复气。

（三）语句阐述

（1）气之上下，何谓也？身半以上，其气三矣，天之分也，天气主之。

①王冰《黄帝内经素问》身之半，正谓脐中也。或以腰为身半，是以居中为义，过天中也，中原之人悉如此矣。当伸臂指天，舒足指地，以绳量之，中正当脐也，故又曰半，所谓天枢也。天枢，正当脐两傍同身寸之二寸也。其气三者。假如少阴司天，则上有热中有太阳兼之三也。六气皆然。

②马莳《黄帝内经素问注证发微》此言人气之上下，合于司天在泉之分，而上下为病者，其治法复与胜同也。帝疑六气之在人身分为上下，伯言身半以上为天，其气有三：少阴君火，应心与小肠；阳明燥金，应肺与大肠；少阳相火，应三焦与心包络。乃天之分也，主天之气主之。

③张介宾《类经》身半以下，其气三矣，地之分也，地气主之。气之上下，司天在泉也，而人身应之，则身半以上，阳气三，阴气亦三，是为手之六经，应天之分，故天气主之。身半以下，亦阳气三，阴气三，是为足之六经，应地之气，故地气主之。《六节藏象论》亦云其气三，三而成天，三而成地，三而成人，亦是三阴三阳之义。

④张志聪《黄帝内经集注》此论人身之上下，以应天地之上下也。夫岁半以上，天气主之，乃厥阴风木，少阴君火，少阳相火。

⑤高士宗《黄帝素问直解》承上文胜复，而问胜气居上，复气居下，气之上下，在于人身，发为民病，何谓也。分，去声。《阴阳系日月》论云：腰以上为天，腰以下为地。天为阳，地为阴。正月六月，主足之少阳；二月五月，主足之太阳；三月四月，主足之阳明。是人身三阳之气，主岁半以上。故曰身半以上，其气三矣。天为阳，乃天之分也。天分，则天气主之。

⑥黄元御《黄元御医书全集》帝问：客主之气，所以或上或下者，何故（承客主之胜复一段）？盖身半以上，其气有三，是天之分也，天气主之，三阳是也。

⑦张琦《素问释义》身半以上其气三者，手经三气也。手足经各六，而言三者，手足合主一气也。天气，即司天之气。

⑧高亿《黄帝内经素问详注直讲全集》〔批〕此言司天应人身以上，在泉应人身以下之义也。

〔注〕气之上下，六气之上下也。身半以上属三阳，阳气上升，故天气所主。

〔讲〕黄帝曰：夫子论治诸胜复，诚善矣。然六气有司天在泉之别，不知其应于人身之上下者，何谓也？岐伯对曰：人身身半以上，其气有三：一少阴君火，与暑气相应；二阳明燥金，与清气相应；三少阳相火，与热气相应。此乃天之分也，司天之气主之。

⑨孟景春等《黄帝内经素问译释》气有上下之分，是什么意思？岐伯说：身半

以上,其气有三,是人身应天的部分,所以是司天之气所主持的。

⑩任廷革《任应秋讲〈黄帝内经〉素问》(提要)把人体与司天、在泉联系起来,司天在上,在泉在下,对人体的认识也有分上下的必要。此节的具体内容不可拘泥,但体现了一种认识方法。

(讲解)问曰:"气之上下何谓也?""气"就是指六气,六气有上下之分,司天之气在上,在泉之气在下,这在人体上是怎样体现的呢? 也可以说司天、在泉之六气与人体的关系是怎样的呢?"身半以上"是指上半身;"其气"是指三阴、三阳之气;阳气有三,阴气也有三,故曰"其气三矣"。按照经络学说,六经分手、足,手之六经在上,包括手三阴经、手三阳经,这是"其气三矣"的意思。"天之分也",指手之六经在上而言。"天气主之",就像自然界司天之气主上半年一样,人体的手六经与司天之气相应。

⑪张灿玾等《黄帝内经素问校释》身半以上,其气三矣:这是就人与天地相应的意义上说的,身半以上,应天之气,故归司天之气主之。所谓"其气三",乃指初之气、二之气、三之气,即后文所谓"初气终三气,天气主之"之义。

气分上下,是什么意思呢? 岐伯说:身半以上,应于初气至三气,为司天气主之分,由天气主之。

⑫方药中等《黄帝内经素问运气七篇讲解》[气之上下]"气",指风、热、火、湿、燥、寒六气。"上下",指司天在泉。"气之上下",是指六气与司天在泉之间的关系。

[身半以上,其气三矣,天之分也,天气主之]"身",指物的主体部分。此处是指一年。"身半",即半年。"其气三",指初之气,二之气,三之气。"天气",指司天之气。全句意即一年之中,分为六气,上半年占三气,即初之气,二之气,三之气。这三气均属司天之气所主。因此司天之气主管该年上半年的气候变化。

⑬王洪图等《黄帝内经素问白话解》其气三:身半以上之"其气三",指初之气至三气,为司天所主。身半以下之"其气三",指四之气至终之气,为在泉所主。

人身上下之气与天地之气相应是怎么回事呢? 岐伯说:人体的上半身有三气与天气相应,由司天之气主持。

⑭郭霭春《黄帝内经素问白话解》其气三:身半以上"其气三",指初之气至三之气,为司天之气所主。身半以下"其气三",指四之气至终之气,为在泉所主。

人体的气有上下之分,这是怎么个情况呢? 岐伯说:身半以上,其气有三,属于人身应天的部分,是司天之气主持的。

(2)身半以下,其气三矣,地之分也,地气主之。

①王冰《黄帝内经素问》司天者其气三,司地者其气三,故身半以上三气,身半以下三气也。

②马莳《黄帝内经素问注证发微》身半以下为地,其气亦有三,太阴湿土,应脾与胃;厥阴风木,应肝与胆;太阳寒水,应肾与膀胱。乃地之分也,主地之气主之。

③张介宾《类经》此句未具体注释。

④张志聪《黄帝内经集注》岁半以下,地气主之,乃太阴湿土,阳明燥金,太阳寒水。

⑤高士宗《黄帝素问直解》又云:七月十二月,主足之少阴;八月十一月,主足之太阴;九月十月,主足之厥阴。是人身三阴之气,主岁半以下。故曰身半以下,其气三矣。地为阴,乃地之分也。地分,则地气主之。

⑥黄元御《黄元御医书全集》身半以下,其气有三,是地之分也,地气主之,三阴是也。

⑦张琦《素问释义》身半以下其气三者,足经三气也。地气,即在泉之气。名者,太少之名也。正其名,则气有所主矣。

⑧高亿《黄帝内经素问详注直讲全集》〔注〕身半以下属三阴,阴气下降,故地气所主。

〔讲〕身半以下,其气亦有三:太阴湿土,应湿之气;二厥阴风木,应风之气;三太阳寒水,应寒之气。此乃地之分也,在泉之气以主之。

⑨孟景春等《黄帝内经素问译释》身半以下,其气亦有三,是人身应地的部分,所以是在泉之气所主持的。

⑩任廷革《任应秋讲〈黄帝内经〉素问》(讲解)"身半以下"是指下半身;"其气"也是指三阴、三阳之气;阳气有三,阴气也有三,故曰"其气三矣"。按照经络学说,即指足之六经,包括足三阴经、足三阳经。"地之分也"是指足之六经在下而言。"地气主之",就像自然界在泉之气主下半年一样,人体的足六经与在泉之气相应。

⑪张灿玾等《黄帝内经素问校释》身半以下,其气三矣:身半以下,应地之气,故归在泉之气主之。所谓"其气三",乃指四之气、五之气、终之气,即后文所谓"四气尽终气,地气主之"之义。

身半以下,应于四气至终气,为在泉气主之分,由地气主之。

⑫方药中等《黄帝内经素问运气七篇讲解》〔身半以下,其气三矣,地之分也,地气主之〕"身半以下",指下半年。"其气三",此处指四之气,五之气,终之气。"地气",即在泉之气。全句意即一年之中,下半年也占三气,即四之气,五之气,终之气。这三气均属在泉之气所主。因此,在泉之气主管该年下半年的气候变化。

⑬王洪图等《黄帝内经素问白话解》下半身也有三气与地气相应,由在泉之气主持。

⑭郭霭春《黄帝内经素问白话解》身半以下,其气有三,属于人身应地的部分,是在泉之气主持的。

(3)以名命气,以气命处,而言其病。

①王冰《黄帝内经素问》以名言其气,以气言其处,以气处寒热,而言其病之形证也。则如足厥阴气,居足及股胫之内侧,上行于少腹循胁,足阳明气,在足之上,箭之外,股之前,上行腹脐之傍,循胸乳上面。足太阳气,起于目,上额络头,下项背过腰,横过髀枢股后,下行入腘贯腨,出外踝之后,足小指外侧。足太阴气,循足及

股胫之内侧,上行腹胁之前。足少阴同之。足少阳气,循胫外侧,上行腹胁之侧,循颊耳至目锐眦,在首之侧。此足六气之部主也。手厥阴少阴太阴气,从心胸横出,循臂内侧,至中指小指大指之端。手阳明少阳太阳气,并起手表,循臂外侧,上肩及甲上头。此手六气之部主也。欲知病诊,当随气所在以言之。当阴之分,冷病归之,当阳之分,热病归之,故胜复之作,先言病生寒热者,必依此物理也。(〔新校正云〕按《六微旨大论》云:天枢之上,天气主之,天枢之下,地气主之,气交之分,人气从之也。)

②马莳《黄帝内经素问注证发微》以少阴阳明等名而命其气,以气而命其心与小肠、肺与大肠等处,凡各经之病,可以指而言之。

③张介宾《类经》以名命气,谓正其名则气有所属,如三阴三阳者名也,名既立则六气各有所主矣。以气命处,谓六经之气各有其位,察其气则中外前后上下左右病处可知矣。

④张志聪《黄帝内经集注》在人身厥阴风木之气,与督脉会于巅顶,是木气在于火气之上矣。君火之下,包络相火主气,是木火火之三气,在身半以上也。脾土居阳明胃金之上,阳明居太阳膀胱之上,是土金水之三气,在身半以下也。以木火土金水之名,以命其上之三气,下之三气,以上下之三气而命其在天在地之处,以天地之处而言其三阴三阳之病,则胜复之气可知矣。

⑤高士宗《黄帝素问直解》身半以上之三气,名曰少阳太阳阳明;身半以下之三气,名曰少阴太阴厥阴。是以三阳三阴之名,而命身半以上,身半以下之气也。足少阳之脉,起于目锐眦;足太阳之脉,起于目内眦;足阳明之脉,起于鼻頞中。是三阳者,天之分也。其经脉之气,皆起于上。足少阴之脉,起于足小指之下;足太阴之脉,起于足大指之端;足厥阴之脉,起于足大指丛毛之际。是三阴者,地之分也。其经脉之气,皆起于下。是以在上在下之气,而命经脉循引之处也。以名命气,以气命处,而后可言其内外上下之病。

⑥黄元御《黄元御医书全集》以名命气,则曰厥阴、少阴、太阴、少阳、阳明、太阳。以气命处,则三阳升于手而降于足,三阴升于足而降于手。处所既明,而后上下攸分,病有定位可言矣。

⑦张琦《素问释义》以气之部分所在,视其寒热,而知其病之形证,故曰以气命处,而言其病也。手之三阳,从手走腹;手之三阴,从胸走手,足之三阳,从头走足;足之三阴,从足走胸。天地之气动于上,人身之气应乎下,自然之理也。

⑧高亿《黄帝内经素问详注直讲全集》〔注〕以名命气者,如经有厥阴之名,则命风气,而为厥阴之气也。以气命处者,以风气所行之处,或上或下,或左或右,因其所在,而指其经络部位之病也。

〔讲〕以厥阴、少阴、太阴、少阳、阳明、太阳之名,命风木、君火、湿土、相火、燥金、寒水之气。复以风、暑、火、燥、寒、湿之气,命其心与小肠、肺与大肠,一切内而脏腑,外而经络之处。得其名,得其气,得其处,而后乃可以指其病而言之也。

⑨孟景春等《黄帝内经素问译释》用上下来指明它的胜气和复气,用气来指明人身部位而说明疾病。

⑩任廷革《任应秋讲〈黄帝内经〉素问》(讲解)"以名命气",如"三阳"是"名",即命之曰一阳、二阳、三阳,一阳是少阳相火之气,二阳是阳明燥金之气,三阳是太阳寒水之气,这就是"以名命气"的方法。"以气命处",如三阳之气行于背,三阴之气行于腹,三阳之气行于人体外侧,三阴之气行于人体的内侧,行走在手的是手经,行走在足的是足经,就是"以气命处"的方法,"处"是指部位。在此基础上再谈病的问题,故曰"而言其病",如足太阳膀胱经从头到足循背、夹脊而行,故太阳经病常见有头痛、恶寒、发热、项似拔、腰似折、腘如结、腨如别等一系列的病变表现。总之,每一经都有其循行的部位、特殊的性质、所属的脏器、关联(相互表里)的其他经脉,在此基础上才能"言其病"。这种认识疾病的方法在中医学中是有普遍性的。

⑪张灿玾等《黄帝内经素问校释》以名命气,以气命处,而言其病:《类经》二十七卷第二十九注"以名命气,谓正其名,则气有所属,如三阴三阳者,名也。名既立,则六气各有所主矣。以气命处,谓六经之气,各有其位,察其气则中外前后上下左右,病处可知矣"。

以司天在泉六步名称以名其所主之气,以六气而名其相应之处,以论其病变之形证。

⑫方药中等《黄帝内经素问运气七篇讲解》"名",此处指三阴三阳。"以名命气",即以三阴三阳来对六气命名。这就是风气命名为厥阴,热气命名为少阴,火气命名为少阳,湿气命名为太阴,燥气命名为阳明,寒气命名为太阳。"气",此处仍指风、热、火、湿、燥、寒六气。"以气命处",即以六气的顺序来确定六气所主的时间。这就是厥阴为初之气,少阴为二之气,少阳为三之气,太阴为四之气,阳明为五之气,太阳为终之气。

⑬王洪图等《黄帝内经素问白话解》用三阴三阳命名六气,用六气配属经络脏腑而确定部位,然后根据疾病的特性和所在部位确立疾病的名称。

⑭郭霭春《黄帝内经素问白话解》用上下来指明它的胜气和复气,用六气来指明人身的部位而说明疾病。

(4)半,所谓天枢也。

①王冰《黄帝内经素问》身之半,正谓脐中也。或以腰为身半,是以居中为义,过天中也。中原之人悉如此矣。当伸臂指天,舒足指地,以绳量之,中正当齐也,故又曰半,所谓天枢也。天枢,正当脐两傍,同身寸之二寸也。

②马莳《黄帝内经素问注证发微》夫所谓半者,即天枢穴以为界也。《六微旨大论》云:天枢之上,天气主之;天枢之下,地气主之;气交之分,人气主之。天枢,足阳明胃经穴,在脐旁二寸。

③张介宾《类经》半,身半也,上下之中也。以人身言之,则前及于脐,后及于腰,故脐旁二寸名天枢穴,正取身半之义。

④张志聪《黄帝内经集注》半者，所谓天枢之分，在脐旁二寸，乃阳明之穴名，盖以此而分形身之上下也。夫所谓枢者，上下交互而旋转者也。故在天地乃上下气交之中名天枢，在人身以身半之中名天枢也。（眉批）天下之枢当分论。

⑤高士宗《黄帝素问直解》人身天枢之穴，居脐之上，对腰之中，故申明身半以上，身半以下之半者，所谓天枢也。

⑥黄元御《黄元御医书全集》身半者，所谓天枢也。天之极枢曰斗极，脐居身半，亦人之天枢也（脐名天枢）。

⑦张琦《素问释义》天枢穴，在脐旁二寸，当身之半。

⑧高亿《黄帝内经素问详注直讲全集》〔注〕半，谓身之也。余气仿此。天枢，穴名，在脐旁各二寸，当身之半，上下之中也。

〔讲〕至所谓半者，居人身之半，《针经》所谓天枢穴是也。

⑨孟景春等《黄帝内经素问译释》"半"就是指天枢。

⑩任廷革《任应秋讲〈黄帝内经〉素问》（讲解）"半，所谓天枢也。""半"一个字单独成句，是指人体上下的分界部位，被称作"天之枢"。在自然界中，司天在上，在泉在下，中间还有"五运"，即上下六气之间有"五运"，所以"运"又统称为"中运"，见于上下之间。人体也是这样，在上下之分的交界之处，是人体的枢纽所在，人体肚脐旁两寸有个"天枢"穴，就是这样命名的。从肚脐以上为人的上半身，肚脐以下为人之下半身，人之身半就是所谓"天枢"也。《素问·六微旨大论》中云："上下之位，气交之中，人之居也。故曰：天枢之上，天气主之；天枢之下，地气主之；气交之分，人气从之。"意思是说，天上地下有位，即司天在泉有位，天气要下降，地气要上升，人在气交之中，人即为"天枢"，这里用"天枢"一词来认识人体之"半"。

⑪张灿玾等《黄帝内经素问校释》半，所谓天枢也：王冰注"当伸臂指天，舒足指地，以绳量之，中正当脐也。故又曰半，所谓天枢也。天枢，正当脐两旁同身寸之二寸也"。张志聪注"夫所谓枢者，上下交互而旋转也。故在天地乃上下气交之中名天枢。在人身以身半之中名天枢也"。

"半"，即"天枢"所处之部位。

⑫方药中等《黄帝内经素问运气七篇讲解》[半，所谓天枢也]"半"，即半年。"天枢"，即阴阳升降的枢纽。此句意即每年的上半年在季节上为春、为夏，每年的下半年为秋、为冬。在阴阳属性上春夏属阳，秋冬属阴。一年之中，春去夏来，秋去冬来。上半年与下半年之间，阴升阳降，如环无端。因此，上半年与下半年之间就成为阴阳升降的枢纽。这就是此句所谓的"天枢"。

不过应该指出，关于这里所谓的"身半以上"，"身半以下"，"天枢"的理解，自王冰以下的历代注家均把"身半"作为人身之半解，把"天枢"作为脐旁的天枢穴来解。我们不同意这样理解。因为"身"者，不仅作人之身体来解，而且还指物的主体。同时，原文在这里是讨论司天在泉胜复之间的关系及其变化规律，上下文均未涉及人体。因此不可能是讨论人体上半身与下半身的关系问题。所以，我们不从历代

至真要大论篇

注家。

⑬王洪图等《黄帝内经素问白话解》"半"是指人体中间脐旁"天枢"穴的部位。

⑭郭霭春《黄帝内经素问白话解》天枢：穴名，脐两旁二寸处。

所谓"身半"，指天枢而言。

（5）故上胜而下俱病者，以地名之；下胜而上俱病者，以天名之。

①王冰《黄帝内经素问》彼气既胜，此未能复，抑郁不畅而无所行，进则困于仇嫌，退则穷于怫塞，故上胜至则下与俱病，下胜至则上与俱病。上胜下病，地气郁也，故从地郁以名地病。下胜上病，天气塞也，故从天塞以名天病。夫以天名者，方顺天气为制，逆地气而攻之。以地名者，方从天气为制则可。假如阳明司天，少阴在泉，上胜而下俱病者，是（疑脱"热"）怫于下而生也。天气正胜，天（疑"安"）可逆之，故顺天之气，方同清也。少阴等司天上下胜同法。（〔新校正云〕按《六元正纪大论》云：上胜则天气降而下，下胜则地气迁而上。此之谓也。）

②马莳《黄帝内经素问注证发微》故上部胜，而脐之下有病者，即以地分名之；下部胜，而脐之上有病者，即以天分名之。此上胜则下复，下胜则上复，亦犹之天地也。

③张介宾《类经》上胜则下虚而下俱病者，即名地气也。下胜则上虚而上俱病者，即名天气也。《六元正纪大论》曰：天气不足，地气随之，地气不足，天气从之。亦此之谓。

④张志聪《黄帝内经集注》此言上下之胜气也。如身半以上之木火气胜，而身半以下之土金水三气俱病者，以地名之，谓病之在地也。如身半以下之土金水胜，而身半以上之木火气病者，以天名之，谓病之在天也。盖以人身之上下，以应天地之上下，故以天地名之。

⑤高士宗《黄帝素问直解》故身半以上之阳气胜，而身半以下俱病者，其病在地。以地名之。身半以下之阴气胜，而身半以上俱病者，其病在天，以天名之。

⑥黄元御《黄元御医书全集》天降地升，自然之性，降则在下，升则在上，故上胜则天气下降，克所不胜，其下必病，此则以地名之，缘地气之不足也，下胜则地气上升，克所不胜，其上必病，此则以天名之，缘天气之不足也。《六元正纪》：天气不足，地气随之，地气不足，天气从之，正是此义。

⑦张琦《素问释义》上胜者，天气病也。若下俱病，则以地名之。下胜者，地气病也。若上俱病，则以天名之。此病传之次，而治法亦因变矣。

⑧高亿《黄帝内经素问详注直讲全集》〔注〕阳中天气，阴中地气，上胜下俱病，下胜上俱病，皆有初终也。故寒湿先中下，风燥先中上，初终所入，门户不同。

〔讲〕故上气胜，而身半以下俱有病者，皆得以在泉之地分名之。下气胜而身半以上俱有病者，皆得以司天之天分名之。何也？盖上胜则下复，下胜则上复，人身亦犹之天地耳。

⑨孟景春等《黄帝内经素问译释》所以上部的三气胜而下部的三气都病的，以

地气之名来命名人身受病的脏气；下部的三气胜而上部的三气都病的，以天气之名来命名人身受病的脏气。

⑩任廷革《任应秋讲〈黄帝内经〉素问》（讲解）"故上胜而下俱病者"是指上盛则下虚之证，是在上的胜气侵犯在下之位。自然界也一样，司天之气胜，就要克制在泉之气，反过来在泉之气胜，就要克制在上的司天之气，故曰"下胜而上俱病"。总之"上"影响"下"者，其病在于"下"，所以"以地名之"；由"下"而影响"上"者，其病在"上"，所以"以天名之"。人体上下的关系是互为影响的，上下虽然悬殊，而上下的关系是非常密切的。

⑪张灿玾等《黄帝内经素问校释》上胜而下俱病者……以天名之：司天之气胜而病生于下者，以在泉阴阳三气及与其相应之脏腑经脉以命其名；在泉之气胜而病生于上者，以司天阴阳三气及与其相应之脏腑经脉以命其名。王冰注："彼气既胜，此未能复，抑郁不畅而无所行，进则困于仇嫌，退则穷于怫塞。故上胜至则下与俱病，下胜至则上与俱病。上胜下病，地气郁也，故从地郁以名地病。下胜上病，天气塞也，故从天塞以名天病。夫以天名者，方顺天气为制，逆地气而攻之。以地名者，方从天气为制则可。"新校正云："《六元正纪大论》云：'上胜则天气降而下，下胜则地气迁而上。'此之谓也。"

所以司天气胜而病生于下的，以在泉之气名之；在泉气胜而病生于上的，以司天之气名之。

⑫方药中等《黄帝内经素问运气七篇讲解》［上胜而下俱病者，以地名之］"上胜"，即司天之气偏胜。"下俱病者"，指司天之气直接影响到该年的下半年。"地"，指在泉之气。"以地名之"，即司天之气也可以成为在泉之气。举例来说，阳明燥金司天，上半年气候偏凉。阳明司天则少阴在泉，下半年气候应该偏热。但这一年实际情况不然。下半年还是气候偏凉，因而这一年从实际气候来看，下半年就不能说少阴在泉气候偏热，而成为"上胜而下俱病"。在泉之气受阳明燥金司天之气的影响而气候偏凉。因此在治疗上也就要按"燥淫于内"来处理。质言之，也就是应从实际气候变化出发来处理问题，所以原文谓："上胜而下俱病者，以地名之。"

［下胜而上俱病者，以天名之］"下胜"，即在泉之气偏胜。"上俱病者"，指在泉之气影响到了该年的上半年。"天"指司天之气。"以天名之"，意即这一年的在泉之气也可以成为该年的司天之气。举例来说，少阴君火司天之年，阳明燥金在泉。这一年上半年气候应该偏热，下半年气候应该偏凉。但实际情况不然。这一年上半年也偏凉，下半年也偏凉。因此这一年就成为"下胜而上俱病"，这一年的在泉之气实际上也是司天之气，所以原文谓："下胜而上俱病者，以天名之。"

⑬王洪图等《黄帝内经素问白话解》人身上部三气亢胜而下部三气有病的，是病在地，便用地气的名称来命名疾病；人身下部三气亢胜而上部三气有病的，是病在天，便用天气的名称来命名疾病。

⑭郭霭春《黄帝内经素问白话解》以地之名：以地气的名称，来称呼所受的疾

病。以天名之：以天气的名称，来称呼所受的疾病。

所以上部的三气胜而下部的三气皆病，以地气的名称称呼所受的疾病。下部的三气胜而上部的三气皆病，以天气的名称称呼所受的疾病。

(6)所谓胜至，报气屈伏而未发也。

①王冰《黄帝内经素问》胜至未复而病生，以天地异名为式。

②马莳《黄帝内经素问注证发微》治法何如？所谓胜至之时，特报气屈伏而未发耳。

③张介宾《类经》凡胜至为病者，以报气未发也，故病在上则求乎天，病在下则求乎地。

④张志聪《黄帝内经集注》此言上下之复气也。如胜至，则报复之气屈伏于本位而未发也。

⑤高士宗《黄帝素问直解》夫气胜之时，复气屈而不伸，故所谓胜至，其报复之气，尚屈伏而未发也。

⑥黄元御《黄元御医书全集》所以客主胜复之病，有在上在下之别。所谓胜至者，报复之气屈伏而未发也。

⑦张琦《素问释义》此句未具体注释。

⑧高亿《黄帝内经素问详注直讲全集》〔注〕是胜气至，报复之气，屈伏未发，则以天地名之。

〔讲〕《伏羲本病穷源六治论》：所谓胜气初至之时，报复之气，尚屈伏而未发也。

⑨孟景春等《黄帝内经素问译释》以上所说，是指胜气已经到来，而复气尚屈伏未发者而言。

⑩任廷革《任应秋讲〈黄帝内经〉素问》(讲解)六气中所谓"胜至"是指过胜之气猖獗之时，如厥阴风木之气胜时、太阳寒水之气胜时、阳明燥金之气胜时等。"报气屈伏而未发也"，"报气"就是前面讲过的"复气"，即报复之气的意思；复气尚在"屈伏"时，是指复气还没有能发作的阶段，这个阶段只能见到"胜气"，不能见到"复气"；比如寒水之气克制少阴君火，当其寒水之气胜的时候，只看到寒水之气而看不到少阴君火的表现，所谓"胜至"就是指这个阶段。

⑪张灿玾等《黄帝内经素问校释》报气：报复之气，即复气。

这是指的胜气已至而报复之气退伏未发者而言。

⑫方药中等《黄帝内经素问运气七篇讲解》〔胜至报气屈伏而未发〕"胜"，指胜气。"报气"，即报复之气，亦即复气。"屈伏未发"，指复气还没有产生作用。此句是承前句而言。意即前述"上胜而下俱病"，或"下胜而上俱病"，都是指胜气已至而还没有出现复气，因而此时在治疗上完全可以按胜气来处理。

⑬王洪图等《黄帝内经素问白话解》所谓"胜"，是指胜气到来而复气尚潜伏未发的时候。

⑭郭霭春《黄帝内经素问白话解》以上是指胜气到来，报复之气尚屈伏未发的

情况而言。

(7)复至,则不以天地异名,皆如复气为法也。

①王冰《黄帝内经素问》复气已发,则所生无问上胜下胜,悉皆依复气为病,寒热之主也。

②马莳《黄帝内经素问注证发微》至于报复一至,则不分在天在地之异名,而其治胜之法一如治复之法。故上文曰:凡治诸胜复者,"寒者热之,热者寒之,温者清之,清者温之"一十二句,乃治法之大要也。

③张介宾《类经》若复气已至,则不以天地异名,但求复气所居,随微甚以为治法也。如前章治六气之复,及下文云气之复也,和者平之,暴者夺之,皆治复之法。

④张志聪《黄帝内经集注》复至,则如复气而为法,不必以天地而名之。如厥阴少阴少阳之复,其气发于四气五气之时;阳明太阳之复,其气归于初气二气之木火。故不必以木火居岁半以上,而以天名之,金水主岁半以下,而以地名之,皆如复气之所在而为成法也。

⑤高士宗《黄帝素问直解》如复气既至,则无分上下,故不以天地异名,皆如复气为法也。下文云,有胜则复,无胜则否,是复有一定之成法也。

⑥黄元御《黄元御医书全集》若其复至,则不以天地而异其名,皆如复气为法也。以胜居其常,复居其变,变则不可以天地之常理论矣。

⑦张琦《素问释义》此句未具体注释。

⑧高亿《黄帝内经素问详注直讲全集》〔注〕若复至,虽分阴阳,必胜而后有复,此客气也,则不分天地之异名矣。此治复气之法也,而治胜之法亦如之。

〔讲〕至于复气一至,则不以司天在泉而异其名,其治胜之法,皆如其治复气之法者,正此之谓也。

⑨孟景春等《黄帝内经素问译释》若复气已经到来,则不能以司天在泉之名以区别之,当以复气的情况为准则。

⑩任廷革《任应秋讲〈黄帝内经〉素问》(讲解)"复至则不以天地异名","复至"是指复气发作阶段,不管是司天之气还是在泉之气,不管是在上还是在下,对"复至"与"胜至"是没有本质区别的,故曰"复至则不以天地异名"。"皆如复气为法也",意思是说都要遵照治疗原则进行治疗。这几句话是在阐明"胜气"和"复气"的关系:当只有"胜气"而不见"复气"的时候,为"胜至",这时"报气屈伏而未发";当"复气"出现,而先于它的"胜气"不见的时候,为"复至",这时是胜气屈伏而未发;因此复气、胜气的区别不是以天地、上下来区分的,故曰"不以天地而异名",只是以先后而异名,先至者为胜气,后至者为复气。

⑪张灿玾等《黄帝内经素问校释》若复气已至则不能以司天在泉之名以区别之,当以复气的情况为准则。

⑫方药中等《黄帝内经素问运气七篇讲解》"复至",即复气已经产生作用。"天地",指司天在泉。"天地异名",此指司天在泉之名互易。此句是承前文而言。

意即如果"胜至报气屈伏而未发"时,疾病可以按胜气处理。但如果复气已至时,则不管司天在泉之气原来情况如何,均按复气来处理,复气是什么就治什么。

⑬王洪图等《黄帝内经素问白话解》如果复气已经到来,则不用天地之气命名疾病,而要根据复气的性质来命名疾病。

⑭郭霭春《黄帝内经素问白话解》而复气到来时,就不以司天在泉之气来分别称病名,而应根据复气的变化来确定病名。

第四十一解

(一)内经原文

帝曰:胜复之动,时有常乎?气有必乎?岐伯曰:时有**常位**,而气无必也。

帝曰:愿闻其道也。岐伯曰:初气终三气,天气主之,胜之常也;四气尽终气,地气主之,复之常也。有胜则复,无胜则**否**。帝曰:善。

复已而胜何如?岐伯曰:胜至则复,无常数也,衰乃止耳。复已而胜,不复则害,此伤**生**也。

帝曰:复而反病何也?岐伯曰:居非其位,不相得也。大复其胜,则主胜之,故反病也。所谓火燥热也。

帝曰:治之何如?岐伯曰:夫气之胜也,微者随之,甚者制之;气之复也,和者平之,暴者夺之。皆随胜气,安其屈伏,无问其数,以平为期。此其道也。帝曰:善。

(二)字词注释

(1)常位

①王冰《黄帝内经素问》虽位有常,而发动有无,不必定之也。

②马莳《黄帝内经素问注证发微》常位。

③张介宾《类经》此词未具体注释。

④张志聪《黄帝内经集注》常位。

⑤高士宗《黄帝素问直解》常位。

⑥黄元御《黄元御医书全集》常位。

⑦张琦《素问释义》此词未具体注释。

⑧高亿《黄帝内经素问详注直讲全集》〔注〕〔讲〕常位。

⑨孟景春等《黄帝内经素问译释》常位。

⑩任廷革《任应秋讲〈黄帝内经〉素问》常位。

⑪张灿玾等《黄帝内经素问校释》固定的位置。

⑫方药中等《黄帝内经素问运气七篇讲解》指固定的位置和时间。

⑬王洪图等《黄帝内经素问白话解》固定不变的时间和位置。

⑭郭霭春《黄帝内经素问白话解》常位。

(2)否

①王冰《黄帝内经素问》此字未具体注释。

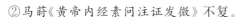

②马莳《黄帝内经素问注证发微》不复。

③张介宾《类经》无复。

④张志聪《黄帝内经集注》无复。

⑤高士宗《黄帝素问直解》无复。

⑥黄元御《黄元御医书全集》无复。

⑦张琦《素问释义》此字未具体注释。

⑧高亿《黄帝内经素问详注直讲全集》〔讲〕无复。

⑨孟景春等《黄帝内经素问译释》没有复气。

⑩任廷革《任应秋讲〈黄帝内经〉素问》没有复气。

⑪张灿玾等《黄帝内经素问校释》没有复气。

⑫方药中等《黄帝内经素问运气七篇讲解》没有复气。

⑬王洪图等《黄帝内经素问白话解》不会产生复气。

⑭郭霭春《黄帝内经素问白话解》没有复气。

（3）生

①王冰《黄帝内经素问》生。

②马莳《黄帝内经素问注证发微》生。

③张介宾《类经》生。

④张志聪《黄帝内经集注》生气。

⑤高士宗《黄帝素问直解》生。

⑥黄元御《黄元御医书全集》生。

⑦张琦《素问释义》生意。

⑧高亿《黄帝内经素问详注直讲全集》〔注〕〔讲〕生。

⑨孟景春等《黄帝内经素问译释》生机。

⑩任廷革《任应秋讲〈黄帝内经〉素问》生。

⑪张灿玾等《黄帝内经素问校释》生机。

⑫方药中等《黄帝内经素问运气七篇讲解》生命现象。

⑬王洪图等《黄帝内经素问白话解》自然界中的生命。

⑭郭霭春《黄帝内经素问白话解》人的生命。

（三）语句阐述

（1）帝曰：胜复之动，时有常乎？气有必乎？岐伯曰：时有常位，而气无必也。

①王冰《黄帝内经素问》虽位有常，而发动有无，不必定之也。

②马莳《黄帝内经素问注证发微》此言胜复之时有常位，而其气之有无不可必也。

③张介宾《类经》时有常，气无必。

④张志聪《黄帝内经集注》帝问胜复之气，随四时之有常位乎，其气之动，随四时之可必乎。伯言木火土金水，四时有定位，而胜复之气不随所主之本位而发，故

气不可必也。

⑤高士宗《黄帝素问直解》承复气为法之意,问胜复之动,一岁六时,有常数乎? 所胜之气,有可必乎? 一岁六时,始于厥阴,终于太阳。时有常位,而气之胜复,则因胜以复,无可必也。

⑥黄元御《黄元御医书全集》时有常者,谓常在何时;气有必者,谓必属何气。盖胜复之气,时有常位,而气无必至。大概初气至三气,天气主之,胜之常也;四气至终气,地气主之,复之常也,此时有常位也。

⑦张琦《素问释义》此句未具体注释。

⑧高亿《黄帝内经素问详注直讲全集》〔批〕此言胜复发动,有位之当,与胜复有无难必之故也。

〔注〕时有常位,谓四时温热凉寒,阴阳升降,各有其位也。复气不待位,得气即复,故胜为正气,复为邪气也。

〔讲〕黄帝曰:胜气复气之发动,时亦有常位否乎? 胜气复气之有无,亦可期必否乎? 岐伯对曰:胜复发动之时,固有常位,而胜复有无之气,无可必也。

⑨孟景春等《黄帝内经素问译释》黄帝道:胜复之气的运动,有一定的时候吗? 到时候是否一定有胜复之气呢? 岐伯说:四时有一定的常位,而胜复之气的有无,却不是必然的。

⑩任廷革《任应秋讲〈黄帝内经〉素问》(提要)讲"胜气"是太过之气,"复气"也是太过之气,故两者俱能病人。

(讲解)问曰:"胜复之动,时有常乎? 气有必乎?"胜复之气的发作在时间上有没有规律? "常"是"规律"之意,"必"是"必然"之意,胜复之气发作的规律是不是必然的? "时有常位,而气无必",这句话给运气学说的理论做了个基本的评价。司天在上、在泉在下、左右间气,这是"时有常位"的一种现象;一之气厥阴风木、二之气少阴君火、三之气太阴湿土、四之气少阳相火、五之气阳明燥金、六之气太阳寒水,也是"时有常位"的一种现象;春夏秋冬的循序规律,也是"时有常位"的一种现象;"气"有主气、客气之分,"主气"主一年二十四个节气,分六步运行,一步六十天多一点,这也是"时有常位";"客气"包括司天、在泉之气,分六步运行,也是"时有常位"。也就是说,"时有常位"是指胜复之气的发作是有时间规律的,但是司天之气、在泉之气、左右四间气不是必然出现的,故曰"而气无必也"。为什么说这句话给运气学说的理论做了个基本的评价呢? 因为这句话的意思是说,万物都是有规律可循的,但这些规律不是机械地推算可得的,不是说必然如此。俗话说天有不测风云嘛,人类的认识相对于万物的变化来说是非常有限的,这是"而气无必也"的意义所在,任何规律都是有时空局限的。如古人认为"至高之地,冬气常在,至下之地,春气常在",高寒地带雪一年四季都不融化,怎样去算一之气、二之气、三之气? 像东南沿海一带一年四季气温都很高,又怎样去计算呢? "运气学说"发源在黄河流域,这些地区一年二十四个节气的气候变化非常明显,其规律就又不同了,所以看问题一定要辩证地去看。

⑪张灿玾等《黄帝内经素问校释》黄帝说：胜气与复气的运动，有固定的时间吗？其气之来有必然的规律吗？岐伯说：四时虽有固定的位置，而胜气和复气却没有必然的规律。

⑫方药中等《黄帝内经素问运气七篇讲解》[时有常位，而气无必也]"时"，指风、热、火、湿、燥、寒六气所属的时间。"常位"，指固定的位置和时间。"气"，指胜气或复气。"必"，同"常位"，也是指固定时间。本句是对"胜复之动，时有常乎？气有必乎？"这一问话的回答。意即六气虽然可以分为六步，各有一定的所属时间，但什么时候出现胜气，什么时候又出现复气却不一定。一切还须从实际情况出发，不能机械对待。

⑬王洪图等《黄帝内经素问白话解》黄帝说：胜气与复气的变化在时间上有一定规律吗？胜复之气能够准时到来吗？岐伯说：一年的主气分为六步，从厥阴开始，到太阳终止，都有固定不变的时间和位置，但胜气与复气到来与否却不是必然的。

⑭郭霭春《黄帝内经素问白话解》时有常位，而气无必也：四时有一定常位，而胜复之气并不是一定的。

黄帝道：胜气复气的变化，有一定的时候吗？气的来与不来有一定的规律吗？岐伯说：四时有一定的常位，而胜复之气来与不来，却不是一定的。

（2）帝曰：愿闻其道也。岐伯曰：初气终三气，天气主之，胜之常也；四气尽终气，地气主之，复之常也。有胜则复，无胜则否。帝曰：善。

①王冰《黄帝内经素问》此句未具体注释。

②马莳《黄帝内经素问注证发微》盖自初气以至三气，司天之气主之，太过则胜其所胜，不及则不胜来胜，此胜之常也。自四气以至终气，在泉之气主之，则子为母复之，复之常也。此其时之有常位也。但有胜则复，无胜则不复，此又气不可必者如此。

③张介宾《类经》岁半之前，天气主之，岁半之后，地气主之，胜在前，复在后，故自初气以至三气，乃司天所主之时，太过则胜其不胜，不及则胜者来胜，此胜之常也。自四气以至终气，乃在泉所主之时，太过则承者起而制之，不及则子为母而复之，此复之常也。故曰时有常位。有胜必有复，无胜则无复。《五常政大论》曰：微者复微，甚者复甚。可见胜复之气，或有或无，或微或甚，其变不一，故曰气无必也。

④张志聪《黄帝内经集注》盖谓六气各主一岁，主岁之气胜，则春将至而即发，是太阴阳明太阳之气，皆发于春夏矣。如六气之复乃郁极而后发，故发于岁半之后，是厥阴少阴少阳之复，皆发于秋冬矣。故曰：初气终三气，天气主之，胜之常也；四气尽终气，地气主之，复之常也。有胜则复，无胜则否，是以胜复之气不随四时之常位，而不可必也。（眉批）岁半以前之木火，皆为岁半以后之金水所胜，故先有胜而后有复，无胜则无复矣。

⑤高士宗《黄帝素问直解》时有常位,则气有常胜。有常胜,则有常复,故愿闻胜复之常道也。春夏为阳,阳者天气也。故初气终三气,天气主之,先胜后复,胜气常在岁半之上。故为胜之常也。秋冬为阴,阴者地气也。故四气尽终气,地气主之,复气常在岁半之下。故为复之常也。有胜则有复,无胜则无复,此为胜复之常,而胜复之变,不可为期。

⑥黄元御《黄元御医书全集》有何气之胜,则有何气之复。无胜则无复,胜复之气无定,难可豫指此气无必至也。

⑦张琦《素问释义》以先胜后复言故如此,非天气主胜地气主复也。

⑧高亿《黄帝内经素问详注直讲全集》〔注〕司天所主前三气有胜气,在泉所主后三气有复气,胜甚则复甚,胜微则复微。如丁年木不及,春见秋气,火必复之。癸年火不足,夏见寒气,土必复之之类。是天气不胜,地气不复也。

〔讲〕黄帝曰:时有常而气无可必者,不知其道,愿得闻之。岐伯对曰:如初气以至三气,司天之气主之,其气太过,太过则胜其所胜,其气不及,不及则不胜来胜,此胜之常也。若四气以至终气,在泉之地气主之,子为母腹,胜则俱胜,微则俱微,此复之常也。胜复之有常位如此,然必有胜气而后乃有复气,若无胜气,则决无复气,此气之所以不可必也。

⑨孟景春等《黄帝内经素问译释》黄帝道:请问是何道理? 岐伯说:初之气至三之气,是司天之气所主,是胜气常见的时位;四之气到终之气,是在泉之所主,是复气常见的时位。有胜气才有复气,没有胜气就没有复气。黄帝道:对。

⑩任廷革《任应秋讲〈黄帝内经〉素问》(讲解)"帝曰:愿闻其道也",请把这个道理给解释解释吧。"初气终三气"是指上半年司天之气,即从初气、二气到三气,故曰"天气主之";胜气在前,所以天主之气是"胜气",这是一般规律,故曰"胜之常也"。"四气尽终气"是指下半年的在泉之气,即从四气、五气到六气(终气),故曰"地气主之";复气在后,所以在泉之气是"复气",这是一般规律,故曰"复之常也"。这里的胜、复也不能机械地理解,所谓"前后"也是相对的,在泉之气也可以在前呀,先有在泉之气胜,后有司天之气之复,也是可以的。"有胜则复,无胜则否",意思是说"复气"取决于"胜气",有"胜气"便有"复气",没有"胜气"便没有"复气"。

⑪张灿玾等《黄帝内经素问校释》有胜则复,无胜则否:胜复之气的发作情况,有胜气则有复气,无胜气则无复气,胜气甚者,复气则甚,胜气微者,复气亦微。王冰注:"胜微则复微,故复已而又胜,胜甚则复甚,故复已则少有再胜者也。假有胜者,亦随微甚而复之尔。"

黄帝说:我想听听其中的道理。岐伯说:从初之气至三之气,由司天之气主之,是发生胜气常见的时位。从四之气至终之气,由在泉之气主之,是发生复气常见的时位。有胜气则有复气,没有胜气则没有复气。黄帝说:好。

⑫方药中等《黄帝内经素问运气七篇讲解》[初气终三气,天气主之,胜之常也]以下是讲胜复之气的一般规律。"初气终三气",即初之气到三之气这一段时

间。"天气",即司天之气。"天气主之",即上述三气为司天之气所主。"胜之常也",即胜气之常。全句意即司天之气主管上半年。因此,一般来说,当年的司天之气即属当年的偏胜之气。例如厥阴司天,该年的胜气就是风气。少阴司天,该年的胜气就是热气。少阳司天,该年的胜气就是火气。太阴司天,该年的胜气就是湿气。阳明司天,该年的胜气就是燥气。太阳司天,该年的胜气就是寒气等。

[四气尽终气,地气主之,复之常也]"四气尽终气",即四之气至终之气这一段时间。"地气",即在泉之气。"地气主之",即上述三气为在泉之气所主。"复之常也",即复气之常。全句意即在泉之气主管下半年。因此,一般来说,当年的在泉之气即属当年的复气。例如,厥阴司天,风气偏胜。厥阴司天,少阳在泉。火气就是当年的复气。少阴司天,热气偏胜。少阴司天,阳明在泉。凉气就是当年的复气。太阴司天,湿气偏胜。太阴司天,太阳在泉。寒气就是当年的复气。少阳司天,火气偏胜。少阳司天,厥阴在泉。风气就是当年的复气。阳明司天,凉气偏胜。阳明司天,少阴在泉。热气就是当年的复气。太阳司天,寒气偏胜。太阳司天,太阴在泉。湿气就是当年的复气等。应该指出,上述六气司天在泉胜复之气,除厥阴与少阳之间的关系与胜复概念有矛盾之处以外,其他如少阴与阳明之间的关系是热胜凉复或凉胜热复。太阴与太阳之间的关系是湿胜寒复或寒胜湿复。此均属气候的自调现象。唯有厥阴与少阳之间的关系是一风一火,一温一热,不属于自调。因此少阳司天或厥阴司天之年,有胜无复,所以对物候、病候影响较大。由于少阳司天或厥阴司天之年,本身不能自调,只能依靠他气自然来复。因此少阳司天或厥阴司天之年气候变化剧烈,自然灾害严重,疾病变化也较一般年份为大。

[有胜则复,无胜则否]"有胜则复",意即有胜气必然就有复气。"无胜则否",意即没有胜气也就没有复气。由此说明,所谓"胜复",实际上就是自然界气候变化中的一种自调现象。

⑬王洪图等《黄帝内经素问白话解》黄帝说:我想详细听听其中的道理。岐伯说:每年从初之气到三之气,由司天之气主持,统辖上半年,是胜气经常发生的时候;从四之气到终之气,由在泉之气主持,统辖下半年,是复气经常发生的时间。有胜气才会有复气产生,没有胜气也就不会产生复气。黄帝说:好。

⑭郭霭春《黄帝内经素问白话解》有胜则复,无胜则否:有胜气才有复气,没有胜气就没有复气。

黄帝道:希望听听这其中的道理。岐伯说:初之气到三之气,是天气所主持,是胜气常见的时位;四之气到终之气,是地气所主持,是复气常见的时位。有胜气才有复气,没有胜气就没有复气。黄帝道:讲得好!

(3)复已而胜何如? 岐伯曰:胜至则复,无常数也,衰乃止耳。复已而胜,不复则害,此伤生也。

①王冰《黄帝内经素问》胜微则复微,故复已而又胜。胜甚则复甚,故复已则少有再胜者也,假有胜者,亦随微甚而复之尔。然胜复之道虽无常数,至其衰谢,则

胜复皆自止也。有胜无复,是复气已衰,衰不能复,是天真之气已伤败甚而生意尽。

②马莳《黄帝内经素问注证发微》此言胜之不可以无复,复之不可以无胜,皆至其气衰而止也。帝承上文而言有胜则复,无胜则不复,但复之既已,而彼之胜气又当何如也?伯言始而胜至则复,其胜甚则复甚,胜微则复微,无常数也,至于其胜气之衰乃止耳。然复已而胜者,则胜气又必复之,若不复之,则天时循环之气虽有必然,而人身脏腑之气不能相继,此其伤生必矣。《运气全书》云:天地之气,亦行胜复,故《经》曰:初气终三气,天气主之,胜之常也。四气尽终气,复之常也。盖胜至则复,复已而胜,故无常气。若止复而不胜,则是生气乃绝,故曰伤生也。

③张介宾《类经》复已而胜,谓既复之后而又胜也。胜至则复,言再胜则再复,本无常数也。胜复之变,本由乎气,若气有余而胜复微,则气有未尽,故不免再胜再复。若胜复甚,则彼此气尽而已,故衰乃止耳。若有胜无复,则亢而为害,故伤生也。

④张志聪《黄帝内经集注》此申明有胜则复,展转不已,必待其胜气衰而后乃止耳。复已而胜者,如火气复而乘其金已,则金气又复胜之。金气复而侮其火已,则火气又复胜之。所谓胜至则复,无常数也。如胜气衰,而后乃止耳。故复气已,而受复之气又复胜之。如火气复而胜其金,则金气又当复胜,如不复胜,此金为火气所害,而金之生气伤矣。故必待其胜衰而后平,如有胜则有复也。(眉批)此言胜气可衰,复气不可不复。

⑤高士宗《黄帝素问直解》有胜则复,理之常也。复已而又有所胜,则何如?数,如字,下无问其数之数同。至,犹极也。其复也,胜极则复,复无常数也。复气自衰,方乃止耳,衰乃止,则复已,复已而又有所胜。若复已,而所胜不复则害。不复则害,此伤生也。如水胜火屈,火复则伤金。火气已,金气又当复胜,如不复胜,则金受火害,不能相生,余气仿此。

⑥黄元御《黄元御医书全集》胜至而复来,复已而胜又至,胜又至则又复,无有常数也。盖复方已而胜又至,若不又复之,则有胜无复,必成大害,此伤生殒命之由也。

⑦张琦《素问释义》复气太过,则复为胜气,而又有相制者复之。有胜无复是复气衰弱,不能克制,生意已伤也。

⑧高亿《黄帝内经素问详注直讲全集》〔批〕此言胜复无常,而兼论夫有胜无复之害也。

〔注〕胜必待气至,复无常数,得旺相之地,客气皆复,必俟气衰方止。复而气胜,言有胜必有复,不复则偏胜,偏胜则偏绝,此伤生之道也。

〔讲〕黄帝曰:夫子言有胜则复,无胜则否,诚善矣。如此之复气,初已,而彼胜气又临,当如之何?岐伯对曰:胜气至,则复气已至,复随胜转,复无常数者也。胜甚则复亦甚,胜衰则复气乃止。若复气既已,而又胜者,则胜气又必复之也。若不见有复气,则天地循环之气已失,而人身脏腑之气必偏矣,偏则害,此生气之所以日伤也。

⑨孟景春等《黄帝内经素问译释》复气已退而又有胜气发生,是怎样的?岐伯说:有胜气就会有复气,没有一定的次数限制,气衰减才会停止。因之复气之后又有胜气发生,而胜气之后没有相应复气发生,就会有灾害,这是由于生机被伤的缘故。

⑩任廷革《任应秋讲〈黄帝内经〉素问》(讲解)问曰:"复已而胜何如?"复气过后,胜气又来了,是怎样一种情况呢?答曰:"胜至则复,无常数也,衰乃止耳。"从理论上来说,胜复之气的反复是"无常数"的,直到复气衰竭,不可胜为止。《素问·五常政大论》中云"微者复微,甚者复甚",是说胜气微则复气也微,胜气甚则复气也甚,复气完全决定于胜气。"复已而胜,不复则害,此伤生也","复已而胜"这是符合规律的,若胜而不复了,反而不好了,有胜有复是正常生态,胜而不复就不正常了,故曰"此伤生也"。

⑪张灿玾等《黄帝内经素问校释》不复则害,此伤生也:王冰注,"有胜无复,是复气已衰,衰不能复,是天真之气已伤败甚而生意尽"。

复气已去而又有胜气发生的,是怎样的呢?岐伯说:胜气至后则必有复气,没有固定的次数,至气衰后则自行终止。复气去后,而又有胜气发生,若胜气之后,没有复气,则有灾害,这是由于生机被伤之故。

⑫方药中等《黄帝内经素问运气七篇讲解》[复已而胜]"复已",即复气之后。"胜",指又出现了新的胜气。此句意即复气在矫正了胜气之后,由于复气本身也是胜气,所以复气此时又成了新的胜气。

[胜至则复,无常数也,衰乃止耳]"胜",指新的胜气。"复",指新的复气。"常数",即固定数量。"衰",指胜气衰减。全句意即"复已而胜"时,原来的复气变成了新的胜气。在胜复规律的支配下,又必然产生新的复气。这个新的复气大小不定。胜气大复气也大,胜气小复气也小。到了胜气衰减的时候,复气也就自然停止。张志聪注此云:"此申明有胜则复,辗转不已,必待其胜气衰而后乃止耳。"即属此义。

[复已而胜,不复则害,此伤生也]"复已而胜",指出现了新的胜气。"不复则害",指新的胜气产生之后,如果没有新的复气来加以制约,那就成了有胜无复,必然就会形成新的灾变,使自然界中的生命现象受到伤害。张介宾注此云:"若有胜无复,则亢而为害,故伤生也。"即属此义。

⑬王洪图等《黄帝内经素问白话解》有时复气过去后又发生胜气,那将怎样呢?岐伯说:只要有胜气到来,就必定会有复气发生,胜复之气可以反复多次而没有一定的常数,直到气衰才会停止。假如复气已经过去又出现了胜气,就会再度发生复气,如果没有发生复气,那么胜气就会成为灾害,从而伤害自然界中的生命。

⑭郭霭春《黄帝内经素问白话解》有时复气已退而胜气又发生,这是什么原因?岐伯说:胜气到来,就会有复气,这本无一定的规律,直到气衰才会停止。复气之后又有胜气发生,如胜后而没有复气相应发生就会为害,能够伤人生命。

(4)帝曰:复而反病何也?岐伯曰:居非其位,不相得也。大复其胜,则主胜之,故反病也。所谓火燥热也。

①王冰《黄帝内经素问》舍己宫观,适于他邦,己力已衰,主不相得,怨随其后,唯便是求,故力极而复,主反袭之,反自病者也。少阳,火也。阳明,燥也。少阴,热也。少阴少阳在泉,为火居水位。阳明司天,为金居火位。金复其胜,则火主胜之。火复其胜,则水主胜之。余气胜复,则无主胜之病气也。故又曰所谓火燥热也。

②马莳《黄帝内经素问注证发微》此言复之所以反病,而有治之之法也。帝问胜者复之,则必能胜之矣,然复之而反有所病者,何也?伯言复气之所居者,已非其位,则彼此之气不相得,而又大复其胜,则主气反来胜之,所以复之反病也。即如少阴为君火,阳明为燥金,少阳为暑热,今少阴少阳在泉,则火居水位,阳明司天,则金居火位,故火复其胜,则水主胜之,金复其胜,则火主胜之,此正居非其位,气不相得,而大复其胜,则主反胜之之谓。惟火燥热之三气乃尔也。

③张介宾《类经》复而反病,谓复反自病也。复气居非其位,则客主之气不相得,气不相得而大复其胜,力极必虚,虚则主气乘之,故反受病也。此即居非其位也。火,少阳也。燥,阳明也。热,少阴也。少阳少阴在泉,以客之火气,而居主之水位,火气大复,则水主胜之。阳明司天,以客之金气,而居主之火位,金气大复,则火主胜之。余气胜复,则无主胜之反病,故曰所谓火燥热也。按:此以复气反病为言,然燥在三气之前,本非复之时也,但言复则胜可知矣,故胜气不相得者亦当反病,天地之气皆然也。

④张志聪《黄帝内经集注》复而反病者,复气之反病也。如火气复而乘于金位,金气复而乘于火位,皆居非其位,不相得也。是以大复其胜则主胜之,故反病也。如火气大复而乘于阳明,则五位之主气胜之,如金气大复而乘于少阴,则二位之主气胜之,故复气之反病也。所谓火热,燥也。余气皆然。此即胜至而复,胜衰则止之意。盖言胜复之气,宜于渐衰而不宜于复大也。(眉批)上节言不复则害,此曰复大反病,盖言复气不可少,而亦不可太过。

⑤高士宗《黄帝素问直解》不复则害,复而反病,则又何也?胜气在岁半之上,复气在岁半之下。如燥气之复,当少阳相火之四气;风气之复,当阳明燥金之五气;火气热气之复,当太阳寒水之终气。皆居非其位。居非其位,不相得也。始胜终复,虽大复其胜,则主时之气胜之,故反病也。居非其位者,火气热气,居太阳寒水之位,燥气居少阳相火之位。所谓火燥热也。例而推之,风木之气,居阳明燥金之位,亦在其中,土湿之气,王于四时,故不与也。

⑥黄元御《黄元御医书全集》胜则病,复则差,此其常也,复而反病者,居非其位,不相得也。居非其位而大复,其胜已之气则力衰,之后主气必胜之,故反病也。如此者,所谓火燥热之三气也。火谓相火,燥谓燥金,热谓君火。盖以热火之客气而居寒水之主位(少阳、少阴在泉则有之),以燥金之客气而居二火之主位(阳明、太阳司天则有之),身临败地,客主不合,客气乘虚而肆凌虐,势所不免也。人以神气

为主,君火、相火、燥金三气,神气所在,败则病生,与余气不同也。

⑦张琦《素问释义》此节疑有误。气之有胜复,虽自然之化,而于人身皆病,前文备矣。此云复而反病,不合太过而主胜之,凡六气皆然,居非其位,亦不但火燥热三气也。俟更详之。

⑧高亿《黄帝内经素问详注直讲全集》〔批〕六气之中,惟火燥热三气,始有复气反病,则他气可知矣。

〔注〕居非其位,如少阳少阴在泉,为火居水地,阳明司天,为金居火地,复气皆不相得也。若大复其胜,则己必虚,虚则当旺之主气乘之,故反病也。然惟火燥热三气有之,余气之复则无主胜反病之说。

〔讲〕黄帝曰:胜者复之,则必能胜之矣。若复之而反有所病者,果何谓也? 岐伯对曰:复而反病者,以复气之所居,非其本位,彼此之气不相得故也。气不相得,而大复其胜,则主气反来克之,故复气为之反病也。然复气反病之说,诸气皆无,惟火燥热三气居多。《伏羲本病穷源六治论》所谓主胜反病,惟火燥热者是也。

⑨孟景春等《黄帝内经素问译释》黄帝道:复气反而致病,又是什么道理呢? 岐伯说:复气所至之时,不是它时令的正位,与主时之气不相融洽。所以大复其胜,而反被主时之气所胜,因此反而致病。这是指火、燥、热三气来说的。

⑩任廷革《任应秋讲〈黄帝内经〉素问》(讲解)问曰:"复而反病何也?"胜气致病可以理解了,复气致病是什么道理呢? 答曰:"居非其位,不相得也。""位"是指运气的六步之位,是说"复气"不一定正好出现在自身所主的时节,如厥阴之复,不一定在厥阴主事的那六十天,也可能出现在阳明燥金主事的那六十多天中,也可以出现在太阴湿土主事的那六十多天中,这叫"居非其位"。因此也就"不相得也",即气候一反常态了,该热不热、该冷不冷。"大复其胜则主胜之,故反病也",这是从主、客之气来讲的,由于主客之气"不相得",若客气"大复其胜",复气盛过必衰,"则主胜之",最后导致"主气"又胜,所以"复气"也会使人病。"所谓火燥热也",这是举例,以火热之胜复为例,火为君火,热为相火,这是六气中的两个"火",按照胜复的规律推算,或是"寒水"之气先胜"火热"之气复之,或是"火热"之气先胜"燥金"之气复之。当然,土湿、风木等,都有这样的胜复关系。关于"胜复"的理论归纳起来有四个要点:第一,胜气在前,复气在后;第二,胜复循环没有定数,胜气微复气就微,胜气甚复气就甚;第三,胜气、复气都会致病,致病的特点遵循五行生克规律;第四,胜气、复气都是太过之气,不是不足之气。

⑪张灿玾等《黄帝内经素问校释》居非其位,不相得也。因复气之来,不在其主时之位,则与主时之气不相适应。张志聪注:"如火气复而乘于金位,金气复而乘于火位,皆居非其位,不相得也。"所谓火燥热也:王冰注:"少阳,火也;阳明,燥也;少阴,热也。少阴少阳在泉,为火居水位;阳明司天,为金居火位。金复其胜,则火主胜之。火复其胜,则水主胜之。余气胜复,则无主胜之病气也。故又曰'所谓火燥热也'。"

黄帝说:复气反而致病,是什么原因呢? 岐伯说:复气之来,不在其时位,主客之气不相得。大复之气胜之,则主气胜之,所以反而致病。就是所谓火燥热三气主气之时。

⑫方药中等《黄帝内经素问运气七篇讲解》[复而反病何也?岐伯曰:居非其位,不相得也]"复而反病",意即在复气产生作用,矫正胜气而复气又成为新的胜气之后,又会形成新的灾变。"复气",本来是自然界气候变化中的一种自调现象,为什么又会出现"复而反病"的现象呢?岐伯回答:"居非其位,不相得也。"所谓"位",即六气应有的位置和时间。这也就是前述的六气六步。"居",此处是指"复气"所居的位置和时间。"不相得",即不一致。"居非其位,不相得也。"意即由于复气的产生是"有胜则复",因此没有固定的时间。因此复气产生时就有可能与六气固有的时间相冲突。例如在冬季里出现火气来复,夏季里出现寒气来复,就与季节固有的气候变化发生冲突形成矛盾,从而使正常气候和物候受到损害,形成新的灾变。这也就是对出现"复而反病"的回答。

[大复其胜则主胜之,故反病也]"大复",指复气偏胜。"大复其胜",意即复气对胜气制约很强。"主",指主气,即六气六步的固定位置和时间。"则主胜之",意即在复气力量十分强大时,则主气就要受到影响。正常的季节气候、物候就会受到破坏,因而也就会出现新的反常。这里的"则主胜之"一句,注家多解为主气战胜复气。我们不同意这种解释。因为主气战胜了复气,则复气就不会对主气产生作用,季节气候就不会受到破坏,属于正常,因而也就谈不到"反病"的问题。所以我们认为"则主胜之"应作"主气为复气所胜"来理解,亦即复气战胜了主气。故未从诸注。

⑬王洪图等《黄帝内经素问白话解》黄帝说:复气本身自病是什么原因?岐伯说:这是因为复气到来不在它主时的位置上,而与主气不相容的缘故。复气过分地报复胜气,则复气本身必然衰弱,主时之气乘机来制约它,导致复气反而自病。这种情况主要发生在火、热、燥三气为复气的时候。

⑭郭霭春《黄帝内经素问白话解》复而反病:复气至而复气本身反病。

黄帝道:有复气至而复气本身反病的,是什么原因?岐伯说:这是复气到来的时节,不是它的时令的正位,其气与其位不能相得的缘故。复气若大复其胜气,那么复气本身就虚,而主时之气又胜它,所以复气反而自病,这是指火、燥、热三气来说的。

(5)帝曰:治之何如?岐伯曰:夫气之胜也,微者随之,甚者制之;气之复也,和者平之,暴者夺之。皆随胜气,安其屈伏,无问其数,以平为期。此其道也。帝曰:善。

①王冰《黄帝内经素问》随,谓随之。安,谓顺胜气以和之也。制,谓制止。平,谓平调。夺,谓夺其盛气也。治此者,不以数之多少,但以气平和为准度尔。

②马莳《黄帝内经素问注证发微》故治之者,方其气之胜也,胜微则随其气而调之,胜甚则即所畏以制之。及其气之复也,复气之和者则平调之,复气之暴者则即其盛而夺之,皆随胜复之胜气以使之屈伏,不必问其数之多寡,而惟至于病气之

平焉斯已矣。

③张介宾《类经》此总言胜复微甚之治也。微者随之,顺其气以安之也。甚者制之,制以所畏也。和者平之,调其微邪也。暴者夺之,写其强盛也。但随胜气以治,则屈伏之气可安矣。然不必计其数之多少,但以得平为期,乃气胜之道。此言皆随胜气者,非单以胜气为言,而复气之至,气亦胜矣,盖兼言之也。本节治法,乃与前章治诸气复相参阅。

④张志聪《黄帝内经集注》微者随之,顺其气以调之也。甚者制之,制以所畏也。和者平之,平调其微邪。暴者夺之,泻其强盛也。但随胜气以治,则屈伏之气自安矣。然不必问其胜复之展转,惟以气平为期,此其治胜复之道也。

⑤高士宗《黄帝素问直解》复而反病,治之何如?六气之胜有微甚,六气之复有和暴。夫气之胜也,胜气微者,随顺以治之;胜气甚者,制伏以治之。气之复也,复气和者,平以治之。复气暴者,夺以治之。胜气固胜,而复气犹胜,治之之法,皆随其胜气,以安其屈伏,无问气味多寡之数,大要以平为期,此其治之之道也。

⑥黄元御《黄元御医书全集》治胜复之法,扶其不足,抑其太过,皆随其胜气而治之,安其屈伏而不胜,无问其数,总之以平为期,此其道也。

⑦张琦《素问释义》此句未具体注释,

⑧高亿《黄帝内经素问详注直讲全集》〔批〕治胜治复以平为期,吾谓他病亦莫不然。

〔注〕随者,随其气而调之。制,制其甚也。平,平其气也。夺,夺其太过也。皆随六气之胜调之,使出不与争,伏不为害,不必问数之多寡,而惟期病气之平焉,此治胜复之道也。

〔讲〕黄帝曰:复而反病,既以居非其位,而不相得矣。然则治又当奈何?岐伯对曰:欲治此证,以平为期。彼夫气之胜也,见其胜气之微者,则随其气而调,见其胜气之甚者,则抑其气而制之,此治胜之道也。至若气之复也,见其复气之和者,则调其气而平,见其复气之暴者,则即其胜而夺之,此治复之道也。然皆随六气之胜,以安其出伏,不使之争,不使之害,无太过不及,无问数之多寡,而第以病气之平为期,庶治胜复之道得焉已。

⑨孟景春等《黄帝内经素问译释》黄帝道:治疗之法怎样?岐伯说:六气之胜所致的,轻微的随顺它,严重的制止它;复气所致的,和缓的平调它,暴烈的削弱它。都宜随着胜气来治疗其被抑伏之气,不论其次数多少,总以达到和平为目的。这是治疗的一般规律。黄帝道:对。

⑩任廷革《任应秋讲〈黄帝内经〉素问》(讲解)问曰:"治之何如?"如何治呢?治疗胜气所致病证的方法,要依据其胜气的强弱而定,故曰"夫气之胜也,微者随之,甚者制之";若胜气微小,就要随其微小的程度而治,如证无大热,就不要用大苦大寒的药,要用平气药来"随之";若胜气"甚者",如为高热、陈寒之证,就不能"随之"了,而要"制之",大热要用大寒药,大寒要用大热药,那才能"制",以寒制热、以

热制寒嘛。治疗复气所致病证的方法也是一样,也要依据其复气的强弱而定,故曰"气之复也,和者平之,暴者夺之";"和者平之"与"微者随之"是一个意思,"暴者夺之"与"甚者制之"是一个意思。因此,"皆随胜气,安其屈伏,无问其数,以平为期,此其道也"。"皆随胜气"的"胜气"包括"复气"在内,"复气"的实质也是一种"胜气"。总之,治疗胜复之气致病的原则是一致的,要视病势的强弱而定,即随胜复之气的深浅、轻重不同而不同。"安其屈伏"是治疗的目标,"屈伏"是顺服之意,就是说病情平稳了、安定了。"无问其数",不管治疗多少次,总之是要"以平为期",这就是治疗胜复之气致病的理论、方法,故曰"此其道也"。

⑪张灿玾等《黄帝内经素问校释》随之、制之、平之、夺之、安:王冰注:"随,谓随之。安,谓顺胜气以和之也。制,谓制止。平,谓平调。夺,谓夺其盛气也。治此者,不以数之多少,但以气平和为准度尔。"

黄帝说:怎样治疗呢? 岐伯说:凡六气为胜气时,气微者则随顺之,气甚者则制伏之。六气为复气时,气缓和者则平调之,气暴者则劫夺之,都要随着胜气的微甚,以安其屈伏不伸之气,不管数之多少,以达到平和为目的,这就是一般的规律。黄帝说:好。

⑫方药中等《黄帝内经素问运气七篇讲解》[微者随之,甚者制之]"微",指胜气微弱,亦即轻度偏胜。"随",即听其自然。"微者随之",意即胜气微弱时,亦即气候只有轻度偏胜时,可以听其自然,不加处理。为什么"微者随之",因为按照胜复规律来说,微者复微,胜气微,则复气亦微,对人体影响不大,所以可以不加处理。"甚",即胜气很盛。"制之",即加以制约。"甚者制之",意即胜气很盛时,那就必须进行针对性的处理。例如治热以寒,治寒以热等都是"制"的方法。为什么"甚者制之"? 因为按照胜复规律来说,"甚者复甚",胜气甚,复气亦甚,对人体影响也就很大,所以必须对之进行针对性的处理。

[气之复也,和者平之,暴者夺之]"和",指温和,此处是指复气微弱。"平",指和平。"和者平之",意即复气不甚时,可以和平过度,不加处理。此与前述"微者随之"之义基本相同。"暴",指暴烈,此处指复气很甚。"夺",指夺去,亦有制约之义。此与前述"甚者制之"之义基本相同。全句意即对待复气的处理也与前述对待胜气的处理一样。"复气"不大时,听其自然,可以不加处理。"复气"太盛时,则必须对之进行针对性的治疗。理由与前述对胜气的处理相同。

[皆随胜气,安其屈伏,无问其数,以平为期]"皆随胜气",即上述治疗要注意到以治"胜气"为主。"屈伏",此处是指屈伏未发的复气。"安其屈伏",意即在胜气方面如果能得到早期处理,则复气就可以屈伏不发。"数",此处是指处理上的轻重缓急。"平",指正常。"无问其数,以平为期",意即在处理胜气时,其轻重缓急并无一定,一切以人体生理活动恢复正常与否为标准。人体正常生理活动恢复,治疗上也就终止。张介宾在注文中认为:"此言皆随胜气者,非单以胜气而言,而复气之至,气亦胜矣,盖兼言之也。"此与经文原意不符,因为经文原意"安其屈伏"即指复气。

如果此处所指胜气亦包括复气在内,则"安其屈伏"一句就毫无意义,也不符合《内经》关于"治未病"的一贯精神,故不从张注。

⑬王洪图等《黄帝内经素问白话解》黄帝说:那么应该如何治疗呢?岐伯说:对于六气为胜气所引起的疾病,病气轻微的就顺从它的特性进行调治;病气严重的就用其所不胜的药物来制伏它。对于六气为复气所引起的疾病,病气和缓的用调和的方法使它平复;病气急暴的用其所不胜的药物来削弱它。总之,就是要根据病气的轻微与严重程度来进行治疗,则屈伏不伸气自然可以得到安定,不管胜气与复气更替辗转多少次,都要以使人体之气达到和平为目的,这就是治疗胜复之气所致疾病的根本法则。黄帝说:讲得好。

⑭郭霭春《黄帝内经素问白话解》黄帝道:治疗的方法怎样?岐伯说:胜气所造成的疾病,轻微的顺着它,严重的制止它;复气所致的疾病,和缓的加以平调,暴烈的就削弱它。总之,要随顺其胜气,安定那被抑伏之气,不必管用药的次数,以和平为止点,这是治疗的法则。黄帝道:讲得好!

第四十二解

(一)内经原文

客主之胜复奈何? 岐伯曰:客主之气,胜而无复也。帝曰:其逆从何如? 岐伯曰:主胜逆,客胜从,天之道也。

(二)字词注释

(1)逆从

①王冰《黄帝内经素问》此词未具体注释。

②马莳《黄帝内经素问注证发微》如主不能奉天之命,反胜客气则为逆;只奉天命,而客气胜主则为从。

③张介宾《类经》主胜客,则违天之命而天气不行,故为逆。客胜主,则以上临下而政令乃布,故为从。

④张志聪《黄帝内经集注》坤顺承天,是以主胜为逆,客胜为从,顺天之道也。

⑤高士宗《黄帝素问直解》逆从。

⑥黄元御《黄元御医书全集》主胜客为逆,客胜主为从。

⑦张琦《素问释义》此词未具体注释。

⑧高亿《黄帝内经素问详注直讲全集》〔讲〕逆从。

⑨孟景春等《黄帝内经素问译释》逆与顺。

⑩任廷革《任应秋讲〈黄帝内经〉素问》主气胜多见于内伤,客气胜多见于外感,主胜的病证重,客胜的病证轻,所以主胜为"逆",客胜为"从"。

⑪张灿玾等《黄帝内经素问校释》逆顺。

⑫方药中等《黄帝内经素问运气七篇讲解》"逆",指逆治,亦即正治,以寒治热,以热治寒。其用药性味与临床症状相逆,故曰"逆治"。"从",指从治,亦即反

治,寒因寒用,热因热用,治热以热,治寒以寒。其用药性味与临床症状相从,故曰从治。

⑬王洪图等《黄帝内经素问白话解》主气胜过客气为逆,客气胜过主气为从。

⑭郭霭春《黄帝内经素问白话解》逆顺。

(三)语句阐述

(1)客主之胜复奈何? 岐伯曰:客主之气,胜而无复也。

①王冰《黄帝内经素问》客,谓天之六气。主,谓五行之位也。气有宜否,故各有胜复之者。客主自有多少,以其为胜与常胜殊。

②马莳《黄帝内经素问注证发微》此言客主之气有胜无复,其民病则异,其治法则统,其正味则各有所主也。盖司天在泉,有胜则有复,至于客主之气,则有胜而无复。

③张介宾《类经》客者,天地之六气。主者,四时之六步。凡前云胜复者,皆客气之变,故此复明主气也。有逐年主气客气图,在《图翼》二卷。客气动而变,主气静而常,气强则胜,时去则已,故但以盛衰相胜而无复也。

④张志聪《黄帝内经集注》此论四时主气客气之胜复也。按前篇论初之气二之气者,乃加临之客气而为民病也。后论厥阴所至为和平,太阴所至为埃溽,论主气之有德化变病也。此章复论主气客气有彼此相胜之顺逆。是以岁运七篇,内有似乎重复,而义无雷同,学者当细心体析。

⑤高士宗《黄帝素问直解》一岁之中,有加临之客气,有六位之主气。或主气胜客气,或客气胜主气;有胜则复,帝故问之。合六气而论之,有胜则有复。而客主之气,同时同位,主气一定,客气变迁,故但有胜而无复也。

⑥黄元御《黄元御医书全集》天为客,地为主,客主之气,有胜无复。

⑦张琦《素问释义》此句未具体注释。

⑧高亿《黄帝内经素问详注直讲全集》〔批〕主客之气,有胜无复,然为逆为从,当细辨之。

〔注〕主、客气与司天、在泉之气不同,主脏胜病主于内,客外邪病主于外,司天主上半身为病,在泉主下半身为病,时至脏胜为主病,合司天在泉之气胜为客病,故有胜无复也。

〔讲〕黄帝曰:夫子论治胜复之道,诚善矣。而客气、主气之胜复奈何? 岐伯对曰:彼司天在泉,有胜则有复,至若主客之气,则有胜而无复者也。

⑨孟景春等《黄帝内经素问译释》客气与主气的胜复是怎样的? 岐伯说:客气与主气二者之间,只有胜没有复。

⑩任廷革《任应秋讲〈黄帝内经〉素问》(提要)分辨主客气胜复的病证,并提出论治大法。所谓主胜者内伤也,客胜者外感也,故以内伤为逆,外感为从。

(讲解)此节涉及"客主加临"的内容。什么是"客主加临"? 把"主气"与"客气"综合起来分析一年气候变化的规律,叫"客主加临"。即把客气六步运行的规律加载于主气六步运行的规律中,这样来进行综合地分析,推算一年气候的变化。主气、客气的关系表现在病证上主要包括两个方面,或者是主气胜客气,或者是客气胜主气。结合临床来看,主气胜多见于内伤,客气胜多见于外感,主胜的病证重,客胜的病证轻,所以主胜为"逆",客胜为"从"。主气、客气究竟如何"加临"的呢?依据"主气"概念,其所主六气的时节是不变的,初之气厥阴风木,二之气少阴君火,三之气少阳相火,四之气太阴湿土,五之气阳明燥金,六之气太阳寒水,这个秩序分主于一年二十四个节气中,这个顺序是不变的。"客气"则不然,司天、在泉之气所主的六步运行规律是变化的,每年都不一样,十二年一个轮回。"客气"如何加临于"主气"呢?先根据一年甲子代号的五行属性确定六气特征(客气),然后将此特征加临在主气的"三之气"这个位置上,这样一年气候的六步运行秩序就基本确定了。举例来说,比如今年是"午戊"年,"午"年是君火司天,就把"少阴君火"加临在"三之气"上,于是从前面的图 4(六气客主加临图解)可以看出这样的客主关系:第一运,也就是第一步,在司天的前二位,是寒水和风木的关系;第二步是风木与君火的关系;第三步是君火和相火的关系;第四步是两个湿土的同气关系;第五步是相火和燥金的关系;第六步是燥金和寒水的关系。这个顺序体现的关系并不是最终的结果,运气学说认为还要受到司天、在泉之气各主半年的影响,司天、在泉之气必然要与主气之六气发生联系来影响这一年的气候。

仍以今年为例,今年是午戊年,逢"午"是君火司天、燥金在泉,把司天之气加临之后,客主关系是这样的:第一步,基础的关系是"水生木",故风木之气旺盛,又受到少阴君火司天的影响(木生火),风木中含有相火就更旺了;第二步,基础的关系"木生火",故君火之气旺盛,又受到少阴君火司天的影响(同气相加),少阴君火更加旺盛;第三步,基础的关系是君火、相火相遇(同气相加),又受到少阴君火司天的影响后,少阳相火更加旺盛。由此看来,今年上半年的火热之气是特胜特旺之势。下半年燥金在泉其客主关系为:第四步,基础的关系是两个湿土相遇太阴湿气胜,土生金,又受到燥金在泉的影响,燥金之气会旺盛;第五步,基础的关系是火克金,阳明燥金之气会衰减,受到燥金在泉的影响,燥金之气的衰减有限;第六步,基础的关系是"金生水",太阳寒水之气会旺盛,又受到燥金在泉的影响,寒水之气会更加旺盛。这就是"客主加临"的基本秩序,其关系包括相克、相生、同气。

问曰:"客主之胜复奈何?""客"是指天地之六气,即司天、在泉之气及四个左右间气,"主"是指二十四节气中按照木、火、土、金、水的秩序排列的六步主气,主客之间的胜复关系怎样来理解呢?是客气胜主气,还是主气胜客气?答曰:"客主之气,胜而无复也。"客气每年的秩序变动很大,主气的秩序年年一样,因此客气强就要胜主气,但对气候的影响不大。因为客气是变化的,相克、相生都是一过性的,从这个角度来说,主客之间没有胜复关系,即胜复关系不出现在客主加临的关系中,而只出现在客气之间,故曰"客主之气,胜而无复也"。

⑪张灿玾等《黄帝内经素问校释》客主:客指每年司天在泉之气,即客气。主

指四时六步之主气。《类经》二十七卷第三十注:"客者,天地之六气。主者,四时之六步。"客主之气,胜而无复:王冰注"客主自有多少,以其为胜与常胜殊"。《类经》二十七卷第三十注:"客气动而变,主气静而常,气强则胜,时去则已,故但以盛衰相胜而无复也。"

客气与主气的胜复是怎样的呢?岐伯说:客气与主气,只有胜气而无复气。

⑫方药中等《黄帝内经素问运气七篇讲解》[客主之胜复]"客",指客气。所谓"客气",亦即反常的季节气候变化。这种反常的气候变化,一般来说,虽然也有规律可循,但是由于它年年转移,并不固定,出现了一次以后,又要间隔一定时间才再重来,好像客人一样,所以叫做"客气"。"主",指主气。所谓"主气",亦即每年各个季节气候的一般变化。由于季节气候的一般变化,年年如此,固定不变,所以叫做"主气"。"胜复",即胜气和复气。"客主之胜复",即客气和主气之间的胜复。此句是问客气和主气之间有无胜复现象。

[客主之气,胜而无复]此句是对上句的回答,意即由于客气是指季节气候的异常变化,主气是指季节气候的正常变化,因此客气和主气本身只有胜的问题,不存在复的问题。张介宾注:"客气动而变,主气静而常,气强则胜,时去则已,故但以盛衰相胜而无复也。"高世栻注:"合六气而言之,则有胜有复,而客主之气,同时同位,主气一定,客气变迁,故但有胜而无复也。"均属此义。

⑬王洪图等《黄帝内经素问白话解》客气与主气之间的胜复关系是如何的呢?岐伯说:客主二气之间只有胜气而没有复气。

⑭郭霭春《黄帝内经素问白话解》客气和主气的胜复怎样?岐伯说:客气与主气二者之间,只有胜没有复。

(2)帝曰:其逆从何如?岐伯曰:主胜逆,客胜从,天之道也。

①王冰《黄帝内经素问》客承天命,部统其方,主为之下,固宜只奉天命,不顺而胜,则天命不行,故为逆也。客胜于主,承天而行理之道,故为顺也。

②马莳《黄帝内经素问注证发微》但客承天命,而主为之下,如主不能奉天之命,而反胜客气则为逆;只奉天命,而客气胜主则为从。此乃天之道也。

③张介宾《类经》客行天令,运动不息,主守其位,只奉天命者也。主胜客,则违天之命而天气不行,故为逆。客胜主,则以上临下而政令乃布,故为从。

④张志聪《黄帝内经集注》客气者,乃司天在泉及左右之间气,在天之六气也。天包乎地之外,从泉下而六气环转,天之道也。主气者,五方四时之定位,地之道也。坤顺承天,是以主胜为逆,客胜为从,顺天之道也。(眉批)四时之六气,有胜必有复。主客之相胜,止胜而不复。

⑤高士宗《黄帝素问直解》主气客气,彼此相胜,有胜之而逆,有胜之而从,故问逆从何如?六气主岁,每岁皆同,气之常也。加临客气,随司天在泉而迁转,气之暂也。常可屈而暂不可屈。故主气胜客气,则为逆。而客气胜主气,则为从。此因司天而有客气之胜,故曰天之道也。

⑥黄元御《黄元御医书全集》主胜客为逆，客胜主为从，此天之道也。

⑦张琦《素问释义》客者天之六气，主者地之六步，客主相加，是生胜复，诸论备矣。此云胜而无复，理有未安，以下所列生病，亦第以司天在泉立说，而不及初终六气，疑粗工附益之也。

⑧高亿《黄帝内经素问详注直讲全集》〔注〕主胜逆者，主胜则脏甚，时虽不至，气甚而动，脏气发而为病，此不因天时而病生，所谓逆天之道也。客胜从者，客气为因时之六气，气胜，人中之而为病，此必因天时而病生，所谓从天之道也。

〔讲〕黄帝曰：主客既有胜而无复，而其为逆为从何如？岐伯对曰：客承天命而主为之下，如主不能奉天之命而反胜客气则为逆，主能奉天命而客气胜主则为从，此天之常道也。

⑨孟景春等《黄帝内经素问译释》黄帝道：其逆与顺怎样区别？岐伯说：主气胜是逆，客气胜是顺，这是自然规律。

⑩任廷革《任应秋讲〈黄帝内经〉素问》（讲解）问曰："其逆从何如？"从客主相胜的关系来看，何为逆，何为从？答曰："主胜逆，客胜从，天之道也。"主气胜制客气是"逆"，因为主气有固定的秩序，主若胜就会较长期地克制客气；客气胜制主气是"从"，因为客气的秩序是变动的，过了这一步就变化了。"天之道也"，自然界六气主客之间运动的规律就是如此。这句话讲了两个问题：第一，胜复之气是限于客气范围的，不出现在主客的关系之间；第二，就主客之间有相互胜制的关系而言，主胜为"逆"，客胜为"从"。

⑪张灿玾等《黄帝内经素问校释》主胜逆，客胜从：王冰注"客承天命，部统其方，主为之下，固宜只奉天命，不顺而胜，则天命不行，故为逆也。客胜于主，承天而行理之道，故为顺也"。张志聪注："此章复论主气客气有彼此相胜之顺逆也。客气者，乃司天在泉及左右之间气，在天之六气也。天包乎地之外，从泉下而六气环转，天之道也。主气者，五方四时之定位，地之道也。坤顺承天，故主胜为逆，客胜为从，顺天之道也。"张注义胜。

黄帝说：客气与主气的逆顺是怎样的呢？岐伯说：主气胜过客气者，则天气不得行令，故为逆；客气胜过主气者，则天气得行其令，故为顺。这是一般的自然规律。

⑫方药中等《黄帝内经素问运气七篇讲解》[逆从]"逆"，指逆治，亦即正治，以寒治热，以热治寒。其用药性味与临床症状相逆，故曰"逆治"。"从"，指从治，亦即反治，寒因寒用，热因热用，治热以热，治寒以寒。其用药性味与临床症状相从，故曰从治。

[主胜逆，客胜从]"主胜"，即主气偏胜。"逆"，即逆治。"主胜逆"，即主气偏胜时，在治疗上应采取与主气相逆的逆治法。以每年的初之气为例。每年的初之气均为厥阴风木，气候温暖，风气偏胜。假使这一年初之气这一段时间中，气候大温，大风数起，人体亦相应出现肝气、风气偏胜时，此时在治疗上就应给予具有清凉作用的食物或药物。"温者清之"，属于逆治。这就是原文所谓的"主胜逆"。"客胜

从",即客气偏胜时,在治疗上则应采取与客气相从的从治法。仍以每年的初之气为例。初之气这一段时间,从主气来说本来应该气候温暖,但这一年的初之气这一段时间气候反常,春行秋令,十分清凉。如果人体亦相应出现肺气失宣时,则此时在治疗上就不能因为是春天在治疗上只从主气来考虑,而应从实际气候变化出发,"凉者温之",根据客气的变化情况进行针对性处理,予以具有温热作用的食物或药物治疗。春气本温而在治疗上仍用温药,所以属于从治。这也就是原文所谓的"客胜从"。于此可见,所谓"逆"和"从",主要是指对主气和客气偏胜时的治疗原则而言,实质上仍是一切从实际气候变化出发,与前述"治热以寒""治寒以热"并无本质上的区别。

⑬王洪图等《黄帝内经素问白话解》黄帝说:怎样区别客气与主气相胜的逆从呢?岐伯说:主气胜过客气为逆,客气胜过主气为从,这是天地间的普遍规律。

⑭郭霭春《黄帝内经素问白话解》主胜逆,客胜从:主气胜(客气)为逆,客气胜(主气)为顺。

黄帝道:其逆顺怎样区别?岐伯说:主气胜是逆,客气胜是顺,这是天地间的常规。

第四十三解

(一)内经原文

帝曰:其生病何如?岐伯曰:厥阴司天,客胜则耳鸣掉眩,甚则咳;主胜则胸胁痛,舌难以言。

少阴司天,客胜则鼽嚏,颈项强,肩背瞀热,头痛少气,发热,耳聋目瞑,甚则胕肿,血溢,疮疡,咳喘;主胜则心热烦躁,甚则胁痛支满。

太阴司天,客胜则首面胕肿,呼吸气喘;主胜则胸腹满,食已而瞀。

少阳司天,客胜则丹胗外发,及为**丹熛**疮疡,呕逆,喉痹,头痛,嗌肿,耳聋,血溢,内为**瘛瘲**;主胜则胸满,咳仰息,甚而有血,手热。

阳明司天,**清复**内余,则咳衄,嗌塞,心鬲中热,咳不止,而白血出者死。

太阳司天,客胜则胸中不利,出清涕,感寒则咳;主胜则喉嗌中鸣。

(二)字词注释

(1)丹熛

①王冰《黄帝内经素问》此词未具体注释。

②马莳《黄帝内经素问注证发微》丹熛。

③张介宾《类经》熛,飘、标二音。

④张志聪《黄帝内经集注》丹熛即赤游,发于外而欲游于内者也。

⑤高士宗《黄帝素问直解》熛音飘。丹熛疮疡,火气外淫也。

⑥黄元御《黄元御医书全集》丹疹丹熛疮疡者,肺主皮毛也。

⑦张琦《素问释义》此词未具体注释。

⑧高亿《黄帝内经素问详注直讲全集》〔注〕丹疹丹熛疮疡,火性发于外也。

⑨孟景春等《黄帝内经素问译释》病名,即丹毒之类。张志聪:"即赤游发于外,而欲游于内者也。"

⑩任廷革《任应秋讲〈黄帝内经〉素问》丹熛疮疡……火热证的表现。

⑪张灿玾等《黄帝内经素问校释》赤游风之类。熛,《说文》:"火飞也。"在此可引申为游走之火气。

⑫方药中等《黄帝内经素问运气七篇讲解》丹熛……心火炽盛的病症。"丹熛疮疡"属于火胜。

⑬王洪图等《黄帝内经素问白话解》丹毒。

⑭郭霭春《黄帝内经素问白话解》丹毒之类病患。

（2）瘛疭

①王冰《黄帝内经素问》此词未具体注释。

②马莳《黄帝内经素问注证发微》瘛疭。

③张介宾《类经》瘛疭,音翅纵。按:下文云痉强拘瘛,是瘛为拘挛,疭为弛纵可知。

④张志聪《黄帝内经集注》呕逆瘛疭,湿土之气合于内也。

⑤高士宗《黄帝素问直解》热伤血分,则血溢,血不荣筋,则内为瘛疭。

⑥黄元御《黄元御医书全集》瘛疭者,血烁筋燥也。

⑦张琦《素问释义》此词未具体注释。

⑧高亿《黄帝内经素问详注直讲全集》〔注〕瘛疭,火伤筋也。〔讲〕瘛疭。

⑨孟景春等《黄帝内经素问译释》瘛疭。

⑩任廷革《任应秋讲〈黄帝内经〉素问》"瘛疭"是邪热伤筋出现的抽搐症。

⑪张灿玾等《黄帝内经素问校释》瘛疭。

⑫方药中等《黄帝内经素问运气七篇讲解》"瘛疭"属于热极。

⑬王洪图等《黄帝内经素问白话解》肢体抽搐拘挛。

⑭郭霭春《黄帝内经素问白话解》手足抽搐。

（3）清复

①王冰《黄帝内经素问》复,谓复旧居也。

②马莳《黄帝内经素问注证发微》而阳明为不及之岁,火来胜之,至在泉之时,金之子为母复仇,则水复即金复也,故谓之曰清复。

③张介宾《类经》然阳明以清肃为政,若清气复盛而有余于内,则热邪承之。

④张志聪《黄帝内经集注》清复内余者,清肃之客气入于内,而复有余于内也。

⑤高士宗《黄帝素问直解》清复内余,言阳明司天,受客气主气之胜,则阳明清气,郁而不舒,故司天于上,而复有余于内也。

⑥黄元御《黄元御医书全集》惟阳明有复无胜,清燥来复,而终居败地。

⑦张琦《素问释义》清复内余,不可解。

⑧高亿《黄帝内经素问详注直讲全集》〔注〕清气胜于春。〔讲〕金旺生水,金之子为母复仇,则水复即金复也,故谓之曰清复。

⑨孟景春等《黄帝内经素问译释》因阳明司天为金(客气)居火位(主气),无客胜之名,而清(金)气仍复内余。张志聪:"清肃之客气入于内,而复有余于内也。"

⑩任廷革《任应秋讲〈黄帝内经〉素问》"清"是指燥气。

⑪张灿玾等《黄帝内经素问校释》《类经》二十七卷第三十注:"卯酉年,阳明司天,以燥金之客而加于木火之主,金居火位,则客不胜主,故不言客主之胜。然阳明以清肃为政,若清气复盛而有余于内,则热邪承之。"

⑫方药中等《黄帝内经素问运气七篇讲解》"清",指清凉之气。"清复内余",此处指清凉之气侵犯人体内脏。

⑬王洪图等《黄帝内经素问白话解》清凉之气。

⑭郭霭春《黄帝内经素问白话解》肃之气。

(三)语句阐述

(1)帝曰:其生病何如? 岐伯曰:厥阴司天,客胜则耳鸣掉眩,甚则咳;主胜则胸胁痛,舌难以言。

①王冰《黄帝内经素问》五巳五亥岁也。

②马莳《黄帝内经素问注证发微》试言巳亥之岁,厥阴司天,初气本厥阴风木为主,而阳明燥金客气加之;二气本少阴君火为主,而太阳寒水客气加之;三气本少阳相火为主,而厥阴风木客气加之。如客气各胜主气,则为耳鸣,为掉眩,甚则为咳;如主气各胜客气,则为胸胁痛,为舌难以言者,乃病之大略也。大略在胆为病,见《六元正纪大论》。

③张介宾《类经》初气终三气,天气主之也。巳亥年厥阴司天,以风木之客,而加于厥阴少阴少阳之主。若客胜则木气上动而风邪盛,故耳鸣掉眩,甚则为咳。若主胜则火挟木邪,在相火则胸胁痛,心包所居也;在君火则舌难言,心开窍于舌也。

④张志聪《黄帝内经集注》风木之客气胜于上,是以耳鸣掉眩。厥阴肝木贯膈,上注肺,甚则咳者,上淫之气内入于经也。主胜则胸胁痛,肝经之脉布胸胁也。厥阴少阳主筋,二经之筋病则舌卷,故难以言。盖客气之从上而下,主气之从内而上也。再按主岁之三气,乃厥阴风木君相二火,胸胁痛者,厥阴之初气甚也。舌难以言者,二火之气胜也。(眉批)因厥少而及于少阴之舌,亦三气也。

⑤高士宗《黄帝素问直解》主客之气,有胜无复,然皆发为民病,故问其生病何如? 客胜主胜,胜气虽有不同,而人身经脉之病,皆应司天之气。下文在泉,亦有主客胜气之不同,而下身经脉之病,皆应在泉之气也。厥阴司天,初之客气,阳明燥金;二之客气,太阳寒水;三之客气,厥阴风木。客胜者,凡此三气,皆可胜也。耳鸣掉眩,风动之病也,甚则肝气上逆而咳。主胜者,初之气,厥阴风木,二之气少阴君火,三之气太阴湿土,凡此三气,皆可胜也。三气主时,每岁皆然,下俱仿此。胸胁痛,肝木之病也。舌难以言,嗌干而舌难言也。

⑥黄元御《黄元御医书全集》厥阴司天则风木旺,耳鸣掉眩者,肝木升扬也。咳者,胆火刑肺也。胸胁痛者,甲木刑胃也。舌难言者,风燥筋挛也。甲乙同气,故病如此。

⑦张琦《素问释义》巳亥岁也。初气阳明加厥阴,二气太阳加少阴,三气厥阴加少阳,必详主客之克制,乃可定其生病。《六元正纪》所以备列六步也。此但言主客之胜,于义缺矣。

⑧高亿《黄帝内经素问详注直讲全集》〔批〕此言厥阴司天,主客气胜之过也。

〔注〕此言主客气胜。客胜,风胜也。风性上升,故耳鸣掉眩,肝脉注肺,故咳。主胜,肝气自胜也。肝脉循胸胁,络舌本,故胸胁痛,舌难言。

〔讲〕黄帝问曰:其生病何如?岐伯对曰:如巳亥之岁,厥阴司天,其客气胜而为病也。肝经受邪,肝与胆为表里,胆脉络耳,故见耳鸣之证。兼风性主于动摇,故见掉眩之证。且风邪过甚,侮于肺经,时见咳喘之证焉。其主胜而肝气自病也,肝脉支别而贯膈,主注肺宫,循喉咙,故见胸胁痛,舌难言之证焉。此厥阴司天,主客气胜生病之大略也。

⑨孟景春等《黄帝内经素问译释》黄帝道:客气与主气相胜所致之病是怎样的?岐伯说:厥阴司天,客气胜则病耳鸣,振掉,眩晕,甚至咳嗽;主气胜则病胸胁疼痛,舌强难以说话。

⑩任廷革《任应秋讲〈黄帝内经〉素问》(讲解)问曰:"其生病何如?"主客之间胜制关系对病证的影响会怎样呢?厥阴司天致病的情况。"厥阴司天"是逢巳、逢亥年,上半年的三步受到风木之气的影响。客胜,是指能胜制主气厥阴风木、少阴君火、少阳相火的"气",也就是要看"厥阴风木司天之气"与主气厥阴、少阴、讲少阳这三步的关系。参照图4六气客主加临图解,司天之气是"风",主气的第一步也是"风",风木之气旺盛相火就易妄动,所以出现耳鸣、掉眩的病变表现,为风热之象;厥阴风木之气上逆形成木侮金之势就会出现咳嗽,故曰"甚则咳";这是客气胜,木气上逆,风邪太过的缘故。主胜,是指木火之势,从图4中可以了解到,主气的第一气是"木",第二气是"君火",第三气是"相火",一"木"两"火",主气的木火之气要胜过厥阴风木的司天之气,就会现"胸胁痛",胸胁是心包的部位,是君火的部位;"舌"为心之苗,少阴心经脉系于舌本,故"舌难以言",是风火严重影响少阴经所主之窍的缘故。

⑪张灿玾等《黄帝内经素问校释》黄帝说:客气与主气相胜而致病是怎样的呢?岐伯说:厥阴司天,客气胜则发生耳鸣,眩晕,甚则咳嗽等病;主气胜则发生胸胁痛,舌强难言等病。

⑫方药中等《黄帝内经素问运气七篇讲解》〔厥阴司天,客胜则耳鸣掉眩,甚则咳〕"厥阴司天",即厥阴风木司天之年。厥阴司天之年,从总的气候变化来说,上半年气候偏温,风气偏胜。从客气来看,初气为阳明燥金,二气为太阳寒水,三气为厥阴风木。厥阴司天之年,上半年特别是三之气所属的这一段时间中,可以出现"掉

眩"等肝病症状。在二气所属的这一段时间中可以出现"耳鸣"等肾病症状。在初气所属的这一段时间中可以出现"咳"等肺病症状。上述症状的发生是由于该年客气之初气、二气、三气偏胜的结果。

[主胜则胸胁痛,舌难以言]"主胜",即主气偏胜。每年主气的初气为厥阴风木,二气为少阴君火,三气为少阳相火。此句意即厥阴司天之年,上半年主气偏胜时,初气可以由于风气偏胜而在临床上表现为胸胁痛等肝病症状。二气、三气可以由于火热之气偏胜而在临床上表现为心病症状。张志聪注此云:"按主岁之三气,乃厥阴风木,君相二火,胸胁痛者,厥阴之初气甚也,舌难以言者,二火之气胜也。"即属此义。

⑬王洪图等《黄帝内经素问白话解》黄帝说:客气与主气相胜,会引起什么样的疾病呢?岐伯说:它们引起疾病的情况如下,厥阴司天,客气胜就会发生耳鸣、振摇、眩晕,甚至咳嗽等病证;主气胜就会发生胸胁痛、舌强硬不能说话等病证。

⑭郭霭春《黄帝内经素问白话解》黄帝道:其发生的病状是怎样的?岐伯说:厥阴司天,客气胜就患耳鸣眩晕,甚则咳嗽;主气胜就病胸胁疼痛,舌强难以说话。

(2)少阴司天,客胜则鼽嚏,颈项强,肩背瞀热,头痛少气,发热,耳聋目暝,甚则胕肿,血溢,疮疡,咳喘;主胜则心热烦躁,甚则胁痛支满。

①王冰《黄帝内经素问》五子五午岁也。

②马莳《黄帝内经素问注证发微》子午之岁,少阴司天,初气本厥阴风木为主,而太阴湿土客气加之;二气本少阴君火为主,而少阳相火客气加之;三气本少阳相火为主,而阳明燥金客气加之。如客气各胜主气,则为鼽为嚏,为颈项强,为肩背瞀热,为头痛,为少气,为发热,为耳聋,为目暝,甚则为胕肿,为血溢,为疮疡,为咳,为喘;如主气各胜客气,则为心热,为烦躁,甚则为胸痛,为支满也。

③张介宾《类经》子午年少阴司天,以君火之客,而加于木火三气之主。客胜则火在上焦,故热居头项肌表。主胜则火木为邪,故心肝二经为病。瞀音务,闷也。

④张志聪《黄帝内经集注》少阴司天之初气乃太阳寒水,二之气乃厥阴风木,三之气乃少阴君火。鼽嚏耳聋目暝,厥阴之气胜也。头项强,肩背瞀热头痛,甚则胕肿,太阳寒水之气胜也。少气发热,血溢疮疡咳喘,君火之气胜也。初之主气乃厥阴风木,二之气君火,三之气相火。主胜则心热烦躁者,君相二火之气胜也。甚则胁痛支满者,厥阴之初气胜也。盖君火司岁,故先火胜而甚则及于厥阴。按司天之气,客气有三,主气有三;在泉之气,客气有三,主气有三。主客之胜而为民病,有以三气分而论之者,有合而论之者,盖书不尽言,言不尽意,神而明之,存乎其人。(眉批)火盛则气衰。

⑤高士宗《黄帝素问直解》少阴司天,初之客气,太阳寒水;二之客气,厥阴风木;三之客气,少阴火热。凡此客气,皆可胜也。少阴肾气虚于上,则鼽嚏,颈项强,肩背瞀热,头痛。少阴心气虚于内,则少气,发热,耳聋、目暝,甚则胕肿。少阴热气,伤其血分,不充肤腠,则血溢、疮疡、咳喘。若主时之气胜,则少阴心肾不交,故

心热烦燥,甚则病及心包,而胁痛支满。

⑥黄元御《黄元御医书全集》少阴司天则君火旺,衄嚏咳喘者,火刑金也。胁痛支满者,肺行于右胁也。

⑦张琦《素问释义》子午岁也。初气太阳加厥阴,二气厥阴加少阴,三气少阴加少阳,所列皆木火相煽之病,惟颈项强肩背脀热,似寒水气胜耳。

⑧高亿《黄帝内经素问详注直讲全集》〔批〕此言少阴司天,主之气胜之过也。

〔注〕客胜,热气胜也。少阴脉入肺,故衄嚏。火气上炎而熏蒸,故颈项强肩背热。头痛少气发热者,火伤气,气热而逆也。火郁于内,故耳聋目瞑。火迫于外,故胕肿血溢疮疡也。咳喘者,火伤肺也。主胜,心气自病也。少阴脉起心,故心热烦躁,下腋贯膈,故胁痛支满。

〔讲〕如子午之岁,少阴司天,其客气胜而为病也,心经受邪。心脉下膈,直络小肠,上入肺宫,且小肠脉从鼻至于目内眦,又从耳中分脉交肩循颈,故见衄嚏、头项强、肩背热等证,甚则热伤于里,而为胕肿血溢、疮疡喘咳之证焉。其主胜而心气自病也,则见心热难安,烦躁不宁,兼见胁痛支满之证焉。此少阴司天,主客气胜生病之大略也。

⑨孟景春等《黄帝内经素问译释》少阴司天,客气胜则病鼻塞流涕,喷嚏,颈项强硬,肩背部闷热,头痛,神疲无力,发热,耳聋,视物不清,甚至浮肿,出血,疮疡,咳嗽气喘;主气胜则心热烦躁,甚则胁痛,支撑胀满。

⑩任廷革《任应秋讲〈黄帝内经〉素问》(讲解)少阴司天致病的情况。"少阴司天"是逢子、逢午之年,上半年的三步均受到君火之气的影响,是以司天的君火之气加临于主气厥阴风木、少阴君火、少阳相火之上。客胜,火木之气胜,上焦火热会特别重,出现颈项强、肩背脀热("脀热"是"闷热"之意)、头痛、少气、发热、耳聋、目瞑等表现,甚则胕肿、血溢、疮疡、咳喘,这些都是上焦少阴君火旺盛的表现。主胜,仍然是木火之象,是心肝二经的问题,出现心热、烦躁,甚则胁痛支满等。

⑪张灿玾等《黄帝内经素问校释》少阴司天,客气胜则发生鼻塞喷嚏,颈项强直,肩背闷热,头痛少气,发热,耳聋目瞑,甚则浮肿,血外溢,疮疡,咳嗽喘息等病;主气胜则发生心中烦热,烦躁,甚则胁痛,支撑胀满等病。

⑫方药中等《黄帝内经素问运气七篇讲解》[少阴司天,客胜则衄嚏,颈项强,肩背脀热,头痛少气,发热,耳聋目瞑,甚则胕肿,血溢,疮疡,咳喘]"少阴司天",即少阴君火司天之年。少阴司天之年,从总的气候变化来说,上半年气候偏热。从客气来看,初气为太阳寒水,二气为厥阴风木,三气为少阴君火。因此在少阴司天之年,如果客气偏胜,则在初之气所属的这一段时间中,人体可以出现"颈项强""肩背强""胕肿"等肾、膀胱病症。因为寒属肾,与膀胱有关。在二之气所属的这一段时间中,在人体可以出现"头痛""耳聋""目瞑"等肝、胆病症。因为风属肝,与胆有关。耳为足少阳胆经循行部位。头痛多为肝阳上亢。目为肝之外窍。在三之气所属的这一段时间中,在人体可以出现"脀热""少气发热""血溢""疮疡"等心、小肠病

症。因为火属心,与小肠有关。"诸热瞀瘛,皆属于火","诸痛疮疡,皆属于心","壮火食气","心主血","血热则妄行"等。由于火胜可以刑金,心病必然传肺,因此少阴司天之年,在三之气所属的这一段时间中,不但可以出现上述心病症状,而且还可以同时出现"鼽嚏""咳喘"等肺病症状。

[主胜则心热烦躁,甚则胁痛支满]"主胜",即主气偏胜。每年的主气初气为厥阴风木,二气为少阴君火,三气为少阳相火。此句意即少阴司天之年,上半年如主气偏胜,则初之气可以因风气偏胜而人体出现胁痛支满等肝病症状。二气、三气可以因火热之气偏胜,人体出现心热烦躁等心病症状。

⑬王洪图等《黄帝内经素问白话解》少阴司天,客气胜就会发生鼻流清涕、喷嚏、颈项强硬、肩背闷热、头痛、少气、发热、耳聋、视物不清,严重的会出现浮肿、血溢、疮疡、咳嗽、喘息等病证;主气胜会发生心胸烦热、躁扰不宁,严重的会出现两胁疼痛,支撑胀满等病证。

⑭郭霭春《黄帝内经素问白话解》少阴司天,客气胜就患鼽嚏,颈项强,肩背发热,头痛,少气,发热,耳聋,目昏,甚则浮肿,血溢,疮疡,咳嗽气喘;主气胜就病心热烦躁,甚至胁痛胀满。

(3)太阴司天,客胜则首面胕肿,呼吸气喘;主胜则胸腹满,食已而瞀。

①王冰《黄帝内经素问》五丑五未岁也。

②马莳《黄帝内经素问注证发微》丑未之岁,太阴司天,初气本厥阴风木为主,而厥阴风木客气加之;二气本少阴君火为主,而少阴君火客气加之;三气本少阳相火为主,而太阴湿土客气加之。如客气各胜主气,则为首面胕肿,为呼吸气喘;如主气各胜客气,则为胸腹满,食已而瞀也。

③张介宾《类经》丑未年太阴司天,以湿土之客,而加于木火之主。客胜则湿热上升,故首面浮肿而喘。主胜则风热侵脾,故胸腹满,食已而瞀。

④张志聪《黄帝内经集注》客胜则首面胕肿,湿淫于上也。呼吸气喘,淫及于内也。主胜则胸腹满者,初气之木胜伤土也。经云肺是动病甚则交两手而瞀,乃二气三气之火上炎而为肺病也。按胕叶扶,肿也。上文曰胕肿于上,此节曰首面胕肿,非足跗之跗也。(眉批)土在四时,故不分论。

⑤高士宗《黄帝素问直解》太阴司天,初之客气,厥阴风木;二之客气,少阴君火;三之客气,太阴湿土。凡此客气,皆可胜也。首面胕肿,湿淫病也。呼吸气喘,太阴病也。若主时之气胜,则脾胃之气不和,而胸腹满。瞀,目垂貌,食已而瞀,转输不捷也。

⑥黄元御《黄元御医书全集》太阴司天则湿土旺,首面胕肿,呼吸气喘者,肺胃上逆,浊气不降也。胸腹胀满,食已而瞀者,脾胃壅阻,水谷不化也。

⑦张琦《素问释义》丑未岁也。初气主客皆厥阴,二气主客皆少阴,三气太阴加少阳。

⑧高亿《黄帝内经素问详注直讲全集》〔批〕此言太阴司天,主客气胜之过也。

〔注〕太阴客胜在表,则首面胕肿,呼吸气喘而壅其气也。主胜,本气病也,脉入胃贯膈,胜则脾气不运,故胸腹满,气不流行,故食已而瞀闷也。

〔讲〕如丑未之岁,太阴司天,其客气胜而为病也,脾经受邪,脾脉络胃,胃脉起䪼,循鼻至大迎、颊车二穴,兼脾脉上膈挟咽,故见首面胕肿,呼吸气喘之证焉。其主胜而脾气自病也,则有胸腹满食已而瞀之证焉。此太阴司天,主客气胜生病之大略也。

⑨孟景春等《黄帝内经素问译释》太阴司天,客气胜则病头面浮肿,呼吸气喘;主气胜则病胸腹满,食后胸腹闷乱。

⑩任廷革《任应秋讲〈黄帝内经〉素问》(讲解)太阴司天致病的情况。"太阴司天"是逢丑、逢未之年,上半年的三步均受到湿土之气的影响,即司天湿土之气加临于厥阴风木、少阴君火、少阳相火等主气之上。客胜,加之主气的风火,于是湿热之气会旺盛,所以出现头面浮肿、气喘的表现,这是湿热在上的缘故。主胜,是木火之气胜,风热加之太阴湿土,所以出现胸闷、腹满、食后头晕目眩、头脑不清爽昏昏沉沉的,这些是湿热的典型表现。

⑪张灿玾等《黄帝内经素问校释》太阴司天,客气胜则发生头面浮肿,呼吸气喘等病;主气胜则发生胸腹胀满,饭后闷昧等病。

⑫方药中等《黄帝内经素问运气七篇讲解》[太阴司天,客胜则首面胕肿,呼吸气喘]"太阴司天",即太阴湿土司天之年。太阴湿土司天之年,从总的气候变化来说,上半年气候偏湿,雨水较多。从客气的具体情况来看,初气为厥阴风木,二气为少阴君火,三气为太阴湿土。厥阴司天,客气偏湿时,人体可以由于水湿停聚而表现为头面部浮肿,或水饮停聚于肺出现呼吸气喘。需要指出的是,太阴司天之年,初气、二气主客气完全一致,因此,在初气、二气所主的这一段时间内,仍主要表现为湿胜,在人体疾病方面,仍以水湿停聚的表现为主。

[主胜则胸腹满,食已而瞀]"主胜",即主气偏胜。每年主气初气为厥阴风木,二气为少阴君火,三气为少阳相火。太阴司天之年,上半年主气偏胜时,由于初气、二气主客气完全一致,因此可以表现不出明显的异常情况,但在三之气所属的时间内,主气少阳相火主事,火气偏胜。火胜在临床上可以出现瞀闷不清的心病症状,火胜则湿土之气被抑,临床上则可以出现胸腹满,食后满闷不清的心、脾症状。

⑬王洪图等《黄帝内经素问白话解》太阴司天,客气胜就会发生头面浮肿、呼吸气喘等病证;主气胜就会出现胸腹胀满、进食后头昏等病证。

⑭郭霭春《黄帝内经素问白话解》太阴司天,客气胜就患头面浮肿,呼吸气喘;主气胜就病胸腹满,进食之后,精神昏乱。

(4)少阳司天,客胜则丹胗外发,及为丹熛疮疡病,呕逆,喉痹,头痛,嗌肿,耳聋,血溢,内为瘛疭;主胜则胸满,咳仰息,甚而有血,手热。

①王冰《黄帝内经素问》五寅五申岁也。

②马莳《黄帝内经素问注证发微》寅申之岁,少阳司天,初气本厥阴风木为主,

而少阴君火客气加之;二气本少阴君火为主,而太阴湿土客气加之;三气本少阳相火为主,而少阳相火客气加之。如客气各胜主气,则为丹胗外发,及为丹熛,为疮疡,为呕逆,为喉痹,为头痛,为嗌肿,为耳聋,为血溢,内为瘛疭;如主气各胜客气,则为胸满,为咳而仰息,甚而为有血,为手热也。

③张介宾《类经》寅申年少阳司天,以畏火之客,而加于木火之主。客主互胜,火在上焦,故为热病如此。胗,疹同。熛,飘、标二音。瘛疭,音翅纵。按:下文云痉强拘瘛,是瘛为拘挛,疭为弛纵可知。

④张志聪《黄帝内经集注》少阳司天,初气三气乃君相二火,二之气乃太阴湿土。丹胗即斑疹,因火热而发于外者也。丹熛即赤游,发于外而欲游于内者也。呕逆瘛疭,湿土之气合于内也。疮疡嗌肿诸证,亦皆感湿热而生。盖亦自上而下,从外而内也。肺乃心之盖,主胜则胸满咳仰息者,主气之二火欲上炎而外出也。仰息者,肺病而不得偃息也。甚而有血手热者,火发于外也。君相二经之脉皆循于手,故为手热。王子律曰:止言火而不言初气之风者,盖风自火出,火随风炽也。

⑤高士宗《黄帝素问直解》胗,疹同。熛音飘。少阳司天,初之客气,少阴君火,二之客气,太阴湿土;三之客气,少阳相火。凡此客气,皆可胜也。丹疹外发,及为丹熛疮疡,火气外淫也。呕逆喉痹,头痛嗌肿耳聋,火气内逆也。热伤血分,则血溢,血不荣筋,则内为瘛疭。若主时之气胜,则少阳三焦之气不和,故胸满、咳、仰息。始则火热伤气,既则伤其血分,故甚而有血,不但病足之经脉,兼病手之经脉,故手热,盖手之三阳,从手走头也。

⑥黄元御《黄元御医书全集》少阳司天则相火旺,头痛耳聋,嗌肿喉痹,呕逆血溢,胆火上逆,双刑肺胃也(胃为甲木所克,肺为相火所刑,逆而不降,则呕逆血溢)。瘛疭者,血烁筋燥也。丹疹丹熛疮疡者,肺主皮毛也。胸满仰息,咳而有血者,肺热而气逆也。手热者,肺脉自胸走手也。

⑦张琦《素问释义》寅申岁也。初气少阴君火加厥阴,二气太阴湿土加君火,三气主客皆少阳相火。

⑧高亿《黄帝内经素问详注直讲全集》〔批〕此言少阳司天,主客气胜之过也。

〔注〕客胜,火气胜也。丹疹丹熛疮疡,火性发于外也。呕逆喉痹,头痛嗌肿,耳聋,火炎上而气逆也。血溢,迫血妄行也。瘛疭,火伤筋也。主胜,则阳胜。阳胜则热气熏肺,故胸满仰息而咳也。甚则血随火逆,故有血。少阳脉行两手之表,故手热。

〔讲〕如寅申之岁,少阳司天,其客气胜而为病也,三焦受邪。三焦脉从耳后入耳垣,上角间,循缺盆,布膻中而下膈,故见呕逆喉痹,头痛嗌肿耳聋等证,且其内为瘛疭焉。其主胜而里气自病也,三焦与包络为表里,包络脉起自胸中,支从胸胁循腋,入掌,行掌中,故见胸满仰息,甚而有血,手热之症。此少阳司天,主客气胜,生病之大略也。

⑨孟景春等《黄帝内经素问译释》少阳司天,客气胜则病赤疹发于皮肤,以及

赤游丹毒,疮疡,呕吐气逆,喉痹,头痛,咽喉肿,耳聋,血溢,内症为瘛疭;主气胜则病胸满,咳嗽仰息,甚至咳而有血,两手发热。

⑩任廷革《任应秋讲〈黄帝内经〉问》(讲解)少阳司天致病的情况。"少阳司天"是逢寅、逢申之年,上半年的三步均受到相火之气的影响,是司天的相火之气加临于厥阴木火、少阴君火、少阳相火等主气之上。客胜,相火旺盛,所以出现丹胗、丹熛疮疡、呕逆、喉痹、头痛、嗌肿、耳聋、血溢这一系列的火热证的表现,"瘛疭"是邪热伤筋出现的抽搐症。主胜,木火相加,出现胸满、咳喘,甚而出血、手热等热在上焦的表现。

⑪张灿玾等《黄帝内经素问校释》丹熛:赤游风之类。熛,《说文》:"火飞也。"在此可引申为游走之火气。

少阳司天,客气胜则赤疹发生于外,及赤游风病,疮疡,呕吐气逆,喉痹,头痛,咽喉肿,耳聋,血外溢,内则瘛疭抽搐等病;主气胜则发生胸满,咳嗽,仰面呼吸,甚则咳血,两手发热等病。

⑫方药中等《黄帝内经素问运气七篇讲解》[少阳司天,客胜则丹胗外发,及为丹熛疮疡,呕逆,喉痹,头痛,嗌肿,耳聋,血溢,内为瘛疭]"少阳司天",即少阳相火司天之年。少阳司天之年,从总的气候变化来说,上半年气候十分炎热。从客气来看,初气为少阴君火,二气为太阴湿土,三气为少阳相火。因此在少阳司天之年,在初之气所属的这一段时间中,人体由于热气偏胜而出现"丹胗外发""喉痹""嗌肿""血溢"等心、小肠病症。因为"诸痛疮疡,皆属于心","心主血","手少阴之脉……从心系上挟咽","手太阳之脉……循咽,下膈",咽喉为手少阴心及手太阳小肠循行部位。在二之气所属的这一段时间中,人体可以出现呕逆等脾胃病症。因为"胃主纳""脾主化",湿邪中阻即可发生呕逆。在三之气所属的这一段时间中,人体可以出现"丹熛疮疡""耳聋""瘛疭"等心火炽盛的病症。因为"丹熛疮疡"属于火胜,"瘛疭"属于热极。

[主胜则胸满,咳仰息,甚而有血,手热]"主胜",即主气偏胜。由于主气初气为厥阴风木,因此初气偏胜时,人体可以因肝气偏胜而出现胸满。二气为少阴君火,三气为少阳相火,因此二气、三气偏胜时,人体可以因心气偏胜而出现出血、手热。因为心主血,手掌心属于手厥阴心包络经的循行部位。"咳",即咳嗽。"仰息",即仰头呼吸,表示呼吸困难,属于肺病。这也就是说在二气、三气偏胜时,人体不但可以出现心经及心包络经的病症,还可以由于火胜刑金,心病传肺而出现肺经病症。

⑬王洪图等《黄帝内经素问白话解》少阳司天,客气胜就会发生皮肤丹疹,以及丹毒、疮疡、呕吐气逆、喉痹、头痛、咽喉肿痛、耳聋、血溢,内则肢体抽搐拘挛等病证;主气胜就会出现胸满、咳嗽、仰面呼吸,严重的会发生出血、两手发热等病证。

⑭郭霭春《黄帝内经素问白话解》丹胗:今之麻疹类疾患。丹熛:丹毒之类疾患。

少阳司天,客气胜就患丹疹发于皮肤,也许成为丹毒疮疡,呕逆,喉痛,头痛,咽肿,耳聋,血溢,内证是手足抽搐;主气胜就患胸满,咳嗽,仰息,甚至咳而有血,手热。

(5)阳明司天,清复内余,则咳衄,嗌塞,心鬲中热,咳不止,而白血出者死。

①王冰《黄帝内经素问》复,谓复旧居也。白血,谓咳出浅红色血,似肉似肺者。五卯、五酉岁也。(〔新校正云〕详此不言客胜主胜者,以金居火位,无客胜之理,故不言也。)

②马莳《黄帝内经素问注证发微》卯酉之岁,阳明司天,金居火位,无客胜之理;而阳明为不及之岁,火来胜之,至在泉之时,金之子为母复仇,则水复即金复也,故谓之曰清复。其清复内余,肺尚受伤,民病为咳,为衄,为嗌塞,为心鬲中热,为咳不止,而白血出者当死。盖血出似唾,其血虽白,实谓之血。《灵枢·营卫生会篇》谓营气化血。夫营气者,阴气也。阴气既衰不能化血,而仅有白血,此世人之所不知者也。但病至于此,深可慨夫!

③张介宾《类经》卯酉年阳明司天,以燥金之客,而加于木火之主。金居火位,则客不胜主,故不言客主之胜。然阳明以清肃为政,若清气复盛而有余于内,则热邪承之,故为咳衄嗌塞等证,皆肺金受伤也。肺伤极则白血出,盖血竭于肺,乃为白涎白液,涎液虽白,实血所化,故曰白血出者死。

④张志聪《黄帝内经集注》清复内余者,清肃之客气入于内,而复有余于内也。咳衄嗌塞,心鬲中热,皆肺病也。肺属金而主天,是以阳明司天之气余于内而病在肺也。白血出者,血出于肺也。阳明司天,天之气也。藏属阴而血为阴,血出于肺,则阳甚而阴绝矣。此盖言天为阳,地为阴,人居天地气交之中,府为阳,藏为阴,气为阳,血为阴,外为阳,内为阴,是以阳明之不言主客者,谓阳明金气司天则乾刚在上,胜于内则与肺金相合,故不言主客者,论天之道也。

⑤高士宗《黄帝素问直解》阳明者,清气也。清复内余,言阳明司天,受客气主气之胜,则阳明清气,郁而不舒,故司天于上,而复有余于内也。清复内郁,则金气不伸,故咳衄嗌塞,心鬲中热。白血,肺脏之血也。若咳不止,而白血出,则肺气并伤,故死。不言客胜主胜,但言清复内余,以明六气虽有客主之胜,而皆病司天之气,乃举一以例其余。下文太阳在泉亦然。

⑥黄元御《黄元御医书全集》阳明司天则燥金旺,司天主三之气,三之主气为相火,以燥金而加相火之上,客不胜主,故客主之气有胜无复。惟阳明有复无胜,清燥来复,而终居败地,则火邪内余,克伤肺金,故心鬲中热,嗌塞咳衄,咳逆不止。白血出者必死,白血者,热蒸肺败,血腐如脓也。

⑦张琦《素问释义》卯酉岁也。初气太阴加厥阴,二气少阳加少阴,三气阳明加少阳。清复内余,不可解。

⑧高亿《黄帝内经素问详注直讲全集》〔批〕此言阳明司天,本经胜复自病,而无主客之分也。

〔注〕阳明司天,清气胜于春,内有阳气初升,清热气抟,当降之阴气不得降,故

咳衄嗌塞。阳明脉络肺下膈,升降之气,挣于中,故膈中之气逆而热也。白血,痰中见血,咳不止则伤肺,故死。阳明司天,本气应病,标气非时,故无主客二气也。

〔讲〕如卯酉之岁,阳明司天,居非其地,无主客之气兼火胜之至。金旺生水,金之子为母复仇,则水复即金复也,故谓之曰清复。其清复内余者,肺必受伤,故见咳衄嗌塞,心膈中热之证。咳不止而见白血出者,其脏受伤,必至于死。此阳明司天生病之大略也。

⑨孟景春等《黄帝内经素问译释》阳明司天,清气复胜而有余于内,则病咳嗽,衄血,咽喉窒塞,心膈中热,咳嗽不止,出现吐白血就会死亡。

⑩任廷革《任应秋讲〈黄帝内经〉素问》(讲解)阳明司天致病的情况。"阳明司天"是逢卯、逢酉之年,上半年的三步均受到燥金之气的影响,是司天的燥金之气加临于厥阴风木、少阴君火、少阳相火等主气之上。金居火位,客不胜主(火客金),所以这里没谈客主之胜。"清复内余","清"是指燥气,燥气有余,出现咳嗽、衄血、嗌塞、心膈热、咳不止等表现;"白血出者死","白血"是指从肺经来的血,是燥金之气损伤肺气的情况。

⑪张灿玾等《黄帝内经素问校释》清复内余,《类经》二十七卷第三十注:"卯酉年,阳明司天,以燥金之客而加于木火之主,金居火位,则客不胜主,故不言客主之胜。然阳明以清肃为政,若清气复盛而有余于内,则热邪承之。"白血,王冰注:"白血谓咳出浅红色血,似肉似肺者。"马莳注:"盖血出似唾,其色虽白,实谓之血。《灵枢·营卫生会》篇谓营气化血。夫营气者,阴气也,阴气既衰,不能化血而仅有白血。"《类经》二十七卷第三十注:"盖血竭于肺,乃为白涎白液,涎液虽白,实血所化。"张志聪注:"白血出者,血出于肺也。"李今庸曰:"考原文为……而白血出者死。其'而'字疑为'面'字之坏文。如然,则其文即为……面白,血出者死。抑或'白'字当读'鼻',在古代,'白'可读'鼻'。"诸说不一,并存待考。

阳明司天,清气复胜而有余于内,则发生咳嗽、衄血、咽喉阻塞、心膈中热等病,咳嗽不止而白血出者,多属死证。

⑫方药中等《黄帝内经素问运气七篇讲解》"阳明司天",即阳明燥金司天之年。"清",指清凉之气。"清复内余",此处指清凉之气侵犯人体内脏。"咳衄嗌塞",指咳嗽、鼻出血,咽喉不利。"心膈中热",指胸中发热。"白",此处指肺。"白血",即肺出血。全句意即阳明司天之年,上半年气候偏凉、偏燥,人体易发生肺病而在临床上出现"咳衄嗌塞"等肺病症状。如果肺病太甚出现"咳不止"及咳血时,则预后不良。值得提出者,此节在提法上与前后文不一致,没有提客胜、主胜的问题。为何此处不提主胜客胜?《新校正》谓:"详此不言客胜主胜者,以金居火位,无客胜之理,故不言也。"张介宾谓:"金居火位,则客不胜主,故不言客主之胜。"与《新校正》同。张志聪谓:"阳明之不言主客者,谓阳明金气司天,则乾刚在上,胜于内,则与肺金相合,故不言主客者,论天之道也。"高世栻谓:"不言客胜主胜,但言清复内余,以明六气虽有客主之胜,而皆病司天之气,乃举一以例其余。"上述诸家注解,

我们同意高世栻注文,即阳明司天之年,如同其他年份一样,同样存在客胜、主胜的问题,但此处之所以未提客胜主胜者,因为读者可以类推。此处之所以特别提出阳明司天与肺的关系问题,意即六气虽然有客胜主胜之不同,但在具体分析气候、物候、病候时,仍应以司天之气为主。这也就是说,我们在分析病候时,既要注意到主步的客气、主气的问题,也必须注意到司天之气总管上半年的问题。这是《内经》在论述司天在泉四间气之间的关系时的关键所在。故从高注。

⑬王洪图等《黄帝内经素问白话解》阳明司天,客气燥金位于主气相火之位,金气本不能胜火气,但因燥金过胜,清凉之气有余于内,就会发生咳嗽、衄血、咽喉阻塞不畅、心膈中发热、咳嗽不止咯出白色泡沫的,叫做咳白血,这是肺阴严重受伤的表现,多属于难以治愈的死证。

⑭郭霭春《黄帝内经素问白话解》阳明司天,肃之气有余于内,就患咳嗽,衄血,嗌咽窒塞,心膈中热,咳嗽不止,面白、血出不止者死。

(6)太阳司天,客胜则胸中不利,出清涕,感寒则咳;主胜则喉嗌中鸣。

①王冰《黄帝内经素问》五辰五戌岁也。

②马莳《黄帝内经素问注证发微》辰戌之岁,太阴司天,初气本厥阴风木为主,而少阳相火客气加之;二气本少阴君火为主,而阳明燥金客气加之,三气本少阳相火为主,而太阳寒水客气加之。如客气各胜主气,则为胸中不利,为出清涕,感寒则咳;如主气各胜客气,则为喉嗌中鸣也。

③张介宾《类经》辰戌年太阳司天,以寒水之客,而加于木火之主。客胜则寒气在上,故胸中不利,涕出而咳。主胜则火因寒覆,故阳气欲达而喉嗌鸣也。

④张志聪《黄帝内经集注》太阳之气在表而肺主皮毛,是以受司天之客气,即为胸中不利,出清涕而咳。曰感寒则咳者,谓太阳与寒水之有别也。按《水热穴论》曰:肾者,至阴也。至阴者,盛水也。肺者,太阴也。少阴者,冬脉也。故其本在肾,其脉在肺,皆积水也。盖水在地之下,故曰至阴。大地之下皆水,故为盛水也。与肺金之上下交通而皆积水者,水上连乎天而天包乎下也。是以主胜则喉嗌中鸣,乃在下寒水之气而上出于肺也。此乃论主客之末章,故以阳明太阳兼申明司天在泉之微妙。(眉批)学者当以四节合参。

⑤高士宗《黄帝素问直解》太阳司天,初之客气,少阴相火;二之客气,阳明燥金;三之客气,太阳寒水。凡此客气,皆可胜也。胸中不利,寒气内隔也。出清气,皮毛不利也。咸寒则咳,寒气外咸于皮毛,则肺受之而病咳也。若主时之气胜,则太阳寒水上逆,故喉嗌中鸣。鸣,水声也。

⑥黄元御《黄元御医书全集》太阳司天则寒水旺,胸中不利者,水寒土湿,胃逆肺壅也。感寒则皮毛敛闭,肺气愈阻,逆行上窍,冲激而生咳嗽,熏蒸而化清涕也。喉嗌中鸣者,气阻而喉闭也。

⑦张琦《素问释义》辰戌岁也。初气少阳加厥阴,二气阳明加少阴,三气太阳加少阳。

⑧高亿《黄帝内经素问详注直讲全集》〔批〕此言太阳司天,主客气胜之过也。

〔注〕寒凝于上则克心火,心脉起心中,上肺挟咽,故胸中不利,入肺则出清涕咳。主胜则气逆,脉络肾,肾脉入肺循喉,故喉嗌中鸣。

〔讲〕如辰戌之岁,太阳司天,其客气胜而为病也,膀胱受邪。膀胱脉络肾,肾贯肝膈,入肺络喉,挟舌,支者从肺注胸,故见胸中不利,出清涕,时而感寒,则咳不能安之证。其主胜而里气自病也,则有喉嗌中鸣之证。此太阳司天,主客气胜,生病之大略也。

⑨孟景春等《黄帝内经素问译释》太阳司天,客气胜则病胸闷不畅,流清涕,感寒就咳嗽;主气胜则病咽喉中鸣响。

⑩任延革《任应秋讲〈黄帝内经〉素问》(讲解)太阳司天致病的情况。"太阳司天"是逢辰、逢戌之年,上半年的三步均受到寒水之气的影响,是司天的寒水之气加临于厥阴风木、少阴君火、少阳相火等主气之上。客胜,寒气胜制火气,所以出现胸中不利、流清涕、感寒即咳嗽的表现。主胜,风火之气胜,寒水瘀积在内,所以出现气管中有痰鸣音,痰湿不除之象。

⑪张灿玾等《黄帝内经素问校释》太阳司天,客气胜则发生胸中呼吸不畅,出清涕,感于寒则咳嗽等病;主气胜则发生咽喉中鸣等病。

⑫方药中等《黄帝内经素问运气七篇讲解》〔太阳司天,客胜则胸中不利,出清涕,感寒则咳〕"太阳司天",即太阳寒水司天之年。太阳司天之年从总的气候变化来说,上半年气候偏冷,但从客气具体情况来看,由于客气初气为少阳相火,二气为阳明燥金,三气为太阳寒水,因此太阳司天之年,在初之气所属的这一段时间中,人体可以出现"胸中不利"等心病症状。因为胸中为心及心包络所居部位。在二之气所属的这一段时间中可以出现"出清涕"等肺病症状。因为肺开窍于鼻。在三之气所属的这一段时间中,也可以出现咳嗽等肺病症状。因为这一段时间中气候寒冷,寒束肌表,就可以发生咳嗽。这也就是原文所谓的"感寒则咳"。

〔主胜则喉嗌中鸣〕"主胜",即主气偏胜。主气初气为厥阴风木,二气为少阴君火,三气为少阳相火。"喉嗌中鸣",即咽喉不利,与心肺疾病有关。全句意即太阳司天之年,总的来说,上半年气候虽然偏冷,但在主气偏胜时,特别是二气、三气偏胜时,人体亦可以因火气偏胜而在临床上出现心热以及由于心病传肺,火胜刑金而出现心肺疾病而在临床上表现为"喉嗌中鸣"等症状。

⑬王洪图等《黄帝内经素问白话解》太阳司天,客气胜就会发生呼吸不畅、胸中不利、鼻流清涕、感受寒邪发生的咳嗽等病证;主气胜会发生随着呼吸而咽喉中发生响声等病证。

⑭郭霭春《黄帝内经素问白话解》太阳司天,客气胜就患胸中不快,流清涕,感寒则咳嗽;主气胜就病喉嗌中鸣响。

第四十四解

（一）内经原文

厥阴在泉，客胜则大关节不利，内为痉强**拘瘈**，外为不便；主胜则筋骨**繇**并[注]，腰腹时痛。

少阴在泉，客胜则腰痛，尻、股、膝、髀、腨、胻、足病，瞀热以酸，胕肿不能久立，溲便变；主胜则厥气上行，心痛发热，鬲中众痹皆作，发于胠胁，魄汗不藏，四逆而起。

太阴在泉，客胜则足痿下重，便溲不时，湿客下焦，发而濡写，及为肿、隐曲之疾；主胜则寒气逆满，食饮不下，甚则为疝。

少阳在泉，客胜则腰腹痛而反恶寒，甚则下白、溺白；主胜则热反上行而客于心，心痛，发热，格中而呕。少阴同候。

阳明在泉，客胜则清气动下，少腹坚满而数便写；主胜则腰重，腹痛，少腹生寒，下为鹜溏，则寒厥于肠，上冲胸中，甚则喘，不能久立。

太阳在泉，寒复内余，则腰尻痛，屈伸不利，股胫足膝中痛。帝曰：善。

[注]并：郭霭春《黄帝内经素问校注》、张灿玾等《黄帝内经素问校释》、人民卫生出版社影印顾从德本《黄帝内经素问》此处为"併"；方药中等《黄帝内经素问运气七篇讲解》、孟景春等《黄帝内经素问译释》此处为"并"。併同并。

（二）字词注释

（1）拘瘈

①王冰《黄帝内经素问》此词未具体注释。

②马莳《黄帝内经素问注证发微》拘瘈。

③张介宾《类经》拘瘈。

④张志聪《黄帝内经集注》次之客气乃太阳寒水，太阳为诸阳主气，阳气者柔则养筋，寒气淫于内则太阳受之，故内为痉强拘瘈，即痉证也。

⑤高士宗《黄帝素问直解》痉强拘瘈，筋不和于内也。

⑥黄元御《黄元御医书全集》风动血耗，筋膜挛缩，故关节不利，痉强拘急。

⑦张琦《素问释义》此词未具体注释。

⑧高亿《黄帝内经素问详注直讲全集》〔注〕拘挛。〔讲〕拘瘈。

⑨孟景春等《黄帝内经素问译释》拘挛瘈疭。

⑩任廷革《任应秋讲〈黄帝内经〉素问》此词未具体注释。

⑪张灿玾等《黄帝内经素问校释》拘急抽搐。

⑫方药中等《黄帝内经素问运气七篇讲解》拘瘈。颈强拘瘛，筋不和于内也。

⑬王洪图等《黄帝内经素问白话解》筋脉拘挛抽搐。

⑭郭霭春《黄帝内经素问白话解》痉挛强直抽搐。

（2）繇

①王冰《黄帝内经素问》此字未具体注释。

②马莳《黄帝内经素问注证发微》骨繇,即骨摇。

③张介宾《类经》繇,摇同。

④张志聪《黄帝内经集注》繇,同陶。《灵枢·根结篇》曰:骨繇者,节缓而不收也。所谓骨繇者,摇故也。

⑤高士宗《黄帝素问直解》繇,摇同。筋骨摇并,犹之内为痉强拘瘛也。

⑥黄元御《黄元御医书全集》风木振撼,则筋骨繇并。

⑦张琦《素问释义》此词未具体注释。

⑧高亿《黄帝内经素问详注直讲全集》繇(yáo 摇):动摇。

⑨孟景春等《黄帝内经素问译释》形容筋骨振摇强直。《灵枢·根结》:"骨繇者,节缓而不收也。"张介宾:"并,挛束不开也。"繇,通"摇"。

⑩任廷革《任应秋讲〈黄帝内经〉素问》此字未具体注释。

⑪张灿玾等《黄帝内经素问校释》同"摇"。摇动。

⑫方药中等《黄帝内经素问运气七篇讲解》"繇"(yáo 摇),有摇动或颤动之义。张介宾注:"繇,摇同,并,挛束不开也。"

⑬王洪图等《黄帝内经素问白话解》此字未具体注释。

⑭郭霭春《黄帝内经素问白话解》摇动。

(3)疝

①王冰《黄帝内经素问》此字未具体注释。

②马莳《黄帝内经素问注证发微》疝。

③张介宾《类经》甚则为疝,即隐曲之疾。

④张志聪《黄帝内经集注》甚则为疝者,湿气上逆而病及于厥阴之经也。

⑤高士宗《黄帝素问直解》土受木刑而为疝。

⑥黄元御《黄元御医书全集》疝者,肾肝寒湿之所结也(湿气下浸者,脾土之陷。湿邪上行者,胃土之逆)。

⑦张琦《素问释义》此字未具体注释。

⑧高亿《黄帝内经素问详注直讲全集》〔注〕阴主凝结,故为寒疝。

⑨孟景春等《黄帝内经素问译释》疝痛。

⑩任廷革《任应秋讲〈黄帝内经〉素问》此字未具体注释。

⑪张灿玾等《黄帝内经素问校释》疝气。

⑫方药中等《黄帝内经素问运气七篇讲解》"疝",指寒疝,亦即少腹或阴囊睾丸疼痛。

⑬王洪图等《黄帝内经素问白话解》疝气。

⑭郭霭春《黄帝内经素问白话解》疝痛之病。

(三)语句阐述

(1)厥阴在泉,客胜则大关节不利,内为痉强拘瘛,外为不便;主胜则筋骨繇并,腰腹时痛。

①王冰《黄帝内经素问》五寅五申岁也。大关节,腰膝也。

②马莳《黄帝内经素问注证发微》寅申之岁,厥阴在泉,四气本太阴湿土为主,而阳明燥金客气加之;五气本阳明燥金为主,而太阳寒水客气加之;终气本太阳寒水为主,厥阴风木客气加之。如客气各胜主气,则为大关节不利,为内则痉强拘瘛,为外则大小不便;如主气各胜客气,则为筋骨繇并,骨繇,即骨摇。见《灵枢·根结篇》。腰腹时痛。

③张介宾《类经》四气尽终气,地气主之也。寅申年厥阴在泉,以风木之客,而加于太阴阳明太阳之主。客胜主胜,皆以木居土金水之乡,肝木受制于下,故为关节不利,痉强拘瘛筋骨等病。繇,摇同。并,挛束不开也。

④张志聪《黄帝内经集注》繇,同陶。大关节者,手足之十二节也。厥阴在泉,始之客气乃阳明燥金。厥阴主筋,筋燥是以关节不利。次之客气乃太阳寒水,太阳为诸阳主气,阳气者柔则养筋,寒气淫于内则太阳受之,故内为痉强拘瘛,即痉证也。终之客气乃在泉之风木,故外为不便,不便者,亦筋骨之不利也。《灵枢·根结篇》曰:骨繇者,节缓而不收也。所谓骨繇者,摇故也。在泉之主气乃太阴湿土,阳明燥金,太阳寒水,筋骨繇并腰腹时痛者,三气之为病也。

⑤高士宗《黄帝素问直解》繇,摇同。四气尽终气,地气主之。厥阴在泉,四之客气,阳明燥金;五之客气,太阳寒水;终之客气,厥阴风木。凡此客气,皆可胜也。大关节不到,大筋拘急也。痉强拘瘛,筋不和于内也;不便,乃举止不快,筋不和于外也。主胜者,四之气,少阳相火;五之气,阳明燥金;终之气,太阳定水。凡此三气,皆可胜也。三气之胜,下文皆同。筋骨摇并,犹之内为痉强拘瘛也;腰腹时痛,犹之外为不便也。

⑥黄元御《黄元御医书全集》厥阴在泉则风木旺,肝主筋,诸筋者皆会于节,风动血耗,筋膜挛缩,故关节不利,痉强拘急。风木振撼,则筋骨繇并。木陷于水则腰痛,木郁克土则腹痛也(关节拘急者,肝木之陷,筋骨繇并者,胆木之逆)。

⑦张琦《素问释义》寅申岁也。四气阳明加太阴,五气太阳加阳明,终气厥阴加太阳。内外字,有讹误。

⑧高亿《黄帝内经素问详注直讲全集》〔批〕此言厥阴在泉,主客气胜之过也。

〔注〕风伤筋,故关节不利。在内则痉强拘挛,外为举动不便也。主胜则肝气胜,肝主筋,故筋骨引并如相束也。脉入腹,故腰腹时痛。

〔讲〕如寅申之岁,厥阴在泉,其客气胜而为病也,肝经受邪。肝脉起足大指,循足跗上,贯膈布胁肋,与胆为表里,入髀厌关,抵绝骨,至小次指,循指歧骨,故见大关节不利,内为痉强拘瘛,外为四肢不便等证。其主胜而本气自病也,肝经支脉,贯膈循股,入毛际,从腰上抵小腹挟胃,故见筋骨繇并腰腹时痛等证。此厥阴在泉,主客气胜,生病之大略也。

⑨孟景春等《黄帝内经素问译释》厥阴在泉,客气胜则病大关节不利,内为痉强拘挛瘛疭,外为运动不便;主气胜则病筋骨振摇强直,腰腹时时疼痛。

⑩任廷革《任应秋讲〈黄帝内经〉素问》此句未具体注释。

⑪张灿玾等《黄帝内经素问校释》筋骨繇并:筋骨动摇挛缩。繇,同"摇"。并,挛缩不能伸。

厥阴在泉,客气胜则发生大关节运动不利,内为痉挛强直拘急抽搐,外为运动不利等病;主气胜则发生筋骨摇动挛缩,腰部腹部时时疼痛等病。

⑫方药中等《黄帝内经素问运气七篇讲解》[厥阴在泉,客胜则大关节不利,内为痉强拘瘛,外为不便]"厥阴在泉",即厥阴风木在泉之年。厥阴在泉之年,从总的气候变化来看,下半年气候偏温,风气偏胜。但从客气具体情况来看,四气为阳明燥金,五气为太阳寒水,终气为厥阴风木。在四之气所属的这一段时间中由于金胜可以乘木的原因,因而在临床上表现为"大关节不利,外为不便"肢体运动障碍等肝经症状。五之气所属的这一段时间中可以出现上述"痉强拘瘛"等膀胱经症状。特别是终之气所属的这一段时间中,厥阴风木主时又是该年的在泉之气,所以上述症状就更加突出。高世栻注此云:"四气尽终气,地气主之,厥阴在泉,四之客气阳明燥金,五之客气太阳寒水,终之客气厥阴风木,凡此客气皆可胜也。大关节不利,大筋拘急也。颈强拘瘛,筋不和于内也。不便,乃举止不快,筋不和于外也。"即属此义。

[主胜则筋骨繇并,腰腹时痛]"主胜",即主气偏胜。每年主气四气为太阴湿土,五气为阳明燥金,终气为太阳寒水。全句意即厥阴在泉之年,下半年主气四气、终气偏胜时,可以出现腰痛、腹痛等脾病或肾病症状。五气偏胜时,可以由于金胜乘木的原因而出现"筋骨繇并"等肝病症状。"繇"(yáo 摇),有摇动或颤动之义。"并",有痉挛之义。张介宾注:"繇,摇同,并,挛束不开也。"

⑬王洪图等《黄帝内经素问白话解》厥阴在泉,客气胜就会发生大关节活动不灵便,在内表现为筋脉拘挛抽搐,在外表现为行动不灵便等病证;主气胜会出现筋骨强直,腰部和腹部经常疼痛等病证。

⑭郭霭春《黄帝内经素问白话解》繇并:摇动强直。

厥阴在泉,客气胜就患大关节不利,在内就发生痉挛强直抽搐,在外就发生动作不便的现象;主气胜就患筋骨摇动强直,腰腹经常疼痛。

(2)少阴在泉,客胜则腰痛,尻、股、膝、髀、腨、胻、足病,瞀热以酸,胕肿不能久立,溲便变;主胜则厥气上行,心痛发热,膈中众痹皆作,发于胠胁,魄汗不藏,四逆而起。

①王冰《黄帝内经素问》五卯五酉岁也。

②马莳《黄帝内经素问注证发微》卯酉之岁,少阴在泉,四气本太阴湿土为主,而太阳寒水客气加之;五气本阳明燥金为主,而厥阴风木客气加之;终气本太阳寒水为主,而少阴君火客气加之。如客气各胜主气,则为腰痛,及尻股膝髀腨胻足病,瞀热以酸,且胕肿不能久立,为溲便变;如主气各胜客气,则厥气上行,为心痛,为发热,为膈中,为众痹皆作,众痹,见《灵枢·周痹篇》。发于胠胁,为魄汗不藏,魄

汗,见《素问·生气通天论》。为四肢厥逆而起也。

③张介宾《类经》卯酉年少阴在泉,以君火之客,而加于土金水之主。客胜则腰尻下部为痛为热为溲便变者,火居阴分也。为胕肿不能久立者,火在太阴,脾主肌肉四支也。主胜则君火受制于群阴,故为厥气上行、心痛发热等病。魄汗,阴汗也。四逆,厥冷也。《脉要精微论》曰:阴气有余为多汗身寒。即此谓也。

④张志聪《黄帝内经集注》四之客气乃太阳寒水,故为腰尻股膝腨箭足病,皆太阳之经证,同气相感也。次之气乃厥阴风木,胫热以酸,胕肿不能久立,乃脾土之证,盖木淫而土病也。终之客气乃少阴君火,主气乃太阳寒水,溲便变者,水火相交,火淫于下也。主胜则厥气上行,心痛发热者,乃寒水之主气上乘于在泉之君火也。五之主气乃阳明燥金,客气乃厥阴风木,众痹者,各在其处,更发更止,更居更起,以右应左,以左应右,膈中众痹皆作,发于胠胁,乃阳明之气乘于厥阴之经也。四之主气乃太阴湿土,客气乃太阳寒水。魄汗,表汗也。汗乃阴液,膀胱者,津液之所藏。四逆而起者,土气上逆也。以土胜水,是以津液不藏而汗出于表也。再按众痹似属阳明,十二经中惟手足阳明之脉,左之右,右之左,而交于承浆,故曰以右应左,以左应右。(眉批)客胜多从前而后,主胜多从后而前。又:太阳主表而肺主皮毛,故表汗为魄汗。土溉四藏,故曰四。

⑤高士宗《黄帝素问直解》便,如字,下便具同。酸,痠同。藏,如字。少阴在泉,四之客气,太阳寒水;五之客气,厥阴风本;终之客气,少阴君火。凡此客气,皆可胜也。腰者,肾之外候,腰痛,肾虚也。少阴之脉,从足而上,腰痛,则尻股膝髀腨箭足皆病矣。垂目曰督,督热以酸,言火气上淫,目热以酸,则垂目也。心膂曰胕,心气虚寒,故胕肿,不能久立,骨虚也。溲便变,肾虚也。若主时之气胜,则少阴厥气上行。厥气上行,内外不合,则心痛发热。心痛发热,阴阳不和,则膈中众痹皆作。夫厥气上行,则不能枢转,故病发于胠胁。心痛发热,则阳气外浮,故皮毛之魄汗不藏,膈中众痹皆作,则气机尽郁,故四逆而起。

⑥黄元御《黄元御医书全集》少阴在泉则君火旺,火郁于下,则腰尻骶足肿痛,酸热不能久立,溲便黄赤。火逆于上,则心痛发热,胸痹气阻。肺金受克,发于右胁。肺主气而藏魄,魄者,肾精之初凝者也,火炎肺热,收敛不行,精魄郁蒸,化为汗液,四面升腾,泄而不藏也(火郁于下者,相火之陷。火气上行者,君火之逆)。

⑦张琦《素问释义》卯酉岁也。四气太阳加太阴,五气厥阴加阳明,终气少阴加太阳。膈中六字衍。

⑧高亿《黄帝内经素问详注直讲全集》〔批〕此言少阴在泉,主客气胜之过也。

〔注〕少阴,君火也。少阴客胜则热胜,热胜则伤肺,肺失降下之令而下气衰,故腰痛,尻股膝腨箭足皆病也。督热酸胕肿溲变,皆热甚也。主胜则心肾气胜,厥气逆也,心痛气逆,上冲乘心发热,膈中皆逆气为之也。肾主阴,气胜则闭塞不通,故众痹皆作。少阴脉贯肝膈,故痛发胠胁。魄汗,阴汗,心为汗也。四逆,四末逆冷,阴胜而阳不荣于四肢也。

〔讲〕如卯酉之岁,少阴在泉,其客气胜而为病也,手少阴受邪,足少阴亦受邪。足少阴脉起足心,出于然骨,循内踝,入跟上踹腘,从股后廉直贯脊,下络膀胱,故见腰痛,尻股膝髀踹胻足病,瞀热以酸,胕肿,不能久立,溲便变等证。其主胜而本气自病也,则见厥气上行,心病发热,膈中,众痹皆作,发肤胁,魄汗四逆等证。此少阴在泉,主客气胜,生病之大略也。

⑨孟景春等《黄帝内经素问译释》少阴在泉,客气胜则病腰痛,尻、股、膝、髀、踹、胻、足等部位病瞀热而酸,浮肿不能久立,二便失常;主气胜则病逆气上冲,心痛发热,膈内及诸痹都发作,病发于肤胁,汗多不收,四肢厥冷因之而起。

⑩任廷革《任应秋讲〈黄帝内经〉素问》此句未具体注释。

⑪张灿玾等《黄帝内经素问校释》魄汗:身体汗出。又吴崑注:"魄汗,阴汗也。"

少阴在泉,客气胜则发生腰痛,尻股膝髀踹胫足部疾病,闷热酸痛,浮肿不能久立,大小便改变等病;主气胜则发生厥气上行,心痛发热,膈内及众痹之病发作,病生于肤胁部位,体汗不止,四肢厥逆等病。

⑫方药中等《黄帝内经素问运气七篇讲解》[少阴在泉,客胜则腰痛,尻、股、膝、髀、踹、胻、足病,瞀热以酸,胕肿不能久立,溲便变]"少阴在泉",即少阴君火在泉之年。少阴在泉之年,从总的气候变化来说,下半年气候偏热,但从每一步的情况来看,客气四气为太阳寒水,五气为厥阴风木,终气为少阴君火。因此少阴在泉之年,在下半年四之气所属的这一段时间中,可以出现腰、尻、股、膝、髀、踹、胻、足等膀胱经病症。因为这些部位都是足太阳膀胱经的循行部位。在五之气所属的这一段时间中,可以出现"瞀热以酸"等肝经病症。因为"瞀热",亦即眩晕不清属于肝病。"吐酸",也属于肝病。在终之气所属的这一段时间中可以出现"溲便变"等心、小肠病症。"溲便变",即小便变为黄赤。小便黄赤与心、小肠有热有关。

[主胜则厥气上行,心痛发热,膈中众痹皆作,发于肤胁,魄汗不藏,四逆而起]每年主气四气为太阴湿土,五气为阳明燥金,终气为太阳寒水。少阴在泉之年,虽然一般来说下半年气候偏热,但主气四气偏胜时,则可以在四之气所属这一段时间中,出现"心痛发热"等脾胃病症状。此处之"心痛",即胃脘痛,其发生常与脾胃不和,湿热内蕴有关。主气五气偏胜时,则可以在五之气所属的这一段时间中出现"魄汗不藏"等肺病症状。因为肺合皮毛,司开阖,汗出不止多由肺气不固所致。主气终气偏胜时,则可以在终之气所属的这一段时间中出现"众痹""四逆"等症状。"众痹",即各种痹证。"四逆",即四肢逆冷,亦即原文中所谓的"厥气"。痹证、厥证的发生,一般多由气血不行所致。主气终气为太阳寒水,寒性凝泣,因此在寒气偏胜时人体可因寒凝经脉而发生痹厥。《素问·金匮真言论》谓:"冬善病痹厥。"即属此义。

⑬王洪图等《黄帝内经素问白话解》少阴在泉,客气胜就会发生腰痛、臀、大腿、膝、髋、小腿肚、小腿骨、足等部位生病,闷热酸疼,浮肿不能久立,大小便颜色改

变等病证;主气胜会发生逆气上行,两足痿软无力,心痛发热,中脘阻隔不畅,各种痹病发作,疾病发生在胁肋部,自汗不止,四肢厥冷等病证。

⑭郭霭春《黄帝内经素问白话解》少阴在泉,客气胜就患腰痛,尻、股、膝、髀、腨、胻、足等部位都不舒服,无规律地灼热而酸,浮肿不能久立,二便变色;主气胜就患逆气上冲,心痛发热,膈部诸痹都可出现,病发于肢胁,汗多不藏,四肢因之而致厥冷。

(3)太阴在泉,客胜则足痿下重,便溲不时,湿客下焦,发而濡写,及为肿、隐曲之疾;主胜则寒气逆满,食饮不下,甚则为疝。

①王冰《黄帝内经素问》五辰五戌岁也。隐曲之疾,谓隐蔽委曲之处病也。

②马莳《黄帝内经素问注证发微》辰戌之岁,太阴在泉,四气本太阴湿土为主,而厥阴风木客气加之;五气本阳明燥金为主,而少阴君火客气加之;终气本太阳寒水为主,而太阴湿土客气加之。如客气各胜主气,则为足痿,为下重,为便溲不时,为湿客下焦,发为濡泻,及为肿于隐曲之处也;如主气各胜客气,则为寒气逆满,为饮食不下,甚则为疝也。

③张介宾《类经》辰戌年太阴在泉,以湿土之客,而加于金水之主。客胜而为足痿下重等病,湿挟阴邪在下也。主胜而为寒气逆满、食饮不下者,寒水侮土伤脾也。甚则为疝,即隐曲之疾。盖前阴者,太阴阳明之所合,而寒湿居之,故为是证。

④张志聪《黄帝内经集注》足痿下重,便溲不时者,在泉之湿气客于太阴之经,而下及于内也。湿客下焦,发而濡泻及为肿者,因客淫于下,而太阴之主气自病也。隐曲者,乃男女之前阴处,故曰隐曲,谓隐藏委曲之处也。终之主气乃太阳寒水,客气乃司天之湿土,是以主胜则寒气逆满,盖水淫而上乘于土,故逆满也。四之主气乃太阴湿土,客气乃厥阴风木,食饮不下,甚则为疝者,湿气上逆而病及于厥阴之经也。五之主气乃阳明燥金;客气乃少阴君火,火能制金,故不上胜也。

⑤高士宗《黄帝素问直解》写,泄通。下便写之写仿此。太阴在泉,四之客气,厥阴风木;五之客气,少阴君火;终之客气,太阳湿土。凡此客气,皆可胜也。足痿下重,足太阴之脉,不能循经而上也。便溲不时,小便频数而短少也。若太阳湿气,客于下焦,则发为大便之濡写,濡写,溏泄也。及为肿隐曲之疾,言隐曲之处,发为肿疾,亦湿客下焦之所致也。主胜,则寒湿之气,内逆中满,脾不转输,而食饮不下,甚则土受木刑而为疝。

⑥黄元御《黄元御医书全集》太阴在泉则湿土旺,湿气下侵,故足痿下重,溲便不时,濡泄胕肿,隐曲不利(隐曲谓下部幽隐曲折之处。不利者,湿伤关节也)。湿邪上逆,故寒水之气侮土凌心,胸膈壅满,饮食不下。疝者,肾肝寒湿之所结也(湿气下浸者,脾土之陷。湿邪上行者,胃土之逆)。

⑦张琦《素问释义》辰戌岁也。四气厥阴加太阴,五气少阴加阳明,终气太阴加太阳。便溲四字衍。隐曲之疾,盖女子阴菌、阴挺之属,俗谓之下庮,湿热,相搏而成者也。

⑧高亿《黄帝内经素问详注直讲全集》〔批〕此言太阴在泉,主客气胜之过也。

〔注〕客胜,湿气胜也,湿气走下,客于筋络则软缓。而下体重,便溲不时者,湿甚不调也。湿客下焦,发为濡泻,湿溢皮肤又为肿胀。隐曲之疾,隐者,首不能俯,曲者,脊不能伸也。主胜,在泉之湿气胜也,阴胜则寒,气逆,食不能下。阴主凝结,故为寒疝。

〔讲〕如辰戌之岁,太阴在泉,其客气胜而为病也,脾经受邪。足太阴脾脉起于两足大指,直上核骨,行前廉,上内踝后,循胫骨,从后膝骨内廉入腹中,故见足痿下重,便溲不时。湿客下焦,发为濡泻,及肿隐曲等疾。其主胜而自为病也,脉络胃,上膈挟咽,连舌散舌下,一支别胃注心,故见逆满,食欲不下,甚则为疝等证。此太阴在泉,主客气胜,生病之大略也。

⑨孟景春等《黄帝内经素问译释》太阴在泉,客气胜则病足痿,下肢沉重,大小便不时而下,湿客下焦,则发为濡泻以及浮肿、前阴病变;主气胜则寒气上逆而痞满,饮食不下,甚至发为疝痛。

⑩任廷革《任应秋讲〈黄帝内经〉素问》此句未具体注释。

⑪张灿玾等《黄帝内经素问校释》太阴在泉,客气胜则发生两足酸软,下体沉重,大小便不时而下,若湿邪侵犯下焦,则发生水泻、浮肿与房事不行之疾;主气胜则发生寒气上逆胀满,饮食不下,甚则为疝气等病。

⑫方药中等《黄帝内经素问运气七篇讲解》[太阴在泉,客胜则足痿下重,便溲不时,湿客下焦,发而濡泻,及为肿、隐曲之疾]"太阴在泉",即太阴湿土在泉之年。太阴在泉之年,从总的气候变化来说,下半年气候偏湿,但从每一步的情况来看,由于客气四气为厥阴风木,五气为少阴君火,终气为太阴湿土。因此太阴在泉之年,在下半年四之气所属的这一段时间中,可以出现"足痿下重""隐曲之疾"等肝病症状。"足痿",即下肢运动障碍,行走不能。"隐曲之疾",指月经不调,小便不利。因为肝主疏泄,主动,主筋,主外阴,所以这些症状,多属肝病。在五之气所属的这一段时间中,可以出现"便溲不时"等肺病症状。因为肺主治节,肺主气,肺合大肠,所以这些症状多属肺病,多由肺失治节而致。在终之气所属的这一段时间中,可以出现"濡泻""肿"等脾病症状。因为脾主湿,主运化,湿胜则濡泻,甚则为肿。所以这些症状多属脾病。

[主胜则寒气逆满,食饮不下,甚则为疝]这里的"主胜",是指主气的终气太阳寒水之气偏胜。"逆满",是指胃脘胀满。"疝",指寒疝,亦即少腹或阴囊睾丸疼痛。此句意即太阴在泉之年,如果主气终气寒气偏胜时,人体亦可因内寒而出现心下"逆满""食饮不下""寒疝"等里寒病症。

⑬王洪图等《黄帝内经素问白话解》太阴在泉,客气胜就会发生两足痿软无力,下半身沉重,二便失常,湿邪停留在下焦会引起濡泻,及浮肿、前阴处的疾患等病证;主气胜会出现寒气上逆、胸腹胀满、饮食不下,严重的会发生疝气等病证。

⑭郭霭春《黄帝内经素问白话解》太阴在泉,客气胜,就发生足痿之病,下肢沉

重,二便不能正常,湿留下焦,就发为濡泻以及浮肿隐曲之疾;主气胜就会寒气上逆,痞满,饮食吃不多,甚至发生疝痛之病。

(4)少阳在泉,客胜则腰腹痛而反恶寒,甚则下白、溺白;主胜则热反上行而客于心,心痛,发热,格中而呕。少阴同候。

①王冰《黄帝内经素问》五巳五亥岁也。

②马莳《黄帝内经素问注证发微》巳亥之岁,少阳在泉,四气本太阴湿土为主,而少阴君火客气加之;五气本阳明燥金为主,而太阴湿土客气加之;终气本太阳寒水为主,而少阳相火客气加之。如客气各胜主气,则为腰腹痛,而反恶寒,甚则为大便下白而溺亦下白;如主气各胜客气,则为热反上行而客于心,为心痛,为发热,为格中而呕。盖此乃为相火,而少阴则为君火,故与少阴之在泉者同候也。

③张介宾《类经》巳亥年少阳在泉,以相火之客,而加于上金水之主。客胜则火居阴分,故下焦热、腰腹痛而恶寒下白。主胜则阴盛格阳,故热反上行,心痛发热,格中而呕。少阳少阴皆属火,故同候。

④张志聪《黄帝内经集注》少阳在泉,始之客气乃少阴君火,主气乃太阴湿土;次之客气乃太阴湿土,主气乃阳明燥金;终之客气乃少阳相火,主气乃太阳寒水。腰腹痛而反恶寒者,客胜而太阳之主气病也。太阳之气伤,故恶寒也。甚则溺白下白者,病及于阳明太阴之主气也。盖金主气,气化则溺出,溺白者,气不化而溺不清也。下白者,土气伤而大便色白也。因客胜而主气反病,故曰反。主胜则热反上行而客于心,心痛发热者,君相二火之客气反上行而自病也。格中而呕者,太阴之客气自病也。因主胜而客反自病,故曰反曰客,曰少阴同候,谓火性炎上,故二火皆有反逆之自病也。朱卫公曰:水湿下逆,是以二火反上炎而自焚。徐东屏曰:有客之胜气病在于内者,有主之胜气病在于上者,有因客胜而主气自病于下者,有因主胜而客气自病于上者。是以此节又翻一论,学者当引而伸之。

⑤高士宗《黄帝素问直解》少阳在泉,四之客气,少阴君火;五之客气,太阳湿土;终之客气,少阳相火。凡此客气,皆可胜也。少阳,初阳之气,不能自下而上,则腰腹痛;不能自内而外,则反恶寒;甚则下焦虚寒,而下白溺白。下白,大便白也;溺白,小便白也。主胜,则君相二火交炽,故热反上行,而少阳火气,上客于心,故心痛发热,心痛发热,则火气格中而呕。相火君火而上行,则君火亦可合相火而下盛,故少阴同候。

⑥黄元御《黄元御医书全集》少阳在泉则相火旺,火气下侵,陷于重阴之内,故腰腹痛而反恶寒。甚则热伤大肠而下白物,热伤肾脏而溺白浊。热气上行,客于宫城之中,故心痛发热,浊气阻格,而生呕吐也(火气下侵者,三焦之陷,热气上行者,甲木之逆)。

⑦张琦《素问释义》巳亥岁也。四气少阴加太阴,五气太阴加阳明,终气少阳加太阳。下白、溺白,有误。胃逆则呕,食不得入为格。君相虽异,火气则同,故与少阴同候。

⑧高亿《黄帝内经素问详注直讲全集》〔批〕此言少阳在泉,主客气胜之过也。

〔注〕火胜在内则腰腹痛。反恶寒者,阳甚格阴于外也。下白溺白者,火伤气也。主胜阳气上升,故心痛发热。火性炎上,故拒格于中而呕也。少阴属君火,亦与此同候。

〔讲〕如已亥之岁,少阳在泉,其客气胜而为病也,三焦受邪。脉贯肘循臑,交出足之少阳后,故见腰腹痛。阳盛格阴而恶寒,甚则下白溺白等证。其主胜而病,见于里也,脉上缺盆入膻中,与心包为表里。脉起胸中,护心君,故见热反上行,而客乘于心,且心痛发热,格中而呕等证。少阴同候者,谓与候少阴气相同也。此少阳在泉,主客气胜,生病之大略也。

⑨孟景春等《黄帝内经素问译释》少阳在泉,客气胜则病腰腹痛而反恶寒,甚至下痢白沫、小便清白;主气胜则热反上行而侵犯到心胸,心痛,发热,中焦格拒而呕吐。其他各种症状与少阴在泉所致者相同。

⑩任廷革《任应秋讲〈黄帝内经〉素问》此句未具体注释。

⑪张灿玾等《黄帝内经素问校释》下白溺白:大小便俱下白沫。马莳注:"大便下白而溺亦下白。"

少阳在泉,客气胜则发生腰痛腹痛而恶寒,甚则大小便下白沫等病;主气胜则发生热反上行而侵及于心,心痛发热,中焦格拒而呕吐等病。少阴在泉之证候与此相同。

⑫方药中等《黄帝内经素问运气七篇讲解》[少阳在泉,客胜则腰腹痛而反恶寒,甚则下白、溺白]"少阳在泉",即少阳相火在泉之年。少阳在泉之年,客气四气为少阴君火,五气为太阴湿土,终气为少阳相火。少阴、少阳主火,主热,太阴主湿。因此少阳在泉之年,在下半年所属的这一段时间中,人体也就容易出现"腹痛""下白""腰痛""溺白"等湿热症状。"下白",即黏液便或脓样便。腹痛、下白,属大肠湿热。"溺白",即尿液混浊。腰痛、溺白,属膀胱湿热。

[主胜则热反上行而客于心,心痛,发热,格中而呕。少阴同候]主胜谓湿土、燥金、寒水之气偏盛。客气之少阴君火则逆而心痛发热;湿土之气逆则格中而呕。与少阴在泉之年主胜所生诸证候相类。

⑬王洪图等《黄帝内经素问白话解》少阳在泉,客气胜就会发生腰部和腹部疼痛,少阳虽为相火,反出现恶寒,严重的小便多白沫而混浊,大便也变为白色等病证;主气胜会出现热气上行,侵犯心脏,引起心痛、发热、中脘格拒不通呕吐等病证。少阴在泉时,主客相胜所引起的疾病与此大致相同。

⑭郭霭春《黄帝内经素问白话解》下白溺白:大便白色或小便白色浑浊。

少阳在泉,客气胜就患腰腹痛,恶寒,甚至二便色白;主气胜就会热反上行而侵犯到心部,心痛发热,格拒于中,呕吐,其他各种证候与少阴在泉所致者相同。

(5)阳明在泉,客胜则清气动下,少腹坚满而数便写;主胜则腰重,腹痛,少腹生寒,下为鹜溏,则寒厥于肠,上冲胸中,甚则喘,不能久立。

①王冰《黄帝内经素问》五子五午岁也。鹜,鸭也,言如鸭之后也。

②马莳《黄帝内经素问注证发微》子午之岁,阳明在泉,四气本太阴湿土为主,而太阳寒水客气加之;五气本阳明燥金为主,而厥阴风木客气加之;终气本太阳寒水为主,而少阴君火客气加之。如客气各胜主气,则为清气动下,少腹坚满,而数便泻;如主气各胜客气,则为腰重,为腹痛,为少腹生寒,为下为鹜溏,为寒气厥逆于肠,上冲胸中,甚则为喘,不能久立也。

③张介宾《类经》子午岁阳明在泉,以燥金之客,而加于土金水之主。客胜则清寒之气动于下焦,故少腹坚满而便写。主胜则寒侵金藏,故下在肠腹则为腰重腹痛鹜溏寒厥,上于肺经则冲于胸中,甚则气喘不能久立也。鹜,木、务二音,鸭也。

④张志聪《黄帝内经集注》清气动下者,清肃之天气而动于下也。少腹坚满而数便泻者,太阳寒水之病也。主胜则腰重腹痛,少腹生寒者,太阳水寒之气发于下也。下为鹜溏者,水下泄也。寒厥于肠,上冲胸中,甚则喘者,寒气逆乘阳明之大肠,而上及于胸中之肺藏也。《灵枢经》曰:气上冲胸,喘不能久立,邪在大肠。大肠与肺胃相合而并主金气,此与阳明司天之大义相合。(眉批)动字宜著眼,谓水下泄而后寒气上逆。

⑤高士宗《黄帝素问直解》数,音朔。鹜,音务。阳明在泉,四之客气,太阴湿土;五之客气,少阳相火;终之客气,阳明燥金。凡此客气,皆可胜也。客胜,则阳明清肃之气动于下,清气下动,则少腹坚满,始虽坚满,继而数便写,便写,大便溏泄也。主胜,则腰重腹痛,少腹生寒,亦清气之下动也,始则少腹生寒,而下为鹜溏,则寒厥于肠,而上冲胸中,上冲胸中,甚则为喘,不能久立。

⑥黄元御《黄元御医书全集》阳明在泉则燥金旺,清气下侵,乙木被克,肝气郁冲,少腹坚满,而数便泄。金旺水生,则少腹生寒。肝气郁陷,上下冲决,故腰重腹痛,而为鹜溏。寒在大肠,上冲胸中,肺气阻逆,故生喘促也(清气下侵,大肠之陷,寒气上冲,肺气之逆)。

⑦张琦《素问释义》子午岁也。四气主客皆太阴,五气少阳加阳明,终气阳明加太阳。则字、于肠二字,误衍。寒厥者,阴气上逆,火反上冲胸中,而为喘也。

⑧高亿《黄帝内经素问详注直讲全集》〔批〕此言阳明在泉,主客气胜之过也。

〔注〕阳明在泉,故清气动于下,所以少腹气逆而坚满。阳不胜阴,其便数泻也。主胜,阳明之气胜也,其脉循腹里,气胜故腰重腹痛。少腹生寒者,燥为清气,故生寒。寒厥于肠,故下为鹜溏。脉络肺,故上冲而喘。脉循胫外廉,下足跗入中指,寒甚,故不能久立。

〔讲〕如子午之岁,阳明在泉,其客气胜而为病也,胃经受邪。胃脉从缺盆入喉咙,下膈挟脐,支起胃口,循腹里,直合气街,抵伏兔,故见清气动下,少腹坚满,而数便泻等证。其主胜而病见于里也,脉络脾脏,入腹里,一支别胃注心,故见腰重腹痛,少腹生寒,下为鹜溏。且寒厥于肠,上冲胸中,甚则喘,不能久立之证。此阳明在泉,主客气胜,生病之大略也。

⑨孟景春等《黄帝内经素问译释》阳明在泉,客气胜则清凉之气动于下部,少腹坚满而频频腹泻;主气胜则病腰重,腹痛,少腹生寒,大便溏泄,寒气逆于肠,上冲胸中,甚则气喘不能久立。

⑩任廷革《任应秋讲〈黄帝内经〉素问》此句未具体注释。

⑪张灿玾等《黄帝内经素问校释》阳明在泉,客气胜则发生清气动于下,少腹坚硬胀满,泄泻频繁等病;主气胜则发生腰部沉重,腹痛,少腹生寒,下如鸭溏,寒气逆于肠内,上冲胸中,甚则喘息不能久立等病。

⑫方药中等《黄帝内经素问运气七篇讲解》〔阳明在泉,客胜则清气动下,少腹坚满而数便泻〕"阳明在泉",即阳明燥金在泉之年。客气四气为太阴湿土,五气为少阳相火,终气为阳明燥金。"清气动下",即清凉之气影响人体下焦。全句意即阳明在泉之年,由于下半年客气四气湿气偏胜,五气火气偏胜,终气清气偏胜,因此人体可以因湿热交搏而出现腹胀腹泻,也可以因寒湿交搏而出现腹胀腹泻。张介宾注:"客胜则清寒之气动于下焦,故少腹坚满而便泻。"高世栻注:"阳明在泉,四之客气,太阴湿土,五之客气,少阳相火,终之客气,阳明燥金,凡此客气,皆可胜也。客胜则阳明清肃之气动于下,清气下动,则少腹坚满。始虽坚满,继而数便泻,便泻,大便溏泻也。"这是指因寒湿而出现的腹胀腹泻而言。张、高之注,虽然也认为"凡此客气,皆可胜也",但实际上只谈了终气,亦即在泉之气之胜,对于四气、五气并未涉及,故作上述补充。

〔主胜则腰重,腹痛,少腹生寒,下为鹜溏,则寒厥于肠,上冲胸中,甚则喘,不能久立〕主气四气为太阴湿土,五气为阳明燥金,终气为太阳寒水。全句意即阳明在泉之年,如主气湿气偏胜时,临床上即可出现"鹜溏"。"鹜",即鸭。"鹜溏",即大便溏泻如鸭粪。主气燥气偏胜时,即可出现"上冲胸中,甚则喘"。寒气偏胜时,即可出现"腰重腹痛"。需要指出,阳明在泉之年,原文明确指出有客胜,有主胜。于此说明阳明司天之年未提客胜主胜者,并非阳明司天不分主客,而是略而未言,有意突出主岁之气而已。

⑬王洪图等《黄帝内经素问白话解》阳明在泉,客气胜就会发生清冷之气扰动下焦,出现少腹坚硬胀满、腹泻频繁等病证;主气胜就会出现腰部沉重,腹部疼痛,少腹生寒,大便鹜溏,寒气逆于肠内,上冲胸中,严重的会引起喘息、不能久立等病证。

⑭郭霭春《黄帝内经素问白话解》阳明在泉,客气胜则清凉之气扰动于下,少腹坚满,屡次便泻;主气胜就患腰重腹痛,少腹部生寒气,在下大便溏泄,寒气逆于肠胃,上冲胸中,甚则气喘不能久立。

(6)太阳在泉,寒复内余,则腰尻痛,屈伸不利,股胫足膝中痛。

①王冰《黄帝内经素问》五丑五未岁也。(〔新校正云〕详此不言客主胜者,盖太阳以水居水位,故不言也。)

②马莳《黄帝内经素问注证发微》丑未之岁,太阳在泉,然太阳以水居水位,不

必言客主之胜,其寒气复胜之余,则为腰尻痛,屈伸不利,为股胫足膝中痛也。

③张介宾《类经》丑未年太阳在泉,以寒水之客,而加于金水之主。水居水位,故不言客主之胜。重阴气盛,故寒复内余而为腰尻股胫足膝中痛。

④张志聪《黄帝内经集注》寒复内余者,太阳寒水之客气入于内而复内有余也。腰尻股胫足痛者,太阳之经证也。屈伸不利者,太阳之主筋也。按太阳者,水中之阳,天之气也。寒水者,天一所生之水也。水上通乎天,天行于地下,故曰司天,曰在泉。六气随天气而绕地环转,故在阳明司天而曰清复内余,在太阳在泉而曰寒复内余,谓司天在泉之气上下相通,人居于天地气交之中,而上下之气复有余于人之内也。故俱不言主气客气,盖司天在泉一气贯通,皆论天之道也。张玉师曰:按腰尻痛者,病在血也。屈伸不利,病太阳之气也。股胫膝痛者,病在血也。天为阳,地为阴,天主气,地主脉,论天地则天包乎地之外,论人又气居于血之中,盖言阴中有阳,阳中有阴,乃阴阳交互之妙用。(眉批)腰尻股胫,一脉相通,特分而论,用二痛字。

⑤高士宗《黄帝素问直解》太阳者,寒气也。寒腹内余,言太阳在泉,受客气主气之胜,则太阳寒气,屈而不舒,故寒气在泉于下,而复有余于内也。寒腹内余,则太阳经脉不舒,故腰尻痛,屈伸不利,而股胫足膝中痛。不曾客胜主胜,但言寒复内余,乃举一以例其余,以明六气虽有客主胜,而皆病在泉之经脉也。

⑥黄元御《黄元御医书全集》太阳在泉则寒水旺,在泉主终之气,终之主气亦为寒水,以寒水而加寒水,二气相合,客主皆无胜复。太阳在泉,则太阴司天,虽处克贼之地,而寒水既旺,力能报复,故太阳在泉,无胜而有复。复后余寒在内,筋骨被伤,则腰尻骶足疼痛拘强,屈伸不利也。身半以上,天气主之;身半以下,地气主之。诸气司天,皆病在身半以上;诸气在泉,皆病在身半以下。而司天客气,病又居上半之上,司天主气,病又居上半之下,在泉客气,病又自上而下,在泉主气,病又自下而上,其大凡也。

⑦张琦《素问释义》丑未岁也。四气少阳加太阴,五气主客皆阳明,终气主客皆太阳。按上阳明司天,及此太阳在泉,皆不言主客胜,林氏以为阳明司天,金居火位,无客胜之理,太阳以水居水位,故并不言也。窃所未安,凡言主客皆谓六气,非司天在泉之谓也。且气有六,初二三统于司天,四五六统于在泉,主客有克制者,有比和者,又视岁运之过不及,为病之微甚,若但言主客胜,则三气之中,果何气为重乎?支离之甚,不可通矣。

⑧高亿《黄帝内经素问详注直讲全集》〔批〕此言太阳在泉,本气胜复自病,而无主客之分也。

〔注〕寒气自伤本经,故本经所过之处皆病也。太阳在泉,无主客为阴气所伏,故第见标病也。

〔讲〕如丑未之岁,太阳在泉,无主客之气,以太阳水居水位,亦不必言主客之胜。故其寒气复胜之余,自伤本经其生病也。则有腰尻痛,屈伸不利,股胫足膝中痛等证。此太阳在泉,本经所过之处,生病之大略也。

⑨孟景春等《黄帝内经素问译释》太阳在泉,寒气复胜而有余于内,则腰、尻疼痛,屈伸不利,股、胫、足、膝中疼痛。

⑩任廷革《任应秋讲〈黄帝内经〉素问》此句未具体注释。

⑪张灿玾等《黄帝内经素问校释》寒复内余,《类经》二十七卷第三十注:"丑未年,太阳在泉,以寒水之客,而加于金水之主,水居水位,故不言客主之胜,重阴气盛,故寒复内余。"

太阳在泉,寒气复胜而有余于内,则发生腰尻疼痛,屈伸不利,股胫足膝中痛等病。

⑫方药中等《黄帝内经素问运气七篇讲解》"太阳在泉",即太阳寒水在泉之年。"寒",指寒凉之气。"寒复内余",此处指寒凉之气侵犯人体内部。"腰尻痛",指腰骶部疼痛。"屈伸不利",指人体肢体运动障碍。"股",指下肢大腿部。"胫",指下肢小腿部。"膝",指膝关节。"股胫足膝中痛",即下肢痛。全句意即太阳在泉之年,下半年气候寒冷,人体容易出现腰骶部疼痛及下肢疼痛和运动障碍。此处"寒复内余"的含义与前述阳明司天"清复内余"的含义相似,旨在说明太阳寒水在泉之年,虽然亦有主胜、客胜之分,但在具体分析下半年气候、物候、病候时,仍应以在泉之气为主。高世栻注:"太阳者,寒气也。寒复内余,言太阳在泉受客气主气之胜,则太阳寒水屈而不舒,故寒气在泉于下而复有余于内也,寒复内余,则太阳经脉不舒,故腰尻痛而股胫足膝中痛。不言客胜主胜,但言寒复内余,乃举一以例其余,以明六气虽有客主之胜,而皆病在泉之经脉也。"即属此义。

⑬王洪图等《黄帝内经素问白话解》太阳在泉,客气寒水加于主气寒水位置之上,寒气有余于内,就会发生腰、臀部疼痛,屈伸不便利,大腿、小腿、足、膝中疼痛等病证。

⑭郭霭春《黄帝内经素问白话解》寒复内余:太阳在泉,寒气复胜而有余于内。

太阳在泉,寒复内余,就会腰、尻疼痛,屈伸感到不便,股、胫、足、膝中疼痛。

第四十五解

(一)内经原文

治之奈何?岐伯曰:高者抑之,下者举之,有余折之,不足补之,佐以所利,和以所宜,必安其主客,适其寒温,同者逆之,异者从之。

帝曰:治寒以热,治热以寒,气相得者逆之,不相得者从之,余以知之矣。其于正味何如?岐伯曰:木位之主,其写以酸,其补以辛;火位之主,其写以甘,其补以咸;土位之主,其写以苦,其补以甘;金位之主,其写以辛,其补以酸;水位之主,其写以咸,其补以苦。厥阴之客,以辛补之,以酸写之,以甘缓之;少阴之客,以咸补之,以甘写之,以酸[注]收之;太阴之客,以甘补之,以苦写之,以甘缓之;少阳之客,以咸补之,以甘写之,以咸奠之;阳明之客,以酸补之,以辛写之,以苦泄之;太阳之客,以苦补之,以咸写之,以苦坚之,以辛润之。**开发腠理**,致津液通气也。帝曰:善。

[注]酸:郭霭春《黄帝内经素问校注》、方药中等《黄帝内经素问运气七篇讲解》、人民卫生出版社影印顾从德本《黄帝内经素问》此处为"咸",其中郭霭春注:明抄本"咸"作"酸";张灿玾等《黄帝内经素问校释》、孟景春等《黄帝内经素问译释》此处为"酸",其注,新校注云:按藏气法时论云心苦缓,急食酸以收之,心欲软,急食咸以耎之,此云以咸收之者误也。

(二)字词注释

(1)折

①王冰《黄帝内经素问》折。

②马莳《黄帝内经素问注证发微》泻:嘉庆本及张马合注本作"折",与本节原文合。

③张介宾《类经》折。

④张志聪《黄帝内经集注》此字未具体注释。

⑤高士宗《黄帝素问直解》析。

⑥黄元御《黄元御医书全集》此字未具体注释。

⑦张琦《素问释义》折。

⑧高亿《黄帝内经素问详注直讲全集》〔注〕折之,折其有余也。〔讲〕折。

⑨孟景春等《黄帝内经素问译释》折其势。

⑩任廷革《任应秋讲〈黄帝内经〉素问》此字未具体注释。

⑪张灿玾等《黄帝内经素问校释》折而减之。

⑫方药中等《黄帝内经素问运气七篇讲解》"折"和"补",均是指对此偏胜之气进行针对性处理。治热以寒曰"折",因此"有余折之",即治热以寒。

⑬王洪图等《黄帝内经素问白话解》折减的方法。

⑭郭霭春《黄帝内经素问白话解》泻。

(2)主客

①王冰《黄帝内经素问》而客主须安。

②马莳《黄帝内经素问注证发微》主客。

③张介宾《类经》主客。

④张志聪《黄帝内经集注》主客。

⑤高士宗《黄帝素问直解》主客。

⑥黄元御《黄元御医书全集》此词未具体注释。

⑦张琦《素问释义》主客。

⑧高亿《黄帝内经素问详注直讲全集》〔注〕〔讲〕主客。

⑨孟景春等《黄帝内经素问译释》主客。

⑩任廷革《任应秋讲〈黄帝内经〉素问》此词未具体注释。

⑪张灿玾等《黄帝内经素问校释》主客之气。

⑫方药中等《黄帝内经素问运气七篇讲解》"主客",此处指人体与病邪之间的关系。

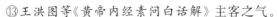

⑬王洪图等《黄帝内经素问白话解》主客之气。

⑭郭霭春《黄帝内经素问白话解》主客之气。

（3）正味

①王冰《黄帝内经素问》此词未具体注释。

②马莳《黄帝内经素问注证发微》正味。

③张介宾《类经》正味。

④张志聪《黄帝内经集注》正味。

⑤高士宗《黄帝素问直解》正味。

⑥黄元御《黄元御医书全集》正味。上文所谓正其五味也,此因不治五味属而详求之。

⑦张琦《素问释义》此词未具体注释。

⑧高亿《黄帝内经素问详注直讲全集》〔讲〕正味。

⑨孟景春等《黄帝内经素问译释》张介宾:"五行气化,补泻之味,各有专主,故曰正味。此不特客主之气为然,凡治诸胜复者皆同。"

⑩任廷革《任应秋讲〈黄帝内经〉素问》正味。

⑪张灿玾等《黄帝内经素问校释》《类经》二十七卷第三十注:"五行气化,补泻之味,各有专主,故曰正位。此不特客主之气为然,凡治诸胜复者皆同。"

⑫方药中等《黄帝内经素问运气七篇讲解》"正",即正常,亦有矫正之义。"味",指辛甘酸苦咸五味,亦即指具有治疗作用的食物或药物。

⑬王洪图等《黄帝内经素问白话解》药物性味。

⑭郭霭春《黄帝内经素问白话解》五行气化或补或泻的味。

（4）腠理

①王冰《黄帝内经素问》此词未具体注释。

②马莳《黄帝内经素问注证发微》腠理。

③张介宾《类经》腠理。

④张志聪《黄帝内经集注》腠理。

⑤高士宗《黄帝素问直解》腠理。

⑥黄元御《黄元御医书全集》腠理。

⑦张琦《素问释义》此词未具体注释。

⑧高亿《黄帝内经素问详注直讲全集》〔注〕〔讲〕腠理。

⑨孟景春等《黄帝内经素问译释》腠理。

⑩任廷革《任应秋讲〈黄帝内经〉素问》腠理。

⑪张灿玾等《黄帝内经素问校释》腠理。

⑫方药中等《黄帝内经素问运气七篇讲解》"腠理",此处指肌表。

⑬王洪图等《黄帝内经素问白话解》腠理。

⑭郭霭春《黄帝内经素问白话解》腠理。

（三）语句阐述

（1）治之奈何？岐伯曰：高者抑之，下者举之，有余折之，不足补之，佐以所利，和以所宜，必安其主客，适其寒温，同者逆之，异者从之。

①王冰《黄帝内经素问》高者抑之，制其胜也。下者举之，济其弱也。有余折之，屈其锐也。不足补之，全其气也。虽制胜扶弱，而客主须安。一气失所，则矛楯更作，榛棘互兴，各伺其便，不相得志，内淫外并，而危败之由作矣。同，谓寒热温清，气相比和者。异，谓水火金木土，不比和者。气相得者，则逆所胜之气以治之。不相得者，则顺所不胜气以治之。治火胜负，欲益者以其味，欲泻者亦以其味，胜与不胜，皆折其气也。何者？以其性躁动也，治热亦然。

②马莳《黄帝内经素问注证发微》然所以治之者，大约病在高者，则抑而下之；病在下者，则举而升之；李东垣云：高者抑之，非高者固当抑也，以其本下而失之太高，故抑之而使下，若本高，何抑之有？下者举之，非下者固当举之也，以其本高而失之太下，故举而使之高，若本下，何举之有？病为邪气有余则泻之，病为正气不足则补之，佐以所利，和以所宜，必使主客各安而寒温相适，寒热温清与民病之气相同者，则逆而正治之；不相得而异者，则异者从治之。

③张介宾《类经》治客主之胜。高者抑之，欲其降也。下者举之，欲其升也。有余者折之，攻其实也。不足者补之，培其虚也。佐以所利，顺其升降浮沉也。和以所宜，酌其气味薄厚也。安其主客，审强弱以调之也。适其寒温，用寒远寒，用温远温也。同者逆之，客主同气者，可逆而治也。异者从之，客主异气者，或从于客，或从于主也。

④张志聪《黄帝内经集注》高者抑之，谓主气之逆于上也。下者举之，谓客气之乘于下也。有余者，胜气也。不足者，所不胜之气而为病也。佐以所利者，利其所欲也。如肝欲散，急食辛以散之，是以厥阴之胜，佐以苦辛；心欲耎，急食咸以耎之，是以少阴之胜，佐以苦咸；脾欲缓，急食甘以缓之，是以太阴之胜，佐以辛甘；肺欲收，急食酸以收之，是以燥淫所胜，佐以辛酸；肾欲坚，急食苦以坚之，是以寒淫所胜，佐以甘苦。和其所宜者，利其五味之所宜也。如厥阴色青，宜食甘；少阴少阳色赤，宜食酸；太阴色黄，宜食咸；阳明色白，宜食苦；太阳色黑，宜食辛。安其主客者，使各守其本位也。适其寒温者，治寒以热，治热以寒，治温以凉，治凉以温也。同者逆之，谓气之相得者宜逆治之。如主客之同司火热，则当治以咸寒；如同司寒水，则当治以辛热。温凉亦然。此逆治之法也。异者从之，谓不相得者当从治之。如寒水司天，加临于二火主气之上，客胜当从二火之热以治寒，主胜当从司天之寒以治热。余气皆然。此平治异者之法也。

⑤高士宗《黄帝素问直解》客胜主胜，经气受病，治之奈何？高者抑之，下者举之，得其中矣。有余析之，不足补之，得其平矣。佐以所利，和以所宜，顺其性也。然必安其主客，适其寒温，调其味也。同者，主气清寒，加以清寒之客气；主气温热，加以温热之客气。此为过盛，故当逆之，逆者，抑之折之也。异者，主气清寒，加

以温热之客气;主气温热,加以清寒之客气。此非过盛,故当从之,从之者,举之补之也。

⑥黄元御《黄元御医书全集》高者抑之,上逆者使其降也。下者举之,下陷者使其升也。同者逆之,客主同气者逆其气而治之,治寒以热治热以寒也。异者从之,客主异气者从其气而治之,客异而胜主则从其主气,主异而胜客则从其客气也。

⑦张琦《素问释义》高者抑之,制其上逆也。下者举之,升其下陷也。有余折之,夺其盛也。不足补之,扶其衰也。佐即君臣佐使也。佐之和之,使无偏胜也。同者逆之,异者从之,即安其主客之义,主客气同则必盛,故可逆折之。若主客气异,则各视其气之衰旺,或从主,或从客,以安之,非从治逆治之谓也。故下文云气相得,不相得也。

⑧高亿《黄帝内经素问详注直讲全集》〔批〕此举治主气客气之大体,而略言之也。

〔注〕抑之,制其过胜也。举之,举其下陷也。折之,折其有余。补之,补其不足之正气也。佐以所利,顺其气而利之也。和以所宜,使阴阳平和也。安其主客,各归其所也。适其寒温,使阴阳无偏也。气相同者逆之,治其气盛也。气异者从其气,用反佐也。

〔讲〕黄帝曰:主客之胜为病如此,然则治之又当奈何? 岐伯对曰:凡病之在高者,则宜抑之而使下;病之在下者,则宜举之而使升,邪之为有余者,则宜折之而使去;正之为不足者,则宜补之以救偏;佐以所利,而顺其气;和以所宜,而平其气;必使主气、客气各得其安;酌其为寒、为温,而各顺其气;凡夫病气之相同者,则治其盛气而逆之;病不相得而异者,则从其气而反佐之。此治主客之大体也。

⑨孟景春等《黄帝内经素问译释》治法应该怎样? 岐伯说:上冲的抑之使下降,陷下的举之使上升,有余的折其势,不足的补其虚,以有利于正气的辅助,以适宜的药食来调和,必须使主客之气安泰,根据其寒温,客主之气相同的用逆治法,相反的用从治法。

⑩任廷革《任应秋讲〈黄帝内经〉素问》(讲解)问曰:"治之奈何?"答曰:"高者抑之,下者举之,有余折之,不足补之,佐以所利,和以所宜,必安其主客,适其寒温,同者逆之,异者从之。"这些都是治疗的原则。

⑪张灿玾等《黄帝内经素问校释》高者抑之:气逆上者,当抑之使下。下者举之:气陷于下者,当举之使上。同者逆之,异者从之:张志聪注"同者逆之,谓气之相得者,宜逆治之,如主客之同司火热,则当治以咸寒。如同司寒水,则当治以辛热。温凉亦然。此逆治之法也。异者从之,谓不相得者,当从治之。如寒水司天,加临于二火主气之上,客胜当从二火之热以治寒,主胜当从司天之寒以治热。余气皆然。此平治异者之法也"。

应当怎样治疗呢? 岐伯说:气上逆者,抑而下之;气陷下者,举而升之;气有余者,折而减之;气不足者,则补之;佐以所利之品,和以所宜之物,必使主客之气清静安定。根据其气之寒温以治之,主客之气相同者,则逆其胜气以治之,主客之气相逆者,则从所不胜之气以治之。

⑫方药中等《黄帝内经素问运气七篇讲解》[高者抑之,下者举之]以下是讲客气、主气之胜时所引起人体各种疾病表现的治疗原则。"高",此处指热气偏胜。"抑",指对此偏胜之热邪进行抑制,即治热以寒。"下",此处指寒气偏胜。"举",指对此偏胜之寒邪进行矫正,即治寒以热。

[有余折之,不足补之]"有余"和"不足",均是指六气之胜气而言。"热气偏胜"为有余,寒气偏胜为不足。"折"和"补",均是指对此偏胜之气进行针对性处理。治热以寒曰"折",因此"有余折之",即治热以寒。治寒以热曰"补",因此"不足补之",即治寒以热。这是后世以寒热定虚实,温清定补泻的理论依据。

[佐以所利,和以所宜]"佐",指治疗上的配合。"和",指调和。"利"和"宜",均是指适当,亦即恰到好处。此句意即在治热以寒或治寒以热时,在具体处理上还必须注意到配伍,使治疗恰到好处。例如前述的"风淫于内,治以辛凉,佐以苦,以甘缓之,以辛散之",说明对风胜的疾患,在治疗上既要用凉,又要用辛,还要同时用苦、用甘等,即是"佐以所利,和以所宜"这一治疗原则的具体运用。这也是后世在处方用药上主张刚柔相济、寒热并行、清补兼施、正邪兼顾的理论基础。

[安其主客,适其寒温]"安",即安定,此处指恢复正常。"主客",此处指人体与病邪之间的关系。"适",指恰当。"寒温",此处指治疗上的寒药和热药。此句意即在治疗上一切以恢复患者正常生理作用为度,不可矫枉过正。这是对前句"佐以所利,和其所宜"这一治疗原则的进一步说明。

[同者逆之,异者从之]"同",此处指患者的临床表现与病因完全相同。例如感受寒邪在临床上表现寒证,感受热邪在临床上表现热证就是"同"。"逆",指逆治法,即治热以寒,治寒以热。"同者逆之",意即热病之因于热者,用寒药治疗;寒病之因于寒者,用热药治疗。"异",此处指患者的临床表现与病因不同,例如感受寒邪后在临床上表现为热证,感受热邪后在临床上表现为寒证就是"异"。"从",指从治法,即治热以热,治寒以寒。"异者从之",意即热病之因于寒者,要用热药治疗;寒病之因于热者,要用寒药治疗。治疗上的逆从,从表面来看有所差异,但实质上则并无不同,仍然是"治热以寒""治寒以热"这一治疗原则在临床上的具体运用。"同者逆之,异者从之",说明了以下两个问题:其一,说明了治病必求于本。这也就是本篇后文所讲的:"必伏其所主,先其所因。"指出了病因治疗的重要意义。其二,指出了治疗上不能为表面现象所迷惑,要认真分析病机,辨证论治。这也就是本篇后文中所讲的:"谨守病机,各司其属。"这是中医辨证论治的理论指导,是中医治疗疾病的主要特点之一。

⑬王洪图等《黄帝内经素问白话解》对于主客之胜引起的疾病应该如何治疗呢? 岐伯说:邪气上逆的,用抑制的方法使它下降;气下陷的,用升举的方法使它上升;邪气有余的,用折减的方法攻去实邪;正气不足,用补益的方法补养其虚,用利

于脏腑经脉的药物作为辅佐,用气味适宜的药物加以调和,使主客之气各安本位而不互胜。用药的寒温,既要适合病情又不能违背天时气候,主气与客气性质相同的就用逆治法,主气与客气不相同的就用从治法。

⑭郭霭春《黄帝内经素问白话解》同者逆之,异者从之:主客同气的(是胜气偏甚),可逆治其胜气,主客异气的,或从客气,或从主气的偏强偏弱而调治。

应该怎样治疗?岐伯说:上冲的抑之使下,陷下的举之使升,有余的泻其实,不足的补其虚,再佐以有利的药物,调以恰当的饮食,使主客之气安泰,而适和其寒温。客主同气的,是胜气偏甚,可逆而折之;若客主异气的,当视其偏强偏弱之气从而调之。

(2)帝曰:治寒以热,治热以寒,气相得者逆之,不相得者从之,余以知之矣。其于正味何如?岐伯曰:木位之主,其写以酸,其补以辛;火位之主,其写以甘,其补以咸;土位之主,其写以苦,其补以甘;金位之主,其写以辛,其补以酸;水位之主,其写以咸,其补以苦。

①王冰《黄帝内经素问》木位春分前六十一日,初之气也。君火之位,春分之后六十一日,二之气也。相火之位,夏至前后各三十日,三之气也。二火之气则殊,然其气用则一矣。土之位,秋分前六十一日,四之气也,金之位,秋分后六十一日,五之气也,水之位,冬至前后各三十日,终之气也。

②马莳《黄帝内经素问注证发微》此其治主客之大体也。帝言此义固已知之,然主客之位,其正味各有所主。伯言木位之主气,春分前六十一日,为初之气,其泻以酸,其补以辛。火位之主气,则君火之位,春分后六十一日,为二之气;相火之位,夏至前后各三十日,为三之气,其泻以甘,其补以咸。土位之主气,秋分前六十一日,为四之气,其泻以苦,其补以甘。金位之主气,秋分后六十一日,为五之气,其泻以辛,其补以酸。水位之主气,冬至前后各三十日,为终之气,其泻以咸,其补以苦。

③张介宾《类经》五行气化,补写之味,各有专主,故曰正味。此不特客主之气为然,凡治诸胜复者皆同。木之主气,初之气也,在春分前六十日有奇,乃厥阴风木所主之时,故曰木位之主。木性升,酸则反其性而敛之,故为写。辛则助其发生之气,故为补。《藏气法时论》曰:肝欲散,急食辛以散之,用辛补之,酸写之。火位之主,其写以甘,其补以咸。火之主气有二:春分后六十日有奇,少阴君火主之,二之气也;夏至前后各三十日有奇,少阳相火主之,三之气也。火性烈,甘则反其性而缓之,故为写。火欲耎,咸则顺其气而耎之,故为补。《藏气法时论》曰:心欲耎,急食咸以耎之,用咸补之,甘写之。土之主气,四之气也,在秋分前六十日有奇,乃太阴湿土所主之时。土性湿,苦则反其性而燥之,故为写。土欲缓,甘则顺其气而缓之,故为补。《藏气法时论》曰:脾欲缓,急食甘以缓之,用苦写之,甘补之。金之主气,五之气也,在秋分后六十日有奇,乃阳明燥金所主之时。金性敛,辛则反其性而散之,故为写。金欲收,酸则顺其气而收之,故为补。《藏气法时论》曰:肺欲收,急食酸以收之,用酸补之,辛写之。水之主气,终之气也,在冬至前后各三十日有奇,

乃太阳寒水所主之时。水性凝,咸则反其性而耎之,故为写。水欲坚,苦则顺其气而坚之,故为补。《藏气法时论》曰:肾欲坚,急食苦以坚之,用苦补之,咸写之。

④张志聪《黄帝内经集注》此承上文而言四时主客之气各有本位之正味也。上章论主客之胜,已论治于前,故曰余已知之矣,然本气之自有盛衰,其于补泻之正味为何如。木位之主,厥阴所主之位也。此乃四时不易之定位,故曰位。如未至所主之时而阳春之气先至,此气之盛也,宜泻之以酸;如至而未至,此气之衰也,宜补之以辛。盖木性升,酸则反其性而收之,故为泻,辛则助其发生之气,故为补。二之气乃君火所主之位,三之气乃相火所主之位。如未至三月而暄热之气先至,未至五月而炎暑之气先至,此来气有余也,宜泻之以甘,盖从子而泄其母气也。如至而不至,此气之不及也,宜补之以咸,盖以水济火也。王子律曰:肾水不足则心悬如病饥,水气之不济。土主于四之气,如主气之时埃蒸注雨,气之盛也,宜苦以泄之,泻其敦阜之气。如化气不令,风寒并兴,主气之不足也,宜补之以甘,盖气不足者,补之以味也。五之气也,如未及时而清肃之气早至,此气之盛也,其泻宜辛,以辛散之也。如至秋深而暑热尚在,气之不及也,其补宜酸,以酸收之也。终之气也,如未及时而天气严寒,冰雪霜雹,气之盛也,宜泻之以咸,盖咸能泄下,从其类而泻之也。如已至而天气尚温,此气之不及也,宜补之以苦,盖苦味阴寒而炎上作苦,助太阳标本之味也。所谓调之正味,以平为期,勿使四时不平之气而为民病也。

⑤高士宗《黄帝素问直解》承上文,寒热逆从之治,而问主客之正味也。治寒以热,治热以寒,气同而相得者逆之,气异而不相得者从之,上文言之,故已知之,然非气运本位之正味,故问其正味何如?六气主时之位,不外木火土金水之五行。主位者,气之常,故先写后补。加临者,气之客,故先补后写。初之气,厥阴风木,木位之主,木气胜也。木胜曰发生,酸则反其性而收之,故其写以酸。辛则助其上达,故其补以辛。二之气,少阴君火,火位之主,火气胜也。火胜曰赫曦,甘则反其性而缓之,故其泻以甘。咸能耎坚,助其畅达,故其补以咸。少阴少阳,皆火位之主,少阴如是,则少阳亦如是也。三之气,太阴湿土,土位之主,土气胜也。土胜曰敦阜,苦则反其性而泄之,故其写以苦。甘则助其和缓,故其补以甘。五之气,阳明燥金,金位之主,金气胜也。金胜曰坚成,辛则反其性而散之,故其写以辛。酸则助其凝敛,故其补以酸。终之气,太阳寒水,水位之主,水气胜也。水胜曰流衍,咸则反其性而凝之,故其写以咸。苦则气寒,助其寒水,故其补以苦。

⑥黄元御《黄元御医书全集》气相得者逆之,不相得者从之,即微者逆之,甚者从之也。微者得药而安,则逆治之,甚者得药而剧,故从治之。正味。上文所谓正其五味也,此因不治五味属而详求之。

⑦张琦《素问释义》春分前六十一日,初之气也。《脏气法时论》肝欲散,急食辛以散之,用辛补之,酸泻之。林氏云:全元起本作酸补辛散。此文亦应互易。君火之位,春分后六十一日,二之气也。相火之位,夏至前后各三十日,三之气也。秋分前六十一日,四之气也。秋分后六十一日,五之气也。冬至前后各三十日,终之

气也。

⑧高亿《黄帝内经素问详注直讲全集》〔批〕此言六部主气所主之正味也。

〔注〕木位,肝主之,肝气胜,以酸为泻,酸性寒,木得寒而凋也;以辛为补,辛性热,木得阳而长也。火位心主之,火气胜,泻以甘者,甘清之品,扶阴以抑阳也;补以咸者,咸入肾,益阴精以治阳光也。土位脾主之,脾湿胜,泻以苦者,苦下气,以燥湿也;补以甘者,甘入脾,以补土也。金位肺主之,肺气胜,泻以辛者,辛性热,能行气,热胜清也;补以酸者,金性敛,酸性亦敛,同类相助,而敛其气也。水位肾主之,水气胜,泻以咸者,咸能行水,以软坚也;补以苦者,苦能胜寒,以坚肾也。

〔讲〕黄帝曰:治寒以热,治热以寒,凡主客同气,而气相得者则逆之,主客异气,而气不相得者则从之,余已知之矣。而其有干于六部主客所主之正味者,又当奈何? 岐伯对曰:如木位之主气,春分则六十一日,为初之气,其泻以酸,其补以辛。火位之主气,则君火之位,春分后六十一日,为二之气。相火之位,夏至前后各三十日,为三之气,其泻以甘,其补以咸。土位之主气,秋分前六十一日,为四之气,其泻以苦,其补以甘。金位之主气,秋分后六十一日,为五之气,其泻以辛,其补以酸。水位之主气,冬至后各三十日,为终之气,其泻以咸,其补以苦。主气之正味,有如是也。

⑨孟景春等《黄帝内经素问译释》黄帝道:治寒用热,治热用寒,主客之气相同的用逆治,相反的用从治,我已经知道了。应该用哪些适宜的味呢? 岐伯说:厥阴风木主气之时,其泻用酸,其补用辛;少阴君火与少阳相火主气之时,其泻用甘,其补用咸;太阴湿土主气之时,其泻用苦,其补用甘;阳明燥金主气之时,其泻用辛,其补用酸;太阳寒水主气之时,其泻用咸,其补用苦。

⑩任廷革《任应秋讲〈黄帝内经〉素问》(讲解)问曰:"治寒以热,治热以寒,气相得者逆之,不相得者从之,余已知之矣。其于正味何如?"这里提出了一个"正味"的概念,具体内容包括风木之气的正味、热火之气的正味、湿土之气的正味、燥金之气的正味、寒水之气的正味。"木位之主,其泻以酸,其补以辛",这是讲治风木之气的正味。治风木之气的正味一是"辛"一是"酸",用"酸"来泻,用"辛"来补。"酸"为什么能泻风木之气呢? 这要从风木本气的性质来分析,风木之气主升散,所以要治以"酸收",这里的"酸"指"酸收"而言,反其性而行之即属于泻法,故曰"泻以酸"。为什么说"辛"是补法呢? 因为"辛"味有升散之性,可助风木之升散,顺其性而助之即属于补法,故曰"补以辛"。"酸泻"是抑制木气升散,"辛补"是协助木气升散。"火位之主,其泻以甘,其补以咸",这是讲治热火之气的正味。"甘"味为什么能泻火?《素问·脏气法时论》中云"甘以缓之",因为火性炎上、火之气升、火之性烈,而"甘"味性缓,"甘"可缓火性之烈,一反火之升烈之性,反其性而行之属于泻法,故曰"其泻以甘"。"咸"对火来说为什么可以补呢? "咸"是水之味,用水来软化火之烈性,使其不要过分炎烈;另外火为阳,阳存于阴中,"咸"是阴之味,阴虚火亢,阴足火软,所以说"其补以咸"。总之,用"甘"缓火之性,用"咸"养火之性。"土位之主,其

泻以苦,其补以甘",这是讲治湿土之气的正味。"土"的特点是湿,"苦"能燥湿,反其性而行之属于泻法,故曰"其泻以苦"。"甘"是土之味,"甘"能养土,故云"其补以甘"。"金位之主,其泻以辛,其补以酸",这是讲治燥金之气的正味。"金"之性收敛,"辛"之味主散,与"金"之气相反,反其收敛之气而散之,故曰"其泻以辛"。"酸"是指酸收,酸收之气有助于"金"的收敛下降之性,故曰"其补以酸"。"水位之主,其泻以咸,补以苦",这是讲治寒水之气的正味。"水"性为寒,寒主收引,寒则凝聚,"咸"是水之正味,其性能软坚,与凝聚相反,反其寒性而行之为泻,故曰"其泻以咸"。"苦"性能坚,"苦"能助水以坚,故曰"其补以苦","苦"之所以燥湿就是取其能坚之性。"苦"与"咸"其性相反,"咸"能软坚,"苦"能燥坚。

⑪张灿玾等《黄帝内经素问校释》以:通"已"。正味,《类经》二十七卷第三十注:"五行气化,补泻之味,各有专主,故曰正味。此不特客主之气为然,凡治诸胜复者皆同。"木位之主,王冰注:"木位,春分前六十一日,初之气也。"位,指五行分司主气六步之时位。以下各位义同。其泻以辛,《类经》二十七卷第三十注:"金性敛,辛则反其性而散之,故为泻。"

黄帝说:治寒病用热药,治热病用寒药,主客之气相得者,则逆其所胜之气,主客之气不相得者,则从其所不胜之气,我已经明白了。应如何运用其适宜之味呢?岐伯说:主气厥阴木气主位之时,泻用酸味,补用辛味。主气少阴少阳火气主位之时,泻用甘味,补用咸味。主气太阴土气主位之时,泻用苦味,补用甘味。主气阳明金气主位之时,泻用辛味,补用酸味。主气太阳水气主位之时,泻用咸味,补用苦味。

⑫方药中等《黄帝内经素问运气七篇讲解》[气相得者逆之,不相得者从之]"气",指气候变化,也指人体的生理及病理生理变化。"相得",即相一致。"逆",即逆治法。"不相得",即不一致。"从",即从治法。"气相得者逆之",即气候变化与人体生理及病理生理变化相一致时,在治疗上用治热以寒,治寒以热的逆治法。例如,在气候炎热季节,人体因感受暑邪而表现热证时,在治疗上即可以采用清暑泻热的方法,如后世治疗暑病选用白虎汤等,即属于与气相得的逆治法。"气不相得者从之",即气候变化与人体生理及病理生理变化不一致时,在治疗上则应采用以热治热、以寒治寒的从治法。例如当气候严寒季节,人体感受寒邪表现为热证时,在治疗上采用辛温的方法,如用桂枝汤治疗,即属于与气不相得的从治法。这是对前文"同者逆之,异者从之"的进一步说明。

[其于正味何如]"正",即正常,亦有矫正之义。"味",指辛甘酸苦咸五味,亦即指具有治疗作用的食物或药物。此句是问在主气客气偏胜致病时,应如何选用适宜性味的食物或药物来进行治疗。

[木位之主,其泻以酸,其补以辛]"木位之主",指每年主气的初之气。"酸""辛",即具有酸味或辛味的药物或食物。"木位之主,其泻以酸,其补以辛",意即每年主气初气为厥阴风木,由于风气偏胜而导致人体肝气偏胜者,可以给予具有酸味

的药物或食物进行治疗。因为酸主收,酸味的药物或食物可以使亢盛之肝气得到收敛或减弱,所以原文谓:"其泻以酸。"由于风气不及而导致人体肝气不及者,可以给予具有辛味的食物或药物进行治疗。因为辛主散,辛味的食物或药物可以使不及的肝气得到升散而加强,所以原文谓:"其补以辛。"因此对于肝来说,酸的作用是泻,辛的作用是补。《素问·脏气法时论》中谓:"肝欲散,急食辛以散之,用辛补之,酸泻之。"即属此义。

[火位之主,其泻以甘,其补以咸]"火位之主",指每年主气的二之气、三之气。"甘"、"咸",指具有甘味或咸味的食物或药物。"火位之主,其泻以甘,其补以咸",意即每年主气二之气为少阴君火,三之气为少阳相火,由于火气偏胜而导致人体心火偏胜者,可以给予甘味的食物或药物进行治疗。因为甘可养阴,养阴即可以清火。甘味的食物或药物,特别是甘寒的食物或药物可以使亢盛之心气得到制约而恢复安静,所以原文谓:"其泻以甘。"由于火气偏盛、壮火食气的原因而导致人体心气不及者,可以给予咸味的食物或药物进行治疗。因为咸可软坚,可以通便。大便通畅则里热自清,里热清则心气自然恢复正常,所以原文谓:"其补以咸。"因此对于心来说,甘的作用是泻,咸的作用是补。《素问·脏气法时论》中谓:"心欲耎,急食咸以耎之,用咸补之,甘泻之。"即属此义。

[土位之主,其泻以苦,其补以甘]"土位之主",指每年主气的四之气。"苦",指苦寒。"甘",指甘温。"土位之主,其泻以苦,其补以甘",意即每年主气四之气为太阴湿土,由于湿气偏胜而导致人体脾湿偏胜时,其属于湿热者,可以用苦寒的药物或食物进行治疗。因为苦可以清热,也可以燥湿,所以原文谓:"其泻以苦。"其属于寒湿者,则可以用甘温的药物或食物进行治疗。因为甘可以补脾,温可以化湿,所以原文谓:"其补以甘。"因此对于脾来说,苦的作用是泻,甘的作用是补。《素问·脏气法时论》中谓:"脾欲缓,急食甘以缓之,用苦泻之,甘补之。"即属此义。

[金位之主,其泻以辛,其补以酸]"金位之主",指每年主气的五之气。"辛",指辛散。"酸",指酸收。"金位之主,其泻以辛,其补以酸",意即每年四之气为阳明燥金用事,凉气、燥气偏胜,由于凉气偏胜而导致人体肺气失调者,可以用具有辛散作用的食物或药物进行治疗,因为辛可宣肺,辛可散寒,可以使寒凉之邪从外而解,所以原文谓:"其泻以辛。"由于燥气偏胜而导致人体肺阴不足者,则可以用具有酸收作用的药物或食物进行治疗。因为酸甘可以化阴,可以敛肺,可以使肺阴自然恢复,所以原文谓:"其补以酸。"因此对于肺来说,辛的作用是泻,酸的作用是补。《素问·脏气法时论》中谓:"肺欲收,急食酸以收之,用酸补之,辛泄之。"即属此义。

[水位之主,其泻以咸,其补以苦]"水位之主",指每年主气的终之气。"咸",指咸寒。"苦",指苦寒。"水位之主,其泻以咸,其补以苦",意即每年终之气为太阳寒水用事,寒气偏胜。由于寒气偏胜而导致人体肾气失调时,可以用咸寒食物或药物进行治疗。因为寒气偏胜时,人体可以因为寒郁于外而热盛于内。具有咸寒作用的食物或药物可以软坚泻热通便,使热从内清。所以原文谓:"其泻以咸。"同理,里

热偏胜时,由于热盛可以伤阴,可以出现相火妄动而发生阳痿、遗精等症。具有苦寒作用的食物或药物可以清相火,可以去湿热而恢复肾的封藏职能,所以原文谓:"其补以苦。"因此对于肾来说,咸的作用是泻,苦的作用是补。《素问·脏气法时论》中谓:"肾欲坚,急食苦以坚之,用苦补之,咸泻之。"即属此义。所谓"坚"者,即坚固也,坚藏也。均是指肾的藏精作用而言。

⑬王洪图等《黄帝内经素问白话解》木位:春分前六十一日,为初之气。火位:君火之位为春分之后六十一日,为二之气;相火之位为夏至前后各三十日,为三之气。土位:秋分前六十一日,为四之气。金位:秋分后六十一日,为五之气。水位:冬至前后各三十日,终之气。

黄帝说:治疗寒性病用热性药,治疗热性病用寒性药,主客之气性质相同的用逆治法,不相同的用从治法,这些我已经知道了。那么,怎样根据药物性味与五脏、五气的亲和相应关系,来指导治疗呢?岐伯说:治疗方法如下:主气为厥阴风木,其气胜而致病时,用酸味药收敛亢胜之气,属于泻法;用辛味药顺从木气升散的性质,属于补法。主气为少阴君火、少阳相火,其气胜而致病时,用甘味药缓和火气的急迫,属于泻法;用咸味药顺从火气柔软的性质,属于补法。主气为太阴湿土,其气胜而致病时,用苦味药祛除湿邪的壅滞,属于泻法;用甘味药顺从土气和缓的性质,属于补法。主气为阳明燥金,其气胜而致病时,用辛味药发散金气的收敛,属于泻法;用酸味药顺从金气收敛的性质,属于补法。主气为太阳寒水,其气胜而致病时,用咸味药使坚凝的寒气得致软化,属于泻法;用苦味药顺从水寒坚固的性质,属于补法。

⑭郭霭春《黄帝内经素问白话解》黄帝道:治寒用热,治热用寒,主客气相同的用逆治,相反的用从治,我已经知道了。然而对于五行补泻的正味来说又是怎样的呢?岐伯说:厥阴风木主气所致的,就用酸味泻之,用辛味补之;少阴君火与少阳相火所致的,就用甘味泻之,同咸味补之;太阴湿土主气所致的,就用苦味泻之,用甘味补之;阳明燥金主气所致的,就用辛味泻之,用酸味补之;太阳寒水主气所致的,就用咸味泻之,用苦味补之。

(3)厥阴之客,以辛补之,以酸写之,以甘缓之;少阴之客,以咸补之,以甘写之,以酸收之;太阴之客,以甘补之,以苦写之,以甘缓之;少阳之客,以咸补之,以甘写之,以咸耎之;阳明之客,以酸补之,以辛写之,以苦泄之;太阳之客,以苦补之,以咸写之,以苦坚之,以辛润之。开发腠理,致津液通气也。

①王冰《黄帝内经素问》(〔新校正云〕按《藏气法时论》云:心苦缓,急食酸以收之。心欲耎,急食咸以耎之。此云以咸收之者,误也。)客之部主,各六十一日,居无常所,随岁迁移。客胜则泻客而补主,主胜则泻主而补客,应随当缓当急以治之。

②马莳《黄帝内经素问注证发微》厥阴之客气,以辛补之,以酸泻之,以甘缓之,盖其辛补酸泻者与主气同,而又必以甘缓之也。少阴之客气,以咸补之,以甘泻之,以咸收之,盖其甘泻咸补与主气同,而补之者正所以收之也。太阴之客气,以甘

补之,以苦泻之,以甘缓之,盖其补甘泻苦者与主气同,而补之者正所以缓之也。少阳之客气,以咸补之,以甘泻之,与主气同,而补之者正所以奠之也。阳明之客气,以酸补之,以辛泻之,以苦泄之,盖其酸补辛泻者与主气同,而又必以苦泄之也。太阳之客气,以苦补之,以咸泻之,盖其苦补咸泻者与主气同,而又必以苦坚之,以辛润之也。此皆所以开发腠理,致其津液,以通各经之气耳(见表1~表6)。

表 1　厥阴淫胜反胜相胜相复客胜主胜药味

司天 在泉	风	淫所胜 淫于内	平 治	以辛凉	佐以苦甘	甘缓	辛散
司天 (反胜) 在泉 (反胜)	清反胜之		治以酸温		佐以苦甘 辛平		
相胜 相复	治以	甘清 酸寒	佐以	苦辛 甘辛	酸泻	甘缓	
主 客	酸泻 辛补	辛补 酸泻	甘缓				

表 2　少阴淫胜反胜相胜相复客胜主胜药味

司天 在泉	热	淫所胜 淫于内	平 治	以咸寒	佐以	苦甘 甘苦	酸收	苦发
司天 (反胜) 在泉 (反胜)	寒反胜之	治以	甘温 甘热	佐以	苦酸辛 苦辛	咸平		
相胜 相复	治以	辛寒 咸寒	佐以	苦咸 苦辛	甘泻 甘泻	酸收苦发咸奠		
主 客	甘泻 咸补	咸补 甘泻	咸收	少阳同				

表3 太阴淫胜反胜相胜相复客胜主胜药味

司天 在泉	湿	淫所胜 淫于内	治 平	以苦热	佐以	酸辛 酸淡	苦燥	淡泄
司天 （反胜） 在泉 （反胜）	热反胜之	治以	苦寒 苦冷	佐以	苦酸 咸甘	苦平		
相胜 相复	治以	咸热 苦热	佐以	辛甘 酸辛	苦泻 苦泻	燥之泄之		
主 客	苦泻 甘补 甘补 苦泻							

表4 少阳淫胜反胜相胜相复客胜主胜药味

司天 在泉	火	淫所胜 淫于内	平 治	以	酸冷 咸冷	佐以	苦甘 苦辛	酸收苦发酸复
司天 （反胜） 在泉 （反胜）	寒反胜之	治以甘热	佐以苦辛	咸平之				
相胜 相复	治以	辛寒 咸冷	佐以	甘咸 苦辛	甘泻 咸㕮	酸收辛苦发		
主 客	甘泻 咸补 咸补 甘泻	少阴同						

表5 阳明淫胜反胜相胜相复客胜主胜药味

司天 在泉	燥	淫所胜 淫于内	平 治	以苦温	佐以	酸辛 甘辛	以苦下之	
司天 （反胜） 在泉 （反胜）	热反胜之	治以	辛寒 平寒	佐以苦甘	酸平			
相胜 相复	治以	酸温 辛温	佐以	辛甘 苦甘	苦泄 苦泄	苦下		
主 客	辛泻 酸补 酸补 辛泻							

表 6　太阳淫胜反胜相胜相复客胜主胜药味

司天 在泉	寒	淫所胜 淫于内	平治 以	辛热 甘热	佐以	苦甘 苦辛	酸泻辛润苦坚
司天 （反胜） 在泉 （反胜）	热反胜之		治以咸冷		佐以	苦辛 甘辛	苦平之
相胜 相复	治以	甘热 咸热	佐以	辛酸 甘辛		咸泻 苦坚	
主 客	咸泻 苦补	苦补 咸泻		苦坚 辛润			

上按《汤液本草》，李东垣亦有图（似以上六表），但无反胜用药诸味，则不备，致失岐伯全旨。故余特图于上者如此。

③张介宾《类经》客者，客气之为病也。后仿此。厥阴之客，与上文木位之主同其治。而复曰以甘缓之者，木主肝，《藏气法时论》曰：肝苦急，急食甘以缓之也。与上文火位之主同其治。以咸收之误也，当作酸。《藏气法时论》曰心苦缓，急食酸以收之者，是其义，太阴湿土之客，与上文土位之主治同。少阳相火之客，与上文火位之主、少阴之客治同。但曰以咸耎之者，按《藏气法时论》曰：心欲耎，急食咸以耎之。虽心非少阳，而君相皆火，故味同也。阳明燥金之客，与上文金位之主治同。复言以苦泄之者，金主肺，《藏气法时论》曰：肺苦气上逆，急食苦以泄之也。太阳寒水之客，与上文水位之主治同。复曰以辛润之者，水属肾，如《藏气法时论》曰：肾苦燥，急食辛以润之也。开发腠理等义，俱与彼同。

④张志聪《黄帝内经集注》此加临之六气而有太过不及之正味也。六气运行，无有定位。如宾客之外至，故曰客。常以正月朔日，平旦视之。如气来不及，宜补之以辛；气来有余，宜泻之以酸，以甘缓之。《藏气法时论》曰：肝苦急，急食甘以缓之。盖主气有余则气行于外，客气太过则气乘于内，故当兼用五藏所欲之味以调之。咸当作酸。《藏气法时论》曰：心苦缓，急食酸以收之。按论主气先言泻而后言补，论客气先曰补而后曰泻，盖补泻之道，有宜补而不宜泻者，有宜泻而不宜补者，有宜先补而后泻者，有宜先泻而后补者，有宜补泻之兼用者，神而明之，在乎其人。《藏气法时论》曰：脾欲缓，急食甘以缓之。《藏气法时论》曰：心欲耎，急食咸以耎之。盖少阳乃心主之包络也。《藏气法时论》曰：肺苦气上逆，急食苦以泄之。《藏气法时论》曰：肾欲坚，急食苦以坚之；肾苦燥，急食辛以润之。开腠理，致津液，通气也。腠者，三焦通会元真之处；理者，皮肤藏府之文理也。夫水谷入于口，津液各走其道，故三焦出气，以温肌肉，充皮肤，为其津。盖气充肌腠，津随气行，辛味入胃，能开腠理，致津液而通气，故主润。

⑤高士宗《黄帝素问直解》此六气客胜,其补泻之味,一如上文之主胜也。上交木位之主,共补以辛,其写以酸,此厥阴之客,补泻相同。以甘缓之者,《藏气法时论》云:"肝苦急,急食甘以缓之"。上交火位之主,其补以咸,其写以甘,此少阴之客,补泻相同。以咸收之者,《藏气法时论》云:"心欲耎,急食咸以耎之"。耎之即所收之。故此言收,下文少阳则言耎也。上文土位之主,其补以甘,其写以苦,此太阴之客,补泻相同。以甘缓之者,《藏气法时论》云:"脾欲缓,急食甘的缓之"。少阳少阴皆属于火,同一义也。上文金位之主,其补以酸,其写以辛,此阳明之客,补写相同,以苦泄之者,《藏气法时论》云:"肺苦气上逆,急食苦以泄之"。上文水位之主,其补以苦,其写以咸,此太阳之客,补泄相同。《藏气法时论》云"肾欲坚,急食苦以坚之。肾苦燥,急食辛以润之,开腠理,致津液,通气也"。此以苦坚之云云,其义一也。凡此,皆主气客气之正味也。

⑥黄元御《黄元御医书全集》以苦泻之,即以苦下之也。六气病人,皆外感皮毛,郁其里气而成,悉宜发表出汗,以通里气之郁,开发腠理谓发表,致津液谓出汗也。

⑦张琦《素问释义》主气太阴在君相二火之后,客气在于君相二火之间,义见《六微旨论》主应地,客应天,义固如此。

⑧高亿《黄帝内经素问详注直讲全集》〔批〕此言六部客气。所主之正味也。

〔注〕客胜与主胜,气同而病异,主病在内,客病在外。治客气,必使气之轻者,药之气轻,外行经络,治病之在表,故味同而气异也。风性热,酸敛阴泻阳也。甘补脾,脾得补,使风木不克土,以缓风之急也。热胜则伤气,咸泻热,甘缓急,酸敛气也。湿胜甘,淡以渗湿,苦以燥湿也。火胜,咸补阴以泻阳,甘缓急以盗气,咸行水以软坚也。燥胜,酸以敛气,辛能胜燥,苦以下气也。太阳寒水,从本从标,寒甚则生热,故以苦坚补其肾,以咸行水而泻之,辛以润肾燥也。开腠理,谓发汗治六气之胜也。津液通气,则邪自出,气血流行病自已矣。

〔讲〕彼夫六气主气之正味既如彼矣,而六气客气之正味又各有异。不详辨之,治病者究莫得其底蕴。如厥阴之客气,则宜以辛补之,以酸泻之,以甘缓之。盖其辛补酸泻者,与主气同,而又必以甘缓之也。少阴之客气,则宜以咸补之,以甘泻之,以酸收之。盖其甘泻咸补,与主气同,而补之者,正所以收之也。太阴之客气,则宜以甘补之,以苦泻之,以甘缓之。盖其补甘泻苦者,与主气同而补之者,正所以缓之也。少阳之客气,则宜以咸补之,以甘泻之。盖其补咸泻甘者,与主气同,而补之者,正所以软之也。阳明之客气,则宜以酸补之,以辛泻之,以苦泄之。盖其酸补辛泻者,与主气同,而又必以苦泄之也。太阳之客气,则宜以苦补之,以咸泻之。盖其补苦泻咸者,与主气同,而又必以苦坚之,以辛润之也。此皆所以开发腠理,致其津液,以通各经之气耳。

⑨孟景春等《黄帝内经素问译释》厥阴客气为病,补用辛,泻用酸,缓用甘;少阴客气为病,补用咸,泻用甘,收用酸;太阴客气为病,补用甘,泻用苦,缓用甘;少阳

客气为病,补用咸,泻用甘,软坚用咸;阳明客气为病,补用酸,泻用辛,泄用苦;太阳客气为病,补用苦,泻用咸,坚用苦,润用辛。开发腠理,使津液和利阳气通畅。

⑩任廷革《任应秋讲〈黄帝内经〉素问》此句未具体注释。

⑪张灿玾等《黄帝内经素问校释》以苦泄之:客气阳明为金气,内应于肺,肺病易为气上逆。《脏气法时论》云:"肺苦气上逆,急食苦以泄之,故此云"以苦泄之"。开发腠理,致津液通气也:吴崑注:"言上文治法,或用之以开发腠理而汗之,或用之以致津液而养之,或用之以疏通脏腑之气而调之。"《类经》十四卷第二十四注:"盖辛从金化,水之母也,其能开腠理致津液者,以辛能通气也。"以上二说,吴氏以为本文是对以上治法的概括,《类经》则从"辛以润之"加以解释。从文例上看,似以吴说为是。然两义皆通,今并存之。

客气厥阴风气胜时,补用辛味,泻用酸味,缓用甘味。客气少阴君火气胜时,补用咸味,泻用甘味,收用酸味。客气太阴湿气胜时,补用甘味,泻用苦味。缓用甘味。客气少阳相火气胜时,补用咸味,泻用甘味,奭用咸味。客气阳明燥气胜时,补用酸味,泻用辛味,泄用苦味。客气太阳寒气胜时,补用苦味,泻用咸味,坚用苦味,润用辛味。总之,应达到开发腠理,使津液和利、气脉通畅的目的。

⑫方药中等《黄帝内经素问运气七篇讲解》[厥阴之客,以辛补之,以酸泻之,以甘缓之]"厥阴之客",指客气为厥阴风木主时之年。"以辛补之,以酸泻之",指客气风气偏胜时的治疗方法。此与主气风气偏胜时之治疗方法基本相同。所不同者,此处多"以甘缓之"一句。"甘",即甘味的食物或药物。"缓"即缓和。此句意即客气风气偏胜之年,由于客气表示季节气候的反常变化,所以在治疗上要加强对肝气偏胜的治疗,除了用辛补、酸泻以外,还要用甘缓的治疗方法。《素问·脏气法时论》谓:"肝苦急,急食甘以缓之。"即属此义。

[少阴之客,以咸补之,以甘泻之,以咸收之]"少阴之客",指客气为少阴君火主时之年。"以咸补之,以甘泻之",此与主气火气偏胜时的治法也基本相同。不同者,此处多"以咸收之"一句。"收",即收敛阳气。这里是解释为什么火气偏胜时,咸属于补。这就是说,由于咸可以通便,可以软坚,大便通畅则里热自除。里热除则心气自然恢复正常。因此,"咸"从表面来看是通,而从效果看则是收是补,这是后世以通为补的理论依据。

[太阴之客,以甘补之,以苦泻之,以甘缓之]"太阴之客",指客气为太阴湿土主时之年。"以甘补之,以苦泄之",与主气湿气偏胜时的治法相同。不同者,此处多"以甘缓之"一句。这里是解释甘味的食物或药物不但有补脾的作用而且还同时有缓肝的作用。脾虚湿滞的情况下,常常发生肝气来乘脾土的现象。如果用甘味药或食物治疗,则不但有补脾的作用而且还同时可以防肝木来乘,而且由于甘可缓肝,也可以直接制止肝木来乘,这是一举两得的治疗方法。

[少阳之客,以咸补之,以甘泻之,以咸奭之]"少阳之客",指客气为少阳相火主时之年。"以咸补之,以甘泻之",与主气火气偏胜时的治法相同。"以咸奭之"一句

是解释"以咸补之",意即咸之所以能产生补的作用者,是在于咸的软坚泻下作用。这是从另一角度来解释"以咸补之"。

[阳明之客,以酸补之,以辛泻之,以苦泄之]"阳明之客",指客气为阳明燥金主时之年。"以酸补之,以辛泻之",与主气燥气、凉气偏胜时的治法相同。"以苦泄之","苦",指苦寒药,"泄",指泄热。此句意即燥气、凉气偏胜之时,人体可以出现外凉内热的现象。严重时不但要"用辛泻之",而且还要用"以苦泄之",才能使里热迅速清解,这也就是后世一般常用的表里两解之法。

[太阳之客,以苦补之,以咸泻之,以苦坚之,以辛润之]"太阳之客",指客气为太阳寒水主时之年。"以苦补之,以咸泻之",与主气寒气偏胜时的治法相同。"以苦坚之"一句是解释为什么以苦为补的道理。此处多"以辛润之"一句。"辛",指辛散,意即在寒气偏胜时,除了用前述咸泻苦补的治法以外,还必须同时使用辛散的治疗方法。

[开发腠理,致津液,通气也]这是对前句"以辛润之"的解释。"腠理",此处指肌表。"致津液",指津液保持正常运行。"通气",指阳气通畅。此句意即寒气偏胜时,人体肌表为寒邪所束闭,阳气不能正常外散,所以才郁而为热,形成外寒里热的现象。因而在治疗上清郁热固然是重要的,但是解表寒使热邪能从外解也是重要的。辛味的食物或药物具有解表发散的作用,可以使热邪因发散而外解,热从外解则里热自清,津液自调,所以伤寒发热有表证者,必须解表。表寒里热者必须解表清里同用。这就是太阳之客除了"以苦补之,以咸泻之"之外,还要同时"以辛润之"的理由。前文"寒淫于内,治以甘热,佐以苦辛,以咸泻之,以辛润之,以苦坚之"即属此义。

⑬王洪图等《黄帝内经素问白话解》客气为厥阴风木,其气胜而致病时,用辛味药顺从木气升散的性质,属于补法;用酸味药收敛亢胜的木气,属于泻法;用甘味药缓和木性的急暴。客气为少阴君火,其气胜而致病时,用咸味药顺从火气的柔软性质,属于补法;用甘味药缓和火气的急迫,属于泻法。用咸味药收敛火气,以免涣散。客气为太阴湿土,其气胜而致病时,用甘味药顺从土气的和缓性质,属于补法;用苦味药祛除湿邪的壅滞,属于泻法;用甘味药缓和木气,以防止侵犯土气。客气为少阳相火,其气胜而致病时,用咸味药顺从火气柔软的性质,属于补法;用甘味药缓和火气的急迫,属于泻法;用咸味药,促使火气柔软如常。客气为阳明燥金,其气胜而致病时,用酸味药顺从金气收敛的性质,属于补法;用辛味药使收敛之气得到疏散,属于泻法;用苦味药宣泄上逆之气。客气为太阳寒水,其气胜而致病时,用苦味药顺从水气坚凝的性质,属于补法;用咸味药使寒气的坚固得到软化,属于泻法;用苦味药使水气坚固而不流失;用辛味药使人体润泽。辛味具有宣通阳气的作用,所以能使腠理疏松,汗孔开发,津液得到布散,气血畅通无阻。

⑭郭霭春《黄帝内经素问白话解》厥阴客气为病,补用辛味,泻用酸味,发用甘味;少阴客气为病,补用咸味,泻用甘味,收用咸味;太阴客气为病,补用甘味,泻用

苦味，缓用甘味；少阳客气为病，补用咸味，泻用甘味，软坚用咸味；阳明客气为病，补用酸味，泻用辛味，泄下用苦味；太阳客气为病，补用苦味，泻用咸味，坚用苦味，润用辛味。这都是为了疏通腠理，引致津液，宣通阳气啊。

第四十六解

（一）内经原文

愿闻**阴阳之三**也，何谓？岐伯曰：气有多少，异用也。

帝曰：阳明何谓也？岐伯曰：两阳合明也。帝曰：厥阴何也？岐伯曰：两阴交尽也。

帝曰：气有多少，病有盛衰，治有缓急，方有大小，愿闻其约奈何？岐伯曰：气有高下，病有远近，证有中外，治有轻重，适其至所为故也。《**大要**》曰：君一臣二，奇之制也；君二臣四，偶之制也；君二臣三，奇之制也；君二臣六，偶之制也。故曰：近者奇之，远者偶之，汗者不以奇，下者不以偶；补上治上制以缓，补下治下制以急。急则气味厚，缓则气味薄。适其至所，此之谓也。病所远而**中道**气味之者，食而过之，无越其制度也。是故**平气之道**，近而奇偶，制小其服也；远而奇偶，制大其服也。大则数少，小则数多，多则九之，少则二之。奇之不去则偶之，是谓**重方**。偶之不去，则**反佐**以取之。所谓寒热温凉，反从其病也。帝曰：善。

（二）字词注释

（1）阴阳之三

①王冰《黄帝内经素问》太阴为正阴，太阳为正阳，次少者为少阴，次少者为少阳，又次为阳明，又次为厥阴。厥阴为尽，义具《灵枢·系日月论》中。〔新校正云〕按《六元纪大论》云：何谓气有多少？鬼臾区曰：阴阳之气，各有多少，故曰三阴三阳也。）

②马莳《黄帝内经素问注证发微》太阴为正阴，而次少为少阴，又次为厥阴；太阳为正阳，而次少为少阳，又次为阳明。以其气有多少异用，故各有三者之分耳。

③张介宾《类经》厥阴少阴太阴，三阴也。少阳阳明太阳，三阳也。

④张志聪《黄帝内经集注》此词未具体注释。

⑤高士宗《黄帝素问直解》此词未具体注释。

⑥黄元御《黄元御医书全集》此词未具体注释。

⑦张琦《素问释义》此词未具体注释。

⑧高亿《黄帝内经素问详注直讲全集》〔注〕《灵枢》云：寅者，正月之生阳也，主左足之少阳。未者，六月，主右足之少阳。卯者，二月，主左足之太阳。午者，五月，主右足之太阳。辰者，三月，主左足之阳明。巳者，四月，主右足之阳明，此两阳合于前，故曰阳明。申者，七月之生阴也，主右足之少阴。丑者，十二月，主左足之少阴。酉者，八月，主右足之太阴。子者，十一月，主左足之太阴。戌者，九月，主右足之厥阴。亥者，十月，主左足之厥阴，此两阴交尽，故曰厥阴。此指一岁阴阳而言

也。〔讲〕少阳、太阳、阳明、少阴、太阴、厥阴,阴之与阳皆列为三。

⑨孟景春等《黄帝内经素问译释》阴阳各分之为三。

⑩任廷革《任应秋讲〈黄帝内经〉素问》阴阳各有三,三阴为厥阴、少阴、太阴,三阳为少阳、阳明、太阳。

⑪张灿玾等《黄帝内经素问校释》阴阳各分为三。王冰注:"太阴为正阴,太阳为正阳;次少者为少阴,次少者为少阳;又次为阳明,又次为厥阴。"

⑫方药中等《黄帝内经素问运气七篇讲解》"阴阳之三",即阴阳可以各分为三,阴分为三,为一阴(厥阴),二阴(少阴),三阴(太阴)。阳分为三,为一阳(少阳),二阳(阳明),三阳(太阳)。

⑬王洪图等《黄帝内经素问白话解》阴阳各分为三。

⑭郭霭春《黄帝内经素问白话解》阴阳各有其三,如阴有厥阴、少阴、太阴。阳有少阳、阳明、太阳。

(2)大要

①王冰《黄帝内经素问》此词未具体注释。

②马莳《黄帝内经素问注证发微》此词未具体注释。

③张介宾《类经》《大要》,古法也。

④张志聪《黄帝内经集注》大要者,数之大要也。本经统论天地人三才之道,皆有自然之数,故曰大要。

⑤高士宗《黄帝素问直解》大要。

⑥黄元御《黄元御医书全集》此词未具体注释。

⑦张琦《素问释义》此词未具体注释。

⑧高亿《黄帝内经素问详注直讲全集》〔讲〕治方之大要。

⑨孟景春等《黄帝内经素问译释》《大要》。

⑩任廷革《任应秋讲〈黄帝内经〉素问》古代一部医学文献的名称。

⑪张灿玾等《黄帝内经素问校释》《大要》。

⑫方药中等《黄帝内经素问运气七篇讲解》此词未具体注释。

⑬王洪图等《黄帝内经素问白话解》《大要》。

⑭郭霭春《黄帝内经素问白话解》《大要》。

(3)中道

①王冰《黄帝内经素问》此词未具体注释。

②马莳《黄帝内经素问注证发微》中道。

③张介宾《类经》中道。

④张志聪《黄帝内经集注》中胃。

⑤高士宗《黄帝素问直解》中道。

⑥黄元御《黄元御医书全集》中道。

⑦张琦《素问释义》此词未具体注释。

⑧高亿《黄帝内经素问详注直讲全集》〔注〕〔讲〕中道。

⑨孟景春等《黄帝内经素问译释》中道。

⑩任廷革《任应秋讲〈黄帝内经〉素问》中焦。

⑪张灿玾等《黄帝内经素问校释》中道。

⑫方药中等《黄帝内经素问运气七篇讲解》指服药后尚未至病所以前的时间。

⑬王洪图等《黄帝内经素问白话解》中途。

⑭郭霭春《黄帝内经素问白话解》中道。

（4）平气之道

①王冰《黄帝内经素问》此词未具体注释。

②马莳《黄帝内经素问注证发微》平气之道。

③张介宾《类经》平其不平之谓也。

④张志聪《黄帝内经集注》此词未具体注释。

⑤高士宗《黄帝素问直解》此词未具体注释。

⑥黄元御《黄元御医书全集》此词未具体注释。

⑦张琦《素问释义》此词未具体注释。

⑧高亿《黄帝内经素问详注直讲全集》〔注〕〔讲〕平气之道。

⑨孟景春等《黄帝内经素问译释》适当的治疗方法。

⑩任廷革《任应秋讲〈黄帝内经〉素问》所谓"平气之道"，这里是治疗的意思，寒者热之、热者寒之、实者泻之、虚者补之，这都是"平气之道"。

⑪张灿玾等《黄帝内经素问校释》平调气机之道。

⑫方药中等《黄帝内经素问运气七篇讲解》"平"，指平调。"气"，指病气，亦即人体在致病因素作用下所产生的偏胜之气。"平气"，即平调偏胜之气使之恢复正常。"平气之道"，即对疾病的治疗规律，此处主要指制方的规律。

⑬王洪图等《黄帝内经素问白话解》调理与治疗疾病的原则。

⑭郭霭春《黄帝内经素问白话解》平调病气。

（5）重方

①王冰《黄帝内经素问》重方。

②马莳《黄帝内经素问注证发微》其始也用奇，奇之不去则偶之，是谓之重方也，后世谓之复方。

③张介宾《类经》如始也用奇，奇之而病不去，此其必有未合，乃当变而为偶，奇偶迭用，是曰重方，即后世所谓复方也。

④张志聪《黄帝内经集注》所谓重方者，谓奇偶之并用也。

⑤高士宗《黄帝素问直解》先奇后偶，是谓重方。

⑥黄元御《黄元御医书全集》此词未具体注释。

⑦张琦《素问释义》此词未具体注释。

⑧高亿《黄帝内经素问详注直讲全集》〔注〕若奇之病不去，则以偶重其方。

至真要大论篇

〔讲〕若奇之而病不去,则用偶以行之,是谓之重方。

⑨孟景春等《黄帝内经素问译释》用奇方而病不去,则用偶方,叫做重方。

⑩任廷革《任应秋讲〈黄帝内经〉素问》奇方、偶方交互使用。

⑪张灿玾等《黄帝内经素问校释》用奇方而病不去,则用偶方,叫做重方。

⑫方药中等《黄帝内经素问运气七篇讲解》即复方。

⑬王洪图等《黄帝内经素问白话解》单用一个方子而病不去的,可以再加用一个方子,这就是重方,也叫复方。

⑭郭霭春《黄帝内经素问白话解》即复方。

(6)反佐

①王冰《黄帝内经素问》以同病之气而取之也

②马莳《黄帝内经素问注证发微》所谓反其佐以取之者,即药之寒热温凉,反有同于病之寒热温凉,乃因其性而利导之,即后之所谓从者反治也。

③张介宾《类经》反佐者,谓药同于病而顺其性也。如以热治寒而寒拒热,则反佐以寒而入之;以寒治热而热格寒,则反佐以热而入之。

④张志聪《黄帝内经集注》顺四时寒热温凉之气,而反从治其病也。

⑤高士宗《黄帝素问直解》反佐以取者,以寒治寒,以热治热,以温治温,以凉治凉,所谓寒热温凉,反从其病而取治之也。

⑥黄元御《黄元御医书全集》此词未具体注释。

⑦张琦《素问释义》治热以寒温而行之,治寒以热凉而行之。

⑧高亿《黄帝内经素问详注直讲全集》〔讲〕即药之寒热温凉,反有同于病之寒热温凉,因其性而利道之也。

⑨孟景春等《黄帝内经素问译释》就是佐药的性味,反而与病情的寒热温凉相同。

⑩任廷革《任应秋讲〈黄帝内经〉素问》在热药里面加少量的凉药做引导,或者热药凉服;寒病用寒药、热病用热药、温病用温药、凉病用凉药。

⑪张灿玾等《黄帝内经素问校释》反佐。

⑫方药中等《黄帝内经素问运气七篇讲解》即配合"反治"的方法。

⑬王洪图等《黄帝内经素问白话解》加用与病气性质相同的药物来反佐。

⑭郭霭春《黄帝内经素问白话解》即从治。

(三)语句阐述

(1)愿闻阴阳之三也,何谓?岐伯曰:气有多少,异用也。

①王冰《黄帝内经素问》太阴为正阴,太阳为正阳,次少者为少阴,次少者为少阳,又次为阳明,又次为厥阴。厥阴为尽,义具《灵枢·系日月论》中。(〔新校正云〕按《天元纪大论》云:何谓气有多少?鬼臾区曰:阴阳之气,各有多少,故曰三阴三阳也。)

②马莳《黄帝内经素问注证发微》此明三阴三阳及阳明厥阴之义也。帝承上

文而问阴阳止二,今曰少阳、太阳、阳明,少阴、太阴、厥阴,而皆列之为三者何也?伯言太阴为正阴,而次少为少阴,又次为厥阴;太阳为正阳,而次少为少阳,又次为阳明。以其气有多少异用,故各有三者之分耳。《天元纪大论》云:何谓气有多少?鬼臾区曰:阴阳之气,各有多少,故曰三阴三阳也。

③张介宾《类经》厥阴少阴太阴,三阴也。少阳阳明太阳,三阳也。《易》曰一阴一阳之谓道。而此曰三者,以阴阳之气各有盛衰,盛者气多,衰者气少。《天元纪大论》曰:阴阳之气各有多少,故曰三阴三阳也。按《阴阳类论》以厥阴为一阴,少阴为二阴,太阴为三阴,少阳为一阳,阳明为二阳,太阳为三阳,数各不同,故气亦有异。

④张志聪《黄帝内经集注》此言阴阳之有太少,则气有盛衰而治有轻重矣。阴阳之中有太阳少阳,有太阴少阴,则气有多少异用也。王子律曰:三阴三阳有多气少血者,有多血少气者,有气血皆多者,是以用药之有异也。

⑤高士宗《黄帝素问直解》上文岐伯云:"身半以上,其气三矣。身半以下,其气三矣。"帝举以问,谓阴阳止有少太,何以有三?阴阳之气,由少而太。太,多也;少,少也。阴阳之气,有多少之异用也。

⑥黄元御《黄元御医书全集》此因上文身半以上,其气三矣,身半以下,其气三矣,而问阴阳何以有三等之殊?此缘气有多少,故有太少之异也。

⑦张琦《素问释义》此句未具体注释。

⑧高亿《黄帝内经素问详注直讲全集》〔批〕此因三阴三阳之辨,而并详其阳明厥阴之义也。

〔注〕《灵枢》云:寅者,正月之生阳也,主左足之少阳。未者,六月,主右足之少阳。卯者,二月,主左足之太阳。午者,五月,主右足之太阳。辰者,三月,主左足之阳明。巳者,四月,主右足之阳明,此两阳合于前,故曰阳明。申者,七月之生阴也,主右足之少阴。丑者,十二月,主左足之少阴。酉者,八月,主右足之太阴。子者,十一月,主左足之太阴。戌者,九月,主右足之厥阴。亥者,十月,主左足之厥阴,此两阴交尽,故曰厥阴。此指一岁阴阳而言也。

〔讲〕黄帝曰:善哉,夫子之言乎!然少阳、太阳、阳明、少阴、太阴、厥阴,阴之与阳皆列为三,不知所谓,愿得闻之。岐伯对曰:阴阳之列为三者,以其气有多少之异,而用各不同耳。

⑨孟景春等《黄帝内经素问译释》请问阴阳各分之为三,是什么意思?岐伯说:因为阴阳之气各有多少,作用各有不同的缘故。

⑩任廷革《任应秋讲〈黄帝内经〉素问》(提要)论制方之法,制方之要在于求本。处方分奇偶、大小、缓急,目的都是为求本。这段主要讲在掌握了四气五味理论知识的基础上如何制方。

(讲解)问曰:"愿闻阴阳之三也何谓?"阴阳各有三,三阴为厥阴、少阴、太阴,三阳为少阳、阳明、太阳,三阴三阳是根据什么来划分的呢?答曰:"气有多少,异用也。""气"是指阴阳之气,而阴气、阳气是相对而言的,不是绝对平均的,这是"气有多少"的意思,多则盛少则衰,这是"异用也"的意思。基于"气有多少"的认识,所以把"厥阴"称为一阴,把"少阴"称为二阴,把"太阴"称为三阴;把"少阳"称为一阳,把"阳明"称为二阳,把"太阳"称为三阳。三阴三阳有多有少,其用不一。

⑪张灿玾等《黄帝内经素问校释》阴阳之三,王冰注:"太阴为正阴,太阳为正阳;次少者为少阴,次少者为少阳;又次为阳明,又次为厥阴。"气有多少,异用也:《类经》二十七卷第三十三注"《易》曰:一阴一阳之谓道。而此曰三者,以阴阳之气各有盛衰,盛者气多,衰者气少。《天元纪大论》曰:'阴阳之气各有多少,故曰三阴三阳也。'按阴阳类论,以厥阴为一阴,少阴为二阴,太阴为三阴。少阳为一阳,阳明为二阳,太阳为三阳。数各不同,故气亦有异"。

我想听听阴阳各分为三是什么意思? 岐伯说:阴阳之气各有多少的不同,其作用有一定的差异。

⑫方药中等《黄帝内经素问运气七篇讲解》[阴阳之三]"阴阳之三",即阴阳可以各分为三,阴分为三,为一阴(厥阴),二阴(少阴),三阴(太阴)。阳分为三,为一阳(少阳),二阳(阳明),三阳(太阳)。

[气有多少,异用也]"气",指阴气或阳气。"气有多少",意即阴气或阳气有多有少。"异用",即不同作用。此句是解释前句"阴阳之三",意即阴阳之气由于有多少的不同,所以阴可以根据其阴气的多少再分为三,一阴(厥阴)表示阴气最少,二阴(少阴)表示阴气较多,三阴(太阴)表示阴气最多。阳也可以根据其阳气的多少再分为三,一阳(少阳)表示阳气最少,二阳(阳明)表示阳气较多,三阳(太阳)表示阳气最盛。由于三阴三阳在阴阳之气多少方面各有不同,因而以三阴三阳表示的气候、物候、病候自然也就各有不同。中医学在气候方面以厥阴代表风,代表温。以少阴代表热,少阳代表火。太阴代表湿。阳明代表燥,代表凉。太阳代表寒。在物候方面以厥阴代表木,代表生。少阴、少阳代表火,代表长。太阴代表土,代表化。阳明代表金,代表收。太阳代表水,代表藏。在病候方面以厥阴代表肝。以少阴、少阳代表心。以太阴代表脾。以阳明代表肺。以太阳代表肾。风、火、湿、燥、寒,木、火、土、金、水,生、长、化、收、藏,肝、心、脾、肺、肾等,它们在阴阳之气的多少上是不相同的,因而它们各自的作用也是不相同的。《素问·天元纪大论》指出:"阴阳之气,各有多少,故曰三阴三阳也。"此处又指出:"阴阳之三也,何谓……气有多少,异用也。"说明了由于阴阳之气多少不同,所以在作用上才各有不同。

⑬王洪图等《黄帝内经素问白话解》阴阳各分而为三是什么道理呢? 岐伯说:这是由于阳明之气有多有少、作用也各不相同的缘故。

⑭郭霭春《黄帝内经素问白话解》阴阳之三:阴阳各有其三,如阴有厥阴、少阴、太阴。阳有少阳、阳明、太阳。

听说阴阳各有三,这是什么道理? 岐伯说:这是因为阴阳之气有多有少,它的性用也各不相同。

（2）帝曰：阳明何谓也？岐伯曰：两阳合明也。

①王冰《黄帝内经素问》《灵枢·系日月论》曰：辰者三月，主左足之阳明，巳者四月，主右足之阳明，两阳合于前，故曰阳明也。

②马莳《黄帝内经素问注证发微》然少、太之义易知，而阳明、厥阴之疑未释。伯言足之十二经，合于十二月。故寅者，正月之生阳也，主左足之少阳，六月建未，则为右足之少阳，皆两足第四指脉气所行也。二月建卯，主左足之太阳，五月建午，则为右足之太阳，皆足小指外侧已上脉气所行也。三月建辰，主左足之阳明，四月建巳，则为右足之阳明，皆两足次指已上脉气所行也。然正、二、五、六月为少阳、太阳，而三、四为辰、巳月，居于其中，则彼两阳合明于其前，故曰阳明也。

③张介宾《类经》两阳合明，阳之盛也。《阴阳系日月篇》曰：辰者三月，主左足之阳明；巳者四月，主右足之阳明，此两阳合于前，故曰阳明。丙主左手之阳明，丁主右手之阳明，此两火并合，故曰阳明。

④张志聪《黄帝内经集注》《阴阳系日月论》曰：寅者正月之生阳也，主左足之少阳；未者六月，主右足之少阳；卯者二月，主左足之太阳；午者五月，主左足之太阳；辰者三月，主左足之阳明；巳者四月，主右足之阳明。此两阳合于前，故曰阳明。夫阳明主阳盛之气，故多气而多血。

⑤高士宗《黄帝素问直解》太多少少，则阳明何谓？有少阳之阳，有太阳之阳，两阳相合而明，则中有阳明也。

⑥黄元御《黄元御医书全集》阳盛于阳明，故曰两阳合明（手足阳明）。

⑦张琦《素问释义》两阳合明、两阴交尽，义俱未详。

⑧高亿《黄帝内经素问详注直讲全集》〔注〕两阳合明者，以三阳生于寅，一阳尽于戌，阳明居于午，合两阳而为明也。

〔讲〕黄帝曰：气既有多少，则少阳、太阳之义，故不必辨，而所谓阳明者，何谓也？岐伯对曰：彼阳明者，居三阳之中，以太阳、少阳两阳而合其明者也。

⑨孟景春等《黄帝内经素问译释》黄帝道：何以称为阳明？岐伯说：两阳相合而明，故称阳明。

⑩任廷革《任应秋讲〈黄帝内经〉素问》（讲解）问曰："阳明何谓也？""少"即少，"太"即多，那么"阳明"怎样理解呢？答曰："两阳合明也。""阳明"介于太、少之间，"两阳"是指太阳、少阳，两阳之气合于阳明。

⑪张灿玾等《黄帝内经素问校释》两阳合明：阳气分为三，以标明阳气在其变化过程中，存在着一定的差异，自少而太，为自少而壮，少太两阳相合而明，则阳气已盛，所以为阳明。高士宗注："有少阳之阳，有太阳之阳，两阳相合而明，则中有阳明也。"

黄帝说：阳明指的是什么呢？岐伯说：阳明就是太阳与少阳两阳相合而明的意思。

⑫方药中等《黄帝内经素问运气七篇讲解》［两阳合明］这是对"阳明"一词所

作的解释。"两阳",指太阳和少阳。"合",指太阳和少阳之中。"两阳合明",意即阳明居于太阳、少阳之间。少阳是一阳,太阳是三阳。阳明居于少阳、太阳之间,所以阳明是二阳。历代注家对"两阳合明"的解释不一。一种解释是根据《灵枢·阴阳系日月》对阳明的认识来解释。《灵枢》谓:"寅者,正月之生阳也,主左足之少阳,未者六月,主右足之少阳,卯者二月,主左足之太阳,午者五月,主右足之太阳,辰者三月,主左足之阳明,巳者四月,主右足之阳明。此两阳合于前,故曰阳明。"这就是说,《灵枢》认为,每年上半年各月在阴阳属性上均属于阳,合之于人体经脉,与人体三阳脉有关。其中正月、六月与少阳有关;二月、五月与太阳有关;三月、四月与阳明有关。以上少阳、太阳在月份上都有间隔,惟有阳明不同,三月主左足之阳明,四月主右足之阳明,连在一起,所以叫"两阳合明。"以此解释者以王冰为代表。其注云:"《灵枢》系日月论曰,辰者三月主左足之阳明,巳者四月主右足之阳明,两阳合于前,故曰:阳明也。"这里直接引用了《灵枢·阴阳系日月》原文来作注释。另一种解释认为:"两阳合明",是指阳气最盛。以张介宾为代表。其注云:"两阳合明,阳之盛也。"张志聪与张介宾认识大致相同。其注云:"夫阳明主阳盛之气,故多气而多血也。"再一种解释则认为"两阳合明"是指阳明居于太阳、少阳之中。以高世栻为代表。其注云:"有少阳之阳,有太阳之阳,两阳相合而明,则中有阳明也。"上述三种解释,我们认为《灵枢·阴阳系日月》是指针刺与月份的关系而言,即原文所谓的:"正月、二月、三月,人气在左,无刺左足之阳,四月、五月、六月,人气在右,无刺右足之阳。"此与本文旨在说明"阴阳之三""气有多少,异用也"是两回事。至于张介宾、张志聪把二阳之阳明说成是阳气最盛,是不符合《内经》以阴阳之气多少来区分三阴三阳这一基本精神的。惟有高世栻以一阳、二阳、三阳的概念来作解释,认为"两阳合明"是指阳明合于少阳与太阳之中。这种解释,既符合《内经》区分三阴三阳的精神,又与上文内容相联系,因此从高注。

⑬王洪图等《黄帝内经素问白话解》黄帝说:阳明是什么意思呢?岐伯说:少阳为一阳,阳明为二阳,太阳为三阳。阳明在两阳之间,因此阳明就是两阳相合而明的意思。

⑭郭霭春《黄帝内经素问白话解》两阳合明:指太阳与少阳两阳相合而明。

黄帝道:阳明是什么意思?岐伯说:太阳、少阳二阳合明,所以称为阳明。

(3)帝曰:厥阴何也?岐伯曰:两阴交尽也。

①王冰《黄帝内经素问》《灵枢·系日月论》曰:戌者九月,主右足之厥阴,亥者十月,主左足之厥阴,两阴交尽,故曰厥阴也。

②马莳《黄帝内经素问注证发微》七月建申,主阴之生,主右足之少阴,而十二月建丑,则为左足之少阴,皆两足心以上脉气所行也。八月建酉,主右足之太阴,而十一月建子,则为左足之太阴,皆两足大指内侧已上脉气所行也。九月建戌,主右足之厥阴,而十月建亥,则为左足之厥阴,皆两足大指外侧已上脉气所行也。然七、八、十一、十二月为少阴、太阴,而九、十为戌、亥月,则为两足之阴已尽,故曰厥阴

也。厥者,尽也。

③张介宾《类经》厥:尽也。两阴交尽,阴之极也。《阴阳系日月篇》曰:戌者九月,主右足之厥阴;亥者十月,主左足之厥阴。此两阴交尽,故曰厥阴。

④张志聪《黄帝内经集注》前论曰申者七月之生阴也,主右足之少阴;丑者十二月,主左足之少阴;酉者八月,主右足之太阴;子者十一月,主左足之太阴;戌者九月,主右足之厥阴;亥者十月,主左足之厥阴。此两阴交尽,故曰厥阴。夫厥阴主于阴尽而一阳始蒙,气之微者也。故为阴中之少阳而少气。

⑤高士宗《黄帝素问直解》太少之中有阳明,何以厥阴不居二阴之中,故问厥阴何也? 从少而太,则中有阳明,由太而少,则终有厥阴,有太阴之阴,有少阴之阴,两阴交尽,而有厥阴也。

⑥黄元御《黄元御医书全集》阴尽于厥阴,故曰两阴交尽(手足厥阴)。

⑦张琦《素问释义》两阳合明、两阴交尽,义俱未详。

⑧高亿《黄帝内经素问详注直讲全集》〔注〕《灵枢》云:申者,七月之生阴也,主右足之少阴。丑者,十二月,主左足之少阴。酉者,八月,主右足之太阴。子者,十一月,主左足之太阴。戌者,九月,主右足之厥阴。亥者,十月,主左足之厥阴,此两阴交尽,故曰厥阴。此指一岁阴阳而言也。两阴交尽者,以厥阴始于未,终于辰,始终两阴皆尽也。

〔讲〕黄帝曰:阳明之义,固如是已,而所谓厥阴者何也? 岐伯对曰:彼厥阴者,居三阴之中,以太阴、少阴,两阴交尽而合其气者也。

⑨孟景春等《黄帝内经素问译释》黄帝道:何以称为厥阴? 岐伯说:两阴交尽,故称厥阴。

⑩任廷革《任应秋讲〈黄帝内经〉素问》(讲解)问曰:"厥阴何也?"什么是厥阴呢? 答曰:"两阴交尽也。""厥阴"介于太阴、少阴之间,"两阴"是指太阴、少阴,两阴之气尽交厥阴。"两阴交尽"从字面意思是太少二阴都尽于厥阴,阴尽则阳升,这是厥阴风木之气的基本活动规律。因此在《伤寒论》中,厥阴病有寒厥、热厥之分。寒厥者"厥"多"热"少,阴不尽则阳不升,是阳不能回复之象;热厥者"厥"少"热"多,阴尽则阳回,是阳气回复之象。所谓"两阴交尽"就是指这两种情况而言。

⑪张灿玾等《黄帝内经素问校释》两阴交尽:阴分为三,以标明阴气在其变化过程中,存在着一定的差异,自少而太,为自少而壮。少太两阴交尽,则阴气已极,阳气得生。高士宗注:"由太而少,则终有厥阴,有太阴之阴,有少阴之阴,而阴交尽,故曰厥阴。"

黄帝说:厥阴指的是什么呢? 岐伯说:厥阴就是太阴与少阴两阴交尽的意思。

⑫方药中等《黄帝内经素问运气七篇讲解》〔两阴交尽〕这是对"厥阴"一词所作的解释。"两阴",指太阴和少阴。"交",指交传。"尽",指最后。"两阴交尽",意即厥阴居于太阴、少阴之后。太阴是三阴,少阴是二阴,厥阴居于太阴、少阴之后,所以厥阴是一阴。对于"两阴交尽",历代注家解释也不一致。一种解释也是根据

《灵枢·阴阳系日月》的认识来解释。《灵枢》谓："申者,七月之生阴也,主右足之少阴,丑者十二月,主左足之少阴。酉者八月,主右足之太阴,子者十一月,主左足之太阴,戌者九月,主右足之厥阴,亥者十月,主左足之厥阴,此两阴交尽,故曰厥阴。"这就是说《灵枢》认为每年下半年各个月份在阴阳属性上均属于阴。合之于人体经脉与人体三阴经有关。九月、十月与厥阴有关。以上少阴、太阴在月份上都有间隔,惟有厥阴不同。九月主右足之厥阴,十月主左足之厥阴,连在一起,所以叫"两阴交尽"。这种解释以王冰为代表。其注云:"《灵枢》系日月论曰,戌者九月主右足之厥阴,亥者十月主左足之厥阴,两阴交尽,故曰厥阴也。"这里直接引用了《灵枢·阴阳系日月》原文来作注释。另一种解释则认为:"两阴交尽"是指阴气最盛。这种解释以张介宾为代表。其注云:"厥,尽也,两阴交尽,阴之极也。"再一种解释则认为"两阴交尽",是指厥阴居于太阴、少阴之后。这种解释也以高世栻为代表。其注云:"从少而太,则中有阳明,由太而少则终有厥阴,有太阴之阴,有少阴之阴,两阴交尽而有厥阴也。"上述三种解释,与前述"两阳合明"一样,我们认为,《灵枢·阴阳系日月》所论的内容仍是指针刺与月份的关系而言,即原文所谓的:"七月,八月,九月,人气在右,无刺右足之阴,十月,十一月,十二月,人气在左,无刺左足之阴。"而此节旨在说明"阴阳之三","气有多少,异用也"。两者是两回事。为什么这里所说的"阳明""厥阴"等与一般所说的三阴三阳不一样?《灵枢·阴阳系日月》对此在篇末已经作了十分明确的解释。原文云:"黄帝曰:五行以东方甲乙木王春,春者苍色,主肝,肝者,足厥阴也,今乃以甲为左手之少阳,不合于数何也?岐伯曰:此天地之阴阳也,非四时五行之以次行也。且夫阴阳者,有名而无形,故数之可十,离之可百,散之可千,推之可万,此之谓也。"明确指出了阴阳概念的多义性,可十,可百,可千,可万。这里所指的阳明和厥阴完全是指针刺与月份的关系,不是指阴阳之气的多少。因此也就不能以三阴三阳的一般概念和次序来解释。张介宾的解释如同前述"两阳合明"的解释一样,不符合《内经》关于以阴阳之气多少区分三阴三阳的基本精神,故仍从高注精神进行解释。

⑬王洪图等《黄帝内经素问白话解》黄帝说:厥阴是什么意思?岐伯说:太阴为三阴,少阴为二阴,厥阴为一阴。厥阴所处的位置是阴尽而阳将生,因此厥阴就是两阴相交而将尽的意思。

⑭郭霭春《黄帝内经素问白话解》两阴交尽:指太阴与少阴两阴交尽。

黄帝道:厥阴是什么意思?岐伯说:太阴、少阴之气交尽,所以称为厥阴。

(4)帝曰:气有多少,病有盛衰,治有缓急,方有大小,愿闻其约奈何?岐伯曰:气有高下,病有远近,证有中外,治有轻重,适其至所为故也。

①王冰《黄帝内经素问》(〔新校正云〕按《天元纪大论》曰:形有盛衰。)藏位有高下,府气有远近,病证有表里,药用有轻重,调其多少,和其紧慢,令药气至病所为故,勿太过与不及也。

②马莳《黄帝内经素问注证发微》此言约方之法不越奇偶,而必当曲尽其制

也。帝承上文而问阴阳之气有多有少，故民病有盛有衰，而治之者有缓有急，其方宜有大有小也。约方之法奈何？《灵枢·禁服篇》云："夫约方者，犹约囊也。囊满而弗约，则输泄；方成弗约，则神与弗俱。"伯言阴阳之气，岁有司天在泉，则有高有下也。民病有脏腑在上为近，脏腑在下为远。其证候有中有外，治法有轻有重，但使药力适其所至之所，以复其旧耳。

③张介宾《类经》五运六气，各有太过不及，故曰气有多少。人之疾病，必随气而为盛衰，故治之缓急，方之大小，亦必随其轻重而有要约也。岁有司天在泉，则气有高下；经有藏府上下，则病有远近。在里曰中，在表曰外。缓者治宜轻，急者治宜重也。适其至所为故，言必于病至之所，而务得其以然之故也。

④张志聪《黄帝内经集注》气有高下者，有天地人之九候也。远近者，浅深上下也。中外者，表里也。轻重者，大小其服也。盖适其至病之所在为故也。

⑤高士宗《黄帝素问直解》两阳合明，阳之多也，两阴交尽，阴之少也。阴阳之三，仍属气之多少，故举气有多少，而探病之盛衰，以及治之缓急，方之大小，期于约言不繁，故愿闻其约。气有多少者，气有高下也。谓阳气多而居高，阴气少而居下。病有盛衰者，病有远近，证有中外也。谓病久远而在中则盛，病新近而在外则衰。治有缓急者，治有轻重也，谓缓病之治宜轻，急病之治宜重，更当适其病至之所，为复其故也。

⑥黄元御《黄元御医书全集》约即制也。适其至所为故，谓节适其宜，取其至于病所而止也。

⑦张琦《素问释义》令药至病所为故。故，犹度也。

⑧高亿《黄帝内经素问详注直讲全集》〔批〕此举制方之要而约言之也。

〔注〕气有多少，谓六气之来有多少也。高下远近中外，中病之所也，随轻重而治之，适其病所，无太过不及也。

〔讲〕黄帝问曰：阴阳之气，既有多有少，则民之为病，必有盛有衰，而治其病者，亦必有缓有急之妙，制其方者，亦必有大有小之分，不知其约方之法奈何？愿得闻之。岐伯对曰：彼阴阳之气，有多有少者，以司天在泉，其气有高下之分也。病有盛衰者，以明治脏腑，有为远为近之别也。治有缓急者，以病之为证，有在中在外之殊也。方有大有小者，以治法之有宜轻宜重之不同也。总之，高下远近中外，病必有所在也，必适其病之所在，而为之治无太过，无不及，乃得其治病之要也。

⑨孟景春等《黄帝内经素问译释》黄帝道：气有多少，病有盛衰，因之治疗有缓急，方剂有大小，请问其中的一般规律怎样？岐伯说：病气有高下之别，病位有远近之分，症状有内外之异，治法有轻重的不同，总之以药气适达病所为准则。

⑩任廷革《任应秋讲〈黄帝内经〉素问》（讲解）问曰："气有多少，病有盛衰，治有缓急，方有大小，愿闻其约奈何？"三阴三阳之气有多少，多则盛少则衰，所以病也就有盛衰，治疗就有缓有急，制方有大有小，问这其中的要点是什么呢？"约"是"概要"之意。答曰："气有高下，病有远近，证有中外，治有轻重，适其至所为故也。"

"高"是指司天在上之气,"下"是指在泉在下之气;"近"指新病,"远"指旧病;"中"属里证,"外"属表证;病证不同,治疗也就不同,故曰"治有轻重"。总的原则是"适其至所为故也","适"是"恰当"之意,"所"是指病之所在,意思是治疗要求做到恰到好处。如病在"表",处方要能治其表;病在"上",处方要能治其上;病在"里",处方要能治其里。这叫"适其至所"。"故"是"缘故"之意,意思是说,之所以能"适其至所",就是因为找到了病之根源,抓住了病之本质的缘故,若没有找到所以然之故,治疗就不会取得"适其至所"的效果。

⑪张灿玾等《黄帝内经素问校释》远近:此指定位之远近。王冰注:"远近谓腑脏之位也。心肺为近,肾肝为远,脾胃居中。"适其至所:制方以药力能适达病所为原则。王冰注:"脏位有高下,腑气有远近,病证有表里,药用有轻重,调其多少,和其紧慢,令药气至病所为故,勿太过与不及也。"

黄帝说:阴阳之气有多少,病情有盛衰,治法有缓急,方制有大小,我想听听其有关的准则是什么?岐伯说:病气有高下,病位有远近,证候有内外,治法有轻重,就是以药气适达病所为目的。

⑫方药中等《黄帝内经素问运气七篇讲解》[气有多少,病有盛衰]"气",指阴阳之气。"气有多少",意即阴阳之气各有多少不同。"盛衰",指虚实。"病有盛衰",即疾病有虚有实。此句是承上句而言,意即由于阴阳之气各有多少不同,所以疾病也就有虚实之异。

[治有缓急,方有大小]"治有缓急,方有大小"此句是承上句"病有盛衰"而言。"方",即处方。"大小",指方剂的大小。"治有缓急,方有大小",意即疾病有实有虚,有轻有重,因此在治疗上自然也就有缓有急,处方也就有大有小。

[气有高下,病有远近]"气",指气候变化。"高下",指离地面远近。气候变化离地远者为高,近者为下。因为古人认为,气候变化与天球上的星体变化有关,与气候变化有关的星体位置高,离地面远,影响也就小;反之,与气候变化有关的星体位置低,离地面近,影响也就大。"病",指疾病。"病有远近",指疾病发生的快慢大小。全句意即人体疾病的发生与气候变化密切相关。而疾病发生的快慢和疾病的轻重则又与气候变化对地面的影响大小密切相关。气候变化离地面远者,影响小,疾病发生就慢,发病也比较轻。反之气候变化离地面近者,影响大,疾病发生就快,发病也比较重。《素问·气交变大论》谓:"是以象之见也,高而远则小,下而近则大,故大则喜怒迩,小则祸福远。"即"气有高下,病有远近"之义。

[证有中外,治有轻重]"证",指病证。"中外",此处指深浅,亦指表里。"中",指病深,病在里。"外",指病浅,病在表。"轻重",指处方的轻重。全句意即病有浅有深,因此处方用药上也就有轻有重。病浅者处方用药宜轻,病深者处方用药宜重。

[适其至所为故也]"适",即适当或恰到好处。"所",即病所,亦即病邪所在之处。"适其至所为故",是指适当的治疗而言。全句意即上述处方用药之所以有轻

有重的原因是因为病邪所居之地有浅有深，所以在处方用药上才有轻有重。这样才能针对病邪，恰到好处。王冰注："脏位有高下，腑气有远近，病证有表里，药用有轻重，调其多少，和其紧慢，令药气至病所为故，勿太过与不及也。"即属此义。

⑬王洪图等《黄帝内经素问白话解》黄帝说：阴阳之气有多有少，病证有虚有实，治法有缓有急，制方有大有小，我想知道它们是用什么标准划分的？岐伯说：病气有在上在下之别，病位有远近之分，证候有在里在表之异，因而治法就需要有轻有重之不同，要以药力恰到病变所在部位为准。

⑭郭霭春《黄帝内经素问白话解》气：指阴阳之气。适其至所：指药力达到病所。

黄帝道：气有多少的不同，病有盛衰的不同，治法有应缓应急的不同，处方有大小的不同，希望听听划分它们的标准是什么？岐伯说：邪气有高下之别，病有远近之分，症状表现有在里在外之异，所以治法就需要有轻有重，总之，以药力达到病所为准则。

(5)《大要》曰：君一臣二，奇之制也；君二臣四，偶之制也；君二臣三，奇之制也；君二臣六，偶之制也。

①王冰《黄帝内经素问》奇，谓古之单方。偶，谓古之复方也。单复一制皆有小大，故奇方云君一臣二君二臣三，偶方云君二臣四君二臣六也。病有小大，气有远近，治有轻重所宜，故云制也。

②马莳《黄帝内经素问注证发微》故制方之大要，不过奇偶二法而已。盖主病之为君，佐君之为臣。君用其一而臣佐以二，君用其二而臣佐以三，是数在三、五，皆奇之制也。君用其二而臣佐以四，君用其二而臣佐以六，是数在六、八，皆偶之制也。

③张介宾《类经》"君三"之"三"当作"二"，误也。《大要》，古法也。主病之谓君，君当倍用。佐君之谓臣，臣以助之。奇者阳数，即古所谓单方也。偶者阴数，即古所谓复方也。故君一臣二其数三，君二臣三其数五，皆奇之制也。君二臣四其数六，君二臣六其数八，皆偶之制也。奇方属阳而轻，偶方属阴而重。

④张志聪《黄帝内经集注》大要者，数之大要也。夫数之始于一而成于三，圆之象也。以二偶而成六，方之象也。地数二，木数三，甲己合而土气化也。君二臣六，乾坤位而八卦成也。少则二之，阴数之始也。多则九之，阳数之终也。夫阴阳之道，始于一而终于九者，此《洛书》之数也。禹疏"九畴"而洪水平，箕子陈《洪范》而彝伦攸叙，盖《洛》所陈"九畴"皆帝王修身治国平天下之大经大法，本经八十一篇统论天地人三才之道，皆有自然之数，故曰大要。玉师曰：数之可千可万，总不出乎奇偶。

⑤高士宗《黄帝素问直解》奇（jī音箕），下同。方有大小者，大要：君一臣二，合而为三，乃阳奇之制也。君二臣四，合而为六，乃阴偶之制也。奇数之大，则君二臣三，亦奇之制也。偶数之大，则君二臣六，亦偶之制也。品数少而分两多，故曰君

品数多而分两少,故曰臣。

⑥黄元御《黄元御医书全集》此句未具体注释。

⑦张琦《素问释义》王(冰)注:奇,谓古之单方。偶,谓古之复方。案远近,王氏(王冰)以脏腑言病之新旧,亦可推也。

⑧高亿《黄帝内经素问详注直讲全集》〔注〕阳数奇,阴数偶,奇治阳治在表,偶治阴治在里。奇之制,其数阳,而气味亦阳;偶之制,其数阴,而气味亦阴。

〔讲〕故治方之大要曰:主病者为君,佐君者为臣。君用其一,臣佐以二,奇之制也;君用其二,臣用其四,偶之制也;君用其二,臣用其三,奇之制也;君用其三,臣用其六,偶之制也。得其奇偶阴阳以分。

⑨孟景春等《黄帝内经素问译释》《大要》说,君药一,臣药二,是奇方的制度;君药二,臣药四,是偶方的制度;君药二,臣药三,是奇方的制度;君药二,臣药六,是偶方的制度。

⑩任廷革《任应秋讲〈黄帝内经〉素问》(讲解)"大要"是古代一部医学文献的名称。《大要》云方剂有奇、偶之分,"君一臣二"为三,为奇数之制;"君二臣四"为六,为偶数之制;"君二臣三"为五,是"奇之制";"君二臣六"为八,是"偶之制"。奇、偶表达的是阴阳概念,"奇"属阳,"偶"属阴,阳走上、透表,阴走下、入里。

⑪张灿玾等《黄帝内经素问校释》奇、偶:王冰注"奇谓古之单方,偶谓古之复方也"。

《大要》上说:君药一,臣药二,为奇方的组成原则;君药二,臣药四,为偶方的组成原则;君药二,臣药三,为奇方的组成原则;君药二,臣药六,为偶方的组成原则。

⑫方药中等《黄帝内经素问运气七篇讲解》[君一臣二,奇之制也]"君"、"臣",本篇后文谓:"主病之谓君。""佐君之谓臣。"意即方剂中的主要药物就是君,配合主要药物的次要药物就是臣。"奇",即单数。王冰注:"奇谓古之单方。""制",即制方,也可以作规定解。全句意即所谓"奇方",就是指单一方剂或组成药物合于单数的方剂。一般由一味主要药物配合二味次要药物组成。例如常用的小承气汤等方,即属奇方。

[君二臣四,偶之制也]"君二",指两种主要药物。"臣四",即四种配合君药的次要药物。"偶",即双数。王冰注"偶,谓古之复方也。"全句意即所谓偶方,即两个单方复合组成或组成药物合于偶数的方剂。"偶方",一般由两味主要药物配合四味次要药物组成。例如常用的八珍汤等方,即属偶方。不过应该指出,现在对于奇方、偶方的解释,一般多从组成药物是单数或双数来解释,忽视单方复方的含义,我们认为这不尽合《内经》原义。因为《内经》既以君臣佐使等概念来比拟方剂的组成,从当时的情况来说,则一方之中不可能提出两个君的问题。既然原文明确提出"君二臣四"的问题,则必然是两个单方的复合无疑,因此我们同意王(冰)注。

[君二臣三,奇之制也]"君二",即两种主要药物。"臣三",即三种配合君药的次要药物。"君二臣三,奇之制也",我们认为这是指两个单方复合以后而在组成药

物上仍为单数的方剂。所以也称"奇方"。这里的"奇方"与前述之"奇方"相比较，其相同处是组成药物均为单数。其不同处这里有两个君药，属于复方，因此较单方力大，属于奇方中的大方。

[君二臣六，偶之制也]"君二"，即两种主要药物。"臣六"，即六种配合君药的次要药物。"君二臣六，偶之制也"，我们认为，这是指两个单方复合以后而在组成药物上为偶数的方剂。所以也叫偶方。这里的"偶方"与前述之"偶方"相比较，其相同处是组成药物均为偶数，其不同处是这里多两种臣药，因此力量较大，属于偶方中之大方。从上句及本句可以看出，单方叫奇方，复方而组成药物为单数者也叫奇方。复方叫偶方，复方而组成药物为双数者，也叫偶方。奇方中有大有小，偶方中也有大有小。王冰注："单复一制皆有大小，故奇方云君一臣二，君二臣三，偶方云君二臣四，君二臣六也。病有大小，气有远近，治有轻重所宜，故云之制也。"即属此义。

⑬王洪图等《黄帝内经素问白话解》《大要》上说：君药一味，臣药二味，组制的是奇方；君药二味，臣药四味，组制的是偶方；君药二味，臣药三味，组制的是奇方；君药二味，臣药六味，组制的是偶方。

⑭郭霭春《黄帝内经素问白话解》奇：指奇方，即单方。偶：指偶方，即复方。

《大要》说：君药一味，臣药二味，是奇方之法；君药二味，臣药四味，是偶方之法；君药二味，臣药三味，是奇方之法；君药三味，臣药六味，是偶方之法。

(6)故曰：近者奇之，远者偶之；汗者不以奇，下者不以偶；补上治上制以缓，补下治下制以急。急则气味厚，缓则气味薄。适其至所，此之谓也。

①王冰《黄帝内经素问》汗药不以偶方，气不足以外发泄。下药不以奇制，药毒攻而致过。治上补上，方迅急则止不住而迫下。治下补下，方缓慢则滋道路而力又微。制急方而气味薄，则力与缓等。制缓方而气味厚，则势与急同。如是为缓不能缓，急不能急，厚而不厚，薄而不薄。则大小非制，轻重无度。则虚实寒热、藏府纷扰，无由致理。岂神灵而可望安哉！

②马莳《黄帝内经素问注证发微》故病在上者谓之近，近者不必数之多，宜以奇方用之。然欲以取汗，则不以奇而以偶，盖非偶不足以发散也。观此，则近者奇之，为不足而补，而汗者不以奇，为有邪而治之也。病在下者谓之远，远则不可数之少，宜以偶方用之。然欲以下利，则不以偶而以奇，盖非奇不足以专达也。观此，则远者偶之，为不足而补，而下者不以偶，为有邪而治之也。但补上治上其制用缓，非缓则及于下矣，故缓则用其气味之薄者，使适其所至之所，以复其故耳。补下治下其制用急，非急则滞于上矣，故急则用其气味之厚者，使适其所至之所，以复其旧耳。

③张介宾《类经》近者为上为阳，故用奇方，用其轻而缓也。远者为下为阴，故用偶方，用其重而急也。汗者不以偶，阴沉不能达表也。下者不以奇，阳升不能降下也。旧本云汗者不以奇，下者不以偶，而王太仆注云汗药不以偶方，泄下药不以

奇制,是注与本文相反矣,然王(冰)注得理,而本文似误,今改从之。按:本节特举奇偶阴阳,以分汗下之概,则气味之阴阳,又岂后于奇偶哉?故下文复言之,此其微意,正不止于品数之奇偶,而实以发明方制之义耳,学者当因之以深悟。奇音箕。补上治上制以缓,欲其留布上部也。补下治下制以急,欲其直达下焦也。故欲急者须气味之厚,欲缓者须气味之薄。若制缓方而气味厚,则峻而去速;用急方而气味薄,则柔而不前。惟缓急厚薄得其宜,是适其病至之所,而治得其要矣。

④张志聪《黄帝内经集注》奇偶者,天地之数也。近者,谓病之在上而近,故宜用奇方以治之,天气之在上也。远者,谓病之在下而远,故宜用偶数以治之,地气之在下也。汗乃阴液,故宜用偶而不以奇,盖直从下而使之上,犹地气升而后能为云为雨也。下者宜用奇而不以偶,盖从上而使之下,从天气之下降也。补者,补正气之不足。治者,治邪气之有余。在上者宜缓方,在下者宜急方。急则用气味之厚者,缓则用气味之薄者,盖厚则沉重而易下,薄则轻清而上浮。奇偶缓急各适其上下远近,至其病之所在而已矣。(眉批)上下者,天地之位也。升降者,天地之气也。若执于奇上偶下,则升降息矣。

⑤高士宗《黄帝素问直解》方之奇偶,因病之远近以为用,故曰近者奇之,远者偶之。谓近病为阳,宜用奇方以治之;远病为阴,宜用偶方以治之。发汗为阳,攻下为阴。汗则从阴出阳,地气升而为云为雨,故汗者以偶不以奇;下则从阳入阴,天气降而能写能输,故下者以奇不以偶。治之缓急,因病之上下以为用,病在上而补上治上,则制方以缓;病在下而补下治下,则制方以急。制以急,则气味宜厚,气味厚,则能下行也。制以缓,则气味宜薄,气味薄,则能上行也。上文云:治有轻重,适其病至之所,故曰适其至所,即此缓急厚薄之谓也。

⑥黄元御《黄元御医书全集》近者易至故用奇,远者难至故用偶。

⑦张琦《素问释义》王注:汗药不以偶方,气不足以外发泄。下药不以奇制,药毒攻而致过。案注文并无破字,则知古本正如王注所云。林(亿)氏校正亦无讹误之言,则今本误倒也。王(冰)注:治上补上,方迅急则止不住而迫下,治下补下,方缓慢则滋道路而力又微。制急方而气味薄,则力与缓等。制缓方而气味厚,则势与急同。

⑧高亿《黄帝内经素问详注直讲全集》〔注〕近者为上为阳,故制奇;远者为下为阴,故制偶。汗者,不以偶阴不外远也。下者,不以奇阳不下降也。补上治上制以缓,恐其下达也。补下治下制以急,恐其中留也。制急方而气味厚,则力直达病所。制缓方而气薄,则性平和不峻,总期适至病所耳。

〔讲〕故曰:病在上而近者,则用其奇,病在下而远者,则用其偶。病宜汗者则以奇不以偶,病宜下者则以偶不以奇。推之,补上治上,方制以缓;补下治下,方制以急。其用急者,取其气与味皆厚,缓者取其气与味皆薄。一厚一薄,适其病之所在而即已,正此之谓也。

⑨孟景春等《黄帝内经素问译释》所以说:病所近的用奇方,病所远的用偶方;

发汗不用奇方,攻下不用偶方;补益与治疗上部的方制宜缓,补益与治疗下部病的方制宜急。急的气味浓厚,缓的气味淡薄。方制用药要恰到病处,就是指此而言。

⑩任廷革《任应秋讲〈黄帝内经〉素问》(讲解)若病在表、在上,属"近",就用"奇"方,病在阳嘛;病在里、在下,属"远",就用"偶"方,病在阴嘛。从临床用药来分析,奇方多为轻而缓的一类方子,偶方多为重而急的一类方子。病在上属新病者,病在阳分,可以用轻而缓的方药来处理;病在里属久病者,病在阴分,可以用重而急的方药来处理,故曰"近者奇之,远者偶之"。"汗者不以奇,下者不以偶",王冰注解认为这里的奇、偶用颠倒了,应该是"汗者不以偶,下者不以奇"。他认为,汗药不以偶方,因为气不足以向外发泄;下药不以奇制,因为药毒攻而致过。我认为应该按照王冰这个注解改过来,若"汗者不以奇,下者不以偶",与"近者奇之,远者偶之"的意思就不相符了。"补上治上制以缓",要用奇方,"近者奇之"嘛;"补下治下制以急",要用偶方,"远者偶之"嘛。具体如何用药呢?"急则气味厚,缓则气味薄。"气味厚的药偏于下走,如厚朴、大黄、芒硝是气味厚的药;气味薄的药偏于上走、透表,如麻黄、桂枝是气味薄的药。即阴急之病,用气味厚重的药;阳缓之病,用气味薄轻的药。能不能制好缓方、急方,关键在掌握药之气味的厚薄;能不能用好缓方、急方,关键要有气味薄者上走、气味厚者下走的认识。故曰"适其至所,此之谓也"。

⑪张灿玾等《黄帝内经素问校释》汗者不以奇,下者不以偶:马莳注:"病在上者谓之近,近则不必数之多,宜以奇方用之。然欲以取汗,则不以奇而以偶,盖非偶不足以发散也。观此则近者奇之,为不足而补,而汗者不以奇,为有邪而治之也。病在下者谓之远,远则不可数之少,宜以偶方用之。然欲以下利则不以偶而以奇,盖非奇不足以专达也。观此则远者偶之为不足而补,而下者不以偶,为有邪而治之也。"

所以说:病位近的用奇方,病位远的用偶方,发汗不用奇方,攻下不用偶方,上不足用补与邪在上当祛者,需用缓方,下不足用补与邪在下当攻者,需用急方,急则药的气味厚,缓则药的气味薄,所以能使药气适至病所。就是这个意思。

⑫方药中等《黄帝内经素问运气七篇讲解》[近者奇之,远者偶之]"近",此处含义有二:其一,指发病较快、较急的疾病,亦即在气候影响作用下迅速发病者。例如感受寒邪而发为伤寒,感受风邪而发为伤风,感受热邪而发为伤暑者均属于病近。其二,指病位较浅,属于表证者。"奇",即单方,或作用上具较强发散作用的方剂。"近者奇之",意即由于急性病,发病急,具表证者,由于其病在表,而单方作用单一或具有轻清解表作用,因此急性病或急性病而具有表证者,均可先用单方以治其急。《金匮要略》中所谓的"急当救表","当先治其卒病"即属此义。"远",此处含义也有二:其一,指发病较缓,病情留连的疾病,例如一般虚损性疾病均属于病远。其二,指病位较深,属于里证者。"偶",即复方,或作用上具温中补虚或清里通下的方剂。"远者偶之",意即由于慢性病发病缓,涉及面多,具里证者,其病在里,而偶方作用面较广,且可以直接入里。因此,慢性病或急性病而具有里证者,均可以运

用偶方以求多方兼顾或直接入里。《金匮要略》中所谓的:"病,医下之,续得下利清谷不止,身体疼痛者,急当救里。""后乃治其痼疾。"《伤寒论》中所谓的:"二阳并病,太阳病罢,但发潮热,手足漐漐汗出,大便难而谵语者,下之则愈。"即属此义。

[汗者不以奇,下者不以偶]"汗者不以奇",直译之,即发汗解表剂不用奇方。"下者不以偶",直译之,即通下清里剂不用偶方。这两句原文,与前述"近者奇之,远者偶之"有矛盾,不好理解。王冰注此谓:"汗药不以偶方,气不足以外发泄,下药不以奇制,药毒攻而致过。"这就是说,王冰认为"汗者不以偶,下者不以奇",与经文完全相反。张介宾同意王冰注文,其注云:"近者为上为阳,故用奇方,用其轻而缓也,远者为下为阴,故用偶方,用其重而急也。汗者不以偶,阴沉不能达表也,下者不以奇,阳升不能降下也,旧本云汗者不以奇,下者不以偶,而王太仆注云汗药不以偶方,泄下药不以奇制,是注与本文相反矣,然王注得理,而本文似误,今改从之。"我们完全同意王冰和张介宾意见,原文疑误,以改为"汗者不以偶,下者不以奇"为妥。

[补上治上制以缓,补下治下制以急]"上",此处指病在上焦。"制",指制方。"缓",指缓方。所谓"缓方",亦即方剂作用缓慢逐渐发生作用的方剂。"补上治上制以缓",意即病在上焦者,宜用作用较缓慢或逐渐发生作用的方剂来作治疗。"下",此处指病在下焦。"急",指急方。所谓"急方",亦即方剂作用快速或比较峻烈的方剂。"补下治下制以急",意即病在下焦者,宜用作用快速或比较峻烈的方剂来作治疗。为什么"补上治上制以缓"? 这是因为上焦属阳,上焦主纳,上焦如雾,需要方剂缓缓发生作用,所以要用缓方。为什么"补下治下制以急"? 这是因为下焦属阴,下焦主出,下焦如渎,需要方剂快速发生作用,所以要用急方。薛雪注此云:"补上治上制以缓,欲其留布上部也。补下治下制以急,欲其直达下焦也。"即属此义。

[急则气味厚,缓则气味薄]"急",指急方。"气味",指药物的气味。"厚",指药物的气味浓厚。"急则气味厚",指急方用药气味浓厚。气味浓厚的药物,其作用多在下焦,所以急方用药气味浓厚。"缓",指缓方。"薄",指药物的气味淡薄。"缓则气味薄",指缓方用药气味淡薄。气味淡薄的药物,其作用多在上焦,所以缓方用药气味淡薄。张志聪注:"急则用气味之厚者,缓则用气味之薄者,盖厚则沉重而易下,薄则轻清而上浮。"即属此义。

[适其至所]"适其至所",见本节前注。此是承上文而言,意即上述"近者奇之,远者偶之","汗者不以偶,下者不以奇","补上治上制以缓,补下治下制以急"等制方原则,其目的都是为了"适至病所",亦即为了使治疗能有效地作用于病变部位。张介宾注:"若制缓方而气味厚,则峻而去速,用急方而气味薄,则柔而不前,惟缓急厚薄得其宜,则适其病至之所,而治得其要也。"这是对此较好的说明。

⑬王洪图等《黄帝内经素问白话解》病变部位近的用奇方治疗;病变部位远的用偶方治疗;发汗时不用奇方;攻下时不用偶方。补上部的正气、泻上部的邪气,应

当组制缓方使用;补下部的正气、泻下部的邪气,应当组制急方使用。组制急方时,要选用气味浓厚的药物;组制缓方时,要选用气味淡薄的药物。以药力恰到病变部位为准,就是指此而言的。

⑭郭霭春《黄帝内经素问白话解》病在近所用奇方,病在远所用偶方;发汗之剂不用偶方,攻下之剂不用奇方;补上部、治上部的方制宜缓,补下部、治下部的方制宜急;气味迅急的药物其味多厚,性缓的药物其味多薄,方制用药要恰到病处,就是指此而言。

(7)病所远而中道气味之者,食而过之,无越其制度也。是故平气之道,近而奇偶,制小其服也;远而奇偶,制大其服也。大则数少,小则数多,多则九之,少则二之。奇之不去则偶之,是谓重方。偶之不去,则反佐以取之。所谓寒热温凉,反从其病也。帝曰:善。

①王冰《黄帝内经素问》假如病在肾而心之(疑"乏")气味,饲而令(守)足,仍急过之。不饲以气味,肾药凌心,心复益衰。余上下远近例同。汤丸多少,凡如此也。近远,谓府藏之位也。心肺为近,肾肝为远,脾胃居中。三阳胞殖胆亦有远近,身三分之上为近,下为远也。或识见高远,权以合宜,方奇而分两偶,方偶而分两奇,如是者近而偶制,多数服之,远而奇制,少数服之,则肺服九,心服七,脾服五,肝服三,肾服一(守),为常制矣。故曰小则数多,大则数少。(〔新校正云〕详注云三阳胞殖胆,一本作三肠胞殖胆。再详三阳无义,三肠亦未为得。肠有大小,并殖阳为三,今已云胞殖,则不得云三阳,三当作二。)方与其重也宁轻,与其毒也宁善,与其大也宁小。是以奇方不去,偶方主之,偶方病在,则反其佐,以同病之气而取之也。夫热与寒背,寒与热违。微小之热,为寒所折,微小之冷,为热所消。甚大寒热,则必能与违性者争雄,能与异气者相格,声不同不相应,气不同不相合,如是则且惮而不敢攻之,攻之则病气与药(守)气抗行,而自为寒热以关闭固守矣。是以圣人反其佐以同其气,令声气应合,复令寒热参合,使其终异始同,燥润而败,坚刚必折,柔脆自消尔。

②马莳《黄帝内经素问注证发微》彼病所远,而药食气味止于中道,则累及其中,即如肾之药食入心,则心反为肾药所凌也。当食之而过此中道,无越制度,自然能至远所矣。是故平气之道,凡在上而近者,或奇以补之,或偶以汗之。惟其近则制宜小,小则数宜多,多则可以味至于九也。凡在下而远者,或偶以补之,或奇以下之,惟其远则制宜大,大则数宜少,少则可以味止于二也。此则病有远近,故不分奇偶,而大约小以治上、大以治下如此。若奇偶之制,则奇之数少而大,偶之数多而小者,又其大体然也。然与其大也宁小,与其重也宁轻,与其毒也宁善。其始也用奇,奇之不去则偶之,是谓之重方也,后世谓之复方。即后之所谓逆者正治也。其既也用偶,偶之不去,则反其佐以取之,所谓反其佐以取之者,即药之寒热温凉,反有同于病之寒热温凉,乃因其性而利导之,即后之所谓从者反治也。此又奇偶先后之用,曲尽其妙者如此。

至真要大论篇

③张介宾《类经》言病所有深远,而药必由于胃,设用之无法,则药未及病而中道先受其气味矣。故当以食为节,而使其远近皆达,是过之也。如欲其远者,药在食前,则食催药而致远矣。欲其近者,药在食后,则食隔药而留止矣。由此类推,则服食之疾徐,根稍之升降,以及汤膏丸散各有所宜,故云无越其制度也。平气之道,平其不平之谓也。如在上为近,在下为远,远者近者,各有阴阳表里之分,故远方近方,亦各有奇偶相兼之法。如方奇而分两偶,方偶而分两奇,皆互用之妙也。故近而奇偶,制小其服,小则数多,而尽于九。盖数多则分两轻,分两轻则性力薄而仅及近处也。远而奇偶,制大其服,大则数少而止于二,盖少则分两重,分两重则性力专而直达深远也。是皆奇偶兼用之法,若病近而大其制,则药胜于病,是谓诛伐无过。病远而小其制,则药不及病,亦犹风马牛不相及耳。上文云近者奇之,远者偶之,言法之常也。此云近而奇偶,远而奇偶,言用之变也。知变知常,则应变可以无方矣。此示人以圆融通变也。如始也用奇,奇之而病不去,此其必有未合,乃当变而为偶,奇偶迭用,是曰重方,即后世所谓复方也。若偶之而又不去,则当求其微甚真假而反佐以取之。反佐者,谓药同于病而顺其性也。如以热治寒而寒拒热,则反佐以寒而入之;以寒治热而热格寒,则反佐以热而入之。又如寒药热用,借热以行寒,热药寒用,借寒以行热,是皆反佐变通之妙用。盖欲因其势而利导之耳。王太仆曰:夫热与寒背、寒与热违。微小之热,为寒所折,微小之冷,为热所消。甚大寒热,则必能与违性者争雄,能与异气者相格,声不同不相应,气不同不相合,如是则且惮而不敢攻之,攻之则病气与药气抗衡,而自为寒热以开闭固守矣。是以圣人反其佐以同其气,令声气应合,复令寒热参合,使其始同终异,凌润而败,坚刚必折,柔脆同消尔。

④张志聪《黄帝内经集注》此复申明气味之由中而上下也。病所远者,谓病之在上在下而远于中胃者也。中道气味之者,谓气味之从中道而行于上下也。故当以药食并用,而制度之。如病之在上而远于中者,当先食而后药;病在下而远于中者,当先药而后食。以食之先后,而使药味之过于上下也。是故上下之病,近于中道而用奇方偶方者,制小其服;病远于中而用奇方偶方者,宜制大其服。大服小服者,谓分两之轻重也。大则宜于数少而分两多,盖气味专而能远也。小则宜于数多而分两少,盖气分则力薄而不能远达矣。此平上中下三气之道也。(眉批)气味皆入乎中胃,而后行于上下。所谓重方者,谓奇偶之并用也。反佐以取之,谓春病用温,夏病用热,秋病用凉,冬病用寒,顺四时寒热温凉之气,而反从治其病也。上文所谓上中下者,以应司天在上,在泉在下,运化于中,是平此三气之道也。此言奇偶寒热温凉者,从天地四时之六气也。(眉批)此节要看得大。如云误用奇方而复用偶方者,非所以教人之法也。

⑤高士宗《黄帝素问直解》重,平声。下同。药味入口,先归中道,然后行于上下,故服药先后,制方大小,皆以病之上下远近为法也。病所远者,在上在下之病,而远于中道也。而中道气味之者,气味先归中道也。食而过之者,以食之先后,使

药之过于上下也。如病在上而远于中,则先食后药,使过于上;病在下而远于中,则先药后食,使过于下,此服药先后之法,无越其制度可也。服药先后,以病之上下远近为法,则制方用药,正气自平。是故平气之道,其病在上而近,而用奇偶之方,则制小其服也。其病在下而远,而用奇偶之方,则制大其服也。大则分两多而品数少,气味专而能远也。小则分两少而品数多,气味薄而易散也。奇数终于九,故数多则九之,无以加矣。偶数始于二,故数少则二之,无以减矣。奇偶虽殊,合而并用,故奇之而病不去,则偶之,先奇后偶,是谓重方。若偶之而病仍不去,则反佐以取之。反佐以取者,以寒治寒,以热治热,以温治温,以凉治凉,所谓寒热温凉,反从其病而取治之也。此制方大小以病之上下远近为法者如此。

⑥黄元御《黄元御医书全集》病所甚远,药至中道而气味消乏者,空腹饵之,催之以食,令其速过中焦也。反佐以取之者,以寒治热,以热治寒,恐病药捍格,不得下达,故用反佐之法。寒热温凉,反从其病,使之同类相投,而易下也。

⑦张琦《素问释义》王(冰)注:假如病在肾而心之气味,饲而(冷)足,仍急过之。不饲以气味,肾药凌心,心复益衰。余上下远近例同。案王义谓肾病兼用心药,以安心气,非如后人食远服,食前服之说也。冷字,盖令字之误。近而大其制则药胜于病,远而小其制则药不胜病,非适其至所之道也。《五常政论》治热以寒温而行之,治寒以热凉而行之,即反佐之义,具彼注中。

⑧高亿《黄帝内经素问详注直讲全集》〔注〕若病所远,恐药至中道,而气味他往,则以食佐之,无越制度,自能至病所矣。是故平气之道,视病之远近,近而奇偶者,当制小其服,使力不下降,远而奇偶者,当制大其服,使力专下达。小则数宜多,味至于九奇之极也,大则数宜少,味止于二偶之极也。若奇之病不去,则以偶重其方,偶之病不去,则用反佐以收寒热温凉之气,从顺其病气也。

〔讲〕彼病所远,而药适气味止于中道,则累及其中,即如肾之药食入心,则心反为肾药所凌也。当食之而过此中道,毋越其制度,自然能治远所矣。是故平气之道,凡在上而近者,或奇以补之,或偶以下之,俱宜制其小服也。凡在下而远者,或偶以补之,或奇以汗之,俱宜制其大服也。大则数宜少,小则数宜多,多则九之,少则二之。若奇之而病不去,则用偶以行之,是谓之重方。若偶之而病不去,则反其佐以取之,至于所谓反佐以取者。即药之寒热温凉,反有同于病之寒热温凉,因其性而利道之也。

⑨孟景春等《黄帝内经素问译释》如果病所远,药之气味经中道者,当调剂药食的时间,病在上可先食而后药,病在下可先药而后食,不要违反这个制度。所以适当的治疗方法,病位近用奇方或偶方,宜制小其方药之量;病位远而用奇偶之方,宜制大其方药之量。方剂大的是药味数少而量重,方制小的是药味数多而量轻。味数多的可至九味,味数少的可用二味。用奇方而病不去,则用偶方,叫做重方;用偶方而病不去,则用相反的药味来反佐,以达治疗之目的。所谓反佐,就是佐药的性味,反而与病情的寒热温凉相同。黄帝道:对。

⑩任廷革《任应秋讲〈黄帝内经〉素问》（讲解）"病所远"是指病灶深在，如下焦之病深在肝、肾，或者邪在膜原之病，都属"病所远"。药之气味是要通过中焦才能到达病所的，药之气味怎样才能顺利达到"病所"呢？"食而过之"，意思是可以通过饮食来调节，让药之气味保持并通过中焦而到达病所。如病邪在下，病灶深在，用药应该食前服，即空腹服药，隔少许时间再进饮食；如果病在上，病灶浅在，用药应该食后服，吃饭以后隔一个短时间再吃药。"食而过之"，即指通过饮食的调理，而使药性气味在远、在近、在上、在下都能发挥作用而达到治疗之目的。"无越其制度也"，只要不违反这种服药的方法、原则，就可以使药之气味达到病所。在临床上，丸药、膏脂药、汤水药的用法又不一样。要求急效者，以汤水药为主；要求缓效的，为巩固疗效者，用膏脂或用丸药。治外感的方子，如桂枝汤、银翘散、桑菊饮等，这些都要求速效，所以用汤、散、饮等方法服用。这其中都含有"食而过之"的理论知识。所谓"平气之道"，这里是治疗的意思，寒者热之、热者寒之、实者泻之、虚者补之，这都是"平气之道"，这里的"平气"与运气学说中的"平气"是两个不同的概念。"近而奇偶，制小其服也。远而奇偶，制大其服也"，这是讲方之大小，不是讲方之奇偶。病"近"者，无论奇、偶，总应该制小方；病"远"者，无论奇、偶，都要制大方。病近用奇方，病远用偶方，这个原则前面已经讲过了，这里是在强调方之大小而已。怎样是大方？怎样是小方呢？"大则数少，小则数多"，意思是说，方之大小不取决于药味的数上，大方的药味可以少，但数少而量重，小方的药味可以多，但数多而量轻。"多则九之，少则二之"，九、二都是从"数"来讲的，没有从"量"上来讲。大方是数少量重，因为量重才专，如大承气汤、小承气汤都是三四味药，但分量不能轻，这样力量才能专。小方数多量轻，如银翘散、桑菊饮等，都有八、九味药，或十多味药，但分量轻，轻则散而不专。九之、二之是最多、最少的意思；"九"是极数，最多，超过九又为一了；对组方来说"二"也是极限之数，最少，至少要有个君、臣或主、次的区别吧；不要理解为小方就只能是九味药，大方就只能是二味药。制方用药要灵活，不能死守"近者奇""远者偶之"之说。"奇之不去则偶之"，是说若"奇方"不效就用"偶方"，"是谓重方"是奇方、偶方交互使用的意思。"偶之不去，则反佐以取之"，若制"偶方"不能去病，要进一步考虑用"反佐"的方法以取之；例如寒证应该用热药，但是病人出现隔拒热药的情况，于是在热药里面加少量的凉药做引导，或者热药凉服，这是"反佐以取之"的方法；寒病用寒药、热病用热药、温病用温药、凉病用凉药，这些也都属于"反佐以取之"的方法。"所谓寒热温凉，反从其病也"，"反"者表面上看用药与病相从，实质性用仍是相反的，如热药凉服，实际药性还属热的，只是凉服的方法与寒证相从而已；所谓"反从其病"，是通过这个"反"去引导机体接收药物的性味。在临床上是能遇到这种情况的，如寒证拒热药、虚证拒补药、实证拒攻药等，凡遇这种情况都要用"反佐以取之"的方法，"反从其病"来引导。

⑪张灿玾等《黄帝内经素问校释》病所远……无越其制度也：高士宗注"病所远者，在上在下之病，而远于中道也。而中道气味之者，气味先归中道也。食而过

之者,以食之先后,使药之过于上下也。如病在上而远于中,则先食后药,使过于上;病在下而远于中,则先药后食,使过于下。此服药先后之法,无过其制度可也。服药先后,以病之上下远近为法,则制方用药,正气自平"。小其服、大其服:张志聪注"大服小服者,谓分两之轻重也。大则宜于数少而分两多,盖气味专而能远也。小则宜于数多而分两少,盖气分则力薄而不能远达矣"。九之、二之:说明制方药味多少之约数,不是绝对的数字标准。奇之不去则偶之:王冰注"方,与其重也,宁轻;与其毒也,宁善;与其大也,宁小。是以奇方不去,偶方主之"。反佐以取之:凡甚大寒热,易与违性之气格拒不纳,所以取与其气相同者以佐之,借其气同易入,而后违性者始能与病气相争,即所谓"其始则同,其终则异"之义。王冰注:"夫热与寒背,寒与热违,微小之热,为寒所折,微小之冷,为热所消。甚大寒热,则必能与违性者争雄,能与异气者相格……是以圣人反其佐以同其气。"

若病位远者,药之气味经中道者,当根据病位高下而服之,病在上者,食后服之,病在下者,食前服之,务使药之气味不至超越病所。所以平调气机之道,病位近而用奇方或偶方时,药剂宜小。病位远而用奇方或偶方时,药剂宜大。大则药味少而量重,小则药味多而量轻。多者可达九味,少者可至二味。用奇方病不去时,则用偶方,谓之重方。用偶方病不去时,则可加与病气相同之药以反佐之,就是说寒热温凉之性,与病气相顺的意思。

⑫方药中等《黄帝内经素问运气七篇讲解》[病所远而中道气味之者,食而过之,无越其制度也]这里是讲服药的方法。"病所远",即病变部位较远。"中道",指服药后尚未至病所以前的时间。"气味",指药物的气味。"病所远而中道气味之者",直译之,即病变部位较远,在服药以后还未达到病变部位之前的这一段时间中,药物在中道就已经产生了作用。"食",指饮食。"过",指通过或直达。"食而过之",即上述情况可以用饮食来帮助药物直达病所。亦即根据病所的远近可以采用饭前服药或饭后服药的方法来帮助调节。"越",指超越,此处指违反。"制度",即规定。此句意即要注意服药时间,应根据病所的远近确定空腹服药或饭后服药。张介宾注:"言病所有深远,而药必由于胃,设用之无法,则药味未及病而中道先受其气味矣。故当以食为节而使其远近皆达,是过之也。如欲其远者,药在食前,则食催药而致远矣。欲其近者,药在食后,则食隔药而留止矣。由此类推,则服食之疾除,根梢之升降,以及汤膏丸散各有所宜,故云无越其制度也。"对服药必须讲究服药方法讲得十分清楚。

[平气之道]"平",指平调。"气",指病气,亦即人体在致病因素作用下所产生的偏胜之气。"平气",即平调偏胜之气使之恢复正常。"平气之道",即对疾病的治疗规律,此处主要指制方的规律。

[近而奇偶,制小其服也]"近而奇偶",意即病近用奇方或偶方治疗。"制小其服",即处方用药分量宜轻。此句意即病近时可以用奇方,也可以用偶方,不一定受前文"近者奇之,远者偶之"的限制,但是病近时用药分量宜轻。

[远而奇偶，制大其服也]"远而奇偶"，意即病远用奇方或偶方。"制大其服"，即处方用药分量宜大。此句意即病远时可以用奇方，也可以用偶方，不一定受前文的限制，但是病远时分量宜重。

[大则数少，小则数多，多则九之，少则二之]"大"，指大方，亦即前述的"制大其服"。"小"，指小方，亦即前述的"制小其服"。"大则数少"，"少则二之"，意即大方的特点是组成药物少，但药量大。"小则数多"，"多则九之"，意即小方的特点是组成药物多，但药量小。为什么"大则数少，小则数多"？因为大方的适应证是病远，病远则需要药力强；小方的适应证是病近，病近则需要药力缓。薛雪注："数少则分量重，分量重则性力专，而直达深远也。数多则分量轻，分量轻则性力薄而仅及近处也。"即属此义。

[奇之不去则偶之，是谓重方]"奇之不去则偶之"，直译之，即对疾病的治疗，如果用单方无效时，则改用复方。"重方"，即复方。不过应该说明者，对此句后世注家解释不一。王冰把"重方"解释成为药量甚重的方剂。其注云："方与其重也宁轻，与其毒也宁善，与其大也宁小。"话虽然说得不错，但是用在此处，未免风马牛不相及也。张介宾把"重方"解释成为奇偶迭用。其注云："奇偶迭用，是谓重方，即后世所谓复方也。"所谓"奇偶迭用"，即先用奇方后用偶方，或奇方偶方交替用。如果把奇方偶方只看成是组成药物为单数或双数的话，则所谓"奇偶迭用"，仍然是两方交替用，不能称作复方。张志聪把"重方"解释为"奇偶并用"，即奇方偶方同时使用。其注云："所谓重方者，谓奇偶之并用也。"奇方与偶方同用，从表面看固然可以算作复方了，但从原文"奇之不去则偶之"一句来看，则无法联系。从原文中看不出奇偶并用的意思。由于如此，所以我们对上述三种解释均不满意。我们认为，奇方就是单方，偶方就是复方。"重方"，即复方。这里是解释偶方而言。

[偶之不去，则反佐以取之。所谓寒热温凉，反从其病也]"偶之不去"，即运用复方仍然无效。"反佐"，即配合"反治"的方法。"取之"，即治疗。"寒热温凉"，指药物的作用。"反从其病"，即用药性味与病候相同，亦即治热以热，治寒以寒。此句意即在疾病的治疗中，如用单方治疗无效时则可改用复方。但如用复方也仍然无效时，则在治疗时应考虑到"反佐"的问题。所谓"反佐"，亦即在治热以寒时应佐以少量的热药，或者寒药热服，治寒以热时应佐以少量的寒药，或者热药凉服。这就是原文所谓的"寒热温凉反从其病"。张介宾注此云："反佐者，谓药同于病而顺其性也，如以热治寒而寒拒热，则反佐以寒而入之，以寒治热而热格寒，则反佐以热而入之，又如寒药热用，借热以行寒，热药寒用，借寒以行热，是皆反佐变通之妙用，盖欲因其势而利导之耳。"对此段阐发甚为恰当。

⑬王洪图等《黄帝内经素问白话解》如果病变所在的部位远，服药后药力未到达病所便在中途发挥了作用，这是不好的，为解决这个问题，可以在饭前服药，以利用饮食之气推动药力到达病变部位；如果病位近的，可以在饭后服药。应根据病变部位的远近，来确定服药时间，不要违反这个原则。总之，调理与治疗疾病的原则

是:病位近的,不论奇方或偶方,都应该组制小方来服用;病位远的,不论奇方或偶方,都应该组制大方来治疗。大方是药的味数少而药量重,小方是药的味数多而分量轻。味数多的可以达到九味,味数少的可以仅用两味。如果用重方治病而病仍不去的,可以加用与病气性质相同的药物来反佐,佐药寒热温凉的性质与疾病寒热温凉的性质相一致。黄帝说:好。

⑭郭霭春《黄帝内经素问白话解》重方,即复方。反佐,即从治。

如果病所远,而在中道药的气味就已缺乏,就当考虑食前或食后服药,以使药力达到病所,不要违反这个规定。所以平调病气的规律是:如病所近,不论用奇方或偶方,其制方服量要小;如病所远,不论用奇方或偶方,其制方服量要大。方制大的,是药的味数少而量重;方制小的,是药的味数多而量轻。味数多的可至九味,味数少的仅用到二味。用奇方而病不去,就用偶方,这叫做重方;用偶方而病仍不去,就用反佐之药以顺其病情来治疗,这就属于反用寒、热、温、凉的药来治疗了。黄帝道:讲得好!

第四十七解

(一)内经原文

病生于本,余知之矣。生于标者,治之奈何?岐伯曰:病反其本,得标之病,治反其本,得标之方。帝曰:善。

六气之胜,何以候之?岐伯曰:乘其至也。清气大来,燥之胜也,风木受邪,肝病生焉;热气大来,火之胜也,金燥受邪,肺病生焉;寒气大来,水之胜也,火热受邪,心病生焉;湿气大来,土之胜也,寒水受邪,肾病生焉;风气大来,木之胜也,土湿受邪,脾病生焉。所谓感邪而生病也。乘年之虚,则邪甚也;失时之和,亦邪甚也;遇月之空,亦邪甚也。重感于邪,则病危矣。有胜之气,其必来复也。

(二)字词注释

(1)本

①王冰《黄帝内经素问》此字未具体注释。

②马莳《黄帝内经素问注证发微》寒暑燥湿风火为本。

③张介宾《类经》病之先受者为本。生于本者,言受病之原根。

④张志聪《黄帝内经集注》病生于本者,生于风寒热湿燥火也。

⑤高士宗《黄帝素问直解》风热湿火燥寒六气,所谓本也。

⑥黄元御《黄元御医书全集》此字未具体注释。

⑦张琦《素问释义》此字未具体注释。

⑧高亿《黄帝内经素问详注直讲全集》〔注〕本以气之根于经言,如下文肝病生焉之类。

⑨孟景春等《黄帝内经素问译释》张志聪:"本者,生于风热湿火燥寒六气。"

⑩任廷革《任应秋讲〈黄帝内经〉素问》先病者为"本"(即本质)。

⑪张灿玾等《黄帝内经素问校释》此指风热火湿燥寒六气。

⑫方药中等《黄帝内经素问运气七篇讲解》指本源,此处指风、热、火、湿、燥、寒六气。

⑬王洪图等《黄帝内经素问白话解》风寒暑湿燥火。

⑭郭霭春《黄帝内经素问白话解》指风、寒、暑、湿、燥、火,六气。

(2)标

①王冰《黄帝内经素问》此字未具体注释。

②马莳《黄帝内经素问注证发微》三阴三阳为标。

③张介宾《类经》病之后变者为标。生于标者,言目前之多变也。

④张志聪《黄帝内经集注》生于标者,生于三阴三阳之气也。

⑤高士宗《黄帝素问直解》三阴三阳之气为标。

⑥黄元御《黄元御医书全集》此字未具体注释。

⑦张琦《素问释义》此字未具体注释。

⑧高亿《黄帝内经素问详注直讲全集》〔注〕标以邪之感于气言,如下文燥胜之类。

⑨孟景春等《黄帝内经素问译释》张志聪:"标者,生于三阴三阳之气也。"如太阳为诸阳之首,而本于寒水等。

⑩任廷革《任应秋讲〈黄帝内经〉素问》后病者为"标"(即现象)。

⑪张灿玾等《黄帝内经素问校释》此指三阴三阳。

⑫方药中等《黄帝内经素问运气七篇讲解》即标志,此处指三阴三阳。运气学说以三阴三阳代表六气,所以三阴三阳为标。

⑬王洪图等《黄帝内经素问白话解》偏胜。

⑭郭霭春《黄帝内经素问白话解》标指三阴三阳。

(三)语句阐述

(1)病生于本,余知之矣。生于标者,治之奈何? 岐伯曰:病反其本,得标之病,治反其本,得标之方。帝曰:善。

①王冰《黄帝内经素问》言少阴太阳之二气,余四气标本同。

②马莳《黄帝内经素问注证发微》此言治标之病,其方即治本者而推之也。按标本之义,至广至详,有天地运气之标本,有人身脏腑之标本,有病体之标本,有治法之标本。《天元纪大论》曰:子午之岁,上见少阴;丑未之岁,上见太阴;寅申之岁,上见少阳;卯酉之岁,上见阳明;辰戌之岁,上见太阳;巳亥之岁,上见厥阴。少阴,所谓标也;厥阴,所谓终也。盖言子、丑、卯、辰、巳、申之岁为对化,对司化令之虚,谓之曰标。午、未、酉、戌、亥、寅之岁为正化,正司化令之实,谓之曰终。又曰:厥阴之上,风气主之;少阴之上,热气主之;太阴之上,湿气主之;少阳之上,相火主之;阳明之上,燥气主之;太阳之上,寒气主之。所谓本也,是谓六元。盖言三阴三阳为标,寒暑燥湿风火为本也。又《六微旨大论》曰:少阳之右,阳明治之;阳明之右,太

阳治之;太阳之右,厥阴治之;厥阴之右,少阴治之;少阴之右,太阴治之;太阴之右,少阳治之。此所谓气之标,盖南面而待之也。少阳之上,火气治之,中见厥阴;阳明之上,燥气治之,中见太阴;太阳之上,寒气治之,中见少阴;厥阴之上,风气治之,中见少阳;少阴之上,热气治之,中见太阳;太阴之上,湿气治之,中见阳明。所谓本也。本之下,中之见也;见之下,气之标也。本标不同,气应异象。盖言三阴三阳为治之气,皆所谓六气之标也。"少阳之上"十八句,其火燥风寒热湿为治之气,皆所谓六气之本也。其中见之气,乃六气之中气也。通前六气之标言之,则本居上,标居下,中气居本标之中。故曰:本之下,中之见也;见之下,气之标也。然中气者,三阴三阳各有夫妇之配合相守,而人之脏腑经脉皆应之。故少阳本标之中见厥阴,厥阴本标之中见少阳,而互为中气相守,而人之胆与三焦为少阳经,亦络肝与心包之厥阴经,而肝与心包又络胆与三焦而互交也。阳明本标之中见太阴,太阴本标之中见阳明,而互为中气相守。则人之胃与大肠为阳明经,亦络脾肺之太阴经,而脾肺又络胃与大肠经而互交也。太阳本标之中见少阴,少阴本标之中见太阳,而互为中气相守。则人之膀胱、小肠为太阳经,亦络肾与心之少阴经,而肾与心又络小肠、膀胱而互交也。本标不同,气应异象者,谓太阳、少阴二气也。太阳之上,寒气治之,是标阳本寒,不同其气应,则太阳所至为寒生,中为温,而寒温异象也。少阴之上,热气治之,是标阴本热,不同其气应,则少阴所至为热生,中为寒,而热寒异象也。此乃天地运气之标本也。又《标本病传论》及《灵枢·病本篇》,皆以先病为本,后病为标,惟中满、小大便不利二病,或为本,或为标,皆不分标本,而先治其标,其余百病,皆先治其本也。此乃病体先后分标本也。又《汤液醪醴论》曰:病为本,工为标,此以病人、医人分标本。此节所谓本者,盖以风寒暑湿燥火为本也;所谓标者,以三阴三阳为标也。如天之本在风,标在厥阴,则人之病在肝,而厥阴之中见少阳,则又在于胆。天之本在火,标在少阳,则人之病在胆,而少阳之中见厥阴,则又在于肝。故病生胃于本似易知,而治标之方则难必。殊不知病自本始,则知标病之所由来也。治之者,亦即其本而推之,则得标之所,以立其方矣。假如本在于风,则标之方亦在于风耳。

③张介宾《类经》病之先受者为本,病之后变者为标。生于本者,言受病之原根。生于标者,言目前之多变也。谓病有标本,但反求其所致之本,则见在之标病,可得其阴阳表里之的矣。治有本末,但反求其拔本之道,则治标之运用,可得其七方十剂之妙矣。此无他,亦必求于本之意。

④张志聪《黄帝内经集注》此论三阴三阳之有本有标也。病生于本者,生于风寒热湿燥火也。生于标者,生于三阴三阳之气也。如太阳为诸阳之首,而本于寒水;少阴为阴中之太阴,而本于君火;阳明乃阳盛之气,而本于清肃;厥阴主阴极,而本于风木之阳。此阴阳之中,又有标本之不同也。病反其本者,如病寒而反得太阳之热化,病热而反见少阴之阴寒,病在阳而反见清肃之虚寒,病在阴而反得中见之火热,所谓病反本,得标之病也。治反其本者,如病本寒而化热,则反用凉药以治

热，如病本热而化寒，则反用热药以治寒，如病在阳明而化虚冷，则当温补其中气，如病在厥阴而见火热，又当逆治其少阳，所谓治反其本，得标之方。少阳少阴标本相同，皆从阳热阴湿而治。（眉批）厥阴不从标本，从中见少阳之化。

⑤高士宗《黄帝素问直解》风热湿火燥寒六气，所谓本也。上文详言之，故曰：病生于本，余知之矣。三阴三阳之气为标，故问生于标者，治之奈何？如太阳以寒为本，以热为标。病反本寒，得标阳之热病，则不治其寒，而治其热。故治反其本，得标之方。六气标本之治，仿此类推，然从本从标，复有不同，有如下文所云也。

⑥黄元御《黄元御医书全集》病与本反，故得标病，治与本反，故得标方。

⑦张琦《素问释义》此句未具体注释。

⑧高亿《黄帝内经素问详注直讲全集》〔批〕此言治标之要也。

〔注〕本以气之根于经言，如下文肝病生焉之类，标以邪之感于气言，如下文燥胜之类。病反其本，谓病非由本经而发，即知所得在气之标。治反其本，谓本经无病，则当候气而求其治标之本。

〔讲〕黄帝曰：善哉，夫子之言也！其于病之生于本者，余知之矣，至若病之生于标者，治之又当奈何？岐伯对曰：若病既非本经之病，而反其本，则非本病可知矣。知非本病，即为标病。既得其标之病，即当舍本求标，制为奇偶大小之方，反其本而治之，自得其治标之方矣。

⑨孟景春等《黄帝内经素问译释》病生于风热湿火燥寒的，我已经知道了。生于三阴三阳之标的怎样治疗？岐伯说：懂得病生于本，反过来就会明白病生于标，治疗病生于本的方法，反过来就是治疗病生于标的方法。黄帝道：对。

⑩任廷革《任应秋讲〈黄帝内经〉素问》（讲解）问曰："病生于本，余知之矣。生于标者，治之奈何？"这里所谓的本、标，是指病之先后，或曰本质和现象。先病者为"本"（即本质），后病者为"标"（即现象），如人先伤于寒而病为热，伤寒是"本"，发热是"标"。对于这种"标"之病如何治疗呢？答曰"病反其本，得标之病"，病有标、本之别，辨证要寻找病之"本"，即病之根源所在。如"发烧"是个临床表现，是个体征，要根据发烧的情况，反求其发烧的病机，这是"病反其本"的意思。如外感可以有发热表现，内伤也可以有发热表现，阴虚可以发热，阳虚也可以发热，伤风可以发热，伤寒也可以发热，所以要辨证来求其本源，就能知道"发热"究竟是什么性质的了，这就叫"病反其本，得标之病"。临床辨证就要有"病反其本，得标之病"的功夫，要从临床表现出的现象分析出病机的本质。"治反其本，得标之方"，是说找到了病的病因、病机，就要从"本"而治，据"本"制方，缓解或解决病痛，这就是"得标之方"。例如阳虚发热，知道阳虚、气虚这个本质，于是就用"补中益气汤"，补中气而退热，这就是"治反其本，得标之方"的例子。再如阳虚发热、阴虚发热、伤风发热，这三个"标"热的本质是不一样的，所用方药也就不一样了。凡治病总要反求其"本"，即分析出其病的性质，从"本"而治疗，因此"病反其本，得标之病，治反其本，得标之方"这话的意思很重要，中医临床就要有这种功夫。

⑪张灿玾等《黄帝内经素问校释》本、标:本,此指风热火湿燥寒六气;标,此指三阴三阳。病反其本……得标之方:标病当反求于本,乃可得知标病之由,治法当反求于本,乃可求得治标之方。吴崑注:"凡病反其本,而求之始于寒始于热始于温始于凉,必求其本始,则得标之病,而证见于形声色脉矣。治反其本,而求之病在远病在近病在中病在外,必求其本始,则得标之方,而施其奇偶小大矣。"

病生于六气之本的,我已经明白了。生于三阴三阳之标的,应当怎样治疗呢?岐伯说:从本病推论,即可得知标病;从治本之法推论,即可得知治标之方。黄帝说:好。

⑫方药中等《黄帝内经素问运气七篇讲解》[病生于本]"本",指本源,此处指风、热、火、湿、燥、寒六气。"病生于本",意即六气偏胜是人体感受疾病的主要原因。张志聪注:"病生于本者,生于风寒热湿燥火也。"即属此义。

[生于标者]"标",即标志,此处指三阴三阳。运气学说以三阴三阳代表六气,所以三阴三阳为标。"生",指发生疾病。"生于标者",意即在三阴三阳所属的时间中发生的疾病,或由于三阴三阳所代表的某一气候反常致病。例如在每年初之气所属的时间中发病者或由于风气偏胜致病者,病属厥阴。二之气所属的时间中发病者或由于热气偏胜致病者病属少阴等均是。张志聪注:"生于标者,生于三阴三阳之气也。"即属此义。

[病反其本,得标之病]"反",即反求。"本",即六气。"标",即三阴三阳。"病反其本,得标之病",意即对于疾病反求其病因,即能知其三阴三阳、病位病性。例如,风气偏胜时,人体或受风邪致病。从三阴三阳来说,其病即属厥阴。从脏腑来说,即病在肝胆,从病性来说,即病属风热。张介宾注:"病有标本,但反求其所致之本,则见在之标病,可得其阴阳表里之矣。"即属此义。

[治反其本,得标之方]"治",即治疗。"反其本",即反求其致病之原,此处是指反求其发病与六气之间的关系。"标",即三阴三阳及其所代表的脏腑经络。"治反其本,得标之方",是承上句"病反其本,得标之病"而言。全句意即既然可以根据人体疾病发生与季节气候的关系来确定病位、病性,那就自然也可以根据人体疾病与六气之间的关系来作治疗。张介宾注:"治有本末,但反求其治本之道,则治标之运用,可得方十剂之妙矣,此无他,亦必求于本之意。"即属此义。"病反其本,得标之病,治反其本,得标之方",这几句话,是中医学在对疾病作诊断治疗中所用某些术语的渊源所在。例如因感风邪致病而在临床上表现为受风邪所常见的症状和体征时,临床上即可诊断为风病或肝病。同时,对治疗此种疾病的方法赋予疏风、疏肝、息风、平肝等名称。由此说明了中医学对于疾病的诊断、治疗、命名等,很多都是在运气学说的基础上发展演绎而来。

⑬王洪图等《黄帝内经素问白话解》病生于本,即病生于风寒暑湿燥火。生于标,即病生于三阴三阳。

我已经明白了六气之本引起疾病的治疗方法,那么因为三阴三阳之标引起的疾病应该怎样治疗呢？岐伯说：知道了六气之本引起的疾病表现，就可以知道与它相反的标病是什么样的，用与治本病相反的方法就可以组成治标病的方剂。黄帝说：讲得好。

⑭郭霭春《黄帝内经素问白话解》本，指风、寒、暑、湿、燥、火六气。标，指三阴三阳。

病生于本的，我已经知道了。病生于标的怎样治疗呢？岐伯说：与本病相反的，就可知道这是标病。在治疗时不从本病着眼，那就明白了治标的方法。黄帝道：讲得好！

（2）六气之胜，何以候之？岐伯曰：乘其至也。清气大来，燥之胜也，风木受邪，肝病生焉。

①王冰《黄帝内经素问》流于瞻也。

②马莳《黄帝内经素问注证发微》此言六气之胜，气有可候，而脉有可诊也。清气大来，可以候燥之胜，乃阳明燥金所司也，故金来胜木，则风木受邪，肝病乃生。

③张介宾《类经》候者，候其气之应见也。乘其气至而察之也。金气克木，故肝木受邪，肝病则并及于胆。

④张志聪《黄帝内经集注》此论四时五行之气，内合五藏而外应于六脉也。（眉批）非司天在泉之气。风寒热湿燥，在天四时之五气；木火土金水，在地四时之五行。五气之胜五行，五行而病五藏，是五藏之外合五行，而五行之上呈五气也。

⑤高士宗《黄帝素问直解》六气者，五行也。五行者，五藏也。气胜则藏病，故问六气之胜，何以候之？候之之法，当乘其气至之时而候之也。如清气大来，燥金之胜也，金刑其木，风木受邪而肝病生焉矣。

⑥黄元御《黄元御医书全集》六气之胜，候之有法，乘其至也。是何气之来，则知何气之胜，其所受克之脏必病，所谓感于六气之淫邪而生病也。

⑦张琦《素问释义》此句未具体注释。

⑧高亿《黄帝内经素问详注直讲全集》〔批〕此言候六气之胜也。

〔注〕乘其至，乘六气之至也。六气太过而胜，则为邪气。

〔讲〕彼六气之太过而胜者，又何以候之而知其胜也？岐伯曰：欲候六气之胜，当乘其六气之至也。夫六气者，乘年之虚，则非时而至，乘人之虚，则乘间而入。如清气大来，是燥气之胜也，金胜克木，其时风木受邪，肝病生焉。

⑨孟景春等《黄帝内经素问译释》六气的胜气，怎样候察呢？岐伯说：当胜气到来的时候进行候察。清气大来是燥气之胜，风木受邪，肝病就发生了。

⑩任廷革《任应秋讲〈黄帝内经〉素问》（提要）讲"六气之胜"的病机和脉象，及标本之病证与诊法，盖本为胜而复为标，但胜复又各有标本，皆为病气传变之事。

（讲解）问曰："六气之胜，何以候之？"胜气，即过胜的邪气，怎样来辨六淫致病之候呢？"乘其至也"，还是要通过临床表现来辨别，是风气胜？还是寒气胜？还是燥气胜？如："清气大来，燥之胜也，风木受邪，肝病生焉。""清"是指清肃之阳气，阳气清肃下降,这是"燥之胜"的表现;燥气胜就会影响"风木",金克木嘛,所以"肝病"就随之而生。下面的"热气大来""寒气大来""湿气大来""风气大来"等,是列举火气之胜、水气之胜、土气之胜、木气之胜的辨证依据,主要是依据五行关系来辨证的。

⑪张灿玾等《黄帝内经素问校释》六气为胜气的,怎样观测呢? 岐伯说:乘其不及而至者为胜气。清气大来,为燥气之胜,风木受邪,病生于肝。

⑫方药中等《黄帝内经素问运气七篇讲解》〔乘其至也〕"乘",即乘势或乘虚。五行学说以一物偏盛对其所胜之物克制太甚,或一物偏衰,其所不胜之物克制太甚均可曰"乘"。"其",指偏胜之气。此句是回答原文所问"六气之胜,何以候之?",意即观察六气偏胜时,主要是观察此偏胜之气到来以后,对所胜脏器的直接影响。

〔清气大来,燥之胜也,风木受邪,肝病生焉〕"清气",即凉气。"燥",即气候干燥。"风""木",指春季气候。"风木受邪",即春天应温不温,应生不生,气候反常。全句意即春天里如果气候比平常少风,过于清凉干燥,植物必然生长不好,人体也容易发生肝病。从五行概念来说,"清"和"燥"在五行属性上属于金,"风"和"肝",在五行属性上属于木。"清气大来,燥之胜也,风木受邪,肝病生焉",从五行之间的关系来看就是金胜乘木。

⑬王洪图等《黄帝内经素问白话解》怎样观察六气的偏胜呢? 岐伯说:要在六气到来的时候进行观察分析。清气大来,为燥金之气偏胜,金气胜则木气受邪,就会发生肝病。

⑭郭霭春《黄帝内经素问白话解》六气的胜气,怎样观察呢? 岐伯说:这要趁六气到来的时候观察。清肃之气大来,是燥气之胜,燥胜则风木受邪,肝病就发生了。

(3)热气大来,火之胜也,金燥受邪,肺病生焉。

①王冰《黄帝内经素问》流于回肠大肠。(〔新校正云〕详注云回肠大肠,按《甲乙经》回肠即大肠。)

②马莳《黄帝内经素问注证发微》热气大来,可以候火之胜,乃少阴、少阳所司也,故火来胜金,则金燥受邪,肺病乃生。

③张介宾《类经》火气克金,故肺金受邪,肺病则并及于大肠。

④张志聪《黄帝内经集注》风寒热湿燥,在天四时之五气;木火土金水,在地四时之五行。五气之胜五行,五行而病五藏,是五藏之外合五行,而五行之上呈五气也。

⑤高士宗《黄帝素问直解》热气大来,火刑其金,则肺病生焉矣。

⑥黄元御《黄元御医书全集》六气之胜,候之有法,乘其至也。是何气之来,则知何气之胜,其所受克之脏必病,所谓感于六气之淫邪而生病也。

⑦张琦《素问释义》此句未具体注释。

⑧高亿《黄帝内经素问详注直讲全集》〔讲〕如热气大来,是火气之胜也,火胜

克金,其时燥金受邪,肺病生焉。

⑨孟景春等《黄帝内经素问译释》热气大来,是火气之胜,燥金受邪,肺病就发生了。

⑩任廷革《任应秋讲〈黄帝内经〉素问》此句未具体注释。

⑪张灿玾等《黄帝内经素问校释》热气大来,为火气胜,燥金受邪,病生于肺。

⑫方药中等《黄帝内经素问运气七篇讲解》[热气大来,火之胜也,金燥受邪,肺病生焉]"热气",即火气。"火之胜也",即气候十分炎热。"金""燥",指秋季气候。"金燥受邪",即秋天应凉不凉,应燥不燥,气候反常。全句意即秋天里如果气候太热,应凉不凉,植物必然因此收成不好,人体也容易因此而发生肺病。从五行概念来说,"热",属于火,"燥"和"肺"属于金。"热气大来,火之胜也,金燥受邪,肺病生焉",从五行之间的关系来看就是火胜乘金。

⑬王洪图等《黄帝内经素问白话解》热气大来,为火热之气偏胜,火气胜则燥金受邪,就会发生肺病。

⑭郭霭春《黄帝内经素问白话解》热气大来,是火气之胜,火偏胜则金燥受邪,肺病就发生了。

(4)寒气大来,水之胜也,火热受邪,心病生焉。

①王冰《黄帝内经素问》流于三焦小肠。

②马莳《黄帝内经素问注证发微》寒气大来,可以候水之胜,乃太阳寒水所司也,故寒来胜火,则心病乃生。

③张介宾《类经》水气克火,故心火受邪,心病则并及小肠、包络、三焦。

④张志聪《黄帝内经集注》风寒热湿燥,在天四时之五气;木火土金水,在地四时之五行。五气之胜五行,五行而病五藏,是五藏之外合五行,而五行之上呈五气也。

⑤高士宗《黄帝素问直解》寒气大来,而心病生。

⑥黄元御《黄元御医书全集》六气之胜,候之有法,乘其至也。是何气之来,则知何气之胜,其所受克之脏必病,所谓感于六气之淫邪而生病也。

⑦张琦《素问释义》此句未具体注释。

⑧高亿《黄帝内经素问详注直讲全集》〔讲〕如寒气大来,是水气之胜也,水胜克火,其时火热受邪,心病生焉。

⑨孟景春等《黄帝内经素问译释》寒气大来,是水气之胜,火热受邪,心病就发生了。

⑩任廷革《任应秋讲〈黄帝内经〉素问》此句未具体注释。

⑪张灿玾等《黄帝内经素问校释》寒气大来,为水气胜,火热受邪,病生于心。

⑫方药中等《黄帝内经素问运气七篇讲解》[寒气大来,水之胜也,火热受邪,心病生焉]"寒气",即寒凉之气。"水之胜也",即气候十分寒冷。"火热",指夏季气候。"火热受邪",即夏天应热不热,气候反常。全句意即夏天里如果气候太冷,应

热不热,农作物就必然因此生长不好,人体也容易因此而发生心病。从五行概念来说,"寒"属于水,"热"和"心"属于火。"寒气大来,水之胜也,火热受邪,心病生焉"从五行之间的关系来看就是水胜乘火。

⑬王洪图等《黄帝内经素问白话解》寒气大来,为寒水之气偏胜,水气胜则火气受邪,就会发生心病。

⑭郭霭春《黄帝内经素问白话解》寒气大来,是水气之胜,水偏胜则火热受邪,心病就发生了。

(5)湿气大来,土之胜也,寒水受邪,肾病生焉。

①王冰《黄帝内经素问》流于膀胱。

②马莳《黄帝内经素问注证发微》湿气大来,可以候土之胜,乃太阴湿土所司也,故土来胜水,肾病乃生。

③张介宾《类经》土气克水,故肾水受邪,肾病则并及膀胱。

④张志聪《黄帝内经集注》风寒热湿燥,在天四时之五气;木火土金水,在地四时之五行。五气之胜五行,五行而病五藏,是五藏之外合五行,而五行之上呈五气也。

⑤高士宗《黄帝素问直解》湿气大来,而肾病生。

⑥黄元御《黄元御医书全集》六气之胜,候之有法,乘其至也。是何气之来,则知何气之胜,其所受克之脏必病,所谓感于六气之淫邪而生病也。

⑦张琦《素问释义》此句未具体注释。

⑧高亿《黄帝内经素问详注直讲全集》〔讲〕如湿气大来,是土气之胜也,土胜克水,其时寒水受邪,肾病生焉。

⑨孟景春等《黄帝内经素问译释》湿气大来,是土气之胜,寒水受邪,肾病就发生了。

⑩任廷革《任应秋讲〈黄帝内经〉素问》此句未具体注释。

⑪张灿玾等《黄帝内经素问校释》湿气大来,为土气胜,寒水受邪,病生于肾。

⑫方药中等《黄帝内经素问运气七篇讲解》[湿气大来,土之胜也,寒水受邪,肾病生焉]"湿气",即雨湿之气。"土之胜也",即气候潮湿,雨水增多。"寒水",指冬季气候,"寒水受邪",即冬季里应寒不寒,不降雪而降雨,气候反常。全句意即冬天里如果气候不冷,应寒不寒,生物应藏不藏,第二年农作物就必然因此生长不好,人体也容易因此发生肾病。从五行概念来说,"湿"属于土,"寒"和"肾"属于水。"湿气大来,土之胜也,寒水受邪,肾病生焉",从五行之间的关系来看就是土胜乘水。

⑬王洪图等《黄帝内经素问白话解》湿气大来,为湿土之气偏胜,土气胜则水气受邪,就会发生肾病。

⑭郭霭春《黄帝内经素问白话解》湿气大来,是土气之胜,土偏胜则寒水受邪,肾病就发生了。

(6)风气大来,木之胜也,土湿受邪,脾病生焉。所谓感邪而生病也。

①王冰《黄帝内经素问》流于胃。外有其气而内恶之,中外不喜,因而遂病,是谓感也。

②马莳《黄帝内经素问注证发微》风气大来,可以候木之胜,乃厥阴风木所司也,故木来胜土,脾病乃生。正以岁木不足,则外有清邪;岁火不足,则外有寒邪;岁土不足,则外有风邪,岁金不足,则外有热邪;岁水不足,则外有湿邪。

③张介宾《类经》木气克土,故脾土受邪,脾病则并及于胃。不当至而至者,谓之邪气,有所感触,则病生矣。

④张志聪《黄帝内经集注》风寒热湿燥,在天四时之五气;木火土金水,在地四时之五行。五气之胜五行,五行而病五藏,是五藏之外合五行,而五行之上呈五气也。

⑤高士宗《黄帝素问直解》风气大来,而脾病生。皆受制生病,所谓感邪而生病也。

⑥黄元御《黄元御医书全集》此句未具体注释。

⑦张琦《素问释义》王(冰)注兼六腑言,经而后腑,先阳而后阴,此就六气言耳。

⑧高亿《黄帝内经素问详注直讲全集》〔注〕感邪者,感六气之邪,非时而至,人中之则生病矣。

〔讲〕如风气大来,是木气之胜也,木胜克土,其时湿土受邪,脾病生焉。所谓感邪气而生病者此也。

⑨孟景春等《黄帝内经素问译释》风气大来,是木气之胜,土湿受邪,脾病就发生了。这些都是感受胜气之邪而生病的。

⑩任廷革《任应秋讲〈黄帝内经〉素问》(讲解)总之是"所谓感邪而生病也","邪"是指"胜气",感胜气而生病,如感燥气胜生肝病、感热气胜生肺病、感寒气胜生心病、感湿气胜生肾病、感风气胜生脾病是也。

⑪张灿玾等《黄帝内经素问校释》风气大来,为木气胜,湿土受邪,病生于脾。就是说感受胜气之邪就要生病。

⑫方药中等《黄帝内经素问运气七篇讲解》〔风气大来,木之胜也,土湿受邪,脾病生焉〕"风气",即偏胜之风气。"木之胜也",即气候多风,天气温热。"土湿",指长夏季节。"土湿受邪",即长夏季节,气候多风,降雨量少,气候干旱,应湿不湿,气候反常。全句意即长夏如果降雨量少,气候干旱,应湿不湿,农作物就必然因此生长不好,人体也容易因此发生脾病。从五行概念来说,"风"属于木,"湿"和"脾"属于土。"风气大来,木之胜也,土湿受邪,脾病生焉",从五行之间的关系来看就是木胜乘土。

〔所谓感邪而生病也〕"感邪",即感受偏胜之气。"生病",指五脏生病。全句意即五脏疾病可以是感受其所不胜之气而发病。例如肝病可以在燥气偏胜时发生,肺病可以在火气偏胜时发生等。这是对前文"乘其至也"的进一步说明。

⑬王洪图等《黄帝内经素问白话解》风气大来，为风木之气偏胜，木气胜则土气受邪，就会发生脾病。这就是五脏感受胜气之邪而生病的情况。

⑭郭霭春《黄帝内经素问白话解》风气大来，是木气之胜，木胜则土湿受邪，脾病就发生了。这些都是所谓感邪而生病的。

（7）乘年之虚，则邪甚也；失时之和，亦邪甚也；遇月之空，亦邪甚也；重感于邪，则病危矣。有胜之气，其必来复也。

①王冰《黄帝内经素问》年木不足，外有清邪。年火不足，外有寒邪。年土不足，外有风邪。年金不足，外有热邪。年水不足，外有湿邪。是年之虚也。岁气不足，外邪凑甚。六气临统，与位气相克，感之而病，亦随所不胜而与内藏相应，邪复甚也。谓上弦前，下弦后，月轮中空也。年已不足，邪气大至，是一感也。年已不足，天气克之，此时感邪，是重感也。内气召邪，天气不佑，病不危可乎？天地之气，不能相无，故有胜之气，其必来复也。

②马莳《黄帝内经素问注证发微》乃乘年之虚，斯邪之所以甚耳。且六气，有主气，有客气，主气主乎四时，春温、夏热、秋凉、冬寒者其宜也，而客气加之，或主胜，或客胜，则失时之和，亦邪之所以甚耳。《八正神明论》曰：月始生，则血气始精，卫气始行；月郭满，则血气实，肌肉坚；月郭空，则肌肉减，经络虚，卫气去，形独居。故遇月之空，亦邪之所以甚耳。此则重感于邪，病之所以危也。但有胜之气，必有复之气，其机又相因者耳。

③张介宾《类经》凡岁气不及，邪胜必甚，如乙丁己辛癸年是也。客主不和，四时失序，感而为病，则随所不胜而与藏气相应也，其邪亦甚。《八正神明论》曰：月始生，则血气始精，卫气始行；月廓满，则血气实，肌肉坚；月廓空，则肌肉减，经络虚，卫气去，形独居。是即月空之义，亦邪之所以甚也。以上三节，曰乘、曰失、曰遇，皆以人事为言，是谓三虚。如《岁露论》云：冬至之日，中于虚风而不发，至立春之日，又皆中于虚风，此两邪相搏，即重感之谓。天地之气，不能相过也，有胜则有复也。

④张志聪《黄帝内经集注》乘年之虚者，主岁之气不及也。如木运不及，则清气胜之；火运不及，则寒气胜之；土运不及，则风气胜之；金运不及，则热气胜之；水运不及，则湿气胜之。此岁运不及，而四时之胜气又乘而侮之。失时之和者，四时之气衰也。如春气不足，则秋气胜之；夏气不足，则冬气胜之；长夏之气不足，则春气胜之；秋气不足，则夏气胜之；冬气不足，则长夏之气胜之。遇月之空者，月廓空之时也。重感于邪者，乘年之虚，失时之和，遇月之空，是谓三虚，而感于邪则病危矣。有胜之气，其必来复者，春有惨凄残贼之胜，则夏有炎暑燔烁之复；夏有惨凄凝冽之胜，则不时有埃昏大雨之复；四维发振拉飘腾之变，则秋有肃杀霖霪之复；夏有炎烁燔燎之变，则秋有冰雹霜雪之复；四维发埃昏骤注之变，则不时有飘荡振拉之复。此四时之胜而必有复也。

⑤高士宗《黄帝素问直解》邪之威也，如主岁之气不及，而乘年之虚，则邪甚

也。主时之气不及,而失时之和,亦邪甚也。主日之气不及,而遇月之空,亦邪甚也。年之虚,时之失,月之空,有一于此,则病。若重威于邪,则病危矣。此皆有胜之气而为病,须知有胜之气,其必来复也。

⑥黄元御《黄元御医书全集》遇岁运不及,是乘年之虚,则邪甚也;值客主不谐,是失时之和,亦邪甚也;当晦朔之际,是遇月之空,亦邪甚也。此谓三虚,于此三虚被感之后,又复重感于邪,则病危矣。六气相胜之病如此。有胜之气,则必有复之气,候复气之法,可类推也。

⑦张琦《素问释义》王(冰)注:岁气不足,外邪凑甚。四时失序,则随人所不胜之脏腑生病。月廓空经络虚,则易感于邪。王(冰)注:内气召邪,天气不祐,病不危得乎(有胜之气,其必来复也)。二句应在上乘其至也之上。

⑧高亿《黄帝内经素问详注直讲全集》〔注〕乘年之虚者,如己土、乙金、辛水、丁木、癸火,俱属阴年不及,不及则虚矣。邪甚者,如土受木克,金受火克,水受土克之类。失时之和者,谓非时之气不当至而至也。遇月之空者,谓月郭空陷也。此年时月三者,非时之气,皆胜正气,人在气交之中,感其邪气,失天之佑,故病必死。此所以有胜之气,其必来复也。

〔讲〕然六气之邪,乘年之虚则邪甚,失时之和则邪甚,遇月之空则邪愈甚,使人而重感于邪,则病必危矣。何也? 以其有胜之气以为变,必有复之气以为报也。

⑨孟景春等《黄帝内经素问译释》如果遇到运气不足之年,则邪气更甚;如主时之气不和,也会使邪气更甚;遇月廓空的时候,其邪亦甚。重复感受邪气,其病就危重了。有了胜气,其后必然会有复气。

⑩任廷革《任应秋讲〈黄帝内经〉素问》(讲解)"乘年之虚,则邪甚也;失时之和,亦邪甚也;遇月之空,亦邪甚也。"这是解释燥气胜、热气胜、寒气胜、湿气胜、风气胜的原理。前面讲过五运的规律是甲己化土(土运)、乙庚化金(金运)、丙辛化水(水运)、丁壬化木(木运)、戊癸化火(火运);五运又有阳运、阴运之分,阳运主太过,阴运主不及;如逢己、逢庚、逢辛、逢壬、逢癸属阴为不及之年,如逢甲、逢乙、逢丙、逢丁、逢戊属阳为太过之年。所谓"乘年之虚"是从五行关系来分析的,若今年是阴土年(逢己年),又赶上厥阴风木司天,风木过胜弱土而为邪;若今年是阳土年(逢甲年),又赶上厥阴风木司天,尽管有木克土的关系,但阳土可以抵抗风木,使风木不会过胜阳土而成邪。总之"胜气"问题,还要结合"岁气"来分析,这是"乘年之虚,则邪甚也"的意思。"失时之和,亦邪甚也",前面是从"年运"来分析,这里是从"时节"来分析。"时"是指一个季节,分析这个季节的主气、客气关系,客、主协调即"时之和",客、主不协调,相有克胜,这就是"失时之和","失时之和"的胜气为病也是很厉害的。"遇月之空,亦邪甚也",是从月亮的圆缺来分析,每月的二十几号到三十号是"月空"的时候,假使胜气而逢月空的时候,这种邪气致病也是很厉害的。反过来说,若年运不虚、时气和、月满,邪气虽胜但要好得多。乘年之虚、失时之和、遇月之空,从这三个自然条件可以分析出邪气甚否。"重感于邪,则病危矣;有胜之气,

其必来复也。"假使说邪气胜而逢年之虚、逢失时之和、逢月之空,人在这种条件下感邪,即为"重感于邪","则病危矣"。胜气要结合多方面因素来分析,要从年、从季、从月来分析。有一点是肯定的,即"有胜之气,其必来复也",有胜气必然就有复气,有胜则有复,无胜则无复,胜甚则复甚,胜微则复微。

⑪张灿玾等《黄帝内经素问校释》年之虚:即岁运不及之年。失时之和:王冰注:"六气临统与位气相克,感之而病,亦随所不胜而与内脏相应,邪复甚也。"即岁气与四时之气不相和者。月之空:即月廓残缺之时。王冰注:"谓上弦前,下弦后,月轮中空也。"

遇到岁运不及之年,则邪甚。遇到岁气与四时之气不和时,邪亦甚。遇到月空之时,邪气也甚。若受邪之后,而再次感邪则病情危重。有了胜气,其后必然还有复气,这是其自然规律。

⑫方药中等《黄帝内经素问运气七篇讲解》[乘年之虚]"年之虚",即岁运不及之年。"乘年之虚",意即六气偏胜时,人体本来可以感邪发病,如果再遇上岁运不及之年,则疾病就更加容易发生。例如火气偏胜时,人体容易发生心病、肺病,如果再遇上金运不及之年时,由于火胜乘金的原因,则肺病就会更加容易发生,或者在发生以后会较一般年份加重。

[失时之和]"失时之和",即主客之气失和。例如主气初之气为厥阴风木,客气初之气为阳明燥金,应温反凉,春行秋令,季节与气候相反,即属客主之气失和。在客主之气失和时,人体即可感邪而发生疾病,特别是容易发生客邪所胜脏腑的疾病。例如前述春行秋令时,则容易发生肝病等。张介宾注:"客主不和,四时失序,感而为病,则随所不胜而与脏气相应也,其邪亦甚。"即属此义。

[遇月之空]"月",指天体上的月亮。"空",即空虚不足。此指月缺或无月时。中医学认为人体气血与月廓盈虚密切相关。《素问·八正神明论》谓:"月始生则血气始精,卫气始行,月郭满则血气实,肌肉坚,月郭空则肌肉减,经络虚,卫气去,形独居。"这就是说,中医学认为每月月圆时,人体气血充实。月缺或无月时,人体气血相对虚衰。"遇月之空",意即每月在月缺或无月这一段时间中,如果感受六气偏胜之邪,也就比平常更加容易发生疾病。

[重感于邪,则病危矣]"重感于邪",即在上述"年虚""失时""月空"的基础上再感受外邪,则发病比一般年份要明显加重,预后也比一般年份为差。《灵枢·岁露论》谓:"乘年之虚,遇月之空,失时之和,因为贼风所伤,是谓三虚,故论不知三虚,工反为粗,帝曰:愿闻三实。少师曰:逢年之盛,遇月之满,得时之和,虽有贼风邪气,不能危之也。"此处明确指出:岁运盛衰,主客和否,月廓满空等与人体疾病发生密切相关。"年虚""失时""月空"谓之"三虚"。在"三虚"的基础上如果再遇上外邪就容易发病。反之,"年盛""时和""月满",谓之"三实"。在"三实"的条件下,即使遇上外邪,也不一定发生疾病。于此说明了自然环境与人体正气强弱及发病与否之间的密切相关。

[有胜之气,其必来复也]"有胜之气,其必来复",意即六气偏胜时,必然就会有复气随之而产生。此句意即自然气候变化本身始终存在着一种自稳调节,人体与之相应,本身也存在着一种自稳调节。这是自然界和人体普遍存在着的一种客观规律。

⑬王洪图等《黄帝内经素问白话解》如果遇到岁运不及之年,胜气乘虚而发,这种邪气就更加严重;如果遇到主客之气不和,这种邪气也会很严重;在月亮亏缺的时候,感受的邪气也很严重;如果受邪之后再次受到邪气侵害,则病情就很危险了。大凡有胜气,相继而来的必定是报复之气。

⑭郭霭春《黄帝内经素问白话解》年之虚:岁运不及之年。失时之和:四时之气衰。即主时之气不和。月之空:月廓空。

如果正当岁气不足之年,则邪气更甚;如主时之气不和也使邪气更甚;遇月廓空的时候也使邪气更甚。以上三种情况,若再感受邪气,病就很危险了。凡是有了胜气,相继而来的必定是报复之气。

第四十八解

(一)内经原文

帝曰:其脉至何如?岐伯曰:厥阴之至,其脉弦;少阴之至,其脉钩;太阴之至,其脉沉;少阳之至,大而浮;阳明之至,短而涩[注];太阳之至,大而长。至而和则平,至而甚则病,至而反者病,至而不至者病,未至而至者病,阴阳易者危。

[注]涩:郭霭春《黄帝内经素问校注》、人民卫生出版社影印顾从德本《黄帝内经素问》此处为"濇";张灿玾等《黄帝内经素问校释》、方药中等《黄帝内经素问运气七篇讲解》、孟景春等《黄帝内经素问译释》此处为"涩"。涩同濇。

(二)字词注释

(1)脉至

①王冰《黄帝内经素问》此词未具体注释。

②马莳《黄帝内经素问注证发微》六气之至,必有其脉。

③张介宾《类经》言六气胜至之脉体。

④张志聪《黄帝内经集注》此论六气之应六脉也。

⑤高士宗《黄帝素问直解》脉至。

⑥黄元御《黄元御医书全集》此词未具体注释。

⑦张琦《素问释义》此词未具体注释。

⑧高亿《黄帝内经素问详注直讲全集》〔注〕谓中六气脉至也。至,气至也,言六气以时至。

⑨孟景春等《黄帝内经素问译释》六气到来时的脉象。

⑩任廷革《任应秋讲〈黄帝内经〉素问》脉象。

⑪张灿玾等《黄帝内经素问校释》六气为病其脉来。

⑫方药中等《黄帝内经素问运气七篇讲解》"脉",指脉象,"至",指不同季节气

候到来之时。

⑬王洪图等《黄帝内经素问白话解》与六气相应的脉象。

⑭郭霭春《黄帝内经素问白话解》六气到来时,脉的体象。

（2）涩

①王冰《黄帝内经素问》往来不利,是谓涩也。

②马莳《黄帝内经素问注证发微》涩则不利也。

③张介宾《类经》涩。

④张志聪《黄帝内经集注》涩。

⑤高士宗《黄帝素问直解》涩。

⑥黄元御《黄元御医书全集》此字未具体注释。

⑦张琦《素问释义》涩。

⑧高亿《黄帝内经素问详注直讲全集》〔注〕〔讲〕涩。

⑨孟景春等《黄帝内经素问译释》涩。

⑩任廷革《任应秋讲〈黄帝内经〉素问》涩。

⑪张灿玾等《黄帝内经素问校释》涩。

⑫方药中等《黄帝内经素问运气七篇讲解》涩。

⑬王洪图等《黄帝内经素问白话解》涩。

⑭郭霭春《黄帝内经素问白话解》涩。

（3）易

①王冰《黄帝内经素问》不应天常,气见交错,失其恒位,更易见之,阴位见阳脉,阳位见阴脉,是易位而见也。

②马莳《黄帝内经素问注证发微》脉宜见于寸,为阳位,而反见于尺;脉宜见于尺,为阴位,而反见于寸。

③张介宾《类经》错乱。

④张志聪《黄帝内经集注》三阴主时而得阳脉,三阳主时而得阴脉者。

⑤高士宗《黄帝素问直解》春夏见阴脉,秋冬见阳脉,是为阴阳易。

⑥黄元御《黄元御医书全集》阴阳易者,时阴而脉阳,时阳而脉阴也。

⑦张琦《素问释义》阴阳易,谓阳位见阴脉,阴位见阳脉。

⑧高亿《黄帝内经素问详注直讲全集》〔注〕易位。

⑨孟景春等《黄帝内经素问译释》交错更易。

⑩任廷革《任应秋讲〈黄帝内经〉素问》颠倒。

⑪张灿玾等《黄帝内经素问校释》更易其位者。

⑫方药中等《黄帝内经素问运气七篇讲解》相反。

⑬王洪图等《黄帝内经素问白话解》变易交错的。

⑭郭霭春《黄帝内经素问白话解》易位。

（三）语句阐述

（1）帝曰：其脉至何如？岐伯曰：厥阴之至，其脉弦；少阴之至，其脉钩；太阴之至，其脉沉；少阳之至，大而浮；阳明之至，短而涩；太阳之至，大而长。

①王冰《黄帝内经素问》奭虚而滑，端直以长，是谓弦。实而强则病，不实而微亦病，不端直长亦病，不当其位亦病，位不能弦亦病。来盛去衰，如偃带钩，是谓钩。来不盛去反盛则病，来盛去盛亦病，来不盛去不盛亦病，不偃带钩亦病，不当其位亦病，位不能钩亦病。沉，下也。按之乃得，下诸位脉也。沉甚则病，不沉亦病，不当其位亦病，位不能沉亦病。浮，高也。大，谓稍大诸位脉也。大浮甚则病，浮而不大亦病，大而不浮亦病，不大不浮亦病，不当其位亦病，位不能大浮亦病。往来不利，是谓涩也。往来不远，是谓短也。短甚则病，涩甚则病，不短不涩亦病，不当其位亦病，位不能短涩亦病。往来远是谓长也。大甚则病，长甚则病，长而不大亦病，大而不长亦病，不当其位亦病，位不能长大亦病。

②马莳《黄帝内经素问注证发微》六气之至，必有其脉。厥阴之至其脉弦，奭虚而滑，端直以长也。少阴之至其脉钩，来盛去衰，如偃带钩也。太阴之至其脉沉，沉则不浮也。少阳之至大而浮，大则不小，浮则不沉也。阳明之至短而涩，短则不长，涩则不利也。太阳之至大而长，大则不小，长则不短也。

③张介宾《类经》言六气胜至之脉体。厥阴之至，风木气也。木体端直以长，故脉弦。弦者，长直有力，如弓弦也。少阴之至，君火气也。火性升浮，故脉钩。钩者，来盛去衰，外实内虚，如带之钩也。太阴之至，湿土气也。土体重实，故脉沉。沉者，行于肌肉之下也。少阳之至，相火气也。火热盛长于外，故脉来洪大而浮于肌肤之上也。阳明之至，燥金气也。金性收敛，故脉来短而涩也。太阳之至，寒水气也。水源长而生意广，故其脉至，大而且长。

④张志聪《黄帝内经集注》此论六气之应六脉也。厥阴主木，故其脉弦；少阴主火，故其脉钩；太阴主土，故其脉沉；少阳主火，故大而浮；阳明主金，故短而涩；太阳主水而为诸阳主气，故大而长。计逊公问曰：太阳主冬令之水，则脉当沉，今大而长，不无与时气相反耶？曰：所谓脉沉者，肾藏之脉也。太阳者，巨阳也。上合司天之气，下合在泉之水，故其大而长者，有上下相通之象。此章论六气之应六脉，非五藏之合四时。阴阳五行之道，通变无穷，不可执一而论。

⑤高士宗《黄帝素问直解》六气之胜，必形于脉，故问其脉至何如？厥阴属木，故其脉弦；少阴属火，故其脉钩；太阴属土，故其脉沉；少阳属火，故大而浮；阳明属金，故短而涩；太阳属水，为诸阳主气，故大而长。

⑥黄元御《黄元御医书全集》此句未具体注释。

⑦张琦《素问释义》厥阴脉弦，少阴脉钩，此平脉也。太阴脉候于右关，何以气至而沉？少阳候于左关，大而浮者，风火相煽也。阳明候右关，短而涩似肺脉，安得如下云至而和则平耶？至于太阳之脉，以膀胱腑言之，应候于尺，大而长则失肾脉沉石之象矣。窃意切脉之法，有九候，有专取寸口，而《难经》又以浮候心肺，沉候肾

肝,当六气之至,应六部皆见,不但本部而已,俟明者定之。

⑧高亿《黄帝内经素问详注直讲全集》〔批〕此言气至、气变之要也。

〔注〕其脉至,谓中六气脉至也。春弦夏钩,秋涩冬沉,脉之常也。此先言四时本脉,而后论病脉。厥阴风木,气至脉弦,病则弦实而长。少阴君火,气至脉钩,中火则脉洪。太阴湿土,气至脉沉,病湿则脉缓。少阳相火,气至脉大而浮,病则脉洪。阳明燥金,气至脉涩,病则脉毛。太阳寒水,气至脉浮。病则脉大而长。此举阴阳气升,兼言六气病脉。经语浑含,所包者广,当细玩之。

〔讲〕黄帝曰:候六气之胜者,既如是已,而其脉至又复何如?岐伯对曰:气至脉至,不难辨也。如厥阴气至,其脉弦软,虚而滑,端直以长也。少阴之至,其脉钩来盛去衰,如操带钩也。太阴之至,其脉沉,沉则不浮也。少阳之至,大而浮,大则不小,浮则不沉也。阳明之至,短而涩,短则不长,涩则不利也。太阳之至,大而长,大则不小,长则不短也。

⑨孟景春等《黄帝内经素问译释》黄帝道:六气到来时的脉象是怎样的?岐伯说:厥阴之气到来,其脉为弦;少阴之气到来,其脉为钩;太阴之气到来,其脉为沉;少阳之气到来,其脉为大而浮;阳明之气到来,其脉为短而涩;太阳之气到来,其脉为大而长。

⑩任廷革《任应秋讲〈黄帝内经〉素问》(讲解)问曰:"其脉至何如?"胜复之病的脉象是怎样的呢?答曰:厥阴脉弦、少阴脉钩、太阴脉沉、少阳脉大而浮、阳明脉短而涩、太阳脉大而长。

⑪张灿玾等《黄帝内经素问校释》黄帝说:六气为病其脉来是怎样的呢?岐伯说:厥阴之气至,脉象为弦;少阴之气至,脉象为钩;太阴之气至,脉象为沉;少阳之气至,脉象大而浮;阳明之气至,脉象短而涩;太阳之气至,脉象大而长。

⑫方药中等《黄帝内经素问运气七篇讲解》〔其脉至何如〕"脉",指脉象,"至",指不同季节气候到来之时。此句是问季节气候不同,脉象是否亦有不同。

〔厥阴之至其脉弦〕"厥阴",指每年初之气所属一段时间或风气偏胜之时。"弦",即弦脉。弦脉的特点,《素问·玉机真藏论》谓:"软弱轻虚而滑,端直以长,故曰弦。"这就是说弦脉的主要特点是脉长而有弹力,其形如弦。"厥阴所至其脉弦",意即每年初之气所属一段时间中或风气偏胜之时,人体肝气相应偏胜,因而人体也相应出现弦脉。一般来说在初之气这一段时间中出现弦而软的脉属于平脉。《素问·平人气象论》谓:"平肝脉来,软弱招招,如揭长竿末梢,曰肝平。"出现弦紧有力的脉则属病脉。《素问·平人气象论》谓:"病肝脉来,盈实而滑,如循长竿,曰肝病。"如果过于弦紧,则表示预后不好,属于死脉。《素问·平人气象论》谓:"死肝脉来,急益劲,如新张弓弦,曰肝死。"

〔少阴之至其脉钩〕"少阴",指每年二之气所属一段时间或热气偏胜之时。"钩",即钩脉。钩脉的特点,《素问·玉机真藏论》谓:"其气来盛去衰,故曰钩。"王冰注:"言其脉来盛去衰如钩之曲也。"这就是说,钩脉的主要特点是"来盛去衰",亦即脉来偏快,两至之间距离较短。就每一至来说来长去短,其形如钩。"少阴之至其脉钩",意即每年二之气所属这一段时间中或热气偏胜之时,人体心气相应偏胜,因而人体也相应出现钩脉。一般来说在二之气这一段时间中出现脉率稍快稍大的脉属于平脉。《素问·平人气象论》谓:"夫平心脉来,累累如连珠,如循琅玕,曰心病。"如果脉率过快,或中有歇止,则属病脉。《素问·平人气象论》谓:"病心脉来,喘喘连属,其中微曲,曰心病。"如果脉来洪大而迟,则表示预后不好,属于死脉。《素问·平人气象论》谓:"死心脉来,前曲后居,如操带钩,曰心死。"所谓"前曲后居",王冰注:"居,不动也。"张介宾注:"前曲者,谓轻取则坚强而不柔。后居者,谓重取则牢实而不动,如操车带之钩而全失充和之气,是但钩无胃也。故曰心死。"张志聪注:"居,不动也。曲而不动,如操带钩,无如珠生动之象也。"我们认为,"前""后",是指脉的来去,脉来为"前",脉去为"后"。"曲",同意张介宾的解释,即"坚强"。"居",各家均释为"不动"。总之,我们认为脉洪大即"前曲"。脉两至之间的间隔较长,间隔期间脉无搏动,即"后居"、"前曲后居"即脉洪大而迟。

[太阴之至其脉沉]"太阴",指每年四之气所属的这一段时间或湿气偏胜之时。"沉",即沉脉。沉脉的特点《脉经》谓:"重手按至筋骨乃得。"这就是说,沉脉的主要特点是:脉位很深,重按乃得。"太阴所至其脉沉",意即在每年四之气所属这一段时间中湿气偏胜之时,因而人体也相应出现沉脉。一般来说在四之气这一段时间中出现沉细的脉属于平脉。《素问·平人气象论》谓:"平脾脉来,和柔相离,如鸡践地,曰脾平。"张介宾注:"和柔,雍容不迫也,相离,匀静分明也,如鸡践地,从容轻缓也,此即充和之气,亦微软弱之义,是为脾之平脉。"如果在这一段时间中脉不沉细,则属病脉。《素问·平人气象论》谓:"病脾脉来,实而盈数,如鸡举足,曰脾病。"如果脉来强硬有力而迟,则表示预后不好,属于死脉。《素问·平人气象论》谓:"死脾脉来,锐坚如乌之喙,如鸟之距,如屋之漏,如水之流,曰脾死。"

[少阳之至大而浮]"少阳",指每年三之气所属这一段时间或火气偏胜之时。"大而浮"之脉,即洪脉。洪脉的特点,张介宾谓:"大而实也,举按皆有余。""少阳之至大而浮",意即每年三之气所属这一段时间中或火气偏胜之时,由于气候炎热,所以人体相应心气偏胜,因而人体也相应出现洪脉。洪脉与钩脉有相似处,一般来说在三之气所属这段时间中出现洪脉,属于平脉。其他病脉、死脉与前述"少阴之至"相似,可参看前讲。

[阳明之至短而涩]"阳明",指每年五之气所属这一段时间或燥气、凉气偏胜之时。"短而涩"之脉,即毛脉、浮脉。毛脉、浮脉的特点,《素问·玉机真脏论》谓:"轻虚以浮,来急去散,故曰浮。"张介宾谓:"毛者,脉来浮涩,类羽毛之轻虚也。"这就是说,毛脉的主要特点是浮而无力,亦即浮短而涩。"阳明之至短而涩",意即每年五之气所属这一段时间或凉气、燥气偏胜之时,人体肺气相应偏胜,因而人体也相应出现毛脉。一般来说在五之气这段时间中出现浮短而涩的毛脉属于平脉。《素问·平人气象论》谓:"平肺脉来,厌厌聂聂,如落榆夹,曰肺平。"如果在这一段时间

中出现浮而较有力的脉则属病脉。《素问·平人气象论》谓："病肺脉来，不上不下，如循鸡羽，曰肺病。"如果在这一段时间中出现浮而有力，浮而无根的脉则属死脉。《素问·平人气象论》谓："死肺脉来，如物之浮，如风吹毛，曰肺死。"

[太阳之至大而长]"太阳"，指每年终之气所属这一段时间或寒气偏胜之时。"大而长"之脉，此处指沉大而长之脉，亦即石脉。石脉的特点，《素问·玉机真脏论》谓："冬脉如营（石），何如而营（石）？岐伯曰：冬脉者，肾也，北方水也，万物之所以合藏也，故其气来沉以搏，故曰营（石）。"这就是说石脉的主要特点是沉而有力，亦即沉大而长。"太阳之至大而长"，意即每年终之气所属的这一段时间中或寒气偏胜之时，人体肾气相应偏胜，因而人体也相应出现石脉。一般来说在终之气所属的这一段时间中出现沉而有力的脉属于平脉。《素问·平人气象论》谓："平肾脉来，喘喘累累如钩，按之而坚，曰肾平。"如果在这一段时间中脉不沉或脉来强硬则属病脉。《素问·平人气象论》谓："病肾脉来，如引葛，按之益坚，曰肾病。"如果脉来过度强硬，则表示预后不良，属于死脉。《素问·平人气象论》谓："死肾脉来，发如夺索，辟辟如弹石，曰肾死。"所谓"引葛""夺索"，均是形容脉来极度强硬有力之意。

⑬王洪图等《黄帝内经素问白话解》黄帝说：与六气相应的脉象怎样呢？岐伯说：厥阴之气到来时脉象弦；少阴之气到来时脉象钩；太阴之气到来时脉象沉；太阳之气到来的脉象大而浮；阳明之气到来时脉象短而涩；少阳之气到来时脉象大而长。

⑭郭霭春《黄帝内经素问白话解》黄帝道：六气到来时，脉的体象怎样？岐伯说：厥阴之气到来，其脉应表现为弦；少阴之气到来，其脉应表现为钩；太阴之气到来，其脉应表现为沉；少阳之气到来，其脉应表现为大而浮；阳明之气到来，其脉应表现为短而涩；太阳之气到来，其脉应表现为大而长。

（2）至而和则平，至而甚则病，至而反者病，至而不至者病，未至而至者病，阴阳易者危。

①王冰《黄帝内经素问》去太甚，则为平调。不弱不强，是为和也。弦似张弓弦，滑如连珠，沉而附骨，浮高于皮，涩而止住，短如麻黍，大如帽簪，长如引绳，皆谓至而太甚也。应弦反涩，应大反细，应沉反浮，应浮反沉，应短涩反长滑，应耎虚反强实，应细反大，是皆谓气反常平之候，有病乃如此见也。气位已至，而脉气不应也。按历占之，凡得节气，当年六位之分，当如南北之岁，脉象改易而应之。气序未移而脉先变易，是先天而至，故病。不应天常，气见交错，失其恒位，更易见之，阴位见阳脉，阳位见阴脉，是易位而见也，二气之乱，故危。（〔新校正云〕按《六微旨大论》云，帝曰：其有至而至，有至而不至，有至而太过何也？岐伯曰：至而至者和；至而不至，来气不及；未至而至，来气有余也。帝曰：至而不至，未至而至何如？岐伯曰：应则顺，否则逆，逆则变生，变生则病。帝曰：请言其应。岐伯曰：物生其应也，气脉其应也，所谓脉应，即此脉应也。）

②马莳《黄帝内经素问注证发微》如六脉之至而和平,则为平脉。如六脉之至而甚,如太弦、太钩之类;六脉之至而反,如应弦反涩、应大反细、应沉反浮、应浮反沉、应涩反滑、应滑反涩、应长反短、应短反长之类;如气候已至,而脉气不至,如气候未至,而脉气先至,此皆不免于病也。上文感邪而生病,诸脉见矣。如脉宜见于寸,为阳位,而反见于尺;脉宜见于尺,为阴位,而反见于寸,此皆必至于危也。上文重感于邪则病危,其阴阳必反矣。按《六微旨大论》云:帝曰:其有至而至,有至而不至,有至而太过,何也? 岐伯曰:至而至者和;至而不至,来气不及也;未至而至,来气有余也。帝曰:至而不至,未至而至何如? 岐伯曰:应则顺,否则逆,逆则变生,变生则病,帝曰:请言其应。岐伯曰:物生其应也,气脉其应也。所谓脉应,即此脉应也。

③张介宾《类经》以主六脉之至,各无太过不及,是为和平之脉,不平则为病矣。甚,谓过甚而失其中和之气,如但弦无胃之类是也。反者,反见胜己之脉,如应弦反涩,应大反小之类是也。时已至而脉不应,来气不足也,故病。时未至而脉先至,来气太过也,故病。凡南北政之岁,脉象变易皆然。阴阳易,即《五运行大论》阴阳交之义,阴阳错乱,故谓之危。

④张志聪《黄帝内经集注》此言弦钩长短之脉,当应六气而至也。如脉至而和则为平人,脉至而甚则为病脉。所至之脉与时相反者病,及时而脉不至者病,未及时则脉先至者病。如三阴主时而得阳脉,三阳主时而得阴脉者危。

⑤高士宗《黄帝素问直解》和,调和也。六脉之至,至而调和,则为平脉。甚,过盛也。六脉之至,至而过盛,则为病脉。春弦夏钩秋浮冬沉,春得秋脉,夏得冬脉,秋得夏脉,冬得长夏脉。至而反时者病。时至而脉不至者病。时未至而脉先至者病。春夏为阳,秋冬为阴,春夏见阴脉,秋冬见阳脉,是为阴阳易。阴阳易者危。

⑥黄元御《黄元御医书全集》至而反者,脉与时反。阴阳易者,时阴而脉阳,时阳而脉阴也。

⑦张琦《素问释义》阴阳易,谓阳位见阴脉,阴位见阳脉。然与上至而反义复,且太阳之至大而长,非阴位见阳脉平。

⑧高亿《黄帝内经素问详注直讲全集》〔注〕至,气至也,言六气以时至,如木气至脉弦,暑气至脉钩,土气至脉缓,火气至脉洪,金气至脉涩,水气至脉沉。时至脉至,而气和则脉亦和。气至而甚,人中之则病生矣。至而反者,谓气至反见胜己之脉,如木气至得毛脉,火气至得沉脉,清气至得洪脉,寒气至得缓脉,土气至得弦脉,皆胜己之气,故病。至而不至者,气已至而脉不应,当位者不足也。未至而至者,气未至而脉先应,将来者有余也。皆非时之气,而乘正气之虚,故病。阴阳易位者,阴阳变易也,如阳位见阴脉,阴位见阳脉。内症脉浮大,外症脉沉细,皆为阴阳变易,故危。

〔讲〕如六脉之至而和平,则为平脉。如六脉之至,似太弦、太钩之类而甚,六脉之至,似应弦反涩,应大反细,应沉反浮,应浮反沉,应涩反滑,应滑反涩,应长反短,应短反长之类,而反与气候已至而脉气不至,气候来至而脉气先至,皆不免于病也。上文感邪而生病,诸脉见矣。如脉宜见于寸为阳位,而反见于尺,脉宜见于尺为阴位,而反见于寸,此皆必至于危也。上文重感于邪,则病危。其治可类推矣。

⑨孟景春等《黄帝内经素问译释》气至而脉和缓的是平人,气至而脉应过甚的是病态,气至而脉相反的是病态,气至而脉不至的是病态,气未至而脉已至的是病态,阴阳交错更易的其病危重。

⑩任廷革《任应秋讲〈黄帝内经〉素问》(讲解)三阴三阳的脉象都是由阳气的盛衰来决定的,其规律是"至而和则平,至而甚则病,至而反者病,至而不至者病,未至而至者病,阴阳易者危"。"至而和"的脉象是种什么状态呢? 如"少阴之至其脉钩",这个"钩"的脉象平和而不过,是少阴的正常脉象。"至而甚"的脉象则相反,如少阴脉象过分地"钩",脉象洪大有力,这是邪气盛的表现,属少阴之病脉。"至而反"是指出现相胜制的脉象,如金气胜而出现肝木的弦脉,木侮金了,这是"至而反"的脉象。"至而不至"的脉象是不及的表现,即时气已到脉象还未出现,如厥阴之脉不弦、少阴之脉不钩、太阴之脉不沉、少阳之脉不大而浮、阳明之脉不短而涩、太阳之脉不大而长,这些都是内伤气虚的表现。"未至而至"是指胜气还没有到,而相应的脉象出现了,这是太过的表现。以上至而平、至而胜、至而反、至而不至、未至而至,这些脉象所反映的是病人的体质,或曰基础状况。分析病情时要把病性和病人体质结合起来分析,这也是中医辨证的一个特点,不能抛开人的体质单看病性。所谓"阴阳易者危",是说不管胜气至也好,复气至也好,若阴阳颠倒了,即阳证出现阴脉,阴证出现阳脉,阴阳严重失调,这种病情预后就不好了,故曰"阴阳易者危"。

⑪张灿玾等《黄帝内经素问校释》阴阳易:阳病阳脉不见于阳位,而见于阴位,阴病阴脉不见于阴位,而见于阳位,谓之"阴阳易"。王冰注:"不应天常,气见交错,失其恒位,更易见之,阴位见阳脉,阳位见阴脉,是易位而见也。"

脉至平和则气亦平和;脉至甚者则为病;脉至与应见之脉相反者则为病;气已至而脉不至者则为病;气未至而脉先至者则为病;阴脉与阳脉更易其位者则病危。

⑫方药中等《黄帝内经素问运气七篇讲解》[至而和则平]以下是对上述各种脉象变化的总结。"至而和",即各个季节中所出现的相应脉象和缓从容。"平",即平脉。"至而和则平",意即各个季节中所出现的不同脉象以从容和缓为平脉。《素问·平人气象论》中谓"春胃微弦曰平""夏胃微钩曰平""秋胃微毛曰平""冬胃微石曰平"等,即属四时平脉。

[至而甚则病]"至而甚",指脉虽然与季节相应,但脉来太甚,例如前述之弦而"如循长竿",钩而"喘喘连属",毛而"如循鸡羽",石而"按之益坚"等。脉至而甚属于病脉,所以原文谓:"至而甚则病。"

[至而反者病]"至而反",指脉来不与季节相应。例如春得秋脉,夏得冬脉等。脉逆四时属于病脉,所以原文谓:"至而反者病。"《素问·玉机真脏论》谓:"春得肺脉,夏得肾脉,秋得心脉,冬得脾脉,其至皆弦绝沉涩者,命曰逆四时。"即属此义。

[至而不至者病]"至而不至者病",也是指脉来不与季节相应。句中的前一个"至"字,是指季节。后一个"至"字,是指应有脉象。全句意即季节到来而脉象不与之相应。脉不与四时相应属于病脉,所以原文谓"至而不至者病"。

[未至而至者病]"未至而至者病",也是指脉来不与季节相应。句中的前一个"至"字,仍指季节。后一个"至"字,仍指应有脉象。全句意即季节尚未到来,而脉已先行出现。质言之,也就是脉象不与季节相应,脉不与时相应属于病脉,所以原文谓:"未至而至者病。"

[阴阳易者危]"阴阳",此处指季节与脉象的阴阳属性。从季节的阴阳属性来说,春夏属阳,秋冬属阴;从脉象的阴阳属性来说,弦钩属阳,濡、毛、石属阴。"阴阳易",即脉象与季节完全相反,或脉象与证候完全相反。例如,春夏而脉见沉小,或高热而脉见细弱等均是。春夏而见阴脉,秋冬而见阳脉或阳证而见阴脉,阴证而见阳脉,均属"阴阳易"之类,属于严重反常,预后不良,所以原文谓:"阴阳易者危。"《素问·玉机真脏论》谓:"春夏而脉沉涩,秋冬而脉浮大,病热脉静,泄而脉大,脱血而脉实,病在中脉实坚,病在外脉不实坚者,皆难治。"即属此义。

⑬王洪图等《黄帝内经素问白话解》以上六气到来时脉象表现调和的,就是无病的平脉;如果六气到来时脉象过盛的,就是有病的表现;如果六气到来时出现相反的脉象,也是有病的表现;如果六气到来时相应的脉象迟迟不到,也是有病的表现;如果六气尚未到来,而相应的脉象提前出现的,也是有病的表现;如果三阴主持时令而见阳脉、三阳主持时令而见阴脉,阴阳变易交错的,则是病情危重的表现。

⑭郭霭春《黄帝内经素问白话解》阴阳易:阴位见阳脉,阳位见阴脉,阴阳易位而见。

气至而脉和是正常的,气至而脉应太盛的是病,气至而脉相反的是病,气至而脉不至的是病,气未至而脉已至的是病,若阴阳之气变易而脉象交错的就很危险了。

第四十九解

（一）内经原文

帝曰:六气标本,所从不同,奈何? 岐伯曰:气有从本者,有从标本者,有不从标本者也。

帝曰:愿卒闻之。岐伯曰:少阳、太阴从本,少阴、太阳从本从标,阳明、厥阴不从标本,从乎中也。故从本者,化生于本;从标本者,有标本之化;从中者,以中气为化也。

（二）字词注释

（1）标本

①王冰《黄帝内经素问》此词未具体注释。

②马莳《黄帝内经素问注证发微》标本。

③张介宾《类经》标，末也。本，原也。犹树木之有根枝也。分言之则根枝异形，合言之则标出乎本。

④张志聪《黄帝内经集注》风寒暑湿燥火六气为本，三阴三阳为标。

⑤高士宗《黄帝素问直解》三阴三阳六气之标也，风火湿热燥寒，六气之本也。

⑥黄元御《黄元御医书全集》此词未具体注释。

⑦张琦《素问释义》《六微旨论》以三阴三阳为标，风寒暑热燥火六气为本，又有中见云云，极为明晰，当参论之。

⑧高亿《黄帝内经素问详注直讲全集》〔注〕〔讲〕标本。

⑨孟景春等《黄帝内经素问译释》标本。

⑩任廷革《任应秋讲〈黄帝内经〉素问》标本。

⑪张灿玾等《黄帝内经素问校释》标本。

⑫方药中等《黄帝内经素问运气七篇讲解》"标本"，详见前《六微旨大论》所作讲解。所谓"标"，是指标志或者现象，这里是指三阴三阳。所谓"本"，是指本质或本体，这里是指六气。

⑬王洪图等《黄帝内经素问白话解》标本。

⑭郭霭春《黄帝内经素问白话解》标本。

（2）中

①王冰《黄帝内经素问》中。

②马莳《黄帝内经素问注证发微》《六微旨大论》云：少阳之上，火气治之，中见厥阴；阳明之上，燥气治之，中见太阴；太阳之上，寒气治之，中见少阴；厥阴之上，风气治之，中见少阳；少阴之上，热气治之，中见太阳；太阴之上，湿气治之，中见阳明。所谓本也。本之下，中之见也；见之下，气之标也。本标不同，气应异象。

③张介宾《类经》阳明为燥金，从燥而化，故燥为本，阳明为标。厥阴为风木，从风而化，故风为本，厥阴为标。但阳明与太阴为表里，故以太阴为中气，而金从湿土之化。厥阴与少阳为表里，故以少阳为中气，而木从相火之化。是皆从乎中也。

④张志聪《黄帝内经集注》阳明之上，燥气治之，中见太阴；厥阴之上，风气治之，中见少阳。

⑤高士宗《黄帝素问直解》中。

⑥黄元御《黄元御医书全集》中。

⑦张琦《素问释义》此词未具体注释。

⑧高亿《黄帝内经素问详注直讲全集》〔注〕从中者，谓从中见表里之气也。

⑨孟景春等《黄帝内经素问译释》中气。

⑩任廷革《任应秋讲〈黄帝内经〉素问》中气。

⑪张灿玾等《黄帝内经素问校释》中气。

⑫方药中等《黄帝内经素问运气七篇讲解》即中见之气。所谓"中见之气"，即在本气之中可以见到的气，亦即六气变化到了一定限度时向相反方面转化的气。

⑬王洪图等《黄帝内经素问白话解》中气。

⑭郭霭春《黄帝内经素问白话解》中气。

(三)语句阐述

(1)帝曰:六气标本,所从不同,奈何? 岐伯曰:气有从本者,有从标本者,有不从标本者也。

①王冰《黄帝内经素问》此句未具体注释。

②马莳《黄帝内经素问注证发微》此言六气各有所从之标本,而百病皆当知标本也。从者,取也。

③张介宾《类经》六气者,风寒暑湿火燥,天之令也。标,末也。本,原也。犹树木之有根枝也。分言之则根枝异形,合言之则标出乎本。此篇当与《六微旨大论》少阳之上,火气治之。不从标本者,从中气也。

④张志聪《黄帝内经集注》风寒暑湿燥火六气为本,三阴三阳为标。

⑤高士宗《黄帝素问直解》三阴三阳六气之标也,风火湿热燥寒,六气之本也。标本阴阳不同,则所从亦不同。帝故问之。从本者,从风热湿火燥寒之气也。从标本者,或从三阴三阳之气,或从风热湿火燥寒之气也,不从标本者,从中见之气也。

⑥黄元御《黄元御医书全集》此句未具体注释。

⑦张琦《素问释义》此句未具体注释。

⑧高亿《黄帝内经素问详注直讲全集》〔批〕此言六气气化之所从也。

〔讲〕黄帝曰:六气之为标、为本,所从各有不同奈何? 岐伯对曰:标本之所从不同,以六气有从本气而化者,有从标气、本气而化者,有不从标气、本气而从中化者也。

⑨孟景春等《黄帝内经素问译释》黄帝道:六气各有标本,变化所从不同,是怎样的? 岐伯说:六气有从本化的,有从标本的,有不从标本的。

⑩任廷革《任应秋讲〈黄帝内经〉素问》(讲解)问曰:"六气标本,所从不同奈何?"风、寒、暑、湿、燥、火六淫致病有标本之别,在临床辨证时,什么情况下从标,什么情况下从本呢? 答曰:"气有从本者,有从标本者,有不从标本者也。六淫致病,临床辨证基本有三种类型:从本、从标、不从标本而从中。

⑪张灿玾等《黄帝内经素问校释》黄帝说:六气标本,所从不同,是怎样的呢? 岐伯说:六气有从本的,有从标本的,有不从标本的。

⑫方药中等《黄帝内经素问运气七篇讲解》[六气标本,所从不同]"六气",即风、热、火、湿、燥、寒六气。"标本",详见前《六微旨大论》所作讲解。所谓"标",是指标志或者现象,这里是指三阴三阳。所谓"本",是指本质或本体,这里是指六气。"从",此处是指在疾病诊断治疗中的重点。"六气标本,所从不同",意即六气有标有本,例如风为本,厥阴为标;热为本,少阴为标;火为本,少阳为标;湿为本,太阴为标;燥为本,阳明为标;寒为本,太阳为标等。在诊断治疗上的重点,所谓"从本"、"从标"也就不尽相同。有的时候重点在本,有的时候重点在标,即所谓"六气标本,

所从不同"。

[气有从本者,有从标本者,有不从标本者]"气",指气候,也可以指病候。"气有从本者",意即分析气候或病候时,重点在本。从气候上来说就是重点在它的本气方面。从病候上来说就是重点在它的病因方面。"有从标本者",意即分析气候或病候时,有时不但要重视其本,而且也要重视其标。从气候上来说也就是不但要注意它的本气应有变化,还要重视它在阴阳变化中的实际表现。从病候上来说也就是不但要重视疾病的病因及其原发器官,同时还要重视它的临床表现以及受其影响的各个继发器官。"有不从标本者",意即在某些特殊情况下,其本其标在当时均属次要,重点在其他有关的或受其他影响的气候或病候变化。从气候上来说即原发的偏胜之气以及其气候反常表现已属次要或已经过去,当前影响最大的是在以前的基础上所产生的新的气候反常变化,因此重点要放在当前新的变化上。以风气偏胜为例,风气偏胜,以风为本,以厥阴为标。但是由于风气偏胜时,火气必然随之逐渐偏胜。如果火气太胜又形成新的灾变时,则此时就不是考虑风气和厥阴的关系问题,而是要首先考虑火气和少阳之间的关系问题。这也就是后文所谓的"不从标本从乎中"的问题。从病候来说也是一样。即其致病因素及原发病变已属次要,当前影响最大、最急的是在前面的基础上所发生的新情况和新变化。以肝病为例,肝盛必然乘脾,一般情况下,对此固然应首先考虑肝和厥阴的问题,但如果脾病太甚,或脾败欲脱,则在临床上又必须首先考虑脾胃。总的说来,这一段文字从总的来看,也就是说气候与病候密切相关,都有一个标本的问题。一般情况下不论从气候或病候来说重点都在于本。这也就是上节原文所谓"病反其本,得标之病,治反其本,得标之方"。但在特殊情况下,又必须从实际影响出发。有时重点在本,有时重点在标本,有时则完全要从新的实际影响来考虑。这就是此处所谓"气有从本者,有从标本者,有不从标本者"。一切从实际情况出发,这是中医学在认识论上的一个重大特点。

⑬王洪图等《黄帝内经素问白话解》黄帝说:六气标本能引起多种病变,在临床上有的从标诊断、有的从本诊断,为什么有这样的不同呢?岐伯说:因为气候与病证有的从六气之本而变化,有的从三阴三阳之标而变化,有的既不从标、也不从本,而是从中气变化,就是这个缘故。

⑭郭霭春《黄帝内经素问白话解》黄帝道:六气的标本,变化所从不同,是什么原因?岐伯说:六气有从本化的,有从标本的,有不从标本的。

(2)帝曰:愿卒闻之。岐伯曰:少阳、太阴从本,少阴、太阳从本从标,阳明、厥阴不从标本,从乎中也。故从本者,化生于本;从标本者,有标本之化;从中者,以中气为化也。

①王冰《黄帝内经素问》少阳之本火,太阴之本湿,本末同,故从本也。少阴之本热,其标阴,太阳之本寒,其标阳,本末异,故从本从标。阳明之中太阴,厥阴之中少阳,本末与中不同,故不从标本从乎中也。从本从标从中,皆以其为化主之用也。

化,谓气化之元主也。有病以元主气用寒热治之。(〔新校正云〕按《六微旨大论》云,少阳之上,火气治之,中见阳明;厥阴之上,燥气治之,中见太阴;太阳之上,寒气治之,中见少阴;厥阴之上,风气治之,中见少阳;少阴之上,热气治之,中见太阳;太阴之上,湿气治之,中见阳明。所谓本也,本之下,中之见也,见之下,气之标也,本标不同,气应异象。此之谓也。)

②马莳《黄帝内经素问注证发微》六气有从本而取之者,正以少阳之本火,太阴之本湿,本末同,故从本也。何也? 以气化从本而生也。有从本从标而取之者,正以少阴之本热,其标阴;君火生于午。午者,一阴生之位。火本热,而其气当阴生之初,故标本异,而君火属少阴。太阳之本寒,其标阳。水居北方子,而子者,一阳生之位。水本寒,而其气当阳生之初,故标本异,而寒水属太阳。故从本从标也。何也? 以气化从本标而生也。有不从本标而从中气以取之者,阳明之中太阴,厥阴之中少阳,本末与中不同,故不从标本,从乎中也。何也? 以气化从中气而生也。《六微旨大论》云:少阳之上,火气治之,中见厥阴;阳明之上,燥气治之,中见太阴;太阳之上,寒气治之,中见少阴;厥阴之上,风气治之,中见少阳;少阴之上,热气治之,中见太阳;太阴之上,湿气治之,中见阳明。所谓本也。本之下,中之见也;见之下,气之标也。本标不同,气应异象。

③张介宾《类经》六气少阳为相火,是少阳从火而化,故火为本,少阳为标。太阴为湿土,是太阴从湿而化,故湿为本,太阴为标。二气之标本同,故经病之化皆从乎本。少阴为君火,从热而化,故热为本,少阴为标,是阴从乎阳也。太阳为寒水,从寒而化,故寒为本,太阳为标,是阳从乎阴也。二气之标本异,故经病之化,或从乎标,或从乎本。阳明为燥金,从燥而化,故燥为本,阳明为标。厥阴为风木,从风而化,故风为本,厥阴为标。但阳明与太阴为表里,故以太阴为中气,而金从湿土之化。厥阴与少阳为表里,故以少阳为中气,而木从相火之化。是皆从乎中也。六气之太过不及皆能为病,病之化生必有所困,故或从乎本,或从乎标,或从乎中气,知其所从,则治无失矣。

④张志聪《黄帝内经集注》阴湿之土而标见太阴之阴,初阳之火而标见少阳之阳,是标之阴阳从本化生,故太阴少阳从本。少阴之本热而标见少阴之阴,太阳之本寒而标见太阳之阳,阴中有阳,阳中有阴,有水火寒热之化,故少阴太阳从本从标。阳明之上,燥气治之,中见太阴;厥阴之上,风气治之,中见少阳。盖阳明司四时之秋令,而太阴主四气之清秋,厥阴为两阴交尽,阴尽而一阳始生,是以阳明厥阴从中见之化也。

⑤高士宗《黄帝素问直解》从本,从标本,不从标本,愿卒闻之。气有从本者,少阳太阴是也。少阳之气惟火热,太阴之气惟阴湿,皆从本气以为生化也。气有从标本者,少阴太阳是也。少阴本热标阴,太阳本寒标热,有寒热阴阳之气,故从本从标,以为生化也。气有不从标本者,阳明厥阴是也,两阳合明,阳之极矣。无取乎燥,从中见太阴之气,以为生化,两阴交尽,阴之极矣。无取乎风,从中见少阳之气,

以为生化也。

⑥黄元御《黄元御医书全集》少阳之本火,太阴之本湿,本末同,故从本。少阴之本热,其标阴,太阳之本寒,其标阳,本末异,故从本从标。阳明之中太阴,厥阴之中少阳,本末与中不同,故不从标本,从中(王冰旧注)。从本者气化生于本,从标从本者标本皆司气化,从中者以中气为化,标本皆不同事。

⑦张琦《素问释义》少阳手足二经同气,故皆从火治。足太阴以湿土主令,手太阴从而化气,故太阴皆从湿至。手足少阴本为热,标为阴,手足太阳本为寒,标为阳,故或从本,或从标。阳明以土而从化燥气,故不从本之燥,亦不从标之阳,而从中见之太阴。厥阴之本为风,标为阴,故不从本之风,不从标之阴,而从中见之少阳。盖治风必先治火,非谓厥阴之气不从风化也。《六微旨论》以三阴三阳为标,风寒暑热燥火六气为本,又有中见云云,极为明晰,当参论之。

⑧高亿《黄帝内经素问详注直讲全集》〔注〕太阴,阴也,湿气,亦阴也,故标本皆阴,升于亥子,降于巳午。少阳,阳也,相火亦阳也,故标本皆阳,升于丑寅,降于未申。二者升则标本俱升,降则标本俱降,标本同气,是从本气而化。太阳,阳也,所主寒气,阴也,是本阳而标阴,本气升于巳午,而寒气已降,降于亥子,而寒气已升。少阴,阴也,所主君火,阳也,故本阴而标阳,本气降于卯辰,而君火已旺,升于酉戌,而君火已降。二者标本升降,各得其所,标本易气,是从本气而化,又从标气而化也。阳明,阳也,燥气,阴也,是本阳而标阴,本气升于卯辰,卯辰阳旺,燥不能从本气而升,乃下降而从太阴,标气升于酉戌,故不能从阳明之本气而下降,乃得依太阴之气而升。太阴主湿,故经云:秋伤于湿者,此也。厥阴,阴也,风气,阳也,是本阴而标阳,本气降于丑寅,木主温风,故不能从厥阴之本气而降,乃得当升少阳之阳气而生长,至未申,厥阴气升,少阳气降,而木已凋矣,此所谓不从标本,从乎中也。所以然者,木得阳而长金,得土而生也。六气所从,标本既异,观所化之气,而气之由此化生者,可知矣。少阳相火,标本皆阳,故中火为阳邪。太阴湿土,标本皆阴,故中湿为阴邪。少阴君火,本阴标阳,故中暑为虚邪从本,中热为阳邪从标。太阳寒水,本阳标阴,故伤寒传经为阳邪从本,中寒为阴邪从标。阳明厥阴,从乎中者,阳明主燥金,中见太阴阴气,故中燥为阴邪。厥阴中见少阳阳气,厥阴主风,故伤风为阳邪。从中者,谓从中见表里之气也。但观气之所化,气化阳,其证亦阳,气化阴,其证亦阴。

〔讲〕黄帝曰:何气从本?何气从标本?何气不从标本?不知其故,愿卒闻之。岐伯对曰:如少阳相火,标本之气皆阳,太阴湿土,标本之气皆阴,俱从本气而化也。如少阴君火,本阴标阳,太阳寒水,本阳标阴,故从本气而化,又从标气而化也。如阳明燥金,本阳标阴,厥阴风木,本阴标阳,升不俱升,降不俱降,故不从标本之气而从中化也。其故如此,可知六气之从本化者,化即生于本者也。六气之从标本者,以其有标气、本气之化。六气之不从本气、标气而从中者以化,非标本,而中气为之化也。

⑨孟景春等《黄帝内经素问译释》黄帝道：希望听你详细地讲讲。岐伯说：少阳、太阴从本化，少阴、太阳既从本又从标，阳明、厥阴不从标本而从其中气。所以从本的化生于本；从标本的或化生于本，或化生于标；从中气的化生于中气。

⑩任廷革《任应秋讲〈黄帝内经〉素问》（讲解）问曰："愿卒闻之。"具体的情况是怎样的呢？前面讲过"六气"为本、"六经"为标的理论，少阳之气是相火，少阳之经属阳，太阴之气是湿土，太阴之经属阴，也就是说少阳、太阴的本、标是一致的，故曰"少阳太阴从本"。少阴之气是君火，从热而化，而少阴经脉属阴，这是阴从乎阳，少阴本、标不一致，本为君火，标为少阴。太阳之气是寒水，从寒而化，太阳经脉属阳，这是阳从乎阴，太阳本、标也不一致，本为寒水，标为太阳。正因为少阴、太阳的标本不一样，或从乎本，或从乎标，即少阴有从阳化的也有从寒化的，太阳有从寒化也有从热化的，少阴从热化是从其"本"化，少阴从寒化是从其"标"化，太阳从寒化是从其"本"化，太阳从热化是从其"标"化，故曰"少阴太阳从本从标"。阳明、厥阴既不从标也不从本，而"从乎中也"，"中"指中气。阳明之气是燥金，从燥而化，阳明经脉属阳，阳明与太阴有相表里关系，表为阳明里为太阴，所以阳明往往从太阴之中气而化，即燥金从湿土之化。厥阴之气是风木，从风而化，厥阴经脉属阴，厥阴与少阳有表里关系，表为少阳，里为厥阴，所以厥阴往往从相火之化，木气从相火之化。也就是说，阳明"本"是燥金，"标"是阳明经，"中"是湿土；厥阴"本"是风木，"标"是厥阴经，"中"是少阳，故曰："阳明厥阴不从标本从乎中也。""故从本者化生于本，从标本者有标本之化，从中者以中气为化也"，这是对上述的总结，即少阳、太阴从本，是从其本气之化；少阴、太阳或从标或从本；阳明、厥阴既不从标也不从本而从中，阳明从湿土之化，湿土属中气，厥阴从相火之化，少阳相火也属中。这个理论在运气学说中有所体现，在《伤寒论》的研究中，特别是陈修园和张志聪的相关论著中强调了这个理论。这在临床上是有一定意义的，其原则就是少阳、太阴从本，少阴、太阳从本从标，阳明、厥阴不从标本从乎中。

⑪张灿玾等《黄帝内经素问校释》少阳太阴从本，王冰注："少阳之本火，太阴之本湿，本末同，故从本也。"少阴太阳从本从标，王冰注："少阴之本热，其标阴。太阳之本寒，其标阳。本末异故从本从标。"阳明厥阴，不从标本从乎中也：《类经》十卷第一注"阳明为燥金，从燥而化，故燥为本，阳明为标。厥阴为风木，从风而化，故风为本，厥阴为标。但阳明与太阴为表里，故以太阴为中气，而金从湿土之化。厥阴与少阳为表里，故以少阳为中气，而木从相火之化。是皆从乎中也"。化生，吴崑注："化者，变化胎元生生之气也，故曰化生。"

黄帝说：我想听你详尽地讲讲。岐伯说：少阳与太阴，标本属性相同，则从本；少阴与太阳，标本属性不同，则从本从标；阳明与厥阴，标本属性皆可从化于它气，则不从标本，从乎中气。所以从本者，化生于本气；从标本者，或化生于本，或化生于标；从中气者，化生于中气。

⑫方药中等《黄帝内经素问运气七篇讲解》[少阳太阴从本]"少阳"，即少阳相

火。就少阳来说,少阳是标,相火是本。"太阴",即太阴湿土。就太阴来说,太阴是标,湿土是本。从阴阳属性来说,少阳属阳,而火在阴阳属性上也属阳。标和本在阴阳属性上一致。换句话说,也就是现象和本质一致。少阳之所以叫做少阳,也正因为它标志的气候或病候本身属阳,从少阳这个名称,就知道它所代表的气候或病候是火热,所以少阳从本。太阴属阴,而湿在阴阳属性上也属阴。换句话说,也就是现象和本质一致。太阴之所以叫做太阴,也正因为它标志的气候或病候本身属阴,从太阴这个名称,就知道它所代表的气候或病候是湿,所以太阴也从本。王冰注此云:"少阳之本火,太阴之本湿,本末同,故从本也。"张介宾注此云:"六气少阳为相火,是少阳从火而化,故火为本,少阳为标。太阴为湿土,是太阴从湿而化,故湿为本,太阴为标。二气之标本同,故经病之化皆从乎本。"均属此义。

[少阴太阳从本从标]"少阴",即少阴君火。就少阴来说,少阴是标,君火是本。"太阳",即太阳寒水。就太阳来说,太阳是标,寒水是本。从阴阳属性来说,少阴属阴,而君火在阴阳属性上则属阳,标和本在阴阳属性上不一致。这就是说,古人从经验中看出,气候或病候有时从现象来看似乎属阴,但其本质上却属于阳。阴由阳生。少阴即属于这种外阴内阳或者标阴本阳的情况。由于少阴标本阴阳互见,所以少阴要从本从标。太阳属阳,而寒水在阴阳属性上则属阴,标和本在阴阳属性上也不一致。这也就是说,古人从经验中还看出气候或病候变化中的另一类情况,即从现象上来看似乎属于阳,但其本质上却属于阴。阴由阳生。太阳即属于这种外阳内阴或者标阳本阴的情况。由于太阳标本阴阳互见,所以太阳也要从本从标。王冰注此云:"少阴之本热,其标阴,太阳之本寒,其标阳,本末异,故从本从标。"张介宾注此云:"少阴为君火,从热而化,故热为本,少阴为标,是阴从乎阳也。太阳为寒水,从寒而化,故寒为本,太阳为标,是阳从乎阴也。故经病之化,或从乎标,或从乎本。"张志聪注此云:"少阴之本热而标见少阴之阴,太阳之本寒而标见太阳之阳,阴中有阳,阳中有阴。有水火寒热之化,故少阴太阳从本从标。"均属此义。

[阳明厥阴不从标本从乎中也]"阳明",即阳明燥金。就阳明来说,阳明是标,燥金是本。"厥阴",即厥阴风木,就厥阴来说,厥阴是标,风木是本。"中",即中见之气。关于"中见之气",我们在《六微旨大论》中已经作过解释。所谓"中见之气",即在本气之中可以见到的气,亦即六气变化到了一定限度时向相反方面转化的气。阳明的中见之气为太阴,厥阴的中见之气为少阳。"阳明厥阴不从标本从乎中",意即厥阴虽然属风,属温,但从发展转化来看则必须考虑到温可以转热,风可以化火的特点。阳明虽然属凉,属燥,但从发展转化来看则必须考虑到凉可以转寒,燥可以转湿的特点。质言之,对于六气的变化,不但要注意到它们本气的变化,同时还必须注意到它们之间的转化问题。为什么原文提出"阳明厥阴不从标本从乎中"呢?我们认为,厥阴和阳明也属于标和本在阴阳属性上不一致的情况。厥阴虽属阴,但其本为风、为温、属阳。温之极始为热,因此其转化主要应考虑由温继续向热的方面转化。从六气六步主时来看,厥阴为初之气,也必然由温向热转化。厥阴的

中气为少阳,少阳主火热,所以厥阴从中气而化。阳明虽属阳,但其本为燥、为凉、属阴。燥的对立面是湿,因此其转化主要应考虑由燥向湿的方面转化。阳明的中气为太阴,太阴主湿,所以阳明从中气太阴而化。需要指出的是湿的产生,多因热而生湿,如六气六步中的四之气,由热转湿,湿热交蒸的情况,但湿也多见于由寒而生湿。阳明从中气而化,主要还是指向寒湿方面转化,此应与因热生湿相区别。从临床来看,伤寒六经由阳明而向太阴转化即属此例。于此也揭示了湿的产生可以因热生湿,也可以因寒生湿。湿当区分为湿热与寒湿两大类。对于"阳明厥阴不从标本从乎中"这句经文的解释,历代注家的注释均不能令人满意。王冰注此云:"阳明之中太阴,厥阴之中少阳,本末与中不同,故不从标本从乎中也。"张介宾注此云:"阳明与太阴为表里,故以太阴为中气,而金从湿土之化,厥阴与少阳为表里,故以少阳为中气,而木从相火之化,是皆从乎中也。"张志聪注此云:"阳明之上,燥气治之,中见太阴,厥阴之上,风气治之,中见少阳,盖阳明司四时之秋令,而太阴主四时之清秋,厥阴为两阴交尽,阴尽而一阳始生,是以阳明厥阴从中见之化也。"王注以阳明厥阴本末与中不同,来解释阳明厥阴不从标本从乎中,实则六气标本与中气均不相同。少阳中见之气是厥阴,少阴中见之气是太阳,太阴中见之气是阳明,太阳中见之气是少阴,厥阴中见之气是少阳,阳明中见之气是太阴,其本末与中气均不相同。因此,王注没有能够把为什么阳明厥阴从中气的道理说清楚。张介宾以表里关系来作解释,但是三阴三阳都有与中见之气为表里的问题,即太阳与少阴为表里,阳明与太阴为表里,少阳与厥阴为表里。为什么其他不从中,而独厥阴阳明从中气,仍然没有把道理讲清楚。张志聪注中把阳明代表秋令是对的,但把太阴也说成是主"四时之清秋",果如此,则四气与五气没有区别、阳明可从太阴化,太阴也可从阳明化,令人感到牵强。我们的理解亦不敢言是,姑妄言之,以俟高明指正。

[从本者化生于本,从标本者有标本之化,从中者以中气为化也]这几句是对前述为什么从本、从标本、从中气的解释。"化",即化生。质言之也就是产生阴阳变化以及三阴三阳命名的物质依据。加以归纳也就是说,少阳之所以命名为少阳,是因为少阳代表火,火属阳,标志与本质一致,所以少阳从本。太阴之所以命名为太阴,是因为太阴代表湿,湿为阴邪,标志与本质一致,所以太阴也从本。由于少阳、太阴的命名与它所代表的物质变化阴阳属性是一致的,所以少阳太阴都要从本。这就是原文所谓的"从本者化生于本"。少阴之所以命名为少阴,是因为它在现象上有阴的表现,但是少阴代表热,热属阳,标志与本质不一致。所以在分析少阴时就不能完全从标志或现象上来看,而要同时考虑其本质问题,既要考虑到它已经出现的现象,又要注意到产生这种现象的实质,所以少阴要从本从标。太阳之所以命名为太阳,是因为太阳代表寒,寒属阴,标志与本质也不一致。所以在分析太阳时,也不能完全从标志或现象上来看,而要同时考虑到它的本质问题,既要考虑到它所出现的现象,也要注意到产生这种现象的本质问题,所以太阳也要从本从标。这也就是原文中所谓的"从标本者有标本之化"。阳明之所以命名阳明,是因为阳明代

表燥和凉,燥代表秋令气候,凉属阴,秋也属阴,标志与本质也不一致。从逻辑上来说阳明也应该从本,但是燥可以向湿转化,凉可以向寒转体,所以阳明要从中气。厥阴之所以命名厥阴,是因为厥阴代表风,代表温,代表生。风、温、生都属阳,标志与本质也不一致。从逻辑上来说,厥阴也应该从本,但是春风可以送暖,温可以进一步变为火热,生总是要向长的方面转化。所以厥阴也要从中气。这也就是原文所谓的"从中气者以中气为化也"。以上所述六气的标本中气问题,虽然从本、从标本、从中气谈得比较具体,但如果从《内经》总的精神来看则不能机械对待。实际上六气变化每一种气都有一个标本中气的问题,也都有一个从本、从本从标、从中气的问题。质言之,任何一种气候或病候的变化也都有个现象、本质和转化的问题。或从本、或从标本、或从中气,不是以三阴三阳的名称来决定,而是以它的实际表现为依据。《六微旨大论》谓:"少阳之上,火气治之,中见厥阴;阳明之上,燥气治之,中见太阴;太阳之上,寒气治之,中见少阴;厥阴之上,风气治之,中见少阳;少阴之上,热气治之,中见太阳;太阴之上,湿气治之,中见阳明。所谓本也,本之下,中之见也,见之下,气之标也,本标不同,气应异象。"即属此义。

⑬王洪图等《黄帝内经素问白话解》黄帝说:我希望详细地了解这个问题。岐伯说:少阳之本为火、太阴之本为湿,火属阳,湿属阴,由此可见少阳与太阴的标本属性一致,因而两者从本而变化;少阴之本热,其标为阴,太阳之本寒,其标为阳,由此可见少阴与太阳的标本属性不同,因而两者有从本变化和从标变化两种情况;阳明之本燥,其标阳,厥阴之本风,其标阴,可见阳明与厥阴的标本属性也不相同,但两者有从中气而变化的特点,所以变化既不从标也不从本。所以,凡从本而变化的就以本气为基础;从标、从本两种变化的,或以本气为基础、或以标为基础;从中间之气而变化的,以中气为基础。

⑭郭霭春《黄帝内经素问白话解》少阳太阴从本:少阳本火而标阳,太阴本湿而标阴,二者均属标本同气,故两经经病之化,皆从乎本。少阴太阳从本从标:少阴本热标阴,而中见为太阳寒气;太阳本寒而标阳,而中见为少阴热气。二者均为标本异气,且互为中见,而有水火阴阳之悬殊,本标不得同化,故两经经病之化,或从标或从本。阳明厥阴,不从标本从乎中:阳明之中见为太阴湿气,厥阴之中见为少阳火气。燥从湿化,木从火化,故二者均不从标本,而从乎中气。

黄帝道:我希望彻底了解这个道理。岐伯说:少阳太阴从本化,少阴太阳既从本又从标,阳明厥阴不从标本而从其中气。从本的,是因为病邪生于本气。从标从本的,是因为病的发生有从本的,也有从标的。从中气的,是因为病的发生基于中气。

第五十解

(一)内经原文

帝曰:脉从而病反者,其诊何如?岐伯曰:脉至而从,按之不鼓,诸阳皆然。帝曰:**诸阴之反**,其脉何如?岐伯曰:脉至而从,按之鼓甚而盛也。

是故百病之起,有生于本者,有生于标者,有生于中气者;有取本而得者,有取标而得者,有取中气而得者,有取标本而得者,有逆取而得者,有从取而得者。逆,**正顺也**;若顺,逆也。

故曰:知标与本,用之不**殆**,明知逆顺,正行无问。此之谓也。不知是者,不足以言诊,足以乱经。故《大要》曰:粗工**嘻嘻**,以为可知,言热未已,寒病复始。同气异形,迷诊乱经。此之谓也。

夫标本之道,要而博,小而大,可以言一而知百病之害。言标与本,易而勿损,察本与标,气可令调,明知胜复,为万民式。天之道毕矣。

(二)字词注释

(1)诸阴之反

①王冰《黄帝内经素问》此词未具体注释。

②马莳《黄帝内经素问注证发微》此词未具体注释。

③张介宾《类经》阴病见阴脉,脉至而从矣。若虽细小而按之鼓甚有力者,此则似阴非阴也。凡诸阴病而得此,有为假寒,有为格阳,表里异形,所以为反。

④张志聪《黄帝内经集注》此词未具体注释。

⑤高士宗《黄帝素问直解》阳脉按之不鼓,诸阴之反。

⑥黄元御《黄元御医书全集》诸阴脉之反者,如秋冬而得阴脉,是脉从四时,而人得阳病,是病反也。

⑦张琦《素问释义》此词未具体注释。

⑧高亿《黄帝内经素问详注直讲全集》〔讲〕诸阴之反。

⑨孟景春等《黄帝内经素问译释》凡是阴证而相反的。

⑩任廷革《任应秋讲〈黄帝内经〉素问》与诸阳相反。"反"即阳证见阴脉、阴证见阳脉,脉与证不符。

⑪张灿玾等《黄帝内经素问校释》诸阴证与脉相反。

⑫方药中等《黄帝内经素问运气七篇讲解》"诸阴",即各种阴证。"反",指脉证相反。"诸阴之反",意即各种阴证出现脉证相反的情况如何鉴别。

⑬王洪图等《黄帝内经素问白话解》似乎是阳证而实非阳证的疾病。

⑭郭霭春《黄帝内经素问白话解》凡是阴证而相反的。

(2)正顺

①王冰《黄帝内经素问》寒盛格阳,治热以热,热盛拒阴,治寒以寒之类,皆时谓之逆,外虽用逆,中乃顺也,此逆乃正顺也。

②马莳《黄帝内经素问注证发微》病热而治以寒,病寒而治以热,于病似逆,于治为顺,故曰逆,正顺也。

③张介宾《类经》病热而治以寒,病寒而治以热,于病似逆,于治为顺,故曰逆,正顺也。

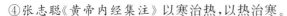

④张志聪《黄帝内经集注》以寒治热,以热治寒。

⑤高士宗《黄帝素问直解》逆取而得则逆取,正为顺也。

⑥黄元御《黄元御医书全集》虽逆乎正,其实顺也。

⑦张琦《素问释义》以热治热,以寒治寒,外虽用逆,中乃顺也。

⑧高亿《黄帝内经素问详注直讲全集》〔注〕正顺治也,如以寒治热,以热治寒,以药逆病,是顺治之正法也。

⑨孟景春等《黄帝内经素问译释》顺治。

⑩任廷革《任应秋讲〈黄帝内经〉素问》逆其病势而得,这叫"逆取",是正治法,正治为"顺"。

⑪张灿玾等《黄帝内经素问校释》《类经》十卷第二注:"病热而治以寒,病寒而治以热,于病似逆,于治为顺,故曰逆,正顺也。"

⑫方药中等《黄帝内经素问运气七篇讲解》"逆",即逆治,是指治热以寒,治寒以热。逆治是正治法,所以认为是"顺"。

⑬王洪图等《黄帝内经素问白话解》就是治法与疾病相逆,都是药物性质与疾病性质相逆的。

⑭郭霭春《黄帝内经素问白话解》在治疗上是正治顺治。

(3)殆

①王冰《黄帝内经素问》此字未具体注释。

②马莳《黄帝内经素问注证发微》此字未具体注释。

③张介宾《类经》危也。

④张志聪《黄帝内经集注》殆。

⑤高士宗《黄帝素问直解》殆。

⑥黄元御《黄元御医书全集》此字未具体注释。

⑦张琦《素问释义》此字未具体注释。

⑧高亿《黄帝内经素问详注直讲全集》〔讲〕危殆。

⑨孟景春等《黄帝内经素问译释》困难。

⑩任廷革《任应秋讲〈黄帝内经〉素问》危险。

⑪张灿玾等《黄帝内经素问校释》困难。

⑫方药中等《黄帝内经素问运气七篇讲解》"殆"(dài,怠),危险、失败的意思。

⑬王洪图等《黄帝内经素问白话解》失误。

⑭郭霭春《黄帝内经素问白话解》危害。

(4)嘻嘻

①王冰《黄帝内经素问》悦也。言心意怡悦,以为知道终尽也。

②马莳《黄帝内经素问注证发微》此词未具体注释。

③张介宾《类经》自得貌。

④张志聪《黄帝内经集注》嘻嘻。

⑤高士宗《黄帝素问直解》此词未具体注释。

⑥黄元御《黄元御医书全集》此词未具体注释。

⑦张琦《素问释义》此词未具体注释。

⑧高亿《黄帝内经素问详注直讲全集》〔讲〕嘻嘻。

⑨孟景春等《黄帝内经素问译释》沾沾自喜。

⑩任廷革《任应秋讲〈黄帝内经〉素问》指不懂装懂的样子。

⑪张灿玾等《黄帝内经素问校释》喜悦自得的意思。王冰注："嘻嘻,悦也。"《汉书·杨雄传》上："嘻嘻旭旭,天地稠㠹。"注:"嘻嘻旭旭,自得之貌。"

⑫方药中等《黄帝内经素问运气七篇讲解》此词未具体注释。

⑬王洪图等《黄帝内经素问白话解》沾沾自喜。

⑭郭霭春《黄帝内经素问白话解》喜笑的样子。

(三)语句阐述

(1)帝曰:脉从而病反者,其诊何如?岐伯曰:脉至而从,按之不鼓,诸阳皆然。

①王冰《黄帝内经素问》言病热而脉数,按之不动,乃寒盛格阳而致之,非热也。

②马莳《黄帝内经素问注证发微》其有病热而脉数,是脉从也。若按之不鼓,乃寒盛格阳所致,非热也。凡诸阳脉之不鼓者,可以类推其非阳病矣。病寒而脉沉,是脉从也。若按之鼓甚而盛,乃热盛拒阴所致,非寒也。

③张介宾《类经》谓脉之阴阳必从乎病,其有脉病不应而相反者,诊当何如也。阳病见阳脉,脉至而从也。若浮洪滑大之类,本皆阳脉,但按之不鼓,指下无力便非真阳之候,不可误认为阳。凡诸阳证得此者,似阳非阳皆然也。故有为假热,有为格阳等证,此脉病之为反也。

④张志聪《黄帝内经集注》此论脉病之有标本也。脉从者,阳病而得阳脉,阴病而得阴脉也。如太阳阳明之病,其脉至而浮,是脉之从也。其病反阴寒者,太阳之病从本化,阳明之病从中见之阴化也,故脉虽浮而按之不鼓也。

⑤高士宗《黄帝素问直解》承上文三阴三阳之脉而复问也。上文云:厥阴之至其脉弦,少阴之至其脉钩,太阴之至其脉沉,少阳之至大而浮,阳明之至短而涩,太阳之至大而长。脉从阴阳而病相反,则诊之不易,故举以问。三阳之脉,脉至而从,脉虽见阳,必按之不鼓,按之不鼓,病必相反。诸阳脉而病反者皆然也。

⑥黄元御《黄元御医书全集》脉从而病反者,如春夏而得阳脉,是脉从四时,而人得阴病,是病反也。其脉虽从,当按之不鼓。诸阳脉之病反而从时者皆然。

⑦张琦《素问释义》病热脉数,病寒脉沉,是脉至而从也。然虽数而按之不鼓,乃寒盛格阳,是标热而本寒也。

⑧高亿《黄帝内经素问详注直讲全集》〔批〕此言脉从病反之要也。

〔注〕脉从病反,脉与四时之气相从,而病不与脉应也。阳证脉必鼓,不鼓则非真阳证矣。

〔讲〕黄帝曰:如脉与四时之气相从,而病与四时之脉相反者,其诊视又当何如?岐伯对曰:姑以阳证言之,如脉来应指,与时相从,是脉从也。苟按之反不见鼓,则属阴盛隔阳,非真热也,是为病反。凡诸阳脉之不鼓者,类如斯焉。

⑨孟景春等《黄帝内经素问译释》黄帝道:脉与病似相同而实相反的,怎样诊察呢?岐伯说:脉至与症相从,但按之不鼓击于指下,诸似阳证的,都是这样。

⑩任廷革《任应秋讲〈黄帝内经〉素问》(讲解)问曰:"脉从而病反者,其诊何如?"脉与证不相符时怎样诊断? 答曰:"脉至而从,按之不鼓,诸阳皆然。"阳病见阳脉即是"脉至而从"。"按之不鼓"是重按无力的脉象,意思是说看上去象是阳脉,如脉浮、脉洪、脉大等,但稍一重按便"不鼓",这样的脉象是阴脉,这就是"病反"之脉,即脉与证不相符。"诸阳皆然",阳证就该见实脉,阳证而反见虚脉,即都是反脉。

⑪张灿玾等《黄帝内经素问校释》脉至而从,按之不鼓:如阳证而见阳脉为从。应大而鼓指,若按之不鼓指,非真阳证,常见于阴盛格阳。

黄帝说:脉与病似同而实反,怎样诊察呢?岐伯说:脉来与病情相顺,但按之不鼓指,诸似阳证者,都是这样。

⑫方药中等《黄帝内经素问运气七篇讲解》[脉从而病反]前节谈六气的标本中气,以此说明气候和病候有时现象与本质一致,有时现象与本质不一致,其间错综复杂,应该根据具体情况作具体分析。此节是说这一原则在临床上如何具体运用。"脉",即脉象。"从",指相从,亦即一致。"脉从",即脉象与症状相一致。例如发热见阳脉,腹泻见阴脉等,即属"脉从"。"病反",即疾病的本质与临床表现相反。"脉从而病反",意即脉象与临床表现一致,但与疾病的本质不一致。例如:真寒假热、阴盛格阳的患者,从疾病本质来说是寒证,但在临床上却表现为发热、烦渴、脉数等症状,这就是脉从而病反。此句是问脉证不一致时,如何判断寒热真假。张介宾注:"谓脉之阴阳必从乎病,其有脉病不应而相反者,诊当何如也。"即属此义。

[脉至而从,按之不鼓]"鼓",此处指脉搏动有力。"按之不鼓",即脉来无力。"诸阳",即各种阳证。此句意即各种阳证,虽然可以出现数脉或大脉,表面看来是脉证一致,阳证见阳脉。但是,如果按之无力,即应考虑是否属于标阳本阴,真寒假热。因而在治疗上要从本从标或者从其中见之气。张介宾注此云:"阳病见阳脉,脉至而从也,若浮洪滑大之类,本皆阳脉,但按之不鼓,指下无力,便非真阳之候,不可误认为阳,凡诸阳病得此者,似阳非阳皆然也,故有为假热,有为格阳等证,此脉病之为反也。"即属此义。

⑬王洪图等《黄帝内经素问白话解》黄帝说:各种像是阴证的疾病,脉象是怎样的呢?岐伯说:像似阴寒之病者,脉象沉伏,是病与脉相一致。

⑭郭霭春《黄帝内经素问白话解》黄帝道:脉相从而病相反的,怎样诊断呢?岐伯说:脉至与症状相一致,但按之不鼓动而无力的,这就不是真正阳病,各种阳证阳脉都是这样。

(2)帝曰:诸阴之反,其脉何如? 岐伯曰:脉至而从,按之鼓甚而盛也。

①王冰《黄帝内经素问》形证是寒,按之而脉气鼓击于手下盛者,此为热盛拒

阴而生病,非寒也。

②马莳《黄帝内经素问注证发微》凡诸阴脉之太鼓者,可以类推其非阴病矣。此脉之从,而病之所以反也。

③张介宾《类经》阴病见阴脉,脉至而从矣。若虽细小而按之鼓甚有力者,此则似阴非阴也。凡诸阴病而得此,有为假寒,有为格阳,表里异形,所以为反。凡此相反者,皆标本不同也。如阴脉而阳证,本阴标阳也。阳脉而阴证,本阳标阴也。故治病当必求其本。

④张志聪《黄帝内经集注》如少阴厥阴之病,其脉至而沉,是脉之从也。其病反阳热者,少阴之病从标化,厥阴之病从中见之火化也,故脉虽沉而按之鼓甚也。是脉有阴阳之化,而病有标本之从也。再按太阳病,头痛发热,烦渴不解,此太阳之病本也。如手足挛急,或汗漏脉沉,此太阳之病标也。如少阴病脉沉者,急温之,宜四逆汤,此少阴之病标也。如少阴病,得之二三日,口燥咽干者,急下之,宜大承气汤,此少阴之病本也。如阳明病,发热而渴,大便燥结,此阳明之病阳也。如胃中虚冷,水谷不别,食谷欲呕,脉迟恶寒,此阳明感中见阴湿之化也。如厥阴病,脉微,手足厥冷,此厥阴之病阴也。如消渴,气上冲心,心中疼热,此厥阴中见少阳之火化也。如太阴标阴而本湿,故当治之以四逆辈,少阳标阳而本火,则宜散之以清凉。治伤寒六经之病,能于标本中求之,思过半矣。(眉批)太阳经中,多有姜桂参附之证。

⑤高士宗《黄帝素问直解》阳脉按之不鼓,诸阴之反,其脉何如? 脉至而从,三阴脉也。脉虽见阴,按之必鼓甚而盛,所以诸阴之脉,而病反也。

⑥黄元御《黄元御医书全集》诸阴脉之反者,如秋冬而得阴脉,是脉从四时,而人得阳病,是病反也。其脉虽从,当按之鼓甚而盛也。

⑦张琦《素问释义》虽沉而按之鼓甚,则热盛拒阴,是标寒而本热也。

⑧高亿《黄帝内经素问详注直讲全集》〔注〕阴证脉不鼓,鼓甚则非真阴证矣。

〔讲〕黄帝曰:诸阴之反,其脉又复何如? 岐伯对曰:若脉来应指与时相从,是脉从也。苟按之反鼓甚而盛,则属阳盛隔阴,非真寒也,是为病反。凡诸阴脉之鼓甚者,类如斯矣。

⑨孟景春等《黄帝内经素问译释》黄帝道:凡是阴证而相反的,其脉象怎样? 岐伯说:脉至与证相从,但按之却鼓指而强盛有力。

⑩任廷革《任应秋讲〈黄帝内经〉素问》(讲解)问曰:"诸阴之反,其脉何如?"与诸阳相反,其脉象又如何呢? 答曰:"脉至而从,按之鼓甚而盛也。"阴证见阴脉属正常脉象,但要注意的是,初切之脉象沉虚,但重按之非常有力,这是阳脉、实脉而不是虚脉、阴脉。"从"即阳证见阳脉、阴证见阴脉,脉与证相符;"反"即阳证见阴脉、阴证见阳脉,脉与证不符。

⑪张灿玾等《黄帝内经素问校释》脉至而从,按之鼓甚而盛:如阴证而见阴脉为从,其脉不应鼓指,若按之鼓指甚而盛,非真阴证,常见于阳盛格阴。

黄帝说：诸阴证与脉相反，其脉是怎样的呢？岐伯说：脉来与病情相顺，按之鼓指而强盛有力。

⑫方药中等《黄帝内经素问运气七篇讲解》[诸阴之反]"诸阴"，即各种阴证。"反"，指脉证相反。"诸阴之反"，意即各种阴证出现脉证相反的情况如何鉴别。此句与前句"诸阳皆然"相对应。

[脉至而从，按之鼓甚而盛也]"脉至而从"，即阴证而见沉细之脉。"鼓甚而盛"，即脉来有力。全句意即各种阴证虽然可以出现沉细脉，表面看来脉证一致，阴病见阴脉，但如果沉细而有力，则应考虑是否属于本阳标阴，真热假寒，因而在治疗上要从本，或从本从标，或从中气。张介宾注此云："阴病见阴脉，脉至而从矣，若虽细小而按之鼓甚有力者，此则似阴非阴也，凡诸阴病得此，有如假寒，有如格阴，表里异形，所以为反。凡此相反者，皆标本不同也，如阴脉而阳证，本阴标阳也，阳脉而阴证，本阳标阴也，故治病当求其本。"即属此义。

⑬王洪图等《黄帝内经素问白话解》但如果重按其脉，却发现鼓动有力而且应手旺盛的，这就是似属于阴证而实非阴证的疾病在脉象上的特点。

⑭郭霭春《黄帝内经素问白话解》黄帝道：凡是阴证而相反的，其脉象怎样？岐伯说：脉至与病症相一致，但按之鼓指而极盛的，这就不是正阴病。

（3）是故百病之起，有生于本者，有生于标者，有生于中气者；有取本而得者，有取标而得者，有取中气而得者，有取标本而得者，有逆取而得者，有从取而得者。逆，正顺也；若顺，逆也。

①王冰《黄帝内经素问》反佐取之，是为逆取。奇偶取之，是为从取。寒病治以寒，热病治以热，是为逆取。从，顺也。寒盛格阳，治热以热，热盛拒阴，治寒以寒之类，皆时谓之逆，外虽用逆，中乃顺也，此逆乃正顺也。若寒格阳而治以寒，热拒寒而治以热，外则虽顺，中气乃逆，故方若顺，是逆也。

②马莳《黄帝内经素问注证发微》是故百病之生，有生于本者，有生于标者，有生于中气者，气化与是身相须也。人之治病者，有取本而得者，有取标而得者，有取中气而得者，有兼取标本而得者。有逆取而得之者，即寒病治以热，热病治以寒，如上文反其佐以取之者是也。有从取而得者，即寒病治以寒，热病治以热，如上文奇之不去则偶之者是也。但逆取而得之者，人皆以为逆，而不知寒盛格阳治宜以热，热盛格阴治宜以寒，外虽若逆，而中则甚顺，正其所以为顺也。若寒格阳而治以寒，热格寒而治以热，则外虽若顺，中气乃逆，此其所以为逆也。

③张介宾《类经》百病之生于本标中气者，义见前篇。中气，中见之气也。如少阳厥阴互为中气，阳明太阴互为中气，太阳少阴互为中气，以其相为表里，故其气互通也。取，求也。病生于本者，必求其本而治之。病生于标者，必求其标而治之。病生于中气者，必求中气而治之。或生于标，或生于本者，必或标或本而治之。取有标本，治有逆从。以寒治热，治真热也。以热治寒，治真寒也，是为逆取。以热治热，治假热也，以寒治寒，治假寒也，是为从取。病热而治以寒，病寒而治以热，于病

似逆,于治为顺,故曰逆,正顺也。病热而治以热,病寒而治以寒,于病若顺,于治为反,故曰若顺,逆也。本论曰:逆者正治,从者反治。是亦此意。

④张志聪《黄帝内经集注》夫百病之生,总不出于六气之化。如感风寒暑湿燥火而为病者,病天之六气也。天之六气病在吾身,而吾身中又有六气之化。如中风,天之阳邪也,病吾身之肌表,则为发热咳嚏;在筋骨,则为痛痹拘挛;在肠胃,则为下痢飧泄,或为燥结闭癃;或直中于内,则为霍乱呕逆,或为厥冷阴寒,此表里阴阳之气化也。如感吾身之阳热,则为病热;感吾身之阴寒,则为病寒;感吾身之水湿,则为痰喘;感吾身之燥气,则为便难。如中于府则暴仆而卒不知人,中于藏舌即难言而口唾涎沫。又如伤寒,天之阴邪也,或中于阴,或中于阳,有中于阳而反病寒者,有中于阴而反病热者,是吾身之阴中有阳,阳中有阴,标本阴阳之气化也。如感吾身中之水湿,则为青龙五苓之证;如感吾身中之燥热,又宜于白虎承气诸汤。此止受天之一邪,而吾身中有表里阴阳变化之不同也。又如夏月之病,有手足厥冷而成姜桂参附之证者,盖夏月之阳气尽发越于外,而里气本虚,受天之风暑而反变为阴寒,皆吾身之气化,非暑月之有伤寒也。

⑤高士宗《黄帝素问直解》承脉从病反之义,而推言百病之起,有生于本气者,有生于标气者,有生于中见之气者,因其所生,取而治之,始得其真。然取治之法,又有逆取而得者,有从取而得者。逆取而得则逆取,正为顺也,若不逆取而顺,反为逆也。

⑥黄元御《黄元御医书全集》病生不同,从其所生而所取之者则病得,故取有逆从之殊。善取者,虽逆乎正,其实顺也,不善取者,若顺乎正,其实逆也。

⑦张琦《素问释义》本热标寒,本寒标热,不治其标,而治其本,故有以热治热,以寒治寒,外虽用逆,中乃顺也。若不究其本,而止据外之寒热,则外虽似顺,而实逆矣。

⑧高亿《黄帝内经素问详注直讲全集》〔批〕不明标本,不知顺逆,则阴阳莫辨,寒热更生矣。

〔注〕从取者,谓从本、从标、从中气、从其气化而取之也。所谓逆者,正顺治也,如以寒治热,以热治寒,以药逆病,是顺治之正法也。若顺者,正逆治也,如以寒药热服,热药凉服,以药顺病,乃用之反治,是谓之逆也。

〔讲〕是故百病之起也,有生于本气者,有生于标气者,有生于中气者,气化之与人身,本相需焉。必知其病之为本气、为标气、为中气,乃能洞悉阴阳,治之无失。何也? 盖古之治病者,有独取本气而得其病者,有独取标气而得其病者,有独取中气而得其病者,有兼取本气标气而得其病者。且有以寒治热,以热治寒,逆其病气取之而得者。有寒药热服,热药凉服,从其病气取而得者。但逆而取之,人皆以为逆,不知寒盛格阳,治宜以热,热盛格阴,治宜以寒,外虽若逆,而中则甚顺,此其所以为顺也。若寒格阳而治以寒,热格寒而治以热,外虽似顺中。气实逆,此其所以为逆也。

⑨孟景春等《黄帝内经素问译释》所以各种疾病开始发生,有生于本的,有生于标的,有生于中气的;治疗时有治其本而得愈的,有治其标而得愈的,有治其中气而得愈的,有治其标本而得愈的,有逆治而得愈的,有从治而得愈的。所谓逆其病气而治,其实是顺治;所谓顺其病气而治,其实是逆治。

⑩任廷革《任应秋讲〈黄帝内经〉素问》(讲解)什么是"逆取而得者"? 热证用寒药、寒证用热药,这就是"逆取而得者",逆其病势而得,这叫"逆取"。例如,若真寒、真热,则寒者热之、热者寒之;若真虚、真实,则虚者补之、实者泻之。什么是"从取而得者"? 是指从其假象而取之,例如,若为假热真寒则反而用热药,若为真寒假热则反而用寒药,这就是"从取"。一般来说"从取"者都属于假寒、假热、假虚、假实,表面现象是假的,还是要针对病之本来治疗。"逆取而得"是正治法,正治为"顺";"从取而得"是逆治法,顺其表象而治为"逆"。

⑪张灿玾等《黄帝内经素问校释》逆,正顺也。若顺,逆也;《类经》十卷第二注"病热而治以寒,病寒而治以热,于病似逆,于治为顺,故曰逆,正顺也。病热而治以热,病寒而治以寒,于病若顺,于治为反,故曰若顺,逆也"。

所以百病的产生,有生于本的,有生于标的,有生于中气的。有取法于本而得愈的,有取法于标而得愈的,有取法于中气而得愈的,有取法于标本而得愈的,有逆取而得愈的,有从取而得愈的。所谓逆其病气,正是顺治。所谓顺其病气,乃是逆治。

⑫方药中等《黄帝内经素问运气七篇讲解》[百病之起,有生于本者,有生于标者,有生于中气者]"生于本",指疾病在致病因素作用后直接发生者。"生于标",指疾病不是在致病因素作用后直接发生,而是在原发疾病的基础上所形成的恶性循环继发性疾病。例如因为外感热邪而发生阴虚者,热为本,阴虚为标。但阴虚之后,由于阳生于阴的缘故,则又常常可以继发气虚。这种气虚,就可以说"生于标"。"生于中气",指疾病不是在致病因素作用后直接发生而是由于与本气或本脏腑经络密切相关的气或脏腑经络失常因而影响本气或本脏腑经络发生疾病。例如太阴的中气为阳明,阳明的中气为太阴,因此胃病可以是由于脾病影响而来,脾病也可以是由于胃病影响而来。又如太阳的中气为少阴,少阴的中气为太阳,因此膀胱病可以影响肾,肾病也可以影响膀胱。"百病之起,有生于本者,有生于标者,有生于中气者"一段,说明了古人从经验中已经认识到疾病发生的原因是多方面的,可以是在致病因素作用下直接发生,也可以是发病以后的恶性循环和连锁反应,也可以是全身各个脏腑经络互相影响和作用的结果。

[有取本而得者,有取标而得者,有取中气而得者,有取标本而得者,有逆取而得者,有从取而得者。]此段是指对疾病的治疗而言。"取本而得者",即病生于本者应治其本。"取标而得者",即病生于标者应治其标。"取中气而得者",即病生于中气者可治其中气。"取标本而得者",即病生于标本者,应同时治其标本。"逆取而得者",即用正治亦即逆治的方法取效。"从取而得者",即用反治亦即从治的方法

取效。这也就是说,发生疾病的原因是复杂的,是多种多样的,因而在治疗上或从本,或从标,或从标本,或从中气,或正治、或反治也是多种多样的。张介宾注此云:"取,求也,病生于本者,必求其本而治之,病生于标者,必求其标而治之,病生于中气者,必求中气而治之,或生于标,或生于本者,必或标或本而治之,取有标本,治有逆从,以寒治热,治真热也,以热治寒,治真寒也,是为逆取,以热治热,治假热也,以寒治寒,治假寒也,是为从取。"即属此义。

[逆,正顺也]注家有两种解释。一种解释是:此句是指反治而言。治热以热,治寒以寒。表面看是逆,其实正符合病机,所以认为这是"顺"。这种解释以王冰、马莳为代表。王冰注:"寒盛格阳,治热以热,热盛拒阴,治寒以寒之类,背时谓之逆,外虽用逆,中乃顺也,此逆乃正顺也。"马莳注:"寒盛格阳,治宜以热,热盛格阴,治宜以寒,外虽若逆,而中则甚顺,其所以为顺也。"另一种解释则恰恰相反,认为此句是指正治而言。"逆",即逆治,是指治热以寒,治寒以热。逆治是正治法,所以认为是"顺"。这种解释以张介宾、张志聪为代表。张介宾注:"病热而治以寒,病寒而治以热,于病似逆,于治为顺,故曰:逆,正顺也。"张志聪注:"逆者,以寒治热,以热治寒,故曰:逆,正顺也。"上述两种解释,根据《内经》对逆治、从治的定义,我们认为张注比较符合原文精神,王注近乎强解,故从张注不从王注。

[若顺,逆也]"若顺,逆也",注家认为均是指错误的治疗而言,但在具体分析时仍有两种解释。王冰、马莳认为,此句是指治假热以寒,治假寒以热。如王冰注云:"若寒格热而治以寒,热拒寒而治以热,外则虽顺,中气乃逆,故云若顺是逆也。"马莳注云:"若寒格阳而治以寒,热格寒而治以热,外虽若顺,中气乃逆,此其所以为逆也。"张介宾、张志聪则认为此句是指治热以热,治寒以寒而言。张介宾注云:"病热而治以热,病寒而治以寒,于病为顺,于治为逆,故曰若顺,逆也。"张志聪注云:"以热治热,以寒治寒,故曰:若顺,逆也。"这两种解释都不能令人满意。因为这两种解释都与原文没有什么上下联系,不说明什么问题。我们认为,"逆,正顺也。若顺,逆也"这两句是承上句"有逆取而得者,有从取而得者"而言,是解释逆治和从治之间的内在联系及其在病机上的一致性。治热以寒,治寒以热,这是《内经》在治疗上的基本法则,任何地方均无例外。"逆治"和"从治",从表面上看虽然有治热以寒、治寒以热和治热以热,治寒以寒的区别,但从本质上看,所谓"逆治",实质上也就是本热、标热者治以寒,本寒、标寒者治以热。所谓"从治",实质上也就是本热标寒者治以寒,本寒标热者治以热。因此,从治病求本的角度来看,则所谓逆治、从治实际上则都是治热以寒,治寒以热,并无区别。因而"从治",严格地说也是逆治。本节中"逆,正顺也。若顺,逆也"两句,就是为了阐明此义而言。本节前句中的"逆"字,是指逆治法。"正",是正治。"顺",指正治法与临床表现相顺,即治热以寒,治寒以热。全句意即治热以寒,治寒以热是治疗上的基本法则。本节后句中的"若顺",是指与前句逆治或正治相反的治法,即反治法。"逆也"中的"逆"字,仍是指"逆治"。全句意即从治或反治,从表面上看,虽然是治热以热,治寒以寒,但从治本的角度来

看,仍然属于逆治。"治有逆从",亦即在治法上提出逆治从治的目的无非是提示我们在临床上要认真鉴别寒热的真假,要注意到疾病在发展变化中的标本缓急先后,从而更准确地根据寒热虚实进行温清补泻,辨证论治,并不是说"寒者温之,热者凉之,虚者补之,实者泻之"这一治则在临床上还有什么例外。这便是我们对这两句经文的理解。

⑬王洪图等《黄帝内经素问白话解》由上可见,疾病的产生,有的是感受六气之本而发生的,有的是感受六气之标而发生的,有的则是感受中间之气而发生的。在治疗上,有的需要治本才能痊愈,有的需要治标才能痊愈,有的则需要治中气才能痊愈,有的需要既治本又治标,有的需用逆治法才能治愈,有的则需用从治法才能痊愈。所谓逆治,就是治法与疾病相逆,这是常用的治疗方法,又叫做正治法,如用寒性药治疗热病、用热性药治疗寒病,都是药物性质与疾病性质相逆的;所谓从治,就是治法顺从疾病的某些表现,如疾病有寒冷的现象反而用寒性药,有发热的现象反而用热性药,与正治法相反,因而又叫反治法。

⑭郭霭春《黄帝内经素问白话解》所以各种疾病的起始,有发生于本气的,有发生于标气的,有发生于中气的。在治疗上有治其本气而得愈的,有治其标气而得愈的,有治其中气而得愈的,也有标气本气兼治而得愈的。有逆其势而治愈的,有从其情而治愈的。逆,是逆病之情,在治疗上是正治顺治,若顺治表面虽似顺,其实却是逆。

(4)知标与本,用之不殆,明知逆顺,正行无问。此之谓也。不知是者,不足以言诊,足以乱经。故《大要》曰:粗工嘻嘻,以为可知,言热未已,寒病复始。同气异形,迷诊乱经。此之谓也。

①王冰《黄帝内经素问》嘻嘻,悦也。善心意怡悦,以为知道终尽也。六气之用,粗之与工,得其半也。厥阴之化,粗以为寒,其乃是温。太阳之化,粗以为热,其乃是寒。由此差互,用失其道,故其学问识用,不达工之道半矣。夫太阳少阴,各有寒化热,量其标本应用则正反矣。何以言之?太阳本为寒,标为热,少阴本为热,标为寒,方之用亦如是也。厥阴阳明,中气亦尔。厥阴之中气为热,阳明之中气为湿,此二气亦反,其类太阳少阴也。然太阳与少阴有标本,用与诸气不同,故曰同气异形也。夫一经之标本,寒热既殊,言本当究其标,论标合寻其本。言气不穷其标本,论病未辨其阴阳,虽同一气而生,且阻寒温之候,故心迷正理,治益乱经,呼曰粗工,允膺其称尔。

②马蒔《黄帝内经素问注证发微》此句未具体注释。

③张介宾《类经》用,运用也。殆,危也。正行,执中而行,不偏不倚也。无问,无所疑问以资惑乱也。不有真见,乌能及此?错乱经常,在不知其本耳。粗工,浅辈也。嘻嘻,自得貌。妄谓道之易知,故见标之阳,辄从火治,假热未除,真寒复起。虽阴阳之气若同,而变见之形则异。即如甲乙同为木化,而甲阳乙阴;一六同为水数,而一阳六阴,何非同气异形者?粗工昧此,未有不迷乱者矣。

④张志聪《黄帝内经集注》是以神巧之士,知标本之病生,则知有标本之气化,知标本之气化,则能用标本之治法矣。故知标与本,用之不殆,明知顺逆,正行无间,此之谓也。逆者,以寒治热,以热治寒,故曰逆正顺也。从者,以热治热,以寒治寒,故曰若顺逆也。如阴阳寒热之中,又有病热而反寒者,如厥深热亦深之类是也。又有病寒而反热者,如揭去衣被欲入水中,此孤阳外脱,急救以参附之证。粗工嘻嘻,以为可知,言热未已,寒病复始,同气异形,迷诊乱经,此之谓也。(眉批)顾氏影宋本故知标与本故字下有曰字,高士宗《直解》从之。又:湿燥之病皆同。又:经曰夏伤于暑,冬伤于寒,即受凄惨寒水之气,亦不过病疟,即过食生冷水冰,亦止成下利。若曰夏月伤寒,则当冬时病暑,此皆不知气化之故耳。

⑤高士宗《黄帝素问直解》故曰:知标与本,用之不殆,明知逆顺,正行无间,即此脉从病反之谓也。苟不知此以诊,是为迷诊乱经,《大要》云,其粗工之龟鉴欤。

⑥黄元御《黄元御医书全集》此句未具体注释。

⑦张琦《素问释义》此句未具体注释。

⑧高亿《黄帝内经素问详注直讲全集》〔讲〕知标与本,用之自不至于危殆,兼明逆取顺取之法,正而行之,无待考问。正此之谓也。若夫不知标本,不明逆顺者,则不足以言诊视之道。何也?以彼阴阳莫辨,言之反足以乱经也。故大要曰:粗工嘻嘻,以为可知,言热未已,寒病复生。虽同为一气,而从标从本,异其形,迷诊乱经,正此不足与言之谓也。

⑨孟景春等《黄帝内经素问译释》所以说:知道了标与本的理论,用之于临床就不会有困难;明白了逆与顺的治法,就可正确的进行处理而不至产生疑问。就是这个意思。不知道这些理论,就不足以谈论诊断,却足以扰乱经旨。故《大要》说:技术粗浅的医生,沾沾自喜,以为什么病都能知道了,结果他认为是热证的,言语未了,而寒病又开始显露出来了。他不了解同是一气所生的病变而有不同的形证,诊断迷惑,经旨错乱。就是这个道理。

⑩任廷革《任应秋讲〈黄帝内经〉素问》(讲解)懂得了标本关系,掌握了标本的治疗方法,临床上就不会发生什么意外了,故曰"知标与本,用之不殆,明知逆顺,正行无间,此之谓也"。"殆"是"危险"之意,对标本一致的病就逆取而得,对标本不一致的病则顺取而得,像这样掌握了逆治、顺治的方法,准确地施治就不会发生意外事故。不掌握标本、逆顺的理论知识,不仅不能取得疗效,反而扰乱了脏腑、经脉正常的运行规律,故曰"不知是者,不足以言诊,足以乱经"。"粗工嘻嘻,以为可知,言热未已,寒病复始,同气异形,迷诊乱经。""粗工"是指不下工夫的医生,"嘻嘻"是指不懂装懂的样子,自以为标本顺逆的理论知识很简单,而于实践中诊断不明确疗效就不好;如辨为"热"证,但寒药不但没有起作用,反而出现了"寒"的表现,这说明辨证错误。临床上的情况是非常复杂的,同一个病因可以引发不同的病证。如同为风木之气致病,但有太过、不及之分,有外感、内伤的不同;同是寒水之气致病,也有阴水、阳水之别;同为火热之气致病,尚有真假虚实的区别。所以"同气"是有"异

形"的,不能简单化,需要明辨阴阳虚实。"迷诊"是指诊断不清楚、不准确,"乱经"是指把藏象的正常状态搞乱了。

⑪张灿玾等《黄帝内经素问校释》嘻嘻:喜悦自得的意思。王冰注:"嘻嘻,悦也。"《汉书·杨雄传》上:"嘻嘻旭旭,天地稠嶅。"注:"嘻嘻旭旭,自得之貌。"

所以说:晓得标与本的道理,运用起来就不会有困难,明白了逆与顺的用法,就能够进行正确的治疗,而不会产生疑问。就是这个意思。不知道这些道理,不足以谈论诊法的问题,却足以扰乱经旨。所以《大要》上说:粗浅的医生,沾沾自喜,以为他什么都懂得了,遇到病人时,刚刚说完是热证,而寒的证候又开始了。由于感受同一邪气,病的形证却有不同,不明乎此,则诊断迷惑,经义错乱。就是这个意思。

⑫方药中等《黄帝内经素问运气七篇讲解》[知标与本,用之不殆,明知逆顺,正行无问]"殆"(怠),危险、失败的意思。"知标与本,用之不殆",意即对于疾病的本标之间的关系,本质与现象之间的关系,病因与临床表现之间的关系,原发与继发之间的关系,他脏与本脏之间的关系等,如果都能清楚明白,则对疾病的诊断上就会准确无误。"明知逆顺,正行无问",意即如果能够对于逆治或正治,从治或反治的治疗机制做到了然于胸,则在对疾病的治疗上也就能运用自如。全句说明了在诊断治疗疾病中,掌握标本逆顺理论的重要性。

[不知是者,不足以言诊,足以乱经]"不知是者",即不知标本逆从者。"乱经",即搞乱正常的诊断治疗。此句意即不知道标本逆从的人根本谈不到诊断治疗疾病。换言之,也就是根本不能做医生工作。

[粗工嘻嘻,以为可知,言热未已,寒病复始]"粗工",即水平不高的医生。"以为可知",即不重视诊断治疗上的标本逆从,以简单的诊断治疗方法来处理疾病。"言热未已,寒病复始",意即疾病究竟是热是寒,根本弄不清楚。全句意即如果不懂得或不重视标本逆从,则根本不可能正确地分析疾病,这种人不能做医生,即使做医生,也只能是个"粗工",即水平不高的医生。

[同气异形,迷诊乱经]"同气",即同一疾病性质。"异形",即临床表现各不相同。"迷诊",即不能做出正确诊断。此句是承上句"粗工嘻嘻,以为可知,言热未已,寒病复始"而言,全句意即为什么会出现"言热未已,寒病复始"的情况,那是因为"同气异形",亦即同一疾病性质,可以出现多种不同的临床表现的缘故。例如同为寒证,但在临床上可以出现本寒标寒的真寒证,也可以出现本寒标热的真寒假热证,还可以出现寒热并见的寒热错杂证等,同为热证,可以出现本热标热的真热证,也可以出现本热标寒的真热假寒证,还可以出现寒热并见的寒热错杂证等。这就是说,如果医生不重视标本逆从理论,那就不可能鉴别临床表现中的真假寒热,因而也就不可能对疾病作出正确的诊断和治疗。

⑬王洪图等《黄帝内经素问白话解》懂得了标与本的道理,治疗就不会失误,能够明确逆与顺的治法,就可以做到心中有数而正确地进行诊断与治疗。如果不明白标本、逆从的道理,就谈不上有正确的诊断,相反却会扰乱正常的诊断与治疗。

所以《大要》上说:技术低劣的医生,有了一知半解便会沾沾自喜,以为对所有的病证都可诊断了,事实却是他还没有说完诊断为热病的结论寒证就已经开始出现了。虽然感受同一种邪气,但却可以引起完全不同的证候。如果不明白这个道理,就必然对疾病的诊断迷惑不清,而使正常治疗受到干扰。

⑭郭霭春《黄帝内经素问白话解》嘻嘻:喜笑的样子。

所以说:知道标与本,在临证时,就能没有危害,明白逆治顺治的道理,就能适当施行治疗而没有漏洞,就是这个意思。不知道这些道理,就不能谈诊断,却足以扰乱经气。所以《大要》上说:粗工沾沾自喜,以为所有病证都已知道了,但一结合临证,他谈论热证尚未终了,寒病征象又开始显出来了,他不了解同是一气而所生病变不同,于是心中迷惑,诊断不清,扰乱了经气,就是这个意思。

(5)夫标本之道,要而博,小而大,可以言一而知百病之害。言标与本,易而勿损,察本与标,气可令调,明知胜复,为万民式。天之道毕矣。

①王冰《黄帝内经素问》天地变化,尚可尽知,况一人之诊,而云冥昧,得经之要,持法之宗,为天下师,尚卑其道,万民之式,岂曰大哉。(〔新校正云〕按《标本病传论》云:有其在标而求之于标,有其在本而求之于本,有其在本而求之于标,有其在标而求之于本。故治有取标而得者,有取本而得者,有逆取而得者,有从取而得者。故知逆与从,正行无问,知标本者,万举万当,不知标本,是为妄行。夫阴阳逆从标本之为道也,小而大,言一而知百病之害;少而多,浅而博,可以言一而知百也。以浅知深,察近而知远,言标与本,易而勿及。治反为逆,治得为从。先病而后逆者治其本,先逆而后病者治其本,先寒而后生病者治其本,先寒而后生病者治其本,先热而后生病者治其本,先热而后生中满者治其标,先病而后泄者治其本,先泄而后生他病者治其本,必且调之,乃治其他病。先病而后生中满者治其标;先中满而后烦心者治其本。人有客气,有同气,小大利治其标,小大利治其本,病发而有余,本而标之,先治其本,后治其标;病发而不足,标而本之,先治其标,后治其本。谨察间甚,以意调之,间者并行,甚者独行,先小大不利而后生病者治其本。此经论标本尤详。)

②马莳《黄帝内经素问注证发微》按"标本之道,要而博"至末,与《标本病传论》中大同小异。

③张介宾《类经》要而博,小而大者,谓天地之运气,人身之疾病,变化无穷,无不有标本在也。如三阴三阳,皆由六气所化,故六气为本,三阴三阳为标。知标本胜复之化,则气可令调,而天之道毕矣。然疾病之或生于本,或生于标,或生于中气,凡病所从生,即皆本也。夫本者,一而已矣。故知其要则一言而终,不知其要则流散无穷也。

④张志聪《黄帝内经集注》此极言标本之用也。言标本之道虽为要约,而其用则广博;虽为微小,而其用则弘大。可以言一而知百病之害者,惟知标本故也。言标与本则施治平易而无伤损,察本与标则六气虽变可使均调。明知标本胜复,则足

以为民式,六气在天之道毕矣。

⑤高士宗《黄帝素问直解》易,去声。承上文而言标本之道,至精至微,所该者广,故要而能博,小而能大,可以言一而知百病之害也。故一言标与本,则施治平易而弗之损,察一本与标,则六气虽病而可令调,知标本则知胜复,可为万民之式,而上天之道毕矣。

⑥黄元御《黄元御医书全集》此句未具体注释。

⑦张琦《素问释义》此句未具体注释。

⑧高亿《黄帝内经素问详注直讲全集》〔批〕得其一,万事毕,细玩此节,可知造化在我矣。

〔注〕式,矜式。天道毕者,六气在天之道,于此尽矣。

〔讲〕今夫标本之道,其体则至要而博,其用虽小而大。即如病有百端,不可枚举,而言其一,即可以知其百病之要害矣。何言之? 即如言六气所从之标与本,知之则百病自易治而勿损矣。且能察本与标,而得其精微,则六气皆可使之调和矣。然六气之中,有胜又负,能知标本中之胜气复气,自可为万民之矜式也。此六气在天之道,于斯毕矣。

⑨孟景春等《黄帝内经素问译释》标本的理论,扼要而广博,从小可及大,举一个例子可以了解许多病的变化。所以懂得了标与本,就易于掌握而不致有所损害,察知属本与属标,就可使病气调和,明确胜复之气,就可以为群众的榜样。天道的学问,就算得彻底了。

⑩任廷革《任应秋讲〈黄帝内经〉素问》(讲解)"夫标本之道,要而博","要"是要领、概要的意思,"标本"的理论总结起来很简单,不外标、本、中三种情况,但其涵盖内容却很广博。只有掌握了"标本"的理论知识和方法,才能把握百病之要害所在,故曰"小而大,可以言一而知百病之害"。运用"标本"理论可以简化认识事物本质的过程,如三阴三阳不外就是标与本的问题,故曰"言标与本,易而勿损","勿损"是不破坏事物规律性的意思,如从标、从本是不能颠倒的。能够洞察标本,就能调治诸气,故曰"察本与标,气可令调"。"明知胜复,为万民式",掌握了胜、复的关系,就可以"为万民式","式"是"模式"之意,是说标本、胜复这些理论能适应万病之模式,例如,凡六气致病都可分标、本、中之模式。"天之道毕矣",这些都是"天之道"的基本内容。

⑪张灿玾等《黄帝内经素问校释》关于标与本的道理,简要而广泛,由小而及大,可以抓住要点而得知百病为害之由。说明了标与本,对病情的分析就比较容易,而不至受损,考察了本与标,就能正确地调整气机,明白了胜气与复气的问题,就可以作为人们遵循的准则。有关自然变化规律的问题,义尽于此。

⑫方药中等《黄帝内经素问运气七篇讲解》〔夫标本之道,要而博,小而大,可以言一而知百病之害〕这是讲标本理论在临床诊断治疗中的重要性。"要而博""小而大""可以言一而知百病之害",都是指标本理论对临床诊断治疗的普遍指导作

用。这也就是说对任何疾病的诊断治疗都有个标本逆从的问题。

[言标与本,易而无损,察本与样,气可令调,明知胜复,为万民式,天之道毕矣]"言标与本,易而无损",意即标本理论容易掌握,告诉人们不要畏难而不去研习以致违背这一理论。"察本与标,气可令调,明知胜复,为万民式",意即重视标本理论,即可据此来分析气候和病候的变化规律,从而据此指导人们养生、防病,对疾病做出正确的诊断治疗。

⑬王洪图等《黄帝内经素问白话解》标与本的道理,看起来虽然简单,但却能说明很广泛的问题;依据这个理论,当看到微小的现象时就可以了解巨大的变化;通过一个例子,就能懂得一切疾病的发展规律。所以,掌握了标本的道理,就可以正确地诊断疾病、治疗疾病,而不会损伤人体的正气;如果弄清楚了标与本的关系,尽管六气变化很复杂也可以使它们调和;明白了标与本、胜气与复气的规律,就可以在养生、治疗方面为民众做出示范。这就是掌握天地变化规律的根本目的和意义所在。

⑭郭霭春《黄帝内经素问白话解》标本的道理,简要而应用极广,从小可以及大,通过一个例子可以明白一切病的变化。所以明白了标与本,就容易治疗而不会发生损害;观察属本还是属标,就可使病气调和。明确懂得六气胜复的道理,就可以作为一般医生的榜样,同时对于天地变化之道也就彻底了解了。

第五十一解

(一)内经原文

帝曰:胜复之变,**早晏**何如?岐伯曰:夫所胜者,胜至已病,病已**愠愠**,而复已萌也。夫所复者,胜尽而起,得位而甚。胜有微甚,复有少多,胜和而和,胜虚而虚,天之常也。

帝曰:胜复之作,动不当位,或后时而至,其故何也?岐伯曰:夫气之生,与其化,衰盛异也。寒暑温凉,盛衰之用,其在**四维**。故阳之动,始于温,盛于暑;阴之动,始于清,盛于寒。春夏秋冬,各差其分。故《大要》曰:彼春之暖,为夏之暑,彼秋之忿,为冬之怒。谨按四维,**斥候**皆归,其终可见,其始可知。此之谓也。

(二)字词注释

(1)早晏

①王冰《黄帝内经素问》此词未具体注释。

②马莳《黄帝内经素问注证发微》此词未具体注释。

③张介宾《类经》言迟速之应。

④张志聪《黄帝内经集注》胜复之气先时、后时而至。

⑤高士宗《黄帝素问直解》早晏。

⑥黄元御《黄元御医书全集》早晏。

⑦张琦《素问释义》此词未具体注释。

⑧高亿《黄帝内经素问详注直讲全集》〔讲〕早晏。

⑨孟景春等《黄帝内经素问译释》时间的早晚。

⑩任廷革《任应秋讲〈黄帝内经〉素问》"早"是"速"之意,"晏"是"迟"之意。

⑪张灿玾等《黄帝内经素问校释》早晚。

⑫方药中等《黄帝内经素问运气七篇讲解》即早晚或先后。

⑬王洪图等《黄帝内经素问白话解》早晚。

⑭郭霭春《黄帝内经素问白话解》有早有晚。

（2）愠愠

①王冰《黄帝内经素问》愠。

②马莳《黄帝内经素问注证发微》愠愠。

③张介宾《类经》愠音酝,又上声,缊积貌。

④张志聪《黄帝内经集注》此词未具体注释。

⑤高士宗《黄帝素问直解》愠愠。

⑥黄元御《黄元御医书全集》愠愠。

⑦张琦《素问释义》此词未具体注释。

⑧高亿《黄帝内经素问详注直讲全集》〔讲〕愠愠郁积。

⑨孟景春等《黄帝内经素问译释》通"蕴",积聚、藏蓄。

⑩任廷革《任应秋讲〈黄帝内经〉素问》是说病在潜伏中或病之初期。

⑪张灿玾等《黄帝内经素问校释》愠愠(yùn yùn 运运)：郁积的意思。"愠",《韵会》："心所蕴积也。"或作"蕴",又与"苑"义同。

⑫方药中等《黄帝内经素问运气七篇讲解》"愠"(yùn,音运),通蕴,有蕴涵,蕴藏之意。

⑬王洪图等《黄帝内经素问白话解》郁伏蓄积之意。

⑭郭霭春《黄帝内经素问白话解》蓄积。

（3）四维

①王冰《黄帝内经素问》辰巳之月、未申之月、戌亥之月、寅丑之月。

②马莳《黄帝内经素问注证发微》原作"四谋",据《素问》及谱本改。

③张介宾《类经》四维,辰戌丑未之月也。春温盛于辰,夏暑益于未,秋凉盛于戌,冬寒盛于丑,此四季盛衰之用。

④张志聪《黄帝内经集注》维者,春夏之交,夏秋之交,秋冬之交,冬春之交,四隅之四维也。

⑤高士宗《黄帝素问直解》四维者,冬春之交,春冬之交,夏秋之交,秋冬之交也。

⑥黄元御《黄元御医书全集》四维。

⑦张琦《素问释义》辰巳之月、午未之月、戌亥之月、寅丑之月。

⑧高亿《黄帝内经素问详注直讲全集》〔讲〕四维。

⑨孟景春等《黄帝内经素问译释》张介宾:"辰、戌、丑、未之月也。"即指春之温在三、四月,夏之暑在五、六月,秋之凉在九、十月,冬之寒在十二月与正月。

⑩任廷革《任应秋讲〈黄帝内经〉素问》所谓"四维"可以从两个方面理解:一是指寒暑温凉在四季的变化,此"四维"是指春夏秋冬;二是指一年的四个季月,即每个季度的第三个月,如三月是春之季月,六月是夏之季月,九月是秋之季月,十二月是冬之季月,这是运气学说的"四维"。

⑪张灿玾等《黄帝内经素问校释》辰戌丑未四季月之时。

⑫方药中等《黄帝内经素问运气七篇讲解》此指辰、未、戌、丑、未之月,亦即每年的三月、六月、九月、十二月。

⑬王洪图等《黄帝内经素问白话解》指每季的最后一个月,即三、六、九、十二月。

⑭郭霭春《黄帝内经素问白话解》这里指寒暑温凉四气变化的分界标志。即一年中的辰、戌、丑、未四个月。

(4)斥候

①王冰《黄帝内经素问》此词未具体注释。

②马莳《黄帝内经素问注证发微》斥候。

③张介宾《类经》斥候,四时之大候也。

④张志聪《黄帝内经集注》斥候。

⑤高士宗《黄帝素问直解》斥候。

⑥黄元御《黄元御医书全集》《汉书·李广传》:远斥候。《注》:斥,度也,候,望也。

⑦张琦《素问释义》此词未具体注释。

⑧高亿《黄帝内经素问详注直讲全集》〔注〕斥,度也。候,视也,望也。斥候者,占候,言占步四时之景候也。〔讲〕斥候。

⑨孟景春等《黄帝内经素问译释》侦察、伺望的意思。

⑩任廷革《任应秋讲〈黄帝内经〉素问》"斥候"是"大候"之意。

⑪张灿玾等《黄帝内经素问校释》伺望。《史记·李将军传》:"广亦远斥候。"索隐:"斥,度。候,望也。"《书经·禹贡》:"五百里候服。"传:"斥候而服事。"疏:"斥候为检行险阻,伺候盗贼。"古多指伺望敌兵之人,此当指观察伺望气候而言。

⑫方药中等《黄帝内经素问运气七篇讲解》有观测候望之意。

⑬王洪图等《黄帝内经素问白话解》侦察、伺望之意。

⑭郭霭春《黄帝内经素问白话解》侦察。

(三)语句阐述

(1)帝曰:胜复之变,早晏何如?

①王冰《黄帝内经素问》此句未具体注释。

②马莳《黄帝内经素问注证发微》此言胜复之变,其报以称,其动以渐,其应以

脉也。

③张介宾《类经》言迟速之应。

④张志聪《黄帝内经集注》此章言日月运行,一寒一暑,四时之气,由微而盛,由盛而微,从维而正,从正而维,寒温互换,凉暑气交,胜复之气,有盛有衰,随时先后,是以有早有晏也。

⑤高士宗《黄帝素问直解》承明知胜复之言,而探胜复早晏之变。

⑥黄元御《黄元御医书全集》此因上文:岁半以前,胜之常也,岁半以后,复之常也,而问胜复之早晏。

⑦张琦《素问释义》此句未具体注释。

⑧高亿《黄帝内经素问详注直讲全集》〔批〕此言胜复早晏之要也。

〔讲〕黄帝曰:胜气复气之变,其早晏又复何如?

⑨孟景春等《黄帝内经素问译释》黄帝道:胜气复气的变化,时间的早晚怎样?

⑩任廷革《任应秋讲〈黄帝内经〉素问》(讲解)问曰:"胜复之变,早晏何如?""早"是"速"之意,"晏"是"迟"之意,意思是说胜气、复气有迟、有速,其具体的情况是怎样的呢?

⑪张灿玾等《黄帝内经素问校释》黄帝说:胜气和复气的变化,其早晚是怎样的呢?

⑫方药中等《黄帝内经素问运气七篇讲解》"胜",即胜气。"复",即复气。"早晏",即早晚或先后。张介宾解释为迟速,其注云:"言迟速之应。"此句是问在胜复之气的变化中,复气出现有快有慢,有早有晚的原因。

⑬王洪图等《黄帝内经素问白话解》黄帝说:胜气与复气的发生有早有晚,其具体情况是怎样的呢?

⑭郭霭春《黄帝内经素问白话解》黄帝道:胜气复气的变动,有早有晚是怎样的情况?

(2)岐伯曰:夫所胜者,胜至已病,病已愠愠,而复已萌也。夫所复者,胜尽而起,得位而甚。胜有微甚,复有少多,胜和而和,胜虚而虚,天之常也。

①王冰《黄帝内经素问》复心之愠,不远而有。

②马莳《黄帝内经素问注证发微》夫所胜者,胜至已病,正愠愠然,而复气已萌,正以所复者胜尽而起,得复之位而甚。视其胜之微甚,而为复之多少,彼胜和则复和,设胜甚而虚,则复亦甚而虚。此乃天道之常,正胜复之不早不晏者也。

③张介宾《类经》胜气之至,既已病矣。病将已,尚愠愠未除,而复气随之已萌矣。故凡治病者,于阴阳先后之变,不可不察也。愠音酝,又上声,缊积貌。胜尽而起,随而至也。得位而甚,专其令也。胜有微甚,则复有少多,报和以和,报虚以虚,故胜复之道,亦犹形影声应之不能爽也。

④张志聪《黄帝内经集注》阳之动,始于温,盛于暑,阴之动,始于清,盛于寒,是由微而甚也。如春之沉,夏之弦,秋之数,冬之涩,是冬之余气尚交于春,春之余

气尚交于夏,夏之余气尚交于秋,秋之余气尚交于冬,是由盛而微也。所谓正者,春夏秋冬之正方也。维者,春夏之交,夏秋之交,秋冬之交,冬春之交,四隅之四维也。四时之气,从维而正,复从正而维,寒温气交,凉暑更互,环转之不息也。是以胜至已病,病已愠愠,而复已萌者,谓复气已发萌于胜气之时也。如春有凄惨残贼之胜,是金气之胜木也。夏有炎暑燔烁之复,是火气之复金也。而火气已萌于胜病愠愠之时,是复气之早发于本位之三十度也。所复之气,俟胜尽而起,至炎夏所主之本位而甚,是胜气早而复气将来亦早也。是以胜气甚则复气多,胜气微则复气少,胜气和平而复亦和平,胜气虚衰而复亦虚衰,此天道之常也。

⑤高士宗《黄帝素问直解》胜者复之基,夫所胜者,胜至,则已病。病方已,中犹愠愠之时,而复气已萌也。故夫所复者,必胜气尽而复始起,得位而复方甚。然所胜之气有微甚,则所复之气有少多,故胜和而复亦和,胜虚而复亦虚,此天之常数为然也。

⑥黄元御《黄元御医书全集》夫所胜者,胜至而病,病已愠愠不快,而复已萌也。夫所复者,胜方尽而复即起,得其位而气愈甚,胜有微甚之不同,则复有少多之不同,胜和而复亦和,胜虚而复亦虚,此天道之常,似无有早晏也。

⑦张琦《素问释义》帝曰胜至常也,义已见前,字句复有讹误,不可通。

⑧高亿《黄帝内经素问详注直讲全集》〔注〕胜者,六气之胜也。天之常,谓天之常道也。

〔讲〕岐伯对曰:夫所谓胜气者,必胜气至已而后病。若其病已已,尚愠愠郁积未除,是即复气之已萌也。然后气虽萌,犹必待胜气已尽,而复气乃得起也。夫所谓复气者,必胜气尽而其气乃起,必得其位,而其气乃甚者也。然复气之多少,因乎胜气之微甚。胜气和,则复气亦和。胜气虚,则复气亦虚。天之常道,无或易也,为早为晏,即于此而定之。

⑨孟景春等《黄帝内经素问译释》岐伯说:大凡所胜之气,胜气到来就发病,待病气积聚之时,而复气就开始萌动了。复气,是胜气终了的时候开始的,得其气之时位则加剧。胜气有轻重,复气也有多少,胜气和缓,复气也和缓,胜气虚,复气也虚,这是自然变化的常规。

⑩任廷革《任应秋讲〈黄帝内经〉素问》(提要)叙述关于胜气、复气的脉象和治疗方法,尤其偏重于复气一面。

(讲解)"所胜者"指胜气;"胜至已病"是指胜气致病,如厥阴风木之气胜而致病;"愠愠"是说病在潜伏中或病之初期;"复已萌也",这是指复气早至的情况,如风木所胜之病还在潜伏中或病之初期,而复气已经开始活动了;"所复者"指复气;复气一般是"胜尽而起",即胜气过后复气才开始;"得位而甚",复气主事的时候即为"得位";自然六气的基本规律是,胜微则复少,胜甚则复多,胜和而复和,胜虚而复虚,故曰"天之常也"。

⑪张灿玾等《黄帝内经素问校释》愠愠:郁积的意思。"愠",《韵会》:"心所蕴

积也。"或作"蕰",又与"苑"义同。

岐伯说:关于所胜之气,胜气至时则发病,当病邪蕰积时,而复气已开始萌芽。关于复气,是在胜气尽时开始发作,得其应时之位时则甚。胜气有微甚,复气有多少,胜气和缓者,则复气和缓,胜气虚衰者,则复气也虚衰,这是自然变化的常规。

⑫方药中等《黄帝内经素问运气七篇讲解》[夫所胜者,胜至已病,病已愠愠,而复已萌也]"所胜者",指胜气。"胜至已病",即在胜气作用之下而发生的疾病。"愠"(yùn,音运),通蕰,有蕰涵,蕰藏之意。"病已愠愠",注家解释不一,张介宾、高世栻解释为病将痊愈而未全除之时,复气即已产生。张注云:"病将已,尚愠愠未除,而复气随之已萌矣。"高注云:"病方已,中犹愠愠之时而复气已萌也。"马蒔、张志聪则解释为疾病发生之后,复气即随之发生。马注云:"夫所胜者,胜至已病,正愠温然而复气已萌。"张注云:"病已愠愠而复已萌者,谓复气已发萌于胜之时也。"此句意即有胜气就必然要产生复气,而且在胜气刚刚作用之时复气即已开始产生。注家上述两种解释,虽然对复气的产生有早晚迟速之不同,但我们认为这两种解释都指出了在胜气作用下必然产生复气。因而其实质上并无区别。

[夫所复者,胜尽而起,得位而甚]"所复者",指复气。"胜尽而起",指胜气作用将尽之时,复气的作用即可表现出来。"得位而甚","位",指复气的本位,例如,湿气来复时,其本位为四之气;燥气来复时,其本位为五之气;火气来复时,其本位为三之气等。全句意即胜复之间的关系,在一般情况下,胜气已尽时,复气作用就可以表现出来,而在它的本位所属的一段时间中表现得尤为明显。例如:春天风气偏胜,一般来说,由于气候自然调节的原因,作为复气的凉气当时就已经开始产生,到了春去夏来之时,凉气的作用逐渐明显,而到了秋季则更加明显,甚至形成偏胜之气。张介宾注:"胜尽而起,随而至也,得位而甚,专其令也"即属此义。

[胜有微甚,复有少多,胜和而和,胜虚而虚,天之常也]"胜有微甚",即胜气有大有小。"复有少多",即复气亦随之而有少有多。"胜和而和",句中前一个"和"字,指胜气和平。例如春天虽然风气偏胜,但是这个风是鸣条律畅的春风、和风。后一个"和"字,则是指复气也相应和平。"胜和而和",意即胜气温和,复气也相应随之而温和。"胜虚而虚"。句中的前一个"虚"字,指胜气虚衰。例如春天应该风气偏胜,气候温和,但是在胜气虚衰之时,则出现了应温反凉、风气不及的气候变化。后一个"虚"字,则是指复气也会因此出现相应的虚衰。例如春应多风而风少,应温而反凉,则在胜气所属的时间过去之后的下个季节中,作为复气的凉气也就会随之减弱,由凉变热,形成热气偏胜。"胜虚而虚",意即胜气虚衰,复气也必然随之而相应虚衰。《气交变大论》所述"春有鸣条律畅之化,则秋有雾露清凉之政",就是指"胜和而和"而言。所述之"春有惨凄残贼之胜,则夏有炎暑燔灼之复",就是指"胜虚而虚"而言。总而言之,有胜气就一定有复气,胜气盛,复气也就盛;胜气衰,复气也就衰,完全相应。这也就是张介宾所谓:"胜复之道,亦由形影声应之不能爽也。"这种自然调节现象是自然界本身固有的规律,所以原文谓"天之常也"。

⑬王洪图等《黄帝内经素问白话解》愠愠:郁伏蓄积之意。

岐伯说:六气成为胜气时,胜气到来人就生病;而当病气蓄积的时候,复气就开始萌芽了。六气成为复气,则是在胜气终了时才开始发作的。复气的发生,如果正当其所主持的时令,其势会更盛。因胜气有轻有重,故复气也相应地有多有少;胜气和缓的复气也就和缓,胜气虚衰的复气也就虚衰,这是自然变化的一般规律。

⑭郭霭春《黄帝内经素问白话解》愠愠:蓄积。

岐伯说:所谓胜气,胜气到来时人已经病了,而病气蓄积的时候,复气就已经萌发了。那复气,在胜气终了时它乘机而起,得其时位,就会加剧。胜气有轻有重,复气有少有多,胜气平和,复气也就平和,胜气虚,复气也虚,这是天气变化的常规。

(3)帝曰:胜复之作,动不当位,或后时而至,其故何也?

①王冰《黄帝内经素问》言阳盛于夏,阴盛于冬,清盛于秋,温盛于春,天之常候。然其胜复气用,四序不同,其何由哉?

②马莳《黄帝内经素问注证发微》然有动不当位,后时而至者,亦六气之所生,随其化有盛衰之异耳。

③张介宾《类经》胜复之动,有不应时者也。

④张志聪《黄帝内经集注》如胜复之作,动不当位,后时而至者,此胜复之晏也。

⑤高士宗《黄帝素问直解》当,去声。帝必欲详明胜复早晏之变,故复问之。动不当位,气之早也。后时而至,气之晏也。

⑥黄元御《黄元御医书全集》胜复之作,有动不当位,非时而来,来又后时而至者,是至之晏也,此为何故?

⑦张琦《素问释义》此句未具体注释。

⑧高亿《黄帝内经素问详注直讲全集》〔批〕此言胜复之作动,不当位也。

〔讲〕黄帝曰:胜复之变,其早晏固如是矣,至若胜气复气之作,动不当位,且或后时而至,其故何也?

⑨孟景春等《黄帝内经素问译释》黄帝道:胜复之气的发作,萌动之时不当其时位,或后于时位而出现,是什么缘故?

⑩任廷革《任应秋讲〈黄帝内经〉素问》(讲解)问曰:"胜复之作,动不当位,或后时而至,其故何也?"这是问胜复之晚至的情况,胜气已经过去了,而复气还没有到,这是什么原因呢?

⑪张灿玾等《黄帝内经素问校释》黄帝说:胜气与复气的发作,动有不当其时位的,或在时位之后而至,是什么缘故呢?

⑫方药中等《黄帝内经素问运气七篇讲解》"动",此处指复气的变化或表现。"动不当位",指有时出现与其本位不一致之处。"后时",指与应来之时令不相应,往后延迟。前节言复气的变化是"胜尽而起,得位而甚",这是述其常。此处是说可以出现"动不当位,或后时而至"的与应来之时或位不相应的情况。这是言其变。

以下是解释为什么会出现"动不当位,或后时而至"的原因。

⑬王洪图等《黄帝内经素问白话解》黄帝说:胜复之气的发作,有时并不在它所主持的时令与位置而在其时位之后发生,这是什么原因呢?

⑭郭霭春《黄帝内经素问白话解》黄帝道:胜复的发作,有时并不恰合它的时位,有的后于时位而来,这是什么缘故?

(4)岐伯曰:夫气之生,与其化,衰盛异也。寒暑温凉,盛衰之用,其在四维。故阳之动,始于温,盛于暑;阴之动,始于清,盛于寒。春夏秋冬,各差其分。

①王冰《黄帝内经素问》言春夏秋冬四正之气,在于四维之分也。即事验之,春之温正在辰巳之月,夏之暑正在未申(守)之月,秋之凉正在戌亥之月,冬之寒正在寅丑之月。春始于仲春,夏始于仲夏,秋始于仲秋,冬始于仲冬。故丑之月,阴结层冰于厚地;未之月,阳焰电掣于天垂;戌之月,霜清肃杀而庶物坚成(守);辰之月,风扇和舒而陈柯荣秀。此则气差其分,昭然而不可蔽也。然阴阳之气,生发收藏,与常法相会,征其气化及在人之应,则四时每差其日数,与常法相连。从差法,乃正当之也。

②马莳《黄帝内经素问注证发微》故寒暑温凉者,乃盛衰之用也。何也?春夏秋冬为四正之气,而必四维为之始,故阳之动,必始于温,而盛于暑,所谓"彼春之暖,为夏之暑"者是也。阴之动,必始于凉,而盛于寒,而所谓"彼秋之忿,为冬之怒"者是也。此春夏秋冬,各差其分,差乃不同之谓,非差误之差。

③张介宾《类经》生者发生之始,化者气化大行,故衰盛异也。气有衰盛,则胜复之动,有不当位而后先至矣。寒暑温凉,四季之正气也。四维,辰戌丑未之月也。春温盛于辰,夏暑益于未,秋凉盛于戌,冬寒盛于丑,此四季盛衰之用。始于温,阳之生也。盛于暑,阳之化也。始于清,阴之生也。盛于寒,阴之化也。气至有微甚,故四季各有差分也。

④张志聪《黄帝内经集注》夫气之生,生于前之气交,如夏气之生于季春也。气之化,化于后之气交,如春气之流于孟夏也。胜复之气有盛衰,是以有早晏之异也。盖气之盛者,胜于本位以前所生之三十度,气之衰者,流于本位以后所化之三十度,故不当其位也。如金气衰而胜于春夏之交,则复气亦衰而复于夏秋之交矣。是胜虚而虚,后时而至也。此四时之气,前后互交,是以胜复之盛衰,随四时之气交而或前或后也。故曰:盛衰之用,其在四维。

⑤高士宗《黄帝素问直解》差,音雌。下同。一岁四时,春温夏暑,秋凉冬寒,万物生化,有盛有衰。故夫气之生物,与其化物,有衰盛之异也。气之寒暑温凉,为生化盛衰之用。生化盛衰,其在气交之四维。四维者,冬春之交,春冬之交,夏秋之交,秋冬之交也。气交先期而甚,则胜复早而盛,气交后期而微,则胜复晏而衰。故阳之动始于春气之温,盛于夏气之暑。阴之动始于秋气之清,盛于冬气之寒。春夏秋冬,四维之交,或先或后,各差其分。分,犹度也。差其分,而胜复有早晏也。

⑥黄元御《黄元御医书全集》此因气之生化衰盛不同也。盖寒暑温凉盛衰之

用,全在四季(四季为土,四气盛衰之原也)。故阳之动,始于春之温,盛于夏之暑,阴之动,始于秋之清,盛于冬之寒,春夏秋冬四气之交,早晏不同,各差其分。

⑦张琦《素问释义》王(冰)注:春之温,正在辰巳之月。夏之暑,正在未申之月。秋之凉,正在戌亥之月。冬之寒,正在丑寅之月。阴阳之气,生发收藏,每差其日数,从差法,乃正当之也。

⑧高亿《黄帝内经素问详注直讲全集》〔讲〕岐伯对曰:彼动不当位,后时而至者,以六气之生与化,各有盛衰之不同耳。彼冬为寒,寒始于亥,盛于丑;夏为暑,暑始于巳,盛于未;春为温,温始于寅,盛于辰;秋为凉,凉始于申,盛于戌。各有盛衰之用,然其用却在春夏秋冬之四维。故阳气之动,必始于温,盛于暑,阴气之动,必始于清,盛于寒。此春夏秋冬,各差其分而不同者也。

⑨孟景春等《黄帝内经素问译释》岐伯说:因为气的发生和变化,盛和衰有所不同。寒暑温凉盛衰的作用,表现在辰戌丑未四季月之时。故阳气的发动,始于温而盛于暑;阴气的发动,始于凉而盛于寒。春夏秋冬四季之间,有一定的时差。

⑩任廷革《任应秋讲〈黄帝内经〉素问》(讲解)六气的发生和变化是有盛有衰、有早有迟的,故曰“夫气之生,与其化衰盛异也”,早至是因胜复之气强,迟至是因胜复之气弱。寒冬、暑夏、温春、凉秋四时的变化无非是阴阳盛衰而已,故曰“寒暑温凉盛衰之用,其在四维”。所谓“四维”可以从两个方面理解:一是指寒暑温凉在四季的变化,此“四维”是指春夏秋冬;二是指一年的四个季月,即每个季度的第三个月,如三月是春之季月,六月是夏之季月,九月是秋之季月,十二月是冬之季月,这是运气学说的“四维”。运气学说认为,若为太过之年,季月之气会很旺盛,若为不及之年,季月之时还没到,其气就衰了。“故阳之动,始于温,盛于暑,阴之动,始于清,盛于寒”,这是运气之规律,春天阳气刚刚启蒙其势尚衰,到了夏天阳气旺盛起来其势为盛,秋天凉意渐起其势为衰,到了冬天寒气旺盛其势为盛,春夏秋冬无非是阴阳二气盛衰的作用所为。

⑪张灿玾等《黄帝内经素问校释》寒暑温凉……各差其分:王冰注“言春夏秋冬四正之气,在于四维之分也。即事验之,春之温,正在辰巳之月;夏之暑,正在未申之月;秋之凉,正在戌亥之月;冬之寒,正在寅丑之月。春始于仲春,夏始于仲夏,秋始于仲秋,冬始于仲冬……此则气差其分,昭然而不可蔽也。然阴阳之气,生发收藏,与常法相会;征其气化及在人之应,则四时每差其日数,与常法相违。从差法,乃正当之也”。

岐伯说:六气的发生与变化,盛衰不同。寒暑温凉,盛衰的作用,表现于辰戌丑未四季月之时。所以阳气的发动,始于温时,盛于暑时;阴气的发动,始于凉时,盛于寒时。春夏秋冬四季,存在着一定的时差。

⑫方药中等《黄帝内经素问运气七篇讲解》[夫气之生与其化,衰盛异也]“气”,指六气。“生”,指萌芽生长之时。“化”,指变化成熟,作用彰着之时。“衰”,指弱小。“盛”,指盛大。这是回答前句为什么复气的变化可以出现与时位不相一

致的原因。此句意即一切气的变化,包括复气的变化在内,都由一个由生到化的过程,也就是都有一个由开始萌芽到盛大彰着的发展过程,换句话说也都有一个由渐变到突变的过程。在开始萌芽发生的时候变化小,表现也不显著。逐渐趋向成熟以后,变化就大,表现也就显著。前已述及,在胜气出现的时候,复气就已开始产生。到了胜气已尽的时候,复气的作用就比较明显。到了复气本位的时候,复气的变化就更加显明昭著。但是由于胜复之间,如影随形,胜有微甚,复有多少,再加上复气由萌芽开始到显明彰着是一个渐变的过程,因此也就必然会出现一个复气虽已发生但不昭著,表现为"动不当位或后时而至"的现象。张介宾注:"生者,发生之始,化者,气化大行,故衰盛异也,气有衰盛,则胜复之动,有不当位而后至者也。"即属此义。

[寒暑温凉,盛衰之用,其在四维]"寒"即寒冷。"暑",即炎热。"温",即温暖。"凉",即清凉。"盛衰之用",指上述寒热温凉的盛衰变化。"四维",此指辰、未、戌、丑、未之月,亦即每年的三月、六月、九月、十二月。一年四季的气候变化,实际上也就是寒热温凉的变化。其变化规律总是由温到热,由凉到寒,周而复始,如环无端。每年的寅、卯、辰月,即正月、二月、三月属于春季。春天气候温暖,但是由于春之温始于寅月(正月),盛于辰月(三月),因此春之温以辰月(三月)为最盛,寅月为最弱。每年的巳、午、未月,即四月、五月、六月属于夏季。夏季气候炎热,但是由于夏之热始于巳月(四月),盛于未月(六月),因此夏之热以未月(六月)为最盛,巳月为最弱。每年的申、酉、戌月,即七月、八月、九月属于秋季。秋天气候清凉,但是由于秋之凉始于申月(七月),盛于戌月(九月),因此秋之凉以戌月(九月)为最盛,申月(七月)为最弱。每年的亥、子、丑月,即每年的十月、十一月、十二月属于冬季。冬天天气寒冷,但是由于冬之寒始于亥月(十月),盛于丑月(十二月),因此冬之寒以丑月(十二月)为最盛,亥月(十月)为最弱。此句说明了每年的气候变化过程实际上也就是寒热盛衰的变化过程。从季节来说,春温、夏热、秋凉、冬寒。从温到热,从凉到寒是一个由衰而盛的逐渐变化过程。从每一个季节本身来说,春之温,始于寅,盛于辰;夏之热,始于巳,盛于未;秋之凉,始于申,盛于戌;冬之寒,始于亥,盛于丑。这也是一个由衰到盛、逐渐变化的过程。张介宾注:"寒暑温凉,四季之正气也。四维,辰戌丑未之月也。春温盛于辰,夏暑盛于未,秋凉盛于戌,冬寒盛于丑,此四季盛衰之用。"很明确地解释了本句。

[阳之动,始于温,盛于暑]以下是对前述寒热盛衰的进一步解释。

"阳之动",此指一年之中阳气的运动变化。"温",指温暖。"暑",指炎热。此句意即阳气的运动变化过程是先温而后热。这也就是说热的变化过程是一个由衰到盛的逐渐变化过程。"温"和"暑",从阴阳概念上来说,都属于阳,所以原文谓"阳之动"。

[阴之动,始于清,盛于寒]"阴之动",此指一年当中阴气的运动变化。"清",指清凉。"寒",指寒冷。此句意即阴气的运动变化过程是先凉而后寒。这也就是说

至真要大论篇

寒的变化过程也是一个由衰到盛的逐渐变化过程。"清"和"寒",从阴阳概念上来说都属于阴,所以原文谓"阴之动"。

[春夏秋冬,各差其分]此句是承上句而言。意即由于有上述温热凉寒的不同,所以才有春温、夏热、秋凉、冬寒四时气候上的差异。张介宾注云:"始于温,阳之生也,盛于暑,阳之化也,始于清,阴之生也,盛于寒,阴之化也,气至有微甚,故四季各有差分也。"即属此义。

⑬王洪图等《黄帝内经素问白话解》四维:指每季的最后一个月,即三、六、九、十二月。

岐伯说:这与六气的发生和变化有盛衰不同有关。寒、暑、温、凉四种气候变化,表现在春、夏、秋、冬四季中的最后一个月,即三月、六月、九月、十二月,这就是所谓的"四维"月。阳气的运动,开始于温暖,而盛极于暑热;阴气的运动,开始于清凉,而盛极于寒冽,因而形成了四时气候的差异。

⑭郭霭春《黄帝内经素问白话解》四维:这里指寒暑温凉四气变化的分界标志。即一年中的辰、戌、丑、未四个月。

岐伯说:这是因为六气的发生变化,都有衰和盛的不同。寒暑温凉盛衰的作用,表现就在四维。所以阳气的发动,开始于温暖而极盛于暑热,阴气的发动,开始于清凉而极盛于寒冽,春夏秋冬的气候,各有差别。

(5)故《大要》曰:彼春之暖,为夏之暑,彼秋之忿,为冬之怒。谨按四维,斥候皆归,其终可见,其始可知。此之谓也。

①王冰《黄帝内经素问》言气之少壮也。阳之少为暖,其壮也为暑;阴之少为忿,其壮也为怒。此悉谓少壮之异气,证用之盛衰,但立盛衰于四维之位,则阴阳终始应用皆可知矣。

②马莳《黄帝内经素问注证发微》然必始于四维,而后盛于四正,故所谓谨按四维,斥候皆归,则始终可知可见者是也。

③张介宾《类经》斥候,四时之大候也。春之暖即夏暑之渐,秋之忿即冬寒之渐,但按四维之正,则四时斥候之所归也,故见其始,即可知其终矣。

④张志聪《黄帝内经集注》又曰:谨按四维,斥候皆归,其终可见,其始可知。谓胜复之早晏,皆归于四维之斥候,或早而在于始之前三十度,或晏而在于终之后三十度也。

⑤高士宗《黄帝素问直解》故举《脉要精微论》之言。《大要》曰:彼春之暖,而为夏之暑;彼秋之忿,而为冬之怒。由此言之,则当谨按气交之四维。气交之候,犹斥候也。谨按四维,则斥候皆归,其终可见,其始可知,即此胜复早晏之谓也。

⑥黄元御《黄元御医书全集》《大要》古书有言:彼春之暖,蓄而积之,为夏之暑,彼秋之忿,蓄而积之,为冬之怒。谨按四维之月,察四气之交,一年斥候皆可归准于此,(《汉书·李广传》:远斥候。《注》:斥,度也。候,望也。)其终气之盈缩无不可见,其始气之盛衰无不可知,其言正是此义。盛则至早,衰则至晏,至有早晏,则

有差分。

⑦张琦《素问释义》此句未具体注释。

⑧高亿《黄帝内经素问详注直讲全集》〔注〕斥,度也。候,视也,望也。斥候者,占候,言占步四时之景候也。

〔讲〕此其故,大要言之矣,曰:彼春之暖,为夏之暑;彼秋之忿,为冬之怒。不可见阴阳盛衰之气乎? 然阳气过胜,必有清凉之气以复之,故继夏者秋也。阴气过胜,必有温暑之气以复之,故继冬者春也。人能谨按春夏秋冬之四维,为之度视斥候,运转不失,而皆归焉。则其六气之终者可见,六气之始者可知。要言如此,正盛衰之用,其在四维之用也。

⑨孟景春等《黄帝内经素问译释》故《大要》说:因春天的温暖,成为夏天的暑热,因秋天的肃杀,成为冬天的凛冽。谨慎体察四季月的变化,伺望气候的回归,如此可以见到气的结束,也可以知道气的开始。就是这个意思。

⑩任廷革《任应秋讲〈黄帝内经〉素问》(讲解)《大要》认为,"春之暖"是"夏之暑"的基础,"秋之忿"是"冬之怒"的基础,事物总是积渐而发展的。春夏秋冬这一年明显的季节变化,其规律是温归之于春,暑归之于夏,凉归之于秋,寒归之于冬,各有归属,故曰"斥候皆归","斥候"是"大候"之意。从春之温,便知阳气在上升,可以推知到夏之暑热,从秋之凉便知阳气开始衰降,可以推知冬之寒冷,故曰"其终可见,其始可知"。

⑪张灿玾等《黄帝内经素问校释》斥候:《史记·李将军传》"广亦远斥候"。索隐:"斥,度。候,望也。"《书经·禹贡》:"五百里候服。"传:"斥候而服事。"疏:"斥候为检行险阻,伺候盗贼。"古多指伺望敌兵之人,此当指观察伺望气候而言。

所以《大要》上说:春天的温暖,渐变为夏天的暑热,秋天的肃杀,渐变为冬天的凛冽,谨慎地考察四季月的气候变化,伺望气候的回归,则气的终末,可以发现,气的开始,可以得知。就是这个意思。

⑫方药中等《黄帝内经素问运气七篇讲解》〔彼春之暖,为夏之暑,彼秋之忿,为冬之怒〕"彼春之暖,为夏之暑",意即春温是夏热的基础,夏热是由春温发展变化而来。"彼秋之忿,为冬之怒","忿",此处形容气之清凉。"怒",此处形容气之寒冷。意即秋凉是冬寒的基础,冬寒是由清凉发展变化而来。

〔谨按四维,斥候皆归,其终可见,其始可知〕"四维",即每年的三、六、九、十二月,亦即每年的春夏之交、夏秋之交、秋冬之交、冬春之交。张介宾注云:"四维,辰戌丑未之月也。"高世栻注云:"四维者,冬春之交、春夏之交、夏秋之交、秋冬之交也。""斥候",有观测候望之意。张介宾注为:"四时之大候也。""终始",此处指季节的终始,以春季为例,终为三月,始为正月,余可类推。全句意即注意观察每年三、六、九、十二月的气候变化情况,即可以分析了解该年春夏秋冬各个季度的气候变化情况。

⑬王洪图等《黄帝内经素问白话解》斥候:侦探、伺望之意。

《大要》上说:从春天的温暖发展到夏天的暑热,从秋天的清凉肃杀发展到冬天的严寒凛冽。仔细地观察"四维"的气候变化,就可以了解阴阳之气盛衰开始与终止的时间,从而知道该年春夏秋冬各个季节的气候变化。

⑭郭霭春《黄帝内经素问白话解》斥候:侦探。

所以《大要》上说:春天的温暖,发展而为夏天的暑热,秋天的清肃,发展而为冬天的凛冽。谨慎按照四维的变化,侦察其气候的回归,这样,可以见到气的终了,可以知道气的开始。就是这个意思。

第五十二解

(一)内经原文

帝曰:差有数乎?岐伯曰:又凡三十度也。帝曰:其脉应皆何如?岐伯曰:**差同正法**,待时而去也。《脉要》曰:春不沉,夏不弦,冬不涩,秋不数,是谓**四塞**。沉甚曰病,弦甚曰病,涩甚曰病,数甚曰病,**参见**曰病,复见曰病,未去而去曰病,去而不去曰病,反者死。故曰:气之相守司也,如权衡之不得相失也。夫阴阳之气,清静则生化治,动则苛疾起。此之谓也。

(二)字词注释

(1)差同正法

①王冰《黄帝内经素问》脉亦差以随气应也。

②马莳《黄帝内经素问注证发微》然脉气之应,亦与差同法。

③张介宾《类经》气至脉亦至,气去脉亦去,气有差异,脉必应之,故曰:差同正法。

④张志聪《黄帝内经集注》正者,四时之正位也。言脉同四时之正法而前后相交。

⑤高士宗《黄帝素问直解》盖以四时之法揆之,则知其差,故曰差同正法也。

⑥黄元御《黄元御医书全集》气至有差分,则脉应亦有差分,差与正同法。

⑦张琦《素问释义》此词未具体注释。

⑧高亿《黄帝内经素问详注直讲全集》〔讲〕与岁气差数之正法同。

⑨孟景春等《黄帝内经素问译释》时差与正常时相同。

⑩任廷革《任应秋讲〈黄帝内经〉素问》"差"是指阴阳变化、阴阳的差分。"正法"是指自然的规律,意思是人体阴阳变化与天地之阴阳变化是相适应的。

⑪张灿玾等《黄帝内经素问校释》脉象之差,与岁时之差数相应。时差脉亦差,时应脉亦应,此为天人相参之理。

⑫方药中等《黄帝内经素问运气七篇讲解》"差同正法"句中的"差"字,是指脉象的差异。"正法"即前述的寒热盛衰变化的过程。

⑬王洪图等《黄帝内经素问白话解》四时气候的变迁可以有三十天的差数,脉搏的变化也与此相同。

⑭郭霭春《黄帝内经素问白话解》差分之脉见于脉象。与正常的相同。

（2）四塞

①王冰《黄帝内经素问》天地四时之气，闭塞而无所运行也。

②马莳《黄帝内经素问注证发微》若春不沉，夏不弦，冬不涩，秋不数，是谓天地之气四塞不通也。

③张介宾《类经》若春不沉，夏不弦，秋不数，冬不涩，是失其所生之气，气不交通，故曰四塞，皆非脉气之正。

④张志聪《黄帝内经集注》谓春夏秋冬之气不相交通，则天地四时之气皆闭塞矣。

⑤高士宗《黄帝素问直解》前气不交于本位，是谓四塞。

⑥黄元御《黄元御医书全集》四季不相通也。

⑦张琦《素问释义》天地之气闭塞，而无所运行也。

⑧高亿《黄帝内经素问详注直讲全集》〔讲〕四时之气不相接续。

⑨孟景春等《黄帝内经素问译释》四时生气闭塞。

⑩任廷革《任应秋讲〈黄帝内经〉素问》四塞。

⑪张灿玾等《黄帝内经素问校释》王冰注："天地四时之气，闭塞而无所运行也。"

⑫方药中等《黄帝内经素问运气七篇讲解》句中的"四"字，指四季。"塞"，即不通。"四塞"，即四季之气不通。

⑬王洪图等《黄帝内经素问白话解》四时之气相互阻塞。

⑭郭霭春《黄帝内经素问白话解》天地四时之气闭塞。

（3）参见

①王冰《黄帝内经素问》参见（原脱），谓参和诸气来见。

②马莳《黄帝内经素问注证发微》此词未具体注释。

③张介宾《类经》参见者，气脉乱而杂至也。

④张志聪《黄帝内经集注》参见者，谓春初之沉弦并见，夏初之弦数并见也。

⑤高士宗《黄帝素问直解》此词未具体注释。

⑥黄元御《黄元御医书全集》参见。

⑦张琦《素问释义》参见。

⑧高亿《黄帝内经素问详注直讲全集》〔讲〕参见。

⑨孟景春等《黄帝内经素问译释》参差而见的。

⑩任廷革《任应秋讲〈黄帝内经〉素问》指脉气杂乱无章的现象。

⑪张灿玾等《黄帝内经素问校释》指脉气杂乱而错见。

⑫方药中等《黄帝内经素问运气七篇讲解》即前述脉象参差出现，例如前述之沉、弦、涩、数等脉同时或在一时之内交替出现。

⑬王洪图等《黄帝内经素问白话解》参杂互见的。

⑭郭霭春《黄帝内经素问白话解》脉气杂乱而错见。

(三)语句阐述

(1)帝曰:差有数乎? 岐伯曰:又凡三十度也。

①王冰《黄帝内经素问》度者,日也。(〔新校正云〕按《六元正纪大论》曰:差有数乎? 曰:后皆三十度而有奇也。此云三十度也者,此文为略。)

②马莳《黄帝内经素问注证发微》彼其数之差者,大凡计三十度四十三刻有奇耳。

③张介宾《类经》凡气有迟蚤,总不出一月之外,三十度即一月之日数也。此二句与《六元正纪大论》同,详本类前二十三。

④张志聪《黄帝内经集注》(眉批)差,其分差三十度也。曰又者,谓生于前差三十度,化于后又差三十度也。又:愚谓谨按四维,斥候皆归,其终可见,其始可知,是谓气之无分盛衰,皆生化于前后之三十度。所谓早晏者,谓胜复之气耳。又:火萌于季春。又:四月则胜气尽而复气起,五六月是复气得位之时,余气推看。又:胜复之气因岁气之盛衰而分早晏。又:前后皆在四维。又:三十度,三十日也。如夏之暑本于春之暖,是生于前三十日。又:如季春孟夏,是为四维,如病已愠愠而复已萌,是夏气生于季春。如夏之弦,是春气化于孟夏。又:生者,生于主时之前三十度。化者,化于主时之后三十度。又:故曰其终可见,其始可知。见化之终,则知生之始,生化之无穷也。又:春之暖为夏之暑,秋之忿为冬之怒,故春秋之气始于前。

⑤高士宗《黄帝素问直解》春夏秋冬,各差其分,则差有数乎? 三十度,一月也。十二月而得春气,三月而得夏气,六月而得秋气,九月而得冬气,其气至早,所差凡三十度。正月未温,犹得冬气;四月未夏,犹得春气;七月未秋,犹得夏气;十月未秋,犹得秋气。其气晏至,所差亦三十度,故曰:又凡三十度也。

⑥黄元御《黄元御医书全集》差分有数,不过三十度也。一度一日,节气早不过十五日,晚不过十五日,合为三十度也。

⑦张琦《素问释义》王(冰)注:度者,日也。按《六元正纪记》曰后皆三十度而有奇也。此又字,乃后字之讹。

⑧高亿《黄帝内经素问详注直讲全集》〔注〕差,错也。数,谓度数。

〔讲〕黄帝曰:六气胜复之作,其差错亦有度数否乎? 岐伯对曰:凡数之差者,大约不过三十度也。

⑨孟景春等《黄帝内经素问译释》黄帝道:四时之气的差分有常数否? 岐伯说:大多是三十天。

⑩任廷革《任应秋讲〈黄帝内经〉素问》(讲解)问曰:"差有数乎?"这种差别的现象是不是可以推算出来呢? 答曰:"又凡三十度也。""三十度"就是三十天,即差分不出一个月,意思是春夏秋冬的气候有早有晚,早晚均不会超过三十天。

⑪张灿玾等《黄帝内经素问校释》三十度,即三十日。亦即《六元正纪大论》所谓"后皆三十度有奇也"之义。

黄帝说:时差有一定的日数吗?岐伯说:约三十日的时间。

⑫方药中等《黄帝内经素问运气七篇讲解》凡三十度也:一度是一天,"三十度",即三十天。此句是承上句言。上句谓"谨按四维,斥候皆归",即在每年的三、六、九、十二月为温热凉寒的盛月,是春夏秋冬气候比较典型的月份。此句是说也有例外,即有时也有与月份不相应之时,但相差最多不超过三十天。张介宾注:"凡气有迟早,总不出一月之外,三十度即一月之日数也。"即属此义。

⑬王洪图等《黄帝内经素问白话解》黄帝说:四时气候的变迁,在时间上有一定的差数吗?岐伯说:气候提前或延迟,大多都在三十天左右。

⑭郭霭春《黄帝内经素问白话解》黄帝道:四时气候的变迁,它的差别有常数吗?岐伯说:大概是三十天的光景。

(2)帝曰:其脉应皆何如?岐伯曰:差同正法,待时而去也。《脉要》曰:春不沉,夏不弦,冬不涩,秋不数,是谓四塞。沉甚曰病,弦甚曰病,涩甚曰病,数甚曰病,参见曰病,复见曰病,未去而去曰病,去而不去曰病,反者死。

①王冰《黄帝内经素问》脉亦差,以随气应也。待差日足,应王气至而乃去也。天地四时之气,闭塞而无所运行也。但应天和气,是则为平。形见太甚,则为力致,以力而至,安能久乎!故甚皆病。参见(原脱),谓参和诸气来见。复见,谓再见已衰已死之气也。去,谓王已而去者也。日行之度未出于差,是为天气未去。日度过差,是谓天气已去,而脉尚在,既非得应,故曰病也。夏见沉,秋见数,冬见缓,春见涩,是谓反也。犯违天命,生其能久乎!〔新校正云〕详上文秋不数是谓四塞,此注云秋见数是谓反,盖以脉差只在仲月,差之度尽而数不去,谓秋之季月而脉尚数,则为反也。)

②马莳《黄帝内经素问注证发微》然脉气之应,亦与差同法,待后时之至,则前脉去。故《脉要》有曰:春脉宜弦,然由冬脉之沉者以驯至之,故尚有沉意。夏脉宜数,然由春脉之弦者以驯至之,故尚有弦意。秋脉宜涩,然由夏脉之数者以驯至之,故尚有数意。冬脉宜沉,然由秋脉之涩者以驯至之,故尚有涩意。若春不沉,夏不弦,冬不涩,秋不数,是谓天地之气四塞不通也。但春可带沉,而沉甚则为病;夏可带弦,而弦甚则为病;冬可带涩,而涩甚则为病;秋可带数,而数甚则为病。或诸脉参见,或重复来见,或时未去而脉先去,或时已去而脉不去,皆不免于病。若夏见沉脉,秋见数脉,冬见缓脉,春见涩脉,则为反者死矣。

③张介宾《类经》气至脉亦至,气去脉亦去,气有差分,脉必应之,故曰差同正法。此即脉之差分也。春脉宜弦,然自冬而至,冬气犹存,故尚有沉意。夏脉宜数,然自春而至,春气犹存,故尚有弦意。秋脉宜涩,然自夏而至,夏气犹存,故尚有数意。冬脉宜沉,然自秋而至,秋气犹存,故尚有涩意。若春不沉,夏不弦,秋不数,冬不涩,是失其所生之气,气不交通,故曰四塞,皆非脉气之正。此又其差之甚者也。故春可带沉而沉甚则病,夏可带弦而弦甚则病,秋可带数而数甚则病,冬可带涩而涩甚则病,以盛非其时也。参见者,气脉乱而杂至也。复见者,脉随气去而再来也。

至真要大论篇

时未去而脉先去,本气不足,来气有余也。时已去而脉不去,本气有余,来气不足也。皆不免于病。春得秋脉,夏得冬脉,秋得夏脉,冬得长夏脉,长夏得春脉,反见胜己之化,失天和也,故死。

④张志聪《黄帝内经集注》此复以脉候而证明气化之交通。故曰是谓四塞,谓春夏秋冬之气不相交通,则天地四时之气皆闭塞矣。正者,四时之正位也。言脉同四时之正法而前后相交。待时而去者,待终三十度而去也。如春之沉尚属冬之气交,终正月之三十日而春气始独司其令也。春不沉则冬气不交于春,夏不弦则春气不交于夏,秋不数则夏气不交于秋,冬不涩则秋气不交于冬,是四时之气不相交通而闭塞矣。四时之气盛于主位之时,而微于始生,衰于交化,是以甚则病也。参见者,谓春初之沉弦并见,夏初之弦数并见也。复见者,已去而复见也。未去而去者,未及三十度而去也。去而不去者,已至三十日应去而不去也。反者,谓四时反见贼害之脉也。

⑤高士宗《黄帝素问直解》春夏秋冬,有四时之气,则有四时之脉,今差其分,则其脉应皆何如?盖以四时正气之法揆之,则知其差,故曰差同正法也。待时而去者,四维之交,待主时之气至而后去也。如春受冬气,夏受春气,秋受夏气,冬受秋气,气相通也。故脉之大要曰:春不沉,夏不弦,冬不涩,秋不数。前气不交于本位,是谓四塞。夫气不相通,四塞者病。若其气之交,交而太过者亦病。故春脉沉甚曰病,夏脉弦甚曰病,冬脉涩甚曰病,秋脉数甚曰病。参见者,春初之脉,沉弦并见,夏初之脉,弦数并见之类。复见者,主时之脉已去,非其王时而复见也。未去而去者,后气未交,未当去而先去也。去而不去者,后气已交,应去而犹不去也。脉气如是,皆谓之病。反者,春得秋脉,夏得冬脉,长夏得春脉,秋得夏脉,冬得长夏脉。脉非其时,反受尅贼,已病而见此脉者死。

⑥黄元御《黄元御医书全集》气至有差分,则脉应亦有差分,差与正同法。正者去来无差,差则未来者待时且来,未去者待时而去也。《脉要》,古书。春脉弦,夏脉数,秋脉涩,冬脉沉,气之常也。而春自冬来,必带沉意,夏自春来,必带弦意,秋自夏来,必带数意,冬自秋来,必带涩意。若春不沉,夏不弦,秋不数,冬不涩,则退气既绝,根本已伤,是谓四塞(四季不相通也)。若春见冬脉,沉甚,曰病;夏见春脉,弦甚,曰病;秋见夏脉,数甚,曰病;冬见秋脉,涩甚,曰病;诸脉参见曰病,气退复见曰病,未应去而遽去曰病,已应去而不去曰病,脉与时反者死,此皆脉应之差分者。

⑦张琦《素问释义》此谓四孟月也。前气未衰,后气初见,故春初见冬脉为正,若一交春即不见沉脉,是冬气已尽,冬气尽则春气亦不能独盛,夏秋亦同此义。则天地之气闭塞,而无所运行也。太甚则本气不足故病。参见曰病,复见曰病,未去而去曰病,去而不去曰病,皆不应气故也。王(冰)注:夏见沉,秋见数,冬见缓,春见涩,按此谓四时旺气之月也。当旺之时而见克贼之脉,是反天和,其能久乎!

⑧高亿《黄帝内经素问详注直讲全集》〔批〕此言脉气分应四时为平、为病之大要也。

〔讲〕黄帝曰:数之差,既以三十度为定,而其脉气之分应四时,又皆何如?岐伯对曰:彼脉气之应,亦与岁气差数之正法同,必待候时之至,而前脉始去也。故脉要有云:春弦、夏数、秋涩、冬沉,脉之常也。但四时之脉,宜接续相加,不可绝类而去。如春脉之弦宜由冬脉之沉而至,夏脉之数宜由春脉之弦而至,秋脉之涩宜由长夏之缓脉而至,冬脉之沉宜由秋脉之涩而至,方谓一气流贯交相通也。若春不见沉脉,夏不见弦脉,冬不见涩脉,秋不见数脉,是四时之气不相接续,而谓之四塞矣。然春脉虽宜带沉,而不可过沉,沉甚者必病;夏脉虽宜带弦,而不可过弦,弦甚者必病;冬脉虽宜带涩,而不可过涩,涩甚者必病;秋脉虽宜带数,而不可过数,数甚者必病。至若一部之中,参见他脉,则有他邪乘伤也,必曰有病。复见前脉,则有前气未尽也,必曰有病。与夫时来去而脉先去,则本脏之气不足,而来气有余。时已去而脉不去,则本脏之气有余而来气不足,皆谓之曰有病。至若春涩、夏沉、秋数、冬缓,反见其胜已之脉者,皆必死之证也。

⑨孟景春等《黄帝内经素问译释》黄帝道:其在脉象上的反应是怎么样的?岐伯说:时差与正常时相同,待其时过而脉亦去。《脉要》说:春脉无沉象,夏脉无弦象,冬脉无涩象,秋脉无数象,是四时生气闭塞。沉而太过的是病脉,弦而太过的是病脉,涩而太过的是病脉,数而太过的是病脉,参差而见的是病脉,去而复见的是病脉,气未去而脉先去的是病脉,气去而脉不去的是病脉,脉与气相反的是死脉。

⑩任廷革《任应秋讲〈黄帝内经〉素问》问曰:"其脉应皆何如?"气候的变化对人的脉象有影响吗?"差同正法,待时而去也","差"是指阴阳变化、阴阳的差分,"正法"是指自然的规律,意思是人体之阴阳变化与天地之阴阳变化是相适应的,凡是事物总是循序渐进的,总是有规律可循的,一年四季的变化也反映在人体经脉的盛衰方面。"《脉要》曰:春不沉,夏不弦,冬不涩,秋不数,是谓四塞。"《脉要》是古代文献之一;春脉"不沉",是指春脉应该带有"弦"象,春脉之弦是由"沉"而变化为"弦"的,因为春由冬来,水生木嘛;夏脉"不弦",是指夏天的脉应该有"洪"象,夏脉如"钩"嘛,夏之洪脉应该由"弦"而变化为"洪"的,因为夏由春来,木生火嘛;秋脉"不数",是指秋脉应该有"浮数"象,秋脉如"毛",秋之浮脉是由"洪"变化为"浮数"的,因为秋由长夏来,土生金嘛,毛、浮数都属秋脉;冬脉"不涩",冬天的脉应该带有"涩"意,冬之涩脉是由"数"变化为"涩"的,因为冬由秋来,金生水嘛。这几句话应该这样来理解:"沉"是春"弦"的基础,"弦"是夏"洪"的基础,"洪"是秋"数"的基础,"数"是冬"涩"的基础。正常脉象都是顺应四时变化而变化,如果不沉而弦、不弦而洪、不洪而数,不数而涩,没有了差分,这都是"四塞"的脉象,这些不正常的脉象是突变而不是渐变,渐变才是万物和谐的变化规律。"沉甚曰病,弦甚曰病,涩甚曰病,数甚曰病",这就是没有差分的脉象,无论是否属正常脉象,太过了就是病脉。"参见曰病","参见"是指脉气杂乱无章的现象。"复见曰病",是说脉象本已随时节改变后又回复到原来的脉象,这也是病脉。"未去而去曰病",是说节气还没有变化而脉象却已经变化了,这也是病脉。"去而不去曰病",节气已经变化了而脉象没有

至真要大论篇

随之改变,这还是病脉。"反者死","反者"是指相克之脉,如春天得秋天脉就属"反者",金克木嘛,夏天得冬脉也是"反者",水克火嘛,凡表现出相克的脉象都意味着病情严重了。

⑪张灿玾等《黄帝内经素问校释》差同正法,待时而去也:脉象之差,与岁时之差数相应。时差脉亦差,时应脉亦应,此为天人相参之理,所以时去则脉亦去。王冰注:"脉亦差,以随气应也。待差日足,应王气至而乃去也。"四塞:王冰注"天地四时之气,闭塞而无所运行也"。参见:指脉气杂乱而错见。反者死:《类经》二十七卷第三十二注"春得秋脉,夏得冬脉,秋得夏脉,冬得长夏脉,长夏得春脉,反见胜己之化,失天和也,故死"。

黄帝说:其在脉象方面的反应是怎样的呢? 岐伯说:时差与正时相同,待其时去则脉亦去。《脉要》上说:春脉而无沉象,夏脉而无弦象,冬脉而无涩象,秋脉而无数象,是天地之生机闭塞。春脉过沉的是病脉,夏脉过弦的是病脉,冬脉过涩的是病脉,秋脉过数的是病脉,脉象杂见的是病脉,脉象再现的是病脉,气未至而脉去的是病脉,气已去而脉不去的是病脉,脉反其时的为死证。

⑫方药中等《黄帝内经素问运气七篇讲解》[脉应]"脉",即脉象。"应",指与季节相应。此句是问脉象如何与四季的温热凉寒气候变化相应。

[差同正法,待时而去也]关于脉象与四时相应的问题,《内经》中多处论及甚详,归纳之,即春脉弦,夏脉钩,秋脉毛,冬脉石。这也就是《素问·玉机真脏论》中所谓的:"春脉如弦……夏脉如钩……秋脉如浮……冬脉如营……"《素问·平人气象论》所谓的:"春胃微弦曰平……夏胃微钩曰平……秋胃微毛曰平……冬胃微石曰平……"这里所说的脉象与四时相应与上述内容不同。此处是从另一角度亦即从温热凉寒的盛衰角度来谈脉象与四时如何相应。"差同正法"句中的"差"字,是指脉象的差异。"正法",即前述的寒热盛衰变化过程。"待时而去"句中的"时"字,即前述的"四维",亦即三、六、九、十二月份。"去",即消去。全句意即一年四季脉象的差异,如同前述之寒热盛衰变化一样,也有一个由衰而盛的逐渐变化过程。只有到了各个季节的盛月,亦即三、六、九、十二月,各个季节的典型脉象才表现得最为明显。这一点我们认为十分重要。这是对《内经》脉应四时的深入探讨和重大补充。

[春不沉,夏不弦,冬不涩,秋不数,是谓四塞]"春不沉",即春季脉不沉。"夏不弦",即夏季脉不弦。"冬不涩",即冬季脉不浮涩。"秋不数",即秋季脉不洪数。"四塞"句中的"四"字,指四季。"塞",即不通。"四塞",即四季之气不通。全句意即由于温热凉寒是一个连续过程,因此一年四季之间的变化也是一个连续变化过程。春脉弦,夏脉洪,秋脉毛,冬脉石,这是四季的正常脉象。但是由于四季是连续的,各个季节的气候变化不能截然划分,总是由衰而盛的,因此,四季的脉象也是与气候相应,由衰而盛,由不典型到典型的。春脉弦,但由于春是在冬的基础之上连续下来的,因此,春季的弦脉也是在冬季的石脉,即沉脉的基础之上连续下来的,所

以春季的脉象除弦以外还同时见沉。特别是孟春、仲春之月,亦即正月、二月之时,沉象尤为明显。沉细而弦之脉是春季的正常脉。夏脉钩,夏脉洪,但由于夏是在春的基础之上连续下来的,因此,夏季的洪脉也是在春季弦脉的基础之上连续下来的。所以夏季的脉象除洪以外还同时见弦。特别是在孟夏、仲夏之月,亦即四月、五月之时,弦象尤为明显。弦大之脉是夏的正常脉。秋脉浮,秋脉毛,但由于秋是在夏的基础之上连续下来的,因此,秋季的浮脉也是在夏季的大脉、数脉的基础之上连续下来,所以秋季的脉象除浮以外,还应同时见数。特别是在孟秋、仲秋之月,亦即七月、八月之时,数象尤为明显。浮数之脉是秋季的正常脉。冬脉沉,冬脉石,但由于冬是在秋的基础之上连续下来的,因此冬季的沉脉也是在秋季的浮脉、毛脉、涩脉的基础之上连续下来的。所以冬季的脉象除沉而有力以外,还可以见浮而无力的涩脉,特别是在孟冬、仲冬之月,亦即十月、十一月之时尤为明显。沉取有力,浮取无力是冬季的正常脉。于此可见,由于四季气候之温热凉寒密切相关,所以人体各个季节的脉象也是互相连续。因此,春见沉脉,夏见弦脉,秋见数脉,冬见涩脉属于正常,反之,则属异常。这就是原文所谓"春不沉,夏不弦,冬不涩,秋不数,是谓四塞"。张介宾注此云:"春脉宜弦,然自冬而至,冬气犹存,故尚有沉意。夏脉宜数,然自春雨至,春气犹存,故尚有弦意。秋脉宜涩,然自夏而至,夏气犹存,故尚有数意。冬脉宜沉,然自秋而至,秋气犹存,故尚有涩意。若春不沉,夏不弦,秋不数,冬不涩,是失其所生之气,气不交通,故曰四塞。皆非脉气之正。"张志聪注此云:"春不沉,则冬气不交于春,夏不弦,则春气不交于夏,秋不数,则夏气不交于秋,冬不涩,则秋气不交于冬。是四时之气不相交通而闭塞矣。"均属此义。

[沉甚曰病,弦甚曰病,涩甚曰病,数甚曰病]"沉甚",即沉而太甚。"弦甚",即弦而太甚。"涩甚",即涩而太甚。"数甚",即数而太甚。此句是承上文而言。上文言"春不沉,夏不弦,冬不涩,秋不数,是谓四塞",此句是补充前句,指出微沉,微弦,微涩,微数才是正常脉象,如过沉、过弦、过涩、过数,亦即完全取代了四时应有脉象,脉不与四时相应则属病脉。

[参见曰病,复见曰病]"参见",即前述脉象参差出现,例如前述之沉、弦、涩、数等脉同时或在一时之内交替出现。张介宾注:"参见者,气脉乱而杂至也。""复见",即前述脉象重复出现,例如夏季再反复出现沉脉,冬季反复出现洪脉等,张介宾注:"复见者,脉随气去而来也。"不论是"参见"或"复见",均说明脉象与季节气候变化不相应,属于病脉,所以原文谓:"参见曰病,复见曰病。"

[未去而去曰病,去而不去曰病]"未去而去",即季节气候未改变而脉象已有改变,例如春三月尚未过而脉已不弦,夏三月尚未过而脉已不洪等,均属于"未去而去"。张介宾注:"时未去而脉先去。""去而不去",即季节气候已经过去,但脉象仍然如前不变。例如,春已去而脉仍弦甚,夏已去而脉仍洪甚等,均属于"去而不去"。张介宾注:"时已去而脉不去。""未去而去","去而不去",也均说明脉象与季节气候变化不相应,属于反常,所以原文谓:"未去而去曰病,去而不去曰病。"

[反者死]"反",指脉象与季节气候完全相反,或出现从五行概念来看属于其所不胜之脉。"反者死"意即临床上如果出现上述脉象,说明脉与四时完全相逆,因此预后不良。张介宾注:"春得秋脉,夏得冬脉,秋得夏脉,冬得长夏脉,长夏得春脉,反见胜已之化,失天和也,故死。"马莳注:"夏见沉脉,秋见数脉,冬见缓脉,春见涩脉,则为反者死矣。"张志聪注:"反者,谓四时反见贼害之脉也。"高世栻注:"反者,春得秋脉,夏得冬脉,长夏得春脉,秋得夏脉,冬得长夏脉,脉非其时,反受克贼,已病而见此脉者死。"均属此义。

⑬王洪图等《黄帝内经素问白话解》黄帝说:那么在脉上有什么反映呢?岐伯说:四时气候的变迁可以有三十天的差数,脉搏的变化也与此相同,待到新的气候到来时原有的脉象才退去。《脉要》说:在当春脉时而无沉象,当夏脉时而无弦象,当冬脉时而无涩象,当秋脉时而无数象,各季之间在脉象上毫无联系,叫做四时之气相互阻塞,属于不正常的脉象。如果春脉过于沉,则反映为寒气太胜;夏脉过于弦,则反映为风气太胜;冬脉过于涩,则反映为肃杀之气太胜;秋脉过于数,则反映为热气太胜;以上都是有病的脉象。如果脉象参杂互见的,或脉已退去而又复见的,或时令气候未去而相应的脉象先去的,或时令气候已去而相应的脉象迟迟不去的,或脉象与时令气候相反的,这些都是将要死亡的脉象。

⑭郭霭春《黄帝内经素问白话解》四塞:天地四时之气闭塞。参见:脉气杂乱而错件。

黄帝道:其脉的相应,都是什么?岐伯说:差分之脉见于脉象。与正常的相同,只不过在判断时,将所差的时数去掉罢了。《脉要》说:春脉毫无沉象,夏脉毫无弦象,秋脉毫无数象,冬脉毫无涩象,叫做四时之气闭塞。沉而太过的是病脉,弦而太过的是病脉,数而太过的是病脉,涩而太过的是病脉,脉气乱而参差的是病脉,气已去而脉复见的是病脉,气未去而脉先去的是病脉,气去而脉不去的是病脉,脉与气相反的是死脉。

(3)故曰:气之相守司也,如权衡之不得相失也。夫阴阳之气,清静则生化治,动则苛疾起。此之谓也。

①王冰《黄帝内经素问》权衡,秤也。天地之气,寒暑相对,温清相望,如持秤也。高者否,下者否,两者齐等,无相夺伦,则清静而生化各得其分也。动,谓变动常平之候而为灾眚也。苛,重也。(〔新校正云〕按《六微旨大论》云:成败倚伏生乎动,动而不已,则变作矣。)

②马莳《黄帝内经素问注证发微》故曰气之相守司也,自温而暑,自凉而寒,如权衡然。人能顺此阴阳之气,养以清静,则生化治,若躁动,则苛疾起,凡以不能顺时故也。《六微旨大论》云:成败倚伏生乎动,动而不已则变作矣。

③张介宾《类经》权衡,秤也。凡六气之用,亦犹权衡之平而不可失也。阴阳之气,平则清静而生化治,不平则动而苛疾起。《六微旨大论》曰:成败倚伏生乎动,动而不已,则变作矣。

④张志聪《黄帝内经集注》故曰：气之相守司也，如权衡之不得相失也。言四时之气守于本位，司于气交，犹权衡之不相离也。四时阴阳之气清静则生化治，生化者，生于前而化于后也。动者，气之乱也。

⑤高士宗《黄帝素问直解》故曰：气之相守而司于脉也，如权与衡之不得相失也。故夫阴阳之气，清静则生化治，不清静而动乱，则苛疾起，即此相守司而不得相失谓也。

⑥黄元御《黄元御医书全集》故六气之守位而司权也，随时代更，如权衡之不得相失，乃能轻重合宜也。夫阴阳之气，清静顺适，进退无差，则生化平治，盛衰不作，动而偏盛偏衰，则气差脉乱，苛疾乃起也。

⑦张琦《素问释义》此句未具体注释。

⑧高亿《黄帝内经素问详注直讲全集》〔讲〕故曰：气之相守相司也，自温而暑，自凉而寒，亦如权衡之不得相失也。夫阴阳之气清静，则生化皆治变，动则苛疾即起，正此之谓也。

⑨孟景春等《黄帝内经素问译释》所以说：气与脉之相守，像权衡之器一样不可有所差失。大凡阴阳之气，清静则生化就正常，扰动则导致疾病发生。就是这个道理。

⑩任廷革《任应秋讲〈黄帝内经〉素问》（讲解）"守"指六气恪守六步运化的规律；"司"指主事的气候特点，如太阳司寒水、阳明司燥金等就是各有所司；若六气在一年二十四个节气的阴阳变化中能有守、有司，则"权衡之不得相失也"，"权衡"是指天平，意思是说六气各有所守、有所司，其气既不太过也无不及而平衡协调。"夫阴阳之气，清静则生化治，动则苛疾起，此之谓也。""阴阳之气"的平衡协调是至关重要的，"清静"是指安定、平稳的状态，阴阳处在"清静"的状态下，才能有"生化"的功能，该盛者盛，该衰者衰，事物变化而"治"，"治"是正常之态，如彼春之暖为夏之暑，彼秋之忿为冬之怒，阳之动始于温盛于暑，阴之动始于清盛于寒，这些都是"治"的一种状态。"动"是"乱"之意，或太过，或不及，春不沉，夏不弦，冬不涩，秋不数，这些就是"动"，是指阴阳失调的状态，于是疾病就发生了，故曰"动则苛疾起"。

⑪张灿玾等《黄帝内经素问校释》动：指气候的反常变化。王冰注："动，谓变动常平之候而为灾眚也。"

所以说：脉与气之相守，如秤杆与秤砣的关系一样，不得失于平衡。关于阴阳之气，清静和平则生化之机得治，扰动不宁则疾病发生。就是这个意思。

⑫方药中等《黄帝内经素问运气七篇讲解》〔气之相守司也，如权衡之不得相失也〕"气之相守"，指季节气候与人体生理变化互相作用。"司"，有掌管、职司之义，此处指各个季节各有特点。"权"，即秤锤；"衡"，即秤杆。此句是解释脉应四时的道理。意即由于人与天地相应的原因，所以脉与四时相应。气候有变化，脉象也相应随之而变化，这就好像用秤称物一样，秤杆与秤锤必须随时协调才能保持平衡。于此说明了脉应四时，实际上是人体自身所具有的一种自稳调节现象。脉逆

四时,即脉象与季节气候不能相应,说明人体的这种自稳调节能力已经失常,因此,应属于疾病现象。

[夫阴阳之气,清静则生化治,动则苛疾起]"阴阳之气",即温热寒凉之气。温热之气属阳,凉寒之气属阴,所以统称之曰"阴阳之气"。每年的季节气候变化过程,用阴阳概念来说,亦即阴阳之间的消长变化过程。春夏都属阳,但春为阳之渐,夏为阳之极。由春到夏的气候变化是一个由温到热的变化过程,也是一个阳长阴消的变化过程。秋冬都属阴,但秋为阴之渐,冬为阴之极。由秋到冬的气候变化是一个由凉到寒的变化过程,也是一个阴长阳消的变化过程。一年之间的季节气候变化,也就是阴阳之间的消长进退变化。"清静",此处指阴阳之间的变化正常进行。"生化",指自然界生命现象。"治",指正常。"动",指变动,此处指上述阴阳之气变化失常。"苛疾",即重病。张介宾注:"苛,音呵,残疟也。"亦指严重的自然灾害。此句意即由于人与天地相应的原因,因此自然气候变化正常,物候现象及人体健康自然也就正常。反之,如自然气候变化失常,则物候现象及人体健康也就相应失常出现灾害或发生疾病。《素问·四气调神大论》中谓:"天气,清静光明者也,藏德不止,故不下也。""阴阳四时者,万物之终始也,死生之本也,逆之则灾害生,从之则苛疾不起。"此与本句精神完全一致。

⑬王洪图等《黄帝内经素问白话解》所以说脉象与时令气候息息相应,密切相联,就如同秤杆与秤砣的关系一样,不能失去平衡。如果自然界的阴阳之气清静、和平,万物生化就正常;如果阴阳之气扰动失调,人们就会发生疾病。

⑭郭霭春《黄帝内经素问白话解》所以说四时之气相互联系,各有所守,各有所司,就像秤砣与秤杆一样,缺一不可。阴阳之气,清静时就会生化安宁,变动时就会产生疾病,说的就是这个意思。

第五十三解

(一)内经原文

帝曰:幽明何如?岐伯曰:两阴交尽,故曰幽;两阳合明,故曰明。幽明之配,寒暑之异也。

帝曰:分至何如?岐伯曰:气至之谓至,气分之谓分;至则气同,分则气异。所谓天地之正纪也。

帝曰:夫子言春秋气始于前,冬夏气始于后,余已知之矣。然六气往复,主岁不常也,其补写奈何?岐伯曰:上下所主,随其攸利,正其味,则其要也。左右同法。《大要》曰:少阳之主,先甘后咸;阳明之主,先辛后酸;太阳之主,先咸后苦;厥阴之主,先酸后辛;少阴之主,先甘后咸;太阴之主,先苦后甘。佐以所利,资以所生,是谓得气。帝曰:善。

(二)字词注释

(1)分至

①王冰《黄帝内经素问》言冬夏二至是天地气主岁至其所在也。

②马莳《黄帝内经素问注证发微》冬夏二至,春秋二分。

③张介宾《类经》分言春秋二分,至言冬夏二至。

④张志聪《黄帝内经集注》气至,谓冬夏之二至。气分,谓春秋之二分。

⑤高士宗《黄帝素问直解》二分二至。

⑥黄元御《黄元御医书全集》分谓春分、秋分,至谓夏至、冬至。

⑦张琦《素问释义》此词未具体注释。

⑧高亿《黄帝内经素问详注直讲全集》〔注〕分,谓春分、秋分。至,谓冬至、夏至也。〔讲〕春与秋则谓之分,夏与冬则谓之至。

⑨孟景春等《黄帝内经素问译释》张介宾:"分,言春、秋二分。至,言冬、夏二至。"即春分与秋分,夏至与冬至。

⑩任廷革《任应秋讲〈黄帝内经〉素问》"分"是指春分、秋分两个节气,"至"是指冬至、夏至两个节气。

⑪张灿玾等《黄帝内经素问校释》分指春分秋分。春秋二分,昼夜相平,阴阳各分其半,故曰分。至指冬至夏至。至,极的意思。冬至,阴气已极,阳气始生,日南至,日短之至,日影长至,故曰冬至。夏至,阳气已极,阴气始生,日北至,日长之至,日影短至,故曰夏至。

⑫方药中等《黄帝内经素问运气七篇讲解》"分",指每年节气中的"二分",即春分和秋分。"至",指每年节气中的"二至",即夏至和冬至。

⑬王洪图等《黄帝内经素问白话解》即春分与秋分,夏至与冬至。

⑭郭霭春《黄帝内经素问白话解》"分",春分、秋分。"至",夏至、冬至。

(2)攸(yōu)利

①王冰《黄帝内经素问》此词未具体注释。

②马莳《黄帝内经素问注证发微》所宜。

③张介宾《类经》所利。

④张志聪《黄帝内经集注》攸利。

⑤高士宗《黄帝素问直解》所利。

⑥黄元御《黄元御医书全集》攸利。

⑦张琦《素问释义》此词未具体注释。

⑧高亿《黄帝内经素问详注直讲全集》此词未具体注释。

⑨孟景春等《黄帝内经素问译释》攸,所。攸利,所宜的意思。

⑩任廷革《任应秋讲〈黄帝内经〉素问》"攸"当"所"讲,即所利。

⑪张灿玾等《黄帝内经素问校释》所利。攸,《尔雅·释言》"所也"。

⑫方药中等《黄帝内经素问运气七篇讲解》"攸"(音幽),此处可作"所"讲。"随其攸利",即随其所利的意思。

⑬王洪图等《黄帝内经素问白话解》此词未具体注释。

⑭郭霭春《黄帝内经素问白话解》所利。

（三）语句阐述

（1）帝曰：幽明何如？岐伯曰：两阴交尽，故曰幽；两阳合明，故曰明。幽明之配，寒暑之异也。

①王冰《黄帝内经素问》两阴交尽于戌亥，两阳合明于辰巳，《灵枢·系日月论》云：亥十月，左足之厥阴。戌九月，右足之厥阴。此两阴交尽，故曰厥阴。辰三月，左足之阳明。巳四月，右足之阳明。此两阳合于前，故曰阳明。然阴交则幽，阳合则明，幽明之象，当由是也。寒暑位西南、东北，幽明位西北、东南。幽明之配，寒暑之位，诚斯异也。（〔新校正云〕按《太始天元册文》云：幽明既位，寒暑弛张。）

②马莳《黄帝内经素问注证发微》承上节有四维二字，遂问阴乃称幽，阳乃称明，其义何居？伯言西北为幽，是在左为北，而在右为西，两阴之交尽于此矣。东南称明，是在左为东，而在右为南，是两阳于此乎合明也。正幽明之所以相配，而寒暑因之以异耳。按王注，复以为厥阴阳明，引《灵枢·阴阳系日月篇》论厥阴、阳明者解之。不知本篇第十二节即以阳明、厥阴为问，而此又何必重问？《天元纪大论》有幽明既位，寒暑弛张。下文泛问分至，则知此以东南西北为幽明矣。

③张介宾《类经》幽明者，阴阳盛极之象也。故《阴阳系日月篇》以辰巳为阳明，戌亥为厥阴。夫辰巳之气暑，戌亥之气寒。如夜寒昼热，冬寒夏热，西北寒，东南热，无非辰巳戌亥之气，故幽明之配，为寒暑之异。

④张志聪《黄帝内经集注》幽明者，阴阳也。两阴交尽，阴之极也，故曰幽。两阳合明，阳之极也，故曰明。阴极则阳生，阳极则阴生，寒往则暑来，暑往则寒来，故幽明之配，寒暑之异也。此复申明阳之动始于温，盛于暑；阴之动始于清，盛于寒。四时之往来，总属阴阳寒暑之二气耳。

⑤高士宗《黄帝素问直解》一岁四时，有阴有阳，秋冬为阴，幽也。春夏为阳，明也。故问幽明何如？秋清冬寒，两阴交尽而始春，故曰幽。春温夏暑，两阳合明而始秋，故曰明。日月运行，一寒一暑，故幽明之配，乃寒暑之异也。知寒暑之往来，则知一岁之幽明矣。

⑥黄元御《黄元御医书全集》阴盛而寒，是天地之幽；阳盛而暑，是天地之明。幽明之配合，即天地寒暑之异也。

⑦张琦《素问释义》两阴交尽，两阳合明，若谓厥阴阳明之经，则厥阴阳明不足以配寒暑，若非指二经，则交尽合明为不辞，至分同异云云，亦难强解，注家曲说，皆非也。

⑧高亿《黄帝内经素问详注直讲全集》〔批〕此言幽明之意也。

〔注〕幽，阴也。明，阳也。交，谓气交，即亥子巳午之时也。两阴者，太阴、少阴。两阳者，太阳、少阳也。

〔讲〕黄帝曰：夫子言阴阳之气，相守相司，亦如权衡，而古人每谓阴为幽，谓明为阳者，其意何如？岐伯对曰：即如阴也，也有居于阴之前，有居于阴之后者，当两阴交尽之时，阴尽于此，故名之曰幽。即如阳也，有居于阳之前，有居于阳之后者，当两阳合明之时,阳极于此,故谓之曰明。凡此一幽一明之配,即一阴一阳之相对也。所以天地寒暑之气,即因之而变异焉。

⑨孟景春等《黄帝内经素问译释》黄帝道:幽和明是什么意思?岐伯说:太阴、少阴两阴交尽,叫做幽;太阳、少阳两阳合明,叫做明。幽和明配合阴阳,就有寒暑的不同。

⑩任廷革《任应秋讲〈黄帝内经〉素问》(讲解)问曰:"幽明何如?"阴盛为"幽",阳盛为"明",阴阳两者极盛是什么情况呢?答曰:"两阴交尽故曰幽,两阳合明故曰明,幽明之配,寒暑之异也。""幽""明"是两个极端的现象,"两阴交尽"就得寒,"两阳合明"就得暑,寒、暑是两极表现,故曰"幽明之配,寒暑之异",幽则寒,明则暑。

⑪张灿玾等《黄帝内经素问校释》两阴交尽故曰幽……寒暑之异也:张志聪注"幽明者,阴阳也。两阴交尽,阴之极也,故曰幽,两阳合明,阳之极也,故曰明。阴极则阳生,阳极则阴生,寒往则暑来,暑往则寒来,故幽明之配,寒暑之异也"。

黄帝说:幽和明是什么意思?岐伯说:太阴少阴两阴交尽叫做幽。太阳少阳两阳合明叫做明。幽和明配于阴阳,则寒暑有别。

⑫方药中等《黄帝内经素问运气七篇讲解》[幽明何如]"幽",有阴暗之义,其在阴阳属性上属于阴。"明",有光明之义,其在阴阳属性上属于阳。此处是问一年之中季节气候变化,如何用阴阳概念来加以说明。

[两阴交尽,故曰幽]以下是回答前句如何以阴阳概念来说明一年之中的季节气候变化。

"两阴",指太阴与少阴。"两阴交尽",指厥明。因为从阴气的多少来看,太阴为三阴,阴气最多,少阴为二阴,阴气次多,厥阴为一阴,阴气最少,所以厥阴应在太阴、少阴之后,因此前文曾明确指出"厥阴何也……两阴交尽也"。"幽",指阴暗,其在阴阳属性上属于阴。从季节变化来看,秋冬阴气盛,昼短夜长,属阴,因此"幽"应和四季中的秋冬相合。但是从一年之中阴阳之气的消长进退来看,阴气总是由衰到盛,盛极又衰,阴尽阳生。厥阴既为两阴交尽,阴气最少,则阴尽阳始生,寒尽温生,冬去春来。因此,厥阴从阴阳属性来看属阴,在"幽明"为"幽",但是从阴阳气的消长进退来看,主阴尽阳生,故厥阴在季节上合于春,为初之气,主温,主生。

[两阳合明,故曰明]"两阳",指太阳与少阳。"两阳合明",指阳明。因为从阳气的多少来看,太阳为三阳,阳气最多,阳明为二阳,阳气次多,少阳为一阳,阳气最少。其中由于阳明居于太阳、少阳之间,因此前文明确指出"阳明何谓也……两阳合明也"。"明",指光明,其在阴阳属性上属于阳。从季节变化来看,春夏阳气盛,昼长夜短,属阳,因此"明"应和四季中的春夏相合。但是从一年之中阴阳之气的消长进退来看,阳气也总是由衰到盛,盛极又衰,阳尽阴生。阳明既为两阳合明,属二阳,阳气相对始衰,阳衰到阴始生,热尽凉生,夏去秋来。因此阳明从阴阳属性来看属阳,在"幽明"为"明",但是从阴阳气的消长进退来看,主阳衰阴始生,故阳明在季节上合于秋,为五之气,主凉,主收。

关于"两阴交尽,故曰幽,两阳合明,故曰明"一节的解释,历代注家多从《灵枢·阴阳系日月》篇来加以解释,如王冰、张介宾等。但我们认为,该篇是从人体之气与月份及针刺的关系加以论述,与本篇所述内容不同。因此,不从王、张等注,详见前述。高世栻注此云:"秋清冬寒,两阴交尽而始春,故曰幽。春温夏热,两阳合明而始秋,故曰明。日月运行,一寒一暑,故幽明之配,乃寒暑之异也。知寒暑之往来,则知一岁之幽明也。"高氏从阴阳气的消长进退来阐明厥阴属阴曰幽而合于春,阳明属阳曰明而合于秋的含义,对此节的理解与注释,确属高明可取。

[幽明之配,寒暑之异也]"幽明之配",指前述以厥阴、阳明来表示一年当中阴阳之气消长进退的开始。"寒暑之异",指每年气候变化有寒热的不同。全句意即由于一年之中的气候变化有寒有热,而这种寒热变化又总是始于温,盛于暑,始于清,盛于寒,由渐而来,因此这种变化也就完全可以用阴阳的消长变化来加以说明,因为阴阳的变化也总是由少而多,由衰而盛,阳之动,始于厥阴,阴之动,始于阳明,其来也渐,所以原文谓:"幽明之配,寒暑之异。"

⑬王洪图等《黄帝内经素问白话解》两阴:指太阴和少阴。两阳:指太阳和少阳。

黄帝说:幽和明是什么意思?岐伯说:太阴、少阴两阴之后,阴将尽而阳将生时,就叫做幽;太阳、少阳两阳的中间,即两阳合明,叫做明;幽和明的阴阳交替配合形成了自然界气候的寒暑往来变迁。

⑭郭霭春《黄帝内经素问白话解》两阴:指太阴和少阴。两阳:指太阳和少阳。

黄帝道:什么是幽明?岐伯说:两阴之气都尽称作幽,两阳之气相合称为明,幽明的配合,成为寒暑的不同。

(2)帝曰:分至何如?岐伯曰:气至之谓至,气分之谓分;至则气同,分则气异。所谓天地之正纪也。

①王冰《黄帝内经素问》因幽明之问,而形斯义也。言冬夏二至是天地气主岁至其所在也。春秋二分,是间气初二四五四气各分其政于主岁左右也。故曰至则气同,分则气异也。所言二至二分之气配者,此所谓是天地气之正纪也。

②马莳《黄帝内经素问注证发微》此言时有分至之义,乃天地之正纪也。立春、春分、立夏、夏至、立秋、秋分、立冬、冬至,此八节也。然冬夏言至者,以六气言之,则五月半,司天之气至其所在;十一月半,在泉之气至其所在。以四时之令言之,则阴阳至此为极至,故谓之曰至也。然自至于二至,而至之前为芒种、小满、立夏,为大雪、小雪、立冬;至之后为小暑、大暑,为小寒、大寒。其寒热之气无甚异也,故曰至则气同。春秋二分者,以六气言之,则二月半,初气终,而交二之气;八月半,四气尽,而交五之气。若以四时之气言之,则阴阳寒暄之气至此而分,其昼夜分为五十刻,则乃阴阳之中分也。故曰分则气异。此乃天地之正纪也。王(冰)注云:言冬夏二至,是天地气主岁至其所在也。春秋二分,是间气初二四五,各分其政于主岁左右也。故曰至则气同,分则气异。

③张介宾《类经》分言春秋二分,至言冬夏二至。冬夏言至者,阴阳之至极也。如司天主夏至,在泉主冬至,此六气之至也。夏至热极凉生,而夜短昼长之极,冬至寒极温生,而昼短夜长之极,此阴阳盈缩之至也。春秋言分者,阴阳之中分也。初气居春分之前,二气居春分之后,四气居秋分之前,五气居秋分之后,此间气之分也。春分前寒而后热,前则昼短夜长,后则夜短昼长;秋分前热而后寒,前则夜短昼长,后则昼短夜长,此寒热昼夜之分也。至则纯阴纯阳,故曰气同。分则前后更易,故曰气异。此天地岁气之正纪也。

④张志聪《黄帝内经集注》气至,谓冬夏之二至。气分,谓春秋之二分。此承上文以申明彼春之暖为夏之暑;彼秋之忿为冬之怒,言二至之时,总属寒暑阴阳之二气,气分之时,则有温凉之不同也。

⑤高士宗《黄帝素问直解》承寒暑之意,问一岁之中,二分二至何如?夏至则夏气已至,冬至则冬气已至,故气至之谓至。春分则与冬气分,秋分则与夏气分,故气分之谓分。夏至气同于夏,冬至气同于冬,故至则气同。春分与冬气分,秋分与夏气分,故分则气异。二分在仲春仲秋,二至在仲夏仲冬,非若四维之季孟相交,此所谓天地之正纪也。

⑥黄元御《黄元御医书全集》分谓春分、秋分,至谓夏至、冬至。至者,阴阳二气之极至。分者,阴阳二气之平分。夏至则三阳在上,三阴在下,冬至则三阴在上,三阳在下,多少俱同。春分则三阳半升,三阴半降,秋分则三阴半升,三阳半降,多少俱异。异者,二气平分也。此所谓天地之正纪也。分至者,四时之大节,寒暑气至之差正全准于此。

⑦张琦《素问释义》此句未具体注释。

⑧高亿《黄帝内经素问详注直讲全集》〔批〕此言分至之意也。

〔注〕分,谓春分、秋分。至,谓冬至、夏至也。

〔讲〕黄帝曰:既幽明之配,即寒暑之异也。而每岁之中,阴阳气至,春与秋则谓之分,夏与冬则谓之至,此其意又复何如?岐伯对曰:冬夏言至者,即如六气在五月半,则司天之气至,在十一月半,则在泉之气至,天地一阴一阳之气,至此为极致焉,故谓之曰至。春秋言分者,即如六气,当二月半,则初气终而交二之气,当八月半,则四气尽而交五之气,天地阴阳之气至此而平分焉,故谓之曰分。况谓之曰至,则气无不同,谓之曰分,则气有所异。所谓天地之正纪者此也,又何疑乎?

⑨孟景春等《黄帝内经素问译释》黄帝道:分和至是什么意思?岐伯说:气来叫做至,气分叫做分;气至之时其气同,气分之时其气就异。所以春分秋分二分和夏至冬至二至,是天地正常气化纪时的纲领。

⑩任廷革《任应秋讲〈黄帝内经〉素问》(讲解)问曰:"分至何如?""分"是指春分、秋分两个节气,"至"是指冬至、夏至两个节气,为什么称作"分"和"至"呢?答曰:"气至之谓至,气分之谓分,至则气同,分则气异,所谓天地之正纪也。"冬至一阳生,夏至一阴生,是"气至"的现象,所以称作"至"。"冬至"是阳气至,天气一天天见

长;"夏至"是阴气至,天气一天天变短。春分、秋分是一年中阴阳相对平均的时候,昼夜平分一样长短,所以称作"分"。夏至后天气渐渐变热,夏与热"气同",冬至后天气渐渐变寒,冬与寒"气同",故曰"至则气同"。春分、秋分的昼夜一样长短,春分后白天渐长夜晚渐短,秋分后白天渐短夜晚渐长,变化是相反的,故曰"分则气异"。天地阴阳的这些变化规律是自然界正常的变化,被称作"天地之正纪","纪"是"规律"之意,"正"是"正常"之意。春分、秋分、冬至、夏至、立春、立夏、立秋、立冬是一年阴阳关键的节气,在这八个节气中,二"分"二"至"是变化最明显的时节。

⑪张灿玾等《黄帝内经素问校释》分至:分指春分秋分。春秋二分,昼夜相平,阴阳各分其半,故曰分。至指冬至夏至。至,极的意思。冬至,阴气已极,阳气始生,日南至,日短之至,日影长至,故曰冬至。夏至,阳气已极,阴气始生,日北至,日长之至,日影短至,故曰夏至。至则气同,分则气异:冬夏至时,阴阳至极,故曰气同。春秋分时,阴阳分别,故曰气异。王冰注:"言冬夏二至,是天地气主岁,至其所在也。春秋二分,是间气初、二、四、五四气,各分其政于主岁左右也,故曰至则气同,分则气异也。"

黄帝说:分和至是什么意思呢?岐伯说:阴阳之气至极时叫做至。气分时叫做分。至时则气乃同,分时则气乃别。所以冬夏至春秋分是天地气化纪时的纲领。

⑫方药中等《黄帝内经素问运气七篇讲解》[分至何如]"分",指每年节气中的"二分",即春分和秋分。"至",指每年节气中的"二至",即夏至和冬至。此句是问每年节气中的二分二至命名的依据及气候特点以及其与前述"幽明之配"的关系。

[气至之谓至,气分之谓分,至则气同,分则气异]"气",指气候。句中的前一个"至"字,指到极点,后一个"至"字,指二至,即夏至和冬至。前一个"分"字,指区分,后一个"分"字,指"二分",即春分和秋分。"同",指季节与气候变化相同。"异",指季节与气候变化不同。"气至之谓至",指气候变化到此极盛,所以叫"至"。夏气极盛之时,叫"夏至"。冬气极盛之时,叫"冬至"。"至则气同",谓气候变化与季节完全一致。"夏至"之时,气候极热,冬至之时,气候极寒。"气分之谓分",谓气候变化到此与上一季节气候变化有所区分,所以叫分。由春转夏之时,叫春分,由秋转冬之时,叫秋分。"分则气异",谓气候变化至此与上一季节开始区分。春分之时,气候开始由温转热。秋分之时,气候开始由惊转寒。"二分""二至"、加上"四立",即再加上立春、立夏、立秋、立冬等四个节气,古人谓之"八节",亦称"八正",认为是一年之中气候变化的转折点,与人体生理及病理生理变化密切相关,因此十分重视。关于二分、二至、四立的问题,张介宾论述颇详。其论云:"由四季而分为八节,则春秋有立而有分,夏冬有立而有至。四季何以言立?立者,建也,谓一季之气建立于此也。春秋何以言分?分者,半也,谓阴阳气数,中分于此也。故以刻数之多寡言。则此时昼夜各得五十刻,是为昼夜百刻之中分。以阴阳之寒暄言,则春分前寒而后热,秋分前热而后寒,是为阴阳寒热之中分。以日行之度数言,则春分后,日就赤道之北,秋分后,日就赤道之南,是以日行南北之中分,故春分曰阳中,秋分曰阴中也。

夏冬何以言至？至者，极也，言阴阳气数消长之极也。故以刻数言，则夏至昼长五十九刻，夜长四十一刻，冬至昼长四十一刻，夜长五十九刻，是为昼夜长短之至极。以阴阳之寒暄言，则冬至阴极而阳生，夏至阳极而阴生，是为阴阳寒热之至极，以日行之度数言，则冬至日南极而北返，夏至日北极而南返，是为日行南北之至极，故冬至曰阳始，夏至曰阴始也。"（《类经图翼·气数统论》）张氏的这一段论述，我们认为这是对本节经文最好的注释，论中张氏明确解释了二分、二至命名的依据，即根据昼夜的长短，气候的寒热、日行的度数，即一切都是根据客观自然现象总结而来。同时也说明了二分二至与阴阳相配的关系，他说："冬至阴极而阳生，夏至阳极而阴生。""冬至曰阳始，夏至曰阴始。""阳之始，始于少阳，阴之始，始于厥阴。"因此本节原文中所谓的"幽明之配，寒暑之异"，质言之，也就是以少阳配冬至之时，这也就是后世书中所谓的"冬至一阳生"，及《金匮要略·脏腑经络先后病脉证》中所谓的"冬至之后，甲子夜半少阳起"。以厥阴配夏至之时，这也就是后世书中所谓的"夏至一阴生"。

⑬王洪图等《黄帝内经素问白话解》分至，即春分与秋分，夏至与冬至。

黄帝说：分和至是什么意思？岐伯说：气来叫做至，气分叫做分。夏至与冬至时令，气候与季节完全一致，分别为阳热盛和阴寒盛；春分与秋分时令，为气候变化的时候，前者由温转热，后者由凉转寒。因此说："至"则气相同、"分"则气有异，冬至、夏至、春分、秋分是区分天地阴阳之气盛衰的纲领。

⑭郭霭春《黄帝内经素问白话解》分至："分"，春分、秋分。"至"，夏至、冬至。至则气同，分则气异：夏至当三气之中，冬至当中气之中，秋分位于四气与五气之间，春分位于初气与二气之间。故夏至、冬至时气相同，春分、秋分时气不相同。

黄帝道：分至是什么原因？岐伯说：气来叫做至，气分叫做分，气至之时其气是相同的，气分之时其气是不相同的，这就是天地的一般规律。

（3）帝曰：夫子言春秋气始于前，冬夏气始于后，余已知之矣。然六气往复，主岁不常也，其补泻奈何？

①王冰《黄帝内经素问》以分至明六气分位，则初气四气，始于立春立秋前各一十五日为纪法。三气六气，始于立夏立冬后各一十五日为纪法。由是四气前后之纪，则三气六气之中，正当二至日也。故曰春秋气始于前，冬夏气始于后也。然以三百六十五日易一气，一岁已往，气则改新，新气既来，旧气复去，所宜之味，天地不同，补泻之方，应知先后，故复以问之也。

②马莳《黄帝内经素问注证发微》此言六气主岁，各有宜用之正味也。帝承上文而言以分至明六气分位，则初气、四气，始于立春、立秋前各一十五日为纪法。三气、六气，始于立夏、立冬后各一十五日为纪法。由是四气前后之纪，正当二至日也。故曰春秋始于前，冬夏始于后也。然以三百六十五日易一气，一岁已往，气则改新，所宜之味，补泻不同。

③张介宾《类经》初之气，始于立春前十五日，四之气，始于立秋前十五日，故

春秋气始于前。三之气,始于立夏后十五日,终之气,始于立冬后十五日,故冬夏气始于后,此不易之次序也。然六气迭为进退,旧者去而新者来,往复不常,则其补写之味,亦用有先后也。

④张志聪《黄帝内经集注》春秋之气始于前者,言春在岁半以上之前,秋在岁半以下之前,夏冬之气在二气之后,谓四时之主气也。六气往复,主岁不常者,谓加临之客气六期环转,无有常位也。此章论四时之主气,前后交通,得气之清静者也。若受客胜以动之,又不能循序而苛疾起矣。

⑤高士宗《黄帝素问直解》上文岐伯云,阳之动始于温,阴之动始于清,是春秋之气始于前也。阳盛于暑,阴盛于寒,是冬夏之气始于后也。然春夏秋冬六气往复以主岁,是主岁之气不常也。其补写之味奈何?

⑥黄元御《黄元御医书全集》春在夏前,秋在冬前,故曰春秋气始于前。夏在春后,冬在秋后,故曰冬夏气始于后。承上文:阳之动,始于温,盛于暑,阴之动,始于清,盛于寒。彼春之暖,为夏之暑,彼秋之忿,为冬之怒一段来。

⑦张琦《素问释义》春秋亦有在后,冬夏亦有在前,不可强通。

⑧高亿《黄帝内经素问详注直讲全集》〔批〕此言补泻之意也。

〔注〕春秋气始于前者,即阳之动始于温,阴之动于清也。冬夏气始于后者,即阴之动盛于寒,阳之动盛于暑也。此阴阳二气,必先温凉而后寒热也。但六气间于中,其气往复与主岁之气不常,其补泻当何如?

〔讲〕黄帝曰:夫子前言春秋之气始于前,冬夏之气始于后,余已知其故矣。然六气之一往一复,每岁迁移,主岁之气无常在也。其中虚者宜补,实者宜泻,又当奈何?

⑨孟景春等《黄帝内经素问译释》黄帝道:先生所说的春秋之气开始在前,冬夏之气开始于后,我已知道了。然而六气往复运动,主岁之时又非固定不变,其补泻方法是怎样的?

⑩任廷革《任应秋讲〈黄帝内经〉素问》(讲解)问曰:"夫子言春秋气始于前,冬夏气始于后,余已知之矣。然六气往复主岁不常也,其补泻奈何?"运气学说讲六气分六步,"初之气"是始于"立春"前的十五天,"四之气"始于"立秋"前十五天,所以言"春秋气始于前"。"三之气"始于"立夏"后第十五天,"终之气"始于"立冬"后第十五天,所以说"冬夏气始于后"。这些都已经清楚了,但是运气六步之气运行中,客气年年都是变换的,今年是厥阴风木为初之气,明年就不是了,今年是厥阴风木司天,明年就不是了,往复、主岁是变化的,那么在治疗疾病时如何运用补泻呢?

⑪张灿玾等《黄帝内经素问校释》春秋气始于前,冬夏气始于后:王冰注"以分、至明六气分位,则初气四气,始于立春立秋前各一十五日为纪法。三气六气,始于立夏立冬后各一十五日为纪法。由是四气前后之纪,则三气六气之中,正当二至日也。故曰春秋气始于前,冬夏气始于后也"。

黄帝说:先生说立春立秋,气始于交节之前,立冬立夏,气始于交节之后,我已经明白了。然而六气往来，其主岁之时，并不是固定不变的，对于补法和泻法的运用，应当怎样呢？

⑫方药中等《黄帝内经素问运气七篇讲解》[春秋气始于前，冬夏气始于后]春气始于夏气之前，秋气始于冬气之前，故曰："春秋气始于前。"冬气始于秋之后，夏气始于春之后，故曰："冬夏气始于后。"全句意即一年之中春夏秋冬的气候变化过程，即温热凉寒的移行过程。由温到热就是春气始于前，夏气始于后；由凉到寒就是秋气始于前，冬气始于后。张志聪注："春秋之气始于前者，言春在岁半以上之前，秋在岁半以下之前。夏冬之气在二气之后。"高世栻注："阳之动，始于温，阴之动，始于清，是春秋之气始于前也。阳盛于暑，阴盛于寒，是冬夏之气始于后也。"均属此义。

[六气往复，主岁不常]"六气"，即风、热、火、湿、燥、寒六气。"往复"，即司天在泉之气来回运转。"主岁"，即主时之气，此处指前述春夏秋冬的正常气候变化。"不常"，即经常有变化。全句意即春夏秋冬在气候上虽然各有特点，但由于司天在泉之气逐年来回运转，每年不同，因此各年的各个季节气候也不尽相同。张志聪注："六气往复，主岁不常者，谓加临之客气，六期环转，无有常位也。"即属此义。

⑬王洪图等《黄帝内经素问白话解》黄帝说：先生所说的初之气、四之气开始于立春、立秋之前，三之气、六之气开始于立冬、立夏之后，我已经知道了。然而六气司天、在泉往复运转，主时之气经常变化，那么怎样根据它们的运动采取补泻治疗方法呢？

⑭郭霭春《黄帝内经素问白话解》黄帝道：夫子你说春秋之气开始于前，冬夏之气开始于后，这我已经知道了。但是六气往复运动，主岁之气又变幻无常，其补泻的方法应怎样？

（4）岐伯曰：上下所主，随其攸利，正其味，则其要也。左右同法。

①王冰《黄帝内经素问》此句未具体注释。

②马莳《黄帝内经素问注证发微》伯言司天主上半岁，在泉主下半岁，随所宜用，其要以正味为主。司天之左右间与司天同，在泉之左右间与在泉同。

③张介宾《类经》司天在泉，上下各有所主，应补应泻，但随所利而用之，其要以正味为主也。左右间气，上者同于司天，下者同于在泉，故曰同法。

④张志聪《黄帝内经集注》是以上下所主，及左右之间气，当随其攸利，正其味以调之，乃其要也。

⑤高士宗《黄帝素问直解》一岁之中，司天在泉，上下所主，自有常气。当随其所利而正其味，则其补泻之火要也。上下止二气，合上下之左右而六气周，故曰左右同法。

⑥黄元御《黄元御医书全集》六气往复，主岁不常，补泻之法，随其上下所主之攸利者，而正其五味之所宜，则其要也。其主左右四间，与主上下二政同法。

⑦张琦《素问释义》此句未具体注释。

⑧高亿《黄帝内经素问详注直讲全集》〔注〕要必于司天、在泉所主之气,视其气之所在,正其所胜之味,此治之要道也。

〔讲〕岐伯对曰:上而司天,与下而在泉,岁时人身,各有所主,随其所宜,以正其味,则得其补泻之要矣。至于在左、在右之间气,亦复同法。

⑨孟景春等《黄帝内经素问译释》岐伯说:根据司天、在泉之气所主之时,随其所宜,正确选用药味,是治疗上的主要关键。左右间气的治法与此相同。

⑩任廷革《任应秋讲〈黄帝内经〉素问》(讲解)治疗要根据司天、在泉"上下所主"的情况来具体分析。"上"是指司天主上半年,"下"是指在泉主下半年,要具体分析司天、在泉之气的特点。"随其攸利","攸"当"所"讲,即随其所利。具体怎样做呢?"正其味",如风气的正味是泻以酸、补以辛;"则其要也",这是关键所在;"左右同法","左右"是指"上下"的左右,即司天、在泉的左右间气,间气主事也是一样的。

⑪张灿玾等《黄帝内经素问校释》上下所主,随其攸利,正其味,则其要也:司天在泉,各有主气之时,当随其所利用药,谓之正味,亦治法之要领。《类经》二十七卷第三十四注:"司天在泉,上下各有所主,应补应泻,但随所利而用之,其要以正味为主也。"攸,《尔雅·释言》:"所也。"左右同法:指左右间气主气之时,其治法与司天在泉同。

岐伯说:司天在泉各有主时,随其所利,正其药味,是其主要的准则。左右间气之时,也同此法。

⑫方药中等《黄帝内经素问运气七篇讲解》[上下所主]以下是谈在不同气候变化情况下所引起的不同疾病的治疗问题。"上",指司天之气,"下",指在泉之气。"上下所主",意即在治疗上要着重针对该年司天在泉之气进行治疗。

[随其攸利,正其味]"其",此处指司天在泉之气。"攸"(音幽),此处可作"所"讲。"随其攸利",即随其所利之意。"正其味",即用药物或食物进行治疗。此句是承上句言,意即对于不同气候变化所引起的不同疾病,其治疗要点是:根据该年的司天在泉之气选用适当的药物或食物进行治疗。此句与前篇《六元正纪大论》中所述"调之正味从逆"同义。张介宾注:"司天在泉,上下各有所主,应补应泻,但随所利而用之,其要以正味为主也。"亦属此义。

[左右同法]"左右",指左右间气。"同法",指治法与前述相同。关于"左右同法",注家有两种解释。一种解释是:左右间气的治法与司天在泉之气的治法相同,亦即司天之左右间气按司天之气来治,在泉之左右间气按在泉之气来治。这种解释以张介宾为代表。其注云:"司天在泉,上下各有所主,应补应泻,但随所利而用之,其要以正味为主也。左右间气,上者同于司天,下者同于在泉,故曰同法。"另一种解释是:司天在泉四间气均各有其所主,因此在治疗上各随其气。这也就是说左右间气是什么就按什么进行针对性治疗。这种解释以张志聪、高世栻为代表。张注云:"上下所主及左右之间气,当随其攸利,正其味以调之"。高世栻注云:"一岁

之中，司天在泉，上下所主，自有常气，当随其所利而正其味，则其补泻之大要也。上下止二气，合上下之左右而六气同，故曰左右同法。六气补泻正味，上下言之详矣。"这两种解释，我们认为张注、高注比较合乎《内经》精神，同意张注、高注。

⑬王洪图等《黄帝内经素问白话解》上下所主，即司天在泉之气。

岐伯说：根据司天、在泉之气的性质，按照它们对五味的喜恶选择性味适宜的药物，这就是关键所在。左右间气的治疗方法，与此相同。

⑭郭霭春《黄帝内经素问白话解》上下所主：司天在泉，上下各有所主。攸利：所利。

岐伯说：司天在泉，上下都有所主，应该随其所利而用补泻，考虑适宜的药物就是治疗的要点。左右间气的治法与此相同。

(5)《大要》曰：少阳之主，先甘后咸；阳明之主，先辛后酸；太阳之主，先咸后苦；厥阴之主，先酸后辛；少阴之主，先甘后咸；太阴之主，先苦后甘。佐以所利，资以所生，是谓得气。帝曰：善。

①王冰《黄帝内经素问》主，谓主岁。得，谓得其性用也。得其性用，则舒卷由人，不得性用，则动生乖忤，岂祛邪之可望乎！适足以伐天真之妙气尔。如是先后之味，皆谓有病先泻而后补之也。

②马莳《黄帝内经素问注证发微》大要半岁所主，其六味各有先后也。故曰少阳之主，先甘后咸等云也。

③张介宾《类经》主谓主岁，非客主之主也。按此即六气补写之正味，六气胜至，必当先去其有余，后补其不足，故诸味之用，皆先写而后补。自补写正味之外，而复佐以所利，兼其所宜也。资以所生，助其化源也，是得六气之和平矣。

④张志聪《黄帝内经集注》大要宜先泻而后补之，盖以佐主气之所利，资主气之所生，是谓得四时之气生化而交通也。按前章论客气之补泻，先补而后泻者，在客之本气而论也。此复以先泻而后补者，为四时之主气而言也。岁运七篇，圣人反复详论，曲尽婆心，文有似乎雷同，而旨义各别，学者亦宜反复参阅，不可以其近而忽之。(眉批)夫客胜为顺，然客胜则主气不能清静生化，故大要以先泻后补。

⑤高士宗《黄帝素问直解》六气补写正味，上文言之详矣。上文云，火位之主，其写以甘，其补以咸，故少阳主治之味，大要先甘后咸。金位之主，其写以辛，其补以酸，故阳明主治之味，大要先辛后酸。水位之主，其写以咸，其补以苦，故太阳主治之味，大要先咸后苦。木位之主，其写以酸，其补以辛，故厥阴主治之味，大要先酸后辛。少阴之主，与少阳同。土位之主，其写以苦，其补以甘，故太阴主治之味，大要先苦后甘。六气补写之正味如此，尤必佐以所利，资以所生，是谓得气。

⑥黄元御《黄元御医书全集》佐以所利，资以所生，补泻当可，是谓得气。司天主前半岁，在泉主后半岁，是谓主岁。

⑦张琦《素问释义》王(冰)注：先后之谓，皆谓有病先泻之，而后补之也。

⑧高亿《黄帝内经素问详注直讲全集》〔注〕故六气之主治，先补后泻，佐以所

利,去其余也,资以所生,补不足也,是谓得化之气也。

〔讲〕故大要曰:少阳之所主,先用甘而后用咸;阳明之所主,先用辛而后用酸;太阳之所主,先用咸而后用苦;厥阴之所主,先用酸而后用辛;少阴之所主,先用甘而后用咸;太阴之所主,先用苦而后用甘。六气之主治,先补后泻如此。然犹必佐以所利,以去其余,资以所生,以补不足,如是乃可谓得化之气者也。

⑨孟景春等《黄帝内经素问译释》《大要》说:少阳主岁,先甘后咸;阳明主岁,先辛后酸;太阳主岁,先咸后苦;厥阴主岁,先酸后辛;少阴主岁,先甘后咸;太阴主岁,先苦后甘。佐以所宜的药物,助其生化之源泉,就掌握了治疗六气致病的规律。黄帝道:讲得对!

⑩任廷革《任应秋讲〈黄帝内经〉素问》(讲解)《大要》曰:少阳之主,先甘后咸;阳明之主,先辛后酸;太阳之主,先咸后苦;厥阴之主,先酸后辛;少阴之主,先甘后咸;太阴之主,先苦后甘。佐以所利,资以所生,是谓得气。《大要》文献所说与前面"正其味"的认识基本是一致的,就不重复了。"佐以所利,资以所生,是谓得气",意思是说要在"正味"理论的指导下来进行补泻的治疗。"佐以所利",意思是治疗太过之气,要在正其味的基础辅佐有利的药味。"资以所生",意思是治疗不足之气,要用能资其化源的药味,如木不及要资水,火不及要资木等,"资"是"助"之意。"是谓得气",了解六气致病的基本原理和特性,掌握其治疗的基本原则和方法,这就是"得气"。

⑪张灿玾等《黄帝内经素问校释》先、后:王冰注"先后之味,皆谓有病先泻之而后补之也"。佐以所利,资以所生,是谓得气:《类经》二十七卷第三十四注"自补泻正味之外,而复佐以所利,兼其所宜也。资以所生,助其化源也,是得六气之和平矣"。

《大要》上说:少阳主气之时,先甘而后咸;阳明主气之时,先辛而后酸;太阳主气之时,先咸而后苦;厥阴主气之时,先酸而后辛;少阴主气之时,先甘而后咸;太阴主气之时,先苦而后甘。佐以所利的药物,资助其生化之气,这就叫得气。黄帝说:好。

⑫方药中等《黄帝内经素问运气七篇讲解》[少阳之主,先甘后咸]"少阳之主",即少阳相火主时之时。"先",指少阳相火主时的前一段时间,亦即少阳相火开始主时之时。"后",指少阳相火主时的后一段时间,亦即少阳相火主时终末之时。这里所谓的"先后",与《六微旨大论》中所述之"初中"同义,亦即六气六步每一步各占六十天又八十七刻半,其中"初"和"中"各占三十天多一点。"先"与"初"同义,"后"与"中"同义。这就是说每气主时之"先"占三十天多一点,每气主时之"后"占三十天多一点。这也就是《六微旨大论》中所谓"初凡三十度而有奇,中气同法。""甘咸",指具有甘味和咸味的药物和食物。全句从总的精神来说,意即六气主时,虽然在主时上各有其气候特点,但由于六气主时的这一段时间中,气候变化上有先有后,有盛有衰而且其来也渐,不能一刀切,因而在治疗上也就有先后缓急轻重的

不同。少阳均主火,但少阳之始,亦即主时的前三十天中,火气未盛,所以在治疗上要用甘,因为甘寒可以养阴,可以清热。从清火的角度来说,甘寒属于轻剂,火气未盛之时,轻剂即可。少阳之末,亦即少阳主时的后三十天中,火气已极,所以在治疗上要用咸,因为咸寒可以通便,可以泻热。从清火的角度来说,咸寒属于重剂。火气亢极之时,非重剂不除。我们认为这就是原文所谓"少阳之主,先甘后咸"的实质。应该指出,这里所说的内容与本篇前文所述"火位之主,其泻以甘,其补以咸","少阳之客,以咸补之,以甘泻之,以咸软之"以及"火淫于内,治以咸冷","少阳之胜,治以辛寒,佐以甘咸"等文字,从表面看似有出入,但实际并无矛盾,因为前文是从火气偏胜时总的治疗情况来说,而此处则是从火气偏胜时的发展变化来谈,比前文所论更深入一步,是对前文有关火气偏胜治疗的补充。张志聪注此云:"岁运七篇,圣人反复详论,曲尽婆心,文有似乎雷同,而旨义各别,学者亦宜反复参阅,不可以其近而忽之。"实属语重心长之语,发人深省。以下"阳明之主,先辛后酸"等类似文字,其义同此,不再详释。

[阳明之主,先辛后酸]"阳明之主",即阳明燥金主时之时。"先辛后酸",即阳明主时的前一段时间中,在治疗上应选用辛味的药物或食物进行治疗。因为辛可以宣肺,辛可以散寒,可以使寒凉之邪从外而解。阳明之始,燥、凉之气未盛,燥、凉之邪对人体损伤不大,此时稍事鼓舞人体正气寒凉之邪即可一汗而解,所以此时用辛即可。在阳明主时的后一段时间中,则应使用酸味药物或食物进行治疗。因为酸甘可以化阴,可以敛肺,阳明之末,燥、凉之气已盛。燥胜可以伤阴,外凉可以内热,人体正气已有损伤,所以此时应该用酸。从肺来说,酸为补,用酸即是补肺。

[太阳之主,先咸后苦]"太阳之主",即太阳寒水主时之时。"先咸后苦",即太阳主时的前一段时间中,临床上应选用咸味药物或食物进行治疗。因为太阳主时之时,人体可以因寒郁于外而出现热盛于内的表寒里热现象。从清里热的角度来说,需要用具有清热作用的药物或食物进行治疗。而甘寒、咸寒、苦寒这三类清热药物中,咸寒与苦寒相较,作用较强,副作用较小。太阳之始,寒而未盛,里热现象相对较轻,所以此时选用咸寒治疗即可。太阳主时的后一段时间中,临床上则应选用苦味药物或食物进行治疗。因为太阳之末,寒气至极,外寒里热的现象比较明显,因热生湿的湿热现象也比较突出,肾的封藏作用受到损伤而出现相火妄动的现象。苦寒药物或食物可以清热、泻火、燥湿。因此此时应用苦寒药物进行治疗,热邪得到清除,肾的封藏作用才能恢复。因此对肾来说,苦为补,用苦即是补肾。

[厥阴之主,先酸后辛]"厥阴之主",即厥阴风木主时之时。"先酸后辛",即在厥阴主时的前一段时间中,临床上应选用酸味的药物或食物进行治疗。因为厥阴主时之时,人体可以因风气偏胜外感风邪而出现肝气偏胜的现象,酸主收,酸味的药物或食物可以使亢盛之肝气得到收敛或减弱,因此对肝来说酸就是泻。厥阴之始,风气未盛。肝气偏胜者,泻肝即可,所以厥阴主时之前一段时间在治疗上用酸即可。厥阴主时的后一段时间中临床上则应选用辛味的药物或食物进行治疗。因

为厥阴之末,风气极盛,肝气也必然随之而亢极,此时在治疗上单纯泻肝一般已经不能使此亢极之肝气得到平抑,必须同时疏其血气使邪从外解,始能使肝气恢复和调。辛主散,有疏风的作用,所以厥阴主时的后一段时间在治疗上必须同时用辛,采取表里同治。这种以增加肝本身的疏泄职能以疏风使邪外解的治疗方法,也就是《素问·脏气法时论》中所谓的"肝欲散,急食辛以散之"。因此对肝来说,辛为补,用辛即是补肝。

[少阴之主,先甘后咸]"少阴之主",即少阴君火主时之时。"先甘后咸",即在少阴主时的前一段时间中,临床上应选用甘寒药物或食物对患者进行治疗。少阴主时的后一段时间中,临床上应选用咸寒药物或食物对患者进行治疗。"少阴之主"为什么要"先甘后咸"?其意与"少阳之主,先甘后咸"基本相同。因为少阳主火,少阴主热,火热属于一类,所以在治法上也基本相同。

[太阴之主,先苦后甘]"太阴之主",即太阴湿土主时之时。"先苦后甘",即在太阴主时的前一段时间中,临床上应选用苦寒或苦温的药物或食物对患者进行治疗。因为太阴主时的前一段时间中,气候上偏湿偏热,人体也容易出现湿热病症。苦寒可以清热,苦温可以燥湿,所以太阴主时的前一段时间中治宜用苦。太阴主时的后一段时间中,临床上则应选用甘寒或甘温的药物或食物对患者进行治疗。因为在太阴主时的后一段时间中,气候上湿热虽仍然存在,但已逐渐向凉、燥过渡,人体也容易因此而出现燥象或寒象。甘寒可以清热润燥,甘温可以散寒化温,所以太阴主时的后一段时间中治宜用甘。太阴属脾,在五行上属土。对于脾土来说,苦为泻,甘为补。这也就是本篇前文所述的:"土位之主,其泻以苦,其补以甘。"因此用甘即是补脾。

[佐以所利,资以所生,是谓得气]"佐",即辅佐,亦即辅助或配合。"利",此处可以作完善、适当讲。"资",指资助。"生",此处可以作本源来理解。"得气",指取得对六气偏胜时比较完善的治疗。全句意即对于六气主时的治疗,前面所讲的只是主要的治疗方法。除此以外,还要从整体出发,根据具体情况配合其他的治疗,才能使治疗上更加完善、适当,从而使人体的偏胜之气归于和平。张介宾注:"自补泻正味之外,而复佐以所利,兼其所宜也。资以所生,助其化源也,是得六气之和平也。"本篇前节中所述的许多内容,例如前述的"风淫于内,治以辛凉,佐以苦,以甘缓之,以辛散之","热淫于内,治以咸寒,佐以甘苦,以酸收之,以苦发之","湿淫于内,治以苦热,佐以酸淡,以苦燥之,以淡泄之","火淫于内,治以咸冷,佐以苦辛,以酸收之,以苦发之","燥淫于内,治以苦温,佐以甘辛,以苦下之","寒淫于内,治以甘热,佐以苦辛,以咸泻之,以辛润之,以苦坚之"等,都是在正味治疗以外,"佐以所利、资以所生"的具体内容。

⑬王洪图等《黄帝内经素问白话解》《大要》上说的治疗方法如下:少阳相火之气主持时令,先用甘味药缓和火气的急迫,属于泻法;后用咸味药顺从火气的柔软性质,属于补法。阳明燥金之气主持时令,先用辛味药宣散亢盛的收敛之气,属于

泻法；后用酸味药顺从燥气的收敛性质，属于补法。太阳寒水之气主持时令，先用咸味药使水寒坚固火气得到软化，属于泻法；后用苦味药顺从寒气坚固的性质，属于补法。厥阴风木之气主持时令，先用酸味药收敛亢盛的风气，属于泻法；后用辛味药顺从风木的宣散性质，属于补法。少阴君火之气主持时令，先用甘味药缓和火气的急迫，属于泻法；后用咸味药顺从火气的柔软性质，属于补法。太阴湿土之气主持时令，先用苦味药去除湿气之壅滞，属于泻法；后用甘味药顺从土气缓和性质，属于补法。此外，还应该选用对调和六气有利的药物作为辅佐，并用所生的药物来资助被抑郁之气的生化之源。这就是对六气偏胜所致之病最完善的治疗方法。黄帝说：讲得好。

⑭郭霭春《黄帝内经素问白话解》《大要》说：少阳主岁，先用甘药，后用咸药；阳明主岁，先用辛药，后用酸药；太阳主岁，先用咸药，后用苦药；厥阴主岁，先用酸药，后用辛药；少阴主岁，先用甘药，后用咸药；太阴主气，先用苦药，后用甘药，辅以有利的药物，资助其生化之机，这样就算是适合了六气。黄帝说：讲得好！

第五十四解

（一）内经原文

夫百病之生也，皆生于风寒暑湿燥火，以之化之变也。经言盛者写之，虚者补之，余锡以方士，而方士用之，尚未能十全。余欲令要道必行，桴鼓相应，犹拔刺雪污[注]，工巧神圣，可得闻乎？岐伯曰：审察病机，无失气宜。此之谓也。

帝曰：愿闻病机何如？岐伯曰：诸风掉眩，皆属于肝。诸寒收引，皆属于肾。诸气膹郁，皆属于肺。诸湿肿满，皆属于脾。诸热瞀瘛，皆属于火。诸痛痒疮，皆属于心。诸厥固泄，皆属于下。诸痿喘呕，皆属于上。诸禁鼓栗，如丧神守，皆属于火。诸痉项强，皆属于湿。诸逆冲上，皆属于火。诸胀腹大，皆属于热。诸躁狂越，皆属于火。诸暴强直，皆属于风。诸病有声，鼓之如鼓，皆属于热。诸病胕肿，疼酸惊骇，皆属于火。诸转反戾，水液浑浊，皆属于热。诸病水液，澄澈清冷，皆属于寒。诸呕吐酸，暴注下迫，皆属于热。故《大要》曰：谨守病机，各司其属，有者求之，无者求之，盛者责之，虚者责之。必先五胜，疎其血气，令其调达，而致和平。此之谓也。帝曰：善。

[注]污：郭霭春《黄帝内经素问校注》、人民卫生出版社影印顾从德本《黄帝内经素问》此处为"汙"，其中郭霭春注："汙胡本、赵本、吴本、藏本、熊本并作"污"；张灿玾《黄帝内经素问校释》、方药中《黄帝内经素问运气七篇讲解》此处为"污"字；孟景春等《黄帝内经素问译释》此处为"汙"。汙为污的异体字。

（二）字词注释

（1）之化之变

①王冰《黄帝内经素问》静而顺者为化，动而变者为变，故曰之化之变也。

②马莳《黄帝内经素问注证发微》此词未具体注释。

③张介宾《类经》气之正者为化，气之邪者为变，故曰之化之变也。

④张志聪《黄帝内经集注》此词未具体注释。

⑤高士宗《黄帝素问直解》变化。

⑥黄元御《黄元御医书全集》此词未具体注释。

⑦张琦《素问释义》此词未具体注释。

⑧高亿《黄帝内经素问详注直讲全集》〔讲〕皆本于六气之一化一变为之也。

⑨孟景春等《黄帝内经素问译释》王冰："静而顺者为化,动而变者为变,故曰之化之变也。"

⑩任廷革《任应秋讲〈黄帝内经〉素问》其"化"多指大自然正常之规律,如春天风气旺、冬天寒气盛、夏天暑气盛等,这属于"化"的范畴;其"变"是指太过、不及的反常变化,风寒暑湿燥火常有太过、不及的变化。

⑪张灿玾等《黄帝内经素问校释》各种气化与变化。王冰注:"静而顺者为化,动而变者为变,故曰之化之变也。"

⑫方药中等《黄帝内经素问运气七篇讲解》"之"字,指风寒暑湿燥火六气。

⑬王洪图等《黄帝内经素问白话解》疾病又可以发生各种各样的变化。

⑭郭霭春《黄帝内经素问白话解》之正者为化,邪者为变。气之邪正,皆由之风寒暑湿燥火。

（2）方士

①王冰《黄帝内经素问》此词未具体注释。

②马莳《黄帝内经素问注证发微》此词未具体注释。

③张介宾《类经》此词未具体注释。

④张志聪《黄帝内经集注》方士。

⑤高士宗《黄帝素问直解》此词未具体注释。

⑥黄元御《黄元御医书全集》此词未具体注释。

⑦张琦《素问释义》此词未具体注释。

⑧高亿《黄帝内经素问详注直讲全集》〔讲〕方士。

⑨孟景春等《黄帝内经素问译释》医工。

⑩任廷革《任应秋讲〈黄帝内经〉素问》医生。

⑪张灿玾等《黄帝内经素问校释》方士。

⑫方药中等《黄帝内经素问运气七篇讲解》指医生。

⑬王洪图等《黄帝内经素问白话解》医生们。

⑭郭霭春《黄帝内经素问白话解》医生。

（3）桴

①王冰《黄帝内经素问》此字未具体注释。

②马莳《黄帝内经素问注证发微》此字未具体注释。

③张介宾《类经》桴,鼓槌也。

④张志聪《黄帝内经集注》桴。

⑤高士宗《黄帝素问直解》桴。

⑥黄元御《黄元御医书全集》桴,鼓槌也。

⑦张琦《素问释义》此字未具体注释。

⑧高亿《黄帝内经素问详注直讲全集》〔注〕桴,鼓槌也。桴鼓,则声相应也。〔讲〕桴。

⑨孟景春等《黄帝内经素问译释》鼓槌。

⑩任廷革《任应秋讲〈黄帝内经〉素问》桴。

⑪张灿玾等《黄帝内经素问校释》桴。

⑫方药中等《黄帝内经素问运气七篇讲解》是打鼓用的鼓槌。

⑬王洪图等《黄帝内经素问白话解》音孚。鼓槌。

⑭郭霭春《黄帝内经素问白话解》桴。

（4）雪污

①王冰《黄帝内经素问》雪污。

②马莳《黄帝内经素问注证发微》雪污。

③张介宾《类经》雪污。

④张志聪《黄帝内经集注》雪污。

⑤高士宗《黄帝素问直解》汙,污同。

⑥黄元御《黄元御医书全集》雪污。

⑦张琦《素问释义》此词未具体注释。

⑧高亿《黄帝内经素问详注直讲全集》〔注〕〔讲〕雪污。

⑨孟景春等《黄帝内经素问译释》汙,"污"的异体字。雪污,洗除污点。

⑩任廷革《任应秋讲〈黄帝内经〉素问》雪污。

⑪张灿玾等《黄帝内经素问校释》洗涤污垢。

⑫方药中等《黄帝内经素问运气七篇讲解》即把污秽洗净。

⑬王洪图等《黄帝内经素问白话解》洗去衣物上污浊。

⑭郭霭春《黄帝内经素问白话解》洗除汗秽。

（三）语句阐述

（1）夫百病之生也,皆生于风寒暑湿燥火,以之化之变也。经言盛者写之,虚者补之,余锡以方士,而方士用之,尚未能十全。余欲令要道必行,桴鼓相应,犹拔刺雪污,工巧神圣,可得闻乎? 岐伯曰:审察病机,无失气宜。此之谓也。

①王冰《黄帝内经素问》风寒暑湿燥火,天之六气也。静而顺者为化,动而变者为变,故曰之化之变也。针曰工巧,药曰神圣。(〔新校正云〕按《难经》云:望而知之谓之神,闻而知之谓之圣,问而知之谓之工,切脉而知之谓之巧,以外知之曰圣,以内知之曰神。)得其机要,则动小而功大,用浅而功深也。

②马莳《黄帝内经素问注证发微》此言病机计有十九,而有善治之法也。《医学纲目》邵元伟云:病机一十九条,实察病之要旨,而"有者求之,无者求之,盛者责之,虚者责之"一十六字,乃答篇首"盛者泻之,虚者补之"之旨,而总结一十九条之

要旨也。河间《原病式》，但用病机十九条立言，而遗此一十六字，犹有舟无操舟之工，有兵无将兵之帅也。拔刺雪污者，《灵枢·九针十二原篇》曰：五脏有疾，譬犹刺也，犹污也。刺虽久，犹可拔也；污虽久，犹可雪也。夫善针者，取其疾也，犹拔刺也，犹雪污也。工巧神圣者，《难经》以望闻问切分神圣工巧；王(冰)注以针为工巧，药为神圣。然要而论之，凡曰去疾，其分量高下当有四者之分，不必分针药也。前曰谨候气宜，无失病机，而此曰审察病机，无失气宜，其理通也。

③张介宾《类经》风寒暑湿燥火，天之六气也。气之正者为化，气之邪者为变，故曰之化之变也。锡，赐也。十全，无一失也。桴，鼓槌也。由，犹同。拔刺雪污，去病如拾也。《难经》曰：问而知之谓之工，切脉知之谓之巧，望而知之谓之神，闻而知之谓之圣。又曰：以外知之曰圣，以内知之曰神。样音孚。病随气动，必察其机，治之得其要，是无失气宜也。愚按：《气交变》《五常政》《至真要》等论，皆详言五运六气各有太过不及，而天时民病变必因之，故有淫胜、反胜、客胜、主胜之异。盖气太过则亢极而实，气不及则被侮而虚，此阴阳盛衰自然之理也。本篇随《至真要大论》之末，以统言病机，故脏五气六，各有所主，或实或虚，则亦无不随气之变而病有不同也。即如诸风掉眩皆属于肝矣，若木胜则四肢强直而为掉，风动于上而为眩，脾土受邪，肝之实也；木衰则血不养筋而为掉，气虚于上而为眩，金邪乘木，肝之虚也。又如诸痛痒疮皆属于心矣，若火盛则炽热为痛，心之实也；阳衰则阴胜为疽，心之虚也。五脏六气，虚实皆然，故本篇首言盛者写之，虚者补之；末言有者求之，无者求之，盛者责之，虚者责之。盖既以气宜言病机矣，有特以盛虚有无四字，贯一篇之首尾，以尽其义，此正先圣心传，精妙所在，最为吃紧纲领。奈何刘完素未之详审，略其颠末，独取其中一十九条，演为《原病式》，皆偏言盛气实邪，且于十九条中，凡归重于火者十之七八，至于不及虚邪则全不相顾。又曰：其为治者，但当写其过甚之气，以为病本，不可反误人治其兼化也。立言若此，虚者何堪？夫病机为人道之门，为跬步之法，法有未善，而局人心目，初学得之，多致终身不能超脱，习染既久，流弊日深，所以近代医家，举动皆河间遗风，其于写假热，伐真虚，复人于反掌间者，比比皆然，不忍见也。或释之曰：河间当胡元之世，其风声气习，本有不同，因时制宜，故为是论。即或有之，则世变风移，今非昔比，设欲率由其旧，恐冰炭钩(钩)绳，不相符也。心切悯之，不容不辨。

④张志聪《黄帝内经集注》夫百病之始生也，皆生于风雨寒暑，阴阳喜怒，饮食居处，大惊卒恐，则血气分离，阴阳破散。以上七篇统论五运六气之邪，皆外感天地之气而为病，然人身之中亦有五行六气，或喜怒暴发，或居处失宜，或食饮不节，或卒恐暴惊，皆能伤五藏之气而为病。是以此经言锡之方士，而方士用之尚未能十全也。要道者，天地人三才之道也。桴鼓相应者，谓天地人之五行六气如声气之感应也。拔刺者，谓天地阴阳之邪犹刺之从外入，宜拔而去之。雪污者，谓在内所生之病机，使之如污而发雪也。天地人三才之道并用，外内阴阳之法并施，斯成工巧神圣之妙。盖天地之道，胜复之作，不形于诊，重在望闻，内因之病，偏于问切。病机

者,根于中而发于外者也。气宜者,五藏五行之气各有所宜也。

⑤高士宗《黄帝素问直解》汗,污同。百病之生,不越风寒暑湿燥火六气之变化。补写施治,未能十全,必治之十全,而要道可行。桴鼓相应,犹刺虽久而可拔,污虽久而可雪,工巧臻于神圣,不同方士,帝故问之。一岁六气,各有所宜,变化为病,各有其机,故当审察病机,无失气宜,此即神圣之谓也。

⑥黄元御《黄元御医书全集》桴,鼓槌也。拔刺雪污,谓拔针刺、洗污染,至易之事也。

⑦张琦《素问释义》此句未具体注释。

⑧高亿《黄帝内经素问详注直讲全集》〔批〕治不应病者,皆不明六气受病之原,与六气应时之道也。

〔注〕盛,谓六气也。虚,谓本气也。要道,治病之要道也。桴,鼓槌也。桴鼓,则声相应也。由,与犹通。拔刺雪污者,《灵枢·九针》篇:五脏有疾,譬犹刺也,犹污也,刺虽久,犹可拔也。污虽久,犹可雪也。问病而知之曰工,切脉而知之曰巧,望色而知之曰神,闻声而知之曰圣。病机者,六气受病之原也。气宜者,六气与时俱宜也。

〔讲〕黄帝曰:善哉,夫子补泻之论矣!然吾常闻夫百病之生也,悉本六气,非生于风暑火,即生于燥寒湿。几有病者,皆本于六气之一化一变为之也。但本经针法篇云:六气盛者则泻之,本气虚者则补之。余久以斯论锡于方士,而方士用之,却不能见其十全而无损也。余因之欲令治病之要道,必行于天下后世,其应正也,若桴鼓之相应,其去疾也,如拔刺而雪污,此中工巧神圣,可得闻乎? 岐伯对曰:亦为审查其六气受病之原,不失其气与时应之宜而已。帝所谓工巧神圣,无过于此。欲令要道之行,即此审其病机之谓也。

⑨孟景春等《黄帝内经素问译释》许多疾病的发生,都由于风寒暑湿燥火六气的变化。医经上说:实证用泻法治疗,虚证用补法治疗,我把它告诉了医工,但是医工们运用了它,还不能收到十全的效果。我要这些重要的理论得到普遍运用,并且能够收到桴鼓相应的效果,如拔刺、雪污一样,对于望闻问切的诊察方法和技术,可以告诉我吗? 岐伯说:审察疾病发生和发展变化的机理,切勿失却气宜。就是这个意思。

⑩任廷革《任应秋讲〈黄帝内经〉素问》(提要)讲论治必须要先辩证,辩证是论治的基础,辩证的要点在分析病机,所以提出了病机十九条作为临床辩证的基础。

(讲解)问曰:疾病虽然很复杂,但从病因、病机来归纳不外风、寒、暑、湿、燥、火几个方面,区分内伤、外感是其要点,除了"暑"没有内生而外,其他都有外感与内伤的区别。"风寒暑湿燥火之化之变",其"化"多指大自然正常之规律,如春天风气旺、冬天寒气盛、夏天暑气盛等,这属于"化"的范畴;其"变"是指太过、不及的反常变化,风寒暑湿燥火常有太过、不及的变化。所有这些都会反映于疾病之中,所以辩证首先是要考虑内、外、虚、实的问题。"经言"的"经"是指当时的一个古籍文献,

"经"中提出的泻实、补虚的方法。"锡"是"赐"之意,把"经"之理论方法给予一些"方士",但是这些医生用这些方法治病也没有取得"十全"的疗效,即有的用之有效,有的用之无效,没有取得"要道必行,桴鼓相应"的效果;"要道"是指泻实、补虚治疗理论和方法,"必行"意思是把这些理论和方法应用于临床,"桴鼓相应"是疗效十分明显的意思。"拔刺雪污"引自《灵枢·九针十二原》,是说医生治病"犹拔刺也,犹雪污也",病如"刺"如"污",医生治病就是"拔刺",就是"雪污"。"工巧神圣"说的是四种不同手段及不同程度的治疗方法和疗效,最高是"圣",第二是"神",第三是"巧",第四是"工"。正如《难经本义序》中所云:"望而知其病者谓之神,闻而知者谓之圣,又问而知之谓之工,至于诊脉浅深,呼吸至数,而后能疗者,得巧之道焉。"综合这句问话的意思就是:要想让医生掌握泻实补虚的治疗方法,在临床上拔刺雪污,取得桴鼓相应的疗效,达到神圣工巧的水平,应该怎样做呢? 不能简单理解"盛者泻之,虚者补之",立法是否恰当取决于辨证的准确,而辨证的关键在于"审察病机",因此要在病机的分析上下工夫。"机"是指病变的机制,可以理解为是中医的病理学,从病因到发病,再到病理变化,直至临床出现的病变表现,这一过程就是"病机"。"无失气宜","气"包括了人体生理、病理多方面的概念,从脏腑来说有五脏之气,从病因来说有风寒暑湿燥火之气,准确反映生理、病理实际情况的辨证即所谓"气宜"。"审察病机,无失气宜"是辨证的关键所在,是论治的基础。

⑪张灿玾等《黄帝内经素问校释》之化之变:王冰注"静而顺者为化,动而变者为变,故曰之化之变也"。锡:音义同"赐"。拔刺雪污:形容治疗的效应,好像拔除芒刺洗涤污垢一样的容易。雪:《韵会》"洗也"。工巧神圣:《难经·六十一难》"望而知之谓之神,闻而知之谓之圣,问而知之谓之工,切脉而知之谓之巧"。王冰注:"针曰工巧,药曰神圣。"此文当以《难经》之义为是。

百病的形成,都是由于风寒暑湿燥火六气的各种气化与变化。医经上说:实证用泻法,虚证用补法。我把这些原则赐给方士们,而他们用后,还未能收到十全的效果。我想使这些至理要道在所必行,如桴与鼓之相应,如拔芒刺和洗污垢那么容易一样,能正确地运用诊察技巧,可以听你讲讲吗? 岐伯说:要仔细地诊察病机,不可贻误气之所宜。就是这个意思。

⑫方药中等《黄帝内经素问运气七篇讲解》[夫百病之生也,皆生于风寒暑湿燥火,以之化之变也]"百病之生也",此处是指人体各种疾病发生的原因。"皆生于风寒暑湿燥火,以之化之变也"句中的"之"字,指风寒暑湿燥火六气。此句意即各种疾病的发生,与气候变化密切相关。此与前文所述"故百病之起,有生于本者,有生于标者,有生于中气者"之义基本相同。疾病发生的原因是多方面的,有外感内伤、六淫七情、金刃虫兽、跌仆损伤各方面的原因。《灵枢·素问》篇也明确指出:"夫百病之生也,皆生于风雨寒热,阴阳喜怒,饮食居处,"但原文在此提出"皆生于风寒暑湿燥火",如何理解? 要回答这个问题,首先必须明确以下两个问题:其一,《内经》认为,人秉天地正常之气而生存,即没有正常的自然气候变化也就没有人的

生命存在。自然界气候变化正常，人的生命现象也就正常。自然界气候变化异常，人的生命现象也就异常。这也就是《素问·宝命全形论》中所谓的："人以天地之气生，四时之法成。""人能应四时者，天地为之父母。"《天元纪大论》中所谓的："太虚寥廓，肇基化元。"由于如此，所以人体生理活动中的各种反常现象，亦即各种疾病现象的发生，从大的方面来说，自然也就与季节气候变化密切相关。因此，原文在此直接指出"百病之生也，皆生于风寒暑湿燥火。"其二，本节原文主要是讨论病机。所谓"病机"，亦即发病机理。质言之，也就是在致病因素作用后所产生的各种病理生理变化。前文已述及，中医学对于人体的各种病理生理改变，基本上是从观察分析自然界气候变化与人体疾病表现之间的相应关系总结而来。疾病多发生在春季者，由于春季气候偏温，风气偏胜，肝病居多，其临床表现以眩晕、抽搐、脉弦、色青等为多见，所以就把这一类症状和体征命名曰风。以后这类临床表现即使不在春季出现，也可以叫风病。疾病多发生在夏季者，由于夏季气候偏热，火气偏胜，心病居多，其临床表现以疮疡、斑疹、红、肿、热、痛，脉洪、色赤等为多见，所以就把这一类症状和体征命名曰火曰热。以后这类临床表现即使不在夏季出现，也可以叫火病或热病。疾病多发生在长夏季节者，由于长夏季节下雨较多，气候偏湿偏热，脾病较多。其临床表现以吐泻、胀满、浮肿、脉濡、色黄等为多见，所以就把这一类症状和体征命名曰湿。以后这类临床表现即使不在长夏季节出现也可以叫湿病。疾病发生在秋季者，由于秋季气候偏凉，燥气偏胜，肺病居多。其临床表现以咳嗽、气逆、拒疾、脉浮、色白等为多见，所以就把这一类症状和体征命名曰燥。以后这类临床表现即使不在秋季出现也可以叫燥病。疾病多发在冬季者，由于冬季气候严寒，寒气偏胜，肾病居多。其临床表现以畏寒、形冷、骨节疼痛、脉沉、色黑等为多见，所以就把这一类症状和体征命名曰寒。以后这类临床表现即使不在冬季出现也可以叫寒病。这也就是说人体在遭受各种致病因素产生的各种症状和体征，基本上都可以用风、火、湿、燥、寒加以归类，而这些名称又是根据季节气候变化特点演绎而来，推本溯源，所以原文在此指出："百病之生，皆生于风寒暑湿燥火。"把病因和病机直接联系起来。上述这两个问题十分重要。古人在"中风"这一疾病的病因学认识上所出现的"中风"与"非风"之争，近人对中医学"六淫"为病及中医病名所提出的各种质疑，我们认为均与未能正确理解风寒暑湿燥火等中医术语的真正含义有关，因此必须加以深入探讨和理解。

[盛者泻之，虚者补之]"盛"，指六气有余。"泻"，指治疗中的泻法。"虚"，指六气不及。"补"，指治疗中的补法。此句意即风、寒、暑、湿、燥、火六气，其临床表现为偏胜有余者，在治疗上就应该用泻法；其临床表现为虚衰不及者，在治疗上则应该用补法。质言之，也就是针对患者临床表现进行对应性处理，以药食性味之偏来矫正人体病理生理变化之偏。这也就是对本篇前文中所述"治诸胜复，寒者热之，热者寒之，温者清之，清者温之，散者收之，抑者散之，燥者润之，急者缓之，坚者软之，脆者坚之，衰者补之，强者泻之，各安其气，必清必静，则病气衰去，归其所宗"的

高度概括。

[锡以方士，而方士用之尚未能十全]"锡"，同"赐"，给予之义。"方士"，指医生。"十全"，即尽善尽美，完全满意。张介宾注："十全，无一失也。"此句是承上句而言，意译之，即上述"盛者泻之，虚者补之"这一治疗原则，医生在临床运用时，还不是完全满意。

[令要道必行，桴鼓相应，犹拔刺雪污]"要道"，注家有两种解释。一种解释，"要道"就是天地人之道。这种解释以张志聪为代表。其注云："要道者，天地人三才之道也。"另一种解释则认为此处所谓的"要道"，即指前述"盛者泻之，虚者补之"这一治疗原则。这种解释以张介宾为代表。张氏论述颇详。其注云："愚按气交变，五常政，至真要等论，皆详言五运六气各有太过不及，而天时民病，变必因之，故有淫胜，反胜，客胜，主胜之异。盖气太过则亢极而实，气不及则被侮而虚，此阴阳盛衰自然之理也。本篇随至真要大论之末，以泛言病机，故脏五气六各有所主，或实或虚，则亦无不随气之变而病有不同也。即如诸风掉眩，皆属于肝矣，若木胜则四肢强直而为掉，风动于上而为眩，脾土受邪，肝之实也。木衰则血不养筋而为掉，气虚于上而为眩，金邪乘木，肝之虚也。又如诸痛疮痒，皆属于心矣。若火盛则炽然为痛，心之实也。阳衰则阴胜为疽，心之虚也。故本篇首言盛者泻之，虚者补之。末言有者求之，无者求之，盛者责之，虚者责之。盖既以气宜言病机矣，又特以盛虚有无贯一篇之道尾，以尽其义。此正先圣心传，精妙所在，最为吃紧纲领。"以上两种解释，从表面上看好像有一致之处，因为张介宾讲的也可以说是天地人之道，但仔细分析，显然有别。张志聪对下文注云："桴鼓相应者，谓天地人之五行六气，如声气之感应也，拔刺者，谓天地阴阳之邪，犹刺之从外入，宜拔而去之。雪污者，谓在内所生之病机，使之如汗而发泄也。"如此等，显然有些文不对题，并非本节经文原意，而张介宾之论则十分精辟，并联系本节内容，处处落在实处。因此完全同意张介宾所注。这里所说的"要道"，是指前述的盛泻虚补这一治疗原则而言，"必行"，即一定要使这一治疗原则在治疗中取得完全满意的效果。"桴"，是打鼓用的鼓槌。"拔刺"，即把进入皮肤中的刺拔掉。"雪污"，即把污秽洗净。"桴鼓相应，犹拔刺雪污"一句，是形容在治疗上疗效准确显著，如同以槌击鼓，以手拔刺，用水洗污一样有把握。全句是问如何才能使前述"盛者泻之，虚者补之"这一治疗原则，在临床运用上能够做到十全。

[工巧神圣]"工巧神圣"，此处是指医生诊病的技术高明。"工巧神圣"一语，《难经》对此作过较具体的解释。其文云："望而知之谓之神，闻而知之谓之圣，问而知之谓之工，切脉而知之谓之巧。"又云："望而知之者，望见其五色以知其病。闻而知之者，闻其五音以别其病。问而知之者，问其所欲五味，以知其病所起所在也。切脉而知之者，诊其寸口，视其虚实，以知其病，病在何脏腑也。"这就是说，所谓"工巧神圣"，也就是指"望闻问切"四诊。"工巧神圣可得闻乎？"一句，是承上句而言，上句问如何才能在治疗上做到完全有把握，此句是问如何才能在诊断上做到准确

无误。

[审察病机，无失气宜]此句是对前句"工巧神圣，可得闻乎"的回答。"病机"，即发病机理。"无失"，即非常准确。"气"，即六气。"宜"，即适当。全句意即要在诊断上做到正确无误，必须认真分析发病机理，掌握风、热、火、湿、燥、寒六气的变化。如何才能做到掌握风、热、火、湿、燥、寒六气的变化？其方法那就是本篇前文所述的："必明六化分治，五味、五色所生，五脏所宜。""谨候气宜，无失病机。""谨察阴阳所在而调之，以平为期。"所谓"六化分治"，是指六气在气候物候上的各种特点，"五味、五色所生，五脏所宜"，是指六气与五味、五色、五脏之间的关系各有所属。"阴阳所在"，是指各种病候所在的部位与性质。这就是说"审察病机"的方法也就是"谨候气宜"，亦即以风、热、火、湿、燥、寒六气为中心来联系临床表现及其与五脏的关系，从而对各种临床表现进行定位与定性。我们认为这就是原文所谓的"谨候气宜，无失病机"或"审察病机，无失气宜"的全部内涵。

⑬王洪图等《黄帝内经素问白话解》桴：鼓槌。

各种疾病的发生，多是由风、寒、暑、湿、燥、火六气引起的，而疾病又可以发生各种各样的变化。医学典籍中说：对于邪气盛的用泻法治疗，对于正气虚的用补法治疗。我把这个道理传授给了医生们，但他们应用这个理论去治病却不能收到十全的效果。我很想让这个医学理论得到推广，并在医疗实践中取得卓越的成效，就如同用鼓槌敲击到鼓上立刻发出声响，又像拔掉肉上的刺、洗去衣物上污浊那样立竿见影，让所有的医生都能掌握工、巧、神、圣高超的诊治疾病的技术，你能给我讲讲与这些有关的道理吗？岐伯说：要仔细地审察疾病发展变化的内在规律，也就是疾病的机理，称为"病机"。在治疗时不要违背六气主时的宜忌原则。这样做就可以了。

⑭郭霭春《黄帝内经素问白话解》以之化之变：气之正者为化，邪者为变。气之邪正，皆由之风寒暑湿燥火。锡：赐。雪污：洗除汗秽。

大凡各种疾病，都生于风、寒、暑、湿、燥、火六气的化与变，医书里说，盛就应该泻，虚就应该补。我把这些方法，教给医生，而医生运用后还不能收到十全的效果。我想使这些重要的理论得到普遍的运用，能够收到桴鼓相应的效果，好像拔除棘刺、洗雪污浊一样，使一般医生能够达到工巧神圣的程度，可以讲给我听吗？岐伯说：仔细观察疾病的机理，不违背调和六气的原则，就可以达到这个目的。

(2)帝曰：愿闻病机何如？岐伯曰：诸风掉眩，皆属于肝。诸寒收引，皆属于肾。诸气膹郁，皆属于肺。诸湿肿满，皆属于脾。诸热瞀瘛，皆属于火。诸痛痒疮，皆属于心。

①王冰《黄帝内经素问》风性动，木气同之。收，谓敛也。引，谓急也。寒物收缩，水气同也。高秋气凉，雾气烟集，凉至则气热，复甚则气殚，徵其物象，属可知也。膹，谓膹满。郁，谓奔迫也。气之为用，金气同之。土薄则水浅，土高则水深，土平则干，土高则湿，湿气之有，土气从之。火象徵。心寂则痛微，心躁则痛甚，百

端之起,皆自心生,痛痒疮疡,生于心也。

②马莳《黄帝内经素问注证发微》诸风掉眩,皆属于肝,言在天为风,在地为木,而在体为肝,故诸风证见,而为掉为眩,皆属于肝也。盖肝主风木,故病如木之动;肝脉随督脉会于巅,故头旋眩而运也。《医学纲目》云:夫诸风病,皆属于肝也。风木盛,则肝太过,而病化风,如木太过发生之纪,病掉眩之类,俗谓之阳痉急惊等病,治以凉剂是也。燥金盛,则肝为邪攻,而病亦化风,如阳明司天,燥金下临,病掉眩之类,俗谓之阴痉慢惊等病,治以温剂是也。刘河间曰:掉,摇也。眩,昏乱旋运也,风主动故也。所谓风气甚而头目眩运,由风木旺,必是金衰不能制木,而木复生火,风火皆属阳,多为兼化,阳主乎动,两动相搏,则为之旋转。故火本动也,焰得风,则自然旋转。如春分至小满,为二之气,乃君火之位;自大寒至春分七十三日,为初之气,乃风木之位。故春分之后,风火相搏,则多起飘风,俗谓之旋风是也。四时皆有之,由五运六气千变万化,冲荡击搏,推之无穷,安得失时而谓之无也?但有微甚而已。人或乘车跃马、登舟环舞而眩运者,其动不正,如左右纤曲,故《经》曰:曲直动环,风之用也。眩运而呕吐者,风热甚故也。诸寒收引,皆属于肾,言肾属水,水主寒,故诸寒证见,而收敛引急,皆属于肾也。诸寒病,皆属于肾主,以寒水甚则肾太过,而病化寒。如太阳所至为屈伸不利之类,仲景用乌头汤等剂是也。湿土胜,则肾为邪攻,而病亦化寒,如湿气变物,肩筋脉不利之类,东垣用复前、健步等剂是也。诸气膹郁,皆属于肺。《医学纲目》云:诸气膹郁,皆属于肺也。燥金甚,则肺太过,而病化膹郁,如岁金太过,甚则咳喘之类,东垣谓之寒喘,治以热剂是也。火热甚,则肺为邪攻,而病亦化膹郁。如岁火太过,病咳喘之类,东垣调之热喘,治以寒剂是也。刘河间曰:膹,谓膹满也。郁,谓奔迫也。痿,谓手足痿弱,无力以运动也。大抵肺主气,气为阳,阳主轻清而升,故肺居上部,病则真气膹满奔迫不能上升,至于手足痿弱,不能收持。由肺金本燥,燥之为病,血液衰少,不能荣养百骸故也。经曰:指得血而能摄,掌得血而能握,足得血而能步。故秋金旺,则露气蒙郁,而草木萎落,病之象也。萎,犹痿也。诸湿肿满,皆属于脾。盖脾属土,土能制水,今脾气虚弱,不能制水,水渍妄行,而周身浮肿。故凡诸湿肿满,皆属于脾土也。《医学纲目》云:诸湿病,皆属于脾也。湿土盛,则脾太过,而病化湿,如湿盛则濡泄之类,仲景用五苓等去湿是也。风木胜,则脾为邪攻,而病亦化湿,如岁木太过病飧泄之类,如钱氏用宣风等剂是也。刘河间以为湿气之甚非由脾虚者偏。诸热瞀瘛,皆属于火。盖瞀者,神昏也。瘛者,肉动也。少阴少阳之火热甚,则为斯疾也。诸痛痒疮,皆属于心。盖心属火,故火甚则疮痛,火微则疮痒,皆属之于心也。《医学纲目》云:诸火热病,皆属于心也。火热甚,则心太过,而病化火热,如岁火太过诸谵妄狂越之类,俗谓之阳躁谵语等病,治以攻剂是也。寒水胜,则心为邪攻,而病亦化火热,如岁水太过,病躁悸烦心谵妄之类,俗谓之阴躁郑声等病,治以补剂是也。

③张介宾《类经》风类不一,故曰诸风。掉,摇也。眩,运也。风主动摇,木之化也,故属于肝。其虚其实,皆能致此。如发生之纪,其动掉眩颠疾,厥阴之复,筋

骨掉眩之类者,肝之实也。又如阳明司天,掉振鼓栗,筋痿不能久立者,燥金之盛,肝受邪也;太阴之复,头顶痛重而掉瘛尤甚者,木不制土,湿气反胜,皆肝之虚也。故《卫气篇》曰:下虚则厥,上虚则眩。亦此之谓。凡实者宜凉宜写,虚则宜补宜温,反而为之,祸不旋踵矣。余治放此。掉,提料切。收,敛也。引,急也。肾属水,其化寒,凡阳气不达,则营卫凝聚,形体拘挛,皆收引之谓也。如太阳之胜为筋肉拘苛,血脉凝泣,岁水太过为阴厥、为上下中寒,水之实也。岁水不及为足痿清厥,涸流之纪其病癃闭,水之虚也。水之虚实,皆本于肾。诸气膹郁,皆属于肺。膹,喘急也。郁,否闷也。肺属金,其化燥,燥金盛则清,邪在肺而肺病有余,如岁金太过,甚则喘咳逆气之类是也。金气衰则火邪胜之而肺病不足,如从革之纪发喘咳之类是也。肺主气,故诸气膹郁者,其虚其实,皆属于肺。膹音愤。脾属土,其化湿,土气实则湿邪盛行,如岁土太过,则饮发中满食减,四支不举之类是也。土气虚则风木乘之,寒水侮之,如岁木太过,脾土受邪,民病肠鸣腹支满;卑监之纪,其病流满否塞;岁水太过,甚则腹大胫肿之类是也。脾主肌肉,故诸湿肿满等证,虚实皆属于脾。瞀,昏闷也。瘛,抽掣也。邪热伤神则瞀,亢阳伤血则瘛,故皆属于火。然岁火不及,则民病两臂内痛,郁冒蒙昧;岁水太过,则民病身热烦心躁悸,渴而妄冒。此义火之所以有虚实也。热身则疮痛,热微则疮痒。心属火,其化热,故疮疡皆属于心火也。然赫曦之纪,心邪盛也,太阳司天,亦发为痈疡,寒水盛也。火盛则心实,水盛则心虚,于此可见。论曰:太阳脏独至,厥喘虚气逆,是阴不足阳有余也。有在冲督者,如《骨空论》曰:冲脉为病,逆气里急。督脉生病,从少腹上冲心而痛,不得前后,为冲疝也。凡此者,皆诸逆冲上之病。虽诸冲上皆属于火,但阳盛者火之实,阳衰者火之虚,治分补写,当于此详察之矣。

④张志聪《黄帝内经集注》五藏内合五行,五行内生六气,是以五藏之气病于内,而六气之证见于外也。

⑤高士宗《黄帝素问直解》病机无穷,审察不易,故愿闻之。心,旧本讹火,今改。有病无形之气,而内属于形藏者。有病有形之本,而内属于气化者,皆病机也。如诸风而头目掉眩,病皆属于肝,风气通于肝也。诸寒而经脉收引,病皆属于肾,寒气通于肾也。诸气而胸膈忿郁,病皆属于肺,诸气通于肺也。诸湿而身体肿满,病皆属于脾,湿气通于脾也。诸热而目瞀经瘛,病皆属于心,热气通于心也。此病无形之六气,而内属于有形之形藏也。火,旧本讹心,今改。诸痛痒疮,皆属于手少阳三焦之火。

⑥黄元御《黄元御医书全集》肝为风木,故诸风掉眩,皆属于肝。心为君火,其主脉,诸痛痒疮疡,皆经络营卫之郁,故属于心。脾为湿土,故诸湿肿满,皆属于脾。三焦为相火,胆与三焦同经,化气相火,胆火上逆,则神气昏瞀,故诸热瞀瘛,皆属于火。大肠为燥金,肺与大肠表里,其主气,故诸气膹郁,皆属于肺。膀胱为寒水,肾与膀胱表里,故诸寒收引,皆属于肾。

⑦张琦《素问释义》发生之纪,其动掉眩巅疾。厥阴之复,筋骨掉眩,此肝之实

也。阳明司天,振掉鼓慄,筋痿不能久立。此燥金之胜,肝木受邪,肝之虚也。太阴之复,头项痛重掉瘛尤甚,此兼见湿化也。又有下虚而厥,上虚而眩者。阴气凝泣,阳气不通,则营卫行涩,筋脉拘挛。金化燥,燥甚金反受伤,如岁金太过,喘咳气逆是也。金衰则火邪乘之,如从革之纪,其发喘咳是也。要皆气化不利,亦有寒热风水湿,非独火邪耳。岁土太过,饮发中满,四肢不举,此脾之实也。岁木太过,腹支满,卑监之纪,病流滞否塞。岁水太过,腹大胫肿,此脾之虚也。热邪伤神则昏瞀,伤血则抽瘛。有火甚生风者,亦有火为水郁者。心化热故也。

⑧高亿《黄帝内经素问详注直讲全集》〔批〕此言审其病机之大要也。

〔注〕收,敛也。引,急也。膹,谓满郁气不舒畅也。

〔讲〕黄帝曰:夫子言审查病机,不知病机何如?原卒闻之。岐伯对曰:即如诸风掉眩,皆属于肝。盖厥阴之气,在天为风,在地为木,在体为肝,故诸风证见发为掉眩者,皆属于肝也。诸寒收引,皆属于肾。盖太阳之气,在天为寒,在地为水,在体为肾,故诸寒证见发为收引者,皆属于肾也。诸气膹郁者,皆属于肺。盖阳明之气,在天为燥,在地为金,在体为肺。故诸气证见发为膹郁,皆属于肺也。诸湿肿满,皆属于脾。盖太阴之气,在天为湿,在地为土,在体为脾。故诸湿证见发为肿满者,皆属于脾也。至若诸热并病发,证见神昏而瞀,肉动而瘛者,皆属少阴、少阳之火盛也。诸痛病发,见热微而痒,热结而疮者,皆属心经火盛,血逆为患也。

⑨孟景春等《黄帝内经素问译释》黄帝道:请问疾病发生和发展变化的机理是怎样的?岐伯说:凡是风病,振摇眩晕,都属于肝。凡是寒病,收引拘急,都属于肾。凡是气病,喘急胸闷,都属于肺。凡是湿病,浮肿胀满,都属于脾。凡是热病,神志昏乱,肢体抽搐,都属于火。凡是疼痛瘙痒的疮疡,都属于心。

⑩任廷革《任应秋讲〈黄帝内经〉素问》(讲解)问曰"愿闻病机何如?"非常想了解有关病机的知识,如何分析病机呢?下面讲解了常见的一些病机,这些病机的分析可归纳为两个方面,一是从脏腑来分析,二是从六淫来分析。以下是具体内容,我归纳为"病机十九条"。

第一条"诸风掉眩,皆属于肝"和第五条"诸热瞀瘛,皆属于火",可以放在一起来分析。"掉""眩"是临床上两种病证表现:"掉"是"振颤"之意,如"真武汤证"的"振振欲擗地",即浑身振颤、站立不稳;眩,就是眩晕。从病因来讲这属由"风"引发的疾病,因风而"掉""眩";从病位来讲,属于"肝"的病变,肝属风木嘛。"瞀"是"瞀冒"之意,也是眩晕一类的表现,即头上好像裹了很多层东西一样,所以"眩"与"瞀"是不同程度的眩晕表现,因热而瞀"皆属于火","火"是指胆火。"眩"是肝风,"瞀"是胆火,把这两条结合在一起分析,即肝风、胆火上逆而冲于头目,可以造成眩晕或瞀冒。"头"为清阳之府,无论是胆火上炎干扰清阳,还是肝风上逆干扰清阳,都可以造成这眩晕和瞀冒的病变表现。对临床辨证来说,仅仅定位在肝风、胆火还不够,还要辨虚、实。肝风,是虚风还是实风?胆火,是虚火还是实火?辨出虚实后还要区别阴阳上下,属阴虚还是属阳虚?是下虚上实,还是上虚下实?假使眩晕、瞀冒属实证,还要分析是否兼有痰邪,临床上风、火、痰、涩都是眩晕、督冒的常见病因。于此,才能基本概括了眩晕或督冒的病机。课堂上讨论不了临床的全部问题,我仅就"督"属火、"眩"属风的问题再深入分析如下。

肝风内动引起的"眩晕"以虚风证为多见,所谓"虚风"就是风之虚证。虚风眩晕在临床上如下特点:时好时坏,日重夜轻,喜静恶动,不耐劳作。这是肝虚的表现,肝虚升发之气不足,肝升发的是少阳之气、清阳之气,清阳之气不能上养是其病机。临床上可用"黄芪四物汤"来治疗,我一般用"黄芪四物"加升麻、菊花、钩藤,升麻可助肝之升发,菊花、钩藤为佐药,可平息风阳缓解"眩晕","黄芪四物"是根本,四物汤养肝,黄芪、升麻可助长升发之气。

胆火引发的"眩晕"(督冒)多为实证。火盛则风生,火亢则风动,风乘火势,火借风威,这些都是说"风"与"火"的关系,临床常见高热可引发抽搐,抽搐是"风"的表现。火热风动出现头晕、督冒,临床往往伴有头痛、耳鸣、头面潮红等阳热亢动的表现,这种病人性情急躁、睡眠不好、梦多、口干、口苦、舌红等。肝胆风火相煽是其病机,属实证。这种情况可以考虑用"龙胆泻肝汤",泻胆火、平肝风。我用"龙胆泻肝汤"时常用"玉竹"换"当归",玉竹、当归都养肝阴,但"当归"辛温不适合于火盛风生的病变;"龙胆泻肝汤"里还有"木通",用"石决明"换木通,因为风火伤津,所以不用"木通"是避免津液再伤。

总之治疗"眩晕"要辨虚实,虚证用"黄芪四物汤",实证用"龙胆泻肝汤",符合实火应泻、虚火应养的原则。治疗实火,临床常用"泻心汤",火性上炎,所以用大黄、黄连、黄芩之类导火下行。治疗虚火,最理想的是用"甘露饮"这类的方子去养,"甘露饮"中有二冬、二地、石斛、茵陈等。

"眩晕"虽属肝风,还要辨血分、气分之别。若偏于血分,还应考虑用"丹栀逍遥散"这类的方子,既要养肝,又要用丹皮、栀子来清风热。若偏于气分,就要考虑用"戊己丸"来平肝息火,"戊己丸"就是黄连、吴茱萸、白芍三味药,这是专门平肝的方子。临床的眩晕、督冒,常可见于内耳性眩晕、脑动脉硬化眩晕、高血压眩晕、贫血性眩晕、神经衰弱性眩晕,对这些眩晕都可从肝胆来辨虚实,从风火两方面来考虑。

"振掉"是经脉不能约束引发的一种病变表现,经脉的重要作用是维持人体支架的平稳、自如,经脉失去约束功能就会出现"振掉"的表现。这里认为"诸风掉眩皆属于肝","眩"属于肝可以理解,"掉"也属于肝就不一定了。从临床上看,有的属于肾阳虚证,如"真武汤证",其病机是肾阳虚衰,阳气不能充沛于肌肉经脉之间,而引发"振掉"的表现,所以用真武汤温肾阳,这里的"振掉"绝不是肝的问题。还有的是因为脾湿生痰,痰滞于经脉,经脉不能约束而发生"振掉"。还有的属于气血两虚证,特别是心经气血两虚,不能营养经脉,也要发生"振掉"。所以"振掉"不能全属于肝,但有属于肝的,因为肝主筋膜之气,筋膜不能约束人体,同样要发生"振掉",而且"振掉"是肝风内动的现象。

由肝引发的"振掉"有如下几种情况。如肝热盛而风动要"振掉",动摇是风之象,属肝热动风证,可以考虑用"泻青丸",这是钱乙《小儿药证直诀》中的方子,处方中用山栀子、大黄、龙胆草来清肝,用当归、川芎来养肝,用羌活、防风去息风,其功效是泻木息风,针对的是肝经郁火引起风动证。再如因肝阴虚而风动也会出现"振掉",这是阴不能养肝出现的风动,属虚风证,即"六味地黄丸"证,用"六味丸"来养肝,最好是加用龙骨、牡蛎去镇惊息风。前者"泻青丸证"是火动风生,所以用羌活、防风散之,是第一种情况;后者是阴虚而风动,只能用"六味丸"来养,用龙骨、牡蛎镇之,这是第二种情况。再如肝风动而脾胃虚也会出现"振掉",这是肝木克制脾土出现的风动,往往出现在营养不良的人群中,属脾虚肝风证,那就要用"六君子汤"加当归、白芍、钩藤等来治疗;用"六君子"来培土,用当归、芍药、钩藤养血息风,这是第三种情况。再如肝血虚而风动也会出现"振掉",这是血不能养肝出现的风动。这里没有阴虚,阴虚而风动往往有体温波动的表现,血虚风动一般不伴有体温问题。这是血虚风动证,要考虑用"定震丸"来养血息风,定震丸以四物汤为基础,只是用的是"生、熟地",再加天麻、秦艽、防风、细辛、全蝎等,这是第四种情况。

总之,"振掉"属于肝者,要分肝火盛、肝血虚、肝阴虚、肝阳亢等不同情况,要这样分辨才能满足临床需要。振掉、眩晕都要辨肝之虚实。

第二条"诸寒收引,皆属于肾"。"收引"是指经脉拘挛的病变,从临床上看,拘挛表现多属精虚血少,其病机是津液不足、营血亏虚不能濡养经脉,引发经脉挛缩。这里说的"寒",是指虚寒,是精虚血少之寒。为什么说"皆属于肾"呢?因为肾藏精,血需要依靠精的不断供给,假使肾能维持精血充足,经脉能得以濡养,就不会发生拘挛了。这样看来,拘挛之属于寒、属于肾之说,是指虚证,属内寒病变。有没有因外寒而引起的拘挛呢?从临床上看,因外寒而引起的经脉拘挛还是有的,但还是由于营卫之气先虚,又遭受外寒,而引发经脉拘挛。因此"诸寒收引,皆属于肾"涉及两方面的病机:一是精血不足之虚证,一是营卫气虚而遭受外寒。由外寒而引起的拘挛,临床上用"五积散",五积散辛温,能温经和营,多用于风湿、寒湿等证。若是营卫气虚的风湿证,包括现在的关节炎病,可以考虑用"羌活胜湿汤"。若是肾之精血不足的虚证拘挛,可以用"金匮肾气丸"去温肾。临床上还有营卫气虚、风寒湿三气合至的痹症拘挛,可以考虑用"续断丹"(出自《证治准绳·类方第五册·挛》),处方中川续断、川草薢、牛膝、杜仲、木瓜都是温养肾之精血的药,处方药性温散,牛膝、草薢、木瓜还可祛风湿。

第三条"诸气膹郁,皆属于肺"和第八条"诸痿喘呕,皆属于上",把这两条结合起来分析。"膹"是指呼吸不利,是气郁积不通的表现,即肺气不宣而出现气喘,"喘"与"膹"没有什么分别,"上"是指"肺",肺在上焦嘛。气喘,是临床上的常见症,风、寒、燥、火四大邪气都可以使人病"喘",皆属于肺,辨证要分虚实。

风寒实证之喘。风寒之邪通过皮毛而入于肺,肺失宣发、肃降,所以气膹郁而喘,肺郁而不能宣发、肃降是其病机所在。要治以辛散,用辛散去宣通肺气,临床上常用的"定喘汤"(出自《摄生众妙方》)就是属于这类的方子,处方有麻黄、杏仁、桑白皮、黄芩、半夏、苏子、款冬花、白果、甘草等几味药。麻黄、杏仁宣肺,桑白皮、苏子、半夏、黄芩降气,一宣一降,适用于风寒阻肺之喘,还可用于慢性气管炎的急性发作。"定喘汤"加一钱半的"地龙"效果也很好,这源于叶天士"久病入络"的认识,慢性支气管炎的急性发作,往往是由于感冒引起,在处方中加用"地龙",取其能人络而通经活络的功效。如果是老年性的喘病,或气管炎病久者,用"麻黄"效果不好的,可以考虑用"参苏饮"来辛温宣肺定喘。以上是风寒实证之喘,临床还会兼有风寒表证的现象。

火热实证之喘。临床表现的特点是时好时坏,犯病时表现很严重,不犯时与正常人一样,这是火热实喘的一个特点;还有的表现为饭后发作,这是火热实喘证的又一个特点,因为饭后胃热增加,马上会影响肺热。肺为清肃之脏,火热在肺,肺失清肃,需要去清肺,最常用的方子就是"泻白散"(出自《小儿药证直诀》),甚至可以用"麻杏石甘汤"(出自《伤寒论》),这都是治疗火热犯肺的好方子,特别是"麻杏石甘汤",对于体温高的患者,效果非常好。

肝肺气逆之喘。这种"喘"在临床上的表现特点是呼吸迫促,没有痰,喉头有声,好像是"痰鸣音",实际不是,属无痰而有声者。这是气逆证之实喘,气郁积于气道内是其病机所在,这种气逆多为肝气犯肺引起;肝气上逆,气郁于上焦,上焦的肺气不能清降,即所谓"诸气膹郁"。治疗肝肺气逆证之喘临床上有两种方法,一是用"开散"的方法,一是用"润降"的方法。常用的方子"四磨饮"(出自《济生方》),这是行气降逆;或者用"七气汤"(出自《太平惠民和剂局方》),人参、官桂、半夏、甘草、生姜等这么五味药,这是润降的方子;或者用"苏子降气汤"(出自《备急千金要方》),该方散而降。"气逆"就要降逆,气下行了肺气就宣通了,这是治疗气逆证的基本方法。

水饮犯肺之实喘。这种喘临床多见,表现为喉头痰鸣音十分明显,有痰、心悸、怔忡是病人明显的感觉,还有的出现头面浮肿。肺为娇脏,不管有形之邪还是无形之邪,只要有感,肺就会有所反应,更何况是水饮之邪!水饮集聚于肺,肺气不通,肺气上逆,就会出现喘。水饮犯肺需要祛除水饮,一般常用的方子是"导痰汤",这是"温胆汤"(出自《三因极一病证方论》)加枳实、天南星;还可以用"小青龙汤"(出自《伤寒论》),若要温散而涤饮,"小青龙汤"是最理想的。

以上从实证来分析的,"诸气膹郁"可从实证考虑,包括今天的气管炎、支气管炎偏于实证者,总不外这么四个方面。虚证的喘,一般来说总不外两个方面,一是脾肺的问题,一是肝肾的问题。虚喘与实喘的临床表现不同,虚证的喘一般病程都比较长,十年、八年不等,最少也要有一两年的病史,积渐而成。虚喘病人最突出的表现是"气短",与实喘气郁、气壅不同,虚喘即使不活动也会上气不接下气,稍微活动量大点喘则加剧。脉搏、神色方面也会有相应的表现。

首先讨论虚喘的脾肺病机。脾为肺之母,一定程度上肺气虚不虚决定于脾,前面已经讲过这个问题,脾气散精上归于肺嘛。若脾不散精给肺,肺的精气就没了来源,所以临床上治疗虚证的喘,首先要资其化源,即治肺先要治脾。这样治法的疗效还是比较高的,因为毕竟是中、上二焦的问题,只要把脾气扶起来了,脾能不断地散精于肺,临床疗效是肯定的。但是,这种情况也要分有热、无热,有的脾肺虚证有热象,有的脾肺虚证无热象。若脾肺气虚有热象者,可以考虑用"生脉散"(出自《医学启源》)来滋精保肺;无热象的可以考虑用"宇宙散"(出处不详),就是黄芪、人参、白术、百合、百果、干姜、桔梗、贝母这么八味药,黄芪、人参、白术、干姜补脾,白果、百合、桔梗、贝母润肺,虽然只有八味药,但是方意非常清楚。为什么叫"宇宙散"?是指肺在上如天,脾在其下如地,"宇宙"泛指天地而言。对无痰、无饮、无热纯虚证的喘,"宇宙散"是理想的方子。

其次讨论虚喘的肝肾病机。肝肾属下焦,肺与肝肾有什么关系呢? 肺主气而肾为气之根,就呼吸而言,肺主"出"肾主"纳",即肺主呼气肾主吸气。气不下降,不能深呼吸,呼吸浅表,这是肾不能纳气的表现。肾是气之根,肺气要根于肾;肝是肾之子,肝木需要肾水养涵;肾亏了肝就要亢,肝气亢逆,肺气就更不下降。所以下焦肝肾对上焦肺的影响是比较直接的,特别是慢性支气管炎的后期,十有八九都关乎肾,即关键不在肺而在肾。肾虚气不能纳,肝气逆肺气不能降,气不能归根,浮散而喘。对这种虚喘的治疗难度比较大,一般来说要用纳气归源法,要让肾能够纳气,最常用的方子是"桂附八味丸",或者是"都气丸"(出自《症因脉治》)、"七味丸"(出自《冯氏锦囊·杂症》)等,假使阳虚而带有水饮者,就用"真武汤"(出自《伤寒论》),这些都是摄纳元阳的方子,元阳伤了,阳气不能归根,就要纳气摄元。

总之,喘症单辨在"肺"是不够的,"诸气膹郁皆属于肺","诸痿喘呕皆属于上",这只是喘症的一个方面,需辨虚实,要结合中焦、下焦来辨证,这样才能说基本上掌握了喘症的辨证。

在这条病机中还提出了"郁"的病机,朱丹溪非常重视"郁"的问题。丹溪学派,包括后来的戴元礼,都特别重视郁证。什么是"郁"呢? 该升的不能升,该降的不能降,该散的不能散,该化的不能化,这些都是"郁"的病机。朱丹溪提出了"六郁",即气郁、血郁、湿郁、痰郁、火郁、食郁,"越鞠丸"(出自《丹溪心法》)就是针对这六郁而创制的。凡是不升、不降、不散、不传化等,都是郁证的主要病机,这个概念在《内经》中就已经有了。从明代以后对"郁"的认识有所发展,大家在临床上都有体会,郁证最多见的是情志问题,甚至"郁证"已经超出了呼吸异常的表现而多指情志异常。《内经》中的郁证是指气郁、食郁,气郁中又包括木郁、土郁、水郁、火郁、金郁等运气的五郁,而情志郁在《内经》里没有被单独提出来,朱丹溪所说的"六郁"也不包括情志郁,从明代以后逐渐提出了情志郁。如果是朱丹溪提出的六郁证,就用"越鞠丸"(出自《丹溪心法》)加减,一般习惯于用"越鞠丸"加木香、香附;至于情志的郁证,一般会用"逍遥散"(出自《太平惠民和剂局方》)加减,需要具体分析属于什么样的情志郁结。现代医学诊断的神经官能症、神经衰弱、抑郁症、更年期综合征等,都有情绪抑郁的表现。中医学所谓的思郁、怒郁、忧郁等情志的郁积,主要责之肝脾,这里说"诸气膹郁皆属于肺",这个"肺"只是强调了"气"的方面,其他方面就包括不了了,之所以"喘",就是由于气郁积不散,临床确有这种郁证。现在所说的"郁证"包括了情志方面的问题,甚至是强调情志的问题,但对"诸气膹郁"一般注家都是认为是肺气郁,这也是有道理的,应该说情志的郁证是中医学郁证中的一种。

第四条"诸湿肿满,皆属于脾"和第十六条"诸病胕肿疼酸惊骇,皆属于火",把这两条放在一起讨论,因为这里主要讲"水肿"的病机。水肿的病机是怎样的呢?"皆属于脾",这个认识基本是对的,脾属湿土,湿土不运,聚而成肿。但从临床看,"脾"不能概括水肿的全部病机,水肿病机涉及肺、脾、肾三脏的功能,即上中下三焦都要联系起来分析。水肿是水道不通条的缘故,脾气散精上归于肺,肺气才能通条水道,《素问·灵兰秘典论》中讲"肺者,相傅之官,治节出焉","治节"就是指肺通条水道的功能,气行水行嘛。脾不能运化,也要影响水道的通条。肾为水脏,肾司启闭,也会影响水道的通条。总之,肺的"治节"功能失调,脾的"运化"功能失调,肾的"启闭"功能失调,都可以发生"水肿"的病变。这里有个要点,即水肿不能只关注"水",还要从"气"来考虑,肺之治节是气的作用,脾的运化也是气的作用,肾的启闭还是气的作用,所以"水肿"的关键在于"气"。临床辨"水肿",要从上、中、下三焦来分辨虚实,"诸湿肿满皆属于脾"只是其中之一,"诸病胕肿疼酸惊骇皆属于火",也只是病机之一种而已。实热也可以引发水肿,临床属于火热水肿者不多见,远远不能概括今天临床上所有水肿的病机。

先讨论"水肿"病有关脾的病机。临床水肿属于脾者,以脾阳不运为多见,脾阳虚不能运化水湿,水气聚而为肿,治以"实脾饮"(出自《重订严氏济生方》),方中主要的三味药是白术、附子、干姜,用来温脾,补土以制水,这是虚证水肿的辨治。如果是实证水肿,往往是湿郁化热;脾湿不化,郁而成热,湿热泛滥于经脉发为水肿,临床上可用湿脱饮子化湿热行水,用桑白皮、泽泻、赤小豆、椒目、大附皮、槟榔等,这些都是化热行水、分利湿热的药。

再讨论火热致肿的病机。这种"热"是内生之火,热从内逼迫水外溢而现浮肿,这是"大青龙汤证"(方出《伤寒论》),要用开魄门的方法,发汗以泻水。若热郁于下焦而水不利者,这是"蒲灰散"证,蒲灰散(见《金匮要略·消渴小便不利淋病脉证治》)就是两味药,香蒲草(烧灰)和滑石,这是清以利之的方法,即清下焦热以排水邪。大青龙汤证是热在内,蒲灰散证是热在下,如果火热在气分,气滞而水不行,也可以引发水肿,这是"舟车丸证",要用"舟车丸"(出自《景岳全书》)来疏气泻热以利水。不过这个方子一般都用丸剂,忌用汤剂,因为这里面有黑牵牛、芫花、甘遂、大戟等药,所以一般只做成丸药,丸药分量小,药性较缓而不会伤及正气,行水此药有效。

第五条"诸热瞀瘛,皆属于火"。"瞀"前面已经分析过了,这里讨论"瘛"的病机。什么是"瘛"?"瘛"即"瘛疭",就是抽搐,俗称抽筋。"瘛疭"是不是皆属于火?这个"火"该如何来辨?这要从临床的实际出发来分析。"抽搐"多见于暴病,即突然发作,体温居高不下就会引发抽搐,这属于"火",多由于风痰、肝火郁于经脉,属实证。若是经大汗以后,或是大病之后,尤其是妇女产后,或大失血以后,出现抽搐,这是由于气血、津液两伤,经脉失养造成的,这是虚证的抽搐。因此"诸热瞀瘈皆属于火"只是部分"抽搐"的病因。即使是属于火热引起的"抽搐",临床也还要进行分辨,若是心火上炎的抽搐,多伴有神昏、脉搏有力,这是属于君火不利,要泻心火。临床常用"导赤散"(出自《小儿药证直诀》)加黄芩、黄连、栀子,过去还用"犀角",现在不能用了,一般都用"广角"来代替,虽然不如"犀角"效果好,还是可以起些作用的。若是肝热生风的"抽搐",往往伴有往来寒热的表现,目睛上视、头摆动、脉弦急,这可以考虑用"丹栀逍遥散"(出自《内科摘要》)加羚羊角、钩藤来清肝息风。《温病条辨》记载:治小儿暑温证,高热突发抽搐,称为"暑痫",用"清营汤",或者用"紫雪丹"。现在临床上的流行性乙型脑炎、钩端螺旋体感染等,临床表现抽搐伴高烧,多属于心火、肝火、暑火,可以照此辨证。所谓"暑火",多发于夏秋之季,且有流行性。

第六条"诸痛痒疮,皆属于心",这是关于疮疡的病机。所谓"疮疡"有广泛的含意,包括痈、疽、疖等疾病。为什么说"皆属于心"呢?因为心主血脉,心为营血之本,痈、疽、疖等均属于血脉的病变,其病机是营血瘀滞。营血瘀滞的病因又是什么呢?最常见的是"火热",是火热郁于营分,心主营血,心为阳中之阳脏属火,火热邪气郁滞于营血中,于是引发疮疡,所以说"皆属于心"。在"心"的概念中,"火"和"血"是重要内容。

痈、疽、疖都伴有或痛、或痒的症状,但痛、痒的临床辨证是有分别的。风盛则"痒",不单纯是"火",同时还有"风",就会出现痒;热多则"痛",因为热邪郁积,营血流通受阻就会出现疼痛;痛证多实,是热邪郁滞于营血的缘故,治以泻热;痒症多虚,疮疡在溃脓之前,或者脓溃后的生肌阶段,都会出现"痒"的表现;先痒而后痛或者痒多痛少者,是风邪逐渐化热的表现;先痛而后痒者,是实证转化为虚证的表现。总之痛、痒的表现要分辨是风是热?是虚是实?这是疮疡辨证的关键所在,这个概念是必须具备的。

从疮疡的局部表现来分析。疮疡按之不陷,疮顶不太热,这说明脓未成;疮按之顶软,疮的部位有热烫感,这说明脓已成;脓未成者宜"消",脓已成者宜"托","消"属攻法,是排除疮毒,"托"属补法,是保护正气。疮疡表现为皮肤的外症,但还是要从内外去分辨:凡疮疡病脉来沉实有力、发热、烦躁、局部红肿,这是毒热在内、在里,应该用疏内的方法,要先疏其内;脉来浮大、浮数、疮肿严重,说明毒已经外散,就要用托里的方法,避免毒气内攻;疮毒尚在发作阶段,处在内外之间,外散还不到时机,内疏又过晚了,在疏通的同时还要调和营气;所以托里、疏通、和营是治疮疡的三法。疏通脏腑,常用"犀黄丸"(出自《外科证治全生集》);托毒外走,可用"人参败毒散"(出自《小儿药证直诀》);调和营气,可用"托里营卫汤"(见《证治准绳·疡医卷一·肿疡》);因此犀黄丸、败毒散、托里营卫汤是治疮疡的三大主方。

总之，痈、疽、疖表现不一样，要具体分析。从病势辨，"痈"病根较深，"疽"属阴毒，"疖"多病在浅表；从虚实辨，痈、疖多实证，疽多虚证；从寒热辨，痈、疖多属火热证，疽多属阴寒证。关于"疽"，其火证很少，有"痈为阳疽为阴"之说，如慢性结核性溃疡，久不溃脓，属阴寒证，其病机不是火有余，而是火不足，要用人参养荣汤（出自《三因极一病证方论》）、八珍汤（出自《瑞竹堂经验方》）之类的方子，要大量地补气补血才能解决问题。

⑪张灿玾等《黄帝内经素问校释》诸风掉眩，皆属于肝：肝为风木之脏，其脉挟督脉上会于巅，开窍于目，故感受诸风之邪，则头目眩晕旋转。吴崑注："风之类不同，故曰诸风。掉，摇也。眩，昏乱旋运而目前玄也。乃风木动摇蔽翳之象。肝为木，故属焉。"诸寒收引，皆属于肾：《类经》十三卷第一注："收，敛也。引，急也。肾属水，其化寒，凡阳气不达则营卫凝聚，形体拘挛，皆收引之谓。"诸气膹(fen 愤)郁，皆属于肺：郁，说法不一。王冰注："膹，谓膹满。郁，谓奔迫也。"吴崑注："膹，闷满也。郁，怫郁不畅也。"《类经》十三卷第一注："膹，喘急也。郁，痞闷也。"今从王、吴注文之义。当释为满闷怫郁为是。肺主一身之气化而司呼吸，故诸气之满闷怫郁者皆属于肺。诸痛痒疮，皆属于心：吴崑注"热甚则痛，热微则痒，疮则热灼之所致也。故火燔肌肉，近则痛，远则痒，灼于火则烂而疮也。心为火，故属焉"。

黄帝说：我想听听病机是怎样的呢？岐伯说：凡是风病振摇眩晕等证，都属于肝病。凡是寒病收敛牵引等证，都属于肾病。凡是气病满闷怫郁等证，都属于肺病。凡是湿气水肿胀满等证，都属于脾病。凡是热邪昏闷抽搐等证，都属于火。凡是疼痛瘙痒疮疡等证，都属于心病。

⑫方药中等《黄帝内经素问运气七篇讲解》[诸风掉眩，皆属于肝]以下十九节，就是后世一般所称的"病机十九条"。这十九条是前述"审察病机，无失气宜"精神在临床中如何具体运用的举例。在举例中，不但指出了临床常见的一些病症的定位与定性问题，同时也指出了辨证论治的步骤和方法问题，十分重要。

"诸风"，是指各种风病。"掉"，张介宾注："掉，摇也。"即抽动。"眩"，张介宾注："眩，运也。"即眩晕。"肝"，即人体五脏中的肝脏。"诸风掉眩，皆属于肝"一句，直译之，即各种风病，例如抽搐、眩晕等，在定位上应定位在肝，属于肝病。

为什么"诸风掉眩，皆属于肝"？其理由之一是，肝属木，与六气中的风同属于一类。风主动，因此肝也主动。"掉"，指人体肢体抽搐。"眩"，指人体出现眩晕，天旋地转，如坐舟车。因此"掉"和"眩"的症状特点是以动为主，所以说"诸风掉眩，皆属于肝"。这也就是《阴阳应象大论》中所谓的："在天为风……在脏为肝。"理由之二是：肝与筋同属一类。《素问·六节藏象论》所谓："肝者……其充在筋。"筋主动，与人体肢体活动正常与否密切相关。肢体抽搐属于肢体活动障碍，筋病即肝病，所以应属于肝。这也就是《阴阳应象大论》中所谓的："肝生筋。""在体为筋，在脏为肝。"王冰注此云："风性动，木气同之。"张介宾注此云："风主摇动，木之化也，故属于肝。"均属此义。

"诸风掉眩,皆属于肝",以"掉眩"属肝,这只不过是举例而言。如果从肝病的定位来说,临床上可以定位在肝的疾病还很多。根据《内经》有关论述加以归纳,凡属具有下述情况者,均可以考虑定位在肝,诊为肝(胆)病。[1]临床表现部位在足厥阴肝经或足少阳胆经循行部位者:足厥阴肝经和足少阳胆经的循行部位主要在人体头部的两颞侧及巅顶部位,眼及耳周围部位,两胁肋部位,少腹及腹股沟部位,外阴部位以及两下肢两经相应循行部位。因此,凡属患者症状表现在上述部位时,例如:头顶及两颞侧头痛,眼部、耳部疾患,两胁肋部位胀满疼痛,少腹痛,腹股沟疾患,外阴疾患,下肢相应部位疾患等,均可以定位在肝(胆),属于肝(胆)病。《素问·五脏生成》谓:"诊病之始,五决为纪,欲知其始,先建其母。所谓五决者,五脉也。是以……徇蒙招尤,目瞑耳聋,下实上虚,过在足少阳厥阴,甚则入肝。"即属此义。[2]临床表现属于肝(胆)的功能失调所致者:肝(胆)在功能上的特点,根据《内经》有关论述加以归纳,主要有:主疏泄,藏血,主筋,易动,主决断,藏魂等几个方面,因此凡属有上述功能方面的失调,例如由于肝疏泄失职而出现气滞血瘀,胁肋胀满痞积,出血,运动障碍;由于肝不藏魂而出现失眠、易惊、不能自制、病态决断不能等,均可定位在肝(胆),属于肝(胆)病。[3]具有肝(胆)病的体征者:肝(胆)在体征上的特点,根据《内经》有关论述加以归纳,主要是"其华在爪""开窍于目""在志为怒""在声为呼""在变动为握""在味为酸""色青""脉弦"等。因此凡属见有上述体征,例如爪甲干瘪、眼活动障碍、直视、斜视、视物不清,精神反常表现以易怒、呼叫为特点,肢体不能屈伸自如,反酸,面色青暗,脉弦而紧等,均可以定位在肝(胆),属于肝(胆)病。[4]发病在春季或初之气所属的这一段时间中,或发病之年的岁运或岁气属风木主事,或发病在每天的子时、丑时,亦即在每天夜晚 11 时至次晨 3 时这一段时间中,均可以考虑定位在肝(胆),属于肝(胆)病。[5]发病前有明显的受风病史或发病前有明显的忿怒抑郁病史者,亦可考虑定位在肝(胆),属于肝(胆)病。

[诸寒收引,皆属于肾]"诸寒",指各种寒病。"收引",即痉挛、拘急。"肾",即人体五脏中的肾脏。"诸寒收引,皆属于肾"一句,直译之,即各种寒病,例如形体拘挛等,在定位上应定位在肾,属于肾病。

为什么"诸寒收引,皆属于肾"? 其理由之一是:肾属水,与六气中的寒同属一类。寒主凝,所以肾也主凝。形体拘挛等症多与阳气不达,寒凝于内,营卫不行有关,所以原文谓:"诸寒收引,皆属于肾。"这也就是《素问·阴阳应象大论》中所谓的:"在天为寒……在脏为肾。"理由之二是:肾主骨生髓,与肝密切相关。形体拘挛,属于肝病,但因寒而发生的形体拘挛,则系由于肾病而引起肝病,所以应属于肾病。这也就是《素问·阴阳应象大论》中所谓的:"肾生骨髓,髓生肝。"王冰注此云:"收,谓敛也,引,谓急也。寒物收缩,水气同也。"张介宾注此云:"肾属水,其化寒,凡阳气不达,则营卫凝聚,形体拘挛,皆收引之谓。"均属此义。

"诸寒收引,皆属于肾。"以"收引"属肾,亦只不过举例而言。如果从肾病的定位来说,临床上可以定位在肾的疾病很多。根据《内经》有关论述加以归纳,凡属具有下述情况者,均可以考虑定位在肾。

[1]临床表现主要在足少阴肾经或足太阳膀胱经者:足少阴肾经和足太阳膀胱经的循行部位主要在人体头部的巅顶,枕后位,项部,脊背部,腰部,少腹部,膝部,腘部,足跟,足心,外阴等部位。因此,凡属症状表现在上述部位时,例如头痛以枕后部位为主,或疖肿发生在头枕部,或项背疼痛,腰脊痛或不能转侧俛仰,少腹痛,膝部或足跟痛,外阴疾患等,均可以定位在肾(膀胱),或同时定位在肾与膀胱,属于肾病或膀胱病。《素问·五脏生成》谓:“头痛,巅疾,下虚上实,过在足少阴巨阳,甚则入肾。”即属此义。[2]临床表现属于肾或膀胱功能失调所致者:肾(膀胱)在功能上的特点,根据《内经》有关论述加以归纳,主要有藏精,主生长发育生殖,主骨,生髓,通脑,主水等几个方面。因此,凡属有上述方面的功能失调,例如:人体中精液或津液不能固藏而反常排出体外,如遗精、早泄、遗尿、尿血、阴道大量排液、消渴、多尿、生长发育障碍、水液运行失调等,在一定条件下,均考虑定位在肾(膀胱),属于肾(膀胱)病。[3]具有肾病或膀胱病的体征者:肾(膀胱)在体征上的特点,根据《内经》有关论述加以归纳,主要是“其华在发”,“主骨”,主齿,开窍于耳及前后二阴,“在声为呻”,“为欠”,“在志为恐”,“在变动为栗”,“在味为咸”,色黑,脉沉等。因此,凡临床见有上述体征时,例如:脱发,发早白,齿动,耳鸣,喜伸欠,战栗,恐惧,口中发咸,面黑,皮肤黑,沉脉等,均可以考虑定位在肾(膀胱),属于肾(膀胱)病。[4]发病在冬季或终之气所属的这一段时间中,或发病之年的岁运或岁气属于太阳寒水主事,或发病在每天申时、酉时,亦即在每天午后3时至7时这一段时间中,均可考虑定位在肾(膀胱),属于肾(膀胱)病。[5]发病前有明显的受寒史或受惊史或房劳过度史者,应考虑定位在肾(膀胱),属于肾(膀胱)病。

[诸气膹郁,皆属于肺]“诸气”,是指各种气病。“膹”,同膨,有胀满之义,此处指气喘。“郁”,即郁积,此处指闷堵不通。张介宾注:“膹,喘急也。郁,否闷也。”“肺”,即人体五脏中的肺脏。“诸气膹郁,皆属于肺”一句,直译之,即各种气病,例如胸闷、气逆等,在定位上应定位在肺,属于肺病。

为什么“诸气膹郁,皆属于肺”? 其理由之一是:肺属金,与凉、燥同属一类。凉主收,主杀,所以肺也主肃降。胸闷气逆等症,多与肺失肃降有关,所以原文谓“诸气膹郁,皆属于肺”。理由之二是肺为相傅之官,主治节,主一身之气。胸满气逆属于气病,属于治节失调,所以应该属于肺病。王冰注:“膹,谓膹满,郁,谓奔迫也,气之为用,金气同之。”张介宾注:“肺主气,故诸气膹郁者,其虚其实,皆属于肺。”高世栻注:“诸气而胸膈忿郁,病皆属于肺,诸气通于肺也。”均属此义。

“诸气膹郁,皆属于肺”,以“膹郁”属肺,亦只不过举例而言,如果从肺病的定位来说,临床上可以定位在肺的疾病很多,根据《内经》有关论述加以归纳,凡属具有下述情况者,均可以考虑定位在肺。

[1]临床表现主要在手太阴肺经或手阳明大肠经者:手太阴肺经和手阳明大肠

经的循行部位主要在人体鼻部,咽部,下牙床,肩背部,胸部,腋部,肛门部,两上肢肘部,手大指、次指等部位。凡属症状出现在上述部位,例如:鼻病,咽喉病,下齿龈病,肩部疾患,胸疼,咳唾引痛,手大指次指不用,肘疼,肛门疾病等,均可以定位在肺(大肠)或同时定位在肺、大肠,属于肺(大肠)病。《素问·五脏生成》谓:"咳嗽上气,厥在胸中,过在手阳明、太阴。"即属此义。[2]临床表现属于肺或大肠功能失调所致者:肺(大肠)在功能上的特点,根据藏象学说主要为"主治节","主气","司呼吸","藏魄","主声","知香臭","主传导"等几个方面。所谓"魄",张介宾释云:"魄之为用,能动能作。""初生时,耳目心识,手足运动,此魄之灵也,及其精神意识,渐有知觉,此则气之神也。"说明"魄"实际上就是指人体本能的动作和感觉。凡属上述功能方面的失调,例如一切本能活动方面的障碍,如汗出异常,大小便的异常;呼吸道的疾病,如咳嗽、哮喘、声嘶或失声;以及感觉运动方面的障碍等,均可以定位在肺(大肠),属于肺(大肠)病。[3]具有肺病或大肠病体征者:肺(大肠)在体征上的特点,主要是"肺合皮毛","开窍于鼻","在声为哭","在志为悲","在变动为咳喘哮","在味为辛","色白","脉浮"等。因此,凡见有上述体征,例如皮毛枯槁,肌表调节功能障碍如自汗、盗汗,面色白,咳喘,口辛,精神反常表现以喜哭善悲为特点,脉浮等,均可以定位在肺(大肠),属于肺(大肠)病。[4]发病在秋季或五之气所属的这一段时间中,或发病之年的岁运或岁气属于阳明燥金主事,或发病在每天的寅时、卯时,亦即每天早晨3时至7时这一段时间中,均可以考虑定位在肺(大肠),属于肺(大肠)病。[5]发病前后有悲伤过度或过食辛燥之物,或发病与天气清凉或气候干燥明显有关者,均可以考虑定位在肺(大肠),属于肺(大肠)病。

[诸湿肿满,皆属于脾]"诸湿",指各种湿病。"肿",指浮肿。"满",指胀满。"脾",即人体五脏中的脾脏。"诸湿肿满,皆属于脾"一句,直译之,即各种湿病,例如浮肿、胀满等,在定位上应定位在脾,属于脾病。

为什么"诸湿肿满,皆属于脾"? 理由之一是:脾属土,与六气中的湿同属于一类。土主湿,所以脾也主湿。浮肿或胀满等症,均属湿邪内蕴,所以原文谓:"诸湿肿满,皆属于脾。"理由之二是:脾主运化,主敷布津液,脾的作用正常,人体津液的敷布也就正常;脾的作用失常,则津液便不能得到正常的敷布,停留于表则为浮肿,停留于里则为胀满。所以原文谓:"诸湿肿满,皆属于脾。"王冰注:"土薄则水浅,土厚则水深,土平则干,土高则湿,湿气之有,土气同之。"张介宾注:"脾主土,其化湿,土气实则湿邪盛行……脾主肌肉,故诸湿肿满等证,虚实皆属于脾。"均属此义。

"诸湿肿满,皆属于脾",以"肿满"属脾,亦不过是举例而言。如果从脾病的定位来说,临床上可以定位在脾的疾病还很多。根据《内经》有关论述加以归纳,凡属具有下述情况之一者,均可以定位在脾,属于脾病或胃病。

[1]临床表现主要在足太阴脾经或足阳明胃经者:足太阴脾经和足阳明胃经的循行部位主要在人体的鼻根部,头角部,前额部,下颌部,舌部,上齿龈部,胃脘部,腹股沟部,下肢胫骨外侧,均属于脾(胃)部位或属于与脾(胃)密切相关的部位。因

此凡属患者症状出现在上述部位时,例如前顶或额部疼痛,下颌开合不利,上齿龈肿或上齿痛,舌部疾患,胃脘疼痛或胀满等,均可以定位在脾(胃),诊断脾病或胃病。《素问·五脏生成》谓:"腹满䐜胀,支鬲胠胁,下厥上冒,过在足太阴阳明。"即属此义。[2]临床表现属于脾或胃功能失调所致者:人体脾(胃)在功能上的特点,根据藏象学说主要是:主运化,司受纳,布津液,统血,藏意,主肌肉,主四肢等几个方面。因此,凡属有上述功能失调表现,例如:一般消化道症状,如食欲不振,呕吐,腹泻,胃脘胀痛等。津液敷布失调现象,如水肿、腹水、消渴等;某些出血性疾病,记忆力减退甚至严重健忘,四肢肌肉无力、萎缩,吞咽障碍等;以上均可以定位在脾(胃),诊断脾病或胃病。[3]具有脾病或胃病体征者:脾(胃)在体征上的特点,根据藏象学说主要是:其华在唇,开窍于口,在志为思,在声为歌,在变动为呕吐噫呃,在味为甘,在色为黄,脉濡等表现。因此凡见有上述体征,例如口唇苍白无华,或焦枯皱揭,口腔溃疡,精神反常表现以歌唱为特点,呕吐、噫气、呃逆、口中甜或排出物发甜,皮肤黄疸,濡脉,均可以定位在脾(胃),诊断脾病或胃病。[4]发病在长夏季节或四之气所属的这一段时间中,或发病之年的岁运或岁气是太阴湿土主事,或发病在每天辰时、巳时,亦即每天上午7时至11时这一段时间中,均可以考虑定位在脾(胃),属于脾病或胃病。[5]发病前有忧思过度或饮食不节史,或患者发病与气候潮湿、环境潮湿明显相关者,亦均可以考虑定位在脾(胃),诊断脾病或胃病。

[诸热瞀瘛,皆属于火]"诸热",即多种热病。"瞀"(音冒),指目眩、眼花或心绪烦乱。"瘛"(音翅),有抽搐之意。《素问·玉机真脏论》谓:"病筋脉相引而急,病名曰瘛。""火",即六气中的火。"诸热瞀瘛,皆属于火"一句,直译之,即各种热病,例如头晕,眼花,心烦,抽搐等,都属于火病。

为什么"诸热瞀瘛,皆属于火"? 这是因为"瞀""瘛"等证,与火的特性相类。在火气偏胜的情况下就容易发生上述疾病。"火"的特性,根据《内经》有关论述加以归纳,主要有以下四点:其一,火曰炎上,所谓"炎",即热盛,"上",即上升。其二,火性温热。其三,火性明亮。其四,火能化物。热病患者在临床上一般都有发热、面赤、心烦等表现,阳气亢盛于上就可以出现头晕、眼花。热极生风就可以出现抽搐。所以原文谓:"诸热瞀瘛,皆属于火。"

"诸热瞀瘛,皆属于火",以"瞀瘛"属火,亦不过是举例而言,如果从火病定性来说,临床上可以定性为火的疾病还很多,根据《内经》有关论述加以归纳,凡属具有下列情况之一者,均可考虑定性为火。

[1]临床表现与上述火的特性相类者:火(热)的特点已如前述,为炎上,温热,明亮,化物。因此,在临床表现上以兴奋、亢进、冲上为特点者,例如发热、躁狂、红肿热痛、消谷善饥、烦渴引饮、便结、溲赤等,均可以定性为火(热)病。本节后文提出了许多疾病,在性质上属火(热),就是在这一原则之上提出的。[2]发病在夏季或三之气所属的这一段时间中,或者发病之年的岁运或岁气是少阳相火或少阴君火主事,或患者发病明显与受热有关,例如在酷暑或在高温环境中得病等,均可以

考虑定性为火病或热病。

[诸痛痒疮,皆属于心]"诸痛",即各种疼痛。"痒",即皮肤瘙痒。"疮",即皮肤生疮。"心",即人体五脏中的心脏。"诸痛痒疮,皆属于心"一句,直译之,即各种疼痛及皮肤瘙痒、生疮等症,在定位上应定位在心,属于心病。

为什么"诸痛痒疮,皆属于心"? 理由之一是:心属火,疼痛、疮痒属于火(热)者居多,所以原文谓:"诸痛痒疮,皆属于心。"张介宾注:"热甚则疮痛,热微则疮痒,心属火,其化热,故疮疡皆属于心也。"即属此义。理由之二是:心主血,主脉,疼痛的发生多与脉道不通,血行失调有关。如《素问·举痛论》谓:"经脉流行不止,环周不休,寒气入经而稽迟,泣而不行,客于脉外则血少,客于脉中则气不通,故卒然而痛。"皮肤疮疡的发生也与血脉失调有关,如《灵枢·痈疽》谓:"寒邪客于经脉之中则血泣,血泣则不通,不通则卫气归之,不得复反,故痈肿。"由于如此,所以原文谓"诸痛痒疮,皆属于心"。

"诸痛痒疮,皆属于心",以"痛痒疮"属心,亦不过是举例而言。如果从心病的定位来说,临床上可以定位在心的疾病很多。根据《内经》有关论述加以归纳,凡属具有下述情况之一者,均可以考虑定位在心(小肠),诊断为心(小肠)病。[1]临床表现主要在手少阴心经或手太阳小肠经者:手少阴心经和手太阳小肠经的循行部位主要在人体两眼的内外眦,面颧部,胸部正中,肩胛,腋窝,手掌心,上肢内侧沿中指、小指线上相应部位,均属心(小肠)部位。另外在左乳下心尖搏动处,名曰"虚里",是脉宗气所在部位,由于心主脉,脉属于心,所以左乳下部位可以属于足阳明胃,也可以同时属于心(小肠)的部位。由于如此,所以凡属患者症状表现在上述部位时,例如:眼角糜烂,面颧部发红如涂朱,肩胛痛,腋或肘疾病,手心潮热或多汗,手中指小指不用,胸前闷痛或心跳心慌,左乳下虚里部位其动应衣等,均可以定位在心(小肠)或同时定位在心、小肠,诊断为心病或小肠病。《素问·五脏生成》谓:"心烦头痛,病在鬲中,过在手巨阳、少阴。"即属此义。[2]临床表现属于心或小肠功能失调所致者:人体心(小肠)功能上的特点,根据藏象学说主要是:主神明,主血脉,主火,主热,主化等方面。因此凡属出现上述功能方面的失调,例如:神志昏迷,精神错乱,各种出血症状,皮肤斑疹,消谷善饥等,均可以定位在心(小肠),诊断为心(小肠)病。[3]具有心病或小肠病体征者:心(小肠)在体征上的特点,根据藏象学说主要是:其华在面,开窍于舌,在声为笑,在志为喜,在变动为厥,在味为苦,在液为汗,藏神,色红,脉洪或脉律不齐等。因此凡属见有上述体征,例如面赤或面部疮痒,舌烂,口苦,精神反常表现以笑为主,多汗,脉洪或脉律不齐如结、代、促、涩等,均可以定位在心(小肠),诊断心(小肠)病。[4]发病在夏季或二之气、三之气所属的这一段时间中,或发病之年的岁运或岁气为少阴君火或少阳相火主事,或发病在每天午时、未时,亦即每天上午11时至下午3时这一段时间中,均可考虑定位在心(小肠),属于心(小肠)病。[5]发病前喜乐兴奋过度,或汗出过多,或过食苦寒,亦可考虑定位在心(小肠),诊断为心(小肠)病。

⑬王洪图等《黄帝内经素问白话解》收引,即拘急挛缩。膹郁:膹,指呼吸急促而有上逆之势。郁,指胸部痞闷,呼吸不利。瞀瘛:瞀,昏闷。瘛,抽搐。

黄帝说:希望听你讲讲有关"病机"的问题。岐伯说:诸多因风气所致的肢体振摇、头晕、目眩的病证,大都与肝脏有关;诸多因寒气所致的收缩牵引的病证,大都与肾脏有关;诸多因气不能正常运行所致的呼吸急迫、胸闷郁阻的病证,大都与肺脏有关;诸多因湿气所致的浮肿、胀满的病证,大都与脾脏有关;诸多发热、头目昏蒙不清、筋脉瘛疭抽搐的病证,大都与火气有关;诸多疼痛、瘙痒、疮肿的病证,大都与心脏有关。

⑭郭霭春《黄帝内经素问白话解》膹郁:烦满郁闷。肿满:浮肿胀满。瞀瘛:视物昏花,手足筋脉拘急抽搐。疮:此为痛、疽、疡、疖的通称。

黄帝道:希望听您说说病机是什么? 岐伯说:凡是风病而发生的颤动眩晕,都属于肝。凡是寒病而发生的筋脉拘急,都属于肾。凡是气病而发生的烦满郁闷,都属于肺。凡是湿病而发生的浮肿胀满,都属于脾。凡是热病而发生的视物昏花,肢体抽搐,都属于火。凡是疼痛、搔痒、疮疡都属于心。

(3)诸厥固泄,皆属于下。诸痿喘呕,皆属于上。

①王冰《黄帝内经素问》下,谓下焦肝肾气也。夫守司于下,肾之气也,门户束要,肝之气也,故厥固泄皆属于下也。厥,谓气逆。固,谓禁固也。诸有气逆上行,及固不禁,出入无度,燥湿不恒,皆由下焦之主守也。上,谓上焦心肺气也。炎热薄烁,心之气也,承热分化,肺之气也。热郁化上,故病属上焦。(〔新校正云〕详痿之为病,似非上病。今按《痿论》云:五脏使人痿者,因肺热叶焦,发为痿躄,故云属于上也。痿又谓肺痿也。)

②马莳《黄帝内经素问注证发微》诸厥固泄,皆属于下。盖肾肝司下焦,或气逆而为厥,或不泄而为固,或不固而为泄,皆属之于下焦也。诸痿喘呕,皆病于上。盖心肺司其上焦,《痿论》谓:五脏使人痿者,因肺热叶焦,发为痿躄。又发之为喘为呕,皆属之于上焦也。

③张介宾《类经》厥,逆也。厥有阴阳二证:阳衰于下则为寒厥,阴衰于下则为热厥。固,前后不通也。阴虚则无气,无气则清浊不化,寒闭也;火盛则水亏,水亏则精液干涸,热结也。泄,二阴不固也。命门火衰则阳虚失禁,寒泄也;命门水衰则火迫注遗,热泄也。下言肾气,盖肾居五脏之下,为水火阴阳之宅,开窍于二阴,故诸厥固泄,皆属于下。痿有筋痿、肉痿、脉痿、骨痿之辨,故曰诸痿。凡支体痿弱多在下部,而曰属于上者,如《痿论》云:五脏使人痿者,因肺热叶焦,发为痿躄也。肺居上焦,故属于上。气急曰喘,病在肺。吐而有物有声曰呕,病在胃口也。逆而不降,是皆上焦之病。

④张志聪《黄帝内经集注》诸厥固泄,皆属于下者,从上而下也。诸痿喘呕,皆属于上者,从下而上也。夫在上之阳气下逆,则为厥冷。在下之阴气上乘,则为痿痹。在上之水液下行,则为固泄。在下之水液上行,则为喘呕。亦犹天地阴阳之气

上下相乘，而水随气之上下也。

⑤高士宗《黄帝素问直解》诸寒厥而固泄，皆属于下。下，下焦也。诸痿瘅而喘呕皆属于上；上，上焦也。是三焦火热之气有余，则诸疮痛痒而病于外；三焦火热之气不足，则诸厥固泄，诸痿喘呕，而病于内；以明三焦之气游行于上下，出入于内外也。

⑥黄元御《黄元御医书全集》脾主四肢，大肠主收敛魄门，诸四肢厥冷，瘕块坚固，而生溏泄，皆属于下，下者，脾与大肠之证也，是皆阳明燥金之病也。

⑦张琦《素问释义》厥，逆也。阳虚于上，则阴气上逆，阴虚于下，则阴火上逆，即热厥寒厥也。下，谓肾也。固，谓溲便不通。泄，谓不禁下注。皆有寒热虚实之异。肾司二便，故责之。句疑有误。《痿论》虽有五脏使人痿者，因肺热叶焦发为痿躄之文，然明列五脏之痿，又有治痿独取阳明之说，则不得专责于上。呕，为胃气上逆，热薰于肺，亦不可但责肺也。

⑧高亿《黄帝内经素问详注直讲全集》〔注〕厥，逆也。固，禁固便不利也。泄，溲便泄出，无禁止也。下，肾位居下，兼水火之司也。痿，足不用也，有筋、骨、脉、肉诸痿之分。

〔讲〕诸厥病发，证见便固不通，便泄不止者，皆属下焦肾中之真水、真火不足也。诸痿病发，证见气喘呕吐者，皆属上焦肺中之气逆气发也。

⑨孟景春等《黄帝内经素问译释》凡是厥逆，二便不通或失禁，都属于下焦。凡是痿证，喘逆呕吐，都属于上焦。

⑩任廷革《任应秋讲〈黄帝内经〉素问》（讲解）第七条"诸厥固泄，皆属于下"，这里提出了厥、固、泄三大症。"厥"即"厥逆"；"固"包括前后阴的病，如便秘、癃闭等；"泄"是"腹泻"。"厥逆"很复杂，可分为两类，一是阴阳之气不相顺接，表现为手脚冰凉，另一是气血败乱，表现为突然昏倒、不省人事。这两种"厥逆"表现完全不一样，为什么说"皆属于下"呢？"下"是指足经而言，即足三阴经、足三阳经，阳虚于足经，特别是三阴经（脾、肾、肝）的阳气不足，阳虚则阴乘，阴寒之气猖獗，这是造成"手足厥冷"的基本病机。至于"昏厥"，总是脏之精气先伤，气血败乱，冲逆而上，特别是肝肾两经，《素问·生气通天论》中讲的煎厥、薄厥属此类。如"薄厥"就是发之于肝，精血不能养肝，肝阳无所依附，兼以大怒这样的情志激动，于是肝气上逆引发昏厥，肝在下焦嘛。再如《素问·脉解》中说"内夺而厥，则为瘖俳，此肾虚也"，肾的真阴、真阳内夺，特别是肾阴虚损，阴不能涵阳，阳气充逆上越，则为"瘖俳"。"瘖"是失语，"俳"是瘫痪，这是肾虚之"厥"，肾在下焦。综上所述，厥逆的病机是由于下焦阴阳之气亏损，一般都是阴气亏损而阳气上夺，所以说厥"属于下"。

先讨论"厥"。厥逆的病机如上所述，但"手足厥冷"在临床上有因寒、因热的区分。阳气衰于下则为"寒厥"，表现为脉沉而微，或脉沉细无力，体温偏低，这是"四逆汤证"（方出《伤寒论》）或"附子理中丸证"（方出《太平惠民和剂局方》），这要益火之源，以消阴翳；阴气衰于下则为"热厥"，表现为脉沉而滑，脉搏快而有力，喜冷饮，病人怕热、烦躁、便秘，这是肾水枯竭阳盛于外的表现，这是"六味地黄丸证"（方出《小儿药证直诀》），要壮水之主以制阳光。

辨"昏厥"也有气厥、血厥、痰厥、食厥的不同。"气厥"又要分气虚、气实两种情况。实证气厥，临床上表现为人事不醒、形气愤然、气壅堵不畅、口中没有痰涎流出，即所谓的"中气"，这是"四磨汤证"；"四磨汤"（出自《济生方》）就是人参、槟榔、乌药、沉香四味药，用之降逆，或用"乌药顺气散"（见《太平惠民和剂局方·卷一·治诸风》）来顺气调肝降逆。虚证气厥，临床表现为昏厥，形体索然，即人很消瘦、很狼狈的样子，就像极度的营养不良，面青、面黑、脉搏微弱，甚至摸不到脉搏，体温低，这是元气虚脱的表现，要用张景岳的"大补元煎"（出自《景岳全书》），用大量的人参、山药、熟地、山茱萸、当归、枸杞等，大补元阳。

"血厥"病在血分，分血逆、血脱两大证。血逆之血厥，如妇人月经期间或产后，受到强烈的精神刺激，血从气而逆，这需要先调气，气调血才能顺；可用"通瘀煎"（出处不详），方用当归尾、山楂、香附子、红花、乌药、青皮、木香、泽泻等，香附、乌药、青皮、木香调气，归尾、山楂、红花行血，气行血降。为什么不用"化瘀"而要"通瘀"？因为方中用的是大量走气分的药，乌药降气、青皮降气、香附降气、木香可升可降，泽泻也是下导的药，"通瘀煎"治疗血逆之血厥证是比较理想的。血脱之血厥证，总是出现在大出血以后，气随血脱，病人突然昏倒不省人事，这种情况单纯补血不够，要积极去救"气"，用"独参汤"是最理想的。用大量的人参把"气"挽救回来，血才能补回来。抢救时为什么要掐"人中"穴，就是"收气"的手法，使气不再脱；还有的灸"丹田"穴，也是一个道理，血脱要先固气。

"痰厥"多出现于脂肪多的人。临床表现为昏厥、喉中痰鸣、口流痰涎、脉来沉滑，这是痰湿阻滞清道的表现，阳气的通道被阻而造成昏厥，这是痰厥的病机。痰厥要用"导痰汤"（出自《重订严氏济生方》）加竹沥、姜汁，这个时候"姜汁"是最理想的，"生姜"挤水冲到汤药里面服用，这是豁痰开窍法。

"食厥"是由于饮食停滞中焦，胃气不行引发的昏厥。食厥多发生在暴饮暴食后，这要用吐法，首先探吐，若能马上吐出来，胃气就可以回苏。探吐后可用"保和丸"（出自《丹溪心法》）加木香、厚朴行气导滞。

综上所述，诸厥属"下"基本可以理解了，不管是阴虚还是阳虚，都是从下而上逆，所以称"厥"，但是痰厥、食厥不一定是"下"的问题，疾病是复杂的，看问题也不能绝对化，对文献的理解也是这样，总是在讨论一般的情况，或者说是大多数的情况，不是讨论特殊的情况，或全面的情况。

再讨论"同"。首先讨论"大便秘结"，这是常见的临床表现，大便秘结不通属于"下"，这好理解，总是大肠的问题嘛，但其辨证也很复杂，常见的有热秘、冷秘、风秘、气秘，总的来说，热秘好治，而风秘、气秘、冷秘治疗的难度还是不小的。

"热秘"是因为热积于里，热伤津液，大便秘结不通，表现为脉数、脉大、腹胀闷。轻者用"更衣丸"（见《时方妙用·卷下·滑可去着》）润下，或用"四顺清凉饮"（见

《景岳全书·卷五十五·攻阵》)养血清热通便,重者要用三承气(出自《伤寒论》)、大承气汤、小承气汤、调胃承气汤分热之轻重使用,泻热攻下。

"冷秘"则毫无热象,以阴寒凝结为病机。要考虑用《金匮要略》方"三物备急丸",就是巴豆、干姜、大黄三味药,泻下寒积。"巴豆"这味药用起来比较复杂,一般只能用"巴豆霜",直接用的副作用太大,会引起剧烈地呕吐,因此剂量不能大。巴豆霜的质量也要辨其优劣,把巴豆霜放在纸上一两分钟,若没有变化表明巴豆霜的质量比较好,若一两分钟后纸上出现油浸的痕迹,这说明巴豆油没有去尽,再用纸覆在药上用力碾压,让纸尽量将油吸走才能用,因为巴豆的副作用主要是巴豆油引起的。还有一种"冷秘"是阳衰湿滞证,多见于老年人,可用"半硫丸"(出自《太平惠民和剂局方》),方中只有半夏、硫黄、生姜汁三味药。

"风秘"是因为风邪伤肺,由肺传入大肠造成便秘。风气滞于大肠,论可以考虑用"活血润肠丸"(见《证治准绳·类方第六册·大便不通》),就是当归尾、防风、羌活、大黄、麻子仁、桃仁、皂角仁这些药,防风、羌活驱风,大黄、麻子仁、皂角通利,共奏逐风润燥之功。

"气秘"是气不能升降而引发的便秘,临床表现为腹胀、后坠、后重。要用"苏子降气汤"(出自《备急千金要方》),开肺气通肠道,可加槟榔、枳实,"苏子降气汤"中升药多,降药不够,所以加槟榔、枳实来助气之升降,气机有升有降了,自然就正常了。

再来讨论"固"的另一种情况,即小便不通,临床叫"癃闭",是尿道严重障碍,尿液点滴难通的一种病证。癃闭在临床上有气滞、气虚两种类型。

气滞癃闭,发病具暴发性,往往是由于气滞引发,表现为小腹胀闷、尿意频频,病情受情绪影响比较大。气郁滞于下,要采用疏通利窍法,有时也用升提利窍法,即所谓"上窍开下窍利",临床常用"补中益气汤"(出自《内外伤辨惑论》)、"五苓散"(出自《伤寒论》)等方。"五苓散"靠"桂枝"升提,"补中益气汤"靠"柴胡"升提,升提使气得以宣发,改变下窍气郁的状况。还有种方法就是灸"百会"穴,这也是升提的一种方法,在百会灸七、八壮以后,小便通利了。还可以用催吐法,用探吐的办法来通下窍,也属于升提法。

气虚癃闭,是指慢性病的小便不利,表现为尿意频频,解又解不出,或小便点点滴滴,可见于老年人的前列腺炎、前列腺肥大等病,其病机是气虚不能化水。治疗需要滋养化源,要补气、养精,临床常用"地黄丸"(即"六味地黄丸",见《小儿药证直诀·卷下·诸方》)加"黄芪"来补气养阴,也可用"生脉散"(见《证治准绳类方·卷一·中暑》引《医录》方)加"黄芪"来补气养阴。肺气不能治节,小便就不利,所以要用"黄芪",若见有化热迹象也可以用"黄芪",就是源于"肺主治节"的理论认识。

最后讨论"泄"。"泄泻"从病机范畴看,包括的病十分广泛,"泄泻"的临床辨证涉及脾、胃、大肠、小肠、肝、肾等脏腑,大肠、小肠属于"下",肾、肝也属于"下",但属于脾胃的泄泻临床也不少见,所以这个"下"不是绝对的。由肝而引起的腹泻,其表现为痛而兼胀,便后腹仍痛,这是肝邪伤及脾胃的缘故。由脾胃而引起的泄泻,表现为腹痛即泻,泻后腹痛缓解,这是消化系统的问题。肝泄要考虑用"抑青丸"(见《景岳全书·卷五十一·寒阵》)来泻肝,方子简单效果也好。"抑青丸"就是吴萸、黄连两味药,和"左金丸"(见《景岳全书卷·五十七·寒阵》)的组成一样,但是吴萸、黄连的用法不一样,"抑青丸"是用"吴萸"煎水来泡"黄连",泡上一晚上,再把"黄连"取出另煎。脾泄可以用"抑青丸"并"四君子汤"(出自《圣济总录》),用"抑青丸"泻肝,用"四君子"补脾。肾引起的泄泻,即所谓的"五更泄",肾气不固是其病机,要用"四神丸"(出自《内科摘要》)温纳肾气。肾司二便,肾司启闭,所以要用这几味药来加强肾的收纳功能。小肠泄,表现为小便不通利,甚至还有尿血、小腹疼痛、腹痛即泻等表现,心热下移于小肠火热动于内是其病机,方用"导赤散"(出自《小儿药证直诀》)加黄芩、白术,用"导赤散"来泄心之热,用黄芩、白术平复小肠的泻泄。大肠泄,表现为进食即泻、肠鸣、腹痛,大肠气滞是其病机,这是"五苓散证",用"五苓散"(出自《伤寒论》)加"木香"来治疗,行其气而止泻。

以上所列举的泄泻大部分是针对"下"的,从临床辨证来看,有属于下焦小肠的,有属于下焦大肠的,有属于下焦肝的,有属于下焦肾的,属于脾胃的泄泻也是由肝邪所引发的。从病因方面来分析泄泻,类型就更广泛了,如饮食可以引起腹泻,湿热可以引起腹泻,伤暑可以引起腹泻,风邪也可以引起腹泻,消化不良之宿食也可以引起腹泻,因为这里主要是讨论"皆属于下"的泄泻,故没有涉及这些内容。

第八条"诸痿喘呕,皆属于上"。"喘"在前面已经讲过了,这里就不讨论了,但这里还提出了痿、呕两个症,需要分析一下。

"痿"包括临床痿、躄。四肢瘫废,手不能举,脚不能行,甚至全身的肌肉一天天消瘦、萎缩,这是"痿";下肢不能动,从表面上看不出有什么异常,就是不能动或者动而无力,这是"躄"。"痿"的意义广泛些,涉及全身的肌肉,"躄"主要是指两腿的肌肉而言。"痿躄"为什么属于"上"呢?《素问·痿论》云:"肺热叶焦,则皮毛虚弱,急薄着,则生痿躄也。"因此燥热伤了肺气而津亏液损是其病机,所以说"属于上"。在《素问·痿论》中还提出治疗痿症要"独取阳明",为什么呢?肺金是阳明之土所生嘛,"痿"属于"上",这个"上"是指"肺",是指上焦肺之气伤、津伤的病证。临床辨"痿",一是肺热,二是宗气不足,肺热津伤气耗是其病机。肺主宗气,宗气是人体之动气,人的一言一语、一呼一吸、一举一动都靠宗气推动,宗气是动力的来源,宗气伤了就要发生痿弱而不能动。另外人体的营气、卫气通达于周身,而营气、卫气也是由宗气推动的,所以宗气一伤还要间接地影响到营卫的运行,这就可以理解,为什么痿症的肌肉会越来越萎缩了。上焦肺热证,要用甘寒清金法,用"寒"泻热,用"甘"补气生津,可以考虑用喻嘉言的"清燥救肺汤"(出自《医门法律》),或者再加天冬、石斛这类的药物,滋土润金。对宗气不足、宗气大虚、阳明中土不及者,不仅是肺热的问题,还有宗气虚的问题,可以考虑用"四君子汤"(出自《圣济总录》)配合"黄芩汤"(出自《伤寒论》)来治疗。黄芩汤就是四味药,黄芩、党参、甘草、白术,"四君子汤"并"黄芩汤"就是"四君子汤"加黄芩。

"痿"是不是与"下"毫无关系呢？临床上也还不能这样说，如湿热下注证之"痿"就与"下"有关，临床上用"二妙丸"（见《证治准绳类方·卷四·痛痹》引丹溪方）治疗，"二妙丸"即苍术、黄柏两味药，常用"二妙丸"加牛膝、防己、萆薢、龟板来治疗。湿热下注证特别表现在膝关节或股关节的病变上，往往肌肉没有异常变化，但不能行动，伴有尿黄等湿热下注的表现。再如肾气大虚之"痿"，即"虎潜丸证"（方出自《丹溪心法》），尤其是一些慢性的痿躄，表现为小腿不能动，用"虎潜丸"中的血肉之品，如羊肉、虎骨、龟板等，来补肾精、肾气。

总之"痿"如果是属于"上"者，泻火清金这是根本之法。肺气不清就会影响到肝，肝对"痿"还是很有影响的，因为肝主筋膜嘛。所以治痿，一方面要清火肃肺金，一方面要保护肝气不能伤。肝气伤了不能营养筋膜，肝气不伤脾胃也好呀，脾胃是肺之化源嘛，所以清金火润肺燥既可以益肝又可以保脾胃，遵循肺与脾胃、肝的关系，在临床上辨证论治就更灵活了，遣药制方才更周全。

"呕吐"与"上"的关系又怎样理解呢？这个"上"不是指病位，是上逆的意思。不管是什么原因引起的"呕吐"，总是以胃气上逆为基本病机，临床上辨呕吐也还是从虚、实两个方面来考虑。虚证的呕吐多见于脾胃大伤之后，实证的呕吐，或是因痰饮，或是因寒湿，或是因食滞，或是因胃热，或是因肝气上逆等，这些都可以引发呕吐。虚证呕吐的病机比较单纯，实证呕吐病机比较复杂，而临床上往往是虚实夹杂证较为多见。如胃虚又有湿热的呕吐，这是"半夏泻心汤证"，"半夏泻心汤"（出自《伤寒论》）是寒热并用，既用黄芩、黄连来清热，又用干姜、人参、甘草、大枣来补胃虚，"半夏泻心汤"的主要作用是燥湿清热，以"半夏"为主药去燥湿，用黄芩、黄连来清热，用干姜、人参、大枣来温中。如暑热犯胃的呕吐，一般来说是"竹叶石膏汤证"（方出《伤寒论》），用竹叶、石膏、生甘草来清暑养胃。如肝气犯胃而引起呕吐，可用"抑青丸"（见《景岳全书·卷五十一·寒阵》），用"吴萸"水泡"黄连"，用"黄连"泻火，用"吴萸"平肝，泻火降逆而止呕，"黄连"有泻火的作用，"吴茱萸"有降逆的作用。为什么用"茱萸"水泡"黄连"后不再用"吴茱萸"呢？因为"茱萸"毕竟是温热性的药物，所以只取其"降"不取其"温"。如胃热夹痰的呕吐，就可用"二陈汤"（出自《太平惠民和剂局方·卷四·治痰饮》）加"黄芩"来治疗，用"二陈汤"涤痰，用"黄芩"清火降逆。如呕吐伴有小便不通利者，可用张景岳的"抽薪饮"（出自《景岳全书·卷五十一·寒阵》），"抽薪"是"釜底抽薪"之意，方中有黄芩、黄柏、木通、泽泻、石斛、生甘草、栀子、枳壳这么几味药，方中用黄芩、黄柏、木通、泽泻引火下行。总之，治疗"呕吐"要逆其势而行之，忌用升散的药。

关于"呕吐"，在"诸病水液，澄彻清冷，皆属于寒"条中也谈及，水液澄彻清冷"是指"呕吐清水"的临床表现，属于胃寒证。但呕吐清水不止于寒证，也可见于气虚证，也有消化不良的宿食留滞证，也见于痰饮证，还可见于虫证，尤其是寄生虫病者多伴有"呕吐清水"，如蛔虫病等。若是胃寒证的呕吐清水，表现为水人即吐，就考虑用"姜附散",就是干姜、川附片这么两味药。"水人即吐"又被称作"水逆",这有两种情况,一是"五苓散证",一是"神术丸证"。"五苓散"(出自《伤寒论》)是靠"桂枝"来温化寒邪,靠猪苓、茯苓、泽泻引水下行;"神术丸"(出自《景岳全书·卷五十四·和阵》引《本事方》),伴有大便干燥、食欲减退,主药是"苍术",所谓"神术"就是指"毛苍术"而言,用大量的"苍术"加芝麻、大枣,"苍术"可以健脾行水、降逆、燥湿。

⑪张灿玾等《黄帝内经素问校释》诸厥固泄,皆属于下:王冰注"下,谓下焦肝肾气也。夫守司于下,肾之气也。门户束要,肝之气也。故厥固泄,皆属于下也。厥,谓气逆也。固,谓禁固也。诸有气逆上行及固不禁,出入无度,燥湿不恒,皆由下焦之主守也"。固,指大小便固而不下。泄,指便泄不禁。诸痿喘呕,皆属于上:《痿论》云"五脏因肺热叶焦,发为痿躄"。说明痿虽发于五脏,而实因于肺热叶焦,不能布化津液,润养筋膜所致。肺居于上焦,故曰属上。喘呕皆气上逆所致,故均属上。

凡是厥逆,二便固涩或下泄等证,都属于下焦。凡是痿病、喘息、呕吐等证,都属于上焦。

⑫方药中等《黄帝内经素问运气七篇讲解》[诸厥固泄,皆属于下]"厥",即厥证。关于"厥"字的解释,《伤寒论》谓:"凡厥者,阴阳气不相顺接便为厥。"张介宾注:"厥,逆也。"这就是说,所谓"厥",即人体阴阳气血逆乱,生理活动严重反常。所谓"厥证",质言之,也就是人体在遭受致病因素作用以后所产生的急性生理活动严重混乱现象。"固",张介宾解释为"前后不通",亦即大小便不通。"泄",张介宾解释为"二阴不固",亦即大小便失禁。"下",一般均认为是指人体下焦。因此,"诸厥固泄,皆属于下"一句,直译之,即厥证中的大小便不通或大小便失禁等症,可以定位在下焦,属于下焦疾病。

为什么"诸厥固泄,皆属于下"?理由之一是,下焦是指人体肝肾而言,肝主疏泄,与风同属一类,风的特性是善行而数变,因此凡属各种卒发性疾病都可以定位在肝,定性为风。大小便失禁或不通均属于卒发性疾病,属于厥证的临床表现之一,所以可以定位在肝,定性为风。由于肝肾均属于下焦,所以原文谓:"诸厥固泄,皆属于下。"理由之二是,人体下焦的作用是"下焦如渎","下焦主出"。大小便不通或大小便失禁均属于下焦的作用丧失,水道不行所致,所以原文谓:"诸厥固泄,皆属于下。"

"诸厥固泄,皆属于下",以"固"、"泄"属于下焦,如同前述一样,也只是举例而言。实则凡属具有下列情况之一者;均可以定位在下焦,在临床上诊断为下焦疾病。[1]临床上可以定位在肝肾的疾病,如以三焦定位,均可诊断为下焦疾病。[2]人体挤以下的部位属于下焦部位,因此凡属症状表现在脐以下部位者,例如少腹部的症瘕积聚,疝气,水臌,前后阴疾病,妇女经带胎产疾病等,均可以定位在下焦,诊断为下焦疾病。[3]急性热病的后期,由于温病"始于上焦,终于下焦"的原因;慢性疾病的晚期,由于久病"穷必及肾"的原因;所以也可以多考虑定位下焦,诊断为下焦疾病。

[诸痿喘呕,皆属于上]"痿",即痿证。"痿",王冰谓:"痿,谓痿弱无力以运动。"痿证的分类,《素问·痿论》有"痿躄""脉痿""筋痿""肉痿""骨痿"之不同,故原文谓"诸痿"。"喘",即气喘。"呕",即呕吐。"上",一般均认为是指人体上焦。因此"诸痿喘呕,皆属于上"一句,直译之,即各种痿证,气喘,呕吐等证,都可以定位在上焦,属于上焦疾病。

为什么"诸痿喘呕,皆属于上"? 理由之一是上焦是指人体心肺而言。心主血,肺主气,人体的气血运行正常与否,与人体心肺功能正常与否密切相关。痿证在临床上虽然有"痿躄","脉痿","筋痿","肉痿","骨痿"之不同,但从痿证的主要临床表现来看,均有肌肉不仁,肢体不用等症状和体征,而各种痿证的肌肉不仁,肢体不用,从病机来说,又均属于气血不足或失调所致。心肺为气血之主,所以原文谓"皆属于上",亦即认为各种痿证虽然有五脏之分,但从总的来说都可以定位在心肺。理由之二是:"喘"和"呕",其临床表现均是气逆。"喘"是肺气上逆,"呕"是胃气上逆。而人体上焦的作用是"上焦主纳",气上逆就是"不纳"。因此"喘"和"呕"也就是上焦作用失调的表现。所以原文认为"喘""呕"应定位在上焦,属于上焦疾病。张介宾注:"气急曰喘,病在肺也。呕而有物有声曰呕,病在胃口也。逆而不降,是皆上焦之病。"即属此义。

"诸痿喘呕,皆属于上",注家解释不一。王冰注:"上谓上焦心肺气也,炎热薄烁,心之气也,承热分化,肺之气也,热郁化上,故病属上焦。"王注把"上"字注为上焦心肺是正确的,但为什么痿证属上焦? 五脏之痿又如何与心肺相联系,并没有说清楚。《新校正》注:"详痿之为病,似非上病,王注不解所以属上之由,使后人疑议,今按痿论云:五脏使人痿者,因肺热叶焦,发为痿躄,故云属于上也,痿又谓肺痿也。"张介宾注与《新校正》同,其注云:"凡肢体痿弱,多在下部,而曰属于上者,如痿论云:五脏使人痿者,因肺热叶焦,发为痿躄也,肺居上焦,故属于上。"林、张之注,都引《素问·痿论》为依据来作解释,认为五脏痿证,都是由于"肺热叶焦",而肺属上焦,以此论证痿证皆属于上。实际上细读原文不难看出,如此引证实有断章取义之嫌。《素问·痿论》谓:"黄帝问曰:五脏使人痿何也? 岐伯对曰:肺主身之皮毛,心主身之血脉,肝主身之筋膜,脾主身之肌肉,肾主身之骨髓。故肺热叶焦,则皮毛虚弱急薄着,则生痿躄也。心气热,则下脉厥而上,上则下脉虚,虚则生脉痿。肝气热,则胆泄口苦,筋膜干,筋膜干则筋急而挛,发为筋痿。脾气热,则胃干而渴,肌肉不仁,发为肉痿。肾气热,则腰脊不举,骨枯而髓减,发为骨痿。"原文在此明确指出了由于五体分属五脏,因此,五脏痿证虽表现为相应的五体不用,其病因实由于五脏有热。原文虽有"五脏因肺热叶焦,发为痿躄"之言,但仍是指"痿躄"的病因而言,并非统指五脏痿证的病因,原文更没有"五脏使人痿者,因肺热叶焦,发为痿躄"之文。林、张之注,滥觞所及,影响甚大。现在不少中医书中均以肺热之说概言痿证之因,因此有必要提出商榷。

"诸痿喘呕,皆属于上",以痿证,喘、呕等证属于上焦,和前述一样,也是举例而言。实则凡属具有下列情况之一者,均可以定位在上焦,在临床上诊断为上焦疾病。[1]临床上可以定位在心肺的疾病,如以三焦定位,均可以定位在上焦,诊断为上焦疾病。[2]人体膈以上的部位属于上焦部位,因此凡属症状表现在膈以上部位者,例如胸闷、胸痛、头面咽喉诸病,均可以定位在上焦,诊断为上焦疾病。[3]热病初起,具发热、恶寒、无汗或发热、恶风、有汗、咽疼等表寒或表热症状和体征者,也可以定位在上焦,属于上焦疾病。

⑬王洪图等《黄帝内经素问白话解》诸多厥逆、二便不通、二便失禁的病证,大都与下焦有关;诸多痿病、喘息、呕吐的病证,大都与上焦有关。

⑭郭霭春《黄帝内经素问白话解》固泄:"固",指二便不通。"泄",指二便泄利不禁。下,指下焦肝肾。上,指上焦。

凡是厥逆,二便不通或失禁,都属于下焦。凡是患喘逆呕吐,都属于上焦。

(4)诸禁鼓栗,如丧神守,皆属于火。

①王冰《黄帝内经素问》热之内作。

②马莳《黄帝内经素问注证发微》诸禁鼓栗,如丧神守,皆属于火。盖心藏神,又主火,凡诸有所禁,不能运持,而鼓动战栗,如丧失守神,皆属于火。以火极则寒也。刘河间曰:禁,俗作噤。如丧神守者,神能御形,而反禁栗,则如丧失保守形体之神也。

③张介宾《类经》禁,噤也,寒厥咬牙曰噤。鼓,鼓颔也。栗,战也。凡病寒战而精神不能主持,如丧失神守者,皆火之病也。然火有虚实之辨,若表里热甚而外生寒栗者,如《阴阳应象大论》所谓热极生寒、重阳必阴也。河间曰:心火热甚,亢极而战,反兼水化制之,故为寒栗者,皆言火之实也。若阴盛阳虚而生寒栗者,如《调经论》曰:阳虚则外寒。《刺节真邪论》曰:阴胜则为寒,寒则真气去,去则虚,虚则寒搏于皮肤之间者,皆言火之虚也。有伤寒将解而为战汗者,如仲景曰:其人本虚,是以作战。成无己曰:战栗者,皆阴阳之争也。伤寒欲解将汗之时,正气内实,邪不能与之争,则便汗出而不发战;邪气欲出,其人本虚,邪与正争,微者为振,甚者则战。皆言伤寒之战汗,必因于虚也。有痎疟之为寒栗者,如《疟论》曰:疟之始发也,阳气并于阴,当是之时,阳虚而阴盛,外无气,故先寒栗也。夫疟气者,并于阳则阳胜,并于阴则阴胜,阴胜则寒,阳盛则热。又曰:阳并于阴则阴实阳虚,阳明虚则寒栗鼓颔也。由此观之,可见诸禁鼓栗虽皆属于火,但火实者少,火虚者多耳。

④张志聪《黄帝内经集注》此五藏之气而发见于形气也。火者,少阳包络之相火。

⑤高士宗《黄帝素问直解》禁,作噤。丧,去声。诸口噤无言而身鼓慄,如丧神明,失其内守,乃手少阴心经之病。心者火也,故皆属于火。

⑥黄元御《黄元御医书全集》甲木为阴邪所闭,阳气振动,不得透发,则生寒战,诸寒禁鼓栗,如丧神守,皆少阳相火之证也。

至真要大论篇

⑦张琦《素问释义》《阴阳应象论》曰：重阳必阴，热郁于内，阴浮于外，故发寒噤鼓颔战栗，心神不能自主也。若寒战而不至丧神守，则不可概责之火矣。

⑧高亿《黄帝内经素问详注直讲全集》〔注〕禁，止也。鼓，动也。栗，惧也。神，心之主宰也。

〔讲〕诸禁病发证见鼓动栗惧，如丧神守者，皆属心中火甚，神无主宰也。

⑨孟景春等《黄帝内经素问译释》凡是口噤不开，鼓颔战抖，神志不安，都属于火。

⑩任廷革《任应秋讲〈黄帝内经〉素问》（讲解）第九条"诸禁鼓栗，如丧神守，皆属于火"。这里提出了两个"症"：一是"禁"，是指"口噤"，即牙关紧闭不开；一是"鼓栗"，是指寒战、战栗。"如丧神守"是说病人口噤、战栗不能控制，自主能力丧失。

"口噤"的病机属于三阳经的病变，因为口、颊、唇周这些部位均有三阳经脉分布，尤其是阳明经环于口唇入于齿龈，与"口噤"关系更密切，或风、或热、或寒、或痰等邪滞三阳，三阳经脉拘急是其病机。这里说"属于火"，应该说"火"是病因之一。临床上的热性病，如"流脑"会出现高烧、口噤，"乙脑"也可见高烧、口噤、抽搐，这种情况属于"火证"的多见。"口噤"属实火者，最好用刘河间的"凉膈散"（出自《太平惠民和剂局方》），"凉膈散"通泻三阳热邪，可清、可泻、可散，在表之热可散，在里之热可清、可泻。像流脑、乙脑等的热盛，但还没有出现阳明腑实证，可用"白虎加人参汤"（出自《伤寒论》），要用大量的"石膏"，可用到四、五两，来清热生津，因为高热伤津是经脉拘挛的主要原因，这个方子在治疗流脑、乙脑时是常用方。若高热而又有腑实表现者，如大便不通，几天不解，这是高热伤津腑实于内的病机表现，这要用"增液承气汤"（出自《温病条辨》）。这是"皆属于火"之"口噤"的辨治，还有些属于血管性的病变，如中医所谓的中风、中痰出现的口噤，就不一定是"火"的问题了，还有其他不属于"火"的情况这里就不讨论了。

"鼓栗"是指周身发抖、毛孔紧缩（皮肤上起鸡皮疙瘩），是一种严重的恶寒表现。如疟疾先寒后热的表现等，《素问·疟论》中的解释是"阳虚而阴盛，外无气，故先寒栗也"，而这里说"皆属于火"，一说"寒"，一说"火"，怎样理解呢？临床上确实有"火郁证"的战栗，火热邪气郁滞于里而不能发散出来，即刘河间所谓的火极似水、热深厥深，这的确属于火，又被称作"寒火证"，外面表现是"寒"内在本质是"火"，这就要考虑用"升阳散火汤"（出自《脾胃论·卷下·调理脾胃治验》）。方中有柴胡、防风、升麻、葛根、羌活、独活、生甘草、人参、白芍等药，用柴胡、防风、升麻散外寒，《素问》上讲"火郁发之"嘛，通过散寒火，"郁"得以发散。"火郁发之"适用于郁于经脉之火，或郁于中上焦之火；若是火郁于中下焦，那就发散不了了，只能考虑用"承气汤"之类的方子，或大承气汤（出自《伤寒论》），或小承气汤（出自《伤寒论》），或调胃承气汤（出自《伤寒论》），或刘河间的"三一承气汤"（出自《伤寒标本心法类萃》）都可以考虑。由此看来，"鼓栗"属于火者，往往是火郁证，要辨其郁于中上焦还是郁于中下焦，郁于中上焦者散之，郁于中下焦者泻之，"散"用升阳散火法，

"泻"用承气法。

⑪张灿玾等《黄帝内经素问校释》诸禁鼓栗,如丧神守,皆属于火:指火邪扰乱,心神不守,神识不得为用所致之口噤鼓颔战栗等神不守舍之症。吴崑注:"'禁'与'噤'同,咬牙也。鼓,鼓颔也。栗,战也。神能御形,谓之神守。禁鼓栗则神不能御形,如丧其神守矣,乃烈焰鼓风之象,其属于火也明矣。"

凡是口噤,鼓颔战栗,如神志丧失等证,都属于火。

⑫方药中等《黄帝内经素问运气七篇讲解》[诸禁鼓栗,如丧神守,皆属于火]"禁",同噤,即牙关紧闭,口噤不开。"鼓",即鼓颔,"栗",即寒战。"神守",指正常的精神状态。"如丧神守",即精神不定,烦躁不安。全句意即口噤不开,恶寒战栗,如同时有烦躁不安者,则属于火证。

前曾述及,火的特性是炎上,温热,明亮,化物,临床表现符合上述特点者,才能诊断火证。但此处所谓"诸禁鼓栗",似属寒冷之象,为什么也属于火证?"诸禁鼓栗",从现象来看属于寒象是肯定的,但是由于寒证有真寒、假寒之不同,也就是说临床上可以出现真热假寒的现象,因此必须加以鉴别。原文在此处以"诸禁鼓栗"这一寒象为例来谈在临床上如何鉴别真寒假寒的问题。"如丧神守",即烦躁不安。烦躁与火的炎上特性相类,因此烦躁不安属于火证。这就是说,"诸禁鼓栗",从现象来看是属于寒证,但如果同时出现烦躁不安等心神不守的症状者,则应考虑为真热假寒证。所以原文谓:"诸禁鼓栗,如丧神守,皆属于火。"刘完素谓:"禁傈燥急,如丧神守,悸动怔忪,皆热之内作。"(《素问病机气宜保命集·病机论第七》)即属此义。

⑬王洪图等《黄帝内经素问白话解》诸多口噤不开、寒栗颤抖,如同心神不能控制形体的病证,大都与火气有关。

⑭郭霭春《黄帝内经素问白话解》诸筋鼓慄:"禁",即噤,牙关紧,口不开。"鼓慄",寒战发抖,上下牙齿叩击。如丧神守:心神烦乱不安。

凡是口噤不开、寒战、口齿叩击,都属于火。

（5）诸痉项强,皆属于湿。

①王冰《黄帝内经素问》太阳伤湿。

②马莳《黄帝内经素问注证发微》诸痉项强,皆属于湿。盖感风而体强曰痉,今诸痉项强而不和者,乃湿极则反兼风化也。按《海篇》,痉,音敬。释云:风强病也。另痓,音炽。释云:恶也。二字既异,则二病不同。今按本经诸部正文皆书为痓,奈后世诸书所释,则误用《伤寒论》之刚痓、柔痓。今按《灵枢·热病篇》有风痉,则分明自有痉病也。

③张介宾《类经》痉,风强病也。项为足之太阳,湿兼风化而侵寒水之经,湿之极也。然太阳所至为屈伸不利,太阳之复为腰脽反痛,屈伸不便者,是又为寒水反胜之虚邪矣。痉音敬。

④张志聪《黄帝内经集注》此五藏之气而发见于形气也。

⑤高士宗《黄帝素问直解》痉,手足搐搦也。诸痉急而项背强,乃足太阳膀胱之病。膀胱者,水湿之府,故皆属于湿。

⑥黄元御《黄元御医书全集》筋脉寒湿,身痉项强,皆太阴湿土之证也。

⑦张琦《素问释义》王(冰)注太阴伤湿。

⑧高亿《黄帝内经素问详注直讲全集》〔注〕痉,强痉,项背强不柔和也。

〔讲〕诸痉病发,证见项强而不柔和者,皆属寒湿之气,在表而伤其筋也。

⑨孟景春等《黄帝内经素问译释》凡是痉病,颈项强急,都属于湿。

⑩任廷革《任应秋讲〈黄帝内经〉素问》(讲解)第十条"诸痉项强,皆属于湿"。"项强"与"痉"这是两种病,"痉"属于抽搐一类的病变表现,如角弓反张、项背强急、四肢抽搐、两目上视等,这都属痉病一类。痉病的病因这里说"属于湿",实际痉病的病机一般来说是阴虚血少,"阴"亏"血"也会不足,阴津血液不能营养筋脉是造成筋脉拘挛的病机所在。这可以从《金匮要略》中找到依据,其一说:"太阳病,发汗太多,因致痉。"这是发汗过多造成的痉病,汗过津伤筋脉失养是其病机,包括现在医学的"脱水"表现。《金匮要略》又说:"夫风病,下之则痉。"是说原本是太阳中风,发热、恶风、自汗,"自汗"是伤津的基础,若再用下法,便使津大伤致"痉"。《金匮要略》上还说:"疮家,虽身疼痛,不可发汗,汗出则痉。""疮家"是指有慢性溃疡的病人,即使这种病人外感时邪也不能用"汗法"来治疗,一发汗就会出现抽搐,因为慢性溃疡会长期消耗津血,再发其汗,会伤津液而致"痉"。从《金匮要略》中对痉病的论述来看,从本质上来说,津伤血少是造成痉病的根本病机。

回过头来再看,这里所谓"属于湿"又怎样理解呢?在《金匮要略》中,痉、湿是归纳在一起的,为什么呢?这是由于湿浊邪气凝滞于筋脉,阻碍了正常津液的输送,筋脉失养,发为拘急、抽搐。出现"痉"的表现,其本质还是津伤血少。在临床上辨湿引发的痉病,要辨其是风湿还是湿热?

风湿引起的痉病,发病即可见头痛、项强直,进一步发展可见角弓反张、恶寒、发热、肢体酸重、脉浮紧等,这些是风湿邪气滞于筋脉的表现。治疗风湿痉病要排除风湿之邪,可以考虑用李东垣的"羌活胜湿汤"(出自《内外伤辨惑论》);用羌活、独活、川芎、防风、藁本、蔓荆子、甘草去散湿祛风,这里"湿"是"风"带进来的,所以就要用羌活、独活、防风、藁本去散。还可以用"羌活胜湿汤"(见《脾胃论·卷上·分经随病制方》)加大量的葛根、芍药,"葛根"是治疗痉病的特效药,而且要用大剂量,要以"两"计才行,"葛根"这个药最大的一个作用就是能输送津液,所以在痉病的治疗中,不论内伤、外感的原因,都要用大剂量的"葛根"。"芍药"与"甘草"配合可以缓解痉挛,有些人脚容易抽筋,大剂量地服用"芍药甘草汤"(出自《伤寒论》),就能够缓解症状,因为这也是风湿痉病的表现,所以要祛风散湿。

热湿引起的痉病,会出现高烧、项背强、手脚拘挛、便秘、腹胀、小便不利、脉弦数有力等表现,是要用"增液承气汤"(出自《温病条辨》)加葛根、知母、全瓜蒌等来治疗。泻热胜湿的同时还要回生津液,"增液承气汤"是泻热保津的,大剂量的葛根、全瓜蒌就是为回生津液之用,使津液得以恢复。这种方法在流脑、乙脑的治疗中得到应用,邪热入腑的阶段要用增液承气加葛根、全瓜蒌。

"项强"是什么问题呢?脖子强直活动受限,显而易见是三阳经的问题。颈项这个部位是三阳经脉必过之地,由于邪气滞于三阳经脉,所以出现拘急、强直,特别风湿、寒湿的项强,热湿滞于三阳经也可以造成项强。《伤寒论》中的"桂枝加葛根汤证"就属风湿证,"项背强几几者,反汗出恶风者,桂枝加葛根汤主之",方用"桂枝汤"去驱风,用"葛根"宣通经脉输送津液,这是治疗风湿之项强。

寒湿的项强,如《伤寒论》中说"太阳病,项背强几几,无汗,恶风,葛根汤主之","无汗"这是寒邪束表的表现,"自汗"是风湿袭表的表现,项背强、汗出、恶风,所以这里就用"葛根汤"。"葛根汤"是以"麻黄汤"为基础,寒湿在表,所以要用"麻黄"来散寒。

热湿的项强,表现为项强痛、恶寒、发热、无汗、脉数,"葛根汤证"脉不数,多表现为脉浮紧,而"脉数"是湿热滞于三阳经的脉象,这是"柴葛解肌汤证",柴葛解肌汤(出自《伤寒六书》)的作用是散湿清热。

以上是"项强"的三大证,桂枝加葛根汤证、葛根汤证、柴葛解肌汤证,即风湿证、寒湿证、热湿证。

⑪张灿玾等《黄帝内经素问校释》诸痉项强,皆属于湿:《原病式·六气为病》"亢则害,承乃制。故湿过极,则反兼风化制之"。马莳注:"盖感风而体强曰痉,今诸痉项强而不和者,乃湿极则兼风化也。"按:痉病多风,而今云属于湿者,刘完素首先提出湿兼风化的理论,此后,吴崑、马莳、张介宾等,皆从其说。另一方面,湿热损伤筋脉,亦可出现是症。即所谓"湿热不攘,大筋緛短"之症。

凡是痉病项强等证,都属于湿。

⑫方药中等《黄帝内经素问运气七篇讲解》[诸痉项强,皆属于湿]"诸痉",即各种痉病。"痉病"的定义,《金匮要略·痉湿暍病脉证治》谓:"痉者,身热,足寒,颈项强急,恶寒,时头热,面赤,目赤,独头动摇,卒口噤,背反张者,痉病也。""痉为病,胸满,口噤,卧不着席,脚挛急,必齘齿。""湿",其义有二:其一,指气候潮湿;其二,指人体在遭受致病因素作用以后所产生的各种液态病理产物。"诸痉项强,皆属于湿"一句,直译之,即各种痉病,其发生多与湿邪有关,因而临床上可以诊断为湿病。

为什么"诸痉项强,皆属于湿"? 理由之一是:痉病常在每年四之气所属的这一段时间中发生。每年四之气所属的这一段时间为太阴湿土主时,气候偏湿,人体容易外感湿邪发病,所以原文谓"诸痉项强,皆属于湿"。理由之二是:"湿"的产生与脾的运化功能失调有关,而脾的功能失调又必然直接影响人体肾和膀胱,使肾和膀胱发生疾病。痉病临床上以项强为特点,而项背部分属于足太阳膀胱经循行部位。这也就是说痉病项强虽然是足太阳膀胱经的疾病,但由于与脾病有关,与湿胜有关,所以原文谓"诸痉项强,皆属于湿"。本篇前文曾谓:"湿淫所胜……少腹肿痛,不得小便,病冲头痛,目似脱,项似拔,腰似折,髀不可以回,腘如结,腨如别。"

"湿气大来,土之胜也,寒水受邪,肾病生焉。"王冰注:"流于膀胱。"均属此义。

"诸痉项强,皆属于湿",以痉病属湿,仍只不过是举例而言,实则痉病的发生并不都是由于湿,也可以由于风,也可以由于火,也可以由于寒。而湿病的临床表现也很多,凡属具有下述情况之一者,均可以定性为湿,临床上诊断为湿病。[1]患者临床症状和体征具有湿的特点者:湿的特点是:"湿胜则肿","湿胜则濡泻","湿流关节"等。因此,"湿",也就是一种停留于人体之内的液态物质,因而凡属患者在临床表现上以上述物质偏多或潴留为特点者即属湿病,例如:浮肿,多痰,泻痢,白带多,黄疸,排泄不畅如小便不利、无汗等,均可以定性为湿,在临床上诊断为湿病。[2]患者发病在长夏季节,或患者发病明显与受湿有关,例如冒雨,居住或工作环境潮湿较重等,均可以定性为湿,诊断湿病。

由于如此,所以"诸痉项强,皆属于湿",只不过作为痉病的病因病机的举例而言,即痉病可以定性为湿,但绝不等于凡属痉病都必然定性为湿。因此,对此必须正确理解,不能机械片面地对待。

⑬王洪图等《黄帝内经素问白话解》诸多痉、项强的病证,大都与湿气有关。

⑭郭霭春《黄帝内经问白话解》痉:身体强直,筋脉拘急。

凡是痉病颈项强急,都属于湿。

(6)诸逆冲上,皆属于火。诸胀腹大,皆属于热。诸躁狂越,皆属于火。

①王冰《黄帝内经素问》炎上之性用也。热郁于内,肺胀所生。热盛于胃,及四末也。

②马莳《黄帝内经素问注证发微》诸逆冲上,皆属于火。盖火之为性,炎于上也。诸胀腹大,皆属于热。刘河间曰:热胜于内,则气逆而为肿。阳热气甚,则为腹胀。火主长,而高茂,形貌彰显,升明舒荣,皆肿胀之象也。诸躁狂越,皆属于火。刘河间曰:躁动烦热而不宁,火之体也。热甚于外,则肢体躁扰。热甚于内,则神志躁动。狂者,狂乱而无止定也。越者,乖越礼法而失常也。肾主志故耳。心火旺,则肾水衰,乃失志而狂越也。

③张介宾《类经》火性炎上,故诸逆冲上者皆属于火。然诸脏诸经皆有逆气,则其阴阳虚实有不同矣。其在心脾胃者,如《脉解篇》曰:太阴所谓上走心为噫者,阴盛而上走于阳明,阳明络属心,故曰上走心为噫也。有在肺者,如《藏气法时论》曰:肺苦气上逆也。有在脾者,如《经脉篇》曰:足太阴厥气上逆则霍乱也。有在肝者,如《脉要精微论》曰:肝脉若搏,令人喘逆也。有在肾者,如《脉解篇》曰:少阴所谓呕咳上气喘者,阴气在下,阳气在上,诸阳气浮,无所依从也。又《缪刺篇》曰:邪客于足少阴之络,令人无故善怒,气上走贲上也。又《示从容论》曰:咳喘烦冤者,是肾气之逆也。又《邪气脏腑病形篇》曰:胃脉微缓为洞,洞者食不化,下咽还出也。有在胃者,如《宣明五气篇》曰:胃为气逆为哕也。又《阴阳别论》曰:二阳之病发心脾,其传为息奔也。有在胆胃者,如《四时气篇》曰:善呕,呕有苦,长太息,心中憺憺,恐人将捕之,邪在胆,逆在胃。有在小肠者,曰少腹控睾引腰脊,上冲心也。

有在大肠者,曰腹中常鸣,气上冲胸,喘不能久立也。又《缪刺篇》曰:邪客于手阳明之络,令人气满胸中喘息也。有在膀胱者,如《经脉别论》曰:太阳脏独至,厥喘虚气逆,是阴不足阳有余也。有在冲督者,如《骨空论》曰:冲脉为病,逆气里急。督脉生病,从少腹上冲心而痛,不得前后,为冲疝也。凡此者,皆论逆冲上之病。虽诸冲上皆属于火,但阳盛者火之实,阳衰者火之虚,治分补写,当于此详察之矣。热气内盛者,在肺则胀于上,在脾胃则胀于中,在肝肾则胀于下,此以火邪所至,乃为烦满,故曰诸胀腹大,皆属于热。如岁火太过,民病胁支满,少阴司天,肺䐜腹大满膨膨而喘咳,少阳司天,身面跗肿满仰息之类,皆实热也。然岁水太过,民病腹大胫肿;岁火不及,民病胁支满胸腹大;流衍之纪,其病胀;水郁之发,善厥逆痞坚腹胀;太阳之胜,腹满食减;阳明之复,为腹胀而泄。又如《五常政大论》曰:适寒凉者胀。《异法方宜论》曰:脏寒生满病。《经脉篇》曰:胃中寒则胀满。是皆言热不足寒有余也。仲景曰:腹满不减,减不足言,须当下之,宜与大承气汤。言实胀也。腹胀时减复如故,此为寒,当与温药。言虚胀也。东垣曰:大抵寒胀多,热胀少。岂虚语哉?故治此者,不可以诸胀腹大,悉认为实热,而不察之盛衰之义。躁,烦躁不宁也。狂,狂乱也。越,失常度也。热盛于外,则支体躁扰;热盛于内,则神志躁烦。盖火入于肺则烦,火入于肾则躁,烦为热之轻,躁为热之甚耳。如少阴之胜,心下热,呕逆躁烦;少阳之复,心热烦躁,便数憎风之类,是然有所谓阴躁者,如岁水太过,寒气流行,邪害心火,民病心热烦心躁悸、阴厥谵妄之类,阴之胜也。是为阴盛发躁,名曰阴躁。成无己曰:虽躁欲坐井中,但欲水不得入口是也。东垣曰:阴躁之极,欲坐井中,阳已先亡,医犹不悟,复指为热,重以寒药投之,其死也何疑焉?况寒凉之剂入腹,周身之火,得水则升走矣。且凡内热而躁,有邪之热也,病多属火;外热而躁者,五根之火也,病多属寒。此所以热躁宜寒,阴躁宜热也。狂,阳病也。《宣明五气篇》曰:邪入于阳则狂。《难经》曰:重阳则狂。如赫曦之纪,血流狂妄之类,阳狂也。然复有虚狂者,如《本神篇》曰:肝悲哀动中则伤魂,魂伤则狂妄不精。肺喜乐无极则伤魄,魄伤则狂,狂者意不存人。《通天篇》曰:阳重脱者阳狂。《腹中论》曰:石之则阳气虚,虚则狂。是又狂之有虚实补写,不可误用也。

④张志聪《黄帝内经集注》此五藏之气而发见于形气也。火者,少阳包络之相火。热者,君火之气也。

⑤高士宗《黄帝素问直解》诸气逆而冲于胸膈之上,乃手厥阴心包之病。心包者火也,故皆属于火。诸胀满而腹大,乃足太阴脾经之病。热湿相蒸,脾土受病,故皆属于热。诸躁扰不宁,狂烦越度,乃足阳明胃经之病。阳明者,燥热之气也,故皆属于火。

⑥黄元御《黄元御医书全集》湿土生于君火,火败湿滋,脐腹胀大,皆少阴君火之证也。甲木化气相火,诸烦躁狂越,皆少阳相火之证也。甲木随胃土下降,诸逆气上冲,皆少阳相火之证也。

⑦张琦《素问释义》诸脏腑经络皆有逆气,《脉解篇》曰:太阴上冲心为噫。《宣

至真要大论篇

明五气篇》曰:胃为气逆,为哕。《阴阳别论》曰:二阳之病发心脾,其传为息贲。《脏气法时论》曰:肺苦气上逆。《脉要精微论》曰:肝脉若抟令人喘逆。又《脉解篇》少阴呕咳上气喘。《示从容篇》咳喘烦冤者,是肾气之逆也。《缪刺篇》曰:邪客于足少阴之络,令人无故善怒,气上走贲上。邪客于手阳明之络,令人气满胸中,喘息。《骨空论》曰:督脉为病,从少腹上冲心而痛。虽皆属火,而虚实各异,要当细察耳。《异法方宜论》曰:脏寒生满病。《经脉篇》曰:胃中寒则胀满。仲景曰:腹胀时减,复如故,此为寒,当与温药。故东垣有寒胀多,热胀少之说,不可尽从热论也。内外热甚,则肢体躁动,多与烦兼见,亦有火为水郁者。狂越为阳明热甚,然亦有虚狂。

⑧高亿《黄帝内经素问详注直讲全集》〔注〕逆,气逆也,火性上升,故冲上也。

〔讲〕诸逆病发,证见冲上者,皆属火性上升,火淫于内也。诸胀病发,证见腹肿胀大者,皆属火邪入里,在内之阳热气盛也。诸躁病发,证见狂乱悖越者,皆属火邪为患也。

⑨孟景春等《黄帝内经素问译释》凡是气逆上冲,都属于火。凡是胀满腹大,都属于热。凡是躁动不安,发狂越常,都属于火。

⑩任廷革《任应秋讲〈黄帝内经〉素问》(讲解)第十一条"诸逆冲上,皆属于火"。"诸逆冲上"是指气逆上冲的症状表现,属于冲逆症,临床上见到的嗳、哕、呃、呕、吐都属于此类,都属于"冲逆"的范围。

"嗳气"表现在饮食后,是脾胃气滞的表现,也有虚实之分。虚证之嗳气,脾胃虚寒是其病机;实证之嗳气,是饮食或痰饮阻滞脾胃气机,或由于火气冲逆而致。这里所说"属于火",是嗳气的类型之一,这个"火"多指脾胃痰火,可以考虑用"二陈汤"(见《太平惠民和剂局方·卷四·治痰饮》)加"川黄连"来治疗。"二陈汤"祛痰,"川黄连"降火,这是火证的一种情况。若胃中没有痰,也无饮食停滞,是由于下焦肝肾之火冲逆而使胃气不降,表现为嗳气频作,这要用"滋肾丸"(见《兰室秘藏·卷下·小便淋闭论》)才能解决问题,"滋肾丸"仅三味药,知母、黄柏、肉桂,又叫"通关丸",方中的关键药味是"肉桂"。火热上逆用知母、黄柏容易理解,为什么要用"肉桂"呢?肝肾之火为水中之火,需要将其归入肾中,所以用"肉桂"将火安抚在肾水之中,用知母、黄柏滋肾,用"肉桂"安火,是治疗虚火、相火亢的方法,属"引火归原"的方法之一。一般肾阳弱了而小便不通,又有虚火亢逆的情况,就要用货真价实的"肉桂"引火归原,"滋肾丸"治疗此类的小便不利效果很好,主要是"肉桂"的作用。以上是治火证嗳气的两种方法:一是胃中痰火证,用"二陈汤"加"黄连";一是下焦相火冲逆证,用"滋肾丸"。

"哕"又称"干呕",也可说是干呕的重症。"哕"不是"呃逆",病人"哕"起来很痛苦,声音大而长,吐也吐不出什么东西。为什么会"哕"?少阳之气不舒而气机冲逆是其病机。病在少阳就要疏利少阳,若热盛之少阳枢机不利,可用"大柴胡汤"(出自《伤寒论》);若是热不盛,只是少阳枢机不利,用两味药就可以解决问题,即"橘红生姜饮"。"橘红生姜饮"只用橘红、生姜,生姜取汁,用化橘红煎水后,冲入姜汁服用,这是治疗气机不利之哕逆。还有寒热不和的哕逆,要用《外台》的"黄芩汤",方用黄芩、人参、干姜、桂枝、半夏、大枣等,这个方子是寒热并用,是仿照"泻心汤"来制方的。还有湿热引发的哕逆,有湿有热,湿热郁滞于中焦是其病机,可以考虑用"黄芩加半夏生姜汤"(出自《伤寒论》),方用黄芩、甘草、薄荷、大枣、生姜、半夏等,也是个寒热并用的方子。

"呃逆"俗称"打嗝",胃气受阻气不能降是其病机,呃逆也有虚实之别。虚证的呃逆,多由脾肾阳虚引起,这种呃逆往往还很严重,一般见于慢性病的晚期,病人表现为呃逆不断,病情很难控制。实证的呃逆,有因于饮食停滞的,有因于气滞的,有因于痰饮阻滞的,也有因于淤血阻滞的,也有寒湿凝聚阻滞的。这里是说属于火证的呃逆,是指火气冲逆的呃逆,临床表现为呃逆阵发、呃声粗大,伴有口燥、咽干、口渴、舌苔黄、脉有力,胃中有火而阳明燥金火热上冲是其病机。可考虑用"安胃饮"(出自《景岳全书》)来清降胃火,方用黄芩、川石斛、陈皮、木通、泽泻、山楂、麦芽等药。呃逆也有腑实证,伴有大便闭结不通,表现为腹胀,特别是中下腹胀满,这是阳明燥热极盛之故,属承气汤证,要用"承气汤"来泻火。

至于"呕吐"就不谈了,前面已经讲过,总之"诸逆冲上,皆属于火"包括嗳气、干哕、呃逆、呕吐而属于火证者。

第十二条"诸胀腹大,皆属于热"与第十五条"诸病有声,鼓之如鼓,皆属于热"两条结合起来讨论,是因为都涉及"胀"这个症状。"胀"是鼓胀病的主要表现,所谓"鼓胀"表现为腹胀、腹大如鼓、四肢消瘦、腹部青筋外露,这些是鼓胀的特征性表现,包括肝硬化腹水,以及腹腔内肿瘤、结核性腹膜炎等疾病。"鼓胀"是怎样的病机呢?《灵枢·胀论》提出"厥气在下,营卫留止,寒气逆上,真邪相攻,两气相搏,乃合为胀",厥逆之气从下而起,营气、卫气受到厥气的干扰而不能循环,即营卫留滞,寒水逆上,阴寒水湿之邪上逆,正气与邪气相互斗争,于是"两气相搏,乃合为胀"。归纳其病机之要点,关键是病在气分,解决"行气"问题是治疗胀症的关键,因此对水肿,不要仅从"水"来考虑,还要从"气"来考虑,水停是厥气逆、营卫气滞造成的,是阳气不能宣布的缘故,这是鼓胀的基本病机。第十五条说"诸病有声,鼓之如鼓,皆属于热","有声"是指"肠鸣"而言,"鼓之如鼓"是说敲击腹部有像敲鼓一样的感觉,这个"胀"与第十二条的"胀"同属实热证,所以说"皆属于热"。实热的"胀"是鼓胀病一种类型而已,不能理解为是鼓胀病机的全部,如是肿瘤、肝硬化见到的鼓胀,其热证还不多见,属于虚证者倒很普遍。

但"鼓胀"还是有阳证、热证的,比如说肝木乘脾证,肝木的相火加之于脾土,在肝木之火热与脾土之寒湿共同作用下,湿热瘀滞于中下焦,就会造成清气不升、浊气不降的情况,升降失常,病人表现出脸色青黄,一派营养不良的现象,腹胀、腹皮青筋暴露、不能食,这要考虑用李东垣的"中满分消丸"(出自《兰室秘藏》)来治疗。"中满分消丸"是仿"半夏泻心汤"而制方的,此方用药很复杂,包括有六君子汤、四苓汤、泻心汤、二陈汤、平胃散等方义,其功效是行气、燥湿、清热。所谓"中满分消"

的"分"是"分化"之意,在祛湿邪的同时祛燥、清热,还有补虚的用意,所以用了"六君子汤",用"四苓汤"泻实,用"泻心汤"清热,用二陈汤、平胃散和胃气,此方有十几味药,基本用意是用行气、燥湿、清热来分消诸邪。在临床上,不管是癌症还是肝硬化,只要是肝木乘脾、湿邪滞中的腹胀,就可以考虑用李东垣的中满分消法,因为这种"胀"不适合只用攻下法,如用大戟、芫花等来攻下是不合适的。若湿热滞于下焦,而又口干、肠鸣、腹胀、小便不利,可用《金匮要略》的"己椒苈黄丸",即用防己、椒目、葶苈、大黄等药。"己椒苈黄丸"用的是前后分消法,"大黄"是从后分消,葶苈、防己从前分消,湿热滞于下焦证适合用前后分利的方法。若腹胀而无热证表现者,那就不属于这里讨论的范围了,那是理中汤证、健脾丸证,就要用理中、健脾之法。从临床上看,湿热证的腹胀为多见,病位多在肝脾,特别是肝硬化,一定要从肝、脾两方面来考虑,基本是肝强、脾弱这样一个病机,控制肝强、扶持脾弱是治疗的关键。总之鼓胀病治疗的难度是相当大的。

第十三条"诸躁狂越,皆属于火"。狂越、烦躁,都是神志方面的问题,"越"是反常之意,"狂越"的病人其行为、言语越出常轨,如精神分裂症精神反常的一些表现。从病位来看,总不外心、肝、胆、胃等脏腑,特别是三阳之邪热并而上炎,火盛痰多,痰火涌塞于心窍,神明失去主宰,心主神明嘛,这些认识是符合临床实际的。"狂越"基本属阳证,很少见到阴证的狂越,所以有"重阳则狂,重阴则癫"的说法。在临床上辨"狂",不单辨"火",还要辨"痰",应该从痰、火来分辨。辨痰火有多寡之别,是痰多还是火多?这关系到立法。

若为上焦湿热的"狂",如心火上炎、神志紊乱,就可以考虑用"生铁落饮"(出自《张氏医通》),方用生石膏、生铁落、伏神、玄参、秦艽、防风、龙齿等药,这是清镇法,石膏、玄参是"清",铁落、龙齿、伏神是"镇",就是清火、镇摄心神的方法。

若属阳明火热证之狂,是因于胃火,热湿积于阳明腑,有热、有积,因此伴有大便不通、舌苔黄厚,就可以考虑用"大承气汤"来荡涤邪热。这种类型的狂证一般疗效都比较好,只要是"下"通了,病人马上就能安静下来。若是阳明经热,有热而无积,没有腑实的表现,只是无形之邪热,那就可用"白虎汤"(出自《伤寒论》)凉泻阳明胃经的邪热,要用大剂量的"生石膏"。

若属心火亢盛证之狂,只是神志错乱、胡言乱语、寸脉数、舌红、无苔,这是"牛黄清心丸证",或用"黄连泻心汤"来治疗。"黄连泻心汤"只有"黄连"一味药,"黄连"要用酒炒一炒,这是苦降法,用苦味来降息君火。

若是痰火两盛证之狂,痰火瘀积于心者,常伴有舌苔厚腻、大便秘结,这种精神分裂的病人表现为不仅"乱说",而且还"乱动",行为异常,这要用"礞石滚痰丸"(出自《泰定养生主论》)来劫痰,若"痰"不去,这种"火"是降不下去的。

临床上常见到的"狂越"基本就是这么几个类型,"生铁落饮"是清镇法,"承气汤"是荡涤法,"白虎汤"是凉泻法,"牛黄清心丸""黄连泻心汤"是苦降法,"礞石滚痰丸"是劫痰法。临床上非火的狂证虽然少见,但还不能完全排除,如平素气血两虚体质的人,受到剧烈的精神刺激,而引起气血的郁积,这种情况非"辛开温补"不可,可用"孔圣枕中丹"(出自《备急千金要方》),辛开兼温补。

顺便说说"躁",这里的"躁"是"烦躁"之意。"烦"和"躁"是有区别的,"烦"是"烦热"之意,"躁"是"躁动"之意。所谓"烦",病人自己感觉体内有热而很不舒服,是内热郁积,外表没有什么表现,是病人自我的一种感觉,如心烦意乱;"躁"则不然,病人坐卧不安、手脚躁动,内不静、外不安;"烦热"的病机多属于心肺火郁,"躁动"是下焦肾火躁动不安;所以有"阳烦阴躁"的概念,即"烦热"属阳证,"躁动"属阴证。临床辨"烦躁",不外乎表、里、虚、实四个方面。

若外邪袭表之躁,表现为少汗。病在表而汗不出,汗不出可以使人烦躁,形成内外皆热之势,病人躁扰不安。这种"烦躁"只要汗一发,表里之热散了,病人就安静下来了。

若里热郁积之躁,这是热邪实于里,里不通可以使人烦躁,表现为大便不通、心烦意乱、坐卧不安、脉躁动。这是承气证,用大承气、小承气法,"下"通了病人就安静下来了。

若火热客于心之躁,热在上焦,病人感觉心烦,且躁动不安,宜用黄芩、黄连、山栀子这类的药为君,去清心,稍用一点"炮姜"作引经药,以"炮姜"的热性为使,避免高热隔拒凉药,使病人迅速安静下来,这就是"热因热用"的顺治法。或者用刘河间的"凉膈散"(出自《太平圣惠和剂局方》),"凉膈散"治上焦热郁,引热下行。

如果通过发汗、泻下后而烦躁不减,甚至于烦躁到要发狂的程度,表现为满面通红、咽干、唇赤,可以考虑用"葶苈苦酒汤"(出自《证治准绳》)来探吐。葶苈苦酒汤就是葶苈、苦酒、陈艾汁这么三味药,"吐法"即"其在上者因而越之"的方法,这是治疗病在上焦的方法。当降法效果不好时,可因势利导,让邪从上出,这只适合于实证的烦躁。

但有一种"烦躁"与上不同,是由于肾阳上越于外,形成了无根之火,即火不归元证。病人表现为烦躁不安、手足躁动,多见于某些慢性病的晚期,甚至病人燥热不安想找个凉快地方待着,这是"附子理中证"或"四逆汤证"。这种"烦躁"绝不是火热的问题,治疗要用一定量的"川附片"来扶肾阳,要让妄动之阳回归于肾水,如果将这种"烦躁"当作实火证来治疗,就会出大问题。《伤寒论》少阴篇中有四条关于"躁"之死证的论述。"少阴病"本质是肾阳虚证,这种病人出现烦躁、捻衣摸床、惕而不安,这些都是"躁"的表现,在慢性病的后期出现这些表现预后多不良,这是肾阳浮越证,临床上治疗的难度是很大的。

综上所述,"狂越"属于"火"者临床多见,但也有少数属于虚证;"躁"的情况比较复杂,甚至基本不属于"火",属于"火"者也多为虚实夹杂,轻则伤"津"重则伤"阴",最严重的是肾阳浮越火不归根,所以"躁"与"狂"差别是很大的。

⑪张灿玾等《黄帝内经素问校释》诸胀腹大,皆属于热:《原病式·六气为病》"气为阳,阳为热,气甚则如是也"。《类经》十三卷第一注:"热气内盛者,在肺则胀

于上,在脾胃则胀于中,在肝肾则胀于下。此以火邪所至,乃为烦满。"高士宗注:"乃是太阴脾经之病,热湿相蒸,脾土受病,故属于热。"似当以高说近是。又热结阳明,亦可导致腹满。如《伤寒论》阳明病中大承气汤证的"腹胀满"等,皆属于此。诸病有声,鼓之如鼓,皆属于热:吴崑注"阴无声而静,阳有声而鸣。是足以知有声鼓之如鼓之为热矣"。《类经》十三卷第一注:"鼓之如鼓,胀而有声也,为阳气所逆,故属于热。"高士宗注:"诸病而鼻息有声,气上行而鼓动之,如鼓声者然,乃手太阴肺经之病,肺主气,气为阳,故皆属于热。"吴(崑)注没有说明究系何证,高(士宗)注:难免失于穿凿,今从《类经》注。本病当指热郁不化,水气停滞所致之腹胀病。若因寒所致者,则不在此例。诸病胕肿,疼酸惊骇,皆属于火:《原病式·六气为病》云"惊骇,惊愕也……胕肿,热胜肉,而阳气郁滞故也。疼酸,酸疼也。由火实制金不能平木,则木旺而为兼化,故言酸疼也"。吴崑注:"火郁于经则胕肿,阳象之呈露也。疼酸者,火甚制金不能平木,木实作酸也。火在内则惊骇,火性卒动之象也。"本病当指火郁所致之皮肤肌肉之肿病,木火炽盛所致之筋骨酸疼及火升神动之惊骇证。

凡是逆气上冲的,都属于火。凡是胀满腹大等证都属于热。凡是躁动不安、发狂不宁等证,都属于火。

⑫方药中等《黄帝内经素问运气七篇讲解》[诸逆冲上,皆属于火]"诸逆",指各种气逆。"冲上",即表现为上冲。临床上表现为气逆上冲的疾病很多,如咳嗽,气喘,呕,吐,噫,呃及自觉气上冲胸,如水逆病等,或自觉有物自少腹上冲咽喉如奔豚病等均属于"气逆上冲",所以原文谓"诸逆"。"火",即火气偏胜。"诸逆冲上,皆属于火"一句,直译之,即各种气逆上冲的疾病,在定性上多属于火,因而在临床上多可诊断为火病。

为什么"诸逆冲上,皆属于火"?理由之一是:火的特性是"炎上",气逆上冲与炎上同一性质,所以原文谓:"诸逆冲上,皆属于火。"理由之二是:气逆上冲等病,如咳喘呕呃等,由于郁热在里而发生者多,所以原文谓:"诸逆冲上,皆属于火。"

需要指出的是,"诸逆冲上"之病,虽然多"属于火",但其属于虚寒者亦不少见。张介宾注此云:"火性炎上,故诸逆冲上者,皆属于火,然诸藏诸经,皆有逆气,则其阴阳虚实有不同矣。其在心脾胃者,如脉解篇曰:太阴所谓上走心为噫者,阴盛而上走于阳明,阳明络属心,故曰上走心为噫也。有在肺者,如脏气法时论曰:肺苦气上逆也。有在脾者,如经脉篇曰:足太阴厥气上逆则霍乱也。有在肝者,如脉要精微论曰:肝脉若搏,令人喘逆也。有在肾者,如脉解篇曰:少阴所谓呕咳上气喘者,阴气在下,阳气在上,诸阳气浮,无所依从也。又缪刺篇曰:邪客于足少阴之络,令人无故善怒,气上走贲上也。又示从容论曰:咳喘烦冤者,是肾气之逆也。又邪气脏腑病形篇曰:肾脉微缓为洞,洞者食不化,下咽还出也。有在胃者,如宣明五气篇曰:胃为气逆为哕也。又阴阳别论曰:二阳之病发心脾,其传为息贲也,有在胆胃者,如四时气篇曰:善呕,呕有苦,长太息,心中憺憺,恐人将捕之,邪在胆,逆在胃也。有在小肠者,曰少腹控睾引腰脊,上冲心也。有在大肠者,曰腹中常鸣,气上冲胸,喘不能久立也。又缪刺篇曰:邪客在手阳明之络,令人气满胸中喘息也。有在膀胱者,如经脉别论曰:太阳经独至,厥喘虚气逆,是阴不足阳有余也。有在冲督者,如骨空论曰:冲脉为病,逆气里急,督脉生病,从少腹上冲心而痛,不得前后,为冲疝也。凡此者,皆诸逆冲上之病,虽诸冲上皆属于火,但阳盛者火之实,阳衰者火之虚,治分补泻,当于此详察之矣。"张氏在此,列举《内经》有关气逆冲上原文加以分析,认为人体诸脏诸经皆有气逆,但这些气逆有虚有实,因而在治疗上也有补有泻,因而对于气逆冲上诸病也就不能一概以火对待。张氏之论是符合本节原文精神的,也是符合临床实际情况的。因此,对于"诸逆冲上,皆属于火",应从《内经》总的精神加以理解,不可拘执。

[诸胀腹大,皆属于热]"诸胀",指各种原因而引起的胀满,其中包括胸胁部胀满、胃脘部胀满、少腹部胀满。"腹大",指腹部胀大,其中包括各种鼓证。"热",即火热之气偏胜。"诸胀腹大,皆属于热"一句,直译之,即各种胀满或单腹胀大,一般多属于热证。"热",此处可以作为"实"字来理解。换言之,也就是说各种胀满或腹大一般均属于实证。

为什么"诸胀腹大,皆属于热(实)"?理由是:人体出现胀满或腹大的原因,都是由于相应部位有物瘀积。由于瘀积的原因,所以才在相应部位出现胀满或肿大。这些积聚一般不外气、血、水、虫等类。由于气郁、气积而致胀满腹大者,属于气胀或气臌;由于血瘀、血积而致胀满或腹大者,属于血胀或血鼓;由于水停水积可致胀满或腹大者,属于水胀或水鼓;由于虫积而致之胀满腹大者,属于虫胀或虫鼓。各种胀满之中以气胀为最多见,各种鼓证之中以水鼓为多见。气、血、水、虫等,中医学认为均属于"邪",这些物质滞留不行,即属于邪气偏盛。"邪气盛则实",因此,胀满鼓等,一般来说均属于实证。所以原文谓:"诸胀腹大,皆属于热。"

需要指出的是,从胀满鼓本身来说固然是邪气实,所以可以说胀满鼓是实证,但是从胀满鼓患者整个发病过程来看,则多数又属于正气虚。气滞、血瘀、水停、虫积等常系在正虚的基础之上所继发,因此胀满鼓等从本质上来看则又多属虚证或虚中挟实证。由于如此,所以对于"诸胀腹大,皆属于热"原文也必须从《内经》总的精神来理解,不可机械对待。张介宾注:"岁火太过,民病胁支满,少阴司天,肺䐜腹大满,膨膨而喘咳,少阳司天,身面胕肿腹满仰息之类,皆实热也。然岁水太过,民病腹大胫肿,岁火不及,民病胁支满,胸腹大;流衍之纪,其病胀;水郁之发,善厥逆痞坚腹胀;太阳之胜,腹满时减;阳明之复,为腹胀而泄,又如五常政大论曰:适寒凉者胀。异法方宜论曰:脏寒生满病。经脉篇曰:胃中寒则胀满。此皆言热不足、寒有余也。仲景曰:腹满不减,减不足言,宜与大承气汤。言实胀也。腹胀时减复如故,此为寒,当与温药。言虚胀也。东垣曰:大抵寒胀多,热胀少,岂虚语哉。故治此者,不可以诸胀腹大,悉认为实热而不察其盛衰之义。"张(介宾)氏在此列举《内经》中有关胀满鼓的论述及仲景、东垣之论,认为胀满鼓证有寒有热,有实有虚,因而在治疗上必须察其盛衰,辨证论治。张氏之论完全正确,值得我们认真学习。

[诸躁狂越,皆属于火]"躁",即烦躁或躁动。"狂",即发狂。"越",即翻墙越屋。"诸躁狂越",是指人体在致病因素作用以后所发生的狂躁现象。《素问·脉要精微论》所谓"衣被不敛,言语善恶不避亲疏",《素问·阳明脉解篇》所谓"弃衣而走,登高而歌,或至不食数日,逾垣上屋,所上之处,皆非其素所能也",《素问·厥论》所谓"面赤而热,妄见而妄言",以及《难经》所谓"狂疾之始发,少卧而不饥,自高贤也,自辨智也,自倨贵也,妄笑,好歌乐,妄行不休是也"等,都是指这些狂躁现象的临床表现而言。"火",即火气偏胜。"诸躁狂越,皆属于火"一句,直译之,也就是临床上所出现的各种躁狂现象,都属于火象,因而都可以定性为火,诊断火证。

为什么"诸躁狂越,皆属于火"?理由之一是:"火曰炎上","诸躁狂越"的各种临床表现,从其性质上来看均属于一种兴奋亢进现象与火相似,所以谓之"诸躁狂越,皆属于火"。理由之二是:火与人体中的心同属一类。心为君主之官,主神明。上述各种临床表现如"衣被不敛,言语善恶不避亲疏","妄见而妄言"等,均属于神明之乱的临床表现,所以原文谓"诸躁狂越,皆属于火"。

不过也应该指出,躁狂现象虽然一般来说属火者多,但是也有阴阳盛衰的问题值得注意。张介宾注文对此辨析颇详,仍录张注以供读者参考。张谓:"躁,烦躁不宁也。狂,狂乱也。越,失常度也。热盛于外,则支体躁扰,热盛于内,则神志躁烦,盖火入于肺则烦,火入于肾则躁,烦为热之轻,躁为热之甚耳。如少阴之盛,心下热,呕逆躁烦;少阳之复。心热烦躁便数憎风之类,是皆火盛之躁也。然有所谓阴躁者,如岁水太过,寒气流行,邪害心火,民病心热烦心躁悸,阴厥谵妄之类,阴之胜也,是为阴盛发躁,成无己曰:虽躁欲坐井中,但欲水不得入口是也。东垣曰:阴躁之极,欲坐井中,阳已先亡,医犹不悟,复指为热,重以寒药投之,其死也何疑焉?况寒凉之剂入腹,周身之火,得水则升走矣。且内热而躁者,有邪之热也,病多属火;外热而躁者,无根之火也,病多属寒。此所以热躁宜寒,阴躁宜热也。狂,阳病也。宜明五气篇曰:邪入于阳则狂。难经曰:重阳者狂。如赫曦之纪,血流狂妄之类,阳狂也。然复有虚狂者,如本神篇曰:肝悲哀动中则伤魂,魂伤则狂妄不精。肺喜乐无极则伤魄,魄伤则狂,狂者意不存人。通天篇曰:阳重脱者易狂。腹中论曰:石之则阳气虚,虚则狂,是又狂之有虚实补泻,不可误用也。"张氏之论,十分全面。不过,从我们的临床体验来看,躁狂患者仍以火证较多,即使是虚证,亦以阴虚为主。张氏论中所举"本神""通天""腹中"诸论,我们认为实际上多属阴虚所致之躁狂。因此,我们认为在对躁狂患者的治疗方面,使用温热药物仍应特别谨慎才是。

⑬王洪图等《黄帝内经素问白话解》诸多气逆上冲的病证,大都与火气有关;多种腹部胀大的病证,大都与热气有关;诸多烦躁狂乱、超越正常的病证,大都与火气有关。

⑭郭霭春《黄帝内经素问白话解》逆:气逆。诸躁狂越:"躁",躁动不安。"狂",神志狂乱。"越",举动失常。

凡是气逆上冲,都属于火。凡是胀满腹大,都属于热。凡是躁动不安,发狂而举动失常的,都属于火。

(7)诸暴强直,皆属于风。

①王冰《黄帝内经素问》阳内郁而阴行于外。

②马莳《黄帝内经素问注证发微》诸暴强直,皆属于风。盖风性急,卒暴强劲,直而不和柔者,皆属于风也。

③张介宾《类经》暴,猝也。强直,筋病强劲不柔和也。肝主筋,其化风,风气有余,如木郁之发,善暴僵仆之类,肝邪实也。风气不足,如委和之纪,其动緛戾拘缓之类,肝气虚也。此皆肝木本气之化,故曰属风,非外来虚风八风之谓。凡诸病风而筋为强急者,正以风位之下,金气乘之,躁逐风生,其躁益甚。治宜补阴以制阳,养营以润燥,故曰治风先治血,血行风自灭,此最善之法也。设误认为外感之邪,而用疏风愈风等剂,则益躁其躁,非惟不能去风,而适所以致风矣。

④张志聪《黄帝内经集注》此五藏之气而发见于形气也。风者,木火之气皆能生风。

⑤高士宗《黄帝素问直解》诸一时卒暴,筋强而直,屈伸不能,乃足厥阴肝经之病。厥阴主风,故皆属于风。

⑥黄元御《黄元御医书全集》肝主筋,诸暴强直,筋脉不柔,皆厥阴风木之证也。

⑦张琦《素问释义》风伤筋故尔。

⑧高亿《黄帝内经素问详注直讲全集》〔注〕暴,强暴也。强直者,筋挛而不柔和也。

〔讲〕诸暴病发,证见筋挛强直而不柔和者,皆属风邪伤筋之过也。

⑨孟景春等《黄帝内经素问译释》凡是突然发生的强直,都属于风。

⑩任廷革《任应秋讲〈黄帝内经〉素问》(讲解)第十四条"诸暴强直,皆属于风"。"强直"是全身关节僵硬不曲的表现,或者某一部位的关节拘急不柔,这也属于"强直"的范畴。比如说前面讲的"项强"就是局部的强直症,"痉病"中的项背强直、角弓反张也是强直症,中风病的半身不遂也属强直症。这些"强直"总归于筋膜的病变,凡是六淫之邪伤了筋膜,都可以使人强直,这是"强直"的基本病机。所以说"诸暴强直,皆属于风",因为"筋膜"为肝所主,肝气正常,筋膜是柔软的,肝气不正常,就会发生变动而为"风",风气可以损伤筋膜之气,发为"强直"。所以这里的"风"有特定的含意,不能理解为六淫邪气中一般的"风邪",这个"风"要与"肝"的特性、功能联系起来,因此对"强直"病的基本治法是"柔肝息风"。

若是暴发性的"强直",这往往是由于"外风"引发,如因感冒而引起的中风,这属于"实风",可以考虑用"小续命汤"(出自《备急千金要方》)加减来治疗。"小续命汤"可祛三阴三阳的风邪,是外邪引发中风较常用的方剂,适用于风中经脉证。

若属于虚风的强直,往往是先有肝虚,血不养肝,于是肝风内动,那就要养血息风。有个方子叫"滋血通经汤"（出自《辨证录》），方用当归、干地黄、黄芩、麦冬、五味子、天花粉、秦艽等，这个方子有柔肝息风的作用。方中用当归、地黄来滋血，花粉、秦艽来通经脉，当归、地黄、天花粉、麦冬、五味子等药，药性柔润，有生津养血之效。

总之"强直"涉及的病很广泛，临床上要具体分析虚、实。实风证可以引起不同的强直，虚风证也可以引起不同的强直，暴发性的往往是外风的问题，慢性发作的一般属虚风者多。因此"诸暴强直"的"风"，首先就要辨是"虚风"还是"实风"，属"内风"还是属"外风"。

⑪张灿玾等《黄帝内经素问校释》凡是突然身体强直的，都属于风。

⑫方药中等《黄帝内经素问运气七篇讲解》[诸暴强直，皆属于风]"暴"，指突然发作。张介宾注："暴，猝也。""强直"，即肢体拘急痉挛不用。"风"，即风气偏胜。"诸暴强直，皆属于风"一句，直译之，即各种突发性的肢体拘急强直，均属于风气偏胜，因而均可以定性为风，在临床上诊断为风病。

为什么"诸暴强直，皆属于风"？理由之一是：风的特性之一是"善行而数变"，凡属卒发性疾病都可以定性为风。"诸暴强直"，是卒发性疾病，所以"皆属于风"。理由之二是：风的特性之二是"风以动之"，"风主动"，"诸暴强直"属于肢体运动方面的障碍，所以"皆属于风"。

"诸暴强直，皆属于风"，以"强直"属风，也不过只是举例而言，实则"诸暴强直"也可以有多方面的原因，因而也就可以有不同的定性。即以十九条中有关条文而论，列举"强直"临床表现者就有四条。一条是"诸寒收引，皆属于肾"，"收引"，亦有强直、拘急之义，但这里是定性为寒；一条是"诸热瞀瘛，皆属于火"，"瘛"，亦有强直之义，但这里定性为火；一条是"诸痉项强，皆属于湿"，"痉"，"项强"，均有强直、拘急、收引之义，但这里定性为湿。于此可见，同一强直、拘急、收引现象，有的是属于风，有的是属于寒，有的是属于火，有的是属于湿。同一临床表现可以有不同的病机，予以不同的定性。反之，风病的临床表现也很多，绝对不仅限于"诸暴强直"。凡属具有风病的特点者，即可以定性为风，诊断风病。风病的特点，前已述及，主要有两方面：其一是"善行而数变"，其二是"风以动之"。因此各种疾病凡属在临床表现上以变化较快、来去不定、游走窜动、颤动抽搐、麻木瘫痪，例如阵发性头痛，游走性关节肌肉痛，阵发性皮疹，癫痫发作，半身不遂等，均可以定性为风，诊断风病。此外，由于春主风，因此凡属发病在每年春季，或厥阴风木主事之时，或发病明显与受风有关的也均可以定性为风，诊断风病。

"诸暴强直"，虽然"皆属于风"，但是风病的本身也都有阴阳虚实的问题。这一点，注家中仍以张介宾辨析较详。张谓："肝主筋，其化风，风气有余，如木郁之发，善暴僵仆之类，肝邪实也。风气不足，如委和之纪，其动緛戾拘缓之类，肝气虚也。此皆肝木本气之化，故曰属风。非外来虚风八风之谓。凡诸病风而筋为强急者，正以风位之下，金气乘之，燥逐风生，其燥益甚，治宜补阴以制阳，养营以润燥，故曰治风先治血,血行风自灭,此最善之法也。设误认为外感之邪而用疏风、愈风等剂,则益燥其燥,非惟不能去风,而适所以致风矣。"张氏认为,治风"宜补阴以制阳",并引宋人"治风先治血,血行风自灭"之论以为论证,这是正确的。不过,"诸暴强直"属于寒盛拘急者,临床上亦不少见。《伤寒论》谓:"太阳病,发汗,遂漏不止,其人恶风,小便难,四肢拘急,难以屈伸者,桂枝加附子汤主之。"又谓:"吐利汗出,发热恶寒,四肢拘急,手足厥冷者,四逆汤主之。"此处之"四肢拘急",应该属于"诸暴强直"的范围,但仲景均用附子。于此说明对于风病仍应根据病机之不同辨证论治。"同病异治",这是中医辨证论治的特点之一,从本条及前述有关条文中,即可充分说明此点。

⑬王洪图等《黄帝内经素问白话解》诸多突然发作的肢体强直,大都与风气有关。

⑭郭霭春《黄帝内经素问白话解》暴:突然发作。

凡是突然发生强直的症状,都是属于风邪。

(8)诸病有声,鼓之如鼓,皆属于热。诸病胕肿,疼酸惊骇,皆属于火。诸转反戾,水液浑浊,皆属于热。诸病水液,澄澈清冷,皆属于寒。诸呕吐酸,暴注下迫,皆属于热。

①王冰《黄帝内经素问》谓有声也。热气多也。反戾,筋转也。水液,小便也。上下所出,及吐出溺出也。酸,酸水及沫(守)也。

②马莳《黄帝内经素问注证发微》诸病有声,鼓之如鼓,皆属于热。凡病主有声,而鼓击之如有声然,此其内有火热,故病如是也。诸病胕肿,疼酸惊骇,皆属于火。凡诸病为胕肿,以热胜于内,而阳气郁滞也。为疼酸,以火实制金,不能平木,则木旺而为火化,故酸疼也。为惊骇者,惊愕也。此皆属于火也。诸转反戾,水液浑浊,皆属于热。盖诸转反戾,凡转仄反戾之状,如卮夷之类,非水火湿热无以变其质。其小便之水液浑浊,皆水得热而浑浊,故皆属于热也。诸病水液,澄澈清冷,皆属于寒。盖凡小便之水液澄澈清冷,以内主寒而不浊,故皆属于寒也。诸呕吐酸,暴注下迫,皆属于热。凡人之为病,在上则诸呕吐酸,在下则暴注下迫,此其上易越而下易迫者,皆属于热也。

③张介宾《类经》鼓之如鼓,胀而有声也。为阳气所逆,故属于热。然《师传篇》曰:胃中寒则腹胀,肠中寒则肠鸣飧泄。《口问篇》曰:中气不足,肠为之苦鸣。此又皆寒胀之有声者也。胕肿,浮肿也。胕肿疼酸者,阳实于外,火在经也。惊骇不宁者,热乘阴分,火在脏也。故如少阴少阳司天,皆为疮疡胕肿之类,是火之实也。然伏明之纪其发痛,太阳司天为胕肿身后痈,太阴所至为重胕肿,太阳在泉,寒复内余则腰尻股胫足膝中痛之类,皆以寒湿之胜而为肿为痛,是又火之不足也。至于惊骇,虚实亦然。如少阴所至为惊骇,君火盛也。若委和之纪,其发惊骇,阳明之复亦为惊骇,此又以木衰金胜,肝胆受伤,火无生气,阳虚所致当知也。诸转反戾,转筋拘挛也。水液,小便也。河间曰:热气燥烁于筋则挛瘛为痛,火主燔灼燥动故

也。小便浑浊者，天气热则水浑浊，寒则清洁，水体清而火体浊故也。又如清水为汤，则自然浊也。此所谓皆属于热，宜从寒者是也。然其中亦各有虚实之不同者，如伤暑霍乱而为转筋之类，宜用甘凉调和等剂清其亢烈之火，热之属也。如感冒非时风寒，或因暴雨之后，湿毒中脏而为转筋霍乱，宜用辛温等剂，理中气以逐阴邪者，寒之属也。大抵热胜者必多烦躁焦渴，寒胜者必多厥逆畏寒。故太阳之至为痉，太阳之复为腰脽反痛、屈伸不便，水郁之发为大关节不利，是皆阳衰阴胜之病也。水液之浊，虽为属火，然思虑伤心，劳倦伤脾，色欲伤肾，三阴亏损者多有是病。治宜慎起居，节劳欲，阴虚者壮其水，阳虚者益其气，金水既足，便当自清，若用寒凉，病必益甚。故《玉机真脏论》曰：冬脉不及则令人少腹满，小便变。《口问篇》曰：中气不足，溲便为之变。阴阳盛衰，义有如此，又岂可尽以前证为实热。水液者，上下所出皆是也。水体清，其气寒，故凡或吐或利，水谷不化而澄澈清冷者，皆得寒水之化，如秋冬寒冷，水必澄清也。河间曰：胃膈热甚则为呕，火气炎上之象也。酸者肝木之味也，由火盛制金，不能平木，则肝木自甚，故为酸也。暴注，卒暴注泄也。肠胃热甚而传化失常，火性疾速，故如是也。下迫，后重里急迫痛也，火性急速而能燥物故也。是皆就热而言耳。不知此云皆属于热者，言热之本也；至于阴阳盛衰，则变如冰炭，胡可偏执为论。如《举痛论》曰：寒气客于肠胃，厥逆上出，故痛而呕也。《至真要》等论曰：太阳司天，民病呕血善噫；太阳之复，心胃生寒，胸中不和，唾出清水，及为哕噫；太阳之胜，寒入下焦，传为濡泄之类，是皆寒胜之为病也。又如岁木太过，民病飧泄肠鸣，反胁痛而吐甚；发生之纪，其病吐利之类，是皆木邪乘土，脾虚病也。又如岁土不及，民病飧泄霍乱；土郁之发，为呕吐注下；太阴所至为霍乱吐下之类，是皆湿胜为邪，脾家本病，有湿多成热者，有寒湿同气者，湿热宜清，寒湿宜温，无失气宜，此之谓也。至于吐酸一证，在本节则明言属热，又如少阳之胜为呕酸，亦相火证也，此外别无因寒之说。惟东垣曰：呕吐酸水者，甚则酸水浸其心，其次则吐出酸水，令上下牙酸涩不能相对，以大辛热剂疗之必减。酸味者收气也，西方肺金旺也，寒水乃金之子，子能令母实，故用大咸热之剂泻其子，以辛热为之佐，以写肺之实，若以河间病机之法作热攻之者，误矣。盖杂病酸心，浊气不降，欲为中满，寒药岂能治之乎？此东垣之说，独得前人之未发也。又丹溪曰：或问：吞酸《素问》明以为热，东垣又以为寒，何也？曰：《素问》言热者，言其本也；东垣言寒者，言其末也。但东垣不言外得风寒，而作收气立说，欲写肺金之实；又谓寒药不可治酸，而用安胃汤、加减二陈汤，俱犯丁香，且无治热湿郁积之法，为未合经意。余尝治吞酸，用黄连、茱萸各制炒，随时令选为佐使，苍术、茯苓为辅，汤浸蒸饼为小丸吞之，仍教以粝食蔬果自养，则病亦安。此又二公之说有不一也。若以愚见评之，则吞酸虽有寒热，但属寒者多，属热者少。故在东垣则全用温药，在丹溪虽用黄连而亦不免茱萸、苍术之类，其义可知。盖凡留饮中焦，郁久成积，湿多生热，则木从火化，因而作酸者，酸之热也，当用丹溪之法；若客寒犯胃，顷刻成酸，本非郁热之谓，明是寒气，若用清凉，岂其所宜？又若饮食或有失节，及无故而为吞酸嗳腐等证，此以木味为邪,肝乘脾也;脾之不化,火之衰也。得热则行,非寒而何?欲不温中,其可得乎?故余愿为东垣之左袒而特表出之,欲人之视此者,不可谓概由乎实热。

④张志聪《黄帝内经集注》此五藏之气而发见于形气也。反戾,了戾也。

⑤高士宗《黄帝素问直解》诸病而鼻息有声,气上行鼓动之,如鼓声者然,乃手太阴肺经之病。肺主气,气为阳,故皆属于热。酸,同痠。胕肿,肉肿也,肉肿则疼痠,气机不顺,则惊骇,乃手阳明大肠之病。阳明者,燥热之气也,故皆属子火。戾,了戾也。诸转反戾,则溲便不利,溲便不利则水液浑浊,乃手太阳小肠之病。太阳者,阳热之气也,故皆属于热。水液澄澈清冷,则下焦虚虚寒,乃足少阴肾经之病。肾主水寒,故皆属于寒。呕吐酸水,暴注下迫,乃胆足少阳之病。少阳者,火也,故皆属于热。此病有形之形藏,而内属于无形之六气也。

⑥黄元御《黄元御医书全集》腹胀气阻,扪之如鼓,亦少阴君火之证也。土湿胃逆,甲木不降,浊气壅阻,肌肉胕肿,经络郁碍,而生疼痠,胆木拔根,而生惊骇,皆少阳相火之证也。寒侵骸足,转侧反戾(谓转筋病),湿入膀胱,水液浑浊,亦少阴君火之证也。诸病二便水液,澄澈清冷,皆少阳寒水之证也。阳虚阴旺,土湿木郁,上为吐酸,下为注泄,亦少阴君火之证也。

⑦张琦《素问释义》有声谓肠鸣及干呕之类。鼓之如鼓,则鼓胀也。湿胜则胕肿,疼痠属寒,惊骇属木,虽有兼火者,不必尽属于火也。筋转属寒,反戾如痉直之类,亦非尽属于热。诸病水液,澄澈清冷,皆属于寒,寒水之化。呕吐酸,亦有因寒者。暴注,谓泄泻下迫则里急后重,即肠澼也。

⑧高亿《黄帝内经素问详注直讲全集》〔注〕戾,乖戾失常也。呕吐,气上逆也。酸,肝味也。

〔讲〕诸病有声,用手鼓之直如鼓鸣者,皆内有火热之过也。诸病腹肿,疼痠惊骇,并非火盛于内,即火郁于经,非旺火克金,不能平木,即木旺生火,反为火化,皆属于火也。以及诸转反戾,上下两窍之水液,火热熏蒸而浑浊者,皆属热邪。诸病水液,证见澄澈清玲者,阴寒之象,皆属于寒。诸病呕吐,证见暴注下迫者,是木侠火势而乘胃,肠胃受热,故传便失常,此皆属于热者。

⑨孟景春等《黄帝内经素问译释》凡是因病有声,叩之如鼓,都属于热。凡是浮肿,疼痛酸楚,惊骇不宁,都属于火。凡是转筋反折,排出的水液浑浊,都属于热。凡是排泄的水液澄明清冷,都属于寒。凡是呕吐酸水,急剧的下利,都属于热。

⑩任廷革《任应秋讲〈黄帝内经〉素问》(讲解)第十五条"诸病有声,鼓之如鼓,皆属于热"讲的是"鼓胀",前面已经讨论过了,这里不谈了。第十六条"诸病胕肿疼痠惊骇,皆属于火",这里提出了三个症,胕肿、酸疼、惊骇。"胕肿"就是"水肿",前面已讲过,这里讨论疼痠、惊骇两症。

"疼痠"是指"酸楚"的一种自我感觉,病人感觉很难受而又说不清楚。"疼痠"常常出现在四肢关节,如肩关节、股关节、膝关节等,也可出现在各部的肌肉,而内脏很少有这种感觉,这种酸楚难受的感觉到严重时可以出现"抽搐"。酸楚的病因主要是由于湿邪引起,是风湿邪气侵蚀筋膜所引发的一种不快的感觉。而这里说是"属于火",这个"火"指的是湿积化热之火,这种"火"在临床上也要分几种情况。

如风湿热邪伤卫证,表现为上半身酸楚,如肩关节、腰关节酸楚,基本是阳经的病变,可以考虑用"羌活防风汤"(出处不详)。方用羌活、防风、山栀仁、秦艽、荆芥、木通、黄芩,辛散凉解,祛风散热除湿。

若是湿热相搏证,表现为酸楚、身重,可以考虑用李东垣"当归拈痛汤"(出自《医学启源》)。方用茵陈蒿、黄芪、苦参、知母化热,用羌活、苍术、泽泻、防风宣湿,此方有宣湿化热的功效。

若是阴虚火旺证,其酸楚主要表现在下肢关节,特别是膝关节、足关节酸楚,这是朱丹溪的"虎潜丸证"(方出《丹溪心法》),虎潜丸的主要作用是滋阴降火。若出现肩背酸疼、酸楚的,可考虑用"地黄丸"(出自《小儿药证直诀》)加鹿角来治疗。"酸楚"除了属于"火"的情况外,风邪、寒邪也可以引起关节或肌肉的酸楚感。

"惊骇""属于火"是从脏腑的性质来认识的。"惊骇"首先是心的问题,心属火,心火要靠"血"来营养,若血不养心,心火就要上炎,心主神明,神不守舍,这是"惊骇"的基本病机。为什么有些人容易受惊,而有些人不容易受惊,这取决于心的神明功能。如与成人比较起来儿童最容易有惊骇表现,这与儿童的生理有关,小孩子的神志比较脆弱,所以容易受惊。治疗"惊骇"要安心神,可从两个方面入手,一是滋养心血,一是清泻心火,亦即养血泻火。在临床上辨心火也有虚实之别,一般来说血虚火扰的情况为多见,最常用的方子就是"朱砂安神丸"(出自《内外伤辨惑论》),要用大剂量的当归、生地来养血,用"黄连"泻心火,用"朱砂"镇心神。

若是儿童惊骇,在治法上与成人有些不一样,因为小孩子的"惊骇"不单是"心"的问题,同时还有肝、胆的问题。肝、胆都是涵有相火的器官,小孩子在生长发育阶段,肝、胆之相火最容易动,稍有所惊相火就动,而影响君火不安,所以小孩的"惊骇"往往伴有"抽搐",如小儿惊风病,惊骇、抽搐、神昏、肢厥,甚至于角弓反张、口噤,这些体征都是由于肝胆不利而引起的,或是由于外风,或是由于内风,都可以引发;这要用甘凉、甘寒的药来清内热、柔肝、息风,如"安宫牛黄丸"(出自《温病条辨》)是最常用的方子,或《温病条辨》的"清宫汤"也适用,总是要兼清君、相之火。

"惊骇"多见于实火证,如小孩流脑、乙脑出现的"惊骇",即"急惊风"等,多属实证。

第十七条"诸转反戾,水液浑浊,皆属于热",这里提出两症,一是"转戾",一是"尿浊"。"转戾"就是"转筋",经常发生在下肢,"转"是指经脉疼挛,"戾"是指转筋伴有紧痛的感觉。"转筋"是不是都"属于热"呢?《金匮要略》中有治转筋的"鸡屎白散",这个"转筋"属于热证,因为"鸡屎白"是清热润燥的药。但是从临床上来看,"转筋"属热证者并不多见,而属寒证者为多见,往往是受凉,或气虚血少,或津液大伤的人最容易转筋。《灵枢·阴阳二十五人》说:"血气皆少,则善转筋。"也就是说,不论属热、属寒,血气虚少、津伤血燥、筋膜失养是"转筋"的基本病机。若属热邪伤津血燥证,就可以考虑用"地黄煎"(出自《备急千金要方》),方用生地黄、生葛、玄参养血,用石膏、栀子、犀角清热,用"大黄"泻火,还有升麻、麻黄等药,此方有养血清热泻火的功效。若属虚寒证,就用"四逆汤"(出自《伤寒论》)或"芍药甘草汤"(出自《伤寒论》),"芍药甘草汤"治脚转筋一般的效果是很好的。此方寒甘相济,针对筋脉失养的病机,用大剂量的"芍药"来养营,但为什么要用相同分量的"甘草"呢?因为"甘草"有缓急的作用,芍药养营血,甘草缓筋脉之拘急,这样苦甘相济,不论是热证还是寒证,"芍药甘草汤"都是治疗脚转筋必用的方子。

"水液浑浊"是指小便浑浊,"尿浊"临床常见多属热证,但这个"热"也要区分几种情况。若属暑热伤津证,表现为小便颜色深黄(夏天小便颜色都会变深,因为暑热天排汗多,膀胱中尿液少,所以小便颜色就比较深)、尿浊,可用"五苓散"(出自《伤寒论》)或"生脉散"(出自《医学启源》),要清暑,要利小便。若属阴火伤津证,小便色深、尿量减少、尿浊,这就要养阴清火,用"六味丸"(即"六味地黄丸",出自《小儿药证直诀》)加麦冬、五味子去养阴清火。若属肝火伤津证,表现为尿频、尿浊,小便时还有不通畅的感觉,甚至出现尿道痛,这是肝火伤筋膜之气,因为肝主宗筋,肝主前阴,这要考虑用"六味丸"(出自《小儿药证直诀》)加"牛膝"来养阴柔肝降火,"牛膝"养阴清火可引火下行,引火从前阴而出。若属胃热伤津证,表现为口淡、口干、尿黄、尿浊,这要用"竹叶石膏汤"(出自《伤寒论》)来养胃清热。若为膀胱热证,表现为小便不通、小便不利、尿黄、尿油,那就是"滋肾丸证",滋肾丸(出自《兰室秘藏》)方用知母、黄柏、肉桂,清热化气,为什么热证反而用"肉桂"呢,那是考虑到膀胱的气化作用,重用知母、黄柏,轻用"肉桂",由此达到泻热化气的作用。

"尿浊"也有不属热证的时候,甚至尿中出现沉淀物,肉眼即可见,尿成沺白色,这是所谓的"浊症",分赤浊、白浊两种情况,属于肝、脾、肾的病变。肾阴虚而膀胱热重的"浊",表现为排尿不通畅、排尿困难,可以考虑用"六味地黄丸"(出自《小儿药证直诀》),但要去掉"山茱萸",加萆薢、黄柏等。"山茱萸"为什么不能用?因为其药性味厚黏滞,所以凡排尿困难者,不管肾阴虚到什么程度,都须谨慎不可轻用。若属脾胃湿热并湿热下注证,表现为尿浊、小便淋沥不尽,临床上常用"治浊固本丸"(出自《医学正传》),方用生甘草、猪苓、茯苓、益智仁、砂仁、黄柏、黄连、半夏、莲心,燥湿清热。若属下焦肝经湿热证,表现为脉数、小便滞涩、尿黄、尿浊,这要用"龙胆泻肝汤"(出自《医方集解》)若属心经虚热下注小肠证,就要用"清心莲子饮(出自《太平惠民和剂局方》),养心泻火。若为陈年尿浊,病有十年、八年之久,这往往是肾精伤损证,有个方子叫"真珠粉丸"(出自《景岳全书》),就是黄柏、真珠、蛤粉三味药,真珠粉现在药材资源少了,价格昂贵,一般用"青黛"代替,用"琥珀"也可以,此方有燥湿泻火之功效。

综上所述,"尿浊"以湿热者为多见,所以治"浊"以除湿清热为基本治法,"尿浊"包括尿检中蛋白阳性,据研究的材料报道,"土茯苓"有特效,可作参考。总之"水液浑浊,皆属于热",要辨虚热、实热,虚寒者很少有"尿浊"的情况。

第十八条"诸病水液,澄彻清冷,皆属于寒"。这个"澄彻清冷"是指胃反清水的表现,属于胃虚寒证,这在讨论"呕吐"时讲过了。要注意的是"吐清水"与"反酸"是两码事,"吐清水"不是"反酸"。

第十九条"诸呕吐酸,暴注下迫,皆属于热"。这里提出两个症,一是"吐酸",一是"下迫"。"吐酸"包括"反酸"在内,严重者在吐酸水后口腔内有酸涩感。"吐酸"总归是脾胃的病变,脾胃湿滞化热是"吐酸"的基本病机。但这个"湿热"也有多种情况,有的是饮食消化不良引起,有的是水饮停滞中焦引起,有的是脾胃气虚引起。从临床上看有两种情况值得警惕:一是素体湿热之人,因饮食不节,或过食辛辣、或过食凉饮,引发热证,这是火热木化,即从酸化,酸为木之味,且为阳木之味,所以出现"吐酸",这种情况可以考虑用"左金丸"(出自《丹溪心法》)合"二陈汤"(出自《太平惠民和剂局方》),"二陈汤"利湿,"左金丸"泻肝热;第二种情况是湿热久蕴,转化为木盛土衰、肝亢脾虚者,对这种"吐酸"要考虑用"左金丸"合"逍遥散",泻肝培土为治。吐酸还有属于寒证者,在李东垣的《脾胃论》中可以见到相关记载,他认为寒证的"吐酸",一般是脾虚的病变,临床可用"香砂六君子汤"(出自《古今名医方论》)治疗。

"暴注"是指"腹泻","下迫"是指"里急后重"的症状,里急、后重是两个症状,"里急"是迫不及待想要大便的感觉,"后重"是肛门重坠的感觉,甚至肛门下脱,重坠感明显但大便并不多,这就是"下迫"。那么"下迫"是不是都是热证呢? 这也要进行分别,不管"里急"也好,"后重"也好,都有虚、实之别。实证的"里急"多属热,火热有余是其基本病机;虚证的"里急",营阴不足是其基本病机。实证的"后重"多属热,实热邪气下注是其基本病机,比如痢疾就是湿热下注;虚证的"后重",中气下陷不能升举是其基本病机。凡是"里急",想解而又便不出者,多为火郁于肠,重者用"承气汤"来通泻郁热,轻者用"芍药汤"来泻火开郁,芍药汤证、承气汤证,是轻重不同的火郁证,这都属于实证"里急"的范围。凡是实证"后重",肛门有明显的下坠感,邪热下迫于大肠,以至大肠无力升举而外脱,可以考虑用"香连丸"(出自《太平惠民和剂局方》),木香、槟榔是常用药。承气汤证、芍药汤证、香连丸证,这些都属于"热";补中益气汤证,中气下陷不能升举而大肠外脱,就不属于"热"了。

以上病机十九条共三十个病证,归纳其中的要点如下。

第一,认为上述"病机十九条"是中医辨证的基本认识,我不同意这个看法,这"十九条"从系统性、概括性来看都不够全面,我认为这"十九条"无非是举例而已。刘河间也看到这个问题,他认为病机属热者这么多,属寒、属湿又这么少,而且没有一条是属燥的,于是他补充说:"诸涩枯涸,干劲皴揭,皆属于燥。"其实补不补关系都不大,补一条也仍然是不完整。此篇"大论"主要是讲运气学说,如何结合自然之六气来进行辨证,是作者的用意所在。

第二,"十九条"涉及两种辨证方法,一是脏腑辨证,一是病因辨证。属于热、属于火、属于风、属于寒、属于湿等都是病因辨证法,属于肝、属于肾、属于肺、属于脾、属于心等是脏腑辨证法,其中"属于上""属于下"之说,也是指上下的脏腑而言。刘河间、张元素认为,风、寒、湿、火、热等,属于"六气"范畴,肝、肾、肺、脾胃、心等,属于"五运"范畴,他们用"运气说"来进行归纳,但总不如用"六淫""脏腑"来归纳要明确得多。

第三,"十九条"中包括三十个病证,作者用举例的方法,表达了临症辨证的要点还是要从阴、阳、表、里、寒、热、虚、实来做具体的分析。

第四,"十九条"对病因的分析尽管不全面,但还是表达出抓住病因特性是关键这样一个概念,如"风善行数变"是其特性,清风是柔和的,亢风就变得刚强劲急了,所以把抽搐、振颤、强直、眩晕等临床表现与"风"联系起来,这就是抓住了病因的特点。

第五,"十九条"讨论的热、火病机最多,在中医丰富的文献中,讨论病机时,有的归于"热",有的归于"火","火"与"热"在概念上究竟有没有区别呢?我查阅了若干的文献,基本上看不出有什么区别。两者究竟有没有区别?又如何分辨?在座的同学们可以考虑一下这个问题,搞中医研究,首先要把中医的一些概念搞清楚。我认为,"火"与"热"还是有同有异的。从病变来讲,"热"与"火"区别不大,如果说有点区别的话,"热"往往都是从外因来讲的,"火"往往是从内伤来讲的,当然不是绝对的。从六淫邪气来讲,风热、暑热、湿热都有"热",从内伤来看,有心火、肝火、肾火、肺火、虚火、实火之说;但其中的分别也不是绝对的,内伤谈"热"的也有,如虚热、实热等。因此从病变来看,"火"与"热"分别不大。如果从人体正气来讲,即从人的生理来讲,"火"是人体中的正气之一,如心的火、肾的火、胆的火、肝的火、三焦的火等,这都被称作"火",而绝不能说成心的热、肾的热、胆的热、肝的热、三焦的热,如"君火"不能称作"君热","相火"不能称作"相热","命门火"不能说是"命门热"。为什么?因为五脏"火"的概念,是指藏于五脏之内的"阳气",是人体的元阳,正常情况下阳气是涵于阴精之内的,只有当阴阳失去了平衡,阳气亢逆于外了,其性质才发生了本质性的改变而成为病邪,如"阴虚阳亢",阳气亢盛后成为病邪,有称之为"火"的,也有称之为"热"的。因此可以这样说,从生理的角度来认识,只有"火"的概念而没有"热"的概念,即"热"与"火"从生理来讲有不同的含义,但从病变的角度来认识,两者实难区分,若要强分也就是个外感、内伤的区别而已。

第六,关于"十九条"语言表达的方式。"十九条"文献都是用一种程式来表达的,即"诸……皆属于……"如何理解这样一个程式呢?我的体会是,作者主要是企图把一类病机用概括性的方式表达出来,想从不同的病证中寻找出它们内在的共性联系,即找出它们相同的病因、病机。比如"诸风掉眩,皆属于肝","振掉"和"眩晕"是不同的两个病证,但是这两类症状表现都有属于"肝风"病变的共性,即都有由肝风引发的可能性,那么通过治"肝",既可以治愈"振掉",也可治愈"眩晕",也就是说振掉、眩晕是两个不同的症,然而它们的病机相同,所以治法也就相同。"十九条"中这个"诸"不能解释为"一切","诸"表示不定量的多数,"诸"者"众"也;同样,

"皆"只是"同样"的含意;"属"是"有关"或"接近"的意思,不能理解为"隶属"的意思。那么如"诸风掉眩,皆属于肝"应该诠释为:临床所见属风的病变表现,如振掉、眩晕等,大多与肝相关。言外之意还有其他,否则就失去了"辨证"的真谛。"辨证论治"是中医学的特点,病机"十九条"谨守了这一特点,病机十九条有没有价值,就看能不能用辨证论治的精神来理解它。从认识论的角度来看,病机"十九条"中具备有一定的辩证法因素,因此要用辩证的方法来看待这"十九条",不能把这十九条简单化、绝对化,甚至是孤立地、机械地来理解这些条文。

⑪张灿玾等《黄帝内经素问校释》诸转反戾,水液浑浊,皆属于热:吴崑注"火甚制金不能平木,木胜协火则筋引急,或偏引之,则为转为反而乖戾于常矣。水液澄清为寒,浑浊为热,水体清火体浊也"。《类经》十三卷第一注:"诸转反戾,转筋拘挛也。水液,小便也。"本证乃指热伤筋脉所致之肢体拘挛与热郁所致之水液异常代谢。转,指转筋。反,指角弓反张。戾,身曲不直。《说文》"曲也,从犬出户下,戾者,身曲戾也。"

凡是腹胀叩之有声如击鼓者,都属于热。凡是浮肿酸痛惊骇等证,都属于火。凡是筋脉拘挛、水液浑浊等证,都属于热。凡是水液清冷的,都属于寒。凡是呕吐酸水,急剧下泻而奔迫的,都属于热。

⑫方药中等《黄帝内经素问运气七篇讲解》[诸病有声,鼓之如鼓,皆属于热]"有声",指有声音可以听到,例如咳嗽、哮喘、呕吐、噫气、呃逆、矢气、腹鸣等,均可谓"有声"。"鼓之如鼓"句中的前一个"鼓"字,是指扣打患者胸腹部,相当于现在西医的叩诊。后一个"鼓"字,则是指乐器中击鼓之声。"鼓之如鼓",意即敲扣患者的胸腹部可以发出中空的鼓音。"热",指火热偏胜。此处是指实证而言。"诸病有声,鼓之如鼓,皆属于热"一句,直译之,即各种疾病,特别是脾胃病,如果同时伴有呕吐、呃逆、噫气或腹胀如鼓,扣之有声者,临床上多可定性为热,诊断为热证、实证。

为什么"诸病有声,鼓之如鼓,皆属于热"? 理由是:"诸病有声",说明人体内部有邪停滞,正邪交争,正气迫使邪气外出,所以有声。例如呕吐、呃逆、噫气、腹鸣、矢气等,多数情况下都是在气滞或食积的情况下发生,是正邪交争、正气祛邪外出的一种表现。"鼓之如鼓",说明腹胀甚重,腹胀而至鼓之如鼓,说明气体很多,邪气很盛。根据《内经》"邪气盛则实","有者为实"的原则,所以原文谓:"诸病有声,鼓之如鼓,皆属于热(实)。"

"诸病有声",是否"皆属于热"? 并不尽然。临床上呕吐、呃逆之属于虚寒者,相当多见。张介宾注亦力主要辨明虚实。其注云:"鼓之如鼓,胀而有声也。为阳气所逆,故属于热。然师传篇曰:胃中寒则腹胀,肠中寒则肠鸣飧泄。口问篇曰:中气不足,肠为之苦鸣,此又皆寒胀之有声也。"《金匮要略·痰饮咳嗽病脉证并治》也有"水走肠间,沥沥有声,谓之痰饮……病痰饮者,当以温药和之"的记载。于此可以看出,"诸病有声"并不一定"皆属于热",但是此处为什么认为"皆属于热"? 我们认为关键在"鼓之如鼓"四字上。"鼓之如鼓",说明腹胀十分严重,说明气滞、血瘀、食积、水停均达极度,否则就不可能鼓之如鼓。既然气滞、血瘀、食积、水停等已达极度,而这些又都属于邪的范围。根据前述"邪气盛则实","有者为实"的原则,所以不论其发病原因是否应再分虚实,但从其极度腹胀这一点来说,其属实证,则无疑义。这也就是说,"诸病有声",例如呕吐、呃逆之类,未必皆是热证、实证,但是如果呕吐、呃逆等而至腹部极度胀满、鼓之如鼓者,则必然要考虑热证、实证或正虚邪实,或寒热错杂证,而在治疗上应采取先治其标,或标本同治,或攻补兼施,或寒热并用的治疗方法。《素问·标本病传论》谓"中满者,治其标","大小不利治其标",即属此义。

[诸病胕肿,疼酸惊骇,皆属于火]"胕肿",即浮肿。张介宾注:"胕肿,浮肿也。""疼",即疼痛。"酸",即酸胀。"惊骇",即惊恐骇怕。"诸病胕肿,疼酸惊骇,皆属于火",直译之,即浮肿而合并酸痛,或合并精神不宁、惊恐骇怕等症状者,即属于火证。

为什么"诸病胕肿,疼酸惊骇,皆属于火"？其义有二:其一,"浮肿"一证,一般来说有寒有热,但临床上寒证出现浮肿者更多,因为"浮肿"从病机上来说,是人体在病因作用下所出现的水饮潴留的外在表现,而人体水饮潴留通常又均是由于肺脾肾气虚所致。张介宾谓:"肿胀之病……气水二字,足以尽之……故治水者,当兼理气,气化则水自化也。"又谓:"夫所谓气化者,谓肾中之气也,即阴中之火也,阴中无阳,则气不能化,所以水道不通,溢而为肿。"(《景岳全书·杂证谟·肿胀》)其二,"疼酸惊骇",一般来说也有寒有热,但临床上热证出现疼酸惊骇者更多。刘完素谓:"疼酸由火实制金,不能平木……心火甚则善惊。"(《素问病机气宜保命集》)张介宾亦谓:"胕肿疼酸者,阳实于外,火在经也,惊骇不宁者,热乘阴分,火在脏也。"全句加以综合分析,意即肿胀一证,虽然是有寒有热,但如果浮肿而同时出现疼酸惊骇等症状者,则属热证或火证,所以原文谓:"诸病胕肿,疼酸惊骇,皆属于火。"言外之意,反之则否。因此,此句也是针对浮肿的鉴别诊断而言,如同前文"诸禁鼓慄,如丧神守","诸病有声,鼓之如鼓,皆属于热"之义相似。

[诸转反戾,水液浑浊,皆属于热]"转",即转筋。"反戾",即拘挛。张介宾注:"诸转反戾,转筋拘挛也。""水液",此处指小便。"混浊",此处指黄赤不清。"水液混浊",即小便黄赤,混浊不清。刘完素注:"热则小便浑而不清,寒则洁而不浊,故井水煎汤沸则自然混浊也。"(《素问病机气宜保命集》)"诸转反戾,水液混浊,皆属于热"一句,直译之,即临床上所见的各种转筋拘挛,小便混浊,多属热证。

为什么"诸转反戾,水液混浊,皆属于热"？从"诸转反戾"来说,凡属转筋拘挛,均属肝病,风病。肝主筋,筋需要阴血来濡养。在肝热的情况下,由于热盛可以伤阴,热极筋失所养可以生风,所以人体可以出现转筋拘挛。刘完素注:"热气燥烁于筋,故筋转而痛。"从"水液混浊"来说,水在加热的情况下则自然变浊,天气热则江水混浊。人体在里热的情况下,小便一般也自然变为黄赤混浊。刘完素谓"热则小便浑而不清"即是指此而言。

"诸转反戾"是否"皆属于热"？"水液混浊"是否"皆属于热"？从临床体验来看，则未必尽然。热证固多，寒证也不少。张介宾注："其中亦各有虚实之不同者，如伤暑霍乱而为转筋之类，宜用甘凉调和等剂，清其亢烈之火者，热之属也。如感冒非时风寒，或因暴雨之后，湿毒中藏而为转筋霍乱，宜用辛温等剂，理中气以逐阴邪者，寒之属也。大抵热胜者必多烦躁焦渴，寒胜者必多厥逆畏寒。故太阳之至为痉，太阳之复为腰脽反痛，屈伸不便，水郁之发为大关节不利，是皆阳衰阴盛之病也。水液之浊，虽为属火，然思虑伤心，劳倦伤脾，色欲伤肾，三阴亏损者，多有是病。治宜慎起居，节劳欲，阴虚者壮其水，阳虚者益其气，金水既足，便当自清。若用寒凉，病必益甚。故玉机真脏论曰：冬脉不及则令人少腹满，小便变。口问篇曰：中气不足，溲便为之变，阴阳盛衰，义有如此，又岂可尽以前证为实热。"张氏之论，十分精辟，不但符合《内经》的基本精神，而且也符合临床实际情况，有助于对此段原文的全面理解。

"诸转反戾"及"水液混浊"可以由于热，也可以由于寒，已如上述，但是原文在此为什么又如此肯定地指出"诸转反戾，水液混浊，皆属热"，其故安在？我们认为，此处原文并不是分别讨论"诸转反戾"和"水液混浊"的问题，而是以"诸转反戾"为例来讨论对于疾病的鉴别诊断问题。这就是说，人体在致病因素作用以后所出现的转筋拘挛等症可以有寒有热。例如前文所述的"诸暴强直，皆属于风"，"诸寒收引，皆属于肾"，"诸痉项强，皆属于湿"，"诸热瞀瘛，皆属于火"等，即其例证。但是如果同时出现"水液混浊"，则属于热证。这也就是说，"诸转反戾"同时并有"水液混浊"者，即属热证。从病机十九条的基本精神来看，对于人体在致病因素作用下所出现的任何症状，都不能孤立地对待，必须综合全身情况进行具体分析，特别要结合其合并症的情况来对主证进行鉴别诊断。十九条中单列主证者计有十三条。同时列出合并症者，计有六条。这六条是："诸禁鼓慄，如丧神守"，"诸病有声，鼓之如鼓"，"诸病胕肿，疼酸惊骇"，本节所提出的"诸转反戾，水液混浊"，以及下节所提出的"诸病水液，澄澈清冷"，"诸呕吐酸，暴注下迫"等六条。这列出合并症的六条，均是谈结合合并症来对主证作鉴别诊断的问题。我们认为，这是病机十九条的基本精神之一。

[诸病水液，澄澈清冷，皆属于寒]"水液"，此处所指范围较上条为广，人体中的各种排出物，包括疮疡渗出物在内的各种液态物质均属水液的范围。王冰注："上下所出，及吐出溺出也。"张介宾注："水液者，上下所出皆是也。""澄澈"，即透明而不混浊。"清冷"，即外观灰白，不黄不赤，一片寒凉之象。"诸病水液，澄澈清冷，皆属于寒"一句，直译之，即人体在致病因素作用下的各种排出物，如果外观不黄不赤，清冷透明而不混浊，即属寒证。

为什么"诸病水液，澄澈清冷，皆属于寒"？这是因为人体的各种排出物可以反映出疾病的性质。人体在火气正常或火气偏胜时，由于火主化物的原因，其排出物必然会发生变化。反之,人体在火衰的情况下,所纳入的水谷不能发生正常变化,因此排出物或渗出物也必然"澄澈清冷",火衰为寒,所以原文谓:"诸病水液,澄澈清冷,皆属于寒。"张介宾注:"水体清,其气寒,故或吐或利,水谷不化而澄澈清冷者,皆得寒水之化,如秋冬寒冷,水必澄清也。"即属此义。

这一条也是对人体在致病因素作用以后出现的各种排出或渗出物的鉴别诊断而言,与前条"水液混浊"相对,亦即人体在致病因素作用下产生的吐泻物,或皮肤疮疡的渗出物,其黄赤混浊者属于热,其灰白稀薄、澄澈清冷或完谷不化者则属于寒。

[诸呕吐酸,暴注下迫,皆属于热]"呕",即呕吐。"吐酸",即吐酸水。"暴注",即暴发性腹泻。张介宾注:"暴注,卒暴注泄也。""下迫",即里急后重。张介宾注:"下迫,后重里急迫痛也。""诸呕吐酸,暴注下迫,皆属于热"一句,直译之,即呕吐泛酸而同时合并暴发性腹痛、腹泻、里急后重等症者,即属热证。

为什么"诸呕吐酸,暴注下迫,皆属于热"? 这是因为胃热可以使胃气上逆而发生呕吐,肝热可以出现反酸。"暴注下迫",多为大肠湿热下注,正气驱邪外出之象。刘完素注:"故吐呕吐酸者,胃膈热甚,则郁滞于气,物不化而为酸也……暴主者,是注泄也,乃肠胃热而传化失常,经所谓清气在下则生飧泄,下迫者,后重里急,仓迫急痛也。"(《素问病机气宜保命集》)所以原文谓"诸呕吐酸,暴注下迫,皆属于热"。

这一段也是就如何对"呕吐反酸"进行鉴别诊断而言。因为呕吐反酸不都是热证。由于脾胃虚寒而出现呕吐反酸的,临床上并不少见。关于这方面张介宾在《类经》中注释颇为精详,读后爱不忍释,兹转录原注以飨读者者。张(介宾)注云:"河间曰:胃膈热甚则为呕,火气炎上之象也,酸者肝木之味也,由火盛制金,不能平木,则肝木自甚,故为酸也。暴注,卒暴注泄也,肠胃热甚而传化失常,火性疾速,故如是也。下迫,后重里急迫痛也,火性急速而能燥物故也。是皆就热为言耳。不知此云皆属于热者,言热化之本也,至于阴阳盛衰,则变如冰炭,胡可偏执为论。如举痛论曰,寒气客于肠胃,厥逆上出,故痛而呕也。至真要等论曰:太阳司天,民病呕血善噫;太阳之复,心胃生寒,胸中不和,唾出清水,乃为哕噫;太阳之胜,寒入下焦,传为濡泄之类,是皆寒胜之为病也。又如岁木太过,民病飧泄肠鸣,反胁痛而吐甚;发生之纪,其病吐利之类,是皆木邪乘土,脾虚病也。又如岁土不及,民病飧泄霍乱;土郁之发,为呕吐注下;太阴所至为霍乱吐下之类,是皆湿胜为邪,脾家本病,有湿多成热者,有寒湿同气者,湿热宜清,寒湿宜温,无失气宜,此之谓也。至于吐酸一证,在本节则明言属热,又如少阳之胜为呕酸,亦相火证也,此外别无因寒之说,惟东垣曰:呕吐酸水,甚则酸水浸其心,其次则吐出酸水,令上下酸涩不能相对,以大辛热剂疗之必减酸味者,收气也,西方肺金旺也,寒水乃金之子,子能令母实,故用大咸热之剂泻其子,以辛热为之佐,以泻肺之实,若以河间病机之法作热攻之者,误矣。盖杂病酸心,浊气不降,欲为中满,寒药岂能治之乎? 此东垣之说,独得前人之未发也。又丹溪曰:或问吞酸素问明以为热,东垣又以为寒何也? 曰:素问言热者,言其本也，东垣言寒者言其末也。但东垣不言外得风寒，而作收气立说，欲泻肺金之实；又谓寒药不可以治酸，而用安胃汤，加减二陈汤，俱犯丁香，且无治热湿郁积之法，为未合经意。余尝治吞酸，用黄连茱萸各制炒，随时令迭为佐使，苍术茯苓为辅，汤浸蒸饼为小丸吞之，仍教以粝食蔬果自养，则病亦安。此又二公之说有不一也。若以愚见评之，则吞酸虽有寒热，但属寒者多，属热者少，故在东垣则全用温药，在丹溪虽用黄连而亦不免茱萸苍术之类，其义可知。盖凡留中焦，郁久成积，湿多生热，则木从火化，因而作酸者，酸之热也，当用丹溪之法；若客寒犯胃，顷刻成酸，本非郁热之谓，明是寒气，若用清凉，岂其所宜？又若饮食或有失节，及无故而为吞酸嗳腐等证，此以木味为邪，肝乘脾也，脾之不化，火之衰也，得热则行，非寒而何？欲不温中，岂可得乎？故余愿为东垣之左祖而特意表出之。欲人之视此者，不可概由于实热。"张氏这一段议论十分精彩，完全符合《内经》原意。不过张氏论述中认为"吐酸"一症，《内经》中只言为热，"别无因寒之说"，认为"东垣之说，独得前人之未发"，未免有失《内经》原旨。仅以运气七篇而言，《五常政大论》所述"三气之纪"中，"敷和之纪"为木之平气，曰"其味酸"；"发生之纪"为木运太过，曰"其味酸甘平"；"委和之纪"为木运不及，曰"其味酸辛"。平气、太过、不及均其味酸，木之太过属于温热，而木之则属于寒凉了。就人体来讲，肝气太过与不及均可出现泛酸，泛酸既可由于温热，亦可由于寒凉。可见《内经》认为肝气不及的情况下也可以出现吐酸现象。本条中也明确指出"诸呕吐酸，暴注下迫，皆属于热"这也就是说，呕吐吞酸只有在合并"暴注下迫"的情况下才是热证。本节精神在于说明只有在呕吐吞酸的同时还合并有其他实热证者，才可径直确诊为热证。《内经》并没有说凡属"诸呕吐酸，皆属于热"。由于如此，所以我们认为张氏之论确属精彩，高出一般，但对十九条原文也还有未尽理解之处，是为美中不足。

⑬王洪图等《黄帝内经素问白话解》诸多发出响声，或敲击时膨然如鼓声的病证，大都与热气有关；诸多浮肿、疼痛酸楚、惊恐的病证，大都与火气有关；诸多转筋、角弓反张、肢体屈而不能伸、排出的水液代谢物混浊的病证，大都与热气有关；诸多排出的水液代谢物澄彻清冷的病证，大都与寒气有关；诸多呕吐酸物、泄泻急暴如注、肛门窘迫的病证，大都与热气有关。

⑭郭霭春《黄帝内经素问白话解》鼓之：拍击。转，反戾："转"，指转筋。"反"，角弓反张。"戾"，身曲不直。"转，反戾"，指筋脉急的三种不同现象。水液：指人体排出的液体，如尿、汗、痰、涕、涎等。清冷：寒冷。暴注下迫："暴注"，突然急泄。"下迫"，里急后重。

凡是病而有声（如肠鸣），在触诊时，发现如鼓音的，都属于热。凡是浮肿、疼痛、酸楚，惊骇不安，都属于火。凡是转筋挛急，排出的水液浑浊，都属于热。凡是排出的水液感觉清亮、寒冷，都属于寒。凡是呕吐酸水，或者突然急泄而有窘迫的感觉，都属于热。

（9）故《大要》曰：谨守病机，各司其属，有者求之，无者求之，盛者责之，虚者责之。必先五胜,疏其血气,令其调达,而致和平。此之谓也。帝曰:善。

①王冰《黄帝内经素问》深乎圣人之言,理宜然也。有无求之,虚盛责之,言悉由也。夫如大寒而甚,热之不热,是无火也;热来复去,昼见夜伏,夜发昼止,时节而动,是无火也,当助其心。又如大热而甚,寒之不寒,是无水也;热动复止,倏忽往来,时动时止,是无水也,当助其肾。内格呕逆,食不得入,是有火也。病呕而吐,食久反出,是无火也。暴速注之下,食不及化,是无(疑"有")水也。溏泄而久,止发无恒,是无火(守)也。故心盛则生热,肾盛则生寒,肾虚则寒动于中,心虚则热收于内。又热不得寒,是无水(守)也。寒不得热,是无火(守)也。夫寒之不寒,责其无水。热之不热,责其无火。热之不久,责心之虚。寒之不久,责肾之少。有者泻之,无者补之,虚者补之,盛者泻之,适(守)其中外(守),疏其(守)壅塞,令上下无碍,气血通调,则寒热自和,阴阳调达矣。是以方有治热以寒,寒之而水食不入,攻寒以热,热之而昏躁以生,此则气不疏通,壅而为是也。纪于水火,余气可知。故曰有者求之,无者求之,盛者责之,虚者责之,令气通调,妙之道也。五胜,谓五行更胜也。先以五行寒暑温凉湿,酸咸甘辛苦相胜为法也。

②马莳《黄帝内经素问注证发微》此病机者,计十有九。《大要》谨守病机,各司其属。其在太过所化之病为盛,盛者真气也。其在受邪所化之病为虚,虚者假气也。故有其病化者,恐其气之假,故有者亦必求之。无其病化者,恐其邪隐于中,凡寒胜化火,燥胜化风,及寒伏反躁,热伏反厥之类,故无者亦必求之。其病之化似盛者,恐其盛之未的,故盛者亦必责之。其病之化似虚者,恐其虚之未真,故虚者亦必责之。皆用此一十六字为法,庶几补泻不差也。《医学纲目》按邵元伟云:天有五行御五位,以生寒暑燥湿风;人有五脏化五气,以生喜怒忧思恐。故五运之气,内应人之五脏。诸风掉眩,皆属于肝;诸寒收引,皆属于肾;诸湿肿满,皆属于脾;诸气膹郁,皆属于肺;诸痛痒疮,皆属于心是也,诸厥固泄,皆属于下,谓下焦肾肝之疾也。诸痿喘呕,皆属于上,谓上焦心肺之疾也。此皆五脏之疾病机,由于内动者也。天之三阴三阳,化六气以生寒暑燥湿风火,内应人之六腑,外引十二经络。诸热瞀瘛,皆属于火,手少阳三焦经也。诸禁鼓栗,如丧神守,皆属于火,手少阴心经也。诸逆冲上,皆属于火,手厥阴心包经也。诸痉项强,皆属于湿,足太阳膀胱经也。诸腹胀大,皆属于热,足太阴脾经也。诸躁狂越,皆属于火,足阳明胃经也。诸暴强直,皆属于风,足厥阴肝经也。诸病有声,鼓之如鼓,皆属于热,手太阴肺经也。诸病胕肿,疼酸惊骇,皆属于火,手阳明大肠经也。诸转反戾,水液浑浊,皆属于热,手太阳小肠经也。诸病水液,澄彻清冷,皆属于寒,足少阴肾经也。诸呕吐酸,暴注下迫,皆属于热,足少阳胆经也。此皆十二经络之邪病机,由于外入者也。刘河间以此著书,漫然不分所属,殊不深考何也?楼氏但纠其治法之偏,而未及乎此,故并为正之云尔。

③张介宾《类经》躁得水则升走矣。且凡内热而躁者,有邪之热也,病多属火。上文一十九条,即病机也。机者,要也、变也,病变所由出也。凡或有或无,皆谓之

机,有者言其实,无者言其虚。求之者,求有无之本也。譬犹寻物一般,必得其所,取之则易。如太阴雨化,施于太阳;太阳寒化,施于少阴;少阴热化,施于阳明,阳明燥化,施于厥阴;厥阴风化,施于太阴。凡淫胜在我者,我之实也,实者真邪也。反胜在彼者,我之虚也,虚者假邪也,此六气之虚实,即所谓有无也。然天地运气,虽分五六,而阴阳之用,水火而已。故阳胜则阴病,阴胜则阳病。写其盛气,责其有也。培其衰气,责其无也。求得所本而直探其赜,则排难解纷,如拾芥也。设不明逆顺盈虚之道,立言之意,而凿执不移,所谓面东者不见西墙,面南者不睹北方,察一曲者不可与言化,察一时者不可与言大,未免实实虚虚,遗人害矣。故余于本篇,但引经释经,冀以明夫大义耳,非谓病机之变,止于是也。夫规矩准绳,匠氏之法,一隅三反,巧则在人,知此义者,惟王太仆乎! 究其所注最妙,而人多忽者何也? 余深佩之,谨附于后。王(冰)氏曰:深乎圣人之言,理宜然也。有无求之,虚盛责之,言悉由也。夫如大寒而甚,热之不热,是无火也;热来复去,昼见夜伏,夜发昼止,时节而动,是无火也,当助其心。又如大热而甚,寒之不寒,是无水也;热动复止,倏往来,时动时止,是无水也,当助其肾。内格呕逆,食不得入,是有火也。病呕而吐,食入反出,是无火也。暴速注下,食不及化,是无水也。溏泄而久,止发无恒,是无水也。故心盛则生热,肾盛则生寒。肾虚则寒动于中,心虚则热收于内。又热不得寒,是无水也。寒不得热,是无火也。夫寒之不寒,责其无水。热之不热,责其无火。热之不久,责心之虚。寒之不久,责肾之少。有者写之,无者补之,虚者补之,盛者写之,适其中外,疏其壅塞,令上下无碍,气血通调,则寒热自和,阴阳调达矣。是以方有治热以寒,寒之而火食不入,攻寒以热,热之而昏躁以生,此则气不疏通,壅而为是也。纪于水火,余气可知。故曰有者求之,无者求之,盛者责之,虚者责之,令气通调,妙之道也。五胜,谓无行更胜也。先以五行寒、暑、温、凉、湿、酸、咸、甘、辛、苦,相胜为法也。

④张志聪《黄帝内经集注》此言所发之病机,各有五藏五行之所属。有者,谓五藏之病气有余;无者,谓五藏之精气不足。盛者,责其太甚;虚者,责其虚微。如火热之太过,当责其无水也。故必先使五藏之精气皆胜,而后疏其血气,令其调达,致使五藏之气平和,此之谓神工也。

⑤高士宗《黄帝素问直解》承上文而总结之。以明审察之法也。上交诸病,有属于肝心脾肺肾者,有属于风火热湿寒者,故大要曰,谨守病机,各司其属。有属形藏之有形者,当求之而得其真;有属气化之无形者,亦当求之而得其真有余而盛者,不得其平,故当责。不及而虚虚者,不得其平,亦当责之。必先知五行之胜。若胜,则当疎其血气,令其调达,而致和平。即此有无求之,盛虚责之之谓也。

⑥黄元御《黄元御医书全集》大凡病机之分属六气者如此。《大要》(古书):各司其属,谓六气各主司其所属之病。有者求之,即上文所谓求其属也。必先五胜,所以制伏五邪也。疏其地气,疏通脾胃之郁也。病机分属六气,而其寒热燥湿,则视乎六气之虚实。所谓热者,少阴君火,所谓火者,少阳相火,言其属二气所生之

病,非言此病之是热是火,是二火有虚实也。诸气皆然。后世庸愚,乃引此以定百病之寒热。无知妄作,遂开杀运,最可痛恨也(刘河间病机十九条)!

⑦张琦《素问释义》有者求之,恐其气之假也。无者求之,恐其邪之伏也。此谓诊候也。盛者责之,泻其有余也。虚者责之,补其不足也。此谓施治也。必先五行相胜之理,运气衰旺之机,疏其湮郁,则血气调达,而可致和平矣。

⑧高亿《黄帝内经素问详注直讲全集》〔注〕王太仆注:深乎圣人之言,理宜然也。有无求之,虚盛责之,言悉由也。如大寒而甚,热之不热,是无火也。热来复去,昼见夜伏,夜发昼止,时节而动,是无火也,当助其心。又如火热而甚,寒之不寒,是无水也。热动复止,倏忽往来,时动时止,是无水也,当助其肾。内格呕逆,食不得入,是有火也。病呕而吐,食入反出,是无火也。暴速注下,食不及化,是无水也。溏泄而久,止发无恒,是无水也。故心盛则生热,肾盛则生寒,肾虚则热动于中,心虚则寒收于内。又热不得寒,是无水也。寒不得热,是无火也。夫寒之不寒,责其无水。热之不热,责其无火。热之不久,责心之虚。寒之不久,责肾之弱。有者泻之,无者补之,虚者补之,甚者泻之,适其中外,疏其拥塞,令上下无碍,气血通调,则寒热自和,阴阳调达矣。是以方有治热以寒,寒之而饮食不入;攻寒以热,热之而昏躁以生。

〔讲〕故《大要》曰:谨守病机,各司其属,其已有病者,固宜求之,即尚无病者,亦宜求之。求之而见其太过所化之病而为盛者,固宜责而泄之;求之而在正气不足而虚者,则宜责以补之。尤必先之以寒盛化火,燥盛化风,类之五胜,以疏通其血气,令其条达,而致其和平,则补泻之道,庶不差矣。所谓审病机者,正此之谓也。

⑨孟景春等《黄帝内经素问译释》所以《大要》说:谨慎地掌握病机,分别观察其所属关系,有邪、无邪均必须加以推求,实证、虚证都要详细研究,首先分析五气中何气所胜,然后疏通其血气,使之调达舒畅,而归于和平。就是这个意思。黄帝道:讲得对。

⑩任廷革《任应秋讲〈黄帝内经〉素问》(讲解)文献的结束语说:"故《大要》曰:谨守病机,各司其属,有者求之,无者求之,盛者责之,虚者责之,必先五胜,疎其血气,令其调达,而致和平。此之谓也。"这就是辨证论治的大原则,尤其是"有者求之,无者求之,盛者责之,虚者责之,必先五胜,疎其血气,令其调达,而致和平",这句话应该贯通在每一条之中,所谓"有者求之,无者求之"正是辨证的关键所在。"有"什么?有风,有寒,有热,有燥,有湿,有火,这就是"有",即有邪气存在。"无"什么?无气,无血,无精,"无"是"虚"之意。"求之"就是去分析,去辨别,分辨其是虚、是实,所以"求"有、无是辨证,"责"虚、实是论治。如肝风火动而眩晕,求责肝之"有",即有风火之邪,于是"盛者责之",那就要清火息风;如是肝虚风动的眩晕,求责肝之"无",即肝虚风动,于是"虚者责之",那就要补肝息风。所以不管病机有多少,最紧要的就是"有者求之,无者求之,盛者责之,虚者责之"。

怎样"求"呢?"谨守病机,各司其属"就是答案,即要掌握各个脏腑的生理特点,以及六淫邪气的致病特点,风寒暑湿燥火致病的病机和五脏六腑的病机变化规律。怎样"责"呢?"必先五胜,疏其血气,令其调达,而致和平"就是答案,所谓"五胜"是指五行之间相胜的关系,风寒暑湿燥火有五行关系,肝心脾肺肾也有五行关系,找出相互间相胜制的关系,由疏通气血入手,令其通畅无阻而致"和平"。

这个总结作得很好,尽管病机"十九条"的内容说不上系统,也谈不上全面,但提炼出的辨证论治原则、精神却非常到位。

⑪张灿玾等《黄帝内经素问校释》有者求之,无者求之:诸注不一。王冰以为指心肾二脏水火之有无而言。其注曰:"夫如大寒而甚,热之不热,是无火也;热来复去,昼见夜伏,夜发昼止,时节而动,是无火也,当助其心。又如大热而甚,寒之不寒,是无水也;热动复止,倏忽往来,时动时止,是无水也,当助其肾。……纪于水火,余气可知。故曰:有者求之,无者求之。"马莳以为有无指病气真假而言,故当从病气真假之有无而求之。张介宾则以为"有者言其实,无者言其虚。求之者,求有无之本也。"高士宗以为"有"指"形脏之有形者","无"指"气化之无形者"。黄元御注:"有者求之,即上文所谓求其属也。"根据本文精神,似当以黄说为是,即指上述病机诸条中有者当求之,病机诸条中无之亦当求之。盛者责之,虚者责之:王冰注:"心盛则生热,肾盛则生寒;肾虚则寒动于中,心虚则热收于内。又热不得寒是无水也;寒不得热,是无火也。夫寒之不寒,责其无水;热之不热,责其无火。热之不久,责心之虚;寒之不久,责肾之少。有者泻之,无者补之,虚者补之,盛者泻之。"责,《说文》"求也。"五胜:五运五行之气,更为胜气,王冰注:"五胜,谓五行更胜也。"

所以《大要》上说:谨慎地遵守病机,根据疾病的属性,有者当求之,无者亦当求之,盛者当求之,虚者亦当求之,首先分辨五运五行更胜所致之病,疏通气血,使其调达至于和平。就是这个意思。黄帝说:好。

⑫方药中等《黄帝内经素问运气七篇讲解》[谨守病机,各司其属]以下一段文字是对前述十九条的小结。"谨守病机",即临床辨证论治中必须坚持认真分析病机。"各司其属",即根据临床表现进行相应分类。此句意即辨证论治必须认真作病机分析,而分析病机的方法,主要就是进行定性定位。以五脏定病位,例如前述的"诸风掉眩,皆属于肝"、"诸湿肿满,皆属于脾"等。以六气定病性,例如前述的"诸暴强直,皆属于风"、"诸热瞀瘛,皆属于火"等。这就是"各司其属"的具体内容。至于在定性举例方面,十九条中虽无"燥"字,但《内经》讨论燥证的内容很多,本节一开始也指出:"夫百病之生也,皆生于风寒暑湿燥火,以之化之变也。"因此在定性方面的"各司其属",肯定包括燥证在内。由于病机十九条主要是阐述分析病机的方法,所列十九条是作为分析病机的举例,因此,其中火占多少,热占多少,还缺一燥证的例子等问题,我们认为无碍根本。但后世不少学者以此作为火病热病居多的依据,甚至认为《内经》在辨证方面少"燥"而补缺等,把自己置于补《内经》之所未及的地位,我们认为实无必要。责其胶柱鼓瑟、画蛇添足也许过分,但其对《内经》病机学说、特别是对病机十九条的基本精神,在理解上实有肤浅之处。

[有者求之,无者求之]"有",此处指实证。《素问·调经论》谓:"有者为实。""无",此处指虚证。《素问·调经论》谓:"无者为虚。""求",即追求或探索。张介宾注:"有者言其实,无者言其虚。求之者,求有无之本也,譬犹寻物一般,必得其所,取之则易。"全句意即分析病机除了前述的五脏定位、六气定性以外,最重要的是还要再定虚实。

[盛者责之,虚者责之]"盛",即实证。"虚",即虚证。"责",与前述之"求"字义同,亦具探索义。此句与前句"有者求之,无者求之"之义相同,亦即要求医生从病机上来分析如何而实,如何而虚,因为只有在认真分析病机的基础上,才能对疾病究应谁属作出正确的判断。

[必先五胜]"胜",即偏胜。"五胜",指五脏之气偏胜。"必先五胜",意即在分析病机过程中,首先要明确"各司其属",根据患者的临床表现作出相应的定位定性,然后再"有者求之,无者求之,盛者责之,虚者责之",分清其虚实谁孰,在此基础上,还要再着重分析出现这些临床表现是由于五脏中的哪一脏出现了偏胜,五气中的哪一气出现了偏胜。因为中医学认为"亢则害,承乃制","亢",是产生"害"的原因。弄清楚究竟是什么地方出现了偏胜,也就弄清了病本所在,然后才能作到"治病求本"。这也就是前文所述的"病反其本,得标之病,治反其本,得标之方"。为什么在病机分析上继对疾病进行定性定位之后。弄清虚实盛衰之后还要"必先五胜"? 我们认为,这是由于人体五脏相关,虚实之间常常是互为因果。因为临床表现可以是原发,也可以是继发;邪实可以是由于正虚,正虚又常导致邪实。为了要把发病器官和人体其他器官之间的关系搞清楚,把虚实之间、因果之间的关系搞清楚,所以"必先五胜"是病机分析中不可缺少的一步。质言之,"必先五胜",也就是根据患者的临床表现在全面分析病机以后的最后判断。因此,"必先五胜"也是中医辨证论治的关键所在,是整体恒动观在临床辨证论治中的具体运用。此段原文,张介宾注文十分透辟。其注云:"上文一十九条,即病机也。机者,要也,变也,病变所由出也。凡或有或无,皆谓之机。有者言其实,无者言其虚。求之者,求有无之本也。譬犹寻物一般,必得其所,取之则易,如太阴雨化,施于太阳;太阳寒化,施于少阴;少阴热化,施于阳明;阳明燥化,施于厥阴;厥阴风化,施于太阴。凡淫胜在我者,我之实也,实者真邪也。反胜在彼者,我之虚也,虚者假邪也。夫六气之虚实,即所谓有无也。然天地运气虽分五六,而阴阳之用,水火而已。故阳胜则阴病,阴胜则阳病。泻其盛气,责其有也,培其衰气,责其无也,求得所本而直探其赜,则排难解纷,如拾芥也。设不明逆顺盈虚之道,立言之意而凿执不移,所谓面东者不见西墙,面南者不睹北方,察一曲者不可与言化,察一时者不可以言大,未免实实虚虚,遗人害矣。"张氏在这里明确提出偏胜之邪有真有假,偏胜之属于原发者才是真邪,即张氏所谓"淫胜在我者";偏胜之属于继发者则是假邪,邪气之胜,系由于本脏之虚,即张氏所谓"反胜在彼者,我之虚也"。张氏之论十分精辟地说明了"必先五胜"的实质。

[疏其血气,令其条达,而致和平]"疏",即疏通。"血气",指人体气血。"条达",即气血运行流畅,通顺条达,无所不至。"和平",指正常健康状态。此句意即如果能够认真分析病机,从辨证求本而做到治病求本,那么就能够使人体气血流畅,恢复健康。王冰注:"寒之不寒,责其无水,热之不热,责其无火,热之不久,责心之虚,寒之不久,责肾之少。有者泻之,无者补之,虚者补之,盛者泻之,适其中外,疏其壅塞,令上下无碍,气血通调,则寒热自和,阴阳条达矣。"王(冰)注说明了"必先五胜"与"疏其血气,令其条达,而致和平"的关系,是一段很精当的注文。张介宾赞曰:"夫规矩准绳,匠氏之法,一隅三反,巧则在人,知此文者,惟王太仆乎。究其所注最妙而人多忽者何也?余深佩之。"张氏对王冰此段注文所作评价甚为得当。

⑬王洪图等《黄帝内经素问白话解》所以《大要》上说:谨慎遵循病机理论,掌握各种病证的归属。对于已出现的症状,要分析它出现的原因;对于应该出现却没有出现的症状,也要分析它没有出现的原因;对表现过盛的病证,要分析为什么会过盛;表现虚弱的病证,要分析为什么虚弱。在全面分析后,首先要明确五脏之气的偏胜偏衰,治疗时要根据病情而疏通气血,使其通畅条达,从而恢复协调和平的正常状态。黄帝说:讲得好。

⑭郭霭春《黄帝内经素问白话解》五脏:五气中和气所胜,五脏中何脏受病。

所以《大要》说:要谨慎地注意病机,了解各种症状的所属,有五行之邪要加以推求,没有五行之气也要加以推求,如果是盛要看为什么盛,如果是虚要看为什么虚。一定得先分析五气中何气所胜,五脏中何脏受病,疏通其血气,使其调和畅达,而归于平和,这就是所谓疾病的机理。黄帝道:讲得好!

第五十五解

(一)内经原文

五味阴阳之用何如?岐伯曰:辛甘发散为阳,酸苦涌泄为阴,咸味涌泄为阴,淡味渗泄为阳。六者或收,或散,或缓,或急,或燥,或润,或**耎**,或坚,以所利而行之,调其气,使其平也。

帝曰:非**调气**而得者,治之奈何?有毒无毒,何先何后?愿闻其道。岐伯曰:有毒无毒,所治为主,适**大小**为制也。

(二)字词注释

(1)五味

①王冰《黄帝内经素问》〔新校正云〕按《藏气法时论》云:辛散,酸收,甘缓,苦坚,咸软。又云:辛酸甘苦咸,各有所利,或散或收,或缓或急,或坚或耎。四时五脏,病随五味所宜也。

②马莳《黄帝内经素问注证发微》五味。

③张介宾《类经》《藏气法时论》云:辛散,酸收,甘缓,苦坚,咸软。

④张志聪《黄帝内经集注》五味。

⑤高士宗《黄帝素问直解》五味。

⑥黄元御《黄元御医书全集》此词未具体注释。

⑦张琦《素问释义》此词未具体注释。

⑧高亿《黄帝内经素问详注直讲全集》〔注〕〔讲〕酸苦甘辛咸。

⑨孟景春等《黄帝内经素问译释》五味。

⑩任廷革《任应秋讲〈黄帝内经〉素问》五味。

⑪张灿玾等《黄帝内经素问校释》五味。

⑫方药中等《黄帝内经素问运气七篇讲解》即辛、甘、酸、苦、咸。

⑬王洪图等《黄帝内经素问白话解》五味。

⑭郭霭春《黄帝内经素问白话解》药物的五味。

（2）耎

①王冰《黄帝内经素问》耎。

②马莳《黄帝内经素问注证发微》咸以耎之。

③张介宾《类经》软同。

④张志聪《黄帝内经集注》耎。

⑤高士宗《黄帝素问直解》耎。

⑥黄元御《黄元御医书全集》此词未具体注释。

⑦张琦《素问释义》此词未具体注释。

⑧高亿《黄帝内经素问详注直讲全集》〔注〕〔讲〕软。

⑨孟景春等《黄帝内经素问译释》柔软。

⑩任廷革《任应秋讲〈黄帝内经〉素问》耎。

⑪张灿玾等《黄帝内经素问校释》耎坚。

⑫方药中等《黄帝内经素问运气七篇讲解》"软"，即软坚。

⑬王洪图等《黄帝内经素问白话解》软化。

⑭郭霭春《黄帝内经素问白话解》柔软。

（3）调气

①王冰《黄帝内经素问》此词未具体注释。

②马莳《黄帝内经素问注证发微》调其病气。

④张志聪《黄帝内经集注》调五藏六腑之气而使之平。

⑤高士宗《黄帝素问直解》调气。

⑥黄元御《黄元御医书全集》调气。

⑦张琦《素问释义》调气。

⑧高亿《黄帝内经素问详注直讲全集》〔讲〕调其病气。

⑨孟景春等《黄帝内经素问译释》调气之法。

⑩任廷革《任应秋讲〈黄帝内经〉素问》按照五味之气的特性来调治。

⑪张灿玾等《黄帝内经素问校释》调气之法。

⑫方药中等《黄帝内经素问运气七篇讲解》即进行全身调整,治病求本。

⑬王洪图等《黄帝内经素问白话解》调气之法。

⑭郭霭春《黄帝内经素问白话解》调和其气。

(4)大小

①王冰《黄帝内经素问》大小。

②马莳《黄帝内经素问注证发微》大小。

③张介宾《类经》大小轻重。

④张志聪《黄帝内经集注》大小。

⑤高士宗《黄帝素问直解》适方之大小。

⑥黄元御《黄元御医书全集》大小。

⑦张琦《素问释义》此词未具体注释。

⑧高亿《黄帝内经素问详注直讲全集》〔注〕〔讲〕大小。

⑨孟景春等《黄帝内经素问译释》方剂的大小。

⑩任廷革《任应秋讲〈黄帝内经〉素问》处方用药轻重多寡。

⑪张灿玾等《黄帝内经素问校释》方剂的大小。

⑫方药中等《黄帝内经素问运气七篇讲解》指大方和小方。

⑬王洪图等《黄帝内经素问白话解》大小的方剂。

⑭郭霭春《黄帝内经素问白话解》剂量的大小。

(三)语句阐述

(1)五味阴阳之用何如?岐伯曰:辛甘发散为阳,酸苦涌泄为阴,咸味涌泄为阴,淡味渗泄为阳。六者或收,或散,或缓,或急,或燥,或润,或耎,或坚,以所利而行之,调其气,使其平也。

①王冰《黄帝内经素问》涌,吐也。泄,利也。渗泄,小便也。言水液自回肠泌别汁,渗入膀胱之中,自胞气化之,而为溺以泄出也。(〔新校正云〕按《藏气法时论》云:辛散,酸收,甘缓,苦坚,咸耎。又云:辛酸甘苦咸,各有所利,或散或收,或缓或急,或坚或耎。四时五藏,病随五味所宜也。)

②马莳《黄帝内经素问注证发微》此言五味有阴阳之用,皆所以平病之气也。味有辛甘,皆主于发散其汗而为阳。味有酸苦,皆所以上主于涌、下主于泄而为阴。其咸味,亦所以上主于涌、下主于泄而为阴。其淡味,则下注渗泄而为阳。此渗泄者,主利小便,而上文涌泄之泄,则利大便也。凡此六者,则酸以收之,辛以散之,甘以缓之,酸以急之,苦以燥之,辛以润之,咸以耎之,苦以坚之,皆以所利而行,调其病气而使之平耳。《脏气法时论》云:肝苦急,急食甘以缓之;心苦缓,急食酸以收之;脾苦湿,急食苦以燥之;肺苦气上逆,急食苦以泄之;肾苦燥,急食辛以润之者是也。《脏气法时论》又云:辛散,酸收,甘缓,苦坚,咸耎。又云:辛酸甘苦咸,各有所利,或散或收,或缓或急,或耎或坚,四时五脏,病随五味所宜也。

③张介宾《类经》涌,吐也。泄,泻也。渗泄,利小便及通窍也。辛甘酸苦咸淡

六者之性：辛主散主润，甘主缓，酸主收主急，苦主燥主坚，咸主奕，淡主渗泄。藏气法时论曰：辛散，酸收，甘缓，苦坚，咸奕。故五味之用，升而轻者为阳，降而重者为阴，各因其利而行之，则气可调而平矣。涌音湧，如泉涌也。奕，软同。

④张志聪《黄帝内经集注》五味阴阳之用调五藏者，有发有散，有涌有泄。六者之中，或收或散，或缓或急，或燥或润，或奕或坚。如肝苦急而欲散，心苦缓而欲奕，脾苦湿而欲缓，肺苦逆而欲收，肾苦燥而欲坚，各随其所利而行之，调其五藏之气而使之平也。

⑤高士宗《黄帝素问直解》疏其血气，令其调达，必有五味阴阳之用，故相继而问之。五味阴阳之用，彼此相济以成。如辛主发散，从内而外，必济以甘，故辛甘之味，为能发散而属乎阳。苦主涌泄，从中上涌，从中下泄，必济以酸，故酸苦之味，为能涌泄而属于阴。咸味润下，主能下泄，能下泄，即能上涌，故咸味涌泄为阴。五味之外，复有淡味，淡主渍渗，能渍渗，即能行泄，故淡味渗泄为阳。此辛甘酸苦咸淡六者，气味虽殊，功用相济，或收或散者，收而能散，散而能收也。或缓或急者，缓而能急，急而能缓也。或燥或润者，燥而能润，润而能燥也。或奕或坚者，奕而能坚，坚而能奕也。此五味阴阳相济，以为功也。各以所利而行之，疏其血气也。调其气，令其调达也。疏其血气，令其调达，而致和平，故曰使其平也。

⑥黄元御《黄元御医书全集》利用何味，则行何味以调之，使其平也。

⑦张琦《素问释义》涌，吐也。泄，利也。渗泄，小便也。

⑧高亿《黄帝内经素问详注直讲全集》〔批〕《脏气法时论》云：肝苦急，急食甘以缓之。心苦缓，急食酸以收之。脾苦湿，即食苦以燥之。肺苦气上逆，急食苦以泄之。肾苦燥，急食辛以润之。正即此之谓也。

〔注〕阴阳之用者，治病气味之阴阳也。发散外邪，用辛甘之阳。涌泄吐下，用酸苦之阴。渗泄小便，使邪热下出，用淡味之阳。凡此六者或酸以收之，辛以散之，甘以缓之，酸以急之，苦以燥之，辛以润之，咸以软之，苦以坚之，总不外乎汗、吐、下、和、温、补之法。视以所利而行之，则气自平矣。

〔讲〕黄帝曰：善哉，夫子谨守病机之言矣！至若五味分阴分阳之用，又复何如？岐伯对曰：如五味中之辛与甘，用主发散外邪，而为阳者也。五味中之酸与苦，用主涌泄吐下，而为阴者也。与五味中之咸味，主渗泄小便而为阴。五味中之淡味，主泄热下出而为阳。凡此辛、甘、酸、苦、咸、淡六者，或主收，或主散，或主缓，或主急，或主燥，或主润，或主软，或主坚，皆以用之所宜而行之，调其病气而使之平耳。

⑨孟景春等《黄帝内经素问译释》涌泄：张介宾"涌，吐也。泄，泻也"。渗泄：张介宾"利小便及通窍也"。

药物五味有阴阳之分，它们的作用怎样？岐伯说：辛甘发散的属阳，酸苦涌泄的属阴，咸味涌泄的属阴，淡味渗泄的属阳。辛甘酸苦咸淡六者，或收敛，或发散，或缓和，或急暴，或燥湿，或润泽，或柔软，或坚实，根据病情之所宜运用，以调理气机，使阴阳归于平衡。

⑩任廷革《任应秋讲〈黄帝内经〉素问》(提要)讲内外调治的基本法则,属"论治"范畴,以五味阴阳调其内,以有毒、无毒及制方大小治其外。

(讲解)中医治疗的法则在《内经》时代就已经有了,在这些治则中提出了"五味阴阳"的概念。为什么可以用"五味"来调治疾病呢? 前面已有伏笔,"必先五胜"嘛。风寒暑湿燥火六气是用五行理论来认识的,脏腑的肝心脾肺肾也还是用五行理论来归纳的,用五味之气味来调治疾病仍然是用五行理论来指导的。并提出五味有毒、无毒的概念,这个"毒"与现在的"中毒"概念不是一回事。这里的"毒"是指药的性能而言。有毒性者药之性能强烈,无毒性者药之性能和平。《周礼》上讲医师"聚药毒以共医事",所谓"药毒"就是指"药性"。医生是做什么的? 医生就是掌握了大量的药物之性能并在医疗上运用的人。这里还提出大毒、小毒之不同,药性强烈程度是有区别的,大毒者暴烈,小毒者次之,如大黄、芒硝,会令人泄泻属"大毒"范畴,如干姜、附子的药性也比较强,属"小毒"范畴,如甘草、茯苓、白术等药性缓和属"无毒"范畴,这些知识都是制方所必备的。

问曰:"五味阴阳之用何如?""五味"是如何用阴阳理论来认识和区分的呢? 在五味中,辛、甘之味均主发散,从阴阳属性的特征来讲,辛、甘之味是具有阳性特征的药味,故曰"辛甘发散为阳"。酸、苦都有涌泄作用,味比较厚,故曰"酸苦涌泄为阴"。咸味往下走,也是具有阴性特征的药味,故曰"咸味涌泄为阴"。淡味具有外散的作用,是具有阳性特征的药味,故曰"淡味渗泄为阳"。

"六者"是指辛甘发散、酸苦涌泄、咸味涌泄、淡味渗泄而言,它们发挥着收散、缓急、润燥、软坚等不同的作用,故曰"六者或收、或散、或缓、或急、或燥、或润、或耎、或坚"。应用时,应发散者就用辛、甘之味,应涌泄者就用酸、苦之味,据药之性能来应用,这就是"以所利而行之"的意思。通过五味的调制,使病人机体恢复正常,即达到"调其气,使其平也"的目的,这是五味调气的方法。

⑪张灿玾等《黄帝内经素问校释》五味阴阳属性,其作用是怎样的呢? 岐伯说:辛味与甘味有发散作用的属阳,酸味与苦味有涌吐泻下作用的属阴,咸味涌吐泻下作用的属阴,淡味有渗利作用的属阳。六者之中,或收敛,或发散,或缓和,或急剧,或燥湿,或润泽,或耎坚,或坚实,根据其作用加以运用,调理气机,使其和平。

⑫方药中等《黄帝内经素问运气七篇讲解》[五味阴阳之用]"五味",即辛、甘、酸、苦、咸。"阴阳之用",即其作用以及其在阴阳中的属性。此句是问辛、甘、酸、苦、咸五味的作用及其阴阳属性如何。

[辛甘发散为阳]此句以下,是回答上句"五味阴阳之用"。"辛"、"甘",即具有辛味而兼有甘味的药物或食物。"发散",即发汗散寒。辛味而兼有甘味的药物或食物,一般均具有发汗散寒解表作用,发汗散寒可以使邪从外出,外为阳,所以原文谓:"辛甘发散为阳。"

[酸苦涌泄为阴]"酸""苦",即具有酸味或苦味的药物或食物。"涌",指涌吐。"泄",指泄泻。酸味或苦味的药物或食物,主要入里,有的具有涌吐或通便清里的

作用,可以使邪从里而出,里属阴,所以原文谓:"酸苦涌泄为阴。"

[咸味涌泄为阴]"咸",即具有咸味的药物或食物。咸味的药物如芒硝可以使人泻下,浓盐汤可以催吐,使病邪从里而出,所以原文谓"酸苦涌泄为阴"。联系上句,意即酸味、苦味、咸味,由于其作用均在里,在下,所以均属于阴。

[淡味渗泄为阳]"淡味",即味淡或无味的药物或食物。"渗泄",即利尿。王冰注:"渗泄,小便也,言水液自回肠泌别汁渗入膀胱之中,自胞气化之而为溺以泄出也。"淡味药物或食物,一般具有利尿作用,由于利尿作用系依靠水液气化作用而产生。气属阳,所以原文谓:"淡味渗泄为阳。"联系上句,意即辛味、甘味、淡味,由于其作用在表在外,而且其发汗、利尿作用的产生主要是通过气化作用而进行,所以均属于阳。

[六者或收,或散,或缓,或急,或燥,或润,或软,或坚]"六者",指辛、甘、酸、苦、咸、淡六种味道。"或",指这六种味的不同作用。"收",即收敛,属于酸味的作用;"散",即发散,属于辛味的作用;"缓",即缓和,缓解,属于甘味的作用;"急",指紧张,亦有收敛之义,属于酸味的作用;"燥",指干燥,属于苦味或甘味的作用,因为苦寒可以燥湿,甘温也可以燥湿;"润",即滋润,属于甘味的作用,因为甘寒可以养阴润燥;"软",即软坚,属于咸味的作用;"坚",即坚硬,或坚守,属于苦味的作用,苦可以坚阴。全句意即辛、甘、酸、苦、咸各有其自己的特殊作用,亦即辛散,酸收,甘缓,苦坚,咸软。

[以其所利而行之,调其气,使其平]"以",此处作"用"或根据解。"其",指五味。"所利",指前述五味的不同作用。"行之",即运用它来作治疗。"调其气",即矫正其偏胜之气。"使其平"即使之恢复到正常状态。全句意即人体在致病因素作用后出现邪气偏胜时,医生即可根据其偏胜情况,根据五味的不同作用,选用适当的药物或食物进行治疗,使偏胜之气得到调整恢复正常状态,亦即恢复健康。《素问·脏气法时论》谓:"辛散,酸收,甘缓,苦坚,咸软,毒药攻邪,五谷为养,五果为助,五畜为益,五菜为充,气味合而服之,以补益精气。此五者,有辛酸甘苦咸,各有所利,或散或收,或缓或急,或坚或软,四时五脏,病随五味所宜也。"即属此义。

⑬王洪图等《黄帝内经素问白话解》黄帝说:讲得好。那么药物五味的阴阳属性及其作用是怎样的?岐伯说:辛味、甘味药物,具有发散作用,属于阳;酸味、苦味药物,具有催吐和泻下作用,属于阴;淡味药物,具有渗湿、通利作用,属于阳。上述六种性味的药物,其作用各不相同,有的收敛、有的发散、有的缓和、有的急速、有的干燥、有的濡润、有的软化、有的坚固,临证时要根据病情的需要选择应用,以调和五脏之气使之平衡。

⑭郭霭春《黄帝内经素问白话解》涌泄:"涌",吐。"泄",泻。渗泄:"渗",小汗。"泄",利小便。

药物五味,阴阳的作用是怎样的?岐伯说:辛、甘味的药性是发散的,属于阳。酸、苦味的药性是涌泄的,属于阴。咸味的药性也是涌泄的,所以属阴。淡味的药性是渗泄的,所以也属阳。这六种性味的药物,其作用有的是收敛,有的是发散,有的是缓和,有的是迅急,有的是干燥,有的是濡润,有的是柔软,有的是坚实,要根据它们的不同作用来使用,从而调和其气,使之归于平和。

(2)帝曰:非调气而得者,治之奈何? 有毒无毒,何先何后? 愿闻其道。岐伯曰:有毒无毒,所治为主,适大小为制也。

①王冰《黄帝内经素问》夫病生之类,其有四焉,一者始因气动而内有所成,二者不因气动而外有所成,三者始因气动而病生于内,四者不因气动而病生于外。夫因气动而内成者,谓积聚症瘕,瘤气瘿气(守),结核癫痫之类也。外成者,谓痈肿疮疡,痂疥疽痔,掉瘛浮肿,目赤瘭胗,胕肿痛痒之类也。不因气动而病生于内者,谓留饮澼食,饥饱劳损,宿食霍乱,悲恐喜怒,想慕忧结之类也。生于外者,谓瘴气贼魅,虫蛇蛊毒,蜚尸鬼击,冲薄坠堕,风寒暑湿,斫射刺割捶朴之类也。如是四类,有独治内而愈者,有兼治内而愈者,有独治外而愈者,有兼治外而愈者,有先治内后治外而愈者,有先治外后治内而愈者,有须齐毒而攻击者,有须无毒而调引者。凡此之类,方法所施,或重或轻,或缓或急,或收或散,或润或燥,或奭或坚,方士之用,见解不同,各擅己心,好丹非素,故复问之者也。言但能破积愈疾,解急脱死,则为良方,非必要言以先毒为是,后毒为非,无毒为非,有毒为是,必量病轻重,大小制之者也。

②马莳《黄帝内经素问注证发微》此言病有气不调而得者,亦有气调而得者,皆不外正治反治二法而已。承上文而言五味有阴阳之用,必调其气而使之平矣。然有气不调而病气不平者,惟药分有毒无毒,而以所治为主,适其方之大小为制耳。

③张介宾《类经》非调气,谓病有不因于气而得者也。王太仆曰:病生之类有四:一者始因气动而内有所成,谓积聚症瘕,瘤气瘿气,结核癫痫之类也;二者因气动而外有所成,谓痈肿疮疡,疣疥疽痔,掉瘛浮肿,目赤瘭疹,胕肿痛痒之类也;三者不因气动而病生于内,谓留饮澼食,饥饱劳损,宿食霍乱,悲恐喜怒,想慕忧结之类也;四者不因气动而病生于外,谓瘴气贼魅,虫蛇蛊毒,蜚尸鬼击,冲薄坠堕,风寒暑湿,斫射刺割捶朴之类也。凡此四类,有独治内而愈者,有兼治内而愈者,有独治外而愈者,有兼治外而愈者,有先治内后治外而愈者,有先治外后治内而愈者,有须齐毒而攻击者,有须无毒而调引者。其于或重或轻,或缓或急,或收或散,或润或燥,或奭或坚,用各有所宜也。治之之道,有宜毒者,有不宜毒者,但以所治为主,求当于病而已,故其方之大小轻重,皆宜因病而为之制也。

④张志聪《黄帝内经集注》帝言上文论调五藏之气而使之平,然五藏之病又当以有毒无毒之药治之。或调或治,何先何后,愿闻其道。岐伯曰有毒无毒所治病为主,然适其方之大小为制也。

⑤高士宗《黄帝素问直解》承调气使平之言,而复问也。谓非调气而得,则当以药治之。药之有毒无毒,调治何先何后,必有其道,故愿闻之。治病各有其主,药之有毒无毒,以所治之病为主,更适方之大小以为制,此其道也。

⑥黄元御《黄元御医书全集》非调气而得者,气不调而得者也。有毒无毒,以所治之病为主,随病所宜,适其大小以为制也。

⑦张琦《素问释义》承上药味而言,非调气十字衍文。

⑧高亿《黄帝内经素问详注直讲全集》〔批〕用药必以病为主,可见成方之不可轨也,学者慎之。

〔注〕非调气,谓失于调气而得病者,或以有毒攻之,无毒调之。病有内外,治有先后,自有其道在也。然治病之要,各有所主,毒则去之,胜则攻之,虚则补之,以治为主,量病轻重,方之大小,为制可也。

〔讲〕黄帝曰:有失于调气而得病者,治之又当奈何?其中或有毒药以攻之,或无毒药以调之,何士何后?愿闻其道。岐伯对曰:有毒无毒,皆以所治之病为主,病宜攻以毒药,则有毒;病不宜调以毒药,则无毒。即不得已而用毒药,亦必审其病之内外轻重,适其方之大小以为制也。

⑨孟景春等《黄帝内经素问译释》非调气而得者:张介宾"谓病有不因于气而得者也"。

黄帝道:有的病不是用调气之法所能治愈的,应该怎样治疗?有毒无毒之药,哪种先用,哪种后用?我想知道它的方法。岐伯说:有毒无毒药物的使用,以适应所治病证的需要为原则,根据病情的轻重制定方剂的大小。

⑩任廷革《任应秋讲〈黄帝内经〉素问》(讲解)问曰:"非调气而得者,治之奈何?有毒无毒,何先何后?愿闻其道。"如果不按照五味之气的特性来调治,还有别的方法吗?如按照有毒、无毒的方法来调治,应如何掌握其先后呢?岐伯回答说,问题的关键是要掌握其恰到好处的分寸,"有毒"的药可以用,"无毒"的药也可以用,以所要达到的效果为准。如用"辛甘"的目的是发散,用"酸苦"的目的是涌泄,达到目的才是主要的,即所谓"有毒无毒,所治为主"。同时还要掌握药的剂量,即"适大小为制",有的药可以用大一点的剂量,有的药可以用小一点的剂量,所谓"大小"就是处方用药轻重多寡,既掌握了药之五味的功用,又掌握了其有毒、无毒特性的大小;何多用,何少用,何轻用,何重用,就有了尺度,所谓"为制"就是制定标准,用的量太大不行,有的量太小也不行,太过、不及都是"不为制",所以要"适大小为制"。

⑪张灿玾等《黄帝内经素问校释》非调气而得者:《类经》十二卷第四注"非调气,谓病有不因于气而得者也"。《医学纲目·卷三·阴阳脏腑部》云:"此言内气失调而得病之治法也。"按:本处所说之气,实指六气胜复之外因邪气而言,即运气篇中所述诸病因。非调气者,则不属于上述病因所致疾病之治法。

黄帝说:病有不用调气之法而得痊愈的,应怎样治疗呢?有毒与无毒的药物,哪种先用,哪种后用?我想听听其中的道理。岐伯说:有毒与无毒药物的使用,要根据疾病的需要去选择,根据病情的轻重,制定方剂的大小。

⑫方药中等《黄帝内经素问运气七篇讲解》〔非调气而得者〕"调气",即根据人

体在致病因素作用以后所表现的邪气偏胜情况,以药物或食物的不同性味特点进行相应的针对性处理。"非调气",即不属于上述处理方法。"非调气而得者"一语,意即对于患者的治疗,除了"调气"的治疗方法以外,还有"非调气"的治疗方法。

关于"非调气"一语,历代注家或作强解,或加回避,认识上很不一致。王冰注:"夫病生之类,其有四焉。一者始因气动而内有所成,二者不因气动而外有所成,三者始因气动而病生于内,四者不因气动而病生于外。夫因气动而内成者,谓积聚、疗瘕、瘤气、瘿气、结核、癫痫之类也;外成者,谓痈肿疮疡、疿疥疽痔、掉瘛浮肿、目赤瘭胗、胕肿痛痒之类也;三者不因气动而病生于内,谓留饮澼食、饥饱劳损、宿食霍乱、悲恐喜怒、想慕忧结之类也;四者不因气动而病生于外,谓瘴气贼魅、虫蛇蛊毒、蜚尸鬼击、冲薄堕坠、风寒暑湿、斫射刺割捶扑之类也。凡此四类,有独治内而愈者,有兼治内而愈者,有独治外而愈者,有兼治外而愈者;有先治内后治外而愈者,有先治外后治内而愈者,有须齐毒而攻击者,有须无毒而调引者。其疾或重或轻,或缓或急,或收或散,或润或燥,或软或坚,用各有所宜也。"张介宾注:"非调气,谓病有不因于气而得者也。"马莳注:"此言病有气不调而得者,亦有气调而得者。"张志聪注:"然五脏之病,又当以有毒无毒之药治之。"高世栻注:"承调气使平之言,谓非调气而得,则当以药治之。"上述诸家所注,我们认为没有把问题说清楚。王冰注和张介宾注认为病有因气而生和不因气而生者,所以治有调气与非调气的区别,一则违反了《内经》"百病生于气"的病因学认识及"疏其血气,令其调达,而致和平"的治疗原则,属于强解;二则从上下文义来看,这里重点是讨论治疗,还不是讨论病因,因此,所注不足为训。马莳注竟直言病可以由于气调而得者,更属奇谈怪论,闻所未闻。惟张志聪注和高世栻注认为此是指专用药物治疗而言,我们认为比较符合经文原意。因为前文已述"调其气,使其平",是指以五味调治而言。"五味",包括药物,也包括食物在内,见于《素问·脏气法时论》"毒药攻邪,五谷为养,五果为助,五畜为益,五菜为充,气味合而服之,以补益精气"之文。不过,如联系以下文字来看,单以药物治疗来解释"非调气"三字,仍有未足。因为前述"调气使平"治疗中也包括有药物治疗在内。根据本篇下文"坚者削之,客者除之,劳者温之,结者散之,留者攻之,燥者濡之,急者缓之,散者收之,损者温之,逸者行之,惊者平之,上之下之,摩之浴之,薄之劫之,开之发之,适事为故"一段原文,我们认为"非调气而得者"一句,在此处还应当有用药物等对患者作局部处理或对症治疗之意。这也就是说,对于疾病的治疗方法有两类,一类是"调气",即进行全身调整,治病求本。一类是"非调气",即针对局部表现进行对症处理。前述所引"结者散之,留者攻之,燥者濡之,急者缓之"等,就是针对局部进行对症处理而言。属于调气治疗者,可以用药物治疗,也可以用饮食调理;属于非调气治疗者,则指用药物或其他专用治疗手段进行处理。由于如此,我们认为,张、高之注,言是而未尽,遂据己见补之,以与读者共商。

[有毒无毒,何先何后]"有毒无毒",均指药物而言。"有毒",指药物之有毒者,

"无毒",指药物之无毒者。"先后",指用药先后。此处是指在对症治疗中对有毒和无毒药物的运用规律。此句是问在对症治疗或对患者做局部处理时,对有毒和无毒药物应如何选择使用。

[有毒无毒,所治为主]此句是承上句,是对上句"有毒无毒,何先何后"问话的回答。"有毒无毒,所治为主",直译之,亦即什么时候用有毒药物,什么时候用无毒药物,一切以病情需要而定。张介宾注:"治之之道,有宜毒者,有不宜毒者,但以所治为主,求当于病而已。"即属此义。

[适大小为制]"适",即适合。"大小",指大方和小方。"制",即制方。"适大小为制",也是承上句言,直译之,亦即根据患者病情需要情况分别予以大方或小方。张介宾注:"故其方之大小轻重,皆宜因病而为之制也。"即属此义。

⑬王洪图等《黄帝内经素问白话解》黄帝说:有些病用调气的方法不能治愈,应该怎么办呢? 有毒的药物和无毒的药物,先用哪种? 后用哪种? 我想听听这其中的道理。岐伯说:不论用有毒的药物或是无毒的药物,都以能治疗疾病为原则,同时还要根据病情制定大小适宜的方剂。

⑭郭霭春《黄帝内经素问白话解》适大小为制:根据病情轻重,制定剂量的大小。

黄帝道:病有不是调气所能治好的,应该怎样治疗? 有毒的药和无毒的药,哪种先用,哪种后用,希望听听这些道理。岐伯说:用有毒的药,或用无毒的药,要以能治病为准则,然后根据病情来制定剂量的大小。

第五十六解

(一)内经原文

帝曰:请言其**制**。岐伯曰:君一臣二,制之小也;君一臣三佐五,制之中也;君一臣三佐九,制之大也。寒者热之,热者寒之,微者逆之,甚者从之,坚者削之,客者除之,劳者温之,结者散之,留者攻之,燥者濡之,急者缓之,散者收之,损者温之,逸者行之,惊者平之,上之下之,**摩**之浴之,**薄之劫**之,开之发之,适事为故。

(二)字词注释

(1)制

①王冰《黄帝内经素问》此字未具体注释。

②马莳《黄帝内经素问注证发微》制。

③张介宾《类经》此字未具体注释。

④张志聪《黄帝内经集注》制。

⑤高士宗《黄帝素问直解》制。

⑥黄元御《黄元御医书全集》此字未具体注释。

⑦张琦《素问释义》此字未具体注释。

⑧高亿《黄帝内经素问详注直讲全集》〔注〕制者,谓君一、臣二臣三、佐五佐

九,各有大小之分也。

⑨孟景春等《黄帝内经素问译释》方剂的制度。

⑩任廷革《任应秋讲〈黄帝内经〉素问》标准或曰尺度。

⑪张灿玾等《黄帝内经素问校释》原则。

⑫方药中等《黄帝内经素问运气七篇讲解》即制方。制方大小的规定。

⑬王洪图等《黄帝内经素问白话解》制定方剂的原则。

⑭郭霭春《黄帝内经素问白话解》方制。

(2)摩

①王冰《黄帝内经素问》此字未具体注释。

②马莳《黄帝内经素问注证发微》此字未具体注释。

③张介宾《类经》摩之,按摩之也。

④张志聪《黄帝内经集注》摩者,上古多用膏摩而取汗。

⑤高士宗《黄帝素问直解》摩。

⑥黄元御《黄元御医书全集》摩谓按摩。

⑦张琦《素问释义》此字未具体注释。

⑧高亿《黄帝内经素问详注直讲全集》〔注〕〔讲〕按摩。

⑨孟景春等《黄帝内经素问译释》按摩。

⑩任廷革《任应秋讲〈黄帝内经〉素问》摩。

⑪张灿玾等《黄帝内经素问校释》即按摩疗法。

⑫方药中等《黄帝内经素问运气七篇讲解》指按摩。

⑬王洪图等《黄帝内经素问白话解》此字未具体注释。

⑭郭霭春《黄帝内经素问白话解》按摩。

(3)薄

①王冰《黄帝内经素问》此字未具体注释。

②马莳《黄帝内经素问注证发微》此字未具体注释。

③张介宾《类经》薄之,追其隐藏也。

④张志聪《黄帝内经集注》薄,迫也。

⑤高士宗《黄帝素问直解》薄。

⑥黄元御《黄元御医书全集》薄之,逼迫之也。

⑦张琦《素问释义》此字未具体注释。

⑧高亿《黄帝内经素问详注直讲全集》〔注〕〔讲〕摩荡。

⑨孟景春等《黄帝内经素问译释》迫使其外出。

⑩任廷革《任应秋讲〈黄帝内经〉素问》薄。

⑪张灿玾等《黄帝内经素问校释》吴崑注:"薄之,谓渐磨也。如日月薄蚀,以渐而蚀也。"《类经》十二卷第四注:"薄之,追其隐藏也。"似以吴注义明。薄,侵也。在此当有侵蚀之义。

⑫方药中等《黄帝内经素问运气七篇讲解》有减轻之义。

⑬王洪图等《黄帝内经素问白话解》此字未具体注释。

⑭郭霭春《黄帝内经素问白话解》迫邪外出。

（4）劫

①王冰《黄帝内经素问》此字未具体注释。

②马莳《黄帝内经素问注证发微》此字未具体注释。

③张介宾《类经》劫之，夺其强盛也。

④张志聪《黄帝内经集注》此字未具体注释。

⑤高士宗《黄帝素问直解》劫。

⑥黄元御《黄元御医书全集》劫之，劫夺之也。

⑦张琦《素问释义》此字未具体注释。

⑧高亿《黄帝内经素问详注直讲全集》〔注〕〔讲〕夺取。

⑨孟景春等《黄帝内经素问译释》劫截其发作。

⑩任廷革《任应秋讲〈黄帝内经〉素问》劫。

⑪张灿玾等《黄帝内经素问校释》用迅猛之药劫夺。

⑫方药中等《黄帝内经素问运气七篇讲解》同截，有强行制止之义。

⑬王洪图等《黄帝内经素问白话解》此字未具体注释。

⑭郭霭春《黄帝内经素问白话解》劫邪发作。

(三)语句阐述

(1)帝曰：请言其制。岐伯曰：君一臣二，制之小也；君一臣三佐五，制之中也；君一臣三佐九，制之大也。

①王冰《黄帝内经素问》此句未具体注释。

②马莳《黄帝内经素问注证发微》故君用其一，而臣辅以二；或辅之以三，佐则有五；或臣辅以三，佐则有九，此其制有大小之分也。

③张介宾《类经》君臣佐义见下章。

④张志聪《黄帝内经集注》主病之谓君，佐君之谓臣，应臣之谓使。盖病之甚者，制大其服；病之微者，制小其服。能毒者，制大其服；不能毒者，制小其服。（眉批）所治为主谓先以治病为主，而后调其气，言有病者非调气而得平也。

⑤高士宗《黄帝素问直解》请言大小之制。制方之道，君一臣二，无庸佐使，制济之小也。君一臣三佐五，制剂之中也。君一臣三佐九，制剂之大也。

⑥黄元御《黄元御医书全集》此句未具体注释。

⑦张琦《素问释义》与上文奇偶之制微异，而实相通。

⑧高亿《黄帝内经素问详注直讲全集》〔批〕病有不等，故治有不同，得其病，所治无难矣。

〔注〕制者，谓君一、臣二臣三、佐五佐九，各有大小之分也。

〔讲〕黄帝曰：夫子言适其大小以为制，不知其制之何如？请详言之。岐伯对曰:如主病之君一分,佐君之臣二分,制之小者也;主病之君一分,佐君之臣三分,辅臣之佐五分,制之中者也;若主病之君一分,佐君之臣三分,辅臣之佐九分制之大者也。

⑨孟景春等《黄帝内经素问译释》黄帝道:请你讲讲方剂的制度。岐伯说:君药一,臣药二,是小方的组成法;君药一,臣药三,佐药五,是中等方的组成法;君药一,臣药三,佐药九,是大方的组成法。

⑩任廷革《任应秋讲〈黄帝内经〉素问》(讲解)问曰:"请言其制",具体用药的标准或曰尺度是怎样的呢? 这里提出了小、中、大是指三种不同的用药标准,这里显然是从药味的多寡来讲的。"君一臣二"只用两三味药,属"制之小也",即小制之方;"君一臣三佐五",用七八味药,属"制之中也",即中制之方;"君一臣三佐九",用了十味以上的药,属"制之大也",即大制之方。

⑪张灿玾等《黄帝内经素问校释》黄帝说:请你谈谈其中的原则。岐伯说:君药一味,臣药二味,是小方的组成原则;君药一味,臣药三味,佐药五味,是中方的组成原则;君药一味,臣药三味,佐药九味,是大方的组成原则。

⑫方药中等《黄帝内经素问运气七篇讲解》[君一臣二,制之小也]以下是说制方大小的规定。"君",指治病的主要药物,即原文谓"主病之谓君"。"臣",指帮助主要药物发挥治疗作用的药物,即原文谓"佐君之谓臣"。"君一臣二,制之小也",直译之,即只有一味主要药物和两味辅助药物的处方就属于小方。应该指出,这里所谓的大方小方与本篇前文在谈"治有缓急,方有大小""大则数少,小则数多,多则九之,小则二之"时所说的大方和小方含义不同。前文中所说的大方是指药味少而量重的处方,小方是指药味多而量轻的处方。此处大方则是指药味多的处方,小方是指药味少的处方。二者是从不同的角度来谈大方和小方,各有内容,因此我们也要从不同的角度加以理解和运用,不能机械对待。

[君一臣三佐五,制之中也]"君一",指一味主要治疗药物。"臣三",指三味辅助主要药物发挥治疗作用的药物。"佐",即佐使药物,原文谓:"应臣之谓使。"佐药,亦即辅助臣药发挥治疗作用的药物。"佐五",即五味佐使药物。"君一臣三佐五,制之中也",直译之,即具有一味主要药物,三味辅助主要药物的药物,五味辅助臣药的佐使药物的处方,就属于中等量的处方。再看本篇中有关大小方的原文,前文中所述大小方,文中并无中方的提法,此处则明确提出"君一臣三佐五,制之中也",说明了此处所谓的大中小方完全是以药物多少为主,药味少就是小方,药味多就是大方,药味介于二者中间就是中方。此与前文所述的大小方,含义完全不同。

[君一臣三佐九,制之大也]"君一",指一味主要治疗药物。"臣三",指三味辅助君药的药物。"佐九",指九味辅助臣药的药物。"君一臣三佐九,制之大也",直译之,即具有一味主要药物,三味辅助君药的药物,九味佐使药物的处方,就属于大方。"君一臣三佐九",共有十三味药物,与前述中小方相比,药味最多,所以称为"大方"。

⑬王洪图等《黄帝内经素问白话解》黄帝说:请你谈谈制定方剂的原则。岐伯说:君药一味,臣药二味,是小剂的组成原则;君药一味,臣药三味,佐药五味,是中剂的组成原则;君药一味,臣药三味,佐药九味,是大剂的组成原则。

⑭郭霭春《黄帝内经素问白话解》黄帝道:请你讲讲方制。岐伯说:君药一味,臣药二味,这是小剂的组成;君药一味,臣药三味,佐药五味,这是中剂的组成;君药一味,臣药三味,佐药九味,这是大剂的组成。

(2)寒者热之,热者寒之,微者逆之,甚者从之,坚者削之,客者除之,劳者温之,结者散之,留者攻之,燥者濡之,急者缓之,散者收之,损者温之,逸者行之,惊者平之,上之下之,摩之浴之,薄之劫之,开之发之,适事为故。

①王冰《黄帝内经素问》夫病之微小者,犹人火也,遇草而焫,得水而燔,可以湿伏,可以水灭,故逆其性气以折之攻之。病之大甚者,犹龙火也,得湿而焰,遇水而燔,不知其性以水湿折之,适足以光焰造诣天,物穷方止矣;识其性者,反常之理,以火逐之,则燔灼自消,焰光扑灭。然逆之,谓以寒攻热,以热攻寒。从之,谓攻以寒热,虽从其性,用不必皆同。是以下文曰:逆者正治,从者反治,从少从多,观其事也。此之谓乎。(〔新校正云〕按神农云:药有君臣佐使以相宣摄,合和宜用一君二臣三佐五使,又可一君二臣九佐使也。量病证候,适事用之。)

②马莳《黄帝内经素问注证发微》但寒则治之以热,热则治之以寒,此逆治也。必病微则逆治之,若甚则从治之,及坚者削之一十九法,治法详备,皆适其事以复其故也。

③张介宾《类经》治寒以热,治热以寒,此正治法也。病之微者,如阳病则热,阴病则寒,真形易见,其病则微,故可逆之,逆即上文之正治也。病之甚者,如热极反寒,寒极反热,假证难辨,其病则甚,故当从之,从即下文之反治也。王太仆曰:夫病之微小者,犹人火也,遇草而焫,得木而燔,可以湿伏,可以水灭,故逆其性气以折之攻之。病之大甚者,犹龙火也,得湿而焰,遇水而燔,不知其性,以水折之,适足以光焰诣天,物穷方止矣;识其性者,反常之理,以火逐之,则燔灼自消,焰火扑灭。然逆之,谓以寒攻热,以热攻寒。从之,谓攻以寒热,虽从其性用,不必皆同。是以下文曰:逆者正治,从者反治,从少从多,观其事也。此之谓乎。温之,温养之也。逸者,奔逸溃乱也。行之,行其逆滞也。平之,安之也。上之,吐之也。摩之,按摩之也。薄之,追其隐藏也。劫之,夺其强盛也。适事为故,适当其所事之故也。

④张志聪《黄帝内经集注》温者,补也。盖补药多属甘温,泻药多属苦寒。摩者,上古多用膏摩而取汗。浴者,用汤液浸渍也。薄,迫也。此皆治病之要法,各适其事而用之。

⑤高士宗《黄帝素问直解》制小制中制大,大要,病寒者热治之,病热者寒治之,病微者逆治之,病甚者从治之,病坚者消削之,邪客者除去之,劳虚者温以治之,结聚者散以治之,留着者攻以治之,燥热者濡以治之,急疾者缓以治之,耗散者收以治之,损伤者益以治之,逸置者行之,惊骇者平之,或举而上之,或推而下之,或膏以

摩之，或汤以浴之，或缓治以薄之，或急治以劫之，或开导之，或发散之。凡此皆各适其事之所宜，为复其故。

⑥黄元御《黄元御医书全集》邪微者，逆而治之，药能胜邪，无有不受。邪甚者，药不胜邪，必不受也，故从治之。劳者温之，劳伤虚寒，故用温补。逸者行之，要道凝塞，故用行散。客者除之，谓非本有，或风寒外感，或饮食内伤，故除之也。摩谓按摩。浴谓洗浴。薄之，逼迫之也。劫之，劫夺之也。开之，泻其表也。发之，发其汗也。要以适事为故，不可太过不及也。

⑦张琦《素问释义》按王（冰）氏谓病之大甚者，犹龙火也，以水湿折之，适足以光焰诣天，物穷方止矣。识其性者，反常之理，以火逐之，则燔灼自消。嗣后言医者，无不宗之。然此但言导火归原之一端，病非一致，假如风胜之甚，从治之法，又当何如？且火之可导者，亦系虚火耳，实火炽甚岂能不行直折，而用从治乎？愚谓微者逆之，以热治寒，以寒治热，逆病而治之也。甚者从之，谓病虽大甚，必有其本，假如本热标寒，本寒标热，不治其标，而直取其本，故有标热而用热药，标寒而用寒药者，但言其标，则似从其同气，故曰从治，又曰反治。其实治本而标自除，仍是正治，故曰逆，正顺也。劳者温之，谓温养之。中病而止，无使过也。

⑧高亿《黄帝内经素问详注直讲全集》〔注〕以寒治热，以热治寒，微则逆之，正治也。甚者从之，反治也。削之，清其坚实也。除之，去其客邪也。温之，补其劳瘵也。散之，疏其结窒也。攻之，伐其留聚也。濡之，润其燥结也。缓之，解其急速也。收之，复其散失也。益之，补其损伤也。行之，邪之逸而伏藏者，使其流行也。平之，气之惊而散乱者，使其和平也。上之，吐之也。下之，泄之也。摩之，按摩也。浴之，浸渍也。薄之，摩荡也。劫之，夺取也。开之，开发其在表也。

〔讲〕总之，寒者，宜热之；热者，宜寒之；病微者，宜正治而逆之；病甚者，宜反佐而从之；病坚者，宜削之以消其实邪；客者，宜除之，以去其邪；过劳瘵者，宜补而温之；结滞者，宜疏而散之；停留者，宜伐而攻之；燥结者，宜润而濡之；至于急速者，宜缓之以解其急；散失者宜收之，以聚其散；损伤者，宜益之，以补其损；伏逸者，宜行之，以驱其逸；惊乱者，宜平之，以定其椋。至于或当吐而上之，或当泻而下之，或当按而摩之，或当渍而浴之，或当摩荡而薄之，或当夺取而劫之，或当开其腠理而开之，或当发其在表而发之。种种治法，亦随其病之所在，使之适其事而复其故焉，则得矣。

⑨孟景春等《黄帝内经素问译释》寒病用热药治疗，热病用寒药治疗，病轻的逆其病气而治，病重的从其病气而治，坚实的削弱它，有客邪的驱除它，因劳所致的温养它，郁结的疏散它，滞留的攻逐它，干燥的滋润它，拘急的缓和它，耗散的收敛它，虚损的温补它，安逸的通行它，惊悸的平静它，在上者使之上越，在下者使之下夺，或用按摩，或用汤浴，或迫使其外出，或劫截其发作，或用开导，或用发泄，以适合病情为度。

⑩任廷革《任应秋讲〈黄帝内经〉素问》（讲解）这些都是相对而言的，不要绝对

化。不管大方、中方、小方，要达到治疗的目的，前提是要符合治疗的原则。如治疗寒证就要用温热，即"寒者热之"；如治疗热证就要用寒凉，即"热者寒之"；一般的病就用逆治法，即"微者逆之"，逆其病势而治；对出现假象之"甚者"，往往要从其标象而治，即"甚者从之"，如治疗内真寒而外假热者就要用热药，从其表象而治。以下"坚者削之，客者除之，劳者温之，结者散之，留者攻之，燥者濡之，急者缓之，散者收之，损者温之，逸者行之，惊者平之，上之、下之、摩之、浴之、薄之、劫之、开之、发之，适事为故"就不用解释了，大家都能读得懂。

⑪张灿玾等《黄帝内经素问校释》逸者行之：《内经知要·卷下·治则》注"逸，即安逸也……过于逸则气脉凝滞，故须行之"。摩之浴之：摩，即按摩疗法。浴，即汤洗沐浴等熏洗疗法。薄之，吴崑注："薄之，谓渐磨也。如日月薄蚀，以渐而蚀也。"《类经》十二卷第四注："薄之，追其隐藏也。"似以吴注义明。薄，侵也。在此当有侵蚀之义。劫之：用迅猛之药劫夺之。

寒病用热法，热病用寒法，病轻者，逆其病气而治，病甚者，从其病气而治，坚实者削弱之，客邪者驱除之，劳损者温养之，结滞者疏散之，留止者攻伐之，干燥者濡润之，拘急者缓和之，缓散者收敛之，损伤者温补之，安逸者通行之，惊动者平静之，病在上者从上而散越之，病在下者，从下而泻之，或用按摩法，或用汤浴法，或用侵蚀法，或用劫夺法，或用开泄法，或用发散法，要以适应病情为原则。

⑫方药中等《黄帝内经素问运气七篇讲解》[寒者热之，热者寒之]以下是谈在对症治疗或局部处理中的一般治疗原则。"寒"，此处是指寒冷或具有寒凉作用的药物。"热"，此处是指温热或具有温热作用的药物。"寒者热之"，意即患者临床表现恶寒或局部出现寒冷者，即可用温热药物加以治疗。"热者寒之"，意即患者临床表现发热或局部有温热者，即可用寒凉药物加以治疗。

[微者逆之，甚者从之]"微者"，即病之轻者，"逆之"，即逆治法，亦即前句所述之"寒者热之，热者寒之"。"甚者"，即病之重者。"从之"，即从治之法，亦即在前面已讲述过的"治热以热，治寒以寒，治病求本"。此句应该是承上句"寒者热之，热者寒之"而言，意即病之轻者，亦即一般情况下，临床上可以采取"寒者热之，热者寒之"的逆治法，亦即对症治疗。但是在病之重者，亦即在病情复杂的情况下则不能满足于简单的对症处理，必须分析病机，采取从治法以治其本。这是对前述"非调气"治疗的注解，并于此说明了对症疗法的局限性和临时性。

[坚者削之，客者除之]"坚"，即坚硬，此处是指患者在致病因素作用以后所出现的各种坚满证。"削"，即消削。"坚者削之"，意即患者如果在临床上出现坚满证，例如出现皮肤硬结或腹中癥瘕积聚等证者，一般情况下，就可以选择具有消积、行滞、活血、化瘀、软坚等作用的药物作对症治疗。"客"，指外来病邪。"除"，即清除。"客者除之"，意即患者临床表现系属于明显的外来病邪所致者，例如由于过饮、过食或食物药物中毒所出现的腹痛吐泻等症者，一般情况下，就可以选用具有催吐、通便等作用的药物，使患者发生吐下，从而使侵入人体的外邪因吐泻而排出

体外。应该指出,"客者除之",从治疗上来说属于治本,所举之例属于"通因通用",也属于从治范围。因此"客者除之",不能说是对症治疗或局部处理,但是由于患者临床表现明显系由于外邪所致者比较简单,容易判断,所以也可以列属对症处理的范围之内。

[劳者温之,结者散之]"劳"即辛劳,此处有过用或消耗之意。"温",即温补。张介宾注:"温之,温养之也。""劳者温之",意即辛劳之人,器官过用,消耗增多,因此在治疗上应予温补。"结",指瘀结或凝结。"散",即消散。"结者散之",意即有瘀结或凝结表现,例如有结核或肿块等症者,治疗上则应予具有消散作用的药物来作治疗。

[留者攻之,燥者濡之]"留",即停留。"攻",即攻下。"留者攻之",意即人体内有病邪停留,例如人体在致病因素作用以后出现水饮潴留,或饮食积滞,大便秘结不通,中有燥屎等症者,一般情况下可以用攻下药物来作治疗。"燥",即干燥。"濡",即濡养或滋润。"燥者濡之",意即人体出现干燥现象,例如人体在致病因素作用以后出现口干、便干者,一般情况下临床上可用具有滋润濡养作用的药物进行治疗。

[急者缓之,散者收之]"急",指痉挛拘急。"缓",指缓和或缓解。"急者缓之",意即人体在致病因素作用以后临床表现痉挛拘急者,一般情况下均可选用具有缓急解痉作用的药物作对症治疗。"散",即散失。"收",即收敛。"散者收之",意即人体在致病因素作用以后,临床表现为汗出、虚脱、正气欲散者,一般情况下均可以用具有收敛作用的药物作对症治疗。

[损者温之,逸者行之]"损",指虚损。"温",指温补。"损者温之",与前述"劳者温之"之义同,亦即对于虚损患者,一般均可以用具有温补作用的药物进行对症治疗。"逸"指逸留或呆滞不动。"行"即使其行动或流通。"逸者行之",与前述"结者散之","留者攻之"之义相似,亦即对于气滞血瘀患者,一般均可以用具有行滞活血的药物作对症治疗。

[惊者平之,上之(者)下之]"惊",即惊怕不安或肌肉瞤动。"平",即平定或镇静。"惊者平之",意即人体在致病因素作用以后而出现精神不安或肌肉瞤动等症状时,一般情况下均可以用具有平定镇静作用的药物作对症治疗。"上",指气逆向上,例如呕吐、气喘等均属于气逆向上。前文谓"诸痿喘呕,皆属于上"。"上之",疑为"上者"之误。"下",即降逆,使上逆之气下行。"上者下之",意即人体在致病因素作用之后所出现的各种气逆症状,一般情况下均可以用具有降逆作用的药物作对症治疗,例如呕吐者可以用止吐药,气喘者可以用平喘药等均是。

[摩之浴之,薄之劫之]"摩",指按摩。"浴",指水浴。"薄",有减轻之义。"劫",同截,有强行制止之义。此句是承上句而言,意即在对症治疗中,除了药物以外,外治法中的按摩疗法及水疗等,亦有减轻或制止症状发作的作用。

[开之发之,适事为故]这是对前述对症治疗的总结。"开",即宣通。"发",即

升发。"适事",即恰如其分。"开之发之,适事为故",意即前述各种对症疗法,由于其系属对症处理,并非根本治疗,因此,一般应做到恰如其分,适可而止,不宜长用。

⑬王洪图等《黄帝内经素问白话解》病属于寒的,就使用热性药;病属于热的,就使用寒性药。病势较轻,病情单纯的,就使用逆治法;病势严重,病情复杂的,就使用从治法。病邪坚实的,用削减法;病邪停留体内的,用驱邪法;劳倦内伤的,用温补法;气血痰浊郁结的,用行气散结法;邪气滞留不动的,用攻逐法;津液受伤而干燥的,用滋润法;病气急迫的,用缓和法;正气耗散的,用收敛法;精气虚损的,用温补法;气血运行迟滞的,用行气活血法;惊悸不安的,用重镇平静法。另外,在临床实践中,要根据病情的需要,或使用升举法,或使用降逆法,或使用搜追邪气法,或使用强制截邪法,或使用开泄法,或使用发散法等。不论使用哪种治疗方法都要以符合病情为原则。

⑭郭霭春《黄帝内经素问白话解》适事为故:适应病情就好。

病属于寒的,要用热药;病属于热的,要用寒药。病轻的,就逆着病情来治疗;病重的,就顺着病情来治疗。病邪坚实的,就削弱它。病邪停留在体内的,就驱除它。病属劳倦所致的,就温养它。病属气血郁结的,就加以舒散。病邪滞留的,就加以攻遂。病属枯燥的,就加以滋润。病属急剧的,就加以缓解。病属气血耗散的,就加以收敛。病属虚损的,就加以补益。病属安逸停滞的,要使其畅通。病属惊怯的,要使之平静。或升或降,或用按摩,或用洗浴,或迫邪外出,或截邪发作,或用开泄,或用发散,都以适合病情为好。

第五十七解

（一）内经原文

帝曰:何谓逆从？岐伯曰:逆者正治,从者反治。从少从多,观其事也。

帝曰:反治何谓？岐伯曰:热因寒用,寒因热用,塞因塞用,通因通用。必伏其所主,而先其所因。其始则同,其终则异。可使破积,可使溃坚,可使气和,可使必已。帝曰:善。

气调而得者,何如？岐伯曰:逆之、从之,逆而从之,从而逆之,疏气令调,则其道也。帝曰:善。

病之中外何如？岐伯曰:从内之外者,调其内;从外之内者,治其外;从内之外而盛于外者,先调其内而后治其[注]外;从外之内而盛于内者,先治其外而后调其内;中外不相及,则治主病。帝曰:善。

[注]其:郭霭春《黄帝内经素问校注》此处为"于";张灿玾等《黄帝内经素问校释》、方药中等《黄帝内经素问运气七篇讲解》、孟景春等《黄帝内经素问译释》、人民卫生出版社影印顾从德本《黄帝内经素问》此处为"其"。

（二）字词注释

（1）逆从

①王冰《黄帝内经素问》言逆者,正治也。从者,反治也。逆病气而正治,则以

寒攻热,以热攻寒。虽从顺病气,则反治法也。

②马莳《黄帝内经素问注证发微》盖病热而治之以寒,病寒而治之以热,此乃以逆治之也。逆者,乃正治之法也。以热治寒而佐之以寒,以寒治热而佐之以热,此乃以顺治之也。顺者,乃反治之法也。

③张介宾《类经》此词未具体注释。

④张志聪《黄帝内经集注》逆者以寒治热,以热治寒,故为正治。从者,热病从热,寒病从寒,故为反治。

⑤高士宗《黄帝素问直解》逆者,以寒治热,以热治寒,是为正治。从者,以热治热,以寒治寒,是为反治。

⑥黄元御《黄元御医书全集》逆者,逆其病气,却是正治。从者,从其病气,实是反治。

⑦张琦《素问释义》此词未具体注释。

⑧高亿《黄帝内经素问详注直讲全集》〔注〕逆者正治,从者反治。〔讲〕逆治从治。

⑨孟景春等《黄帝内经素问译释》逆从。

⑩任廷革《任应秋讲〈黄帝内经〉素问》逆治,从治。

⑪张灿玾等《黄帝内经素问校释》逆治法与反治法。

⑫方药中等《黄帝内经素问运气七篇讲解》"逆",即治疗方法与临床表现相逆。例如治热以寒,治寒以热,即属"逆"。"从",即治疗方法与临床表现相反,例如治热以热,治寒以寒即属"从"。

⑬王洪图等《黄帝内经素问白话解》逆从。

⑭郭霭春《黄帝内经素问白话解》逆从。

(2)反治

①王冰《黄帝内经素问》投寒以热,凉而行之,投热以寒,温而行之,始同终异,斯之谓也。诸如此等,其徒实繁,略举宗兆,犹是反治之道,斯其类也

②马莳《黄帝内经素问注证发微》以热治寒而佐之以寒,以寒治热而佐之以热,此乃以顺治之也。顺者,乃反治之法也。

③张介宾《类经》以寒治寒,以热治热,从其病者,谓之反治。

④张志聪《黄帝内经集注》热病从热,寒病从寒。

⑤高士宗《黄帝素问直解》以热治热,以寒治寒。

⑥黄元御《黄元御医书全集》从其病气。

⑦张琦《素问释义》此词未具体注释。

⑧高亿《黄帝内经素问详注直讲全集》〔注〕从者反治。

⑨孟景春等《黄帝内经素问译释》反治。

⑩任廷革《任应秋讲〈黄帝内经〉素问》"从治"是反治法。

⑪张灿玾等《黄帝内经素问校释》反治法。

⑫方药中等《黄帝内经素问运气七篇讲解》即不同于正治的治疗方法。

⑬王洪图等《黄帝内经素问白话解》反治。

⑭郭霭春《黄帝内经素问白话解》反治法。

（3）中外

①王冰《黄帝内经素问》此词未具体注释。

②马莳《黄帝内经素问注证发微》表里。

③张介宾《类经》内外。

④张志聪《黄帝内经集注》病之因于外邪者，有因于内伤者。

⑤高士宗《黄帝素问直解》中，犹内也。

⑥黄元御《黄元御医书全集》中外。

⑦张琦《素问释义》此词未具体注释。

⑧高亿《黄帝内经素问详注直讲全集》〔讲〕病之在五脏而为中，病之感六气而为外。

⑨孟景春等《黄帝内经素问译释》内脏与体表相互影响。

⑩任廷革《任应秋讲〈黄帝内经〉素问》"中外"是"内外"之意，指病在里、病在表而言。

⑪张灿玾等《黄帝内经素问校释》内外。

⑫方药中等《黄帝内经素问运气七篇讲解》即内外，此处是指病所，亦指内在病变器官与外在临床表现。

⑬王洪图等《黄帝内经素问白话解》表里内外。

⑭郭霭春《黄帝内经素问白话解》内外。

（三）语句阐述

（1）帝曰：何谓逆从？岐伯曰：逆者正治，从者反治。从少从多，观其事也。

①王冰《黄帝内经素问》言逆者，正治也。从者，反治也。逆病气而正治，则以寒攻热，以热攻寒。虽从顺病气，则反治法也。从少，谓一同而二异。从多，谓二同而三异也。言尽同者，是奇制也。

②马莳《黄帝内经素问注证发微》盖病热而治之以寒，病寒而治之以热，此乃以逆治之也。逆者，乃正治之法也。以热治寒而佐之以寒，以寒治热而佐之以热，此乃以顺治之也。顺者，乃反治之法也。特观其病之轻重，以为药之多少耳。

③张介宾《类经》以寒治热，以热治寒，逆其病者，谓之正治。以寒治寒，以热治热，从其病者，谓之反治。从少谓之一同而二异，从多谓二同而一异，必观其事之轻重而为之增损。然则宜于全反者，自当尽同无疑矣。愚按：治有逆从者，以病有微甚；病有微甚者，以证有真假也。寒热有真假，虚实亦有真假，真者正治，知之无难，假者反治，乃为难耳。如寒热之真假者，真寒则脉沉而细，或弱而迟，为厥逆，为呕吐，为飧泄下利，为小便清频，即有发热，必欲得衣，此浮热在外而沉寒在内也。真热则脉数有力，滑大而实，为烦躁喘满，为声音壮厉，或大便秘结，或小水

赤涩，或发热掀衣，或胀疼热渴。此皆真病，真寒者宜温其寒，真热者直解其热，是当正治者也。至若假寒者，阳证似阴，火极似水也，外虽寒而内则热，脉数而有力，或沉而鼓击，或身寒恶衣，或便热秘结，或烦渴引饮，或肠垢臭秽，此则恶寒非寒，明是热证，所谓热极反兼寒化，亦曰阳盛隔阴也。假热者，阴证似阳，水极似火也。外虽热而内则寒，脉微而弱，或数而虚，或浮大无根，或弦芤断续，身虽炽热而神则静，语虽谵妄而声则微，或虚狂起倒而禁之即止，或蚊迹假斑而浅红细碎，或喜冷水而所用不多，或舌苔面赤而衣被不撤，或小水多利，或大便不结，此则恶热非热，明是寒证，所谓寒极反兼热化，亦曰阴盛隔阳也。此皆假病，假寒者清其内热，内清则浮阴退舍矣；假热者温其真阳，中温则虚火归原矣，是当从治者也。又如虚实之治，实则写之，虚则补之，此不易之法也。然至虚有盛候，则有假实矣；大实有羸状，则有假虚矣。总之，虚者，正气虚也，为色惨形疲，为神衰气怯，或自汗不收，或二便失禁，或梦遗精滑，或呕吐隔塞，或病久攻多，或气短似喘，或劳伤过度，或暴困失志，虽外证似实而脉弱无神者，皆虚证之当补。实者，邪气实也，或外闭于经络，或内结于脏腑，或气壅而不行，或血留而凝滞，必脉病俱盛者，乃实证之当攻。然而虚实之间，最多疑似，有不可不辨其真耳。如通评虚实论曰：邪气盛则实，精气夺则虚。此虚实之大法也。设有人焉，正已夺而邪方盛者，将顾其正而补之乎？抑先其邪而攻之乎？见有不得，则死生系之，此其所以宜慎也。夫正者本也，邪者标也。若正气既虚，则邪气虽盛，亦不可攻，盖恐邪未去而正先脱，呼吸变生，则措手无及。故治虚邪者，当先顾正气，正气存则不致于害。且补中自有攻意，盖补阴即所以攻热，补阳即所以攻寒，世未正气复而邪不退者，亦未有正气竭而命不倾者。如必不得已，亦当酌量缓急，暂从权宜，从少从多，寓战于守斯可矣，此治虚之道也。若正气无损者，邪气虽微，自不宜补，盖补之则正无与而邪反盛，适足以借寇兵而资盗粮。故治实证者，当直去其邪，邪去则身安，但法贵精专，便臻速效，此治实之道也。要之，能胜攻者，方是实证。实者可攻，何虑之有？不能胜攻者，便是虚证。气去不返，可不寒心。此邪正之本末，有不可不知也。惟是假虚之证不多见，而假实之证最多也；假寒之证不难治，而假热之治多误也。然实者多热，虚者多寒。如丹溪曰：气有余便是火。故实能受寒。而余续之曰：气不足便是寒。故虚能受热。世有不明真假本末而曰之医者，余则未敢许也。

④张志聪《黄帝内经集注》逆者以寒治热，以热治寒，故为正治。从者，热病从热，寒病从寒，故为反治。微者逆之，甚者从之，如病之过甚者从多，不太甚者从少，观其从事之何如耳。（眉批）上涌下泄，皆属热邪坚积于中。上者从之而上，下者从之而下，是为从治之法。

⑤高士宗《黄帝素问直解》微者逆之，甚者从之，何谓？逆者，以寒治热，以热治寒，是为正治。从者，以热治热，以寒治寒，是为反治。制方小大，从小从多，则观其事之所宜也。

⑥黄元御《黄元御医书全集》逆者，逆其病气，却是正治。从者，从其病气，实

是反治。

⑦张琦《素问释义》视病之微甚,为药之多少。

⑧高亿《黄帝内经素问详注直讲全集》〔批〕此明逆治从治之意也。

〔注〕逆者正治,从者反治,俱解见前。从少从多者,谓用药之多少,观病之轻重,以适其事也。

〔讲〕黄帝曰:夫子言逆治从治,不知所谓,请详言之。岐伯对曰:逆治者,逆其病而治之,实正治也。从治者,从其病而治之,实反治也。然必观其病之轻重,以为药之多少,是反治之法,从多从少,观其事也。

⑨孟景春等《黄帝内经素问译释》黄帝道:什么叫逆从? 岐伯说:逆就是正治法,从就是反治法。反治药的多少,要根据病情而定。

⑩任廷革《任应秋讲〈黄帝内经〉素问》(提要)阐明"微者逆之,甚者从之"之义,凡治病之逆从,均尽乎于此。

(讲解)问曰:"何谓逆从?"什么是"逆治"? 什么是"从治"? "逆治"是正治法,"从治"是反治法。如寒者热之、热者寒之,这是逆其病机而治,即热病用寒药、寒病用热药、虚者补之、实者泻之,这是正治法,临床常用的都属正治法范畴。如有热象反而用热性药,有寒象反而用寒性药,这是反治法,这个"反"相对"正"来讲的,是从其表象而治。所谓"从治法"是需要依据表、里、真、假的具体情况来把握其分寸的,或是表寒而里热,或是表热而里寒,或是真热而假寒,或是真寒而假热,因为"从治"法面对的现象和本质是不一致的,情况往往非常复杂,如二分假八分真,那么针对这"二分"用反治法,那"八分"还是要用正治法,所以说"从少从多,观其事也"。

⑪张灿玾等《黄帝内经素问校释》从者反治:指治法或服用药物方法虽与疾病假象相从,但其实质仍与病气相反,因而为反治法。

黄帝说:什么叫做逆治法与反治法? 岐伯说:逆治法,就是正治法,从治法就是反治法。顺从药物的多少,要根据病情而定。

⑫方药中等《黄帝内经素问运气七篇讲解》〔逆者正治,从者反治〕"逆",即治疗方法与临床表现相逆。例如治热以寒,治寒以热,即属"逆"。"正治",即一般治疗方法。"从",即治疗方法与临床表现相反,例如治热以热,治寒以寒即属"从"。"反治",即不同于正治的治疗方法。全句直译之,即逆治属于正治法,从治属于反治法。关于逆治和从治,正治和反治的问题,在前面讲解中已经多次提到,请参看前文,不予赘述。

〔从少从多,观其事也〕"从",即前述之从治法。"事",此处是指疾病的变化情况。"从少从多,观其事也"一句,直译之,即在临床治疗中,使用从治法治疗时,其从多从少,还要根据患者疾病变化的实际情况而定。张介宾注此云:"必观其事之轻重而为之增损。"即属此义。

⑬王洪图等《黄帝内经素问白话解》黄帝说:什么叫逆从? 岐伯说:逆是指逆其病证而治疗,也就是正治法;从是指顺从病证而治疗,也就是反治法。至于顺从

病证的药物用量多少,要根据病情而定。

⑭郭霭春《黄帝内经素问白话解》逆者从治,从者反治:逆其病情而治为正治法。顺从病情而治为反治法。

黄帝道:什么叫做逆从? 岐伯说:逆就是正治法,从就是反治法,所用从治药的应多应少,要观察病七情来确定。

(2)帝曰:反治何谓? 岐伯曰:热因寒用,寒因热用,塞因塞用,通因通用。必伏其所主,而先其所因。其始则同,其终则异。可使破积,可使溃坚,可使气和,可使必已。帝曰:善。

①王冰《黄帝内经素问》夫大寒内结,稽聚疝瘕,以热攻除,寒格热反,(守)纵之则痛发尤甚,攻之则热不得前。方以蜜煎乌头,佐之以热,蜜多其药,服已便消,是则张公从此,而以热因寒用也。有火气动,服冷已过,热为寒格,而身冷呕哕,嗌干口苦,恶热好寒,众议攸同,咸呼为热,冷治则甚,其如之何? 逆其好则拒治,顺其心则加病,若谓寒热逆,冷热必行,则热物冷服,下嗌之后,冷体既消,热性便发,由是病气随愈,呕哕皆除,情且不违,而致大益,醇酒冷饮,则其类矣,是则以热因寒用也。所谓恶热者,凡诸食余气主于王者(〔新校正云〕详王字疑误上),见之已呕也。又病热者,寒攻不入,恶其寒胜,热乃消除。从其气则热增,寒攻之则不入。以豉豆诸冷药酒渍或煴而服之,酒热气同,固无违忤,酒热既尽,寒药已行,从其服食,热便随散,此则寒因热用也。或以诸冷物,热齐和之,服之食之,热复围解,是亦寒因热用也。又热食猪肉及粉葵乳,以椒姜橘热齐和之,亦其类也。又热在下焦,治亦然。假如下气虚乏,中焦气拥,胠胁满甚,食已转增,粗工之见无能断也,欲散满则恐虚其下,补下则满甚于中,散气则下焦转虚,补虚则中满滋甚,医病参议,言意皆同,不救其虚,且攻其满,药入则减,药过依然,故中满下虚,其病常在。乃不知疎启其中,峻补于下,少服则资壅,多服则宣通,由是而疗,中满自除,下虚斯实,此则塞因塞用也。又大热内结,注泄不止,热宜寒疗,结复须除,以寒下之,结散利止,此则通因通用也。又大热凝内,久利溏泄,愈而复发,绵历岁年,以热下之,寒去利止,亦其类也。投寒以热,凉而行之,投热以寒,温而行之,始同终异,斯之谓也。诸如此等,其徒实繁,略举宗兆,犹是反治之道,斯其类也。(〔新校正云〕按《五常政大论》云:治热以寒,温而行之。治寒以热,凉而行之。亦热因寒用,寒因热用之义也。)

②马莳《黄帝内经素问注证发微》是以反治之法,其妙何如? 热以治寒,而佐以寒药,乃热因寒用也。寒以治热,而佐以热药,乃寒因热用也。《五常政大论》云:治热以寒,温而行之;治寒以热,凉而行之。亦热因寒用,寒因热用之义。但彼以服药言,而此以用药言耳。又下气虚乏,中焦气壅,欲散满则恐虚其下,欲补下则满甚于中。况少服则资壅,多服则宣通,遂乃峻补其下,以疏启其中,则中满自除,下虚自实,乃塞因塞用也。又大热内结,或大寒凝内,久利不止,遂以热下之,及以寒下之,乃通因通用也。此则病体何主? 必欲伏之,如以热治寒、以寒治热之谓。药宜何用? 必当先之,如因寒、因热、因塞、因通之谓。其所用之药,始与人同,而内行四

法,终与人异。凡可以破积溃坚,和气已病者,皆自此而得之矣。

③张介宾《类经》此节从王(冰)氏及新校正等注云:热因寒用者,如大寒内结,当治以热,然寒甚格热,热不得前,则以热药冷服,下嗌之后,冷体即消,热性便发,情且不违,而致大益,此热因寒用之法也。寒因热用者,如大热在中,以寒攻治则不入,以热攻治则病增,乃以寒药热服,入腹之后,热气即消,寒性遂行,情且协和,而病以减,此寒因热用之法也。如《五常政大论》云:治热以寒,温而行之;治寒以热,凉而行之。亦寒因热用、热因寒用之义。塞因塞用者,如下气虚乏,中焦气壅,欲散满则更虚其下,欲补下则满甚于中。治不知本而先攻其满,药入或减,药过依然,气必更虚,病必渐甚。乃不知少服则资壅,多服则宣通,峻补其下以疏启其中,则下虚自实,中满自除,此塞因塞用之法也。通因通用者,如大热内蓄,或大寒内凝,积聚留滞,写利不止,寒滞者以热下之,热滞者以寒下之,此通因通用之法也。以上四治,必伏其所主者,制病之本也。先其所因者,求病之由也。既得其本而以真治真,以假治假,其始也类治似同,其终也病变则异矣,是为反治之法,故可使破积溃坚,气和而病必已也。

④张志聪《黄帝内经集注》热因寒用、寒因热用者,治热以寒,温而行之,治寒以热,凉而行之,其始则同,其终则异也。塞因塞用、通因通用者,如诸呕吐酸,乃热邪坚积于中而壅塞于上,即从之而使之上涌,所谓塞因塞用,而可使破积也。如暴注下迫,乃热邪坚积于中而通泄于下,即从之而使之下泄,所谓通因通用,而可使溃坚也。必伏其所主之病,而先其所因,则可使气和而病可必已矣。

⑤高士宗《黄帝素问直解》正治者,治之正,反治者,治之反,故问反治何谓?反治之道,必以热治热,服药宜凉,是热因寒用也。以寒治寒,服药宜温,是寒因热用也。补药治中满,是塞因塞用也。攻药治下利,是通因通用也。此寒热通塞之治,后必伏其所主之病,而先其所因以投之,热治热,寒治寒,塞用塞,通用通,是其始则同。热者寒,寒者热,塞者通,通者塞,是其终则异。塞因塞用,则正气自强,故可使破积,可使溃坚。通因通用,则邪不能容,故可使气和,可使必已。此反治之道也。

⑥黄元御《黄元御医书全集》正治者,以热治寒,以寒治热。反治者,寒不受热,则热因寒用;热不受寒,则寒因热用;塞不受通,则塞因塞用;通不受塞,则通因通用。必伏其所主之品,而先其所因之味。所因在前,其始则同,同则病无不受也。所主在后,其终则异,异则病无不瘳也。如此则无积不破,无坚不溃,可使正气和平,而邪气必消也。

⑦张琦《素问释义》此申反治之义,热因之热,药之热也。寒用之寒,病之寒也。寒因之寒,药之寒也。热用之热,病之热也。塞因、通因,药之通塞也。塞用、通用,病之通塞也。本寒而标热,因其寒而用热也。本热而标寒,因其热而用寒也。病似宜通,而实不可通,则因其可塞而塞之,以塞为通也。病似宜塞,而实不可塞,则因其可通为通之,以通为塞也。故有寒热并用,攻补兼施,要在伏其所主,而先其

所因,故其始虽若与病气同,而其终则异,可以操券也。

⑧高亿《黄帝内经素问详注直讲全集》〔批〕此言反治之法在善所因也。

〔注〕从者反治,王冰注:热用寒用者,如大寒内结,以热攻除,寒甚格热,热不得前,则热药冷服,下嗌之后,冷体既消,热性便发,情且不连,而至大益,是热因寒用之例也。寒因热用者,如大热在中,以寒攻治则不入,以热攻治,则病增,乃以寒药热服,入腹之后,热气既消,寒性遂行,情且协和,而病以减,是寒因热用之例也。塞因塞用者,如下气虚乏,中焦气壅,肤胁满盛,欲散满则益虚其下,补下则满甚于中,病人告急,不救其虚且攻其满,药入则减,药退依然故中满下虚,其病常在,不知疏启其中,峻补其下,少服则资壅,多服则宣通,下虚既实,中满自除,此塞因塞用也。通因通用者,如大热内结,注泄不止,以塞疗之,结腹未除,以寒下之,结散利止,此则通因通用也。其寒积久泄,以热下之者,同此以上四治。必隐伏其所主,而先投其所因,其始也,气味虽同,其终也,作用则异,是为反治也。王注如此,凡可以破积溃坚和气已病者,皆自此而得之矣。

〔讲〕黄帝曰:夫子言反治之法,究竟何谓?岐伯对曰:亦善所困而已,如热以治寒,而佐以寒药,乃热因寒用也。寒以治热,而佐以热药,乃寒因热用也。如下气虚乏,中焦气壅欲散满,益虚其下,欲补下满甚于中。当此用药,最要留心,盖少服则资壅,多服则宣通,必峻补其下,疏启其中,而后中满可除,下虚自实也,此塞因塞用也。及大热内结,或大寒凝内久利不止,必以热下之,反以寒下之,乃通因通用之法也。何言之?盖病必有所主,必伏其所主而先治其所因,虽所用之药,其始与人同,而内行四法,其终与人异,凡可以破积溃坚,和气已病者,皆自此而得之矣。黄帝曰:夫子论治,非调气而得病之法诚善矣。

⑨孟景春等《黄帝内经素问译释》热因寒用,寒因热用:马莳"热以治寒而佐以寒药,乃热因寒用也。寒以治热而佐以热药,乃寒因热用也"。一说据下文"塞因塞用,通因通用"例,当作"热因热用,寒因寒用",可参。塞因塞用,通因通用:塞因塞用,指用补益法治疗虚性闭塞不通现象的病证。通因通用,指用通利法治疗实性通泄现象的病证。黄帝道:反治是怎样的?岐伯说:就是热因寒用,寒因热用,塞因塞用,通因通用。要制伏疾病的本质,必先探求发病的原因。反治法开始时药性与病性似乎相同,但最终其药性与病性是相反的。可以用来破除积滞,消散坚块,调畅气机,使疾病痊愈。黄帝道:对。

⑩任廷革《任应秋讲〈黄帝内经〉素问》(讲解)问曰:"反治何谓?"具体的反治法是怎样的呢?"热因寒用,寒因热用,塞因塞用,通因通用,必伏其所主,而先其所因,其始则同,其终则异,可使破积,可使溃坚,可使气和,可使必已",这是具体的一些反治方法。

对"热因寒用,寒因热用"的理解有两种意见:一种意见认为应该改为"热因热用,寒因寒用",在日本,有的版本已经这样修改了;还有一种意见认为这个问题可改可不改。我同意后者的意见。若改作"热因热用,寒因寒用"是有道理的,"从治"

法嘛,有热象反而用热药,有寒象反而用寒药,这是可改的理由。但在临床上确有寒因热用、热因寒用的治疗办法,也属于从治法,比如《素问·五常政大论》中讲:"治热以寒,温而行之;治寒以热,凉而行之。"就是说热病应该用寒药来治,但可用"热服"的方法,这是"寒因热用"的意思;相反,寒病应用热药治疗,但可以采用"凉服"的方法,这是"寒因热用"的意思。这种药物的服法,就属于从治法,是针对"服法"的,这是可不改的理由。所以我认为这个问题可改可不改,关键在正确地理解。在临床上,病寒该用热药,但因热与寒相对抗的缘故,病人拒药,于是采用热药凉服的方法,病机与药不相隔拒了,药可被顺利服下,药的本性还是热性的,如肉桂、附子等,可直接对抗体内的寒邪。这就是"热因寒用,寒因热用"的道理,也是"从治"的方法之一。所谓"从"是从表面现象来讲的,"从治"的本质还是正治法,比如真寒假热证,用热药针对真寒,因此严格地说"从治"还属"正治"。

"塞因塞用,通因通用",如有些脾胃虚的"腹胀",因由脾失健运引起,故属虚胀,要用"附子理中丸"(出自《太平惠民和剂局方》),这就是"塞因塞用"的治疗方法,"胀满"者阻塞也,不用"通泻"反用"温补",表面上看确为"塞因塞用",但实质是针对了脾不健运的病机,是虚则补之的正治法。再如有些湿热内积的"腹泻",因热积旁流或湿热内积引起,一天中腹泻数次,属湿热下注之实泻,要用刘河间的"解毒散",方用黄连、黄芩、栀子、大黄等药,这就是"通因通用"的治疗方法。特别是湿热性的痢疾,非通泻不可,要把湿热之邪清泻出体外,才能缓解里急后重的症状,若见到一天十次八次频繁的腹泻,就急用收涩之法,反而会留邪于体内,病情会越来越严重。

"必伏其所主,而先其所因","主"是指病证而言,如腹胀、腹泻等,"伏"是"降服"之意,"必伏其所主"就是控制临床表现的意思。怎样才能控制或改善症状呢?"而先其所因",意思是要找到病因,要分析其病机,要从根本上解决问题,不管从治、逆治,求"因"就是求"本",即是治病求本。

"其始则同"是指塞因塞用、通因通用、寒因寒用、热因热用等这些"从治"法而言。意思是说从表面上看治法与病证一致,但"其终则异","终"是指治疗结果,即治疗的结果却相反;如塞因塞用后,"塞"反而"不塞"了,通因通用后,"通"反而"不通"了。在临床若能掌握上述的法则和方法,就可以收到很好的疗效。如"可使破积",即有内积者可以破;"可使溃坚",即有坚块者可以使其溃;"可使气和",即气不和者可使其和;一句话"可使必已",即病一定能得到控制。"可使破积,可使溃坚,可使气和,可使必已"就是"必伏其所主"的具体内容,不管病有多严重,只要辨出病因、病机,治病求本,就能解决问题,最反对的是头痛医头、脚痛医脚的做法。

⑪张灿玾等《黄帝内经素问校释》热因寒用,寒因热用:吴崑注:"王注曰:热因寒用者,如大寒内结,以热攻除,寒甚格热,热不得前,则以热药冷服,下嗌之后,冷体既消,热性便发,情且不违,而致大益,是热因寒用之例也。寒因热用者,如大热在中,以寒攻治则不入,以热攻治则病增,乃以寒药热服,入腹之后,热气既消,寒性

遂行,情且协和,而病以减,是寒因热用之例也。"马莳注:"热以治寒而佐以寒药,乃热因寒用也。寒以治热,而佐以热药,乃寒因热用也。"塞因塞用,通因通用:中满而虚者,通之则虚尤甚,当补其虚则满自愈,为塞因塞用之义。内实而下利者,涩之则实更甚,当通其实,则利自止,为通因通用之义。必伏其所主,而先其所因:马莳注:"病体何主,必欲伏之,如以热治寒,以寒治热之谓。药宜何用,必当先之,如因寒因热,因塞因通之谓,《类经》十二卷第四注:"必伏其所主者,制病之本也。先其所因者,求病之由也。"按:当以《类经》注为是。伏其所主,谓求病之本而有所制伏之。先其所因,谓当先求病之所因。

黄帝说:反治法是什么意思呢?岐伯说:就是"热因寒用,寒因热用,塞因塞用,通因通用"等治法。必须求病之本而有所制伏之,当先求其病之所因。开始时药性与病情虽有些相同,但最终就不同了。这种治法可以破除积聚,溃散坚结,使气机调和,疾病得愈。黄帝说:好。

⑫方药中等《黄帝内经素问运气七篇讲解》[热因寒用,寒因热用,塞因塞用,通因通用]"热因寒用",即热证用寒药。"寒因热用",即寒证用热药。"塞",指堵塞不行的临床表现或具有固涩作用的药物。"塞因塞用",即临床表现为堵塞不通时,在治疗上还要用具有固涩作用的药物。例如便秘用补气药,尿少用固精药等即属"塞因塞用"。"通",指通利的临床表现或具有通利作用的药物。"通因通用",即临床表现为通利,在治疗上还要用具有通利作用的药物。例如腹泻用泻下药,自汗用发汗药,呕吐用催吐药等,即属于通因通用。上述"热因寒用""寒因热用",治法与症状相逆,属于逆治法。上述"通因通用""塞因塞用",治法与症状相比,属于从治法。有人认为,此节文字是回答上文"反治何谓"而言,因此疑"热因寒用,寒因热用"一文为"热因热用,寒因寒用"之误。我们同意这种看法。王冰、林亿、张介宾等认为"热因寒用、寒因热用"等,可以作热药凉服,寒药热服理解,并认为《五常政大论》中所述"治热以寒,温而行之,治寒以热,凉而行之"亦即"热因寒用、寒因热用"之义。虽然也可以讲通,但总觉勉强,因此认为本节文字仍以改为"热因热用,寒因寒用,塞因塞用,通因通用"为妥。

[必伏其所主而先其所因]这是对上述逆治和从治,从本质上来加以说明。"伏",有降伏之义,此处作治疗解。"所主""所因",指疾病发生的主要原因所在。张介宾注此云:"必伏其所主者,制病之本也。先其所因者,求病之由也。"这也就是说,"治病必求于本"。逆治和从治,从表面上看,有逆有从并不一样,但从实质上看,逆治和从治并无本质上的区别。标本一致,本热标热者治以寒,本寒标寒者治以热,这就是治热以寒,治寒以热,属于逆治。标本不一致,本热标寒者治以寒,本寒标热者治以热,这就是治热以寒,治寒以寒,属于从治。但是从治本的角度来看,逆治、从治,实际上都还是治热以寒,治寒以热,并无区别。"伏其所主,先其所因",这是中医学在治疗上的根本原则,也是逆治和从治的共同的理论基础。

[其始则同,其终则异]"始",即开始。此处可以解释为开始时的临床表现。

"终",即终结,此处可以理解为病变结果。"其始则同,其终则异",意即患者临床表现虽然可以有相似处,但其病变过程有的却并不完全相同,因此各种症状表现在性质上也就有真有假,因而治疗上也就有逆有从。

[可使破积,可使溃坚,可使气和,可使必已]"破积",即积滞被破除。"溃坚",即坚硬被击溃。此处是指顽难大病得到了治愈。"气和",即正气恢复。"必已",即疾病一定能够治愈。全句是承上句而言,意即如果能够注意到区别真假,伏其所主,先其所因,根据临床特点采取逆治或从治的方法来对患者进行治疗,则一定能够治愈疾病,使患者恢复健康。

关于在临床上如何区分寒热虚实的真假以及治疗上的逆治从治问题,张介宾在《类经》中作了十分深透的讨论,兹节录原注以供读者参考。他说:"愚按治有逆从者,以病有微甚,病有微甚者,以证有真假也。寒热有真假,虚实亦有真假,真者正治,知之无难,假者反治,乃为难耳。如寒热之真假者,真寒则脉沉而细,或弱而迟,为厥逆,为呕吐,为腹痛,为飧泄下利,为小便清频,即有发热,必欲得衣,此浮热在外而沉寒在内也。真热则脉数有力,滑大而实,为烦躁喘满,为声音壮厉,或大便秘结,或小水赤涩,或发热掀衣,或胀疼热渴,此皆真病。真寒者宜温其寒,真热者宜解其热,是当正治者也。至若假寒者,阳证似阴,火极似水也。外虽寒而内则热,脉数而有力,或沉而鼓击,或身寒恶衣,或便热秘结,或烦渴引饮,或肠垢臭秽。此则恶寒非寒,明是热证,所谓热极反兼寒化,亦曰阳盛格阴也。假热者,阴证似阳,水极似火也。外虽热而内则寒,脉微而弱,或数而虚,或浮大无根,或弦芤断续,身虽炽热而神则静,语虽谵妄而声则微,或虚狂起倒而禁之则止,或蚊迹假斑而浅红细碎,或喜冷水而所用不多,或舌胎面赤而衣被不撤,或小水多利,或大便不结,此则恶热非热,明是寒证,所谓寒极反兼热化,亦曰阴盛格阳也。此皆假病。假寒者清其内热,内清则浮阴退舍矣;假热者温其真阳,中温则虚火归原矣,是当从治者也。又如虚实之治,实则泻之,虚则补之,此不易之法也。然至虚有盛候,则有假实矣;大实有赢状,则有假虚矣。总之,虚者正气虚也,为色惨形疲,为神衰之怯,或自汗不收,或二便失禁,或梦遗精滑,或呕吐隔塞,或病久攻多,或气短似喘,或劳伤过度,或暴困失志,虽外证似实而脉弱无神者,皆虚证之当补也。实者邪气实也,或外闭于经络,或内结于脏腑,或气壅而不行,或血留而凝滞,必脉病俱盛者,乃实证之当攻也。然而虚实之间,最多疑似,有不可不辨其真耳。如通评虚实论曰:邪气盛则实,精气夺则虚,此虚实之大法也,设有人焉,正已夺而邪方盛者,将顾其正而补之乎?抑先其邪而攻之乎?见有不的,则死生系之,此其所以宜慎也,夫正者本也,邪者标也。若正气既虚,则邪气虽盛亦不可攻,盖恐邪未去而正先脱,呼吸变生,则措手无及。故治虚邪者,当先顾正气,正气存则不至于害。且补中自有攻意。盖补阴者所以攻执,补阳者所以攻寒,世未有正气复而邪不退者,亦未有正气竭而命不倾者。如必不得已,亦当酌量缓急,暂从权宜,从少从多,寓战于守斯可矣,此治虚之道也。若正气无损者,邪气虽微,自不宜补。盖补之则正无与而邪反盛,适以借寇兵而资盗粮。故治实证者,当直去其邪,邪去则身安。但法贵精专,便臻速效,此治实之道也。要之,能胜攻者,方是实证,实者可攻,何虑之有?不能胜攻者,便是虚证,气去不返,可不寒心?此邪正之本末,有不可不知也。惟是假虚之证不多见,而假实之证最多也;假寒之证不难治,而假热之治多误也。然实者多热,虚者多寒,如丹溪曰:气有余,便是火,故实能受寒,而余续之曰:气不足,便是寒,故虚能受热。世有不明真假本末而曰知医者,余则未敢许也。"张氏寒热虚实真假之论,说理深刻透辟,确系经验之谈,值得认真加以思考和学习。

⑬王洪图等《黄帝内经素问白话解》热因热用,寒因寒用:根据临床所见,某些严重疾病,往往出现假象,如果病的本质是热,却出现寒象,就要用寒凉药治疗,这就叫"寒因寒用";如果病的本质是寒,却出现热象,就要用热性药物治疗,这就叫"热因热用"。塞因塞用,通因通用:也是在某些严重疾病出现假象时用。例如,脾虚严重时出现腹胀满的假实象,就要使用补法,这就是塞因塞用;积滞严重时出现下利不止的假象,需用通下的方法治疗,这就是通因通用。

黄帝说:请具体说一下怎样做才叫反治?岐伯说:疾病中出现热的现象,治疗时仍使用热性药;疾病中出现有寒象,治疗时仍使用寒性药;疾病中有阻塞不通的现象,治疗时仍使用补益收敛的药物;疾病中有通利的现象,治疗时仍使用通利的药物。这样做的目的,就是要从根本上制伏疾病。因而,使用从治法时首先要抓住疾病的原因。从表面上看,从治法好像是药性与疾病的性质相同,但实质上药性与疾病的性质仍然是相反的。使用这种治疗方法,可以用来破除积滞、消散坚块、调和气血,从而使疾病痊愈。黄帝说:好。

⑭郭霭春《黄帝内经素问白话解》塞因塞用:反治法之一,指用补益收敛的药物治疗有阻塞假象的疾病。通因通用:反治法之一,指用通利药物治疗有通利假象的疾病。

黄帝道:反治怎么讲呢?岐伯说:就是热因热用、寒因寒用、塞因塞用、通因通用,要制伏其主病,但必先找出致病的原因。反治之法,开始时药性与病情之寒热似乎相同,但是它所得的结果却并不相同,可以用来破除积滞,可以用来消散坚块,可以用来调和气血,可使疾病得到痊愈。黄帝道:讲得好!

(3)气调而得者,何如?岐伯曰:逆之、从之、逆而从之、从而逆之,踈气令调,则其道也。帝曰:善。

①王冰《黄帝内经素问》逆,谓逆病气以正治。从,谓从病气而反疗。逆其气以正治,使其从顺,从其病以反取,令彼和调,故曰逆从也。不踈其气令道路开通,则气感寒热而为变,始生化多端也。

②马莳《黄帝内经素问注证发微》然帝之所问,虽曰非调气而得,而用药若此,则正所以调气而平也。《医学纲目》云:"非调气而得者"已下,言内气不调得病者之治法也。盖内气不调而得病,故所病寒热之邪,但可于其气之微者逆治之。如气甚而逆治之,则正邪格拒,不能胜邪,命将难全。故但当从其寒热之邪于外,伏其所主

之剂于中,然后正邪相入,而邪就擒矣。东垣所谓姜附寒饮,承气热服,及仲景于白通汤加尿、胆治少阴,丹溪于芩柏汤皆熟炒,治色目妇人恶寒之类是也。帝又以气调而得病者为问,岂知法不外乎逆从二端,而各法分用之外,又或相因而用,则调气之道尽矣。奚必以他求哉!《医学纲目》云:"气调而得者"以下,言内气本调,因外邪得病者之治法也。盖内气调而得病,故不分寒热之微甚,或逆治之,或从治之,皆可,更不须惧其正邪格拒,正固则邪自退矣。

③张介宾《类经》气调而得者,言气调和而偶感于病,则或因天时,或因意料之外者也。若其治法,亦无过逆从而已,或可逆者,或可从者,或先逆而后从者,或先从而后逆者,但疎其邪气而使之调和,则治道尽矣。

④张志聪《黄帝内经集注》此论调气之逆从也。气调而得者,谓得其逆从之道,而使其气之调也。如气之从于上下者宜逆之,逆于上下者宜从之。盖阳气在上,阴气在下,气之从也;阳气下行,阴气上行,气之逆也。是气之不可不从,而又不可不逆者也。是以气之从者,逆而从之;气之逆者,从而逆之。令其阴阳之气上下和调,此逆从调气之道也。上节论治病之逆从,此节论调气之逆从。徐东屏曰:即此可以意会通塞之义,不必过于远求。

⑤高士宗《黄帝素问直解》上文论反治,帝欲详明正治,故问气调而得,何如?气调而得,正治之法也。上文云,逆者正治,故逆之乃所以从之。逆治而从之,若从治而反为逆之矣。逆治之道,即上文疏其血气,令其调达之义。故曰:疏气令调,则其道也。

⑥黄元御《黄元御医书全集》其有气调而得者,则全是六气之外淫,亦用逆治从治之法,疏通其气,令之调和也。

⑦张琦《素问释义》气调而得,有误。逆从之义,已见上,此节盖衍文也。

⑧高亿《黄帝内经素问详注直讲全集》〔批〕此言内气调和,偶感外邪之治法也。

〔注〕气调而得病者,内气调和,因外邪而得病,治亦不越乎从逆也。但从逆二治有分而用之者,主逆之,佐亦逆之,主从之,佐亦从之。有相因而用者,主逆之而佐从之,主从之而佐逆之。然从逆虽异,皆所以疏其气而令其调和。此治内气本调,因外邪而得病者,又治法之一道也。

〔讲〕如内气调和,偶因外感而得病者,治之又当何如?岐伯对曰:仍不外夫逆之、从之之二法也。夫所谓逆之、从之者,病逆则反佐而从之,病从则治而逆之。总之,必疏通其气,使之调和,则其道庶乎得矣。黄帝曰:善哉,夫乎疏气令调之论矣!

⑨孟景春等《黄帝内经素问译释》调畅气机而病得痊愈的是怎样的呢?岐伯说:或用逆治,或用从治,或先逆后从,或先从后逆,疏通气机,使其调达,这就是调气的治法。黄帝道:对。

⑩任廷革《任应秋讲〈黄帝内经〉素问》(讲解):问曰:"气调而得者何如?"前面所谓的寒、热、塞、通等,都是气不调和的表现,是五脏六腑之气、阴阳之气不调的缘

故，如果没有这些情况，即"气调"者受到寒、热、风等诸邪的侵袭，又会怎样呢？"逆而从之，从而逆之，疏气令调，则其道也"，即使是一时性感受外邪，其治疗的原则还是一样的，或用从治法，或用逆治法，此即"逆之从之"；病情复杂一点的，或者是先逆治而后从治，或先从治而后逆治，故曰"逆而从之，从而逆之"。也就是说，病大病小、病轻病重、或外感、或内伤，只要人体的阴阳之气、脏腑之气能够调和，就达到了治疗的根本目的，中医学的理论精髓在此，故曰"疏气令调，则其道也"。

⑪张灿玾等《黄帝内经素问校释》调气而病得痊愈的是怎样的呢？岐伯说：有逆治法，有从治法，有先逆而后从之法，有先从而后逆之法，疏畅气血，使其条达，乃是治法的要道。黄帝说：好。

⑫方药中等《黄帝内经素问运气七篇讲解》［气调而得者何如］前文主要是论述"非调气而得者"的各种治疗方法。自"何谓逆从"以后，则主要是论调气的治疗方法。此处是在前述讨论逆治从治的基础上进一步问逆治、从治法在调气治疗中如何具体运用。

［逆之，从之，逆而从之，从而逆之，疏气令调］这里是对前句"气调而得者何如"的回答。"逆之"，即"热者寒之""寒者热之"的逆治法。"从之"，即"寒因寒用，热因热用，塞因塞用，通因通用"的从治法。"逆而从之"，即以逆治为主辅以从治的治法。"从而逆之"，即以从治为主辅以逆治的治法。"疏气令调"，即通过上述的各种治疗方法使人体气血恢复正常流畅从而恢复健康。此句意即调气的治疗，亦即"伏其所主而先其所因"的治疗。其治疗方法或逆治，或从治，或逆从并用。张介宾注："气调而得者……若其治法，亦无过逆从而已，或可逆者，或可从者，或先逆而后从者，或先从而后逆者，但疏其邪气而使其调和，则治道尽矣。"即属此义。

⑬王洪图等《黄帝内经素问白话解》有时尽管六气调和，而人们仍难免偶而患病，对此应该怎样治疗呢？岐伯说：也无非就是用上面所说的治法，或逆治，或从治，或先逆治而后从治，或先从治而后逆治，只要能疏散气血使它调和，就是最佳的治法。黄帝说：讲得好。

⑭郭霭春《黄帝内经素问白话解》有六气调和而得病的，应怎样治？岐伯说：或用逆治，或用从治，或主药逆治而佐药从治，或主药从治而佐药逆治，疏通气机，使之调和，这是治疗的正法。

(4)病之中外何如？岐伯曰：从内之外者，调其内；从外之内者，治其外；从内之外而盛于外者，先调其内而后治其外；从外之内而盛于内者，先治其外而后调其内；中外不相及，则治主病。帝曰：善。

①王冰《黄帝内经素问》各绝其源。皆谓先除其根属，后削其枝条也。中外不相及，自各一病也。

②马蒔《黄帝内经素问注证发微》此言治表里之病有三法，有本标、有先后、有分主也。病有从内而之外，则内为本而外为标，有从外而之内，则外为本而内为标，皆止调其本，而不必求之标也。病有从内之外而外病盛，有从外之内而内病盛，皆

当先治其病之为本,而后调其标之病盛也。然有病在内而不及之外,病在外而不及之内,则各自为病,中外不相及,或以治内,或以治外,皆治其主病耳。

③张介宾《类经》从内之外者内为本,从外之内者外为本。但治其本,无不愈矣。病虽盛于标,治必先其本,而后可愈,此治病之大法也,故曰治病必求其本。中外不相及,谓既不从内,又不从外,则但求其见在所主之病而治之。愚按:此篇即三因之义也。如金匮玉函要略曰:千般疢难,不越三条:一者经络受邪人脏腑,为内所因也;二者四肢九窍,血脉相传,壅塞不通,为外皮肤所中也;三者房室金刃虫兽所伤也。故陈无择著三因方曰:有内因,有外因,有不内外因。盖本于仲景之三条,而仲景之论实本诸此耳。疢,昌震切,病也。

④张志聪《黄帝内经集注》夫病之有因于外邪者,有因于内伤者,有感于外邪而兼之内有病者,有内有病机而又重感于外邪者,岁运七篇统论外因之邪病,此章复论内因之病机,然又有外内之兼病者,故帝复有此问焉。从内之外者,内因之病而发于外也,故当调其内。从外之内者,外因之病而及于内也,故当治其外。从内之外而盛于外者,此内因之病发于外而与外邪相合,故盛于外也,是当先调其内病,而后治其外邪。从外之内而盛于内者,此外因之邪及于内而与内病相合,故盛于内也,又当先治其外邪,而后调其内病。此调治内外之要法也。如止内有病而不感外邪,或止感外邪而无内病,中外不相及者,则当治其主病焉。王子律曰:内因之病,藏府之气病也,故当调之;外因之病,六淫之邪也,故曰治之。

⑤高士宗《黄帝素问直解》中,犹内也。病有从内而外者,有从外而内者,故复问病之中外,以悉其机。治病必求于本,故从内之外者,当调其内;从外之内者,当治其外;从内之外而盛于外者,亦先调其内而后治其外。从外之内而盛于内者,亦先治其外,而后调其内,内病于藏府,故曰调;外病于肌腠,故曰治。内病在内,外病在外,中外不相及,则但治其主病。

⑥黄元御《黄元御医书全集》病中外不相及者,以其在外而不由内来,在内而不由外来,故但治主病,不复兼治别处也。

⑦张琦《素问释义》申上先其所因之义,即标本之说也。内不因外,外不因内,则各治其主病。

⑧高亿《黄帝内经素问详注直讲全集》〔批〕此言病之先从内而之外,与先从外而之内,及外不应六气,内不应五脏之治法也。

〔注〕内,五脏之气也。外,所感六气也。从内之外,五脏气甚,从其内而治之。从外之内,邪乘脏虚,从其外而治之也。内邪盛于外者,先去内邪。外邪盛于内者,先去外邪。中外不相及者,内不应脏,外不应气,则治主病,宜调五脏之阴气阳气也。

〔讲〕至若病之在五脏而为中,病之感六气而为外者,治之又复何如?岐伯对曰:如病之先从由而之外者,因脏虚而后感邪也,宜先调其内。病之从外邪客入五脏而之内者,邪乘脏虚也,宜先治其外。邪病之从内之外而盛于外者,则当先调其内之脏气,而后治其外之邪气。病之从外之内而盛于内者,则宜先治其外之邪气,而后调其内之脏气。至若内不应夫五脏,外不应夫六气,为中外不相及之病,则宜调其阴阳,审其轻重以治。夫为内、为外之主病者焉耳。黄帝曰:善哉,夫子论治病内外之法也!

⑨孟景春等《黄帝内经素问译释》病有内脏与体表相互影响的,如何治疗? 岐伯说:从内脏影响到体表的,先治其内脏病;从体表影响到内脏的,先治其体表病;从内脏影响到体表而偏重于体表的,先治其内脏病,后治其体表病;从体表影响到内脏而偏重于内脏的,先治其体表病,后治其内脏病;内脏与体表没有相互影响的,就治其发病部位所主之病。黄帝道:对。

⑩任廷革《任应秋讲〈黄帝内经〉素问》问曰:"病之中外何如?""中外"是"内外"之意,指病在里、病在表而言,里证怎样治? 表证怎样治? "从内之外者,调其内;从外之内者,治其外;从内之外而盛于外者,先调其内而后治其外;从外之内而盛于内者,先治其外而后调其内;中外不相及,则治主病",这里涉及了病之标、本,以及疾病发展的机势等问题。

"从内之外者,调其内","内"病是本,"外"病是标,病从内而生逐渐出现外症者要从"本"来调治,即要治之"内"。如平素体质较差,或中气虚弱、或有五脏内伤的人,出现一些外证表现,便当作一般的外证来治疗,其病就会越演越烈。如慢性支气管炎急性发作的病,多由感冒引起,就不能当作一般的外感去治疗,如果用汗法去发散,于是津气两伤,病情越来越重;还是要先考虑慢性支气管病者一般都会有肺气虚弱的一面,这种体质的人得了外感,要在补肺气的基础上轻解外邪。

"从外之内者,治其外",病是从"外"而得逐渐出现了"内"证者,即先病于"表"而后演变成为"内"证者,若"表"证还在,要以治疗"外"证为主。如果外感表邪没有及时治疗,或治疗不当,外邪从太阳传阳明或传少阳,此即由"外"传"里"了。只要表邪还在,还是要先解表,不解表这个病始终解决不了,整个《伤寒论》中都贯穿了这个精神。

"从内之外而盛于外者,先调其内而后治其外",如果先有内伤而后现表证,而且这个表邪很盛,这种情况与前"从内之外者"虽然有些区别,即表证表现得很重、很突出,还是要先调其"内"后治其"外"。

"从外之内而盛于内者,先治其外而后调其内",先有表证,逐渐地外邪入里出现里证,而且里证表现得很突出,那仍然要先治其"外"而后调其"内"。

这里讲的是先病、后病的标、本问题,先病是主要的,为病之"本",后病是次要的,为病之"标","治病求本"是临床上始终不能放弃的治疗原则,即使是"盛于外""盛于内"的情况也是这样。如素有气管炎、心脏病等慢性疾病的人,感冒发烧了,该如何处理? 是不是只用"桂枝汤""麻黄汤"来治疗? 不能这样简单地处理,那就要视情况使用补气发汗法,或用养阴发汗法等,补气、养阴等是可以与"发汗"同时使用的,不要拘泥先、后。

"中外不相及,则治主病",既不是"从内而之外"也不是"从外而之内",这就是"中外不相及",即病没有内、外的联系,"则治主病",即病在经治经,病在脏治脏,病在腑治腑。

⑪张灿玾等《黄帝内经素问校释》病之中外何如:张志聪注"夫病之有因于外邪者,有因于内伤者,有感于外邪而兼之内有病者,有内有病机而又重感于外邪者。岁运七篇,统论外因之邪病,此章复论内因之病机,然又有外内之兼病者,故帝复有此问焉"。中外不相及则治主病:内外病因都不能确立的,则治疗主要之见证。

内因之病与外因之病怎样治疗呢?岐伯说:因内因病而影响外因为病的,则调治其内;因外因病而影响内因为病的,则治其外;因内因病而影响外因为病,而且外病盛的,先调治其内病而后治其外病;因外因病而影响内因为病,而且内病盛的,先治其外病而后治其内病;内因与外因都不能确立的,则治其主要的见证。黄帝说:好。

⑫方药中等《黄帝内经素问运气七篇讲解》[病之中外何如]"中外",即内外,此处是指病所,亦指内在病变器官与外在临床表现。"病之中外何如?"是问疾病所在部位之间或内在病变器官与外在临床表现之间与治疗上的关系。

[从内之外者,调其内]"从内之外",即从内到外。"调",即前述的调气。"从内之外者,调其内",意即从内到外者,其本在内,其末在外,内为原发,外为继发,根据治病求本的原则,所以要"从内之外者,调其内"。张介宾注:"从内之外者,内为本……但治其本,无不愈矣。"张志聪注:"从内之外者,内因之病而发于外也,故当调其内。"

[从外之内者,治其外]"从外之内",即从外到内。"治",即治疗。"从外之内者,治其外",意即疾病从外到内者,其本在外,其末在内,外是原发,内是继发。根据治病求本的原则,所以要"从外之内者,治其外"。张介宾注:"从外之内者,外为本,但治其本,无不愈矣。"张志聪注:"从外之内者,外因之病而及于内也,故当治其外。"需要指出,原文在治"内"时用"调"字,而在治"外"时则用"治"字,内中有深意存焉,意即其病在内者,其病深且与全身密切相关,因此,必须从全身情况考虑全面调整,所以用一"调"字。病在外者,其病浅,多属局部病变,所以文中用一"治"字。《内经》的语言极其准确,于此可见一般。

[从内之外而盛于外者,先调其内而后治其外]"盛",指旺盛,此处指表现明显。"从内之外而盛于外者,先调其内而后治其外",意即病发于内而外在症状表现明显重笃者,亦即继发病比原发病更为突出者,此时在治疗上仍应先调其内,亦即在治疗原发病的基础之上来治疗继发病。张介宾注:"病虽盛于标,治必先其本而后可愈。此治疗之大法也,故曰治病必求其本。"

[从外之内而盛于内者,先治其外而后调其内]此句之义与前句基本相同,意即病虽原发于外,但继发的全身症状表现更为突出者,此时在治疗上仍应先治其外以求本。

[中外不相及,则治主病]"中外不相及",指疾病内外并不关联,不存在原发和继发的问题。"主病",即本病。此句意即如果本病是独立的,不涉及原发和继发的问题时,则无所谓先治什么后治什么,直接对本病治疗即可。

⑬王洪图等《黄帝内经素问白话解》有些疾病表里内外会互相影响,对此应该怎样治疗呢?岐伯说:病生于内部而影响到外部的,应治疗在内的病;病生于外部而影响到内部的,应治疗在外的病;病生于内部而到达外部,与外部邪气相合,而使病势盛于外部的,要先调在内之病,然后治疗外部的疾病;病生于外部而到达内部,与内部原有之病相合,而使病势盛于内部的,要先治疗外部的疾病,然后调治在内之病。如果内部有病不影响外部,外部有病也不影响内部,内与外不相涉及的,只要治疗主要的病证就可以了。黄帝说:好。

⑭郭霭春《黄帝内经素问白话解》病有内外相互影响的,怎样治疗?岐伯说:病从内生而后至于外的,应先调治其内;病从外生而后至于内的,应先调治其外;病从内生,影响到外部而偏重于外部的,先调治它的内部,而后治其外部;病从外生,影响到内部而偏重于内部的,先调治它的外部,然后调治它的内部;既不从内,又不从外;内外没有联系的,就治疗它的主要病证。黄帝道:讲得好!

第五十八解

(一)内经原文

火热,复恶寒发热[注],有如**疟**状,或一日发,或间数日发,其故何也?岐伯曰:胜复之气会遇之时,有多少也。阴气多而阳气少,则其发日远;阳气多而阴气少,则其发日近。此胜复**相薄**,盛衰之节。疟亦同法。

帝曰:论言治寒以热,治热以寒,而方士不能废绳墨而更其道也。有病热者,寒之而热;有病寒者,热之而寒。二者皆在,新病复起,奈何治?岐伯曰:诸寒之而热者取之阴,热之而寒者取之阳,所谓求其属也。帝曰:善。

[注]火热,复恶寒发热:郭霭春《黄帝内经素问校注》、方药中等《黄帝内经素问运气七篇讲解》此处为"火热,复恶寒发热",其中方药中解释为"火热"即高热,"恶寒"即怕冷,"火热复恶寒"指临床上的高热恶寒或寒热往来;张灿玾等《黄帝内经素问校释》、孟景春等《黄帝内经素问译释》此处为"火热复,恶寒发热",其中张灿玾等解释为火热之气复,而又恶寒发热,孟景春等解释为火热之病,反复恶寒发热。

(二)字词注释

(1)火热

①王冰《黄帝内经素问》此词未具体注释。

②马莳《黄帝内经素问注证发微》此词未具体注释。

③张介宾《类经》此词未具体注释。

④张志聪《黄帝内经集注》因火热而为病。

⑤高士宗《黄帝素问直解》此词未具体注释。

⑥黄元御《黄元御医书全集》此词未具体注释。

⑦张琦《素问释义》此词未具体注释。

⑧高亿《黄帝内经素问详注直讲全集》〔注〕热者,人身之阳气,卫气也。阳气入于阴,则阴不胜阳气而为热。〔讲〕大热。

⑨孟景春等《黄帝内经素问译释》火热之病。

⑩任廷革《任应秋讲〈黄帝内经〉素问》这个"火热"是内生的,不是外感六淫邪气引发的。

⑪张灿玾等《黄帝内经素问校释》火热之气。

⑫方药中等《黄帝内经素问运气七篇讲解》即高热。

⑬王洪图等《黄帝内经素问白话解》火热之气。

⑭郭霭春《黄帝内经素问白话解》火热之气。

（2）疟

①王冰《黄帝内经素问》此字未具体注释。

②马莳《黄帝内经素问注证发微》此字未具体注释。

③张介宾《类经》此字未具体注释。

④张志聪《黄帝内经集注》夫疟者,感外淫之邪病也。

⑤高士宗《黄帝素问直解》此字未具体注释。

⑥黄元御《黄元御医书全集》此字未具体注释。

⑦张琦《素问释义》此字未具体注释。

⑧高亿《黄帝内经素问详注直讲全集》〔讲〕疟证。

⑨孟景春等《黄帝内经素问译释》疟疾。

⑩任廷革《任应秋讲〈黄帝内经〉素问》疟疾。

⑪张灿玾等《黄帝内经素问校释》疟疾。

⑫方药中等《黄帝内经素问运气七篇讲解》疟疾。

⑬王洪图等《黄帝内经素问白话解》疟疾。

⑭郭霭春《黄帝内经素问白话解》疟疾。

（3）相薄

①王冰《黄帝内经素问》此词未具体注释。

②马莳《黄帝内经素问注证发微》此词未具体注释。

③张介宾《类经》此词未具体注释。

④张志聪《黄帝内经集注》此词未具体注释。

⑤高士宗《黄帝素问直解》此词未具体注释。

⑥黄元御《黄元御医书全集》此词未具体注释。

⑦张琦《素问释义》此词未具体注释。

⑧高亿《黄帝内经素问详注直讲全集》〔讲〕两相激薄。

⑨孟景春等《黄帝内经素问译释》相互搏斗。

⑩任廷革《任应秋讲〈黄帝内经〉素问》此词未具体注释。

⑪张灿玾等《黄帝内经素问校释》相迫。

⑫方药中等《黄帝内经素问运气七篇讲解》"薄",此处作交争解。"胜复相薄",意即上述症状的发生是胜气与复气相争,亦即正邪相争的表现。

⑬王洪图等《黄帝内经素问白话解》相互搏击。

⑭郭霭春《黄帝内经素问白话解》相互搏击。

(三)语句阐述

(1)火热,复恶寒发热,有如疟状,或一日发,或间数日发,其故何也?

①王冰《黄帝内经素问》此句未具体注释。

②马莳《黄帝内经素问注证发微》此言病有似疟,而治法亦同也。病有始而火热,继有恶寒,又复发热,状同于疟,而其发或一日,或兼数日者,正以人身有阳气者,卫气也;阴气者,营气也。

③张介宾《类经》凡病寒热,多由外感,然有不因风寒而火热内盛者,亦为恶寒发热,其作有期,状虽似疟而实非疟证,故特为问辨也。

④张志聪《黄帝内经集注》此复论人身中之阴阳外内也。火热者,因火热而为病。夫火热伤气,此言病在气而不在经也。复恶寒发热,有如疟状者,此阴阳外内之相乘也。

⑤高士宗《黄帝素问直解》承上文内外之病,而问寒热似疟,或一日发,或间数日发,其在中在外何如?

⑥黄元御《黄元御医书全集》此句未具体注释。

⑦张琦《素问释义》火热之胜复,大都但发热而不恶寒,亦且无发作有时如疟之理,故问之。

⑧高亿《黄帝内经素问详注直讲全集》〔批〕此言病发寒热状如疟疾者之治法也。

〔注〕热者,人身之阳气,卫气也。寒者。人身之阴气,营气也。阳气入于阴,则阴不胜阳气而为热。阴气出于阳,则阳不胜阴而为寒。

〔讲〕然病又有始而大热,继且恶寒,终复发热,状有同于疟证者,或一日一发,或间数日而一发其故何也?

⑨孟景春等《黄帝内经素问译释》火热之病,反复恶寒发热,有如疟疾之状,或一天一发,或间隔数天一发,这是什么缘故?

⑩任廷革《任应秋讲〈黄帝内经〉素问》(提要)申明"寒者热之,热者寒之"之义,阐明寒热之治,而以五味之"所喜功"为归宿。

(讲解)问曰:"火热复,恶寒发热,有如疟状,或一日发,或间数日发,其故何也?"发热、恶寒"有如疟状"者,不同于一般外感病的恶寒、发热,而是由体内的火热之邪引发的病证。"火热复"的"复"是指"复气",是脏腑之间的复气。脏腑火热邪盛而出现恶寒、发热的症状,叫"火热复",这个"火热"是内生的,不是外感六淫邪气引发的。恶寒、发热多见于外感病,但也可见于内伤病,由于体内火热强盛,而出现恶寒、发热的表现,就像"疟疾"一样,往来寒热而且还反复地发作,有的一天一发,有的几天一发,这是什么原因呢?

⑪张灿玾等《黄帝内经素问校释》火热之气复,而又恶寒发热,好像疟疾一样,或一日发作一次,或隔数日发作一次,是什么原因呢?

⑫方药中等《黄帝内经素问运气七篇讲解》[火热复恶寒]"火热",即高热。"恶寒",即怕冷。"火热复恶寒",指临床上的高热恶寒或寒热往来。

[发热有如疟状]此句直译之,即上述发热恶寒或寒热往来等证状与疟疾相似,如疟而非疟。于此说明发热恶寒或往来寒热等症状,多种热病均可发生,并不是疟疾所独有的临床表现。张介宾注:"凡病寒热,多由外感,然有不因风寒而火热内盛者,亦为恶寒发热,其作有期,状虽似疟而实非疟证。"即属此义。

[或一日发,或间数日发]"一日发",即每天发作一次。"间数日发",即间隔一天、两天或几天时间反复发作。

⑬王洪图等《黄帝内经素问白话解》火热之气盛,又见恶寒发热,像疟疾那样,有的一天一发,有的间隔数天一发,这是什么缘故呢?

⑭郭霭春《黄帝内经素问白话解》火热之气来复,就使人恶寒发热,好像疟疾的症状,有的一天一发,有的间隔数天一发,这是什么缘故?

(2)胜复之气会遇之时,有多少也。阴气多而阳气少,则其发日远;阳气多而阴气少,则其发日近。此胜复相薄,盛衰之节。疟亦同法。

①王冰《黄帝内经素问》阴阳齐等,则一日之中,寒热相半。阳多阴少,则一日一发而但热不寒。阳少阴多,则隔日发而先寒后热。虽复胜之气,若气微则一发后六七日乃发,时谓之愈而复发,或频三日发而六七日止,或隔十日发而四五日止者,皆由气之多少,会遇与不会遇也。俗见不远,乃谓鬼神暴疾,而又祈祷避匿,病势已过,旋至其毙,病者殒殁,自谓其分,致今冤魂塞于冥路,夭死盈于旷野,仁爱鉴兹,能不伤楚,习俗既久,难卒厘革,非复可改,未如之何,悲哉悲哉!

②马莳《黄帝内经素问注证发微》阳气入于阴,则阴不胜其阳而为热;阴气出于阳,则阳不胜其阴而为寒。二者互有胜复,而会遇之时有多少,故其病之如疟也。然其日有远近者,亦以阴阳之气有多少,阴气多而阳气少,则阴性精专,所以发日之远也;阳气多而阴气少,则阳性剽悍,所以发日之近也。此乃阴阳胜复相薄,有盛有衰之节。治之者,亦与疟同法耳。《刺疟论》云:凡治疟,先发如食顷乃可以治,过之则失时。夫《疟论》以三阳经入阴分为寒,三阴经出阳分为热。盖真疟证有邪在阴阳诸经,止由卫气以为出入。似疟证无邪,止因营卫偏胜,故寒热交作。然水亏火胜,亦不外阴阳诸经以为寒热之病源也。

③张介宾《类经》夫寒热者,阴阳之气也。迟速者,阴阳之性也。人之阴阳则水火也,营卫也。有热而反寒者,火极似水也。寒而反热者,阴极似阳也。阴阳和则血气匀,表里治;阴阳不和,则胜复之气,会遇之时,各有多少矣。故阳入之阴,则阴不胜阳而为热,阴出之阳,则阳不胜阴而为寒。又若阴多阳少,则阴性缓而会遇迟,故其发日远;阳多阴少,则阳性速而会遇亟,故其发日近。此胜复盛衰之节,虽

非疟证,而多变似疟,法亦同然。所谓同者,皆阴阳出入之理也。然同中自有不同,则曰是疟,曰非疟。是疟非疟者,在有邪无邪之辨耳。真疟有邪,由卫气之会以为止作;似疟无邪,由水火争胜以为盛衰。此则一责在表,一责在里,一治在邪,一治在正,勿谓法同而治亦同也。同与不同之间,即杀人生人之歧也,学者于此,不可不察。

④张志聪《黄帝内经集注》夫阳在外,阴往乘之则恶寒;阴在内,阳往乘之则发热也。或一日发,或间数日发者,此阴阳胜复之气会遇之时有多少也。如阴气多而阳气少,则火热留于阴久,故其发日远;如阳气多而阴气少,则热随阳气而常盛于外,故其发日近。此阴阳胜复之作,盛衰之有节耳。夫疟者,感外淫之邪病也。此章论人身中之阴阳外内相乘,与外因不相干涉,盖以证明上节之外内,乃外因之外,内因之内,与此章之不同也。故曰疟亦同法,言病邪之疟,亦如阴阳胜复之相薄,阴乘阳而阳乘阴也。

⑤高士宗《黄帝素问直解》火热而复恶寒,恶寒而复发热,此为胜复之气;或一日发,或数日发,此为会遇之时;寒热有盛衰,发日有远近,此胜复之气,会遇之时,而有多少也。间数日发者,病气在阴,阴气多而阳气少,则其发,间数日而远;一日发者,病气在阳,阳气多而阴气少,则其发,一日而近。此即胜复之气相薄,而有盛衰之节也。虽寒热有如疟状,究之疟亦同法。

⑥黄元御《黄元御医书全集》寒热之证,阴胜而外闭则恶寒,阳复而内发则发热。其发之早晏者,胜复相薄,盛衰不同。疟亦然也。

⑦张琦《素问释义》六气之胜复,与脏腑之气相值,阳多阴少则发日近,阴多阳少则发日远,故有一发,后六七日发,或频三日发,而六七日止,或隔十日发,而四五日止者,皆由气之多少,会遇与不会遇也。

⑧高亿《黄帝内经素问详注直讲全集》〔注〕阴阳相薄,故热复恶寒,寒复发热,状同于疟,发无定时也。胜复六气也,阳太过当时能胜人也,复者,阴不及而人乘我,子气复之也。会遇司天在泉,与六气大运合气也。人身之气,表为阳里为阴。会遇之气,入于阴分者多,入于阳分者少,则其入也深,其为道也远,故数日而发,谓之远。会遇之气,入于阳分者多,入于阴分者少,则其入也浅,其为道也近,故开日一发,谓之近也。

〔讲〕一阴一阳之气,即人身一卫一荣之气也,有一胜必有一复,胜复之气。不无会遇,会遇则争,争则寒热作已。然而会遇之时,气有多少,如阴气多而阳气少,则阴性静专,其发之日必远;若阳气多而阴气少,则阳性剽悍,其发之日必近。此乃阴阳胜复两相激薄,有盛有衰之节制也。至于治法,亦与疟同。

⑨孟景春等《黄帝内经素问译释》因为胜复之气相遇的时候,阴阳之气有多少的关系。阴气多而阳气少,则发作的间隔时日就长;阳气多而阴气少,则发作的间隔时日就短。这是胜气与复气的相互搏斗,也是寒热盛衰的关键。疟疾的原理也是这样。

⑩任廷革《任应秋讲〈黄帝内经〉素问》(讲解)胜气也好,复气也好,都为"太过"之气,是火热强盛之气,根据阴阳理论,阳有余则阴不足,阴阳的平衡被破坏了,阴与阳之多、少出现较大的差别,具体地说"阴气多而阳气少,则其发日远;阳气多而阴气少,则其发日近"。由于阴与阳性质不同,从运动方式讲,阳快,阴缓,若阴盛阳衰,那么寒热的症状几天才发作一次,若阳盛阴衰,那么寒热的症状会一天一发。疟疾病寒热的病机,与胜复之气的盛衰规律是一样的,故曰"此胜复相薄,盛衰之节,疟亦同法"。尤其是南方的医生治疟疾会有这些体会,天天发寒热的疟疾比几日一发的疟疾要好治得多。

⑪张灿玾等《黄帝内经素问校释》胜气与复气相会之时,使阴阳之气有多有少,不相协调。若阴气多而阳气少的,则发作间隔的时间较远,若阳气多而阴气少的,则发作间隔的时间较近。这是由于胜气与复气相迫,阴气与阳气互有盛衰的关系。疟疾病的发作,也是这个道理。

⑫方药中等《黄帝内经素问运气七篇讲解》[胜复之气,会遇之时,有多少也]以下是解释发热恶寒或寒热往来间时发作的发病机理。"胜复之气",即胜气与复气。关于胜复,前文已经作过详细解释和讨论,质言之,胜复之气,是一种自然调节现象。"会遇之时有多少",即胜气与复气会合的时间有多有少。人体在致病因素作用之后而出现的发热恶寒现象,实质上是人体正气与邪气相互斗争的一种表现,发热恶寒,意味着邪气偏胜,亦即胜气此时在临床表现中居于主导地位。这也就是《素问·疟论》中所谓:"卫气之所在,与邪气相合则病作。"正邪斗争中或者正气战胜了邪气,或者迫使邪气暂时受到了抑制,因而发热恶寒也就停止发作。这种情况意味着正邪相争暂时休止,亦即复气此时在临床表现中居于主导地位。这也就是《素问·疟论》中所谓:"极则阴阳俱衰,卫气相离,故病得休。"胜复之气相互作用,亦即正邪相争。其结果有二:一是邪气被彻底打败,疾病治愈;一是邪气暂时受到抑制,但不久又卷土重来,正邪之间再度遭遇,又出现发热恶寒症状,如果正邪往复相争,那就会出现间日作或间数日作的临床表现。这也就是《素问·疟论》中所谓:"卫气集,则复病也。""邪气与卫气客于六腑,而有时相失,不能相得,故休数日乃作也。"由于在邪气再燃过程中有早有晚,因而与正气相会的时间也就有多有少,所以发热恶寒也就有一日发,或间数日发的不同。正邪交争的过程,也就是胜复的过程。因此原文在回答前句"火热复恶寒,发热如疟状,或一日发,或间数日发,其故何也"时,便以"胜复之气,会遇之时有多少也"作以回答。

[阴气多而阳气少,则其发日远]此以下是解释寒热发作时间远近的原因及病理机转。"阴气",此处指邪气。"阳气",此处指正气。前已述及,寒热的发生是人体正邪相争的一种外在表现。正邪相争必须是在正气比较旺盛的时候,亦即正邪之间旗鼓相当的情况下才能进行。"阴气多而阳气少",说明邪气偏胜,正气尚无力相争,必须到正气有力抗邪时才能相争,因此其发日远,需要间日或间数日才能发作。中医认为寒热之发作日远者,属于阴证,示病重、病深。《伤寒论》谓:"病有发

热恶寒者,发于阳也,无热恶寒者,发于阴也。"(第 7 条)亦属此义。

[阳气多而阴气少,则其发日近]此句与上句相互对应,"阳气多而阴气少",说明正气偏胜,随时均有力量与邪气相争,人身之卫气日行全身一周,一日一夜复会于手太阴,所以其发日近,每日一作。

[胜复相薄,盛衰之节]"薄",此处作交争解。"胜复相薄",意即上述症状的发生是胜气与复气相争,亦即正邪相争的表现。"盛",指邪气盛。"衰",指正气衰。"节",指节制,此处亦可作为决定来解。"盛衰之节",意即上述症状出现之所以有远有近,是由正气与邪气之间力量对比所决定的。

[疟亦同法]"疟",即疟疾。"同法",即同理。"疟亦同法",意即此处虽然讲的是"如疟"。而非疟,但是疟疾的临床特点也是发热恶寒或寒热往来,间日或间数日发作,因此,疟疾的病机与此基本相同。"疟亦同法"一语,说明了中医临床上虽然也有辨病和辨证的不同,但是辨证是主要的,于此也可看出辨证论治在中医临床上居于根本地位。

⑬王洪图等《黄帝内经素问白话解》这是由于胜气与复气相会合的时间有多有少的缘故。也就是正气与邪气相遇而斗争的次数有多有少、程度有盛有衰,从而决定了发热恶寒的次数与程度的不同。如果邪气偏胜而正气无力抗争,必须到正气有力相争时,寒热的症状才发作,所以间隔的日期就较远;如果正气不衰,与邪气相争及时而有力的,寒热发作的间隔就近。这是邪正阴阳相互搏击、互有盛衰的表现。疟疾发作的道理,与此相同。

⑭郭霭春《黄帝内经素问白话解》这是胜复之气相遇的时候有多有少的缘故。阴气多而阳气少,那么发作的间隔日数就长;阳气多而阴气少,那么发作的间隔日数就少。这是胜气与复气相互搏击,盛衰互为节制的道理。疟疾的原理也是这样。

(3)帝曰:论言治寒以热,治热以寒,而方士不能废绳墨而更其道也。有病热者,寒之而热;有病寒者,热之而寒。二者皆在,新病复起,奈何治?诸寒之而热者取之阴,热之而寒者取之阳,所谓求其属也。帝曰:善。

①王冰《黄帝内经素问》谓治之而病不衰退,反因药寒热而随生寒热,病之新者也。亦有止而复发者,亦有药在而除药去而发者,亦有全不息者。方士若废此绳墨,则无更新之法,欲依标格,则病势不除,舍之则阻彼凡情,治之则药无能验,心迷意惑,无由通悟,不知其道,何恃而为,因药病生,新旧相对,欲求其愈,安可奈何?

言益火之源,以消阴翳;壮水之主,以制阳光,故曰求其属也。夫粗工偏浅,学未精深,以热攻寒,以寒疗热。治热未已而冷疾已生,攻寒日深而热病更起,热起而中寒尚在,寒生而外热不除,欲攻寒则惧热不前,欲疗热则思寒又止,进退交战,危亟已臻,岂知藏府之源,有寒热温凉之主哉。取心者不必齐以热,取肾者不必齐以寒。但益心之阳,寒亦通行,强肾之阴,热之犹可。观斯之故,或治热以热,治寒以寒,万举万全,孰知其意,思方智极,理尽辞穷,呜呼! 人之死者,岂谓命,不谓方士愚昧而杀之耶?

②马莳《黄帝内经素问注证发微》此言正治而病不愈者,以其不求之所属,或专治王气,或偏用五味也。帝问治寒以热,治热以寒,乃方士不能废之道也。然以寒治热而热病仍在,以热治寒而寒病不去,甚至新病复起者,何也?伯言人有五脏,肾经属水为阴,今寒之而仍热者,当取之阴经,所谓壮水之主,以制阳光者是也。心经属火为阳,今热之而仍寒者,当取之阳经,所谓益火之源,以消阴翳者是也。此皆求之以本经之所属也。

③张介宾《类经》寒之而热,言治热以寒而热如故。热之而寒,言治寒以热而寒如故。及有以寒治热者,旧热尚在而新寒生;以热攻寒者,旧寒未除而新热起。皆不得不求其详也。诸寒之而热者,谓以苦寒治热而热反增,非火之有余,乃真阴之不足也。阴不足则阳有余而为热,故当取之于阴,谓不宜治火也,只补阴以配其阳,则阴气复而热自退矣。热之而寒者,谓以辛热治寒而寒反甚,非寒之有余,乃真阳之不足也。阳不足则阴有余而为寒,故当取之于阳,谓不宜攻寒也,但补水中之火,则阳气复而寒自消也。故启玄子注曰:益火之源,以消阴翳;壮水之主,以制阳光。又曰:藏府之原,有寒热温凉之主。取心者不必齐以热,取肾者不必齐以寒;但益心之阳,寒亦通行,强肾之阴,热之犹可。故或治热以热,治寒以寒,万举万全,孰知其意?此王(冰)氏之心得也。然求其所谓益与壮者,即温养阳气,填补真阴也。求其所谓源与主者,即所谓求其属也。属者根本之谓,水火之本,则皆在命门之中耳。

④张志聪《黄帝内经集注》此言用寒热之不应者,更有治之法也。夫寒之而不寒者,真阴之不足也;热之而不热者,真阳之不足也。是以病不解而久用寒热,偏胜之病反生,故当求其属以衰之。属,类也。谓五藏同类之水火寒热也。取之阴取之阳者,谓当补其阴而补其阳也。夫以寒治热,以热治寒,此平治之法也。补阴以胜热,补阳以胜寒,乃反佐之道也。

⑤高士宗《黄帝素问直解》此复举寒热而探其治也。上文岐伯云:寒者热之,热者寒之,故问,论言治寒以热,治热以寒,而方士不能废绳墨而更其道。然寒热相兼,有病热者,先寒之而热;有病寒者,先热之而寒,寒之热之,二者皆在。寒之而热,热之而寒,则新病复起,何如以治?诸寒之而热者,以寒为本,故取之阴,当以热药治之。诸热之而寒者,以热为本,故取之阳,当以寒药治之。夫寒之而热,治之以热,热之而寒,治之以寒,所谓求其属以治之也。

⑥黄元御《黄元御医书全集》寒之而愈热者,阴根上虚也,当取之阴,热之而愈寒者,阳根下虚也,当取之阳,所谓求其属也。求其属者,审属何病,则用何药以治之也。

⑦张琦《素问释义》按王(冰)氏曰:益火之源,以消阴翳;壮水之主,以制阳光。又曰:取心者不必齐以热,取肾者不必齐以寒。但益心之阳,寒亦通行,强肾之阴,热之犹可。故或以热治热,以寒治寒,万举万全,孰知其意。详观其义,所谓阳者,心也。阴者,肾也。益火之源,以消阴务,以热治寒也。壮水之主,以制阳光,以寒

治热也。益火者,宜用热,然火郁者,清之则心阳开发,即所以益心之阳,故寒亦通行。壮水者,宜用寒,然阳微者,温之则肾气交济,即所以强肾之阴,故热之犹可。故有以热治热,以寒治寒者。启元斯论诚为美矣。按问词云二者皆在,新病复起。答词诸寒之而热,热之而寒。即包新病,非但寒之而热不去,热之而寒不减之一端也。如阴虚发热,用苦寒折之,火益炽而脾胃受伤,食少溏泄,寒症又作,法宜取之阴,养阴气以配阳。如阳虚恶寒者,用辛热散之,寒未除而元气耗散,升越于上,热病乃生,法宜取之阳,补阳以和阴。病本于阴,还取之阴,病本于阳,还取之阳,故曰求其属也。

⑧高亿《黄帝内经素问详注直讲全集》〔批〕求其所属一语,不独寒之而热仍在热之而寒仍在者为然,及一切内伤外感之证均宜如是。

〔注〕废,失也。绳墨,犹规矩也。求其属,谓求其本经之所属也。

〔讲〕黄帝曰:本论中言治寒以热,治热以寒,乃方士所不能废之绳墨,而更易其道者也。究之有病热者,以寒治之,而热病仍在;有病寒者,以热治之,而寒病仍在。且不独寒热二者之病皆在,而新病反为之复起,治之又当奈何? 岐伯对曰:人有五脏,肾属水为阴,若诸寒之而仍热者,则当取之阴经,所谓壮水之主,以制阳光者,是也。心属火为阳,诸热之而寒仍在者,则当取之阳经,所谓抑火之源,以消阴翳者,是也。古所谓求其本经之属者,此之谓也。黄帝曰:治其所属,固善已。

⑨孟景春等《黄帝内经素问译释》黄帝道:医论上说,治寒证当用热药,治热证当用寒药,医工是不能违背这些准则而改变其规律的。但是有些热病,服寒药后而更热;有些寒病,服热药后而更寒。不但原有的寒与热证仍旧存在,而且更有新病增加,这应该怎样治疗呢? 岐伯说:凡是用寒药而反热的,应该滋其阴,用热药而反寒的,应该补其阳,这就是探求其根本而治的方法。黄帝说:对。

⑩任廷革《任应秋讲〈黄帝内经〉素问》(讲解)问曰:寒者用热药、热者用寒药,这是逆向的正治法,但有的病热者用寒凉药结果是越清越热,有的病寒者用温热药结果是越温越寒,于是热病照热、寒病照寒,不仅"二者皆在",更多的病变表现都出来了,这又是什么问题? 应该怎样治疗呢? 若热证用寒凉药去清而其热不退者,这是阴虚发热,是阴虚阳亢的表现,不能一味地去清热,还要去养阴,故曰"寒之而热者取之阴"。若寒证用辛温药祛寒而寒不去者,这不是一般的寒证,不是外感之寒,而是阳衰之内寒,就要去补阳,故曰"热之而寒者取之阳"。前者属阴虚,后者属阳虚,"所谓求其属也",即要分析病变根源的性质,"求其属"与前面讲的"先其所因"是同义。

⑪张灿玾等《黄帝内经素问校释》寒之而热者取之阴,热之而寒者取之阳:以寒药治热病,病不愈而反见热者,非真热证,乃阴不足,阴不足则阳有余,故当取之于阴。以热药治寒病,病不愈而反见寒者,非真寒证,乃阳不足,阳不足则阴有余,故当取之于阳。求其属:王冰注:"言益火之源,以消阴翳,壮水之主,以制阳光。故曰求其属也。"《类经》十二卷第七注:"然求其所谓益与壮者,即温养阳气填补真阴

也。求其所谓源与主者,即所谓求其属也。属者,根本之谓。水火之本,则皆在命门之中耳。"

黄帝说:医论上说,治寒病当用热药,治热病当用寒药,方士们也不能废弃这些准则,改变这些规律。但有的患者,热证用寒药治疗反而有热,寒证用热药治疗反而有寒,寒热二证俱在,而且有新的证候出现,应当怎样治疗呢? 岐伯说:凡是热证用寒治而反热的,应当取法于养阴,寒证用热治而反寒的,应当取法于补阳,以取治寒热所从属的根本,就是所谓"求其属"。

⑫方药中等《黄帝内经素问运气七篇讲解》[论言治寒以热,治热以寒]"论",即前述经文有关论述。"治寒以热",即治寒证用热药,"治热以寒",即治热证用寒药。

[方士不能废绳墨而更其道]"方士",指医生。"绳墨",即木工制作木器所用的墨线,此处以喻标准。"更",改变。此句是承上句而言,意即一般说来,疾病分寒热虚实,治疗上寒者热之,热者寒之,虚者补之,实者泻之,这是医生不能随意更改的治疗原则。

[有病热者,寒之而热;有病寒者,热之而寒。二者皆在,新病复起]此句是承上句言。"有病热者,寒之而热",意即有些患者,临床表现为热证,但用寒凉药治疗并不能退热。"有病寒者,热之而寒",意即有些患者,临床表现为寒证,但用温热药治疗并不能祛寒。"二者皆在",是说原来的热证或寒证,仍然存在。"新病复起",是说反而增加了新的疾病。这是对上述"治寒以热,治热以寒,而方士不能废绳墨而更其道"提出质疑和反问,以此说明上述治疗原则并非绝对完善。

[寒之而热者取之阴]以下是对上述质疑的具体回答。本句中的"寒"字,是指寒凉药物。"热"字,是指临床表现。"阴",指阴证。"寒之而热者取之阴",意即热证在辨证上一般均属于阳证,"热者寒之",所以一般情况下应该用寒凉药物进行治疗。但是如果"寒之而热",亦即用寒凉药物治疗无效,热证仍然存在时,则要考虑该证是否真正属于热证。因为热证的发生,可以是真热,但也可以是真寒假热,还可以是阴虚内热;可以是阳证,但也可以是阴极似阳或阴盛格阳,还可以是阴虚阳旺。由于如此,所以临床上对于阳证而按阳证处理无效时,便应该从阴的方面来考虑。其属于真寒假热、阴盛格阳者,不但在治疗上不能用寒药而且还要用温药才能取效。其属于阴虚内热者,由于苦寒而易化燥伤阴,所以也不宜再用苦寒药而要用甘寒、咸寒类以养阴补阴才能奏效。这就是"寒之而热者取之阴"的丰富内涵。

[热之而寒者取之阳]本句中的"热"字,是指温热药物。"寒"字是指临床表现。"阳",指阳证。"热之而寒者取之阳",意即寒证一般在辨证上均属于阴证。"寒者温之",所以一般情况下应该用温热药物进行治疗。但是如果"热之而寒",亦即用温热药物治疗无效,寒证仍然存在时,则要考虑该证是否真正属于寒证。因为寒证的发生,可以是真寒,但也可以是真热假寒,可以是热郁于里,热深厥深;可以是阴证,但也可以是阳极似阴或阳盛格阴,还可以由于阴竭阳脱。由于如此,所以在临

至真要大论篇

床上对于阴证而按阴证处理无效时,便应该从阳的方面来考虑。其属于真热假寒、阳盛格阴者,不但在治疗上不能用温热药而且必须用清热甚至攻下药才能有效。这就是《伤寒论》中所谓的:"厥深者,热亦深,厥微者热亦微,厥应下之。"(第335条)其属于阴竭阳脱者,由于温热可以伤阴,所以在治疗上也不能单用温热药而要用救阴、补阴或气阴两补的药物才能奏效。这也就是《温病条辨·下焦篇》中所谓:"热邪深入,或在少阴,或在厥阴,均宜复脉。""下焦温病,热深厥甚,脉细促,心中憺憺大动,甚则心中痛者,三甲复脉汤主之。"这就是"热之而寒者取之阳"的丰富内涵。

[求其属]"属",是指各种临床表现它本身应有的真正归属。"求其属",就是要求在临床上认真分析病机,找出各种临床表现真正的归属。这些临床表现在病位上属于五脏中的何脏?孰为主?孰为次?孰为原发?孰为继发?在定性上寒热虚实谁孰?孰为主?孰为次?孰为原发?孰为继发?一句话加以总结就是前文中所述的"必先五胜","治病求本"。这就是原文所谓的"求其属"。

⑬王洪图等《黄帝内经素问白话解》黄帝说:医学论著中说,治疗寒病要用热性药,治疗热病要用寒性药。医生们尽管没有违背这个原则更换治疗方法,可是有的发热之病用了寒性药而热不退,有的寒冷之病用了热性药而仍然寒。不仅原来的寒与热俱在,反而引起新的病证,对于这种情况应该怎样治疗呢?岐伯说:凡是用寒性药泻热而热不除的疾病,它的本质是阴虚,应当用补阴的方法治疗;凡是用热性药散寒而寒冷不去的疾病,它的本质是阳虚,应当用补阳的方法治疗。这就是根据疾病的阴阳属性来进行治疗的原则。黄帝说:讲得好。

⑭郭霭春《黄帝内经素问白话解》绳墨:规矩。二者:指寒与热。

黄帝道:论中曾说,治寒病用热药,治热病用寒药,医生不能废掉这个规矩而变更治法。但是有些热病服寒药而更热的,有些寒病服热药而更寒的,这寒热两种病俱在,反又引起新病,应该怎样治呢?岐伯说:凡是用寒药而反热的,应该滋阴,用热药而反寒的,应该补阳,这就是求其属类的治法。黄帝道:讲得好!

第五十九解

(一)内经原文

服寒而反热,服热而反寒,其故何也?岐伯曰:治其王气,是以反也。

帝曰:不治王而然者,何也?岐伯曰:悉乎哉问也!不治五味属也。夫五味入胃,各归所喜。故酸先入肝[注],苦先入心,甘先入脾,辛先入肺,咸先入肾。久而增气,物化之常也;气增而久,夭之由也。

[注]"夫五味入胃,各归所喜。故酸先入肝":郭霭春《黄帝内经素问校注》此处为"夫五味入胃,各归所喜,攻酸先入肝";张灿玾等《黄帝内经素问校释》、孟景春等《黄帝内经素问译释》此处为"夫五味入胃,各归所喜。故酸先入肝",其中孟景春解释为"大凡五味入胃之后,各归入所喜的脏。所以酸味先入肝";方药中等《黄帝内经素问运气七篇讲解》、人民卫生出版社影印顾从德本《黄帝内经素问》此处为"夫五味入胃,各归所喜攻。酸先入肝",其中方药中注:"五味"指药物或食物,"五味入胃"即药物或食物进入人体以后,"喜攻"即

主要作用部位,"五味入胃,各归所喜攻",直译之,亦即药物或食物进入人体后,各有其主要的作用部位,这也就是后世所谓的"归经""攻"字,有攻邪之义,此处有治疗作用的含义,现在有人提出,此句中的"攻"字有误,断句也有问题,主张改为:"五味入胃,各归所喜。"把"攻"字改为"故"字,读如:"五味入胃,各归所喜,故酸先入肝……"其认为没有必要,仍以"五味入胃,各归所喜攻"为好。

(二)字词注释

(1)王气

①王冰《黄帝内经素问》此词未具体注释。

②马莳《黄帝内经素问注证发微》此词未具体注释。

③张介宾《类经》此词未具体注释。

④张志聪《黄帝内经集注》王,去声。

⑤高士宗《黄帝素问直解》王,去声。

⑥黄元御《黄元御医书全集》此词未具体注释。

⑦张琦《素问释义》旺气。

⑧高亿《黄帝内经素问详注直讲全集》〔注〕王气,谓木王春,火王夏,金王秋,水王冬之类也。〔讲〕王气之过。

⑨孟景春等《黄帝内经素问译释》王(旺)气:王,通"旺"。王气就是充盛之气。

⑩任廷革《任应秋讲〈黄帝内经〉素问》王气是指病变的表象。

⑪张灿玾等《黄帝内经素问校释》王气,即旺气。王,通"旺"。

⑫方药中等《黄帝内经素问运气七篇讲解》"王",同旺,此处是指表面现象。

⑬王洪图等《黄帝内经素问白话解》王,音旺。王气就是亢盛之气。

⑭郭霭春《黄帝内经素问白话解》即旺气,亢盛之气。

(2)反

①王冰《黄帝内经素问》此字未具体注释。

②马莳《黄帝内经素问注证发微》此字未具体注释。

③张介宾《类经》此字未具体注释。

④张志聪《黄帝内经集注》此字未具体注释。

⑤高士宗《黄帝素问直解》此字未具体注释。

⑥黄元御《黄元御医书全集》此字未具体注释。

⑦张琦《素问释义》此字未具体注释。

⑧高亿《黄帝内经素问详注直讲全集》此字未具体注释。

⑨孟景春等《黄帝内经素问译释》相反的结果。

⑩任廷革《任应秋讲〈黄帝内经〉素问》相反的结果。

⑪张灿玾等《黄帝内经素问校释》相反的结果。

⑫方药中等《黄帝内经素问运气七篇讲解》相反的结果。

⑬王洪图等《黄帝内经素问白话解》相反的结果。

⑭郭霭春《黄帝内经素问白话解》相反的结果。

(三)语句阐述

(1)服寒而反热,服热而反寒,其故何也? 岐伯曰:治其王气,是以反也。

①王冰《黄帝内经素问》物体有寒热,气性有阴阳,触王之气,则强其用也。夫肝气温和,心气暑热,肺气清凉,肾气寒冽,脾气兼并之。故春以清治肝而反温,夏以冷治心而反热,秋以温治肺而反清,冬以热治肾而反寒,盖由补益王气太甚也。补王太甚,则脏之寒热气自多矣。

②马莳《黄帝内经素问注证发微》然有治其所属而病不愈者,伯言心王于夏,而复补其王气,则热太过而水不生,故虽用寒药而热不去也。肾王于冬,而复补其王气,则寒太过而火不生,故虽用热药而寒不去也。

③张介宾《类经》此承上文而详求其服寒反热、服热反寒之所以然也。治其王气者,谓病有阴阳,气有衰王,不明衰王,则治之反甚。又如阳盛阴衰者,阴虚火王也,治之者不知补阴以配阳,而专用苦寒治火之王,岂知苦寒皆沉降,沉降皆亡阴,阴愈亡则火愈盛,故服寒反热者,阴虚不宜降也。又如阳衰阴盛者,气弱生寒也,治之者不知补阳以消阴,而专用辛温治阴之王,岂知辛温多耗散,耗散则亡阳,阳愈亡则寒愈甚,故服热反寒者,阳虚不宜耗也。此无他,皆以专治王气,故其病反如此。又如夏令本热,而伏阴在内,故每多中寒,冬令本寒,而伏阳在内,故每多内热。设不知此而必欲用寒于夏,治火之王,用热于冬,治寒之王,则有中寒隔阳者,服寒反热,中热隔阴者,服热反寒矣。是皆治王之谓,而病之所以反也。春秋同法。

④张志聪《黄帝内经集注》王,去声。此言气味之不可偏用者也。夫四时有寒热温凉之气,五藏有酸苦辛咸之味,五味四气皆当和调而用之,若偏用则有偏胜之患矣。故偏用其寒,则冬令之寒气王矣,是以服热而反寒;如偏用其热,则夏令之热气王矣,是以服寒而反热。此用气之偏而不和者也。

⑤高士宗《黄帝素问直解》承上文之意而复问也。服寒治热,而反热;服热治寒,而反寒。新病复起,其故何也? 王,去声。下同。春温夏热秋清冬寒,四时之王气也。王气当顺之,若以寒治热,以热治寒,治其王气,是以反热反寒也。

⑥黄元御《黄元御医书全集》不治其本,而治其标,愈治愈盛,是谓治其王气。

⑦张琦《素问释义》四时各有旺气,故曰无伐天和。

⑧高亿《黄帝内经素问详注直讲全集》〔批〕此言治求其属,病仍不愈之故也。

〔注〕王气,谓木王春,火王夏,金王秋,水王冬之类也。如心主于夏而本热,使扶王气,则热太过而难望水之生,使抑王气,时当其令,不能禁火之热,虽用寒药而热不去也。肾主于冬,而本寒,使扶王气则寒太过而难望火之生,使抑王气,时当其令,不能禁水之寒,虽用热药而寒不去也。故当王而治者,不能违天,适以反之而已。

〔讲〕若夫服寒反热,服热反寒,治其所属,百病有不愈者,其故何也? 岐伯对曰:此皆专治其王气之过,是以服寒反热,服热反寒也。

⑨孟景春等《黄帝内经素问译释》服寒药而反热,服热药而反寒,是什么原因呢? 岐伯说:仅注意治疗其亢盛之气,而忽略了虚弱之根本,所以有相反的结果。

⑩任廷革《任应秋讲〈黄帝内经〉素问》(讲解)问曰:"服寒而反热,服热而反寒,其故何也?"服凉药反而热,服热药反而寒,这是为什么呢?答曰:"治其王气,是以反也。""王气"是指病变的表象,看到"王气"之寒热,就去治热、治寒,而没有搞清楚这个寒、热是什么原因造成的,如内"真寒"而外"假热",把"假热"当作"真热"用以寒凉,或内"真热"外"假寒",把"假寒"当作"真寒"用以温热,没有通过表象辨出病的实质,故曰"是以反也",所以寒药越吃越热,热药越吃越寒,得到的是相反的结果。

⑪张灿玾等《黄帝内经素问校释》治其王气:王冰注"物体有寒热,气性有阴阳,触王之气,则强其用也……补王太甚,则脏之寒热气自多矣"。

黄帝说:用寒药反而有热,用热药反而有寒,是什么原因呢?岐伯说:单治疾病的旺盛之气,没有照顾到脏腑的本气,所以有相反的结果。

⑫方药中等《黄帝内经素问运气七篇讲解》[服寒而反热,服热而反寒,其故何也]"服",指服药。"寒",指寒凉药物,亦指寒证的临床表现。"热",指温热药物,亦指热证的临床表现。此句承上句言,是问前述的热证服寒药而无效,寒证服热药而无效的道理何在。

[治其王气,是以反也]此句是回答上句的问话,意即服寒而反热、服热而反寒的原因,是只看到疾病的表面现象,未认真地做病机分析,未求其属,治标而未治本,所以就出现了相反的结果,服寒而反热,服热而反寒。

⑬王洪图等《黄帝内经素问白话解》服用寒性药反而出现热象,服用热性药反而出现寒象,这是什么缘故呢?岐伯说:这是因为没有抓住疾病的本质进行治疗,单纯治疗虚假的旺盛之气,所以引出了相反的结果。

⑭郭霭春《黄帝内经素问白话解》服寒药而反热,服热药而反寒,这是什么缘故?岐伯说:只治其偏亢之气,所以有相反的结果。

(2)帝曰:不治王而然者,何也?岐伯曰:悉乎哉问也!不治五味属也。夫五味入胃,各归所喜。故酸先入肝,苦先入心,甘先入脾,辛先入肺,咸先入肾。久而增气,物化之常也;气增而久,夭之由也。

①王冰《黄帝内经素问》夫入肝为温,入心为热,入肺为清,入肾为寒,入脾为至阴而四气兼之,皆为增其味而益其气,故各从本脏之气用尔。故久服黄连苦参而反热者,此其类也。余味皆然。但人疏忽,不能精候矣。故曰久而增气,物化之常也。气增不已,益岁年则脏气偏胜,气有偏胜则有偏绝,脏有偏绝则有暴夭者。故曰气增而久,夭之由也。是以《正理观化药集商较服饵》曰:药不具五味,不备四气,而久服之,虽且获胜益,久必致暴夭。此之谓也。绝粒服饵,则不暴亡,斯何由哉?无五谷味资助故也。复令食谷,其亦夭焉。

②马莳《黄帝内经素问注证发微》然有不治王气而病不愈者,伯言不治五味之所属也。五味入胃,各归于所喜攻之脏,故酸先入肝,苦先入心,甘先入脾,辛先入肺,咸先入肾,惟五味偏用,则五脏互伤。《生气通天论》曰:味过于酸,肝气以津,脾

气乃绝;味过于咸,大骨气劳,短肌,心气抑;味过于甘,心气喘满,色黑,肾气不衡;味过于苦,脾气不濡,胃气乃厚;味过于辛,筋脉沮弛,精神乃央。故凡曰久而增其气者,物化之常也。今服药气增,而又久服之,则药气偏胜者,必致脏气偏绝,而暴夭者有由然矣。

③张介宾《类经》此言不因治王而病不愈者,以五味之属,治有不当也。凡五味必先入胃,而后各归所喜攻之藏。喜攻者,谓五味五藏各有所属也。如《九针论》曰:病在筋,无食酸;病在气,无食辛;病在骨,无食咸;病在血,无食苦;病在肉,无食甘。犯之者,即所谓不治五味属也。凡五味之性,各有所入,苦味有偏用,则气有偏病,偏用即久,其气必增,此物化之常也。气增而久,则脏有偏胜,脏有偏胜,则必有偏绝矣,此致夭之由也,如《生气通天论》曰:味过于酸,肝气以津,脾气乃绝;味过于咸,大骨气劳,短肌,心气抑之类是也。此篇前言寒热者,言病机也;后言五味者,言药饵也。药饵病机必审其真,设有谬误,鲜不害矣。

④张志聪《黄帝内经集注》如偏用其苦,则苦走心而火气盛矣;如偏用其咸,则咸走肾而水气盛矣。此用味之偏而不调者也。凡物之五味以化生五气,味久则增气,气增则阴阳有偏胜偏绝之患矣。盖甚言其气味之不可偏用者也。徐东屏曰:味久则增气,是寒热之气更不可偏用。

⑤高士宗《黄帝素问直解》有不治王气,而反热反寒者何? 故,旧本误攻,今改。不治王气,而五味之属,有以治之也。夫五味入胃,从胃而各归其所喜,故酸味先入肝,苦味先入心,甘味先入脾,辛味先入肺,咸味先入肾。味久而增其藏气,乃物化之常也;藏气增而日久,则此胜彼衰,乃夭之由也。所以反热反寒,而病不愈也。

⑥黄元御《黄元御医书全集》不治五味属者,不审五味的属何证之所宜也。五味入胃,各归所喜,不审其宜,偏服此味,久而此气偏增,物化之常也。此气偏增,而久之不已,是年寿夭折所由来也。

⑦张琦《素问释义》王(冰)注:久服黄连、苦参而反热者,此其类也。气增不已,则脏气偏胜,气有偏胜,则有偏绝也。

⑧高亿《黄帝内经素问详注直讲全集》〔注〕不治王,谓不治四时之主也。五味各入所属,谓之味属。

〔讲〕黄帝曰:然有不治王气而病亦不愈者,其故何也? 岐伯对曰:悉乎哉,帝之问也! 彼不治王气而病仍不愈者,以其不知五味所属,故也。今夫五味入胃,各归其所喜入之脏者也。即如酸味则先入于肝,苦味则先入于心,甘味则先入于脾,辛味则先入于肺,咸味则先入于肾,久之而增其脏气,此物化之常也。脏气日增,久之阴阳必有所偏,偏胜必绝,而夭亡之渐即根于此也。

⑨孟景春等《黄帝内经素问译释》黄帝道:有的并非由于治疗亢盛之气所造成的,是什么道理? 岐伯说:问得真详尽啊! 没有治疗亢盛之气,那就是由于不知道五味所属的关系。大凡五味入胃之后,各归入所喜的脏。所以酸味先入肝,苦味先

入心,甘味先入脾,辛味先入肺,咸味先入肾。服用日久便能增强各脏之气,这是药物在人体气化的一般规律;若使脏气增强过久,又是导致死亡的原因。黄帝道:对。

⑩任廷革《任应秋讲〈黄帝内经〉素问》(讲解)问曰:"不治王而然者,何也?"假使不是治"王"气这种情况,临床还是有"服寒而反热""服热而反寒"的现象,又如何理解呢?这个问题问得好,问得深入,问得透彻。这是因为对药性的五味知识及其配伍使用的方法没有透彻掌握的缘故,即所谓"不治五味属也"。"夫五味入胃,各归所喜功",五味进入到胃,便分道扬镳各归各的路了,意思是说五味各有各的归属,如酸入肝,苦入心,甘入脾,辛入肺,咸入肾等。但《灵枢·九针论》中说"病在筋,无食酸;病在气,无食辛;病在骨,无食咸;病在血,无食苦;病在肉,无食甘",此说法与之刚刚相反,又怎样理解呢?"酸"有酸收、酸泻两种性能,若肝气太盛,就要用酸泻,如肝气不足就要用酸收,还是要辨证用药。"苦"有苦温、苦寒两种情况,若属寒证就要用苦温,若属热证就要用苦寒。"辛"有辛润、辛散两种性能,若是肺有实邪,就该用辛散,若属肺虚,就该用辛润。五味都有两个方面,同样的"味"可以泻、可以补,所以五味入五脏不能简单化,还是要分辨虚实寒热来用药,全面掌握这些理论知识,这叫"治五味属也"。

"久而增气,物化之常也。气增而久,夭之由也",是说凡是一种药,片面地久用,也是要出问题的。如就补药而言,补气、补血之药吃的时间长了,温热之气就会太过,这就是"久而增气",此"物化之常也",这是事物变化的一般规律。临床上可以见到,养阴药、滋补药吃多了,会把胃口吃坏,出现消化不良表现。"气增而久",比如阳虚用补阳药太过,会导致阳气偏盛,阳盛反过来消耗阴精,于是"夭之由也","夭"是指病变。《素问·生气通天论》中说"味过于酸,肝气以津,脾气乃绝",这句话可以解释"气增而久,夭之由也",即酸味入肝,但过于酸,肝气满溢,横逆伤脾,于是"夭之由也"。《素问·生气通天论》中又说"味过于咸,大骨气劳,短肌,心气抑",肾虚,多用咸味补肾,但过于咸,反而会伤肾,阴寒之气徒增,出现畏寒,反而会抑制心气,于是"夭之由也"。所以用药要有度,不要"不及"也不能"太过"。

以上是第四节的内容,寒者热之、热者寒之是一般的正常治法,但是寒热是要辨虚实的,不辨虚实就不能正确地使用五味药物。另外,五味对五脏"各归所喜功",这个"功"是"治疗"的意思,不全面的掌握五味的理论知识,疗效也不会好。最后提出用药要有度,不能太过,如血虚就去一味地补血,阴虚就一味地滋阴,这样做不能适应临床的复杂情况。

⑪张灿玾等《黄帝内经素问校释》不治五味属,《类经》十二卷第七注:"此言不因治王,而病不愈者,以五味之属,治有不当也。"

黄帝说:不属治旺气,而出现这种现象的,是什么原因呢?岐伯说:你问得很全面啊!不属这种情况的,是由于药品的五味施治不当所致。五味入胃之后,各归其所喜归之脏,所以酸味先入肝,苦味先入心,甘味先入脾,辛味先入肺,咸味先入肾。味入既久,则能增强脏气,这是物质生化的一般规律,若长久地增补脏气,则可使脏气偏盛,乃是导致灾祸的原因。

⑫方药中等《黄帝内经素问运气七篇讲解》[不治王而然者何也]这是承上句进一步提问。"不治王而然者何也?"直译之,即已经做到了"求其属",并不是只治表面症状,但是有时也仍然无效,这是为什么?

[不治五味属也]这是回答上句。"属",即五味之所属。质言之,亦即药物和食物都有它的归经,亦即它们各有其发生作用的部位。"不治五味属",意即虽然在定性上作到了"求其属",但在定位上未"求其属",或者在药物治疗上未"求其属",没有注意到药物应有的归经,所以虽然诊断无误,但是治疗上却仍然无效,适得其反,服寒反热,服热反寒。因为尽管同属热证,肺热与肝热不同;同一寒证,心寒与肺寒各异。用温肺的药去温肾,用清胃的药去清肝,其治疗无效是必然的。

[五味入胃,各归所喜攻]上文谈到了药物归经的问题,所以下文就谈药物的归经情况。"五味",指药物或食物。"五味入胃",即药物或食物进入人体以后。"喜攻",即主要作用部位。"五味入胃,各归所喜攻",直译之,亦即药物或食物进入人体后,各有其主要的作用部位,这也就是后世所谓的"归经"。"攻"字,有攻邪之义,此处有治疗作用的含义。现在有人提出,此句中的"攻"字有误,断句也有问题,主张改为:"五味入胃,各归所喜。"把"攻"字改为"故"字,读如:"五味入胃,各归所喜,故酸先入肝……"我们认为没有必要,仍以"五味入胃,各归所喜攻"为好。

[酸先入肝,苦先入心,甘先入脾,辛先入肺,咸先入肾]这是具体说明辛、甘、酸、苦、咸五味的归经情况。关于五味与五脏的关系问题,《内经》中论述很多。七篇大论中亦曾多次涉及。《素问·宣明五气》谓:"五味所入,酸入肝,辛入肺,苦入心,咸入肾,甘入脾,是谓五入。"与此处文字义同。其实五味与五脏之间的关系还很复杂,五味的作用和作用部位也还不是如上述那样简单。关于这方面,《素问·脏气法时论》论述颇详,我们在前面五脏补泻用药中也曾讲解过,读者可自行参看有关篇章。

[久而增气,物化之常也;气增而久,夭之由也]"久",指长期服用或偏食。"增气",即产生偏胜之气。"物化",即物质变化。"常",即正常规律或必然现象。"夭",即短命,此处指发生疾病,失去健康。此句是承上句"五味所入"而言。全句意即在治疗或饮食上,如果长期服用某一种作用的药物或食物,则必然会导致人体之气发生偏胜现象。如果人体气机长期处于偏胜状态,则必然会发生疾病,失去健康。《素问·生气通天论》谓:"阴之所生,本在五味,阴之五宫,伤在五味。是故味过于酸,肝气以津,脾气乃绝。味过于咸,大骨气劳,短肌,心气抑。味过于甘,心气喘满,色黑,肾气不衡。味过于苦,脾气不濡,胃气乃厚。味过于辛,筋脉沮弛,精神乃殃。是故谨和五味,骨正筋柔,气血以流,腠理以密,如是则骨气以精,谨道如法,长有天命。"这一段文字,明确地指出了五味过用与人体健康及寿夭之间的关系,是中医学整体恒动观在临床中的具体运用,值得我们加以高度重视。

⑬王洪图等《黄帝内经素问白话解》黄帝说:有的并不是虚假的旺盛之气,也

发生了这种现象,是什么原因呢?岐伯说:问得真全面啊!如果不是这种情况,那就是对药物及食物的五味使用不当所造成的。五味进入人体之后,各归其所喜的脏器,或者说五味与五脏有亲合的关系,酸味先入肝脏,苦味先入心脏,甘味先入脾脏,辛味先入肺脏,咸味先入肾脏。长期服用某一种味,就会使相应的内脏之气增长,这是气化作用的一般规律。脏气增长过久就会偏盛,这便是引起疾病的根源。

⑭郭霭春《黄帝内经素问白话解》黄帝道:有的不是治了偏亢之气也出现这种情况,是什么原因?岐伯说:问得真详尽啊!这是不治偏嗜五味的一类。五味入胃以后,各归其所喜的脏器,所以酸味先入肝,苦味先入心,甘味先入脾,辛味先入肺,咸味先入肾,积之日久,便能增加各该脏之气,这是五味入胃后所起气化作用的一般规律。脏气增长日久而形成过胜这是导致相反的原因。

第六十解

(一)内经原文

帝曰:善。方制君臣,何谓也?岐伯曰:主病之谓君,佐君之谓臣,应臣之谓使,非上下三品之谓也[注1]。

帝曰:三品何谓?岐伯曰:所以明**善恶**之殊贯也。帝曰:善。

病之中外何如?岐伯曰:调气之方,必别阴阳,定其中外,各守其乡。内者内治,外者外治。微者调之,其次平之,盛者夺之,汗者下之[注2],寒热温凉,衰之以属,随其攸利。谨道如法,万举万全,气血正平,长有天命。帝曰:善。

[注1]非上下三品之谓也:郭霭春《黄帝内经素问校注》、方药中等《黄帝内经素问运气七篇讲解》、孟景春等《黄帝内经素问译释》、人民卫生出版社影印顾从德本《黄帝内经素问》此处为"非上下三品之谓也",其中方药中解释为"上下三品",即上中下三品;张灿玾等《黄帝内经素问校释》此处为"非上中下三品之谓也",其注新校正云:"按,神农云:上药为君,主养命以应天;中药为臣,养性以应人;下药为佐使,主治病以应地也。"

[注2]汗者下之:郭霭春《黄帝内经素问校注》、孟景春等《黄帝内经素问译释》、人民卫生出版社影印顾从德本《黄帝内经素问》此处为"汗者下之",其中郭霭春注:赵本、吴本、明绿格抄本、熊本、滑抄本"汗者"并作"汗之"。按:王冰"故曰汗之下之"。似王据本"者"作"之",与赵本合,孟景春注:者,当是"之"字误,张介宾"谓邪之甚者,当直攻而取之,甚于外者汗之,甚于内者下之";张灿玾等《黄帝内经素问校释》、方药中等《黄帝内经素问运气七篇讲解》此处为"汗之下之",其中张灿玾注:原作"者",据王冰注及上下文例改。

(二)字词注释

(1)三品

①王冰《黄帝内经素问》三品,上、中、下品,此明药善恶不同性用也。(〔新校正云〕按神农云:上药为君,主养命以应天。中药为臣,养性以应人。下药为佐使,主治病以应地也。)

②马莳《黄帝内经素问注证发微》上药为君,主养命以应天;中药为臣,主养性以应人;下药为佐使,主治病以应地。

③张介宾《类经》《神农》云:上药为君,主养命以应天;中药为臣,主食性以应人;下药为佐使,主治病以应地也。

④张志聪《黄帝内经集注》以主病之为君,佐君之为臣,应臣之为使,非神农氏

上、中、下三品之谓也。

⑤高士宗《黄帝素问直解》神农三品。

⑥黄元御《黄元御医书全集》此词未具体注释。

⑦张琦《素问释义》此词未具体注释。

⑧高亿《黄帝内经素问详注直讲全集》〔注〕即使神农所谓上药为君,主养命以应天;中药为臣,主养性以应人;下药为使,主治病以应地。

⑨孟景春等《黄帝内经素问译释》此词未具体注释。

⑩任廷革《任应秋讲〈黄帝内经〉素问》《神农本草经》的"三品"。

⑪张灿玾等《黄帝内经素问校释》上、中、下三品。

⑫方药中等《黄帝内经素问运气七篇讲解》上、中、下三品。

⑬王洪图等《黄帝内经素问白话解》此词未具体注释。

⑭郭霭春《黄帝内经素问白话解》此词未具体注释。

(2)善恶之殊贯

①王冰《黄帝内经素问》善恶不同性用。

②马莳《黄帝内经素问注证发微》殊贯者,异等也。

③张介宾《类经》此词未具体注释。

④张志聪《黄帝内经集注》谓药有有毒无毒之分。

⑤高士宗《黄帝素问直解》气味善恶,补泻虽殊,理复通贯。

⑥黄元御《黄元御医书全集》此词未具体注释。

⑦张琦《素问释义》此词未具体注释。

⑧高亿《黄帝内经素问详注直讲全集》〔注〕善恶不同性,用殊贯也。殊贯者,调不一致也。〔讲〕善恶之不一致。

⑨孟景春等《黄帝内经素问译释》王冰:"此明药善恶不同性用也。"张志聪:"谓药有有毒、无毒之分。"

⑩任廷革《任应秋讲〈黄帝内经〉素问》"善恶"是指药物的特性而言,概念完全不同,所以称"殊贯"。

⑪张灿玾等《黄帝内经素问校释》药性善恶的不同。贯:事也,《论语》"仍旧贯"。

⑫方药中等《黄帝内经素问运气七篇讲解》"善恶",此处主要是指有毒无毒。"殊贯",马莳注:"殊贯者,异等也。""善恶之殊贯",药物的不同等级。

⑬王洪图等《黄帝内经素问白话解》药物有毒、无毒及其功效。

⑭郭霭春《黄帝内经素问白话解》用来说明药性有毒、无毒的。

(三)语句阐述

(1)帝曰:善。方制君臣,何谓也? 岐伯曰:主病之谓君,佐君之谓臣,应臣之谓使,非上下三品之谓也。

①王冰《黄帝内经素问》上药为君,中药为臣,下药为佐使,所以异善恶之名

位。服饵之道,当从此为法。治病之道,不必皆然,以主病者为君,佐君者为臣,应臣之用者为使,皆所以赞成方用也。

②马莳《黄帝内经素问注证发微》此明君臣佐使之义,所以制方,而非如善恶三品之谓也。帝以方制君臣为疑,伯言用药以治病,其主病而最多者为君,佐君而数少者为臣,应臣而又少者为使。《汤液本草》李东垣亦云然。又云:主病者为君,假令治风者,防风为君;治上焦热,黄芩为君;治中焦热,黄连为君;治湿,防己为君;治寒,附子为君之类。兼见何证,以佐使药分治之。此制方之要也。此君臣佐使,非如上、中、下三品之谓也。

③张介宾《类经》主病者,对证之要药也,故谓之君。君者,味数少而分两重,赖之以为主也。佐君者谓之臣,味数稍多而分两稍轻,所以匡君之不迨也。应臣者谓之使,数可出人而分两更轻,所以备通行向导之使也。此则君臣佐使之义,非上下三品如下文善恶殊贯之谓。使,去声。

④张志聪《黄帝内经集注》此句未具体注释。

⑤高士宗《黄帝素问直解》使,去声。主病之药,多其分两,谓之君。佐君之药,少其分两,谓之臣。应臣之药,分两更少,谓之使。非神农所取上、中、下三品之谓也。

⑥黄元御《黄元御医书全集》应臣,谓与臣药相应者。

⑦张琦《素问释义》此句未具体注释。

⑧高亿《黄帝内经素问详注直讲全集》〔批〕此明制方用药之大要也。

〔注〕主病知病之重,而味宜多者为君。佐君所以助其力,而数少者为臣。应臣以引于脏腑部位,而更少者为使。此君臣使,三者非上、中、下三品之谓也。

〔讲〕黄帝曰:善。而古人用方,必治为君臣者,果何谓也?岐伯对曰:主病者,谓之君。佐君者,谓之臣。应臣者,谓之使。方制君臣使三者,即此之谓,非上、中、下三品之谓也。

⑨孟景春等《黄帝内经素问译释》方剂的制度分君臣,是什么意思?岐伯说:主治疾病的药叫做君,辅助君药的叫做臣,应顺臣药的叫做使,并不是指上、中、下三品的意思。

⑩任廷革《任应秋讲〈黄帝内经〉素问》(提要)如何掌握药物的性味来配制方剂。

(讲解)问曰:"方制君臣何谓也?"制方讲"君臣佐使",什么是"君臣佐使"呢?"主病之谓君","主病"即针对病的主要方面,什么是病的主要方面呢?即前面讲的"病机",针对病的主要病机而用药者为"君",如心气衰用"桂枝"来温扶心阳,那么"桂枝"就是君药。有的强调药物使用的"剂量"来解释君药,但君药不一定是剂量最大的药,如"炙甘草汤","炙甘草"只有四两,而"地黄"用的是半斤,"地黄"比"炙甘草"的剂量大得多,但"炙甘草"大养心气是君药。又如"桂枝汤"的君药是"桂枝",但桂枝、白芍、生姜都是三两,剂量一样大,不能说这三个药都是君药。因此

至真要大论篇

说,君药的关键在"主病",在其归经、气、味等综合因素,这是绝对重要的,然后才是剂量,而剂量的多寡往往要受到药性的限制。"佐君之谓臣",配合君药而发挥作用的是"臣药"。"应臣之谓使",配合君、臣而发挥作用的是"佐使药"。因此配制方剂基本要有三个要素,一是君药,二是臣药,三是佐使药,有了这样的配伍结构才称得上是"方剂"。而药之君臣佐使"非上下三品之谓也","上下三品"是指《神农本草经》对药物的分类方法,即上品药、中品药、下品药,意思是说方剂的君臣佐使不能用上中下三品来配伍。

⑪张灿玾等《黄帝内经素问校释》上、中、下三品:新校正云"按,神农云:上药为君,主养命以应天;中药为臣,养性以应人;下药为佐使,主治病以应地也"。

黄帝说:好。方制中的君臣是什么意思呢?岐伯说:治病的主药叫做君药,辅佐君药的叫做臣药,应于臣药的叫做使药,不是药物上、中、下三品之君臣的意思。

⑫方药中等《黄帝内经素问运气七篇讲解》[方制君臣]"方制",即制方。"方制君臣"即处方中要分君臣。此句是问在制方中如何按排君臣佐使。

[主病之谓君,佐君之谓臣,应臣之谓使]这是对上句的回答。"主病",即治疗疾病的主要药物。"主病之谓君",即制方中的"君",就是指治疗疾病的主要药物。"佐",即辅助。"佐君之谓臣",即制方中的臣药,就是辅助主要药物发生作用的药物。"应臣",即与臣药相呼应。"应臣之谓使",即制方中的使药,就是辅助臣药发生作用的药物。张介宾注此云:"主病者,对证之要药也,故谓之君。君者,味数少而分两重,赖之以为主也。佐君者,谓之臣,味数稍多而分两稍轻,所以匡君之不迨也。应臣者,谓之使,数可出入而分两更轻,所以备通行向导之使也。此则君臣佐使之义。"对原文作了进一步的解释和补充。

[非上下三品]"上下三品",即上、中、下三品。这是我国古代对药物的一种分类方法。在我国第一部药学专著《神农本草经》中载药 365 种。其中根据药物毒性的大小有无及其作用,将药物分为上、中、下三品。上品为君,主养命以应天,无毒,可以久服;中品为臣,主养性以应人,有毒无毒均有,不可久服;下品药为佐为使,主治病应地,多毒,不可久服。于此可以看出,《神农本草经》上、中、下三品之中亦有君臣佐使之义。但它与《内经》中所谓的君臣佐使含义完全不同。所以原文谓"非上下三品"。这也就是说这里讲的君臣佐使与《神农本草经》中所讲的上、中、下三品含义不同。

⑬王洪图等《黄帝内经素问白话解》黄帝说:好。方剂组成中,有君、有臣,这是什么意思?岐伯说:治疗疾病的主要药物叫君药,辅佐君药的药物叫臣药,与臣药相配合并起向导作用的药物叫使药。把药物分成上、中、下三品和这个不是一回事。

⑭郭霭春《黄帝内经素问白话解》黄帝道:讲得好!制方有君臣的分别,是什么道理呢?岐伯说:主治疾病的药味就是君,辅佐君药的就是臣,供应臣药的就是使,不是上、中、下三品的意思。

（2）帝曰：三品何谓？岐伯曰：所以明善恶之殊贯也。帝曰：善。

①王冰《黄帝内经素问》三品，上、中、下品，此明药善恶不同性用也。（〔新校正云〕按神农云：上药为君，主养命以应天。中药为臣，养性以应人。下药为佐使，主治病以应地也。）

②马莳《黄帝内经素问注证发微》《神农》有言曰：上药为君，主养命以应天；中药为臣，主养性以应人；下药为佐使，主治病以应地。分而为三品者，所以明善恶之殊贯也。殊贯者，异等也。今曰君臣佐使，特为制方云耳，岂同于《神农》之说哉！愚按本节，止言君臣使，而后世乃言君臣佐使，须知本节云佐君之谓臣，则臣即所谓佐，非臣使之外另有佐之义也。

③张介宾《类经》前言方制，言处方之制，故有君臣佐使；此言三品，言药性善恶，故有上、中、下之殊。《神农》云：上药为君，主养命以应天；中药为臣，主食性以应人；下药为佐使，主治病以应地也。故在《本草经》有上、中、下三品之分，此所谓善恶之殊贯也。

④张志聪《黄帝内经集注》善恶殊贯，谓药有有毒无毒之分。按《神农本草》计三百六十种：以上品一百二十种为君，主养命以应天，无毒，多服久服不伤人，欲益气延年、轻身神仙者本上品；以中品一百二十种为臣，主养性以应人，有毒无毒，斟酌其宜，欲治病补虚羸者，主中品；以下品一百二十种为佐使，以应地，多毒，不可久服，欲除寒热邪气，破积聚除痼疾者，本下品。本经所用气味，或用补以和调其血气，或用泻以平治其淫邪，是以主病之为君，佐君之为臣，应臣之为使，非神农氏上中下三品之谓也。二帝各有其妙用焉。

⑤高士宗《黄帝素问直解》神农三品，何谓？恶，如字。神农本经三百六十五种，以应周天之数。上品一百二十五种为君，中品一百二十种为臣，下品一百二十种为佐使。上品无毒，主养命延年，益气轻身。中品或有毒或无毒，主流通经脉，祛邪治病。下品有毒或大毒，主破坚积，除痼疾。三者之中，气味善恶，补泻虽殊，理复通贯，所以明善恶之殊贯也。

⑥黄元御《黄元御医书全集》此句未具体注释。

⑦张琦《素问释义》此句未具体注释。

⑧高亿《黄帝内经素问详注直讲全集》〔注〕至于三品之谓，即使神农所谓上药为君，主养命以应天；中药为臣，主养性以应人；下药为使，主治病以应地。分为三品者，所以明善恶不同性，用殊贯也。殊贯者，调不一致也。

〔讲〕黄帝曰：古人药分三品者，其意亦复何谓？岐伯对曰：三品之名，所以明善恶之不一致也。黄帝曰：善哉。

⑨孟景春等《黄帝内经素问译释》黄帝道：什么叫三品？岐伯说：三品是用来说明药性有毒无毒的分类法。黄帝道：对。

⑩任廷革《任应秋讲〈黄帝内经〉素问》（讲解）问曰："三品何谓？"《神农本草经》的"三品"是怎样归纳的呢？《神农本草经》中的"上品"药是指没有毒性的药，多

至真要大论篇

以补益药为主,被称作"善";"中品"药中,有的有毒性,有的没有毒性,一般多为调理用药;"下品"药是毒性很大的药,如发汗、攻邪、泻下等用药都属此类。"所以明善恶之殊贯也",所谓"善恶"是指药物的特性而言,"上品"药平和,"中品"药有个性,"下品"药的药性强烈,《神农本草经》是依据药性来归纳分类的,和君臣佐使的概念完全不同,所以称"殊贯"。

⑪张灿玾等《黄帝内经素问校释》黄帝说:上、中、下三品是什么意思呢?岐伯说:三品是用以区别药性善恶的不同情况。黄帝说:好。

⑫方药中等《黄帝内经素问运气七篇讲解》[明善恶之殊贯]此句是对上句"三品何如"的回答。"明",即明确,此处有区分之义。"善恶",此处主要是指有毒无毒。"殊贯",马莳注:"殊贯者,异等也。"全句意即上、中、下三品主要是根据药物的有毒无毒、毒性大小来区分,并以此来说明药物的不同等级。

⑬王洪图等《黄帝内经素问白话解》黄帝说:什么是三品?岐伯说:所谓三品,就是用来说明药物有毒、无毒及其功效的理论。黄帝说:讲得好。

⑭郭霭春《黄帝内经素问白话解》黄帝道:三品是什么意思?岐伯说:所谓三品,是用来说明药性有毒、无毒的。黄帝道:讲得好!

(3)病之中外何如?岐伯曰:调气之方,必别阴阳,定其中外,各守其乡。内者内治,外者外治。微者调之,其次平之,盛者夺之,汗者下之,寒热温凉,衰之以属,随其攸利。谨道如法,万举万全,气血正平,长有天命。帝曰:善。

①王冰《黄帝内经素问》前问病之中外,谓调气之法,今此未尽,故复问之。此下对,当次前求其属也之下,应古之错简也。病者中外,治有表里。在内者,以内治法和之;在外者,以外治法和之;气微不和,以调气法调之;其次大者,以平气法平之;盛甚不已,则夺其气,令甚衰也。假如小寒之气,温以和之;大寒之气,热以取之;甚寒之气,则下夺之;夺之不已,则逆折之;折之不尽,则求其属以衰之。小热之气,凉以和之;大热之气,寒以取之;甚热之气,则汗发之;发之不尽,则逆制之;制之不尽,则求其属以衰之。故曰汗之下之,寒热温凉,衰之以属,随其攸利。攸,所也。守道以行,举无不中,故能驱役草石,召遣神灵,调御阴阳,蠲除众疾,血气保平之候,天真无耗竭之由。夫如是者,盖以舒卷在心,去留从意,故精神内守,寿命灵长。

②马莳《黄帝内经素问注证发微》此言病分中外,而治之有法也。前第三十二节,问病之中外何如,伯以本标之义答之,此复问者,欲明表里用药之义也。伯言调病气之方,必别阴经阳经,阳经为表,阴经为里,定其中外,以各守其乡。病之微者,则止调之而已;其不止于微者,则平治之。其驯至于盛,则夺其病气,在外则汗之,在内则下之,凡以寒治热,以热治寒,以温治凉,以凉治温,随其所属,以衰其病,则法全而寿永矣。

③张介宾《类经》此下与前本出同篇,但前篇问病之中外,伯答以标本之义,故此复问者,盖欲明阴阳法治之详也。方,法也。阴阳之道,凡病治脉药皆有关系,故必当详别之。中外,表里也。微者调之,谓小寒之气,和之以温;小热之气,和之以

凉也。其次平之,谓大寒之气,平之以热;大热之气,平之以寒也。盛者夺之,谓邪之甚者当攻而取之,如甚于外者汗之,甚于内者下之。凡宜寒宜热,宜温宜凉,当各求其属以衰去之,惟随其攸利而已。攸,所也。别,必列切。能谨于道而如其法,则举无不当,而天命可以永昌矣。

④张志聪《黄帝内经集注》此总结外内之义。按本篇前数章统论外淫之邪,末章复论内因之病,其间又有外内之交感者,各有调治之法焉。至于气之寒热温凉,味之咸酸辛苦,皆调以和平,随其攸利,谨道如法,万举万全,故能使血气正平,而长有天命也。

⑤高士宗《黄帝素问直解》以三品之药,治中外之病,何如? 别,音逼。以药治病,乃调气之方,故必别其在阴在阳,定其在中在外,各守其所在之乡,而内者治内,外者治外。正气微者调补之,其次平定之,邪气盛者辟夺之,或汗之,或下之,或寒热温凉,衰之以属,逆治从治,各随其所利而行之,谨道如法,万举万全,使气血中正和平,而长有其天命矣。详明天道,合于人身,反复言之,诚为至真要论,帝故善之,不复问也。

⑥黄元御《黄元御医书全集》衰之以属,衰之以其属也。

⑦张琦《素问释义》此句未具体注释。

⑧高亿《黄帝内经素问详注直讲全集》〔注〕别阴阳者,三阴三阳,各有虚实也。定中外者,脏腑经络各异也。守其乡者,知病之所在,用药直中病所也。

〔讲〕而三品之药,足能应夫病之中外者,其用如何也? 岐伯对曰:凡调病气之方,必先别夫阴经阳经,以定其在表在里,使之各守其乡,而不易其位焉。如病在内者,则内治之;在外者,则外治之;至若病之微者,则调和之;其不止于微而稍次者,则平治之;其邪重而病盛者则夺。其病气之在外者汗之;在内者下之。以寒治热,以热治寒,以凉治温,以温治凉,随其所属,以衰其病。补阴配阳,补阳配阴,务使其气之攸利。斯无不可治之病也。学者苟能谨守斯道,如法奉行,自万举万全,气血正平,长有天命矣。

⑨孟景春等《黄帝内经素问译释》疾病的在内在外怎样分别治疗? 岐伯说:调治病气的方法,必须辨别阴阳,确定它在内还是在外,根据病之所在,在内的治内,在外的治外。轻微的调理它,较盛的平静它,亢盛的劫夺它,在表的汗之,在里的下之,根据寒热温凉的不同属性,而衰减其所属的病证,随其所宜为准。谨慎地遵守如上的法则,可以万治万全,使气血和平,确保他的天年。黄帝道:讲得好极了。

⑩任廷革《任应秋讲〈黄帝内经〉素问》(讲解)问曰:"病之中外何如?"前面讲的"从内之外者调其内,从外之内者治其外"的内容,基本属于"标本先后"的问题,这里的"中外"主要是指内证、外证而言,外证属阳,内证属阴。问对内外之病证其要点怎样把握呢? 答曰:"调气之方,必别阴阳。"这个"方"不是指方药,是指治疗方法而言,即治疗疾病方法的制定必以分辨阴阳为前提。"定其中外,各守其乡","定"是定位之意,即辨病之所在,"乡"是指病位,在"中"者是里病,在"外"者是表

病;在"中"者要辨在上焦、中焦、下焦,辨在五脏、六腑;在"外"者要辨是风、是寒、是暑、是湿、是燥、是火,辨在阴经、在阳经。"内者内治,外者外治",这个意思很明确,大家一看就明白。"微者调之,其次平之,盛者夺之,汗之下之","微者"是指一般性质的阴阳失调,是指病情轻微者,如一般的寒证用点温药调理,一般的热证用点凉药调理;"其次"是指病情较重者,如大寒、大热,大热者要用寒药来"平之",大寒者要用热药来"平之";"盛者"是指邪气强盛的病,这就不是"平"能解决问题的了,而要"夺之"。什么是"夺"呢?"汗之、下之",若邪气盛于表就"汗之",如用"麻黄汤"等,若邪气盛于里就"下之",如"承气汤"类。即调之、平之、夺之是临床上最基础的三种治疗方法。

"寒热温凉,衰之以属,随其攸利。"不管用药是寒、是热、是温、是凉,总以"衰之"为治疗目的;"衰之"是指衰其病势,微者调之、其次平之、盛者夺之,都是"衰之"的具体方法。"以属"是强调治疗方法要随证而定,随微者、次者、盛者而定,这是"属"的意思。如见"热",要分析"热"的程度,再决定是用"甘寒"还是用"苦寒",是用"大寒"药还是用"小寒"药,不掌握这个尺度,治疗效果就不会好。"随其攸利"就是"随其所利","随"是随病势之意,即在掌握了药性的基础上怎样合适就怎样用。如证为小热却用大寒药治疗,这就是不"利",证为大寒却用微温药治疗,这也是不"利",总之要随其病势的轻重大小,恰当地运用寒热温凉之药性。

"谨道如法,万举万全,气血正平,长有天命","道"是指辨证论治的理论知识,"如法"是"得法"之意,"万举万全"是说疗效显著,"气血正平,长有天命",是说血气平和,方能人尽天命。

《素问·至真要大论》这篇文献的主要精神,是以"六气"为纲,贯通辨证论治的要义在其中,包括病因、病机、病证、五味、治法、治则、制方等重要内容,有重要的临床价值,因此历来为医家所重视。

⑪张灿玾等《黄帝内经素问校释》乡:区域的意思。

疾病是怎样辨别内外的呢?岐伯说:调气的方法,必须分辨阴阳属性,确定内病外病,各按其特定区域,内病从内而治,外病从外而治,病微的调和之,较重的平定之,病重的劫夺之,病在表者用汗法,病在里者用下法,根据寒热温凉的不同属性,随其所利,使病邪衰退。谨慎地遵照此法,则治得万全,气血和平,寿命长久。黄帝说:好。

⑫方药中等《黄帝内经素问运气七篇讲解》[中外何如]"中外",即内外。关于疾病的内外及其治疗原则问题,前段有关论述中已经多次讲到。此次再问者,是补充前文之所未及。张介宾注此云:"此下与前本出同篇,但前篇问病之中外,伯答以标本之义,故此复问者,盖欲明阴阳治法之详也。"

[调气之方,必别阴阳,定其中外,各守其乡。内者内治,外者外治]"调气",即治疗。"阴阳",指疾病的阴阳属性。"中外",即内外,亦即疾病的发病部位。"各守其乡",即各司其属或各归其属。全句意即对疾病的诊断治疗原则是首先定性,即

原文所谓的"必别阴阳";然后定位,原文所谓的"定其中外";然后综合分析疾病的定性定位情况,各归其所属,即原文所谓的"各守其乡",并在此基础上进行根本性的治疗,即原文所谓的"内者内治,外者外治"。这是对前文所述诊断治疗原则的重申,也是对前文的小结。

[微者调之,其次平之,盛者夺之,汗者下之,寒热温凉,衰之以属]"微者",即疾病的轻微者。"微者调之",意即病之微者,不宜用重剂猛剂,根据其症状性质以药物或食物调和之即可。"其次",是指疾病之较重者。"平之",是指选用药物作用之较强者,因为药物作用较强者才能对疾病产生平定作用。"其次平之",意即疾病之较重者,一般用药也宜较重。"盛者",即邪气很盛,亦即疾病之急重者。"夺之",即夺邪,亦即使邪气迅速排出体外。"盛者夺之",意即疾病之重笃者,在用药上必须重剂夺邪。"汗之下之"是承上句言,上句言"盛者夺之",如何夺法?此句回答"汗之下之",亦即发汗攻下就是夺邪的一般常用方法。"寒热温凉",是指药物的药性。"衰",即衰减,此处指使病邪衰减。"属"即所属,此处是指疾病的性质和所在部位。"寒热温凉,衰之以属",意即在治疗时,要根据其相应的病性和病位给药。这也是"各其司属"及"求其属"之意。这一节文字很重要。它指出了在治疗上的一个十分重要的原则问题,即对疾病的治疗应以调和全身,恢复正气为主,毒药攻邪为辅,只有在邪气很盛的时候,才允许重剂攻邪。这是《内经》的一项基本精神,也是中医学辨证论治的一个重要特点。

[随其攸利]"攸",张介宾注:"攸,所也。""随其攸利",是承上句"寒热温凉,衰之以属"而言。此句意即在用药上根据病位、病性,随其所利。高世栻注:"逆治、从治,各随其所利而行之。"

[谨道如法,万举万全,气血正平,长有天命]"谨",在此有认真之义。"道",即疾病诊断治疗上的规律性。"如法",即按照上述方法。"万举万全",即百分之百有效。"气血正平",指人体正常健康。"长有天命",即健康长寿。这几句是本篇的结束语。全句意即如果认真遵照本篇中所论述的有关疾病的诊断治疗法则去做,那么就一定能够取得治疗效果从而使人们健康长寿。

⑬王洪图等《黄帝内经素问白话解》疾病有在内部与在外部的区分,应该怎样治疗呢?岐伯说:诊断和治疗疾病的法则是,必须首先辨别疾病的阴阳性质,确定病位在内、在外,并根据病变所在部位进行治疗。病在内的,就从内治;病在外的,就从外治;病情轻微的,就使用调理法;病情稍重的,就使用平定法;病邪亢盛的,就使用攻泻法。此外,还可或用发汗法、或用泻下法。总之,要按照疾病寒热温凉的性质来选用适宜的药物治疗,使病气衰退。应根据天时气候、人体体质、疾病性质,采用适宜的治疗方法,谨慎地遵守这个法则,就可以万无一失,而使人们的气血和平、健康长寿。黄帝说:讲得好。

⑭郭霭春《黄帝内经素问白话解》对病的内在外在都怎样治疗?岐伯说:调治病气的方法,必须分别阴阳,确定其属内属外,各按其病之所在,在内的治其内,在

外的治其外,病轻的调理它,较重的平治它,病势盛的就攻夺它。或用汗法,或用下法,这要分辨病邪的寒、热、温、凉,根据病气的所属使之消退,这要随其所宜。谨慎地遵守如上的法则,就会万治万全,使气血平和,确保天年。黄帝说:好。

参考文献

[1] 王晓毅."天地""阴阳"易位与汉代气化宇宙论的发展[J].孔子研究,2003(04):83－90.

[2] 孔庆洪."气化结构"假说之探讨[J].中国医药学报,1996,11(05):56－58.

[3] 张立平.中医整体思维模式下的《黄帝内经》经典治则治法探析[J].中国中医药现代远程教育,2015,13(17):6－8.

[4] 岳东辉.中医疫病病因学理论探析[J].中华中医药杂志,2012,27(12):3045.

[5] 单施超,赵博.回溯运气学说的争鸣与比较[J].中华中医药杂志,2015,30(06):1885－1888.

[6] 史桂荣,王雷,李春巧.五运六气在中医理论中的独特价值[J].中医学报,2013,28(01):56－57.

[7] 汤巧玲,张家玮,宋佳,等.论中医运气学说的哲学基础[J].中国中医基础医学杂志,2016,22(04):488－489.

[8] 杨力.中医运气学[M].北京:北京科学技术出版社,1999:9.

[9] 方药中,许家松.黄帝内经素问运气七篇讲解[M].北京:人民卫生出版社,2007:10,152,9.

[10] 顾植山.从阴阳五行与五运六气的关系谈五运六气在中医理论中的地位[J].中国中医基础杂志,2006,12(06):463－465.

[11] 左帮平,陈涛,杨会军,等.五运六气与疫病关系的现代研究综述[J].辽宁中医药大学学报,2009,11(05):217－219.

[12] 喻嘉兴.《内经》运气构架初探[J].湖南中医杂志,2000,16(02):7－10.

[13] 郭蕾.天人相应论的思想文化基础[J].山西中医学院学报,2002,3(04):6－9.

[14] 蒲晓田,马淑然,陈玉萍,等.关于中医"天人相应"理论内涵的探讨[J].中医杂志,2012,53(23):1984－1986.

[15] 郭霞珍.《黄帝内经》"五脏应时"说与天人相应观[J].中华中医药杂志,2012,27(05):1223－1226.

[16] 黄辉,王键.天人合一思想的本体意义及其比较学研究[J].南京中医药大学学

报(社会科学版),2016,17(04):219-224.

[17] 张娜,刘晓燕,郭霞珍.基于"天人相应"理论的四时—阴阳—五脏关系的探讨[J].世界中医药,2016,11(02):224-227.

[18] 张青龙,郑晓红,马伯英.《黄帝内经》自然观浅议[J].中医药导报,2016,22(09):9-13.

[19] 王钊.论阴阳为天人相应之中介[J].北京中医学院学报,1988,(2):15.

[20] 余云岫,恽铁樵.灵枢商兑与群经见智录[M].北京:学苑出版社,2007:108-111.

[21] 傅遂山.浅谈五行学说对中医养生的指导作用[J].河南中医,2010,30(06):530-533.

[22] 潘毅.《黄帝内经》脏气法时理论的变通[J].中医学报,2011,26(08):926-927,932.

[23] 李檬.五脏的生理特性是中医的特征性内容[J].河南中医,2008,28(02):11-12.

[24] 常立果.《内经》"脏气法时"思想研究[D].北京:北京中医药大学,2007.

[25] 程世德.内经理论体系纲要[M].北京:人民卫生出版社,1993.

[26] 许筱颖,郭霞珍.基于中医"天人相应"理论探讨藏象时间结构本质研究的思考[C]//中国中西医结合学会时间生物医学专业委员会.2009全国时间生物医学学术会议论文集,2009:6.

[27] 烟建华.《内经》五脏概念研究[J].中医药学刊,2005,23(3):395-399,406.

[28] 烟建华.论《内经》生命的四时法则[J].北京中医药大学学报,1998,21(04):3-6,72.

[29] 邢玉瑞.中医方法全书[M].西安:陕西科学技术出版社,1997:8.

[30] 王玉川.关于五行休王问题[J].中医杂志,1984,32(10):54-57.

[31] 吉凤霞.五行休王与精气盛衰节律探讨[J].中国医药学报,1998,13(04):9-11,81.

[32] 孟庆云.五运六气对中医学理论的贡献[J].北京中医药,2009,28(12):937-940.

[33] 陈曦.中医"气化"概念诠释[J].世界中医药,2014,11(9):1413-1418,1442.

[34] 王慧峰,严世芸.论藏象体系的天人气化和谐[J].中华中医药学刊,2011,29(10):2296-2297.

[35] 汤铁城.气化论精华初探——略论"气"与"火"的辩证法[J].医学与哲学,1984(02):15-18.

[36] 祝世讷.气化学说——开辟解剖结构的发生学研究[J].山东中医药大学学报,2007,31(3):179-181.

[37] 倪卫东.探讨运气学说核心理论及其在《伤寒论》理论研究中的价值[D].南京:

南京中医药大学,2009.

[38] 吕凌.钱乙五行思想研究[D].沈阳:辽宁中医药大学,2006.

[39] 高巧林.朱震亨中医心理学思想[D].济南:山东师范大学,2009.

[40] 朱文浩,庄泽澄.李杲"阴火"浅说[J].甘肃中医,2005,(01):9-10.

[41] 杨威,潘桂娟,于峥,等.中医基础理论研究的要素与实践[J].中国中医基础医
学杂志,2012,18(11):1177-1178,1180.

[42] 郑洪.五脏相关学说理论研究与临床分析[D].广州:广州中医药大学,
2002:43.

[43] 邓铁涛.略论五脏相关取代五行学说[J].广州中医学院学报,1988(02):
65-68.

[44] 王琦.专题讲座——中医原创思维十讲(四)气为一元的一元观[J].中华中医
药杂志,2012,27(05):1353-1354.

[45] 孙以楷,甄长松.庄子通论[M].北京:东方出版社,1995:168.

[46] 恽铁樵.伤寒论研究(线装书)[M].恽氏铅印本,1935:7,19.

[47] 王庆国,李宇航,王震.《伤寒论》六经研究41说[J].北京中医药大学学报,
1997,20(4):23-30.

[48] 戴玉.《伤寒论》六经气化学说的形成和发展[J].江苏中医杂志,1982(04):
4-6.

[49] 刘渡舟.《伤寒论》的气化学说[J].新中医,1983(02):6-8.

[50] 刘温舒著.张立平校注.素问运气论奥校注[M].北京:学苑出版社,2009:191.

[51] 杨威.五运六气研究[M].北京:中国中医药出版社,2011:289.

[52] 王象礼.陈无择医学全书[M].北京:中国中医药出版社,2005:237.

[53] 陈曦.从《内经》气化理论解析中药气味学说[J].中国中医基础医学杂志,
2014,20(10):1321-1323.

[54] 李磊.三阴三阳学说文化哲学探源[J].南京中医药大学学报(社会科学版)
2006,7(2):74-77.

[55] 孙志其,韩涛.基于气本体论的三阴三阳体系构建与应用[J].中华中医药杂
志,2017,32(05):2307-2310.

后记

　　《黄帝内经》"运气九篇"所阐述的"五运六气理论",虽然千百年来纷争不断,但是"五运六气理论"所蕴含的主要学术思想极具价值,这一点毋庸置疑,这也是作为一个中医学者,必须潜心学习、研究"五运六气理论"的原因所在。

　　"五运六气理论"是对天地之气的交互变化,所形成的六十种自然气候状态,以及其与人、动物、植物相适应的周期性变化规律的高度总结,其理论充分展示了中医学"天人相应"的学术思想。《素问·六微旨大论》曰:"上下之位,气交之中,人之居也。故曰天枢之上,天气主之;天枢之下,地气主之;气交之分,人气从之,万物由之,此之谓也。""天人相应"是中医学中阴阳五行学说的灵魂,"五运六气理论"正是这一学术思想的集中体现,只有深刻理解"五运六气理论",才可以更好地理解、掌握、体悟中医学阴阳五行学说的"天人相应"思想。"五运六气理论"是在中国古代传统文化的土壤中孕育、形成和发展的,是古人基于长期的对自然界气候、物候、病候的观察,并充分运用了我国古代先进的天体结构理论以及古代天文历法成就而形成的天、地、人一体的结构模型,从时空角度揭示了自然界的气候、物候、病候周期运动规律,揭示了中医学"天人相应"思想的科学性。

　　中医学理论认为气是宇宙的本原,气的升降相因,交错相感是产生自然界一切事物及现象的根源。《素问·六微旨大论》说:"气之升降,天地之更用也……天气下降,气流于地,地气上升,气腾于天;故高下相召,升降相因,而变作矣。"自然界一切气候现象都是由"五运"和"六气"交错叠加,综合而形成的。故《素问·五运行大论》谓"上下相遘,寒暑相临,气相得则和,不相得则病",人及动物、植物如果适应自然界气候的变化就可以健康,反之则生灾病,即"从其气则和,逆其气则病"。因此,在治疗上必须尊崇"必先岁气,无伐天和"的"法时而治"的学术思想。所以作为一名医生必须"上知天文,下知地理,中知人事"。可以说,五运六气理论是中医学认识环境与人体健康关系的学说,其本质是探索人与环境协调统一的"天人相应"关系。人类生存环境可以分为外环境和内环境,外环境可以分为天文环境、地理环境、社会环境,人的生存,离不开环境,人必须适应环境才可以生存。"天人相应"正是阐述人与环境协调统一的重要学说。五运六气理论所展示的主要学术思想,包括两个方面:第一,基于五运六气对人体脏腑功能的影响,建立起气候—物候—病候相关的天、地、人结构体系。将人体置于整个宇宙空间的整体论角度考察人体生命现象和健康、疾病,充分体现出天人相应的"脏气法时"学术思想;第二,通过"天人一气""天人同构""天人相应",建立起来的天、地、人气化理论。"五运六气理论"所体现出来的"天人相应"的"整体衡动观"及"气化论"思想与《黄帝内经》其他篇章一脉相承。研究"五运六气"对于继承、理解、学习、运用、创新与发展中医学理论具有重要的启发作用。

本团队在学习、理解、运用并研究"五运六气理论"的基础上,通过古籍研究、文献分析、逻辑推理、经验总结、整合归纳等方法,并结合传统辨证论治方法,建立了以五运六气理论为基础,以五脏生克制化为推演方法的五脏功能兼顾的"五脏生克制化辨证模式"。其具体内容是基于三个时间点(出生时间、发病时间、就诊时间)"五运六气"影响下的五脏功能盛衰情况,根据脏腑间生、克、复的关系,全面分析患者的体质、脏腑发病规律,以及疾病的病因病机,并综合传统辨证论治方法,实现五脏平衡辨证。"五脏生克制化辨证模式"将中医学"天人相应"典范学术思想——"五运六气学说"与临床密切结合起来,是对中医学核心思想的继承、发展与创新,它可大大简化临证诊治流程,提高辨证的准确性,提高临床疗效,是临证治疗中简便易行的辨证方法,值得在临床疾病治疗中做更深、更全面的运用。本书对于理解学习"五运六气理论"并探索其临床应用具有一定指导意义。

杜武勋

二〇一八年九月